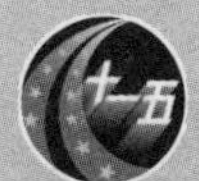
普通高等教育"十一五"国家级规划教材

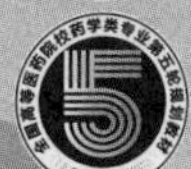
全国高等医药院校药学类专业第五轮规划教材

药剂学

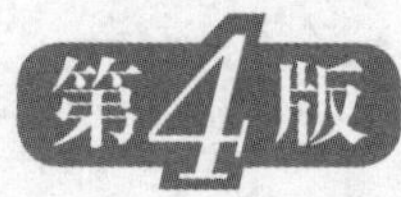

（供生物制药、生物技术、生物工程和海洋药学专业使用）

主　编　唐　星

副主编　胡巧红

编　者　（以姓氏笔画为序）

毛世瑞（沈阳药科大学）

尹莉芳（中国药科大学）

邓意辉（沈阳药科大学）

卢　懿（复旦大学药学院）

吕万良（北京大学药学院）

刘　超（沈阳药科大学）

杨　丽（沈阳药科大学）

李维凤（西安交通大学药学院）

吴　伟（复旦大学药学院）

吴传斌（中山大学药学院）

初晓君（华仁药业股份有限公司）

胡巧红（广东药科大学）

郭建鹏（延边大学药学院）

唐　星（沈阳药科大学）

黄　园（四川大学华西药学院）

戚建平（复旦大学药学院）

鲁　莹（第二军医大学）

翟光喜（山东大学药学院）

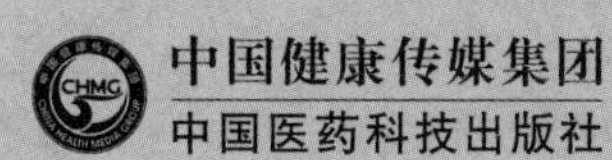
中国健康传媒集团
中国医药科技出版社

内容提要

本书是“全国高等医药院校药学类专业第五轮规划教材”之一，根据药剂学教学大纲的基本要求和课程特点编写而成，内容上覆盖药用辅料、国内外药典、药品标准与法规简介、药物制剂设计概要、药剂学相关的物理化学原理、制剂生产过程中的基本单元操作、适用于不同给药途径的剂型各论、新型药物递送系统、生物技术药物制剂、现代中药制剂及药物制剂的包装等内容。本书在结构上对上版教材中不合理的框架结构进行了适当调整，在内容上补充了新的知识，也结合2020年版《中国药典》及相关法规对内容进行了调整，具有结构合理、与时俱进的特点。本书为书网融合教材，即纸质教材有机融合电子教材、教学配套资源、题库系统、数字化教学服务（在线教学、在线作业、在线考试），使教学资源更加多样化、立体化。

本书主要供生物制药、生物技术、生物工程和海洋药学专业使用。

图书在版编目（CIP）数据

药剂学/唐星主编. —4版. —北京：中国医药科技出版社，2019.12
全国高等医药院校药学类专业第五轮规划教材
ISBN 978-7-5214-1512-4

Ⅰ.①药… Ⅱ.①唐… Ⅲ.①药剂学-医学院校-教材 Ⅳ.①R94

中国版本图书馆CIP数据核字（2019）第301064号

美术编辑 陈君杞
版式设计 友全图文

出版 **中国健康传媒集团**｜中国医药科技出版社
地址 北京市海淀区文慧园北路甲22号
邮编 100082
电话 发行：010-62227427 邮购：010-62236938
网址 www.cmstp.com
规格 889×1194 mm $^{1}/_{16}$
印张 $36^{3}/_{4}$
字数 824千字
初版 2013年1月第1版
版次 2019年12月第4版
印次 2019年12月第1次印刷
印刷 三河市百盛印装有限公司
经销 全国各地新华书店
书号 ISBN 978-7-5214-1512-4
定价 89.00元

获取新书信息、投稿、为图书纠错，请扫码联系我们。

数字化教材编委会

主　编　唐　星

副主编　胡巧红

编　者　（以姓氏笔画为序）

毛世瑞（沈阳药科大学）
尹莉芳（中国药科大学）
邓意辉（沈阳药科大学）
卢　懿（复旦大学药学院）
吕万良（北京大学药学院）
刘　超（沈阳药科大学）
杨　丽（沈阳药科大学）
李维凤（西安交通大学药学院）
吴　伟（复旦大学药学院）
吴传斌（中山大学药学院）
初晓君（华仁药业股份有限公司）
胡巧红（广东药科大学）
郭建鹏（延边大学药学院）
唐　星（沈阳药科大学）
黄　园（四川大学华西药学院）
戚建平（复旦大学药学院）
鲁　莹（第二军医大学）
翟光喜（山东大学药学院）

常务编委会

出版说明

“全国高等医药院校药学类规划教材”，于20世纪90年代启动建设，是在教育部、国家药品监督管理局的领导和指导下，由中国医药科技出版社组织中国药科大学、沈阳药科大学、北京大学药学院、复旦大学药学院、四川大学华西药学院、广东药科大学等20余所院校和医疗单位的领导和权威专家成立教材常务委员会共同规划而成。

本套教材坚持“紧密结合药学类专业培养目标以及行业对人才的需求，借鉴国内外药学教育、教学的经验和成果”的编写思路，近30年来历经四轮编写修订，逐渐完善，形成了一套行业特色鲜明、课程门类齐全、学科系统优化、内容衔接合理的高质量精品教材，深受广大师生的欢迎，其中多数教材入选普通高等教育“十一五”“十二五”国家级规划教材，为药学本科教育和药学人才培养做出了积极贡献。

为进一步提升教材质量，紧跟学科发展，建设符合教育部相关教学标准和要求，以及可更好地服务于院校教学的教材，我们在广泛调研和充分论证的基础上，于2019年5月对第三轮和第四轮规划教材的品种进行整合修订，启动“全国高等医药院校药学类专业第五轮规划教材”的编写工作，本套教材共56门，主要供全国高等院校药学类、中药学类专业教学使用。

全国高等医药院校药学类专业第五轮规划教材，是在深入贯彻落实教育部高等教育教学改革精神，依据高等药学教育培养目标及满足新时期医药行业高素质技术型、复合型、创新型人才需求，紧密结合《中国药典》《药品生产质量管理规范》（GMP）、《药品经营质量管理规范》（GSP）等新版国家药品标准、法律法规和《国家执业药师资格考试大纲》进行编写，体现医药行业最新要求，更好地服务于各院校药学教学与人才培养的需要。

本套教材定位清晰、特色鲜明，主要体现在以下方面。

1.契合人才需求，体现行业要求 契合新时期药学人才需求的变化，以培养创新型、应用型人才并重为目标，适应医药行业要求，及时体现新版《中国药典》及新版GMP、新版GSP等国家标准、法规和规范以及新版《国家执业药师资格考试大纲》等行业最新要求。

2.充实完善内容，打造教材精品 专家们在上一轮教材基础上进一步优化、精炼和充实内容，坚持“三基、五性、三特定”，注重整套教材的系统科学性、学科的衔接性，精炼教材内容，突出重点，强调理论与实际需求相结合，进一步提升教材质量。

3.创新编写形式，便于学生学习 本轮教材设有“学习目标”“知识拓展”“重点小结”“复习题”等模块，以增强教材的可读性及学生学习的主动性，提升学习效率。

4.配套增值服务，丰富教学资源 本套教材为书网融合教材，即纸质教材有机融合数字教材，配套教学资源、题库系统、数字化教学服务，使教学资源更加多样化、立体化，满足信息化教学的需求。通过“一书一码”的强关联，为读者提供免费增值服务。按教材封底的提示激活教材后，读者可通过PC、手机阅读电子教材和配套课程资源（PPT、微课、视频、图片等），并可在线进行同步练习，实时反馈答案和解析。同时，读者也可以直接扫描书中二维码，阅读与教材内容关联的课程资源（“扫码学一学”，轻松学习PPT课件；“扫码看一看”，即可浏览微课、视频等教学资源；“扫码练一练”，随时做题检测学习效果），从而丰富学习体验，使学习更便捷。

编写出版本套高质量的全国本科药学类专业规划教材，得到了药学专家的精心指导，以及全国各有关院校领导和编者的大力支持，在此一并表示衷心感谢。希望本套教材的出版，能受到广大师生的欢迎，为促进我国药学类专业教育教学改革和人才培养做出积极贡献。希望广大师生在教学中积极使用本套教材，并提出宝贵意见，以便修订完善，共同打造精品教材。

中国医药科技出版社

2019年9月

前言

为了适应我国药学高等教育目标要求，在继承第三版教材优点的同时，参考美国、欧洲、日本、韩国等国家最新版本教材的基础上，根据全国高等医药院校药学类专业第五轮规划教材的编写要求，突出创新型和应用型复合型人才的培养需求，对第三版教材的内容进行了多方位的调整和修订。

1. 章节安排 本教材在章节设置上秉承了上版教材的安排，仍然以给药途径为逻辑主线，未做大范围调整，仅在第十七章对各节进行拆分并相应补充内容，方便读者理解消化。

2. 增加法规相关内容 近年来药品研发相关政策法规不断完善，在新药研发的新形势下，制剂研发日趋规范化与国际化。鉴于这一趋势，本版教材紧贴《中国药典》（2020年版）以及现行版国外主要药典新要求，同时增加了《中华人民共和国药品管理法》等法规的介绍。

3. 增加新内容 添加了如晶型药品质量控制的定量分析方法、测定药物物理化学相互作用的等温量热滴定法、测定可吸入颗粒物的空气动力学粒径和粒径分布的级联撞击法、阴道膨胀栓膨胀值测定方法等多种制剂研究相关的研究手段。增加了干法粉末包衣这种片剂包衣新工艺。

4. 建设为书网融合教材 即纸质教材有机融合电子教材、教学配套资源、题库系统、数字化教学服务（在线教学、在线作业、在线考试），使教学资源更加多样化、立体化。

本书的编者都是在教学与科研第一线工作多年的教授和企业高级工程技术人员，他们为本书的编写付出了不懈的努力，在此深表感谢。在本书的编写过程中得到了各校有关领导的大力支持和鼓励，也得到了一些学生的帮助，在此表示衷心感谢！

药剂学涉及的基础知识及技术领域非常广泛，专业性与实用性很强，限于编者的水平和时间仓促，错误之处在所难免，衷心希望广大读者批评指正。

编　者

2019年9月

目录

第一章　绪　论

学习目标

1. 掌握　药剂学的概念、药物递送系统。

2. 熟悉　药剂学的重要性；剂型的分类方法；辅料在药物制剂中的重要作用；药典在药剂中的法规作用；GLP、GCP 及 GMP；药剂学的分支学科；药剂学的沿革与发展。

3. 了解　学习药剂学的目的和意义；药剂学研究的主要内容；药剂学的发展历史和展望。

扫码“学一学”

第一节　药剂学的性质与剂型分类

一、药剂学的性质

药剂学（pharmaceutics）是研究药物制剂的基本理论、处方设计、制备工艺、质量控制和合理使用等内容的综合性应用技术科学。在阐明药剂学性质之前，必须弄清楚与药剂学有关的常用术语。

药物（drugs）是指能够用于治疗、预防或诊断人类和动物疾病以及对机体生理功能产生影响的物质。药物最基本的特征是具有防治疾病的活性，故在药物研发的上游阶段又称之为活性物质（active pharmaceutical ingredient，API）。根据来源，可将药物分为三大类：中药与天然药物、化学药物和生物技术药物。中药（traditional Chinese medicines）是指在中医理论指导下使用的，来源于我国民间经典收载的中药材、中成药和草药等；天然药物（natural medicines）是指在现代医药理论指导下使用的，包括植物、动物和矿物等天然药用物质及其制剂。化学药物（chemical dugs），即通常所说的西药，是通过化学合成途径而得到的化合物。生物技术药物（biologics）系指通过基因重组、发酵、核酸合成等生物技术手段获得的药物，如细胞因子药物、核酸疫苗、反义核酸、单克隆抗体等。

无论哪一种药物，都不能直接应用于患者，它们在临床应用之前，都必须制成适合于医疗预防应用，并具有与一定给药途径相对应的形式，此种形式称之为药物剂型（dosage forms），简称剂型。剂型是患者应用并获得有效剂量的药物实体。剂型是药物临床使用的最终形式，是所有基本制剂形式的集合名词，如片剂、注射剂、胶囊剂、粉针剂、软膏剂、栓剂等。药物制剂（preparations），简称制剂，是指剂型确定以后的具体药物品种，例如注射用青霉素钠、地高辛片、阿莫西林胶囊、重组人胰岛素注射液等。在制剂中除了具有活性成分的药物外，还包括其他成分，这些成分统称为辅料（excipients）。如片剂中用到的填充剂、崩解剂、黏合剂、润滑剂等，液体制剂中用到的溶媒、增溶剂、助悬剂、乳化剂、pH 调节剂、等渗调节剂、矫味剂、防腐剂等。

药品（medicinal products）通常是指药物经一定的处方和工艺制备而成的制剂产品，是可供临床使用的商品。

药剂学是关于如何将活性药物成分递送到靶部位以产生所需药理作用的学科。

在明确了药物、剂型、制剂、辅料等概念后，可以看出药剂学主要具有以下两方面的性质。

（一）具有工艺学的性质

制剂工艺（pharmaceutical manufacturing）就是将药物加工制成适合于临床需要且可以应用于患者的制剂过程。药剂学是以药物剂型和药物制剂为研究对象，以用药者获得最佳疗效为目的，研究一切与药物原料加工成制剂成品有关的科学。

（二）具有密切联系临床医疗实践的性质

各种形式的制剂最终都要应用于临床医疗实践，以满足临床预防、治疗和诊断疾病的需要。任何一种制剂从研制开始就必须与临床密切结合，而制剂的研制后期又必须要经过临床验证。对疾病是否有疗效，具有什么毒副作用，这都是临床试验阶段要解决的问题。经临床证明有效后，要实现工业化生产，生产出来的制剂又要应用于临床。制剂经临床实践得到的信息要反馈到生产实践中，促进制剂生产厂家不断改进和提高制剂的质量。药剂学在不断与临床医疗实践相结合的过程中，有力地推动着自身的发展。

由此可见，药剂学是一门研究药物剂型和药物制剂的设计理论、处方工艺、生产技术、质量控制和合理应用等综合性应用技术科学。由于药剂学既具有原料药物加工科学的属性，又必须保证生产出来的药物制剂具有良好的理化性质和生理药理活性，以保证临床医疗质量，因此它的基础学科不像药物化学、天然药物化学那样主要局限于化学学科，还与物理化学、高分子材料学、机械原理、高等数学、计算机数学以及生理学、解剖学、病理药理学、生物化学、临床药物治疗学等生命学科密切相关。

二、药剂学的重要性

药品是特殊商品，药剂学研究是药品研发的最后一环，药物制剂是医药工业的最终产品，是药物研发的最终体现。一般而言，药物对疗效起主要作用，而剂型对疗效起主导作用，如某些药物的不同剂型，可能分别是无效、低效、高效或引起毒副反应。药物制剂的生产是集药物、辅料、工艺、设备、技术为一体的系统工程。在药品的生产过程中，原料药一旦加工成制剂后，附加值增大，所以各国非常重视药物制剂工业的发展。药物剂型与临床用药的顺应性密切相关。随着生活水平的改善和提高，人们对生存质量和药品质量提出更高的要求，药剂学的重要性将会更加显著。

剂型对疗效产生的影响主要体现在以下几个方面。

1. 可以改变药物作用速度 注射剂、气雾剂起效快，常用于急救；但普通口服制剂如片剂、胶囊剂，口服后需要崩解、溶解、吸收过程，需要时间，所以作用缓慢。

2. 可以降低或消除原料药的毒副作用 氨茶碱治疗哮喘病有很好的疗效，但有易引起心跳加快的毒副作用，若制成栓剂则可消除毒副作用；非甾体抗炎药口服产生严重的胃肠道刺激性，若制成经皮吸收制剂后可以消除副作用。缓释控释制剂能保持平稳的血药浓度，避免血药浓度的峰谷现象，从而降低药物的毒副作用。

3. 可以改善患者的用药依从性 儿童和老年人及吞咽困难的患者难以吞服普通的口服片剂，改变成咀嚼片或口腔速溶膜剂，可以提高患者的依从性（compliance）。

4. 可以提高药物稳定性 固体剂型通常比液体剂型稳定性好，包衣片剂的稳定性高于普通片剂，冻干粉针剂的稳定性优于常规注射剂。

5. 可以提高生物利用度和疗效 异丙肾上腺素首过效应强，口服生物利用度低，设计成注射剂、气雾剂或舌下片后可以提高生物利用度。

6. 可以产生靶向作用 微粒分散系的静脉注射剂，如微乳、脂质体、微球、微囊等进入血液循环系统后，被网状内皮系统的巨噬细胞所吞噬，从而使药物浓集于肝、脾等器官，起到肝、脾的被动靶向作用。

7. 可以改变药物的作用性质 多数药物的药理活性与剂型无关，但有些药物与剂型有关。如硫酸镁的注射液经静脉滴注后可抑制大脑中枢神经，有镇静、镇痉作用，而口服给药后起泻下作用。1%依沙吖啶注射液用于中期引产，而0.1%～0.2%溶液外用具有杀菌作用。

三、药剂学的任务

药剂学的宗旨是制备安全（safety）、有效（efficacy）、稳定（stability）、可控（controllability）、使用方便（usefulness）的药物制剂。

（一）药剂学基本理论的研究

药剂学的基本理论系指药物制剂的配制理论，如药物的溶解度与溶液的形成理论，表面活性剂的性质，微粒分散系理论及其在非均相液体制剂中的应用，药物的稳定性理论；物料的粉体性质对固体制剂的制备与质量的影响；流变学性质对乳剂、混悬剂、软膏剂质量的影响，药物与辅料的相互作用对药物释放的影响，药物生物药剂学特性等，为各种制剂的处方设计、制备方法、质量控制、合理应用打下坚实的基础。

（二）基本药物剂型的研究

剂型是患者应用并获得有效剂量的药物实体。将原料药制成剂型之后才能应用于患者，因此药剂学的核心是剂型。药剂工作者必须首先掌握各种剂型的外貌特征、制备方法、质量控制、应用特点等诸方面的知识。

（三）新技术与新剂型的研发

新剂型的开发离不开新技术的应用。药效学研究表明，除了药物本身的药理作用外，制剂手段也可以达到减毒增效的临床效果。近几年来蓬勃发展的包衣技术、微囊化技术、固体分散技术、包合技术、脂质体技术、纳米技术等，为新剂型开发和制剂质量的提高奠定了坚实的技术基础。如缓释控释制剂和靶向制剂能降低全身的毒副作用，提高疗效等。近年来开发上市的长时间缓释微球注射剂，注射一次后在一个月或三个月内缓慢释放药物，不仅克服了每天注射的皮肉之苦，而且血药浓度平稳，满足了长效、低毒等要求，同时获得了极大的经济效益。

（四）新型药用辅料的研发

辅料是剂型的基础，新剂型和新技术的研究离不开新辅料的研究与开发。乙基纤维素、丙烯酸树脂系列等高分子的出现发展了缓释控释制剂；体内可降解的聚乳酸聚乙醇酸共聚物发展开创了1个月至3个月长时间缓释注射微球新剂型。可见辅料的发展对药剂整体水平的提高具有重要意义。

（五）中药新剂型的研发

中药制剂从传统剂型（丸、丹、膏、散等）迈进现代剂型的行列，对提高药效和患者

依从性具有重要的意义。已上市了注射剂、颗粒剂、片剂、胶囊剂、滴丸剂、栓剂、软膏剂、气雾剂等20多种中药新剂型。同时中药制剂也存在不少问题，如成分复杂，有效成分不明，稳定性差，体内代谢不明等，仍然是我国药剂工作者面临的长期而艰巨的任务。

（六）生物技术药物制剂的研发

21世纪生物技术的发展为新药的研发开创了一条崭新的道路。生物技术药物包括基因、核糖核酸、酶、蛋白质、多肽等，普遍具有活性强、剂量小、对各种疑难病症有独特的治疗作用等优点，如预防乙肝的基因重组疫苗、治疗严重贫血症的红细胞生长素等特效药都是现代生物技术药物的新产品。但生物技术药物存在着分子量大、稳定性差、体内吸收差、生物半衰期短等问题，严重影响其临床应用。寻找和发现适合于这类药物的长效、安全、稳定、使用方便的新剂型是摆在药剂工作者面前的艰巨任务。

（七）制剂机械和设备的研发

为了确保药品质量和用药安全性，制剂生产应向封闭、高效、多功能、连续化、自动化和机械化方向发展。国际卫生组织提倡“药品生产质量管理规范”以来，对制剂机械和设备的发展提供了前所未有的机遇。在固体制剂生产中，流化床制粒机的发明使固体物料混合、制粒、干燥、甚至包衣在一个机器内完成，因此被人们称作一步制粒机，与传统的摇摆式制粒机相比大大缩短了工艺过程，可减少物料与人的接触。

四、药剂学的分支学科

随着药剂学和相关学科的不断发展，逐渐形成了几门药剂学的分支学科。

1. 物理药剂学（physical pharmacy） 是剂型和制剂设计的理论基础，其主要内容是应用物理化学的原理，研究和解释药物制造和储存过程中存在的现象和规律，用以指导剂型和制剂设计，推动具有普遍意义的新剂型和新技术及其应用。它包括化学动力学、界面化学、胶体化学、流变学、结晶化学等。

2. 工业药剂学（industrial pharmacy） 研究制剂工业化生产的基本理论、工艺技术、生产设备和质量管理。工业药剂学是药剂学的核心，它吸收了材料科学、机械科学、粉体工程学、化学工程学等学科的理论和实践，在新剂型的研究、制剂的开发、处方优化、生产工艺和生产技术的研究和改进以及提高产品质量方面发挥着关键作用。

3. 生物药剂学（biopharmaceutics） 是研究药物及其制剂在体内的吸收、分布、代谢与排泄过程，阐明剂型因素、机体的生物因素与药物效应三者之间相互关系的科学。因此，该学科联系药剂学、药理学、生理学以及解剖学、分子生物学等学科的知识和理论，对药物新剂型、新制剂的设立，用药的安全性和有效性具有普遍指导意义。

4. 药物动力学（pharmacokinetics） 研究药物及其代谢物在人体或动物体内的含量随时间变化的过程，并用数学模型拟合，为指导合理安全用药、剂型和剂量设计等提供依据。

5. 临床药剂学（clinical pharmaceutics） 以患者为对象，研究合理、有效、安全用药，是与临床治疗学紧密联系的学科。

此外，国内1992年出版了《药用高分子材料学》，并在药物制剂专业开设这门课程，药用高分子材料学（pharmaceutical material polymer science）是研究药用的高分子材料的结构、物理化学性质、性能及用途的理论和应用的专业基础学科。

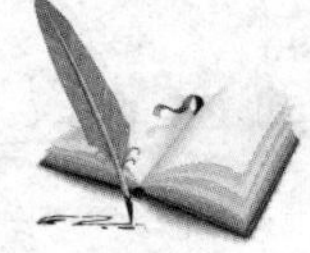

由此可见，药剂学科涵盖非常庞大和具体的知识基础，所以药剂研制工作者必须具有比较全面的科学知识底蕴，药物制剂工业的先进程度在某种程度上反映了一个现代工业化国家的综合国力，在医药工业乃至整个国民经济中占有不可忽视的地位。

图1－1表示以药品为中心的药剂学分支学科的关系。药物制成的剂型为制剂，在此基础上加上情报为药品。

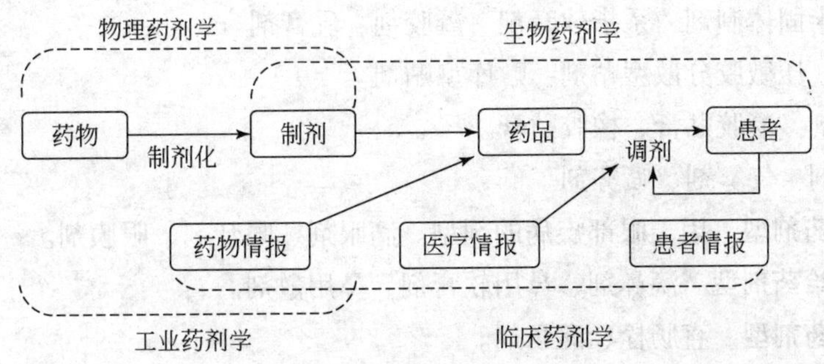

图1－1　药剂学分支学科

药剂学和其他许多科学一样，经历过描述性时期和经验时期。在过去的几十多年来，坚实的科学基础已经形成，使得药剂学从“技术”本身向理论研究的“科学”转变。生物学、化学和物理学的结合仍然是药剂学继续发展的关键。

随着药剂学向各分支学科综合的方向发展，生物药剂学和药物递送系统的影响将十分巨大。分子、纳米和微观药物递送技术的出现及其商业化是生物学与物理化学综合的结果。

五、药物剂型的分类方法

《中国药典》（2020年版）共收载42种剂型，一般其分类方法有以下几种。

（一）按给药途径分类

首先按给药部位进行大分类，然后根据性状进行中分类，再根据特性细分类。

1. 口服给药剂型　系指口服后通过胃肠黏膜吸收而发挥全身作用或在肠道内发挥局部作用的制剂。

（1）片剂　普通片、分散片、咀嚼片、口腔崩解片、溶解片。

（2）胶囊剂　硬胶囊剂和软胶囊剂。

（3）颗粒剂　溶液型颗粒剂、混悬型颗粒剂、泡腾颗粒剂。

（4）散剂　口服散剂、局部用散剂。

（5）口服液剂　有溶液剂、混悬剂、乳剂。

2. 口腔内给药剂型　主要在口腔内发挥作用的制剂，要和口服片区别开。

（1）口腔用片　有含片、舌下片、口腔粘贴片。

（2）口腔喷雾剂。

（3）含漱剂。

3. 注射给药剂型　以注射方式给药的剂型。

（1）注射剂　静脉注射、肌内注射、皮下注射、皮内注射、腔内注射。

（2）输液　营养输液、电解质输液、胶体输液。

（3）植入注射剂　用微球或原位凝胶制备的注射剂。

（4）缓释注射剂　微球注射剂。

4. 呼吸道给药剂型 通过气管或肺部给药的制剂。主要以吸入或喷雾方式给药。如气雾剂、吸入粉雾剂、喷雾剂。

5. 皮肤给药剂型 将药物给予皮肤的制剂，可以起到局部或全身作用。

（1）外用液体制剂 溶液剂、洗剂、搽剂、酊剂。

（2）外用固体制剂 外用散剂。

（3）外用半固体制剂 系指软膏剂、凝胶剂、乳膏剂。

（4）贴剂 压敏胶分散型贴剂、贮库型贴剂。

（5）贴膏剂 凝胶贴膏、橡胶贴膏。

（6）喷雾剂 气雾剂、喷雾剂。

6. 眼部给药剂型 用于眼部疾病的剂型。滴眼剂、眼膏剂、眼膜剂。

7. 鼻黏膜给药剂型 滴鼻剂、鼻用软膏剂、鼻用散剂。

8. 直肠给药剂型 直肠栓、灌肠剂。

9. 阴道给药剂型 阴道栓、阴道片、阴道泡腾片。

10. 耳部给药剂型 滴耳剂、耳用凝胶剂、耳用丸剂。

11. 透析用剂型 腹膜透析用制剂和血液透析用制剂。

上述剂型类别中，除了口服给药剂型之外其他剂型都属于非胃肠道给药剂型，而且可在给药部位起局部作用或被吸收后发挥全身作用。

（二）按分散系统分类

分散相分散于分散介质中形成的系统称为分散系统。

1. 溶液型 药物以分子或离子状态（质点的直径≤1nm）分散于分散介质中所形成的均匀分散体系，亦称低分子溶液，如芳香水剂、溶液剂、糖浆剂、甘油剂、醑剂、注射剂等。

2. 胶体型 分散质点直径在1～100nm的分散体系。有两种，一种是高分子溶液的均匀分散体系，另一种是不溶性纳米粒的非均匀分散体系。如胶浆剂、火棉胶剂、涂膜剂等。

3. 乳剂型 油性药物或药物的油溶液以液滴状态分散在分散介质中所形成的非均匀分散体系，分散相直径在0.1～50μm之间。如口服乳剂、静脉注射乳剂等。

4. 混悬型 固体药物以微粒状态分散在分散介质中所形成的非均匀分散体系，分散相直径在0.1～100μm之间。如合剂、洗剂、混悬剂等。

5. 气体分散型 液体或固体药物以微粒状态分散在气体分散介质中所形成的分散体系，如气雾剂，粉雾剂。

6. 固体分散型 固体混合物的分散体系，如片剂、散剂、颗粒剂、胶囊剂、丸剂等。

（三）按形态分类

按物质形态分类的方法。

1. 液体剂型 如芳香水剂、溶液剂、注射剂、合剂、洗剂等。

2. 气体剂型 如气雾剂、喷雾剂等。

3. 固体剂型 如散剂、丸剂、片剂、栓剂、膜剂等。

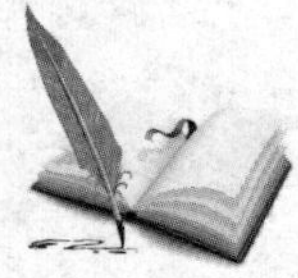

4. 半固体剂型 如软膏剂、糊剂等。

形态相同的剂型，其制备工艺也比较相近，例如，制备液体剂型时多采用溶解、分散等方法；制备固体剂型多采用粉碎、混合等方法；半固体剂型多采用熔融、研磨等方法。

（四）其他分类方法

根据特殊的原料来源和制备过程进行分类的方法，虽然不包含全部剂型，但习惯上还是常用。

1. 浸出制剂 用浸出方法制备的各种剂型，一般是指中药剂型，如浸膏剂、流浸膏剂、酊剂等。

2. 无菌制剂 是用灭菌方法或无菌技术制成的剂型，如注射剂、滴眼剂等。

剂型的不同分类方法各有特点，也有不完善或不全面的地方。本教材根据医疗、生产实践、教学等方面的长期沿用习惯，采用综合分类的方法。

第二节 药物递送系统

扫码“学一学”

一、药物递送系统的概念

药物通常是通过与作用部位特定受体发生相互作用产生生物学效应，从而达到治疗疾病的目的。因此，只有当药物以一定的速度和浓度被递送到靶部位时，使疗效最大而副作用最小，这样的治疗才被认为是有效的。然而，在药物递送和靶向分布过程中常存在许多天然屏障，使得原本有应用前景的药物无效或失效。药物剂型可以提高药物服用的便捷性以及改善药物的递送。但大多数传统剂型包括注射剂、口服制剂以及局部外用制剂均无法满足以下所有要求：帮助药物有效吸收到靶部位；避免药物的非特异性分布（可产生副作用）及提前代谢和排泄，以及所服用药物符合剂量要求。因此，改变给药途径或应用新型递送系统就成为应对药物递送的挑战以及提高药效的有效手段。

新型药物递送系统旨在通过提高药物生物利用度和治疗指数，降低副作用以及提高患者依从性来克服传统剂型的不足。前三个因素固然重要，患者依从性问题同样也不可忽视。据报道，全世界每年因患者错误服药而导致的入院治疗的人数有近10亿人。要提高患者的依从性，可以通过开发患者服用方便且给药次数少的剂型来实现。自20世纪50年代起，一些可以持续释药的新口服给药系统开始取代传统剂型。比如，由史克公司开发的Spansule胶囊，其内容物为含药的包衣小丸，被认为是第一个新型递药系统。到60年代，聚合物材料开始应用于递药系统，同时科学家们开始在产品开发方面采用更为系统的方法，即运用药物动力学、生物界面上的过程及生物相容性等知识进行递药系统的设计。70年代起，纳米粒被引入递药系统；80年代开始出现经皮递药系统；90年代又出现了研究跨膜转运过程的各种模型；80至90年代，生物技术和分子生物学领域的重大突破为大量生物技术药物如肽类、蛋白质、反义寡核苷酸和小分子干扰RNA等合成提供了可能。

随着科学技术的进步，特别是分子药理学、分子细胞生物学、分子药物动力学、药物分子传递学及系统工程学等科学的发展、渗入以及纳米技术等新技术的不断涌现，药物剂型和制剂研究已进入药物递送系统新时代。

药物递送系统（drug delivery system，DDS）是指将必要量的药物，在必要的时间内递送到必要的部位的技术，其目的是将原料药的作用发挥到极致，副作用降低到最小。

运用DDS技术，将已有药物的药效发挥到最好，副作用降低到最小，不仅可以提高患者的生存质量，提高经济效益，也对企业延长药物生命周期起积极的作用。加上，基于

DDS技术的生物技术药物制剂的产业化，使得各种疑难病的治愈成为可能。另外，还具有药理作用的分离，使用性的改善，开发风险降低等很多优势。

二、药物递送系统的分类

药物递送系统是现代科学技术进步的结晶，在临床治疗中发挥重要作用。口服缓释及控释系统、靶向递药系统和透皮递药系统是发展的主流。

（一）缓控释递药系统

1. 口服缓控释递药系统 口服缓控释制剂大体可分为择速、择位、择时控制释药3大类。随着高分子材料和纳米技术的发展，新型释药系统不断问世，脂质体、微乳（自微乳）、纳米粒、胶束等相继被开发为口服给药形式，不仅可达到缓慢释放药物的目的，而且还能保护药物不被胃肠道酶降解，促进药物胃肠道吸收，提高药物的生物利用度。

2. 注射缓控释递药系统 缓控释注射剂可分为液态注射系统和微粒注射系统（微囊、脂质体、微球、毫微粒、胶束等），后者相对前者疗效持续时间更长，可显著减少用药次数，提高患者的顺应性。鉴于常规注射存在给药时剧烈疼痛，且可能会诱发感染或造成交叉感染等缺陷，无针注射给药系统已引起广泛关注，该技术利用高压（机械动力、高压气体）将药物液滴（药物溶液、纳米混悬液等）或粉末（微球、微囊等）瞬时加速，喷射递送至皮内、皮下、黏膜、甚至肌肉内从而发挥药物疗效，具有无痛、无交叉感染、便捷、微量、高效、安全等特点，被认为是最有前景的新型递药系统之一。

3. 在体成型递药系统 在体成型递药系统（SFDDS）系将药物和聚合物溶于适宜溶剂中，局部注射或植入临床所需的给药部位，利用聚合物在生理条件下凝固、凝胶化、沉淀或交联形成固体或半固体药物贮库，而达到缓慢释放药物的效果。SFDDS具有可用于特殊部位病变的局部用药、延长给药周期、降低给药剂量和不良反应、工艺简单稳定等特点，且避免了植入剂的外科手术，大大提高患者的顺应性，从而成为国外近年来的热点研究领域。

（二）经皮药物递送系统

随着现代医药科技的发展，透皮给药系统成为新一代药物制剂的研究热点。但由于大多数药物难以透过皮肤达到有效治疗作用，近年来科研人员相继开发出多种新技术如药剂学手段（促进剂、脂质体、微乳、传递体等）、化学手段（前体药物）、物理手段（离子导入、电致孔、超声、激光、加热、微针等）以及生理手段（经络穴位给药）来促进药物的吸收。目前体内给药研究较多的是实心微针经皮药物递送系统，在研究的药物有胰岛素、低聚核苷酸、人生长激素、DNA及蛋白疫苗等。

（三）靶向药物递送系统

1. 脂质体 随着载体材料的改进和修饰，相继出现了多种类型的脂质体靶向制剂，如长循环脂质体、免疫脂质体、磁性脂质体、pH和热敏感脂质体等。前体脂质体可在一定程度上克服传统脂质体聚集、融合及药物渗漏等稳定性问题，且制备工艺简单，易于大生产。近年来，前体脂质体被广泛用于紫杉醇、多西他赛、环孢素A、孕酮、克霉唑、鲑降钙素等药物的开发。

2. 载药脂肪乳 脂肪乳油相和卵磷脂组分对人体无毒，安全性好；是部分难溶性药物的有效载体，载药量较脂质体高，具有缓控释和靶向特征；粒径小，稳定性好，质量可控，易于工业化大生产，该类制剂技术的应用前景十分广阔。

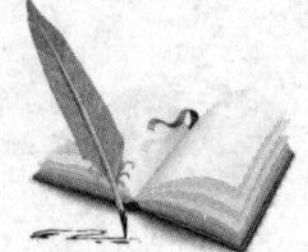

3. 聚合物胶束 随着聚合物胶束研究的不断深入，具有特殊性质的聚合物胶束如 pH 敏感（肿瘤 pH、核内质溶酶体 pH）、温度敏感、超声敏感聚合物胶束等或以配体、单抗、小肽（介导跨膜）表面修饰的聚合物胶束屡见报道。聚合物胶束具有诸多优越性，已用于许多难溶性药物的增溶。国外已有多个产品进入临床研究阶段。

4. 靶向前体药物 利用组织的特异酶（如肿瘤细胞含较高浓度的磷酸酯酶和酰胺酶、结肠含葡聚糖酶和葡糖醛酸糖苷酶、肾脏的 γ－氨酸转肽酶等）制备前体药物是目前研究靶向前体药物的重要思路之一。另外，将药物与单抗、配基、PEG、小肽交联达到主动靶向（甚至细胞核内靶向）以及抗体定向酶－前体药物、基因定向酶－前体药物已成为目前靶向给药系统新的研究思路。

（四）智能型药物递送系统

智能型药物递送系统系依据病理变化信息，实现药物在体内的择时、择位释放，发挥治疗药物的最大疗效，最大限度地降低药物对正常组织的伤害，代表了现代剂型重要发展方向之一。目前研究较多是脉冲式释药技术，该技术系利用外界变化因素，如磁场、光、温度、电场及特定化学物质的变化来调节药物的释放，也可利用体内外环境因素（例如 pH、酶、细菌等）来控制药物的释放，如葡萄糖敏感的葡聚糖－豆球蛋白 A 聚合物可控制胰岛素的释放。

（五）生物大分子药物递送系统

随着脂质体、微球、纳米粒等制剂新技术迅速发展并逐渐完善，国内外学者将其广泛应用于多肽、蛋白质类药物给药系统的研究，以达到给药途径多样化［注射（长效）、无针注射、口服、透皮（微针技术）、鼻腔、肺部、眼部、埋植给药等］。但它仍是世界性难题，很多工作还处于实验室研究、动物实验或少量制备水平，不同文献来源的结果也有差异，一些问题仍有待于探究。

目前基因治疗在治疗多种人类重大疾病（如遗传病、肿瘤等）方面显示出良好的应用前景，基因的介导方式可分为细胞介导、病毒介导、非病毒介导三大类。非病毒性载体一般不会造成基因的永久性表达，无抗原性，体内应用安全，组成明确，易大量制备，且化学结构多样，使设计和研制新的更理想的靶向性载体系统成为可能，也是将现代药剂的控释与靶向技术引入基因治疗领域的切入点，因而成为当前研究的热点。

三、药物递送系统展望

新型给药系统是促进药品差异化、拓宽医药产品、延长药品生命周期的关键因素之一。在所有的给药系统中，口服给药系统及注射给药系统在中国关注度最高。缓控释技术、定位释放技术、脂质体技术、增强生物利用度等是业内人士共同关注的技术的技术。其他新型给药技术如吸入给药系统、靶向给药系统、透皮给药系统、透黏膜给药系统等也是迅速发展的高新技术。

事实证明，药物活性的充分发挥不仅决定于有效成分的含量与纯度，制剂也已成为发挥理想疗效的一个重要方面，一个老药新型 DDS 的开发与利用不亚于一个新化学实体（new chemical entities，NCE）的创制。为此，研究生产 NCE 的药厂开始青睐和重视新型 DDS，与拥有药物释放技术的公司进行合作或并购，延长了药品本身的生命周期。DDS 是现代科学技术在药剂学中应用与发展的结果，DDS 的研究与开发已成为推动全球医药产业

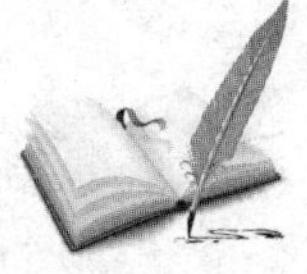

发展的原动力，成为制药行业发展最快的领域之一。

2015～2018 年，美国 FDA 批准的新药有 NCE 和新制剂新剂型，其中递药系统新品占大多数。2018 年，全球销售额前 100 位药品中生物药占 35 席，递药系统占 8 席，销售总额达 827.52 亿美元。

从经济学角度而言，新型递药系统技术的发展也有其合理性。2018 年全球市场份额最多的新型递药系统是靶向递药系统（约合 525 亿美元），其次是缓释制剂（约合 146 亿美元）。目前药品市场中，靶向递药系统的销售额占新型递药系统市场份额的 64%，此外，经肺递药系统、经皮递药系统以及纳米药物是未来最有增长前景的领域。

第三节　药用辅料

扫码“学一学”

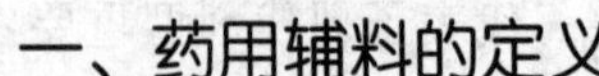

一、药用辅料的定义

药用辅料（pharmaceutical excipients）系指生产药品和调配处方时使用的赋形剂和附加剂；是除活性药物以外，在安全性方面已进行了合理的评估，且包含在药物制剂中的物质。药用辅料除了赋形、充当载体、提高稳定性外，还具有增溶、助溶、缓控释等重要功能，是可能会影响到药品的质量、安全性和有效性的重要成分。

药物制剂处方设计过程实质是依据药物特性与剂型要求，筛选与应用药用辅料的过程。药用辅料是药物制剂的基础材料和重要组成部分，是保证药物制剂生产和发展的物质基础，在制剂剂型和生产中起着关键的作用。它不仅赋予药物一定剂型，而且与提高药物的疗效、降低不良反应有很大的关系，其质量可靠性和多样性是保证剂型和制剂先进性的物质基础。

辅料的来源很丰富，有天然的、合成和半合成的。无论来源如何，药用辅料应对人体无毒害作用；化学性质稳定；与主药及辅料之间无配伍禁忌；不影响制剂的检验；且尽可能用较小的用量发挥较大的作用。

二、药用辅料的分类

辅料在制剂中作用分类有多种，可从来源、作用和用途、给药途径等进行分类。

按来源可分为天然产物、半合成产物和全合成产物。

按辅料在制剂中作用和用途分类有 66 种，分别是：pH 调节剂、螯合剂、包合剂、包衣剂、保护剂、保湿剂、崩解剂、表面活性剂、病毒灭活剂、补剂、沉淀剂、成膜材料、调香剂、冻干用赋形剂、二氧化碳吸附剂、发泡剂、芳香剂、防腐剂、赋形剂、干燥剂、固化剂、缓冲剂、缓控释材料、胶黏剂、矫味剂、抗氧剂、抗氧增效剂、抗粘着剂、空气置换剂、冷凝剂、膏剂基材、凝胶材料、抛光剂、抛射剂、溶剂、柔软剂、乳化剂、软膏基质、软胶囊材料、润滑剂、润湿剂、渗透促进剂、渗透压调节剂、栓剂基质、甜味剂、填充剂、丸心、稳定剂、吸附剂、吸收剂、稀释剂、消泡剂、絮凝剂、乙醇改性剂、硬膏基质、油墨、增稠剂、增溶剂、增塑剂、黏合剂、中药炮制辅料、助滤剂、助溶剂、助悬剂、着色剂。

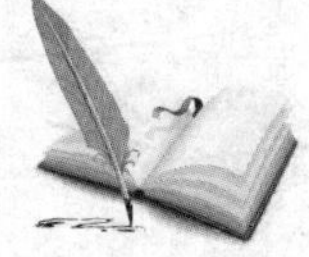

按给药途径可分为口服、注射、黏膜、经皮或局部给药、经鼻或口腔吸入给药和眼部给药辅料等。

有些辅料可用于多种给药途径，但用量和质量要求亦不相同，如用于注射剂时应符合注射用质量要求，用于口服时应符合口服制剂的质量要求。药用辅料的包装上应注明为“药用辅料”及其适用范围（给药途径）等。

三、药用辅料的作用

药剂学中使用辅料的目的是多方面的。

1. 使剂型具有形态特征 如溶液剂中加入溶剂；片剂中加入稀释剂、黏合剂；软膏剂、栓剂中加入适宜基质等使剂型具有形态特征。

2. 使制备过程顺利进行 在液体制剂中根据需要加入适宜的增溶剂、助溶剂、助悬剂、乳化剂等；在片剂的生产中加入助流剂、润滑剂以改善物料的粉体性质，使压片过程顺利进行。

3. 提高药物的稳定性 化学稳定剂、物理稳定剂（助悬剂、乳化剂等）、生物稳定剂（防腐剂）等。

4. 调节有效成分的作用部位、作用时间或满足生理要求 如使制剂具有速释性、缓释性、肠溶性、靶向性、热敏性、生物黏附性、体内可降解性的各种辅料；还有生理需求的pH调节剂、等渗剂、矫味剂、止痛剂、色素等。

四、药用辅料的发展状况

药用辅料曾在相当长时期内，没有受到中国制药行业的重视，药用辅料标准数量少，标准项目不齐全，影响辅料的管理和使用。由于中国药用辅料起步较晚，整体水平较低，国内药用辅料在整个药品中占比重还比较低，只有2% ~3%，而国外药用辅料占整个药品制剂产值的10% ~20%。

中国制定公布的药用辅料标准占所使用药用辅料的比重不足30%，远远不能满足实际的需要。中国辅料生产行业存在着多样性。据调查，有的辅料是药品，生产企业已经按照GMP组织生产，并获得药品标准文号，有的辅料是化工、食品企业生产，虽然有药用标准但却没有药品批准文号，有的药用辅料仍然是地方药品标准收载并为省级药品监督管理部门核发的批准文号。

国内制剂使用的药用辅料有500多种，2020年版《中国药典》中收载药用辅料为341种，仅占总数的50%左右，其他大部分为相关的行业标准和企业标准。而在美国约1500种辅料中，约有50%收载于美国药典和法国药典；欧洲药用辅料约有3000种，在各种药典中收载也已经达到50%。

长期以来，中国药用辅料的发展速度落后于中国制药工业的发展速度，药用辅料产业的落后在很大程度上导致制剂研发能力与国际产生差距。随着近年来“齐二药”“塑化剂”“毒胶囊”等事件曝光，药用辅料逐渐走进公众视野，并促使国家下决心规范引导药用辅料产业健康快速发展。从“十三五”规划来看，药用辅料产业的升级和发展是大势所趋。

随着科学技术的发展、社会的进步，新型、优质、多功能的药用辅料不断涌现，药物的新剂型与制剂新技术也得到进一步的开发。如：①在液体制剂中，波洛沙姆、磷脂的出现为静脉乳的制备提供了更好的选择；②在固体药物制剂中，羧甲基淀粉钠（CMS - Na）、交联聚维酮（交联PVP）、交联羧甲基纤维素钠（交联CMC - Na）、L - HPC等超级崩解剂的研制，微晶纤维素、预胶化淀粉等优良可压性辅料的出现，不仅提高片剂质量，而且使

粉末直接压片工艺得到了新的机遇；③在经皮给药制剂中，月桂氮䓬酮（Azone）的问世使药物透皮吸收制剂的研究更加活跃；④在注射剂中，聚乳酸（PLA）、聚乳酸聚乙醇酸共聚物（PLGA）等体内可降解辅料的出现，开发了1次注射给药缓释1~3个月的新型长效注射剂。在以速效为特色的注射剂里增添了以长时间缓释为特征的注射剂新品种。

新型药用辅料对于制剂质量的提高、制剂性能的改造、新剂型的开发、生物利用度的提高具有非常关键的作用。为了适应现代化药物剂型和制剂的发展，药用辅料的更新换代越来越成为药剂工作者关注的热点。

第四节 药典与药品标准

扫码“学一学”

一、药典

（一）概述

药典（Pharmacopoeia）是一个国家记载药品标准、规格的法典，一般由国家药典委员会组织编纂、出版，并由政府颁布、执行，具有法律约束力。Pharmacopeia 一词来源于古希腊语 pharmakon（药物）和 poiein（制造），将两词结合在一起表明按照处方制备药品时所遵循的标准。1580年，Pharmocopeia 首次出现在意大利贝加莫的地方药物标准上。

制定药品标准对加强药品质量的监督管理、保证质量、保障用药安全有效、维护人民健康起着十分重要的作用。药品标准是药品现代化生产和质量管理的重要组成部分，是药品生产、供应、使用和监督管理部门共同遵循的法定依据。药品质量的内涵包括三方面：真伪、纯度、品质优良度。三者的集中表现是使用中的有效性和安全性。因此，药品标准一般包括以下内容：法定名称、来源、性状、鉴别、纯度检查、含量（效价或活性）测定、类别、剂量、规格、贮藏、制剂等。

不同时代的药典代表着当时医药科技的发展与进步，一个国家的药典反映这个国家的药品生产、医疗和科学技术的水平。各国的药典跟踪药品的品种和质量的提高，定期修订和补充，对满足医药事业的发展，保证人民用药安全、有效，为药品研究和生产起到指导和保障作用。

（二）中华人民共和国药典

1949年中华人民共和国成立后，开始筹划编制新中国药典，1950年成立第一届中国药典编纂委员会，1951年第一届药典委员会第一次会议上决定药典名称为《中华人民共和国药典》，简称《中国药典》（Chinese Pharmacopoeia，ChP）。第一部《中国药典》于1953年由卫生部编印发行。第一部《中国药典》收载各类药品531种，其中化学药215种，植物药与油脂类65种，动物药13种，抗生素2种，生物制品25种，各类制剂211种，为当时的医疗事业发展起到了重要作用。此后陆续出版发行1963、1977、1985、1990、1995、2000、2005、2010、2015、2020年版共11个版次。《中国药典》的特色之一是药品中包括中国传统药，为了更好地继承和发扬中国特色药，从1963年版（第二版）开始把药典分为两部，一部收载中药，二部收载化学药和生物制品药。随着生物制品药的发展，从2005年版（第八版）开始分为三部，一部中药、二部为化学药、三部为生物制品药，首次将《中国生物制品规程》纳入中国药典第三部，以生物制品标准单独成卷列入药典。现行版《中

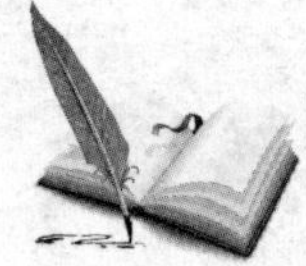

国药典》由一部、二部、三部、四部组成，收载品种总计5929个。一部收载药材和饮片、植物油脂和提取物、成方制剂和单味制剂等，品种共计2713种。二部收载化学药品、抗生素、生化药品以及放射性药品等，品种共计2722种。三部收载生物制品153种。四部收载通则总计359个，包括制剂通则、检验方法、指导原则、标准物质和试液试药相关通则；药用辅料341种。本版药典以临床需求为导向，对标国际先进标准，提高与淘汰相结合，进一步完善以《中国药典》为核心的药品标准体系建设，使《中国药典》标准制定更加严谨，品种遴选更加合理，与国际标准更加协调，标准形成机制更加科学，对于保障公众用药安全有效，推进医药产业升级和产品提质具有重要意义。

（三）国外药典

据不完全统计，世界上已有近40个国家编制了国家药典，另外还有3种区域性药典和世界卫生组织（The World Health Organization，WHO）组织编制的《国际药典》等，这些药典无疑对世界医药科技交流和国际医药贸易具有极大的促进作用。国际上最有影响力的药典是美国药典、英国药典、日本药局方、欧洲药典、国际药典。国际药典是世界卫生组织综合世界各国药品质量标准和质量控制方法编写，其特殊之处在于各国编定药品规范时可作为技术参考文献，并不具有法律约束力。

美国药典（United States Pharmacopoeia，USP）。美国药典/国家处方集（U. S. Pharmacopeia/National Formulary，USP/NF）是由美国政府所属的美国药典委员会（The United States Pharmacopeial Convention）编辑出版。USP于1820年出第一版，1950年以后每5年出一次修订版，到2009年已出至第32版。NF1883年第一版，1980年15版起并入USP，但仍分两部分，前面为USP，后面为NF。USP美国政府对药品质量标准和检定方法作出的技术规定，也是药品生产、使用、管理、检验的法律依据。NF收载了USP尚未收入的新药和新制剂。美国药典最新版为USP42 - NF37，包含5卷及2个增补版，2019年5月1日生效。美国药典除了印刷版外，还提供U盘版和互联网在线版。美国药典是目前世界上规模最大的一部药典。

英国药典（British Pharmacopeia，BP）是英国药品委员会正式出版的英国官方医学标准集，是英国制药标准的重要出处，也是药品质量控制、药品生产许可证管理的重要依据。该药典囊括了几千篇颇有价值的医学专题论文，其中有几百篇是医学新论。它不仅为读者提供了药用和成药配方标准以及公式配药标准，而且也向读者展示了所有明确分类并可参照的欧洲药典专著。《英国药典》现行版为2020版（BP 2020）共6卷，于2019年8月出版，从2020年1月1日开始生效。

日本药局方（The Japanese Pharmacopoeia，JP），由日本药典委员会编写，由日本政府的厚生劳动省发布。于1886年《日本药局方》出第一版（JP 1）。现行版为“第十七版改正日本药局方”（JP 17），于2016年4月1日起执行。几乎每隔5年出版改正的新药典，第十五版与美国药典、英国药典进行协调，文本中注明与英国/美国药典统一的部分和未统一的部分等，推动了药典国际协调的进程。日本药局方是除《中国药典》之外收载各类生药品种较多的药典之一。

欧洲药典（European Pharmacopoeia，Ph Eur）由欧洲药品质量委员会（EDQM）编辑出版，有英文和法文两种法定文本。1963年欧洲共同体各国共同商定编订《欧洲药典》，第一版于1969年发行，分3卷陆续出版发行。最新版为第十版《欧洲药典》，2019年6月出版，于2020年1月生效。

国际药典（International Pharmacopoeia，Ph Int）是由联合国 WHO 主持编订。第一版于 1951 和 1955 年分两卷，用英、法、西班牙文出版。第二版于 1967 年用英、法、俄、西班牙文出版。第三版于 1979 出版。第四版于 2006 年出版，最新版为第八版，2018 年出版。

二、国家药品标准

国家药品标准，是指国家食品药品监督管理总局（China Food and Drug Administration，CFDA）颁布的《中华人民共和国药典》、药品注册标准和其他药品标准，其内容包括质量指标、检验方法以及生产工艺等技术要求。

国家注册标准，是指 CFDA 给申请人特定药品的标准、生产该药品的药品生产企业必须执行该注册标准，但也是属于国家药品标准范畴。

目前药品所有执行标准均为国家注册标准，主要包括：

（1）药典标准；

（2）卫生部中药成方制剂（一至二十一册）；

（3）卫生部化学、生化、抗生素药品（第一分册）；

（4）卫生部药品标准（二部）（一册至六册）；

（5）卫生部药品标准藏药第一册、蒙药分册、维吾尔药分册；

（6）新药转正标准（1 至 88 册）（正不断更新）；

（7）国家药品标准化学药品地标升国标（一至十六册）；

（8）国家中成药标准汇编；

（9）国家注册标准（针对某一企业的标准，但也属于国家药品标准）；

（10）进口药品标准。

我国有约 9000 个药品的质量标准，过去有省、自治区和直辖市的卫生部门批准和颁发的地方性药品标准。国家食品药品监督管理总局已经对其中临床常用、疗效确切的品种进行质量标准的修订、统一、整理和提高，并入到《国家药品标准》，叫新药转正标准，于 2006 年取消了地方标准。

三、中华人民共和国药品管理法

《中华人民共和国药品管理法》是我国药品监管的基本法律依据，以药品监督管理为中心内容，论述了药品评审与质量检验、医疗器械监督管理、药品生产经营管理、药品使用与安全监督管理、医院药学标准化管理、药品稽查管理、药品集中招投标采购管理、对医药卫生事业和发展等内容，具有科学的指导意义。

《中华人民共和国药品管理法》于 1984 年 9 月 20 日第六届全国人民代表大会常务委员会第七次会议通过，自 1985 年 7 月 1 日起施行。2001 年 2 月 28 日第九届全国人民代表大会常务委员会第二十次会议进行第一次修订，自 2001 年 12 月 1 日起施行。此后，2013 年第十二届全国人大常委会第六次会议、2015 年 4 月 24 日第十二届全国人大常委会第十四次会议两次修正。现行的《中华人民共和国药品管理法》为 2019 年 8 月 26 日第十三届全国人民代表大会常务委员会第十二次会议第二次修订版本，自 2019 年 12 月 1 日起施行。修订后的药品管理法分为总则，药品研制和注册，药品上市许可持有人，药品生产，药品经营，医疗机构药事管理，药品上市后管理，药品价格和广告，药品储备和供应，监督管理，法律责任，附则，共十二章，155 条。其中，修改后的药品管理法中规定的药品上市许可人

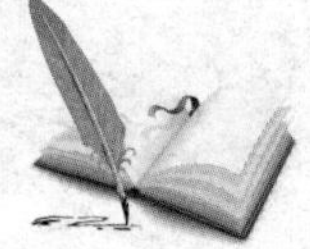

是指取得药品注册证书的企业或药品机构等，药品上市许可持有人可以自行生产药品，也可以委托药品生产企业生产。上市许可持有人制度把原有的上市许可与生产许可“捆绑”模式分离，最明显的变化是把获得药品批准文件的主体由原先的药品生产企业扩大到药品研发机构、科研人员。是深化药品注册制度改革的突破口。上市许可持有人制度有利于药品研发和创新，优化行业资源配置，提升行政监管效能，理清各主体法律责任。

第五节 GLP、GCP及GMP

一、药品非临床研究质量管理规范

扫码“学一学”

新药临床前安全性评价对新药能否进入临床研究，预测临床研究的风险程度和最终评价其开发价值起着举足轻重的作用，而一个高质量的安全性评价工作必须遵循药品非临床研究质量管理规范（good laboratory practice，GLP）。GLP是药物非临床安全性评价试验从方案设计、实施、质量保证、记录、报告到归档的指南和准则，适用于非临床安全性评价研究，是国家为了保证新药临床前研究安全性试验资料的优质、真实、完整和可靠，针对药物非临床安全性评价研究机构制定的基本要求。

在药物毒理学发展历史上，“反应停”事件的悲剧无疑是促动人类对药物安全性评价沉重反思的重要事件。反应停事件促使药物管理机构和毒理学家对现有的药物安全研究重新思考。20世纪70年代，美国FDA对所管辖产品的安全性研究报告的可靠性产生强烈怀疑，从而对全国研究机构展开调查。调查结果显示，尽管也存在故意隐瞒对产品不利的实验结论的情况，但广泛存在于各个企业、研究机构、学校中的更严重问题是安全性实验设计、进行和报告过程中存在的缺陷，从而导致报告的可信性严重降低。针对这类情况，美国FDA于1976年颁布了GLP法规。在美国的带动下，英国、日本、法国、瑞典等国家也先后发布了本国的GLP，GLP也逐渐成为了国际上通行的确保药品非临床安全性研究质量的规范。

我国从1991年起开始起草GLP，1993年原国家科委颁布了GLP，于1994年1月生效。1998年国务院机构改革后，原国家食品药品监督管理局（SFDA）根据国际上GLP的发展和我国的实际情况，颁布了《药品非临床研究质量管理规范》，并于1999年11月1日起施行。2007年1月1日起，SFDA规定未在国内上市销售的化学原料药及其制剂、生物制品，未在国内上市销售的从植物、动物、矿物等物质中提取的有效成分、有效部位及其制剂和从中药、天然药物中提取的有效成分及其制剂以及中药注射剂等的新药非临床安全性评价研究必须在经过GLP认证、符合GLP要求的实验室进行。现行的GLP是2017年9月施行的《药物非临床研究质量管理规范》。

GLP的核心精神是通过严格控制非临床安全性评价的各个环节以保证试验质量，即研究资料的真实性、可靠性和完整性。GLP建设的基本内容可分为软件和硬件两大部分，GLP的软件解决安全性研究的运行管理问题，而运行软件所需要的硬件环境就是GLP的硬件设施。GLP硬件包括动物饲养设施、各类实验设施（供试品处置设施、各类实验和诊断功能实验室）、各类保管设施（供试品保管、档案保管）和环境调控设施，以及满足研究需要的相应的仪器设备等。软件部分包括：组织机构和人员、各项工作的标准操作规程、研究工作实施过程及相关环节的管理、质量保证体系等。

二、药品临床试验质量管理规范

临床试验是新药开发不可缺少的环节。一个新药的上市，很大程度上取决于临床试验的质量及其结果是否符合安全、有效的标准。

药物临床试验质量管理规范（good clinical practice，GCP）是为保证临床试验数据的质量、保护受试者的安全和权益而制定的进行临床试验的准则，是保证药物临床试验安全性的法律依据。制定 GCP 的目的是保证临床试验过程的规范可靠，结果科学可信，同时保障受试者的权益和生命安全。GCP 的宗旨就是保证药物临床试验过程的规范化，使其结果具有科学性、可靠性、准确性、完整性。

GCP 的内容主要涵盖了临床试验方案的设计、实施、组织、监查、记录、分析、统计、总结、报告、审核等全过程。GCP 也包括了新药临床试验的条件，受试者的权益保障，试验方案的制定，研究者、申办者和监查员的主要职责，质量保证体系等内容。

GCP 最早于 1980 年在美国提出，在 20 世纪 80 年代中后期，日本和许多欧洲国家先后效仿美国制定并实施了 GCP。各国 GCP 在原则上虽相同，但具体细节上有所不同，为此，1991 年起 WHO 考虑到 GCP 应成为各成员国共同接受的原则，起草了 WHO 的 GCP。此外，欧盟、美国和日本在 1990 年发起，由三方面成员国的药品管理当局和制药企业管理机构组成了一个联合机构——人用药品注册技术要求国际协调会（The International Conference on Harmonization of Technical Requirements for Registration of Pharmaceuticals for Human Use，ICH），讨论制定一系列“人用药品注册技术要求”，其中就包括 ICH GCP。目的是为寻求解决三方存在的一些不统一的规定和认识，进一步对世界范围内的药物研制开发过程进行革新，提高研究质量。

我国卫生部也于 1993 年开始制定本国的 GCP，并已于 1998 年 3 月颁布第一版《药品临床试验管理规范（试行）》。现行的 GCP 是 2003 年 8 月颁布的《药物临床试验质量管理规范》。

三、药品生产质量规范

药品生产质量管理规范（good manufacturing practice，GMP）是对药品生产质量管理全过程、全方位、全员进行工作或操作管理的法定工作技术标准，是保证药品质量乃至用药安全有效的可靠措施，是全面质量管理发展到今天的标准化产物。实施药品 GMP，是强化国家对药品生产的监督管理，实现对药品生产全过程的监督，保证药品质量的一套科学、系统和行之有效的管理制度。

推行 GMP 的目的是：①把人为造成的错误减小到最低；②防止对医药品的污染和低质量医药品的产生；③保证产品高质量的系统设计。GMP 的检查对象是：①人；②生产环境；③制剂生产的全过程。“人”是实行 GMP 管理的软件，也是关键的管理对象，而“物”是 GMP 管理的硬件，是必要条件，缺一不可。

在人类社会经历了多次重大的药物灾难，特别是 20 世纪最大的药物灾难“反应停”事件后，药品的生产质量引起了公众的关注。1962 年，美国 FDA 组织坦普尔大学 6 名教授，编写并制定了 GMP 规范《药品生产质量管理规范》，从 1963 年美国诞生世界第一部药品 GMP，1969 年 WHO 建议各成员国实行药品 GMP 制度至今，全球已有 100 多个国家和地区实行了 GMP 管理制度。

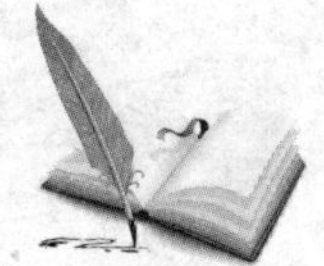

cGMP 是英文 Current Good Manufacture Practices 的简称，即动态药品生产管理规范，也翻译为现行药品生产管理规范。

我国自 1988 年第一次颁布药品 GMP 至今已有 30 多年，其间经历 1992 年和 1998 年两次修订，截至 2004 年 6 月 30 日，实现了所有原料药和制剂均在符合药品 GMP 的条件下生产的目标。2011 年 2 月 12 日颁布了新版药品 GMP（2010 年修订），并于 2011 年 3 月 1 日起施行。新版 GMP 是在 1998 年版基础上更加完善的版本，在修订过程中参考借鉴了欧盟、FDA 和 WHO 的 GMP 内容。其基本框架与内容采用欧盟 GMP 文本，附录中原料药标准等同采用 ICH GMP（ICH Q7A）版本。此后，国家药品监督管理部门发布了无菌药品、原料药、生物制品、血液制品、重要制剂、放射性药品、中药饮片、医用氧、取样等附录，作为《药品生产质量管理规范（2010 年修订）》配套文件。附录与 2010 年版 GMP 具有同等效力。

新版 GMP 具有以下几大亮点。

（1）总体内容更为原则化、更科学、更易于操作。主要体现 GMP 的内涵和理念：是减少人为差错、防止混淆和交叉污染、做到可追踪性，以保证产品质量和人民用药安全为原则。

（2）充分考虑了原料药的生产特殊性。新版 GMP 充分体现了原料药生产的特殊性，原料药生产一般分为合成（包括化学方法、生物发酵方法）、提取（包括植物、动物等提取）和精制三大步骤，合成由于未形成原料药（active pharmaceutical ingredient，API），一般称为生产初期，不同的步骤 GMP 的要求不一样，一般生产步骤越靠后，GMP 要求越高。

（3）增加了偏差管理、超过标准范围系统（out of specifications，OOS）、纠正预防系统（corrective action protective action，CAPA）、变更控制等内容。从法规上认可企业的偏差、超标和变更行为的合法化。有偏差就记录并说明，重大偏差的需要调查并启动 CAPA 程序，这才是真正的科学态度对待 GMP。任何企业的人员、工艺和设备的变更是永恒的，变更的评估、记录和控制显得尤为重要，这样才符合 GMP 的要求，做到可追踪性。

（4）对主要文件提出更高的要求。对主要文件（如质量标准、工艺规程、批记录等）分门别类具体提出要求，特别对批生产、包装记录的复制、发放提出更具体的要求，大大增加了企业违规、不规范记录，甚至作假舞弊的操作难度。

（5）净化级别标准与国际接轨。新版 GMP 标准与国际接轨，特别在净化级别上采用了 WHO 的标准，实行 A、B、C、D 四级标准，对悬浮粒子进行动态监测，对浮游菌、沉降菌和表面微生物的监测都有明确规定和说明。有利于将来和其他发达国家的 GMP 的互认，提高了企业对外竞争力，为我国药品出口扫清障碍，其战略意义不言而喻。

（6）明确规定粉针剂的有效期不得超过生产所用无菌原料药的有效期。与老版 GMP 相比，附录无菌产品第六十四条明确规定了粉针剂的有效期不得超过生产所用无菌原料药的有效期，既解决日常工作中的原料药和制剂有效期时常出现的矛盾，又可抓住重点剂型，以减少质量风险，具有中国特色。

第六节 药剂学的发展简史

人类出现时，药物便也以植物或矿物的形式出现了。人类的疾病和强烈的求生愿望促使了药物的不断发现。虽然一开始药物一般都是未经加工的，但是毫无疑问，在有历史记

扫码“学一学”

录以前，人类就开始使用药物了，原始人为了减轻疼痛用冷水清洗伤口或在伤口上敷新鲜的叶子或泥巴。早期人类不断地积累经验，发现有些疗法比其他疗法有效，从此，也就有了运用药物治疗的习惯。

早期，人们认为疾病是由恶魔或邪恶的精神力量侵入人体造成的，因此，早期的治疗主要集中在如何祛除体内的神魔。从早期记录来看，人类通过使用咒语或有害物质、服用草药等方式来驱除魔鬼。在这段时期，药学知识和对于药物的应用能力转化成了权力。荷马史诗中的词语 pharmakon（希腊语），含有善良与邪恶的灵药意思，如今使用的 pharmacy 就起源于此。

在我国历史上，最初人们将新鲜的动植物捣碎后再做药用。为了更好地发挥药效和便于服用，才逐渐出现了药材加工成一定的剂型的演变过程。

汤剂是我国最早的中药剂型。在商代（公元前 1766）已有实用。夏商周时期的医书《五十二病方》《甲乙经》《山海经》已记载将药材加工成汤剂、酒剂、洗浴剂、饼剂、曲剂、丸剂和膏剂等剂型实用。东汉张仲景（公元 142～219）的《伤寒论》和《金匮要略》中就收载了栓剂、糖浆剂、洗剂和软膏剂等 10 余种剂型。晋代葛洪（公元 281～341）的《肘后备急方》中收载了各种膏剂、丸剂、锭剂和条剂等。唐代的《新修本草》是我国第一部，也是世界上最早的国家药典。宋代的成方制剂已有规模生产，并出现了官办药厂及我国最早的国家制剂规范。明代李时珍（公元 1518～1539）编著的《本草纲目》收载药物 1892 种和剂型 61 种。

国外考古人员经不懈地努力，认识到早期药物治疗时的药物分类并非如想象的那样模糊不清。考古专家已发现许多记载着药品和药学知识的历史文物，这些文物最早可追溯到公元前 3000 年，这些记载是十分珍贵的遗产。碑上记载如下：将卡朋特（一种植物）的种子、马可哈兹树胶、百里香压成粉末后溶于啤酒，另取“月树”和白梨树的根部粉末溶于啤酒，两者混合即成。

亚伯斯古医籍（Ebers papyrus）是最著名的现存古籍，是长 60 英尺、宽 1 英尺的卷轴，可追溯至公元前 16 世纪，现收藏于莱比锡（Leipzig）大学，且以著名的德国考古学家格奥尔格·亚伯斯（Georg Ebers）命名，亚伯斯在一座木乃伊的坟墓中发现了它，并用他余下的大半生致力于古籍的解读。随后，很多考古学者参与到古籍的解读工作中，但是由于其中的象形文字翻译起来难度极大，各位学者很难达成共识，但有一点毋庸置疑，那就是公元前 1550 年，埃及人已经开始使用了现今仍然存在的一些药物及其剂型。亚伯斯古医籍记载了愈 800 个处方和 700 余种药物。从药物来源看，记载的植物药偏多，如阿拉伯胶、蓖麻子、茴香等；也有收录了少量矿物药和动物药。如氧化铁、碳酸钠、氯化钠、硫磺及动物粪便等。那时人们使用啤酒、葡萄酒、牛奶和蜂蜜做溶媒。很多处方中含有二十种甚至更多种药物，这就是当今所说的复方制剂。埃及人在制作栓剂、漱口剂、丸剂、片剂等制剂时，通常使用研钵和杵、筛和天平等来保证均匀的混合。

克劳迪亚斯·盖仑（Claudius Galen）是一名医师和药剂师，生于古希腊，后取得罗马国籍。他致力于组建生理学、病理学和治疗学的知识体系。盖仑的制剂学说沿用了近 1500 年。他的医学著作中记载了许多种天然药物的处方及制作工艺。他将植物药与其他辅料混合、融化后制成多种剂型，后人称之为“盖仑制剂”。严格意义上说，盖仑制剂系用乙醇或其他溶剂浸渍和渗漉天然药物，以得到有效成分，弃去不溶性惰性组分而制备的药物制剂。包括汤剂、浸膏、流浸膏、甘油浸膏、油浸膏、浸剂、油性树脂剂、树脂剂、酊剂和醋剂

等。从盖仑时期开始，药物制备者的目标就转变为创造稳定、无惰性物质、疗效显著的剂型，专注于优化药物的处置和给药方式。

18 世纪末期至 19 世纪初期，一些药师制造出了纯度高、均匀度好、治疗效果佳的药物制剂。1805 年，德国药师弗里德里希·泽特（Friedrich Sertürner）（1783 ~ 1841）从鸦片中提取出了吗啡，从此在法国药师间引发了从有效药物中提取活性成分的风潮。约瑟夫·卡文图（Joseph Caventou）（1795 ~ 1877）与约瑟夫·佩尔蒂埃（Joseph Pelletier）（1788 ~ 1842）一起从金鸡纳树皮中提取出了奎宁和弱金鸡纳碱，从马钱子中提取出士的宁和番木鳖碱；佩尔蒂埃与皮埃尔·罗比凯（Pierre Robiquet）（1780 ~ 1840）提取出咖啡因；罗比凯独自从鸦片中提取出可待因。随后，一系列的活性成分被提取出来，并被确定为药材具有治疗作用的原因。

从天然产物中活性成分的提取促进了只含单一有效成分药物制剂的发展。这一时期，很多药师开始小规模生产制剂产品以满足患者的要求。

现代药剂学正是在传统制剂基础上发展起来的，已有约 150 多年历史。1886 年法国药师 Stanislas Limousin（1831 ~ 1887）发明安瓿（ampuls），1833 年法国药师 Francois Mothes 发明了软胶囊，1847 年伦敦的 James Murdoch 发明了嵌套式硬胶囊并获得专利。1875 年，Jonhn Tindall 发明了间断性灭菌程序。Ehrlich 使用的治疗梅毒的撒尔佛散皮下注射剂（1910 年）大大推动了非胃肠道给药的发展，促进了技术上的飞跃。1911 年 Hort 和 Penfold 引用“热原”这一术语来描述注射剂中引起发热反应的物质。1872 年，费城制药商 John Wyeth 的雇员 Henry Bower 研制了第一台旋转式压片机。片剂、注射剂、胶囊剂、气雾剂等近代剂型的相继出现，标志着药剂学发展进入了一个新的阶段。

物理学、化学、生物等自然科学的巨大进步又为药剂学这一门新型学科奠定了良好的理论基础。1847 年德国药师莫尔（Mohr）的第一本药剂学教科书《药剂工艺学》的问世，宣告药剂学已成为一门独立的学科。

20 世纪 50 年代后，由于科学的发展，特别是合成化学、微生物学、实验药理学、生物化学、物理化学和化学动力学的发展和渗入，药剂学进入了用化学和物理化学基础来设计、生产和评价剂型，并用客观体外科学指标评定质量的时代，称为物理药剂学时代。20 世纪 60 ~ 70 年代，药品质量的评定从体外论证扩展到体内，把药剂学推进到生物药剂学的新时代。20 世纪 80 年代，由于合成和半合成化学药物的大量出现和应用，结果发现不少药物有毒副作用，以及致敏性、致突变性和致癌性等，药剂学又向临床质量评定方向前进而进入临床药学时代。临床药学的主要任务就是阐明药物在疾病治疗中的作用与相互作用及指导合理用药。

20 世纪 90 年代以来，由于分子药理学、生物药物分析、细胞药物化学、药物分子传递学及系统工程学等科学的发展、渗入以及新技术的不断涌现，药物剂型和制剂研究已进入药物递送系统时代，药物制剂设计和生产，体外的溶出与释放与体内药物在吸收、分布、排泄过程中的变化和影响都要用数据和图像来阐述，还要结合患者、病因、器官组织细胞的生理特点与药物分子的关系来反映剂型的结构与有效性，逐渐解决剂型与病变细胞亲和性的问题，所以 21 世纪的药剂学是药物制剂向系统工程制品发展的 DDS 新时代。

（唐 星）

思考题

1. 请简要说明药物、药品、剂型、制剂的概念。

2. 请简要说明药物和剂型之间的关系。

3. 药剂学研究的主要内容是什么?

4. 药剂学有哪些分支学科?

5. 简述药典的主要作用和性质。中国，美国、英国、日本的现行版药典是哪一年出版，并从什么时候开始执行?

6. GMP、GLP、GCP 的英文全称?

7. 简述药用辅料在制剂中的重要性。

8. 药物递送系统可分为几类?请简述开发新型给药系统的意义。

参考文献

[1] 崔福德. 药剂学 [M]. 2 版. 北京：中国医药科技出版社，2011.

[2] 张志荣. 药剂学 [M]. 北京：高等教育出版社，2007.

[3] 潘卫三. 工业药剂学 [M]. 3 版. 北京：中国医药科技出版社，2015.

[4] Ram I. Mahato，Ajit S. Narang. Pharmaceutical Dosage Forms and Drug Delivery. Second Edition [M]. New York，Taylor & Francis Group，2012.

[5] Aulton ME. Taylor KMG. Aulton's Pharmaceutics - The Design and Manufacture of Medicines [M]. 4th ed. London：Elsevier，Ltd.，2013.

[6] Loyd V. Allen，Jr.，Howard C. Ansel. Ansel's Pharmaceutical Dosage Forms and Drug Delivery Systems [M]. Eleventh Edition，New York，Lippincott Williams & Wilkins，2017.

[7] Alexander T. Florence，David Attwood. Physicochemical Principles of Pharmacy [M]. Fifth Edition，London，Pharmaceutical Press，2011.

[8] 林正弘，尾関哲也，乾賢一. 最新・製剤学 [M]. 東京：広川書店，2012.

[9] 森本雍憲、関俊暢、関川杉他. 図解薬剤学 [M]. 東京：南山堂，2012.

[10] Roop K Khar，SP Vyas，Farhan J Ahmad，Gaurav K Jain. Lachman/Lieberman's. The Theory and Practice of Industrial Pharmacy [M]. Fourth Edition，New Delhi，CBS Publishers & Distributors Pvt Ltd.，2013.

[11] Rodolph Donovan. Application of Nanotechnology in Drug Delivery [M]. Scitus Academics，2017

[12] 梁毅. GMP 教程 [M]. 北京：中国医药科技出版社，2015.

[13] 吴镭，平其能 [M]. 药剂学发展与展望. 北京：化学工业出版社，2002.

[14] Raymond C Rowe，Paul J Sheskey，Marian E Quinn. Handbook of Pharmaceutical Excipients [M]. Sixth Edition，London，Pharmaceutical Press，2009.

扫码“练一练”

第二章　药物制剂设计

学习目标

1. **掌握**　药物制剂的处方前研究内容，药物和辅料的配伍及其相容性，药物制剂设计的主要内容。

2. **熟悉**　药物制剂的设计基础。

3. **了解**　QbD 在制剂设计中的应用。

第一节　创新药物研发中的制剂设计

扫码"学一学"

药物作用的效果不仅取决于原料药自身活性，也与药物进入体内的形式、途径和作用过程等密切相关。因此，在创新药物研究中，制剂设计是一项不可缺少的重要内容。

创新药物的研究往往针对的是新化学实体（new chemical entity，NCE）或全新作用机制，因而存在着很大的不确定性，需要经过从发现（discovery）到开发（development），最后到临床研究等一系列复杂而精密的程序。传统意义上的制剂研究仅包括药物开发阶段的处方筛选、稳定性研究以及工艺开发等内容。然而，在实际工作中，发现有相当多的候选化合物（candidate compounds），在开发阶段才发现存在溶解性差、体内吸收不佳、稳定性不足等问题，造成研发工作的中断或延迟，浪费大量的前期投入。因此，制剂设计的理念和制剂相关研究，应该贯穿在整个新药开发的过程中。一般药物开发按图 2－1 上部所示的流程进行，制剂研发是将候选药物制成最终产品即药品，按图 2－1 的下部流程完成。

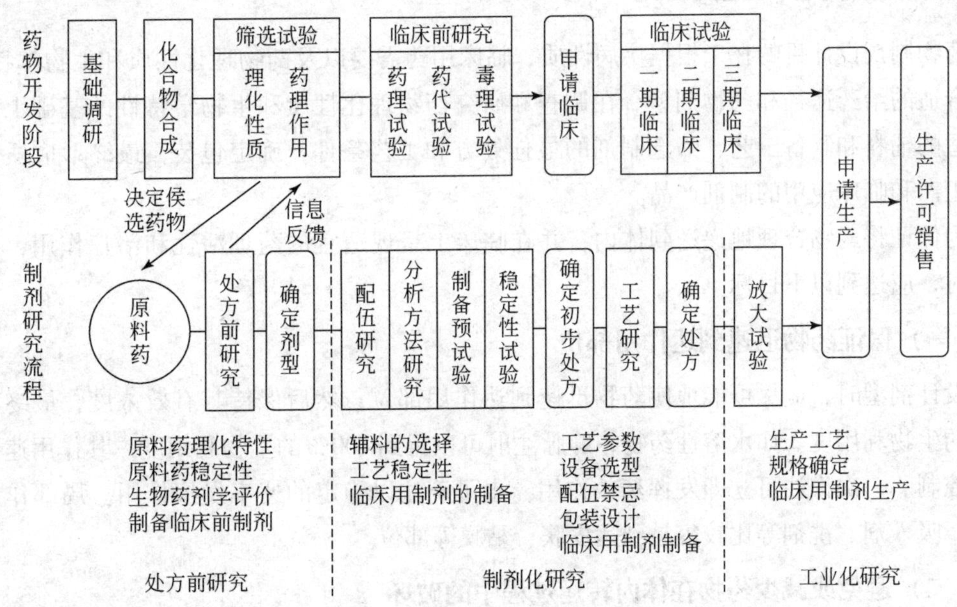

图 2－1　创新药物开发与制剂研究

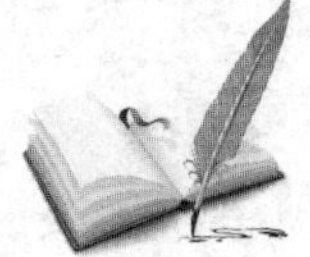

药物制剂设计是新药研究和开发的起点，是决定药品的安全性、有效性、可控性、稳定性和顺应性的重要环节。如果剂型选择不当，处方、工艺设计不合理，会对药品质量会产生一定的影响，甚至影响药品的疗效及安全性。所以，制剂研究在药物研发中占有十分重要的地位。

在先导化合物优化（lead compounds optimization）以及确定候选化合物（candidate compounds selection）阶段，应引入制剂设计（design of dosage forms）理念。在考察化合物的活性、特异性以及毒性等药理学特性的同时，还应对其重要的物理化学特性和生物药剂学性质，包括不同盐型和晶型的溶解度、稳定性以及膜透过性、生物半衰期等进行表征。例如，口服给药的药物，应考虑选择水溶性良好、晶型稳定、吸湿性低且化学稳定性较好的化合物，以降低后期制剂研究中的风险。

进入制剂开发阶段后，应根据药物本身的理化性质和临床用药需求，设计适宜的给药途径和剂型。

确定给药途径和剂型后，进一步设计和筛选合理的处方和工艺。21 世纪制剂设计中引入“质量源于设计（quality by design，QbD）”的理念。

最后，即使是对于已上市的药物，基于更为安全和有效的理念而开展的新制剂研究，也是制剂设计的一项重要内容。一方面，对于现有药品在临床应用中出现的问题和不足，需要通过改良制剂设计来解决。另一方面，通过申请改进剂型的专利和开发新制剂产品，可以延长药物保护期，保持市场占有率，即所谓的药品的生命周期管理（life cycle management）策略。随着新型药物制剂技术和药物递送系统（drug delivery system，DDS）研究的不断深入，制剂新产品的研发，也将成为制剂设计的重要内容，受到广泛重视。

第二节 制剂设计的基础

扫码“学一学”

一、制剂设计的目的

药物制剂设计目的在于根据疾病性质、临床用药需要以及药物理化性质和生物学特征，确定合适的给药途径和药物剂型。在调查和研究药物理化性质和生物学特性的基础上，选择合适的辅料和制备工艺，筛选制剂的最佳处方和工艺条件，确定包装，最终形成适合于工业生产和临床应用的制剂产品。

为保证将药物合理地递送到体内，并在临床上呈现适宜的药理活性和治疗作用，制剂设计时，应达到以下目标。

（一）保证药物迅速到达作用部位

设计剂型时，应尽可能地使药物迅速到达作用部位，然后保持其有效浓度，最终产生较高的生物利用度。如水溶性药物，静脉注射可以得到 100% 的生物利用度，其作用速率也容易控制。一次推注可立即发挥药效作用，也可滴注以稳定的速率发挥作用。局部作用的软膏、吸入剂、洗剂等比较容易到达皮肤、黏膜等部位。

（二）避免或减少药物在体内转运过程中的破坏

制剂设计时，需了解活性药物在体内是否存有肝脏首过效应，使其活性损失或失效；是否能被生物膜和体液环境 pH 或酶所破坏等，以便通过合理的剂型设计加以克服。

（三）降低或消除药物的刺激性与毒副作用

某些药物具有胃肠道刺激性或对肝肾有毒性，改变剂型可以减少刺激性或毒副作用，如酮洛芬对胃刺激性较大，制成经皮吸收制剂可以消除刺激性；阿霉素普通注射剂的心脏毒性较大，但是制成脂质体后能显著降低心脏毒性。

（四）保证药物的稳定性

凡在水溶液中不稳定的药物，一般可考虑将其制成固体制剂。口服用制剂可制成片剂、胶囊剂、颗粒剂等；注射用则可制成注射用无菌粉末，均可提高稳定性。

二、制剂设计的基本原则

任何药物都不能直接应用于患者，需经过处方设计制成药品。在药物处方中加入一些辅料，使其形成简单的溶液形式或者复杂的药物递送系统。这些辅料具有可变的、特定的药剂学功能。处方中的辅料，比如增溶剂、助悬剂、增稠剂、防腐剂、乳化剂等，提高了药物的成药性，将药物转变成药品。

剂型设计的原则是药物处方能够进行大规模生产，并且产品具有可重现性，最重要的是药品具有可预测的治疗效果。为确保药品的质量，需满足以下要求：加入适当的防腐剂避免微生物的污染，保证药品物理化学性质稳定，保证药物剂量的均一性；选择适当的包装和标识，保证药品工作人员和患者的可接受性。最理想的情况是，剂型的设计应该根据患者的变化而变化，尽管目前还很难实现。最近也开始有依据个体患者特殊的代谢能力而开发的给药系统，例如，应用声波或磁场使药物具有一定的靶向性。

药物制剂设计的基本原则主要包括以下五个方面。

1. 安全性　药物制剂的设计首先要考虑用药的安全性（safety）。药物制剂的安全问题主要来源于药物本身，也可能来源于辅料，并且与药物制剂的设计有关。如紫杉醇本身具有一定的毒副作用，其在水溶液中溶解度也小，在制备紫杉醇注射液时需加入聚氧乙烯蓖麻油作为增溶剂，该增溶剂具有很强的刺激性。如果将紫杉醇通过制剂手段设计为脂质体制剂，则可避免使用强刺激性的增溶剂，降低不良反应。理想的制剂设计应在保证疗效的基础上使用最低的剂量，并保证药物在作用后能迅速从体内被清除而无残留，从而最大限度的避免刺激性和毒副作用。对于治疗指数低的药物宜设计成控释制剂，减少血药浓度的峰谷波动，维持较稳定的血药浓度水平，以降低毒副作用的发生率。对机体具有较强刺激性的药物，可通过适宜的剂型和合理的处方来降低药物的刺激性。

2. 有效性　药物制剂的有效性（effectiveness）是药品开发的前提，虽然活性药物成分是药品中发挥疗效的最主要因素，给药途径、剂型、剂量以及患者的生理病理状况也一定程度上影响疗效。例如治疗心绞痛的药物硝酸甘油通过舌下、经皮等形式给药时，起效快慢与作用强度差别很大。对心绞痛进行急救，宜选用舌下给药，药物可快速被吸收，2～5分钟起效；对于预防性的长期给药则使用缓释透皮贴剂较为合适，作用可达到24小时以上。同一给药途径，如果选用不同剂型，也可能产生不同的治疗效果。因此，应从药物本身的特点和治疗目的出发，设计最优的起效时间和药效持续周期，如以时辰药物治疗学的理念指导开发的妥洛特罗经皮吸收贴剂。

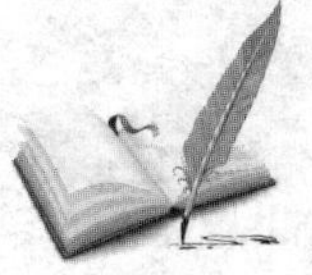

3. 可控性　药品质量是决定其有效性与安全性的重要保证，因此制剂设计必须保证质量可控性（controllability）。可控性主要体现在制剂质量的可预知性与重现性。重现性指的

是质量的稳定性，即不同批次生产的制剂均应达到质量标准的要求，不应有大的差异，应处于允许的变化范围内。质量可控要求在制剂设计时应选择较为成熟的剂型、给药途径与制备工艺，以确保制剂质量符合规定标准。国际上现行的“QbD”的理念，希望在剂型和处方设计之初，就考虑确保质量的可控性。

4. 稳定性 药物制剂的稳定性（stability）是制剂安全性和有效性的基础。药物制剂的稳定性包括物理、化学和微生物学的稳定性。在处方设计的开始就要将稳定性纳入考查范围，不仅要考查处方本身的配伍稳定性和工艺过程中的药物稳定性，而且还应考虑制剂在贮藏和使用期间的稳定性。因此，在新制剂的制备工艺研究过程中要进行为期10天的影响因素考察，即在高温、高湿和强光照射条件下考察处方及制备工艺对药物稳定性的影响，用以筛选更为稳定的处方和制备工艺。药物制剂的化学不稳定性导致有效剂量降低，形成新的具有毒副作用的有关物质；制剂的物理不稳定性可导致液体制剂产生沉淀、分层等，以及固体制剂发生形变、破裂、软化和液化等形状改变；制剂的微生物学不稳定性导致制剂污损、霉变、染菌等严重安全隐患。这些问题可采用调整处方，优化制备工艺，或改变包装或贮存条件等方法来解决。

5. 顺应性 顺应性（compliance）是指患者或医护人员对所用药物的接受程度，其对制剂的治疗效果也常有较大的影响。难以被患者接受的给药方式或剂型，不利于治疗。如长期应用的处方中含有刺激性成分，注射时有强烈疼痛感的注射剂；老年人、儿童及有吞咽困难的患者服用体积庞大的口服固体制剂等。影响患者顺应性的因素除给药方式和给药次数外，还有制剂的外观、大小、形状、色泽、口感等各方面的因素。因此，在剂型设计时应遵循顺应性的原则，考虑采用最便捷的给药途径，减少给药次数，并在处方设计中尽量避免用药时可能给患者带来的不适或痛苦。

三、给药途径和剂型的确定

临床用药实践表明，药物的生物活性在很大程度上受药物理化性质和剂型的影响，相同的给药途径而剂型不同，有时会有不同的血药浓度水平，从而呈现出疗效的差异。表面看上去相似的处方，生物利用度可能有较大的差别。为了使药物具有最佳的生物利用度，需要选择最适合药物的剂型，进而需要综合考虑药物溶解度、药物粒径大小、理化性质、添加剂等，从而决定最适宜的给药途径和剂型。

药物的有效剂量可能也随剂型和给药途径而变化，静脉注射的药物直接全部进入血液。相对来说口服药物吸收时，存在的各种物理、化学和生物屏障使其很少完全地吸收入血。多数情况下，为达到同样的血药浓度和临床疗效，非口服药物（注射药物）所需的剂量通常小于口服剂量。直肠，胃肠道，舌下，经皮等给药方式的药物吸收速率和吸收程度各不相同。因此，针对某一特定药物，不同的剂型和给药途径都需重新考虑，且必须在临床研究中分别进行评估以确定其有效剂量。

药物必须设计成适宜的剂型，才能发挥好的疗效。一种药物可以设计成几种不同的剂型，方便有效地治疗某种疾病。根据不同的给药途径可以设计几种不同的剂型从而使治疗效果最优化。一般分为口服给药、注射给药、经皮给药或植入给药，表2-1列出了适合不同给药途径的剂型，图2-2表示各种剂型的给药途径。

表 2－1　适合不同给药途径的剂型

给药途径	剂型
口服	溶液剂、糖浆、混悬剂、乳剂、凝胶剂、粉末剂、颗粒剂、胶囊剂、片剂
直肠	栓剂、软膏剂、乳膏剂、粉末剂、溶液剂
局部	软膏剂、乳膏剂、糊剂、洗剂、凝胶剂、溶液剂、气雾剂、经皮贴剂
注射	注射剂（溶液型、混悬型、乳剂型）、植入剂、透析溶液
呼吸道	气雾剂（溶液型、混悬型、乳剂型、粉末型）、吸入剂、喷雾剂
黏膜	溶液剂、吸入剂
鼻腔	溶液剂、喷剂
眼部	溶液剂、眼膏剂、乳膏剂
耳部	溶液剂、混悬剂、软膏剂、乳膏剂

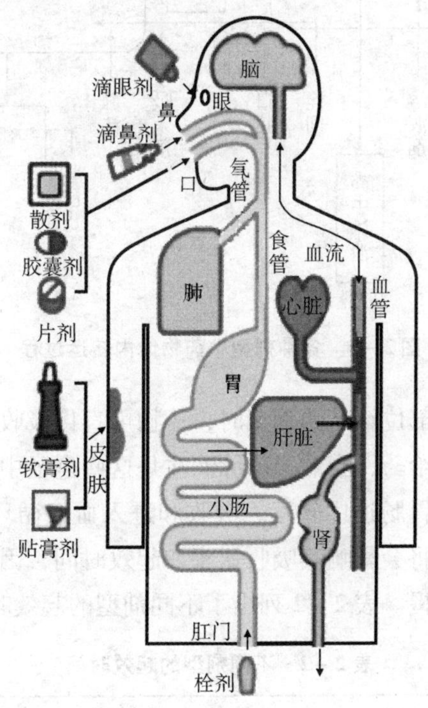

图 2－2　各种剂型的给药途径

选择剂型时一定要综合考虑药物自身性质和临床需要，因为临床病理状态可能会对剂型有特别的要求。进行剂型设计时需清楚哪些因素影响给药途径的选择，该给药途径下药物的吸收如何。一些药物可被设计成多种剂型，而每种剂型都由于其药剂学性质对应不同的给药途径。比如糖皮质激素类药物氢化可的松，主要用于抗炎和抗过敏的治疗，现有剂型如片剂、肠溶包衣片、注射剂、滴眼剂、灌肠剂，虽然应用的药物形式和添加的辅料不同，但都具有较好的抗炎效果。氢化可的松水溶性不好，所以采用其磷酸酯钠盐的形式制备眼用和耳用的溶液剂、灌肠剂、输液。镇痛药对乙酰氨基酚也多种剂型，包括片剂、分散片、儿科用片剂、儿科用口服溶液剂、无糖口服溶液剂、口服混悬剂及栓剂。

近年来，生物技术药物越来越多，其活性成分是具有较大相对分子质量的分子，这些药物的处方设计和药品制备的难度很大。尽管如此，剂型设计的原则对这些药物依旧适用。目前，此类药物的给药途径一般为注射或通过呼吸道给药。通过这两种途径递送此类药物，需特别注意辅料的选择问题。

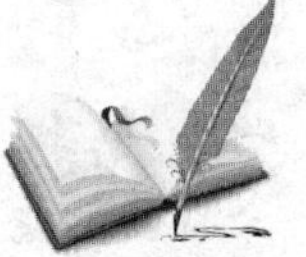

生物药剂学的产生和发展提出了剂型因素、生物因素对药物效应具有影响的重要结论，

并揭示了上述因素的作用规律，进而进行了卓有成效的研究。生物药剂学对清晰地理解剂型设计是非常重要的，特别是对药物吸收、分布、代谢、排泄的理解。一般来说，药物在被吸收之前应该是以分子的形式存在的，然后通过胃肠道、皮肤、肺等的上皮细胞吸收进入人体。这些药物一旦被吸收就可以发挥药效作用，与给药部位距离作用部位的远近无关。图 2－3 说明了各种剂型中药物是如何在人体内转运的。

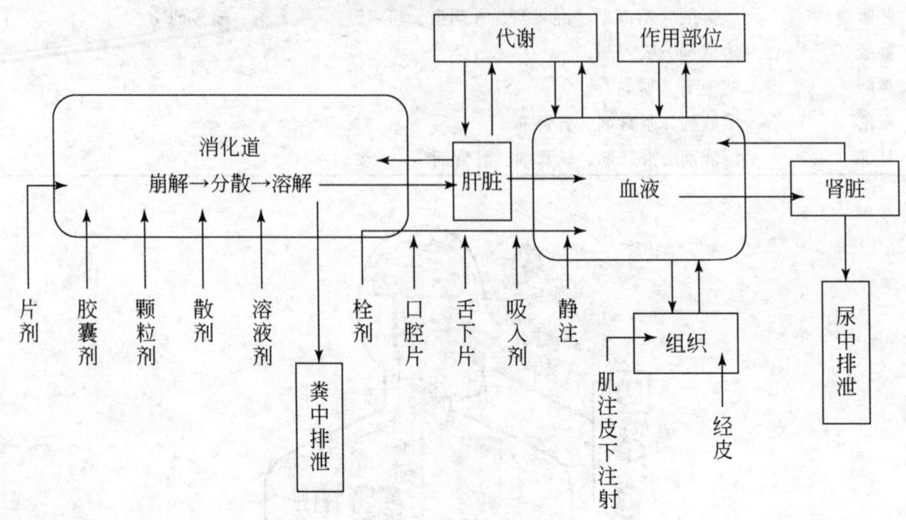

图 2－3　各种剂型中药物体内转运过程

把药物设计成通过以下部位给药的剂型时，药物可直接吸收进入血液循环，比如口腔、呼吸道、直肠、肌内和皮下给药，当然，静脉滴注是这些途径中最直接的形式。口服给药，药物的作用缓慢，因为其在胃肠道中转运，吸收和进入血液循环都需要一定的时间。采用口服给药，制剂的物理形式将会影响其吸收速率和起效时间，因此溶液剂较混悬剂起效快，胶囊剂与片剂相比，起效较慢。表 2－2 列出了不同剂型的起效时间。

表 2－2　不同剂型的起效时间

起效时间	剂型
几秒	静脉注射
几分钟	肌内注射、皮下注射、口腔速溶片剂、喷雾剂、气雾剂
几分钟到几小时	短效注射剂、溶液剂、混悬剂、散剂、颗粒剂、胶囊剂、片剂、缓控释片剂
几小时	肠溶包衣制剂
几天到几周	贮库作用长效注射剂、植入剂
不确定	局部应用制剂

药物自身性质和给药途径会影响药物的吸收行为。在临床治疗和预防疾病时，有的要求全身用药，而有的需局部用药避免全身吸收；有的要求快速吸收，而有的需缓慢吸收。因此针对疾病的种类和特点，需要多种给药途径和相应的剂型和制剂。适宜的制剂和剂型，对发挥药效、减少药物毒副作用、方便用药具有重要意义。不同的药物制剂，通过不同的给药途径进入体内后，其药物的吸收和作用机制以及药效等可能存在较大差异。因此，应根据药物开发的目标确定具体的给药途径并设计适宜的剂型。

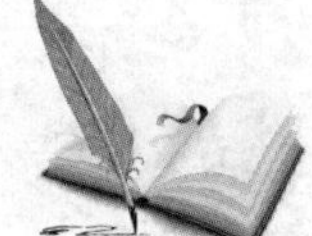

下面将简单介绍一些给药途径和一些剂型。

1. 口服给药　口服给药（oral administration）是所有给药途径中最常用的一种。口服给药的剂型一般是经胃肠道黏膜和上皮细胞吸收，所以这种剂型基本上发挥全身作用。但是，还有一些药物在口腔中溶解并迅速吸收，还有一些水溶性不好或者吸收很差的药物一般只发挥局部作用。与其他给药途径相比，口服给药是所有给药途径中最自然、最简单、最方便和最安全的给药方式。另一方面，口服给药也有一些缺点，主要是起效慢，吸收没有一定的规律性，药物容易被胃肠道中的分泌物或酶破坏。

药物与胃肠道中的一些物质反应可能会改变药物的溶解度，例如，四环素的吸收会被钙干扰，而钙可能存在于食物或者处方的填充物中。胃排空时间会影响药物在肠道中的吸收。胃排空较慢对药物吸收是不利的，因为胃排空慢会增加胃液对药物的灭活作用，延迟药物在肠道中的吸收，使药物不能被有效吸收。另外，环境 pH 会影响药物的离子化程度和溶解度，进一步影响药物吸收的程度和部位，而从胃部到肠部的 pH 变化约为 1 ~7 或 8 左右。与离子化的药物相比，未离子化的药物更容易透过生物膜，而大多数的药物都是弱酸或者弱碱性的，对于弱酸性的药物，在胃部的酸性环境中更多的以非离子化形式存在，所以弱酸性药物更容易在胃部被吸收。小肠的 pH 约为 6.5，有较大的表面积，弱酸性和弱碱性药物都容易被吸收。

最常用口服的剂型主要有片剂、胶囊剂、混悬剂、丸剂、溶液剂和乳剂。片剂一般由药物和处方中的填充物经压片过程形成，填充物包括崩解剂，可以使药片在胃肠道中崩解为药物颗粒或粉末，从而促进药物的溶出和吸收。一些片剂需进行包衣，包衣可以使药物与周围环境隔绝保证药物的稳定性，或者可以掩盖药物自身不良的味道，肠溶衣可以避免药物被胃中的酸性物质破坏。最近，调控释片剂的使用越来越广泛，比如速溶片、缓释片和控释片。缓控释片剂的优点在于可降低药物的一些副作用，能在较长时间内维持稳定的血药浓度，尤其适用于治疗需长期给药的疾病，比如高血压。

胶囊剂是将药物和一些填充剂包封于由明胶制成的硬质或软质胶囊壳中形成的固体制剂。与片剂相比，胶囊剂的含量均匀度更好，市场上有各种大小、形状和颜色的空胶囊。胶囊剂经口服给药后，胶囊壳能够破裂并溶解，一般胶囊剂的药物释放比片剂的释放还快。最近，有些研究将半固态的微乳包封在硬质胶囊壳中，帮助一些难溶的药物快速分散。

混悬剂是将细小的药物颗粒混悬于适宜的溶剂中，是非常有用的大剂量给药方式，片剂或者胶囊剂很难达到如此大的剂量。对于吞咽困难的患者，混悬剂是一种非常有效的剂型。药物应先溶解而后被吸收，而混悬剂的药物颗粒很小，表面积相对较大，所以在胃肠道中能够迅速溶解并吸收，所以一般混悬剂的起效时间很短。并不是所有口服混悬剂都发挥全身作用，有些混悬剂在胃肠道发挥局部作用。另外，溶液剂包括糖浆剂，比固体制剂和混悬剂吸收快，因为溶液剂没有药物溶解的过程。

口服剂型设计的一般要求：①胃肠道内吸收好，良好的崩解、分散、溶出性能和吸收是发挥疗效的重要保证；②避免对胃肠道的刺激作用；③克服或避免药物的首过效应；④具有良好的外部特征，如芳香气味、可口的味觉、适宜的大小及给药方法；⑤适于特殊用药人群，如老年人和儿童等吞咽困难的病患者，应采用液体剂型或易于吞咽的小体积剂型。

2. 注射给药　注射给药（parenteral administration）是应用注射器在身体的不同位置以不同的深度将药物注入体内。注射给药途径有皮下、肌内、血管内、脊髓腔、关节腔、腹腔、眼内、颅内注射等，其中皮下注射、肌内注射、静脉注射是三种常用的给药方式。注射给药适用于药物需要快速吸收的紧急情况，或者患者失去意识不能口服给药的情况，或

者是口服给药吸收较差、经胃肠道失活的药物。如胰岛素、紫杉醇、青霉素等，首选注射给药。与口服给药相比，注射给药的吸收较快，而且血药浓度比较容易预测。

注射剂是将药物溶于水中或人体可接受的溶剂中制成无菌的溶液、混悬液或乳状液。在溶液中不稳定的药物，可考虑制成冻干制剂或无菌粉末等。溶液形式的药物容易被吸收，所以溶液形式的注射剂比混悬液形式的注射剂起效更快。另外，因为人体的环境是水性的，如果将药物混悬于油性介质中，药物的吸收就会减慢，会形成贮库作用，从而实现药物的缓控释作用。这种制剂一般应用于骨骼肌的肌内注射（如青霉素注射剂）。应用皮下植入剂可以实现贮库作用，是指将药物压制或者浇灌成小圆片状植入皮肤下层的疏松组织中。一般来说，皮下注射剂是水溶性的溶液剂或者混悬剂，药物经注射后存在于血管附近的位置，然后经扩散进入血管。如果皮下注射剂中含有使血管收缩的物质，会影响血管中的血流量，进而影响药物的吸收。这种作用经常用于局部麻醉，以延迟药物的吸收。相对地，加入使血管扩张的物质后会促进药物的吸收。静脉注射是将无菌溶液剂以一定的速度直接注射进入静脉。体积从几十毫升到几升，一般用于液体交换或者营养补给。

注射给药顺应性较差，多数情况下不仅有疼痛感或不适感，而且需要医护人员帮助；注射给药后，药物瞬间到达体内，血药峰浓度有可能超过治疗窗，造成毒副反应；由于注射给药后药物直接进入组织或血液，导致用药的不安全因素增加。最近人们关注的无针注射，是指将溶液或者粉末形式的药物通过高压系统作用皮肤直接进入人体。

3. 直肠给药 直肠给药（rectal administration）一般有溶液剂、栓剂、乳剂，基本上发挥局部作用，也可发挥全身作用。栓剂是以固体的形式进入直肠、阴道或者尿道，进入后迅速融化，释放药物。栓剂基质和药物载体的选择会显著影响药物释放的速度和程度。口服会在胃肠道破坏的药物，可以考虑设计成直肠给药，或者患者失去意识口服吞咽困难时，也可以考虑直肠给药。经直肠给药的药物不经过肝脏直接进入全身循环，经口服但在肝中被灭活的药物，可通过直肠给药克服此难题。但是直肠给药并不方便，而且吸收的规律性不强，很难预测。

4. 局部给药 局部给药（topical administration）是指将药物应用于皮肤，主要发挥局部作用，也可发挥全身作用。尽管市场上有很多发挥全身作用的经皮吸收贴剂（如用于预防和治疗心绞痛的硝酸甘油贴剂），但是总的来说药物经皮吸收是很困难的。局部作用的药物有抗菌药物和抗炎药等。用于局部给药的剂型包括软膏剂、乳膏剂和糊剂，这些剂型都是将药物溶于油性或者水性的半固体基质中，基质会影响药物释放行为。软膏剂的基质是油性的，而乳膏剂是半固体的乳剂。糊剂含有较多的固体物质，所以外观上更坚硬。局部用的液体制剂主要有溶液剂、洗剂和混悬剂。

药物也常用于身体的其他部位比如眼、耳、鼻，一般包括软膏剂、乳膏剂、混悬剂和溶液剂。经鼻给药制剂一般包括溶液剂或者混悬剂，可滴加使用或者应用喷雾装置制成喷雾剂。用于耳部的制剂一般黏度较大，以利于药物的滞留。

5. 呼吸道给药 呼吸道给药（respiratory administration）即药物以气雾剂、喷雾剂或者非常细小的固体颗粒形式给药时，肺部将为药物的吸收提供很大的表面积（成年男子的肺泡表面积可达 $100m^2$）以及肺部丰富的毛细血管。因此肺部给药吸收速度快，几乎可以和静脉注射媲美。肺部主要的吸收部位是肺泡，当药量颗粒以喷雾剂或者固体形式给药时，药物的粒径会显著影响药物在肺泡透过的程度。粒径在 0.5 ~ 1μm 的粒子能够到达肺泡。小于此粒径的粒子将随气流被呼出，大于这个粒径的粒子将沉降在较大的支气管中。肺部给药对于哮喘的治疗意义重大，如粉末喷雾剂（色甘酸钠）或者将药物溶于惰性液化的助

推剂中形成的喷雾剂（硫酸沙丁胺醇喷雾剂）。人们认为此种给药方式非常适合生物技术药物，比如多肽和蛋白质，使其发挥全身作用或者靶向作用。

四、影响制剂设计的其他因素

制剂设计的其他因素还包括成本、知识产权以及节能环保等。其中，创新药物的竞争优势很大程度上依赖于法律对知识产权的保护，所以在制剂设计中常常需要考虑知识产权因素，并在多数情况下通过制剂设计来建立或加强产品知识产权保护优势。例如，已知化合物的新的盐型或晶型，如果在药学或生物药剂学上与已知的盐型或晶型有较大不同，并有助于提高药物的安全性、有效性或可控性，则可申请专利。此外，通过发明新辅料和新工艺等，也能获得较为宽泛的知识产权保护。基于制剂专利技术开发药物的新制剂产品，也是国内外研究的重点和热点。

近年来，另外一个对药物制剂设计影响较大的因素是全球性的对于绿色辅料和环保工艺的推动。一个典型的例子就是，世界各国已开始禁止氟利昂作为气雾剂的抛射剂。

五、质量源于设计

传统的制剂处方设计和工艺优化往往是经验性的，常用单变量的实验数据来优化处方和工艺参数，并根据实验数据来确定质量标准。然而，实际生产中，原辅料来源、设备因素是多变的，因此，一成不变的工艺参数常常使成品的检测指标偏离设定的质量指标，造成出产废品甚至规模召回事件。这使人们认识到，在制剂研究中不能简单追求一个最优处方，而是应该对处方和工艺中影响成品质量的关键参数及其作用机制具有系统、明确的认识，并针对它们的变化范围对质量的影响进行风险评估，从而在可靠的科学理论的基础上建立制剂处方和工艺中设计空间，实际生产中可以根据具体情况，在设计空间的范围内改变原辅料和工艺参数，才能保证药品质量。

质量源于设计（quality by design，QbD）是目前国际上推行的先进理念，已逐渐被整个工业界所认可并实施。2006 年，美国 FDA 提出了 QbD 的概念，且被 ICH 纳入新药开发和质量风险管理中。FDA 认为，QbD 是 cGMP 的基本组成部分，是科学的、基于风险的全面主动的药物开发方法，从产品概念到工业化均精心设计，是对产品属性、生产工艺与产品性能之间关系的透彻理解。根据 QbD 概念，药品从研发开始就要考虑最终产品的质量，在配方设计、工艺路线确定、工艺参数选择、物料控制等各个方面都要进行深入的研究，积累翔实的数据，在透彻理解的基础上，确定最佳的产品配方和生产工艺。

质量源于设计，是一种系统的研发方法，其以预先设定目标为起始，基于可靠的科学和质量风险管理，强调对产品和生产过程的理解以及对工艺的控制。常规的 QbD 模式思路：首先确认目标（该目标不仅仅指一个具体药物或制剂，而是包括了该药物或制剂的相关物理、化学、生物学等具体指标），在设计理念已确认到位的前提下，全方位收集设计目标的相关信息（包括理论、文献以及试验信息）；然后全面考虑后确定生产方案设计，并通过试验等手段确定关键影响因素（critical quality attributes，CQAs），同时将所有的 CQAs 与原辅料影响因素和工艺参数相连贯，根据认知和对工艺的控制程度，逐步建立设计空间（design space）；最终完成设计并完善整体战略方案，并在药品整个生命周期，包括后续的质量提升过程中，进行有效管理。特别对于成分复杂的天然药物制剂，通过 QbD 设计，建立原药材－原料药－成药的全生命周期质控管理体系，使各组分质量控制标准精准，确保药品的安全性、有效性、可控性。应该说，药品质量在 QbD 模式下才能得到真正的控制（图 2－4）。

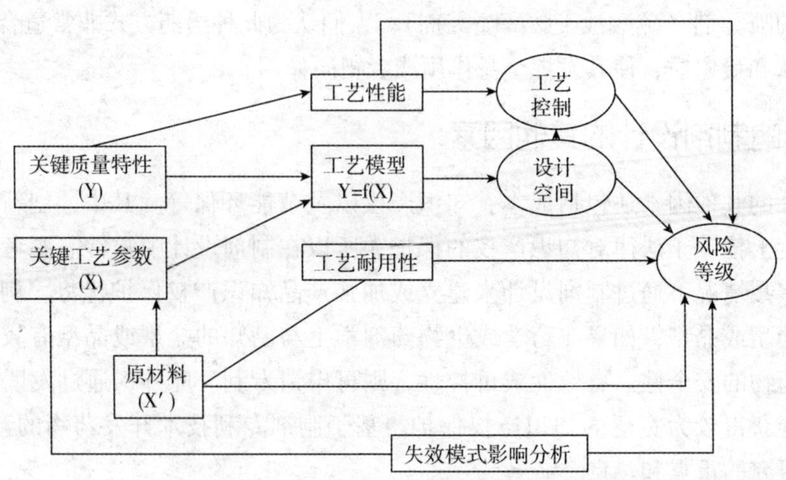

图 2-4 QbD 模式下的药品质量控制

基于 QbD 理念，药物制剂产品开发的第一步是确定目标产品的特征及相关的目标产品质量特征（target product profile，TPP）。目标产品特征的确定首先需要分析其临床用药需要。不同的疾病和不同的用药情景下，适宜的给药方式和制剂形式往往不同。例如，针对全身作用的药物，如果患者希望自行用药，一般应考虑研制口服制剂，但是如果需要治疗的疾病常见症状是恶心呕吐，就应该避免口服，而是采用注射、经皮或栓剂等给药形式。如果患者用药时神志不清，不能自主吞咽，或者是急救用药，应该考虑开发为注射制剂。如果是慢性病长期用药，应考虑使用非注射给药的剂型或采用缓释长效注射剂型。

根据目标产品质量特征（target product quality profile，TPQP），进一步确立关键质量指标，并通过决策树模型系统地研究各种处方和制剂工艺因素对于关键质量指标的影响及机制，选择能够保证产品质量的各个处方和工艺参数的范围，作为产品的设计空间，并应用一系列先进的在线检测技术，保证处方和工艺在设计空间中正常运行（图 2-25）。这就是 QbD 理念下的制剂设计新方法，如图 2-5 中展示的原料药粒度这一关键参数认可标准制定的决策过程。

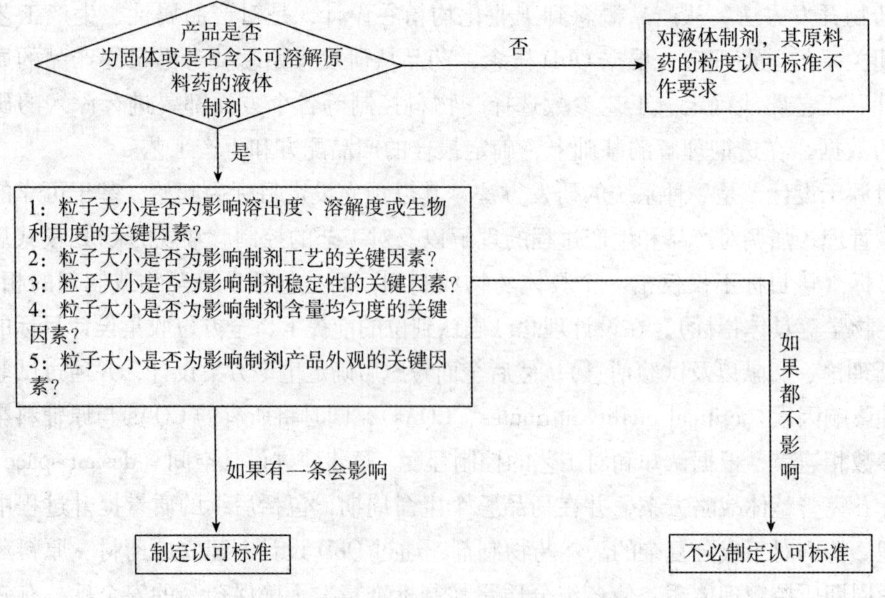

图 2-5 原料药粒度认可标准制定的决策树模型

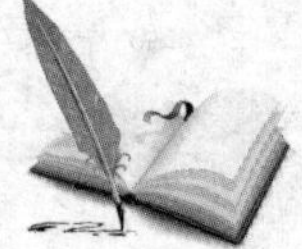

扫码“学一学”

第三节　药物制剂处方前研究

在药物制剂的研究阶段，首先应对候选化合物的物理性质、化学性质、生物学特性等一系列基本性质进行研究，这些研究统称为处方前研究（preformulation）。处方前研究的主要目的是为后期研制稳定且具有适宜生物学特性的剂型提供依据。处方前研究在新药的剂型设计和药物的剂型改良中逐步成为常规的研究项目，并且占有重要地位。

制剂处方前研究工作包括从文献资料中或通过实验研究得到所需的科学情报资料，如药物的物理性状、熔点、沸点、溶解度、溶出速率、多晶型、pK_a、油水分配系数和物理化学稳定性等。然后，根据药物本身的性质、剂型和工艺要求，有选择性地进行一些必要的实验，得到足够的数据资料。这些数据资料可作为研究人员在处方设计和产品开发中选择最佳剂型、工艺和质量控制的依据，使药物不仅保持物理化学和微生物学的稳定性，而且在药物制剂用于人体时，能够获得较高的生物利用度和最佳疗效。处方设计前，工作的内容主要取决于药物的种类、性质和希望制备的剂型。处方前工作出发点是获取原料药物及其有关性质等情报，同时进行认真必要的文献检索，然后根据药物的特点有重点地开展工作。

处方前研究工作可以穿插在新药研究的不同阶段。人们越来越倾向于在先导化合物优化或确定候选药物的同时，开展一部分处方前研究工作。在这个阶段，由于化合物的制备和纯化工艺还未确定，且能够得到的化合物的数量往往有限，所以需要采用一些更为灵敏的检测和分析方法来获取化合物的各种特性参数，或者通过计算化学方法进行估算。

一、资料收集和文献查阅

对已知化合物进行新制剂或改良制剂的研究，有些参数可以通过查阅文献或专业数据库获得。资料收集与文献检索是处方前研究首先面临的重要内容。随着现代医药科学的飞速发展，医药文献的数量与种类也日益增多，要迅速、准确、完整的检索到所需文献资料，必须熟悉检索工具，掌握检索方法。检索工具是指用于报道、存储和查找文献线索的工具，如按检索手段不同可分为手工检索和机器检索工具。20 世纪 90 年代新发展的网络信息检索更是方便、简捷、经济，而且网络信息更新更快。因此，现在互联网（internet）已成为获取信息的最主要途径之一。

二、药物理化性质测定

药物的物理化学性质，如溶解度和油/水分配系数等是影响药物体内作用的重要因素。因此，应在处方前研究中系统地表征这些理化性质。新药的理化性质研究主要包括解离常数（pK_a）、溶解度、多晶型、油/水分配系数、表面特征以及吸湿性等的测定。

近年来，随着计算化学理论的发展，计算机估算候选化合物的基本理化性质的方法，即所谓计算机方法（*in silico*），日益受到重视。这种方法不仅可以大大节约处方前研究所需要的样品量，而且也符合现代新药研究的高通量筛选的要求。常用的商用软件，既有收费的，也有免费提供的软件。如 Virtual Computational Chemistry Laboratory 网站（http：//www. vcclab. org）提供的 ALOGPS 软件，可以在线计算溶解度、油/水分配系数（log$P$）以及 pK_a 等。还有 Organic Chemistry Portal 网站（http：//www. organic – chemistry. org）提供 O-

SIRIS Property Explorer 在线计算功能，不仅可以给出溶解度、pK_a等参数，还能预测化合物的成药性（druglikeness）甚至致癌性、致突变性等。当然，目前计算所得参数的准确性尚不够好，如 OSIRIS Property Explorer 计算非诺洛芬（fenoprofen）的 log$P$ 为 3.13，与实测值 3.45 比较接近；但 pK_a的计算值是 4.30，与实测值 5.70 差别较大。相信随着计算方法的进一步完善，基于 *in silico* 的处方前研究仍具有发展潜力。

（一）溶解度与 pK_a

一般而言，药物溶解是吸收的前提。因此，不论通过何种途径给药，药物都需要具有一定的溶解度，才能被吸收进入循环系统并发挥治疗作用。对于溶解度大的药物，可以制成各种固体或液体剂型，适合于各种给药途径。对于溶解度小的难溶性药物，其溶出是吸收的限速步骤，是影响生物利用度的最主要因素。

一定温度下，将过量药物与特定溶剂混合，并且充分搅拌达到饱和后，测定溶剂中药物的浓度，即可得到该温度下药物的饱和溶解度或平衡溶解度（equilibrium solubility）。

解离常数（dissociation constant）直接关系到药物的溶解性和吸收性。大多数药物是有机弱酸或有机弱碱，其在不同的 pH 介质中的溶解度不同，药物溶解后存在的形式也不同，即主要以解离型和非解离型存在，对药物的吸收可能会有很大的影响。一般情况下，解离型药物不易跨过生物膜被吸收，而非解离型药物往往可有效地跨过生物膜被吸收。由于溶解度与 pK_a在很大程度上影响许多后续研究工作，所以进行处方前工作时，必须首先测定溶解度与 pK_a。溶解度在一定程度上决定药物能否制成注射剂和溶液剂。药物的 pK_a值可使研究人员应用已知的 pH 变化解决溶解度问题或选用合适的盐，以提高制剂的稳定性。

大多数药物是有机弱酸或弱碱性化合物，在水中解离，其方程如下表示：

弱酸性药物 $$HA = H^+ + A^- \tag{2-1}$$

弱碱性药物 $$B + H^+ = BH^+ \tag{2-2}$$

Henderson - Hassellbach 公式可以说明药物的解离状态，pK_a和 pH 的关系：

对弱酸性药物 $$pH = pK_a + \log\frac{[A^-]}{[HA]} \tag{2-3}$$

对弱碱性药物 $$pH = pK_a + \log\frac{[B]}{[BH^+]} \tag{2-4}$$

Henderson - Hassellbach 公式可用来解决以下问题：①根据不同的 pH 所对应的药物溶解度测定 pK_a值；②如果已知［HA］或［B］和 pK_a，则可预测不同 pH 条件下药物的溶解度；③有助于选择药物的适宜盐；④预测盐的溶解度和 pH 的关系。从公式 2 - 3 和2 - 4 可知，pH 改变一个单位，药物的溶解度将发生 10 倍的变化。因此，液体制剂需要特别控制体系中 pH 的变化。

pK_a值可以通过滴定法测定。如测定弱酸性药物的 pK_a，可用碱滴定，将结果以被中和的酸分数（X）对 pH 作图；同时还需滴定水，得到两条曲线。将两条曲线上每一点的差值作图，得到校正曲线。pK_a即为 50% 的酸被中和时所对应的 pH，如图 2 - 6 所示。水的曲线表示滴定水所需的碱量，酸的曲线为药物的滴定曲线，两者差值的曲线为校正曲线，即纵坐标相同时，酸的曲线和水的曲线对应的横坐标值之间的差值，如图中 b 点等于 c 减去 a 的值。

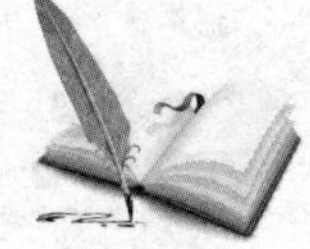

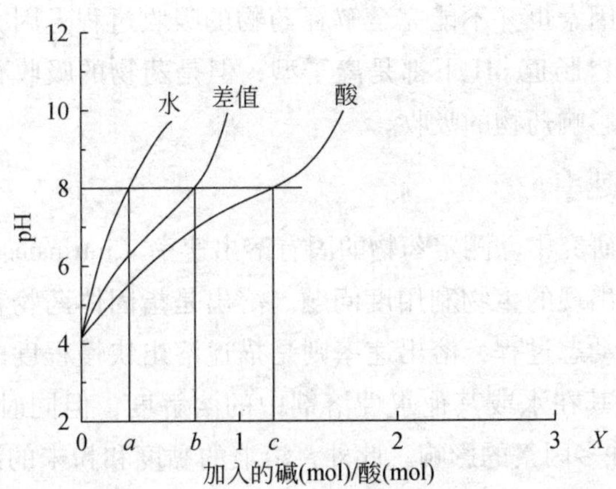

图 2-6　用滴定法测定某酸性化合物的 pK_a

对于胺类药物，其游离碱较难溶解，pK_a的测定可在含有机溶剂（如乙醇）的溶剂中进行测定，以不同浓度的有机溶剂（如 5%、10%、15%、20%）进行，将结果外推至有机溶剂为 0% 时，即可推算出水的 pK_a值。

（二）油水分配系数

药物分子必须有效地跨过体内的各种生物膜屏障系统，才能到达病变部位发挥治疗作用。生物膜相当于类脂屏障，药物分子穿透生物膜的能力与其亲脂性密切相关。由于油水分配系数（partition coefficient，P）是分子亲脂特性的度量，所以在处方前研究中常用油水分配系数来衡量药物分子亲脂性的大小。

油水分配系数代表药物分配在油相和水相中的比例，用下式表示。

$$P = \frac{C_O}{C_W} \tag{2-5}$$

式中，C_O表示药物在油相中的质量浓度；C_W表示药物在水相中的质量浓度。

实际应用中常采用油水分配系数的常用对数值，即 $\log P$ 作为参数。$\log P$ 值越高，说明药物的亲脂性越强；相反则药物的亲水性越强。由于正辛醇和水不互溶，且其极性与生物膜相似，所以正辛醇最常用于测定药物的油水分配系数。

摇瓶法是测定药物的油水分配系数的常用方法之一。将药物加入到水和正辛醇的两相溶液中（实验前正辛醇相需要用水溶液饱和 24 小时以上），充分摇匀，达到分配平衡后，分别测定有机相（C_O）和水相（C_W）中药物的浓度。当某一相中药物的浓度过低时，也可通过测定另一相中药物浓度的降低值来进行计算。

需要注意的是，测定药物的油水分配系数时，浓度均是非解离型药物的浓度，因此，如果该药物在两相中均以非解离型存在，则分配系数即为该药物在两相中的固有溶解度之比。但是，如果该药物在水溶液中发生解离，则应根据 pK_a 计算该 pH 下非解离型药物浓度，再据此计算油水分配系数。直接根据药物在水相中的浓度（非解离型和解离型药物浓度之和）计算得到的油水分配系数称为表观分配系数（apparent partition coefficient），或者分布系数（distribution coefficient）。显然，不同 pH 条件下，解离型药物的表观分配系数是不同的。

影响弱酸性和弱碱性药物吸收的最主要的因素是吸收部位的 pH 和分子型药物的脂溶性。Henderson－Hasselbalch 公式可以简单描述分子型药物和离子型药物在不同 pH 条件下

的吸收情况。但是这些因素也并不能完全解释药物的吸收过程，因为有些药物油水分配系数很小或者药物在整个胃肠道 pH 下都是离子型，但是药物的吸收很好，生物利用度也很高。因此其他因素也会影响药物的吸收。

（三）药物的溶出速率

在药物制剂处方前研究中，测定药物的固有溶出速率（intrinsic dissolution rate）有助于评价该药物在体内可能出现的生物利用度问题。溶出是指固体药物在溶剂中，药物分子离开固体表面进入溶剂的动态过程，溶出速率则是描述溶出快慢程度的参数。一种固体药物的溶出速率主要取决于其在水或其他水性溶剂中的溶解度，但同时也受包括粒度、晶型、pH 以及缓冲盐浓度等许多因素的影响。此外，溶液的黏度和粉末的润湿性对药物的溶出速率也有影响。

有关溶出的模型和理论，详细内容可参见第五章。根据 Noyes – Whitey/ Nernst – Bruner 所提出的扩散层模型，当溶出介质中的药物浓度远远低于其饱和溶解度，即满足漏槽条件（sink condition）时，溶出速率仅仅由固体颗粒表面积所决定。因此，当固定固体表面积不变时，所测得的单位面积的溶出速率即为固有溶出速率。固有溶出速率反映了药物从固体表面进入溶出介质的速率。所以，这一参数可以有效地反映不同晶型或盐型药物的溶解快慢差异，进而提示在后续处方研究时，是否可能因此而出现溶出速率过低所致的生物利用度问题。

药物固有溶出速率是指单位时间单位面积溶出药物的量。具体测定是将一定量的原料药物压成某一直径的圆片，在溶出介质中以一定转速测定其溶出速率。采用这一方法的目的是固定表面积，但又不阻碍药物自身的溶解过程。由于有些化合物在较大压力作用下可能发生晶型转变，所以在压片完毕后还需用 X 射线衍射等方法确认待测药物的晶型。

三、原料药的固态性质

（一）盐型

有机化合物分子可通过成盐的方法增大其溶解度，化合物成盐也会影响其他理化性质，如吸湿性、化学稳定性、晶型以及机械性能。这些性质均会对其生产和体内代谢过程产生重大影响，因此以选择合适的盐是一项非常关键的工作。

通常来说，有机盐比未成盐的药物水溶性较好，从而提高溶出速率，进而可能会提高生物利用度。在合成过程中，在有机溶剂中成盐可提高纯度和产率。在成盐时经常遇到的问题包括低结晶度、不同程度的溶剂化作用、水合作用和吸湿作用以及由于结晶微环境不适宜的 pH 造成的不稳定性。常用的成盐阴离子盐有盐酸盐、溴化物、氯化物、碘化物、枸橼酸盐、马来酸盐、双羟萘酸盐、磷酸盐、硫酸盐和酒石酸盐等。常用的成盐阳离子有葡甲胺盐、钙盐、钾盐、钠盐和锌盐（表 2 – 3）。

表 2 – 3　成盐药物实例表

成盐试剂	被修饰的化合物	改善的性质
N – 乙酰 – 1 – 天冬酰胺	红霉素	溶解度，活性，稳定性
N – 乙酰半胱氨酸	多西环素	肺炎治疗中的联合效应
金刚烷羧酸	双胍类药物	延长药效
己二酸	哌嗪	稳定性，毒性，感官特性
N – 烷氨基磺酸盐	林可霉素	溶解度

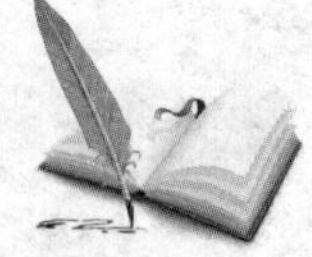

续表

成盐试剂	被修饰的化合物	改善的性质
蒽醌-1，5-二磺酸	头孢氨苄	稳定性，吸收率
阿拉伯树胶酸（阿拉伯糖）	各种生物碱	延长药效
精氨酸	磺苄西林	稳定性，吸湿性，毒性
天冬氨酸盐	红霉素	溶解度
甜菜碱	四环素	胃部吸收
肉毒碱	二甲双胍	毒性
4-氯-*m*-甲苯磺酸	普罗帕芬	感官特性
癸酸	辛胺醇	延长药效
二炔硫酸	维生素 B_1	稳定性，吸湿性
二乙胺	头孢菌素	减轻注射疼痛
二木质素磷酸	四环素	活性
二辛基磺基琥珀酸	长春胺	感官特性
亚甲基双羟萘酸	卡那霉素	毒性
1,6-焦磷酸果糖	红霉素	溶解度
1-谷氨酸	红霉素	溶解度，活性，溶解度
2-(4-咪唑)乙胺	前列腺素	延长药效
别丁胺醇	茶碱	稳定性
月桂烷硫酸盐	长春胺	感观特性
赖氨酸	磺苄青霉素	毒性，稳定性，吸湿性
甲基磺酸	解磷定	溶解度
N-甲葡糖胺	磺苄青霉素	毒性，稳定性，吸湿性
	头孢菌素	减轻注射疼痛
N-甲葡糖胺	保泰松	毒性，稳定性，吸湿性
吗啉	头孢菌素	减轻注射疼痛
碘苯腈辛酸酯	辛胺醇	延长药效
丙磺舒	匹氨西林	感观特性
丹宁酸	各种氨基酸	延长药效
3，4，5-三甲氧基苯甲酸酯	辛胺醇	延长药效
氨丁三醇	阿司匹林	吸收度（口服）

（二）多晶型

化学结构相同的药物，由于结晶条件不同，可得到数种晶格排列不同的晶型，这种现象称为多晶型（polymorphism）。多晶型中有稳定型、亚稳定型和无定形。稳定型的结晶熵值最小、熔点高、溶解度小、溶出速度慢；无定形溶解时不必克服晶格能，溶出最快，但在贮存过程中甚至在体内转化成稳定型；亚稳定型介于上述二者之间，其熔点较低，具有较高的溶解度和溶出速度。亚稳定型可以逐渐转变为稳定型，但这种转变速度比较缓慢，在常温下较稳定，有利于制剂的制备。

晶型能影响药物吸收速度，进而反映到药理活性上，所以在药物制剂原料的选择上应注意。如果掌握晶格转型条件，就能制成吸收性良好的药物制剂。例如抗艾滋病药物利托那韦，在开发过程中被认为只有一种晶型，因此制成普通胶囊投入市场。两年后，在市场销售的产品中发现了一种非常难溶的新晶型，几乎没有任何疗效。为此，厂家紧急召回并

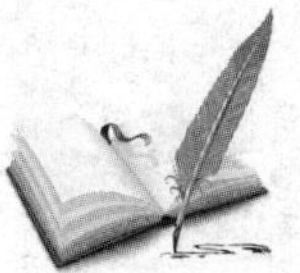

停产，最后研制出需要冷藏的混悬剂和软胶囊，以避免在贮藏中重结晶和晶型转变问题，该药才得以重新进入市场。因此，处方前工作需研究药物是否存在多晶型，亚稳型的稳定性，是否存在无定形以及每一种晶型的溶解度等问题。有关多晶型详细内容参见第三章。

（三）吸湿性

药物从周围环境中吸收水分的性质称为吸湿性（hygroscopicity）。一般而言，物料的吸湿程度取决于周围空气中的相对湿度（relative humidity，RH）。空气的RH越大，露置于空气中的物料越易吸湿。药物的水溶性不同，吸湿规律也不同；临界相对湿度（critical relative humidity，CRH）是水溶性药物的固有特征，CRH越小越易吸湿，当水溶性药物在大于其CRH的环境中吸湿量突然增加，混合物的CRH比其中任何一种物质的CRH都低，更易于吸湿；而水不溶性药物随空气中相对湿度的增加缓慢吸湿，水不溶性药物的混合物吸湿具有加和性。

在室温下，大多数吸湿性药物在RH 30%~45%时与周围环境中的水分达平衡状态，在此条件下贮存最稳定。此外，合适的包装在一定程度上也能防止水分的影响。处方前对物料吸湿性的研究，可以为辅料的选择和优良、稳定的处方设计提供依据。

药物的吸湿性可用测定药物的平衡吸湿曲线进行评价。具体方法为：将药物置于已知相对湿度的环境中（有饱和盐溶液的干燥器中），在一定的时间间隔后，将药物取出，称重，测定吸水量。在25℃ 80%的相对湿度下放置24小时，吸水量小于2%时为微吸湿；大于15%即为极易吸湿。

（四）粉体学性质

药物的粉体学性质主要包括粒子形状、大小、粒度分布、比表面积、密度、吸附性、流动性、润湿性等。这些性质对固体制剂工艺及剂型的稳定性、成型性、释药性、质量控制、体内吸收和生物利用度等均有显著影响，因此多数固体制剂研究中，根据不同需要进行粒子加工以改善粉体学性质，来满足产品质量和粉体操作的需求。另外，用于固体制剂的辅料如填充剂、崩解剂、润滑剂等的粉体性质也可改变主药的粉体性质，如果选择不当，也可能影响制剂的质量。难溶性药物的溶出速度是吸收的限速过程，溶出速度与粒子表面积有关，而表面积又受到粒径、粒子形态等因素影响，一般粒子越细，比表面积越大，越易溶解，吸收和疗效也越好。将难溶性药物进行纳米化前处理，可以提高难溶性药物的溶解度，还可以增加黏附性、形成亚稳晶型或无定形，以及消除粒子大小差异产生的过饱和现象等，从而能够提高药物的生物利用度和临床疗效。在表面活性剂或水的存在下，可以直接将难溶性药物粉碎成纳米混悬剂，适合于口服、肌内注射等途径给药，以提高吸收或靶向性，特别适合于大剂量的难溶性药物。粉体的各种性质与测定方法，详见第十四章相关内容。

四、药物稳定性和辅料配伍研究

（一）药物的稳定性与剂型设计

药物受到外界因素，如空气、光、热、金属离子等的作用，常发生物理和化学变化，使药物的疗效降低，甚至产生未知的毒性物质。因此，对药物的理化稳定性和影响药物稳定性的因素进行考察，是处方前研究的一个重要内容。药物本身稳定性的研究，可对处方组成、制备工艺、辅料和稳定性附加剂的选用和合适的包装设计起重要的指导作用。

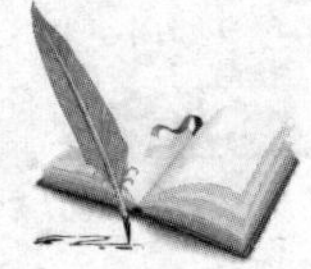

处方前研究中，对于药物在溶液中的稳定性，可以在一系列不同pH条件下检测药物在不同温度和光照条件下的降解情况；对于固态药物的稳定性，可以将药物置于加速实验条件下考察其降解情况。稳定性研究通常采用薄层色谱和高效液相色谱等方法检测化合物的含量变化和降解产物；热分析法检测多晶型、溶剂化物及药物与辅料的相互作用；漫反射分光光度法也可用于检测药物与辅料的相互作用。

多数药物含有易被水解的酯、酰胺、内酯、内酰胺等基团，因此水解是最常见的一种影响药物稳定性的降解反应。药物的水解是一个伪一级动力学过程，与溶液中的氢离子的浓度有关。例如遇水稳定性较差的药物，可以选择比较稳定的剂型，如固体剂型或加隔离层，薄膜衣片可减少与外界的接触，减少药物分解。另外，影响药物不稳定的反应还有氧化反应、聚合反应、脱羧、脱氨等。在处方前研究中应根据药物的结构和性质以及准备采用的给药途径进行分析，并在后续的稳定性研究中进行重点研究。

（二）药物与辅料的配伍研究

成功开发一个稳定有效的药物剂型不仅需要活性药物成分，还需要仔细选择药物的辅料。选择合适的辅料对设计优质的药品是至关重要的，对于处方中辅料种类及其用量的选择，不仅与其功能性有关，还与药物的相容性有关。如果药物和辅料不相容就会导致药物剂型物理、化学、微生物学或治疗学性质的改变。

药物－辅料相容性的研究主要用于预测不相容现象，为在药物处方中选择辅料所需的监管文件提供合理的理由。从药物－辅料相容性研究获得的信息对药物的开发很重要，通常用来作为选择剂型成分的依据、描述药物稳定性曲线，鉴别降解产物，理解反应机制。

药物剂型中药物和辅料不相容会导致口感、溶解性、物理形式、药效及稳定的改变。

一些文献中提到的药物辅料不相容的例子可以为后续处方设定提供参考，如表2－4所示。一些药物辅料或杂质与药物反应的例子如图2－7所示。

表2－4　药物辅料的非相容性

辅料	非相容性
乳糖	美拉德反应；乳糖杂质5－羟甲基－2糖醛的克莱森－施密特反应；催化作用
微晶纤维素	美拉德反应；水吸附作用导致水解速度加快；由于氢键作用而发生的非特异性的非相容性
聚维酮和交联聚维酮	过氧化降解；氨基酸和缩氨酸的亲核反应；对水敏感药物吸湿水解反应
羟丙基纤维素	残留过氧化物的氧化降解
交联羧甲基纤维素钠	弱碱性药物吸附钠反离子；药物盐形式转换
羧甲基淀粉钠	由于静电作用吸附弱碱性药物或其钠盐；残留的氯丙嗪发生亲核反应
淀粉	淀粉终端醛基团与肼类反应；水分介质反应；药物吸附；与甲醛反应分解使功能基团减少
二氧化硅胶体	在无水条件下有路易斯酸作用；吸附药物
硬脂酸镁	MgO杂质与布洛芬反应；提供一个碱性pH环境加快水解；Mg^{2+}会起到螯合诱导分解的作用

1. 固体制剂的配伍研究　固体制剂常用的辅料有填充剂、黏合剂、润滑剂与崩解剂等，每种辅料都具有各自的理化性质，选择适宜的辅料与药物配伍，对于制剂加工成型、外观、有效性及安全性等具有重要意义。

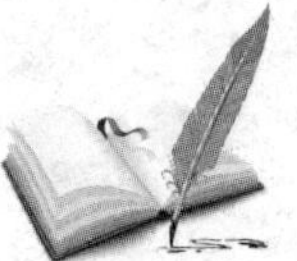

对于缺乏相关数据的辅料，可进行相容性研究。通常将少量药物和辅料混合，放入小瓶中，胶塞封蜡密闭（阻止水汽进入），贮存于室温以及55℃（硬脂酸、磷酸二氢钙一般

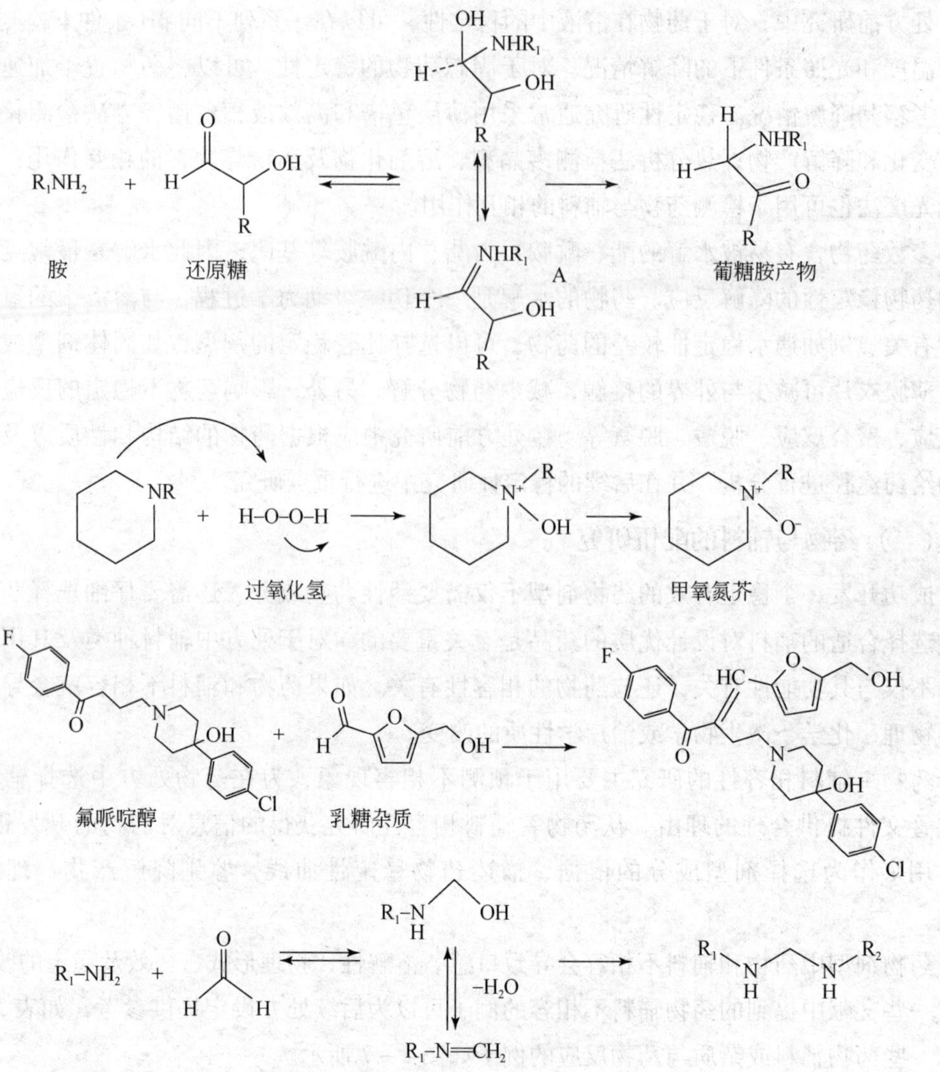

图 2-7　药用辅料或杂质与药物反应

用40℃）。参照药物稳定性指导原则中考察影响因素的方法，于一定时间取样检查，重点考察性状、含量、有关物质等。必要时，可用原料和辅料分别做平行对照实验，以判别是原料本身的变化还是辅料的影响。如果处方中使用了与药物有相互作用的辅料，需要用实验数据证明处方的合理性。

通过比较药物与辅料的混合物、药物、辅料的热分析曲线，从熔点的改变、峰形和峰面积、峰位移等变化了解药物与辅料间的理化性质的变化。

2. 液体制剂的配伍研究　液体制剂的配伍研究，一般是将药物置于不同的 pH 缓冲液中，考察 pH 与降解反应速率之间的关系，以选择最稳定的 pH 和缓冲液体系。

注射剂通常直接注射进入血液循环系统，选择的辅料应具有更高的安全性。因此，对注射剂的配伍，一般是将药物置于含有附加剂的溶液中进行研究，通常是含重金属（同时含或不含螯合剂）或抗氧剂（在含氧或氮的环境中）的条件下研究，考察药物和辅料对氧化、光照和接触重金属时的稳定性，为注射剂处方的初步设计提供依据。

口服液体制剂的配伍研究需要考察药物与乙醇、甘油、糖浆、防腐剂和缓冲液等常用辅料的配伍情况。

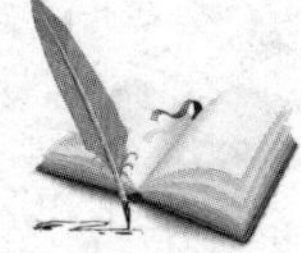

五、处方前生物药剂学研究

生物药剂学通过研究药物及其剂型在体内的吸收（absorption）、分布（distribution）、代谢（metabolism）与排泄（excretion）过程，从而评价药品质量，设计合理的剂型、处方及生产工艺，并为临床合理用药提供科学依据，使药物发挥最佳的治疗作用。因此，在制剂的设计之初就必须对药物的生物药剂学性质加以考察，并根据考察的结果，合理设计给药途径、给药频次、剂量等参数。

吸收是指药物从给药部位进入血液循环的过程。对于全身作用的药物，药物的吸收是其产生体内药效作用的前提。所以在处方前研究中往往需要对药物的吸收机制和效率进行分析，以提高后期开发的成功率。肠壁可以看成一个亲脂的生物膜，因此，口服药物要具有一定的亲脂性。但同时药物又必须在水溶液中有一定的溶解度才能溶出，之后通过生物膜被吸收进入血液循环。依据口服药物的生物药剂学分类系统（biopharmaceutics classification system，BCS）可知，对于溶解度大、渗透性好的药物（BCS Ⅰ类药物）及部分溶解度大、渗透性差的药物（BCS Ⅲ类药物），认为在制剂开发中存在的风险较小，可以尝试开发为各种控释制剂。对于溶解度小、渗透性好的药物（BCS Ⅱ类药物）或溶解度大、渗透性差的药物（BCS Ⅲ类药物），则需要分别从改善药物的溶出速率和提高药物的透过性着手进行剂型设计。对于溶解度小、渗透性差的药物（BCS Ⅳ类药物），在改善溶出和提高透过性两方面的难度都比较大，制剂开发时风险较高，不宜作为口服制剂开发。

处方前研究也涉及药物自身的体内动力学性质和参数的测定，以便在后期研究中，针对药物自身的体内分布、代谢、排泄特性，结合其物理化学性质，设计合适的给药途径和剂型。药物的药代动力学研究可参考相关文献。

第四节　药物制剂处方和工艺设计及优化

扫码“学一学”

处方设计是指在前期对药物和辅料的所有理化和生物学性质等研究的基础上，根据剂型的特点及临床需要，设计几种基本合理的处方，而开展的后续研究工作。优化药物制剂的处方和工艺时，首先需要明确药品质量的关键指标。在此基础上，采用优化技术对处方和工艺因素深入研究，确定其最佳范围。一般先通过适当的预实验方法选择一定的辅料和制备工艺，然后采用优化技术对处方和工艺进行优化设计。优化处方和工艺研究不仅可以确定特定产品的处方和工艺流程，还能获得完整的影响药品质量的数据，从而科学地制定出能够确保产品质量的设计空间。

一、药物制剂处方设计

一般在给药途径及剂型确定后，针对药物的基本性质及制剂的基本要求，选择适宜辅料和制备工艺，将其制成质量可靠、使用方便、成本低廉的药物制剂。

（一）剂型设计

药物本身的理化性质、疗效、毒副作用、临床需求等是发挥药物疗效的重要因素，而剂型对发挥疗效和减少毒副作用也起着十分重要的作用。研究任何一种剂型，首先要说明选择的剂型有何优点或特点。同时要说明该剂型国内外研究状况，并提供国内外文献资料。

剂型设计是一个复杂的研究过程，受多方面因素的影响，可依据临床需要、药物的理化性质、药动学数据和现行生产工艺条件等因素，通过文献研究和预试验予以确定。设计时应充分发挥各剂型的特点，以尽可能选用新剂型。

1. 依据临床需要设计 剂型不同，载药量、药物释放速率和方式也不一样。因此，剂型设计首先要考虑临床需要，药物本身的治疗作用及适应证。抢救危重、急症或昏迷患者，应选择速效剂型和非口服剂型，如注射剂、气雾剂和舌下片等。药物作用需要持久的，可用缓释控释制剂或经皮递药系统。局部用药应根据用药部位的特点，选用不同的剂型，如皮肤疾患可用软膏剂、涂膜剂、糊剂和巴布剂等；腔道疾病如痔疮可用栓剂。

2. 依据药物的性质设计 剂型设计前，应掌握药物本身的药理作用机制和主药的分子结构、药物色泽、臭味、颗粒大小、形状、晶型、熔点、水分、含量、纯度、溶解度、溶解速度等药物理化性质及生物半衰期、药物在体内的代谢过程等特殊性质，特别要了解热、湿、光对药物稳定性的影响。

剂型设计要考虑药物的性质，克服药物本身的某些缺点，充分发挥药物的疗效。药物的有些性质对剂型的选择起决定性作用。如有苦味、臭气的药物，易挥发、潮解的药物，需制成包衣片等合适的剂型。药物的溶解性能与油水分配系数亦影响剂型的选择，难溶药物不能制成以水为介质的溶液型制剂。胃肠道中不能充分溶解的药物，制成普通口服制剂就有可能出现生物利用度很低的问题。晶型问题可能会直接影响制剂疗效，有些晶型问题会影响喂粉、压片等生产过程，使制剂难以工业化生产。对于生物半衰期比较短的药物，应考虑将该药物制成长效缓释制剂，以免造成多次频繁给药及血药浓度波动很大的不良效果。如果药物在体内有明显的肝脏首过效应，剂型设计时宜避开首过效应。如硝酸甘油若用普通口服片剂给药，则药物从肠道吸收进入肝门静脉，会发生严重的代谢反应。硝酸甘油可采用舌下片，可经口腔、舌下黏膜迅速吸收直接进入血液循环。

药品的稳定性是剂型设计要考虑的另一个重要因素。通过剂型设计，应尽量减少药物的分解破坏。如遇水不稳定药物，可考虑制成固体剂型；胃肠道不稳定的药物，可选择注射剂或黏膜递药系统与经皮递药系统。

3. 依据生产工艺条件设计 剂型不同，所采取的工艺路线、所用设备及生产环境的要求亦不同。如注射剂的生产对配液区与灌封区的洁净度有较高的要求，冻干粉针剂的生产需要有冻干设备等。

（二）处方筛选

自行设计的处方都应进行处方筛选。在进行处方筛选时，应结合制剂特点设计至少3种以上处方，供小样试制。处方中应包括主药和符合剂型要求的各类辅料。处方筛选的主要工作是辅料及用量的筛选。

1. 辅料的选择 辅料是药物剂型和制剂存在的物质基础，具有赋形、充当载体的作用，方便使用与贮运的作用。辅料能使制剂具有人们希望的理化性质，如增强主药的稳定性，延长制剂的有效期，调控主药在体内外的释放速度，调节身体生理适应性，改变药物的给药途径和作用方式等。辅料的选择对制剂的质量、生产工艺都有很大的影响。

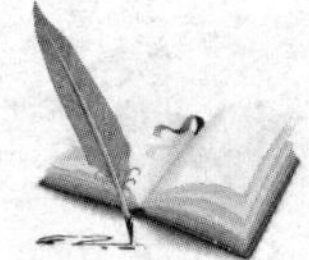

（1）辅料的来源 处方中使用的辅料原则上应使用国产产品和国家标准（中国药典、部颁标准、局颁标准）收录的品种及批准进口的辅料；对习惯使用的其他辅料，应提供依据并制定相应的质量标准。对国外药典收录的辅料，应提供国外药典依据和进口许可等。

对食品添加剂（如调味剂、矫味剂、着色剂、抗氧化剂），也应提供质量标准及使用依据。改变制剂给药途径的辅料，应制定相应的质量标准。凡国内外未使用过的辅料，应按新辅料申报批准使用。

（2）辅料的一般要求　辅料选择应根据剂型或制剂条件及给药途径的需要，例如小剂量片剂主要选择填充剂，以便制成适当大小的片剂，便于患者服用；对一些难溶性药物的片剂，除一般成型辅料外，主要应考虑选择一些较好的崩解剂或表面活性剂；凝胶剂则应选择形成凝胶的辅料；混悬剂中需要能调节药物粒子沉降速率的辅料。同时，还应考虑辅料不应与主药发生相互作用，不影响制剂的含量测定等因素。

（3）辅料的选择　辅料选择得当可以发挥主药的理想药理活性，提高疗效；可以减少药物用量，降低主药的毒副作用；可以增强药物的稳定性，延长贮存时间；可以控制和调节药物的体内释放，以减少服药次数等。例如阿霉素制成脂质体制剂后能减轻其心脏毒性和急性毒性；以羟丙甲基纤维素为辅料生产的阿司匹林比用淀粉为辅料的片剂稳定性好，不出现存放期间药片硬度的增加和主药溶出度下降现象；局部用制剂的辅料，如软膏和栓剂的基质可以影响药物释放和对皮肤组织深部的渗透；克霉唑栓剂在亲水性基质中的释放比在油脂性基质中快；苯巴比妥栓剂中若加入3%月桂氮䓬酮能提高生物利用度1倍。反之，辅料选择不当往往会影响制剂生物利用度或药物的稳定性，以及使其安全性和有效性受到影响。例如以硬脂酸镁（钙）作辅料能与苯唑青霉素钠发生化学反应；四环素若用磷酸氢二钙作辅料往往会生成难以吸收的钙－四环素配合物而降低生物利用度；在胶囊填充物中使用易溶于水的乳糖代替微溶的硫酸钙，往往致使苯妥英钠的溶出速率增大，血药浓度上升，甚至出现中毒现象。

2. 处方相容性研究　处方相容性研究，是指研究主药与辅料间的相互作用。大多数辅料在化学性质上表现惰性，但也不排除某些辅料与药物混合后出现配伍变化。因此，新药应进行主药与辅料相互作用的研究。

以口服固体制剂为例，具体实验方法如下。

选用若干种辅料，如辅料用量较大的（如填充剂、稀释剂等）可按主药：辅料＝1：5的比例混合，用量较少的（如润滑剂）则按主药：辅料＝20：1的比例混合，取一定量，按照药物稳定性指导原则中影响因素的实验方法，分别在强光（4500lx±500lx）、高温（60℃）、高湿［相对湿度（90%±5%）］的条件下放置10天，用HPLC或其他适宜的方法检查含量及有关物质放置前后有无变化，同时观察外观、色泽等物理性状的变化。必要时可用纯原料做平行对照实验，以区别原料本身的变化还是辅料的影响。可用差示分析、漫反射等方法进行实验，如用漫反射法可研究药物与辅料间有无相互作用，相互作用是物理吸附还是化学吸附或化学反应，该法是处方前的常规试验方法之一。根据实验结果，判断主药与辅料是否发生相互作用，选择与主药没有相互作用的辅料用于处方研究。

通过研究辅料与主药的配伍变化，考察辅料对主药的鉴别与含量测定的影响，设计含有不同辅料及不同配比的制剂，以外观性状、pH、澄明度、溶出度、降解产物和含量等相关质量检查项目为指标考察不同处方制剂的质量好坏，以及光、热、湿气对不同制剂质量的影响，筛选出质量高、稳定性好的处方。

（三）制剂工艺筛选优化

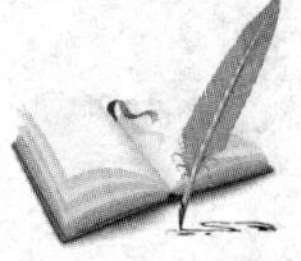

制剂工艺能影响药物制剂的质量。如不同的工艺能影响口服固体制剂的生物利用度或

液体制剂的澄明度与稳定性。注射剂制备过程中活性炭处理的方法会影响注射剂的澄明度、色泽与含量。灭菌温度与时间，也会影响注射剂成品的色泽、pH 和含量等。固体制剂制备时，原料药粒子大小、制粒操作及压片时的压力等都可能影响药物的溶出速度，进而影响其吸收。因此，应对工艺进行不同条件的筛选，以确定最优的生产工艺。

1. 工艺路线设计 工艺路线的设计依据的是药物与辅料共同的理化性质、剂型、处方、生产技术、设备条件、经济成本等因素。

2. 工艺条件筛选 ①工艺条件研究应系统、规范地进行。对每一环节的影响因素进行全面研究，对每个影响因素进行三个或以上的多水平研究。②在预实验基础上，可以采用比较法、正交设计、均匀设计、单纯形优化法、拉氏优化法和效应面优化法等其他适宜的方法。根据不同剂型，选择合理的评价项目、合适的评价统计方法考虑和筛选。

3. 制剂的基本性能评价 通过辅料选择、处方筛选和工艺筛选后，得到新制剂。新制剂的基本性能须符合剂型的要求，因此须对其基本性能进行考察。

（四）影响制剂的因素与包装材料考察

对经过制剂基本项目考察合格的样品，选择两种以上进行制剂影响因素考察，此项试验主要对经过制剂基本项目考察合格的样品（选择两种以上制剂）进行影响因素考察，研究新药及其制剂对光、热、湿度和空气等敏感的特性。将新制剂除去包装，暴露在空气中，分别在强光照射（4500lx ± 500lx）及高温（60℃）、高湿度（25℃，RH = 90% ±5%）等环境下放置 5 天，在此期间作若干次取样，观测它的外观、降解产物、含量及某些有关质量指标的变化。若质量指标的变化能够区别制剂处方的优劣就不再进行实验；若不能区别，则继续进行 5 天考察，必要时适当提高温度或延长时间。对不适宜采用 60℃高温或 90% ±5% 相对湿度的品种，可用 40℃或相对湿度 75% ±5% 的条件进行。对于易水解的水溶液制剂（如注射液），还应研究不同 pH 的影响。容易氧化的药物应探讨是否通过氮气或加抗氧剂等条件的变化。应根据剂型性能不同，设计必要的影响因素实验以筛选最佳处方。

药品包装材料、容器作为一种特殊使用的包装材料，需要对药品的功效有足够的保护功能和体现较低的毒性。因此，在为特定的药物选择包装材料、容器的适宜形式之前，必须充分评价这些材料（形式）对药物稳定性的影响，以及评定在长期贮存过程中，在不同的环境条件下，包装材料、容器对药物的保护功能。药品包装材料与药物相容性试验是指为考察药品包装材料与药物之间是否发生迁移或吸附现象，进而影响药物质量而进行的试验。在考察药品包装材料时，应选用三批包装材料制成的容器对拟包装的一批药品进行相容性试验；考察药品时，应选用三批药物用拟上市包装的一批材料或容器包装后进行相容性试验（表 2－5、2－6、2－7）。

表 2－5 常用包装材料的考察项目

材料	考察项目
玻璃	金属离子向药物制剂的释放性；碱性离子的释放性；不溶性颗粒（含脱片试验）；药物与添加剂的 被吸附性；有色玻璃的避光性
金属	金属离子向药物制剂的释放性；被腐蚀性；金属覆盖层是否有足够的惰性
橡胶	溶出性；吸附性；化学反应性；不溶性颗粒
塑料	溶出性；吸附性；化学反应性；双向穿透性

表2-6　不同包装容器的考察项目

容器	考察项目
瓶	密封性；避光性；化学反应性；吸附性
袋	密封性；避光性；化学反应性；吸附性；微粒（输液适用）；拉伸强度试验（输液适用）
泡罩	密封性；避光性；化学反应性
管	密封性；避光性；化学反应性（含涂层的惰性）；可卷折性；反弹力的影响（复合管适用）

表2-7　不同药物剂型与药品包装材料相容性试验的考察项目

剂型	考察项目
片剂	性状；脆碎度；有关物质；色泽；水分；含量；溶出度或崩解时限；有关物质；微生物限度
胶囊剂	外观；内容物色泽；脆碎度；水分；含量；溶出度或崩解时限；微生物限度
口服乳剂	性状；色泽；有关物质；含量
口服溶液/混悬剂	性状；pH；失重；相对密度；澄清度；含量；有关物质；微生物限度
颗粒剂（含散剂）	性状；色泽；粒度；含量；有关物质；水分；均匀度（散剂适用）；包装物吸附量；微生物限度
吸入式气雾剂	密闭性；澄明度（溶液）；每批次含主药的量，有效部位药物沉积量；有关物质；含量；粒子直径分布（混悬剂适用）；阀门、气雾罐的腐蚀性；阀门的畅通试验
软膏	性状；结皮；失重；均匀性；有关物质；水分；膏体易氧化值；粒度（眼膏剂适用）；含量；碘值；酸值；包装物内表面性状；微生物限度
滴眼剂	性状；澄明度；pH；有关物质；失重；粒子直径；渗透压；含量；耐灭菌性；微生物限度
小容量注射剂	性状；微粒；色泽；脱片；酸碱度；耐灭菌性；含量或效价；有关物质；水分（粉针剂适用）；检漏（粉针剂适用）；热原或细菌内毒素试验；无菌试验
大容量注射剂	性状；色泽；澄明度；不溶性微粒；酸碱度；含量；有关物质；脱片；耐灭菌性；热原或细菌内毒素试验；无菌试验
栓剂	性状；融变时限；含量；有关物质
透皮贴剂	性状；释放度；黏附性；包装物内表面颜色及性质；吸附量；含量

根据研究结果，对光敏感的制剂应采取避光包装，对易吸湿的产品则应采用防潮包装，对不耐高温的产品除严密包装外还应在低温或阴凉处贮存。

二、优化法

一般而言，优化过程包括：①选择可靠的优化设计方案以适应线性或非线性模型拟合；②建立效应与因素之间的数学关系式，并通过统计学检验确保模型的可信度；③优选最佳工艺条件。

常用的试验设计和优化技术有正交设计、均匀设计、单纯形优化法、拉氏优化法和效应面优化法等。上述方法都是应用多因素数学分析手段，按照一定的数学规律进行设计。再根据试验得到的数据或结果，建立一定的数学模型或应用现有数学模型对试验结果进行客观的分析和比较，综合考虑各方面因素的影响，以较少的试验次数及较短的时间确定其中最优的方案或者确定进一步改进的方向。

1. 单纯形优化法　单纯形优化法是一种动态调优的方法，方法易懂，计算简便，结果可靠、准确，不需要建立数学模型，并且不受因素个数的限制。基本原理是：若有 n 个需要优化设计的因素，单纯形则由 $n+1$ 维空间多面体所构成，空间多面体的各顶点就是试验点。比较各试验点的结果，去掉最坏的试验点，取其对称点作为新的试验点，该点称“反

射点”。新试验点与剩下的几个试验点又构成新的单纯形，新单纯形向最佳目标点进一步靠近。如此不断地向最优方向调整，最后找出最佳目标点。在单纯形推进过程中，有时出现新试验点的结果最坏的情况。如果取其反射点，就又回到以前的单纯形，这样就出现单纯形的来回“摆动”，无法继续推进的现象，在此情况下，应以去掉单纯形的次坏点代替去掉最坏点，使单纯形继续推进。单纯形优化法与正交设计相比，在相同试验次数下，单纯形法得到的结果更优。

2. 拉氏优化法 拉氏优化法是一种数学技术。对于有限制的优化问题，其函数关系必须在服从对自变量的约束条件下进行优化。此法的特点有：①直接确定最佳值，不需要搜索不可行的实验点；②只产生可行的可控变量值；③能有效地处理等式和不等式表示的限制条件；④可处理线性和非线性关系。

3. 效应面优化法 效应面优化法又称响应面优化法，是通过一定的实验设计考察自变量，即影响因素对效应的作用，并对其进行优化的方法。效应与考察因素之间的关系可用函数 $y=f(x_1, x_2, \cdots, x_k)+\varepsilon$ 表示（ε 为偶然误差），该函数所代表的空间曲面就称为效应面。效应面优化法的基本原理就是通过描绘效应对考察因素的效应面，从效应面上选择较佳的效应区，从而回推出自变量取值范围即最佳实验条件的优化法。该方法是一种新的集数学与统计学于一体、利用计算机技术数据处理的优化方法。

4. 正交设计 正交设计是一种用正交表安排多因素多水平的试验，并用普通的统计分析方法分析实验结果，推断各因素的最佳水平（最优方案）的科学方法。用正交表安排多因素、多水平的实验，因素间搭配均匀，不仅能把每个因素的作用分清，找出最优水平搭配，而且还可考虑到因素的联合作用，并可大大减少试验次数。正交试验设计的特点是在各因素的不同水平上，使试验点“均匀分散、整齐可比”。

5. 均匀设计 均匀设计法也是一种多因素试验设计方法，它具有比正交试验设计法试验次数更少的优点。进行均匀设计必须采用均匀设计表和均匀设计使用表。每个均匀设计表都配有一个使用表，指出不同因素应选择哪几列以保证试验点分布均匀。均匀设计完全采用均匀性，从而使试验次数大大减少。试验结果采用多元回归分析、逐步回归分析法得多元回归方程。通过求出多元回归方程的极值即可求得多因素的优化条件。

（唐　星）

思考题

1. QbD 的含义是（　　）。

A. 质量源于检测　　B. 质量源于设计

C. 质量源于生产　　D. 质量源于处方

2. 以下哪种性质不属于原料药固态性质（　　）。

A. 多晶型　　B. 盐型

C. 油水分配系数　　D. 粉体学性质

3. 关于药物稳定性，下列说法中错误的是（　　）。

A. 药物理化性质及影响药物稳定性因素考察是处方前研究的重要环节

B. 稳定性研究中通常用到含量测定、热分析、漫反射分光光度等方法

C. 药物的稳定性直接影响其适合的给药剂型

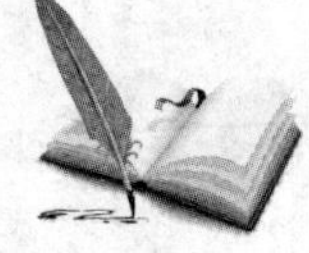

D. 辅料对于制剂中药物的稳定性影响很小，可忽略不计

4. 简述药物制剂设计的目的和基本原则。

5. QbD 理念在药物制剂设计中的应用。

6. 简述药物制剂处方前研究内容。

7. 试比较口服给药，注射给药和直肠给药的制剂类型及作用特点。

参考文献

[1] 崔福德. 药剂学 [M]. 7 版. 北京：人民卫生出版社，2011.

[2] 方亮，龙晓英. 药物剂型与递药系统 [M]. 北京：人民卫生出版社，2014.

[3] Michael E. Aulton. Aulton's Pharmaceutics The Design and Manufacture of Medicines [M]. Fourth Edition. London，Elsevier Limited，2013.

[4] Loyd V. Allen，Jr.，Howard C. Ansel. Ansel's Pharmaceutical Dosage Forms and Drug Delivery Systems [M]. Eleventh Edition，New York，Lippincott Williams & Wilkins，2017.

[5] Walkiria S. Schlindwein，Mark Gibson. Pharmaceutical Quality By Design：A Practical Approach [M]. Wiley，2018.

[6] Alexander T Florence and David Attwood. Physicochemical Principles of Pharmacy [M]. Third Edition. London，Pharmaceutical Press，2006.

[7] Yihong Qiu，Yisheng Chen，Geoff G. Z. Zhang，et al. Developing Solid Oral Dosage Forms. Pharmaceutical theory and practice [M]. London，Elservier，2009.

扫码“练一练”

第三章　药物晶型

学习目标

1. **掌握**　固体药物晶型结构与性质、多晶型的概念。
2. **熟悉**　影响多晶型产生的因素、多晶型制备技术、无定形药物。
3. **了解**　多晶型表征技术。

按照内部原子、离子、分子的排列状态，固体药物可分为晶体与无定形体。晶体（crystal）是指固体药物内部原子、离子、分子在三维空间有规律的周期性排列。无定形体（amorphism）是指内部原子、离子、分子呈现无规则排列的固体药物。由于外界因素的影响，导致固体药物内部原子或分子的排列方式不同，出现多种晶格结构，称为多晶型（polymorphism）。药物晶型可能会影响药物的理化性质，影响药物临床药效的发挥；同时，晶型对剂型的设计与制备工艺也有影响。因此，进行剂型设计前需要对于药物晶型进行深入研究。

扫码“学一学”

第一节　固体药物晶型结构

一、晶体结构

晶体内部原子或分子是按一定的几何规律排列的，为了便于理解，将原子或分子简化为一个点，用假想的线将不同的点连接起来构成有规律的空间构架，即晶格（crystal lattice）。而构成晶格的最基本的几何单元称为晶胞（unit cell）。晶胞是晶体的最小重复几何单位，可用一个平行六面体表示。晶胞可以用晶胞参数表述，包括 a，b，c 平行六面体相交三边的边长（单位：Å）和α，β，γ三个夹角的度数（单位:°）。肉眼能够观察到的晶体是由成千上万个晶胞在三维空间有序排列堆积而成（图3－1）。

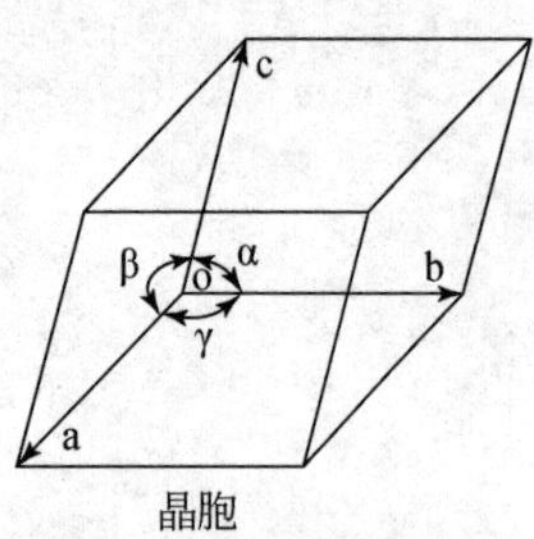

晶胞

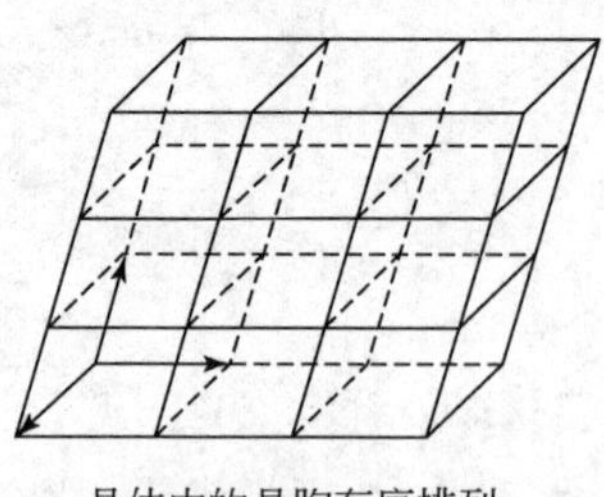
晶体中的晶胞有序排列

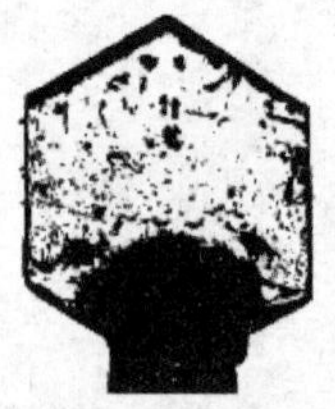
晶体

图3－1　晶胞及晶体中的晶胞有序排列和晶体示意图

几乎所有的晶体都是由七种基础晶胞组成的，这七种基础晶胞如表3－1所示。

表 3-1　七种基础晶胞特征及示意图

名称	晶胞参数	结构示意图
立方体	$a=b=c$， $\alpha=b=c$，90°	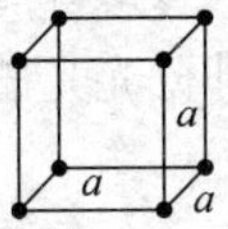
六方体	$a=b\neq c$， $\alpha=\beta=90°$，$\gamma=120°$	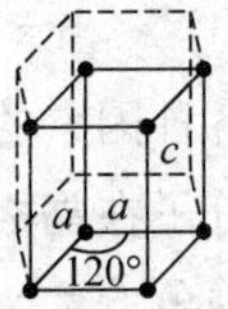
四方体	$a=b\neq c$， $\alpha=\beta=\gamma=90°$	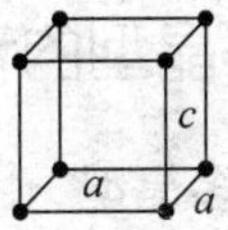
三方体	$a=b=c$， $\alpha=\beta=\gamma\neq 90°$	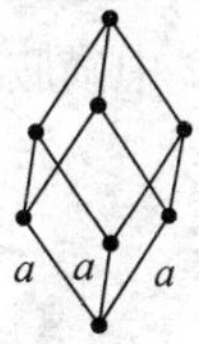
正交体	$a\neq b\neq c$， $\alpha=\beta=\gamma=90°$	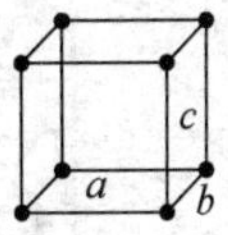
单斜体	$a\neq b\neq c$， $\alpha=\gamma=90°\neq\beta$	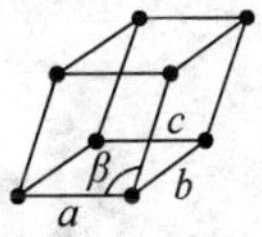
三斜体	$a\neq b\neq c$， $\alpha\neq\beta\neq\gamma\neq 90°$	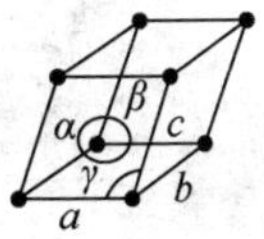

二、晶型和晶癖

晶型（crystal forms）是指结晶物质晶格内分子的排列方式。对于同一种物质，由于结晶条件的不同，改变了分子间作用力和分子构象等因素，导致分子的排列和堆积方式不同，从而生成结构、形态、物性不同的晶型，即同质多晶现象。如磺胺噻唑有 3 种晶型，黄体酮有 5 种晶型，法莫替丁有 2 种晶型。但一旦被溶解或熔融后，晶格被破坏，多晶现象就消失。

习惯上，结晶的外观形态被称为晶癖（crystal habit），又称晶形、晶态、晶习等。一个正在生长的结晶，其生长过程并不改变晶格的内部结构，只是由于外界结晶条件的影响，导致某些晶面的优先生长或者对不同晶面生长的抑制，使结晶的分子不能均匀到达不同的

结晶面，从而形成晶癖。如食盐或天然盐湖中的 NaCl 的晶癖是立方体，但水溶液加入尿素杂质可使食盐生长出正八面体的外形。由此可以看出，晶癖之间的差异是宏观外形上的差异，普通光学显微镜可以观察到各种结晶形状，而判断晶型的差异却需要应用偏振显微镜、热分析、红外分光光谱或 X 射线衍射等工具。

第二节　多晶型

扫码“学一学”

由于受各种因素的影响，物质在结晶时，其原子、分子内或分子间键合方式发生改变，导致原子或分子在晶格空间排列不同，形成多种晶格结构的现象，称为同质多晶现象，或称为多晶型现象。

一、多晶型的种类

1. 构型多晶型　由于分子堆积方式不同而导致的多晶型（此时不同晶型中分子的构象相同）称之为构型多晶型（configurational polymorphism），为研究最多的一类多晶型现象。例如，图 3-2 中磺胺吡啶存在 A，B，C 和 D 四种构型多晶型。

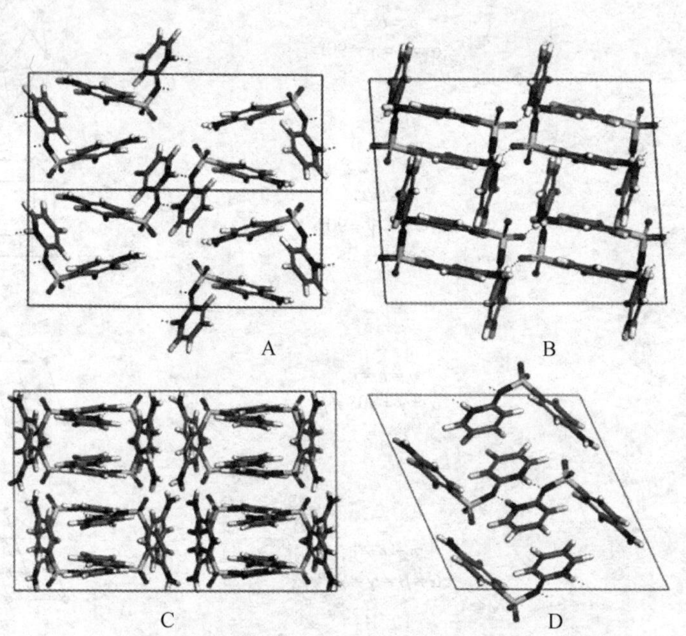

图 3-2　磺胺吡啶的四种构型多晶型

2. 构象多晶型　晶体中原子在分子中位置不同形成的同质多晶现象称之为构象多晶型（conformational polymorphism）。所谓构象（conformation）是指当化合物中的一个原子围绕碳-碳单键旋转时，化合物分子在空间中会产生不同排列方式，由此产生了不同的分子间键合。例如图 3-3 中，由于扭转角的不同，普罗布考产生了两种构象多晶型Ⅰ型和Ⅱ型。

3. 互变异构多晶型　由于分子中某些原子可以在分子内两个位置迅速移动而发生可逆异构化，这些异构体形成的不同晶格结构称为互变异构多晶型（tautomeric polymorphism）现象。最常见的是酮式和烯醇式的互变异构，它是由氢原子在分子的氧和碳原子上迅速移动而引起的。在溶液中发生互变异构的例子很多，但固态互变异构的例子较少。近年来，有文献报道了固态下的分子也可以通过互变异构产生多晶型现象。如含氮杂环的乙酰氨衍生物的固态互变异构（图 3-4）。

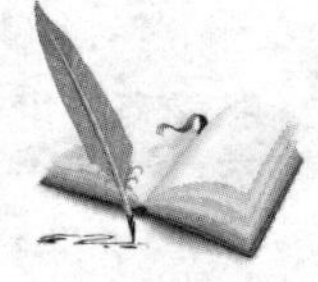

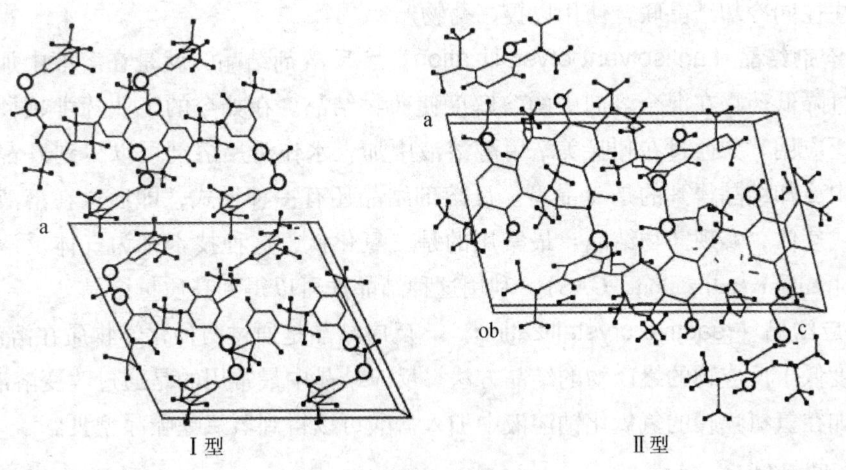

图3－3　构象多晶型示例

图3－4　2－亚氮氨基型苯并噻唑衍生物的互变异构多晶型分子

二、药物多晶型的制备方法

由于发现药物多晶型对于药物溶解速率、稳定性等多种理化性质有重要影响，药物多晶型研究引起了工业药学界的关注。对传统结晶方法进行了进一步研究，发展了新型的结晶方法，可以选择性制备某种特定晶型药物。结晶方法主要可以分为：溶液结晶，熔融重结晶，研磨法。

（一）溶液结晶

药物化合物大部分是在溶液中制备得到的，因此溶液结晶是工业药学中最常用的结晶方式。重结晶目的包括纯化药物和制备特定晶型的药物。溶液主要包括三个过程：溶液过饱和状态的形成；晶核（crystal nuclei）的形成；结晶生长（crystal growth）。通过降低溶液温度、溶剂挥发、使溶质性质改变等方法可以实现溶液过饱和状态，但是溶液的过饱和状态并不足以实现结晶。结晶出现需要溶质分子之间相互碰撞形成晶核，或者直接在过饱和溶液中加入晶种。晶核出现后，溶液中的介质围绕晶核实现结晶生长，结晶生长可以认为是反向溶解过程。溶液结晶又可以分为不同方法。

1. 冷却结晶（cooling crystallization）　是在实验室及大生产过程中首选的结晶方法，优点是易于操作、重现性好。在冷却结晶过程中，影响药物晶型的因素包括溶剂类型和冷却速率。

2. 晶种结晶（seeded crystallization）　在溶液结晶过程中，往往会在溶液中加入少量的药物结晶即晶种作为结晶过程中的晶核。晶种加入的主要目的是增加结晶结果的重现性，改善药物结晶的粒径分布。

3. 蒸发结晶（evaporative crystallization）　将溶解药物的溶媒蒸发，从而获得结晶的方法。蒸发结晶法在食品工业中有广泛的应用，如早期的制盐业和制糖业。在制药工业中，

蒸发结晶往往同冷却结晶联合使用以提高药物产率。

4. 反溶剂结晶（antisolvent crystallization） 反溶剂结晶，就是在溶液中加入第二种溶剂，通过降低药物在混合溶剂中的溶解度使药物结晶。在如今的工业药学领域中反溶剂结晶有广泛应用。如通过在吲哚美辛甲醇溶液中加入水作为反溶剂可以得到 α 晶型，但通过在乙醚中冷却结晶得到的是 γ 晶型。反溶剂结晶还有一种形式，即通过在溶液中加入超临界流体或气体，实现药物结晶，最常用的是二氧化钛，这种技术称为气体反溶剂结晶法（gas antisolvent crystallization，GAS），利用这种结晶法可以得到高质量结晶。

5. 反应结晶（reactive crystallization） 反应结晶是通过两种化学物质在溶液中反应，产生溶解度低于反应物的终产物的结晶方法。反应结晶中最常用的是通过改变溶液的 pH 实现结晶。如在氢氯噻嗪的氢氧化钠溶液中加入盐酸可以得到氢氯噻嗪晶型Ⅲ。

（二）熔融结晶

将药物熔融，并进行冷却可以得到结晶，而且冷却方式的不同往往会产生不同的结晶。熔融结晶法在制药业中应用较少，因为多数药物在接近熔点温度下会发生分解。苯氟雷司盐酸盐晶型Ⅱ加热到 160℃，晶型Ⅱ转变为晶型Ⅰ，到 165℃晶型Ⅰ融化，慢慢冷却到 130℃重结晶直接形成晶型Ⅰ。

（三）晶格物理破坏法

晶格物理破坏法常用的即研磨法，研磨可以使颗粒表面能量产生变化，直接破坏晶胞堆积形态，使晶胞排列方式发生改变，进而改变晶型。例如，法莫替丁在研磨过程中会从 B 晶型转变为 A 晶型，提升温度和增加研磨时间都将促进转变的过程。再如，氯霉素棕榈酸酯在室温研磨条件下，亚稳态的晶型 B 和 C 转变为稳定的 A 晶型。吲哚美辛在 4℃研磨转变为无定形；在 30℃研磨时，转变为亚稳态的 A 晶型。

（四）其他结晶或晶型转变方法

1. 热处理（thermal methods） 一般情况下，低熔点晶型可以在一定温度条件下转化为高熔点晶型，通过加热可以实现晶型转变。如将替加氟在 130℃加热 1 小时，晶型 γ 将会转变为晶型 β；咖啡因的稳态晶型 β 在 180℃加热 10 小时，会转变为晶型 α。另一种通过热处理实现晶型转变的方法是升华，一些物质通过加热，在熔点以下由固体直接变为气态，之后在一定温度下重新结晶。如 9，10－蒽醌－2 羧酸晶型Ⅰ可以在高于 280℃的高温下升华，冷却形成针晶。热升华过程中，升华温度和收集器与样品间距离对结晶形状、大小都有影响，通过调整这两个参数可以制备得到单晶。

2. 加入添加物结晶（crystallization in the presence of additives） 在结晶过程中，加入添加物可以促进或抑制结晶生长，少量添加物还可以通过和特定结晶面结合的方式改变结晶的晶癖。如苯甲酸可以抑制苯酰胺的结晶生长；少量的辛酸可以抑制脂肪酸的结晶生长。

各种方法影响晶型物质形成的重要技术参数包括：溶剂（类型、组成、配比等），浓度，成核速率，生长速率，温度，湿度，光度，压力，粒度等。故形成各种晶型物质状态的技术参数条件也不同，需要根据样品自身性质合理选择晶型样品的制备方法和条件。

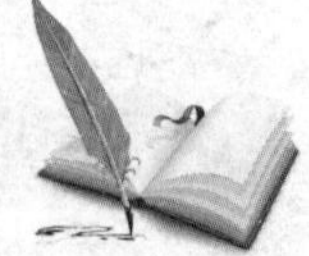

三、共晶

Salmon 等提出药物共晶（cocrystal）是药物分子与其他生理上可接受的酸、碱、盐、非离子化合物分子以氢键、π－π 堆积作用、范德华力和其他非共价键相连而结合在同一晶格中。药物共晶的设计一般是先通过分析药物晶体的性质特征，然后选择合适的共晶形成物，应用晶体工程学、药物科学、超分子化学原理和自组装原则对超分子结构进行设计。在不改变药物共价结构的同时，共晶引入新的组分不但可以改善药物的理化性质，提高共晶稳定性，而且改善溶解溶出速率和生物利用度等。例如，在10℃下，盐酸氟西汀与苯甲酸、富马酸的共晶特性溶出速率低于盐酸氟西汀，而与琥珀酸的共晶特性溶出速率显著大于盐酸氟西汀；但在20℃水中进行的溶出度测定表明，盐酸氟西汀琥珀酸共晶溶解后发生分解，又生成了难溶的盐酸氟西汀，而与苯甲酸和富马酸的共晶则比盐酸氟西汀的溶出度高，且保持稳定。又如咖啡因可以与草酸、丙二酸、马来酸和戊二酸等分别形成共晶，但只有与草酸的共晶对湿度最稳定。

一般而言，只有那些能够形成氢键或特定相互作用的分子之间才能获得稳定的共晶。由于能够用于形成分子复合物且没有生理活性的药用辅料不多，这就给药物共晶带来一定的困难。一些有机酸、有机胺和一些非离子化合物如糖精等是最常用的材料，而一些具有上述类似结构的药物也常常是共晶的研究对象。卡马西平与异烟酰胺可通过将两种化合物的结晶粉末混悬在乙醇中由溶剂介导而形成1∶1共晶。吡罗昔康及其异构体结构中的酰胺基团可以与强氢键或弱氢键质子供体的羧酸类化合物相互作用形成多种共晶。2-乙氧基苯甲酰胺与糖精通过N—OH氢键形成两种共晶，这两种共晶均可通过溶剂结晶法制备，但只有研磨法可获得亚稳定的Ⅱ型结晶。有意义的是，目前发现通过研磨常常能够获得亚稳定的共晶，研磨很可能成为一种新的共晶筛选技术。在研磨过程中加入少许有机溶剂有时能够加快共晶的形成，但应避免使用溶剂与药物形成溶剂化物。另外，在共晶形成的过程中，很可能存在包括药物在内的多种结晶及晶型，因此纯度或纯化是实际应用共晶的难题。

四、多晶型表征技术

进行药物多晶型研究的方法有X射线衍射（X-ray diffraction）、热分析（thermal analysis）、红外光谱、显微镜检、固态核磁共振、溶解度、磁性异向仪法、膨胀计等。只要能把由晶型转变所引起的物理性质的差异显示出来，如晶体结构、分子间的振动能、光学性质、热焓、吉布斯自由能、溶解度、熔点等的改变，就能进行多晶型的鉴别。下面简要介绍一些常用的检测方法。

1. X射线衍射法　X射线衍射是研究药物多晶型的主要手段。可用于区别晶态和非晶态，鉴别晶体状态，区别混合物和化合物等。

当X射线（电磁波）射入晶体后，在晶体内产生周期性变化的电磁场，迫使晶体内原子中的电子和原子核跟着发生周期振动。原子核的这种振动比电子要弱得多，所以可忽略不计。振动的电子就成为一个新的发射电磁波波源，以球面波方式往各方向散发出频率相同的电磁波，入射的X射线虽按一定方向发散进入晶体，但和晶体内电子发生作用后，就由电子向各方向发射射线。

当波长为λ的X射线射到一簇平面点阵时，每一个平面点阵都对X射线产生散射，如图3-5所示。

先考虑任一平面点阵1对X射线的散射作用：X射线射到同一点阵平面的点阵点上，如果入射的X射线与点阵平面的交角为θ，而散射线在相当于平面镜反射方向上的交角也是θ，则射到相邻两个点阵点上的入射线和散射线所经过的光程相等，即$PP' = QQ' = RR'$。根据光的干涉原理，它们互相加强，并且入射线、散射线和点阵平面的法线在同一平面上。

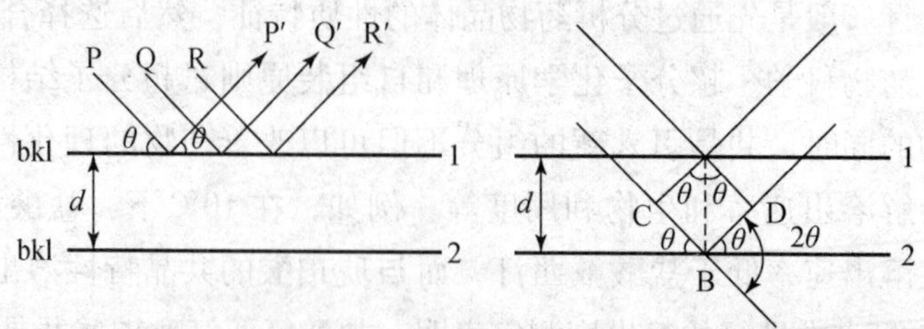

图3-5　晶体的Bragg衍射

再考虑整个平面点阵族对X射线的作用：相邻两个平面点阵间的间距为d，射到面1和面2上的X射线的光程差为CB+BD，而CB=BD=$d\sin\theta$，即相邻两个点阵平面上光程差为$2d\sin\theta$。根据衍射条件，光程差必须是波长λ的整数倍才能产生衍射，因此得到X射线衍射（或Bragg衍射）基本公式：

$$2d\sin\theta = n\lambda$$

θ称为衍射角或Bragg角，n是1，2，3等整数。

用X射线光谱仪测定X射线的衍射强度I时，通常用2θ来定角度，因此所得X射线光谱以I为纵坐标，以2θ为横坐标的衍射图。实际测量中，一般从衍射峰位置测得2θ，再经过计算得出面间距d值，从图谱中相应d值的衍射峰强度I与最强衍射峰的强度I_0比值求出衍射峰强度比。从X射线衍射谱图中可以得到晶型变化、结晶度、是否有混晶等信息。

X射线衍射法又分为单晶衍射（single crystal X-ray diffraction）和粉末衍射（powder X-ray diffraction）两种。其中，单晶衍射是公认的确证多晶型的最可靠方法，利用该方法可获得晶体的晶胞参数（如原子间的距离、环平面的距离、双面夹角等），进而确定结晶构型和分子排列。然而，由于较难得到足够大小和纯度的单晶，因此该方法在实际操作中存在一定困难。

粉末衍射是研究药物多晶型最常用的方法。粉末法研究的对象不是单晶体，而是众多取向随机的小晶体的总和。每一种晶体的粉末X射线衍射图谱就如同人的指纹，其衍射线的分布位置和强度有着特征性规律，该方法不必制备单晶，但在应用该方法时，应注意粉末的细度（数微米级），而且在制备样品时需特别注意研磨是否引起晶型的改变。

以尼莫地平两种晶型（Ⅰ型和Ⅱ型）的粉末X射线衍射为例。由图3-6可见，两种晶型的衍射峰峰位及相对强度具有明显差异，可用于区别和分析尼莫地平的两种晶型。

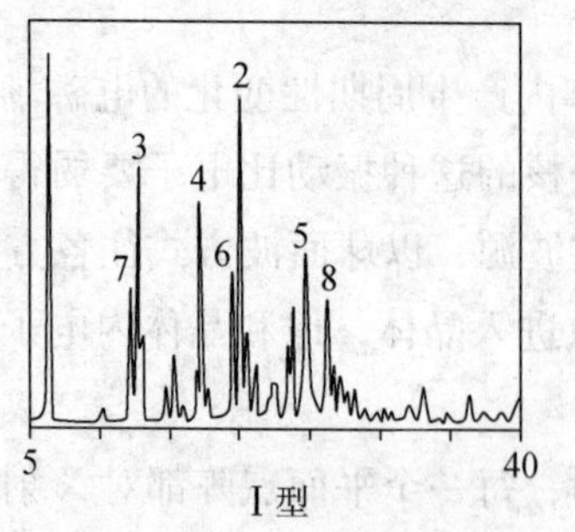

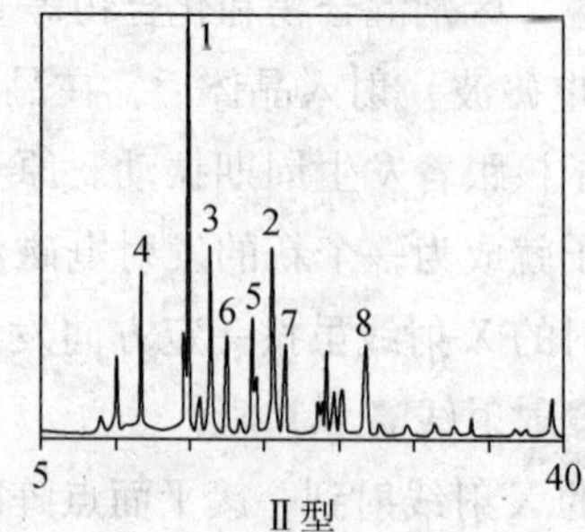

图3-6　尼莫地平X射线衍射图谱

2. 热分析　由于分子或者原子在晶格空间排列方式的不同，造成了晶体间晶格能不同，导致了不同晶型之间存在熔点差异，而且在升温或冷却过程中的吸、放热也会有所差异。应用熔点测定仪可以初步比较晶型熔点的差别，如无味氯霉素A型熔点为91~92℃，

B 型熔点为 87～88℃，无定型熔点为 87～88℃。但是采用熔点差异进行多晶型的研究，只是初步判定方法。

与熔点法相比，热分析法则可以获得包括熔点在内的更多有用的信息。热分析是在程序控温下，测量物质的物理化学性质与温度的关系，并通过测定的热分析曲线来判断药物晶型的差异。热分析法主要包括差示扫描量热法（differential scanning calorimetry，DSC）、差热分析法（differential thermal analysis，DTA）和热重分析法（thermogravimetry，TG）。

DTA 是测量样品与惰性参比物（常用 $\alpha-Al_2O_3$）之间的温度差随温度变化的技术。样品的任何化学和物理上的变化，与它处于同一环境中的惰性参比物的温度相比较，表现出暂时的增高或降低。降低表现为吸热反应，增高表现为放热反应。而 DSC 则在控温过程中同步测量输入给样品和参比物的功率差（热量差）较测量温差更精确，它以样品吸热或放热的速率，即热流率 dH/dt（单位 mJ/s）为纵坐标，以温度 T 或时间 t 为横坐标。DSC 在晶型研究中应用非常广泛，可根据样品的熔融、分解、结晶、热焓等信息区别药物的晶型，判断晶型之间的转化，分析是否存在混晶等。例如，无味氯霉素有两种多晶型，在 DSC 曲线上可见两个吸热峰，其中 85℃和 90℃分别是 B 晶型和 A 晶型的特征吸热峰。将做过 DSC 曲线的试样冷却后再次升温进行 DSC 考察，则 DSC 曲线上只剩下 85℃的熔化吸热峰，说明试样已从混合晶型转化为具有生理活性的 B 晶型。

TG 是在控温下测定物质质量随温度变化的技术，适用于检查晶体中溶剂的丧失或样品升华、分解的过程，推测晶体中含结晶水或结晶溶剂的情况，区分无水晶型与假晶型。

热分析法所需样品量少、方法简便、灵敏度高、重现性好，在药物多晶型分析中较为常用。但热分析方法也有一定的局限性，在使用过程中升温速率、气氛、样品的用量和粒度等均可能对结果产生影响，如普通 DSC 因其升温速率较为缓慢，测定不稳定晶型时常因晶体受热发生固－固转变而无法及时捕捉晶型的物理特征。采用新的热分析技术，如调制 DSC（modulated temperature DSC，MT－DSC）技术、高速扫描 DSC 技术（hyper DSC）、高压 DSC 技术（pressure DSC）等，可以提高 DSC 测量的灵敏度。结合 X 射线衍射、振动光谱、溶解度研究等方法，或 DSC 与红外联用、DSC 与热台显微镜联用等，可以更准确地确定晶型的特征。

3. 振动光谱法　常用的振动光谱包括红外光谱（infrared absorption spectroscopy，IR）和拉曼光谱（Raman spectroscopy）。振动光谱可以作为晶型确证的辅助手段，还可以用于定量研究，其快速和在线分析功能近年来越来越受到重视。

（1）红外光谱法　红外光谱是一种根据分子内部原子间的相对振动和分子转动等信息来确定物质分子结构和鉴别化合物的分析方法，可以用于药物多晶型的鉴别。不同晶型固体药物的红外光谱存在的差别主要包括峰形变化、峰位偏移及峰强改变等，例如具有三种晶型的甲苯咪唑，其结构中羰基的伸缩振动频率 1690～1730cm^{-1}和氨基的伸缩振动频率 3330～3400cm^{-1}的差异十分明显。但在多晶型化合物中有时变化不是十分明显，如苯乙阿托品的晶型Ⅰ和晶型Ⅱ的红外光谱一致。而且有时图谱的差异也可能是由于样品纯度不够、晶体的大小、研磨过程的转晶等导致的分析结果偏差，常需要配合其他方法共同确定。另外，制备红外样品时，KBr 压片在压片过程中可能导致晶型转变，应慎用。因此通常采用石蜡糊法制备样品。

利用近红外光谱法（near infrared spectroscopy，NIR）是近年来发展起来的研究晶型的新方法，其技术优势是速度快、不破坏样品、不需试剂、可透过玻璃或石英测定样品、能

应用于在线测定、适用于药物生产过程的监测。如有人对硫酸氯吡格雷原料的晶型进行考察，同时使用差示扫描量热法、热重分析法、中红外和近红外光谱法及 X 射线衍射法进行分析，实验结果表明国内厂家生产的硫酸氯吡格雷原料存在晶型不一致的现象。再如张英等建立西咪替丁 A 晶型 NIR 鉴别方法，该方法通过西咪替丁有效晶型一致性模型，快速鉴别出西咪替丁生物有效性最佳 A 晶型。但多数情况下，在多晶型化合物研究中通常红外图谱的变化不是十分明显，只能作为多晶型研究的辅助手段。

（2）拉曼光谱法　单色光束的入射光光子与分子相互作用时，可发生弹性碰撞和非弹性碰撞。在弹性碰撞过程中，光子与分子间没有能量交换，光子只改变运动方向而不改变频率，这种散射过程称为瑞利散射。在非弹性碰撞过程中，光子不仅仅改变运动方向，同时光子的一部分能量传递给分子，或者分子的振动和转动能量传递给光子，从而改变了光子的频率，这种散射过程称为拉曼散射。拉曼光谱和红外光谱同属振动光谱，红外光谱源于分子偶极矩的变化，拉曼光谱则源于分子极化率的变化。红外光谱难以测定低频区的振动，而拉曼光谱检测低频振动具有优越性，拉曼散射产生的光谱谱带的数目、位移、谱带强度和形状等直接与分子的振动及转动相关联，由此可以得到不同晶型分子结构的信息。如对马来酸替加色罗的两种不同晶型的拉曼谱图进行研究，发现采用不同的重结晶溶剂，马来酸替加色罗可形成两种不同的晶型，这两种晶型的熔点一致，但拉曼光谱存在差异。通过对不同晶型中拉曼峰位及峰强的比较，鉴定了这两种晶型。此外，拉曼光谱谱带的强度与待测物浓度的关系遵守比尔定律，可用于化合物定量分析。拉曼光谱无需特殊制样，可直接检测，避免了制样过程对晶型的影响。拉曼光谱法已成功地应用于阿托伐他汀钙、磺胺噻唑、卡马西平、对乙酰氨基酚和甘露醇等多晶型药物的晶型定量分析。

4. 显微镜检法　显微镜检法可以反映晶体的宏观形态特点及光学特性，是多晶研究中一种重要的辅助手段。常用的有普通显微镜、偏光显微镜（polarizing microscopy）和热台显微镜（hot - stage microscopy）等。

普通显微镜对晶型研究能力有限，仅能满足结晶外形观察的需要。热台显微镜是在普通显微镜的载物台上加载控温装置，因此热台显微镜能够直接观察晶体的相变、分解和重结晶等热力学过程。而配备摄像仪、电脑记录仪和 DSC 的热台显微镜可以将观测到的图像和信息完整记录下来，更为全面、准确地分析不同晶体的差异。

偏光显微镜通过改装起偏镜和检偏镜，将射入的普通光改变为偏振光，用于观测晶体双折射、晶轴方向和偏振面旋转等现象。如果被观测物体具有单折射性（即各向同性），则不改变入射照明光束的偏振状态，出射光便被检偏镜完全阻挡，不能形成图像；如果被观测物体具有晶体双折射性（即各向异性），当光线通过时，就会分解为两条折射率不同的光线，其中一部分光通过检偏器成像。不同的晶体样品置于载物台上旋转时，出现短暂的隐失和闪亮现象，在不同角度入射光时获得不同图像，以此区别不同晶型。

5. 固态核磁共振法　固态核磁共振法（solid state nuclear magnetic resonance，SSNMR）是研究固态药物的新方法。NMR 通常测定液体环境中化合物的化学位移情况，主要用于鉴别化合物的化学结构，因此无法精确研究固体药物的晶型结构。而固态核磁作为一种非破坏性的技术广泛应用于辨别制剂和原料药中药物的存在形式，区分药物共晶和水合物。

然而与液态核磁法相比，在 SSNMR 中的固态样品分子的快速运动受到限制，化学位移、各相异性等作用的存在使谱线严重增宽，因此 SSNMR 的分辨率低于液态核磁共振。目前采用魔角旋转（magic angle spinning，MAS）、交叉极化（cross polarization，CP）、偶极去

偶及多脉冲谱线窄化等技术，可以减少固体谱带的加宽，显著提高了固体谱的分辨程度。

有研究者利用 CP/MAS NMR 研究了醋酸可的松的多晶型现象，发现其 6 种晶型的^{13}C－NMR 谱是完全不同的，其部分谱图如图 3－7 所示。

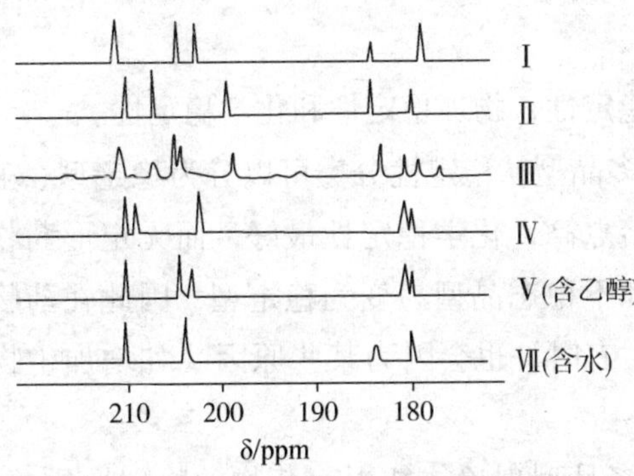

图 3－7　醋酸可的松的多晶型的^{13}C－NMR 谱

6. 溶解度法　药物的晶型不同，其溶解度存在较大差异。一般说来，晶型越不稳定，溶解度就越大；反之则小。在实践中，经常测定各晶型在不同温度下的溶解度，并绘制出溶解度－温度曲线，进而区分出不同的晶型。如胡帆等比较了盐酸伐昔洛韦晶型Ⅰ型和不定形态在 6 种不同溶剂体系中的溶解性（0.1 mol/L 盐酸溶液；pH 4.5 醋酸缓冲液；pH 6.5 磷酸缓冲液；水；0.2% SDS 溶液；0.5% SDS 溶液），不定形态在这 6 种体系中的溶解性均优于Ⅰ型，两者存在明显差别。但要注意的是，在使用溶解度方法时，要避免晶型在溶液中发生晶型转变而导致测量结果不准确。

第三节　药物多晶型在药学研究中的影响

扫码“学一学”

一、药物多晶型对药物的理化性质的影响

（一）药物熔点

晶型不同，晶格能不同，所以熔点不同。如巴比妥晶型Ⅰ熔点为 190℃，晶型Ⅱ熔点为 183.5℃，晶型Ⅲ熔点为 183℃。

（二）药物溶解度与溶出速率

同一药物的不同晶型可能具有不同的溶解度与溶出速率。一般，晶格能大的晶型拥有更快的溶出速率，这是由于晶型中储存的更高的晶格自由能可以促进药物的溶解。如吡罗昔康有 4 种晶型，其溶解度各不相同，见表 3-2。

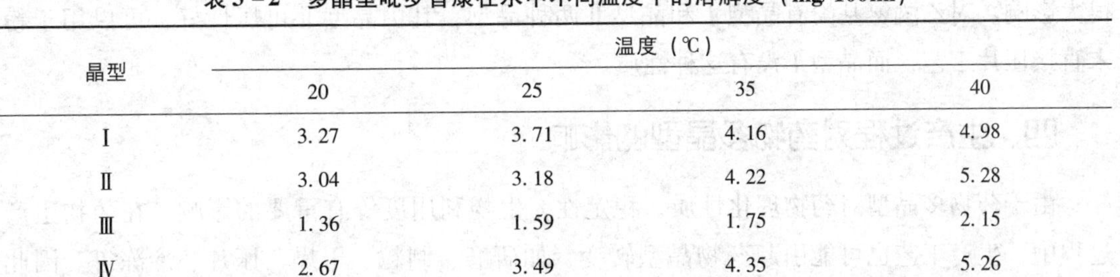

表 3－2　多晶型吡罗昔康在水中不同温度下的溶解度（mg/100ml）

晶型	温度（℃）			
	20	25	35	40
Ⅰ	3.27	3.71	4.16	4.98
Ⅱ	3.04	3.18	4.22	5.28
Ⅲ	1.36	1.59	1.75	2.15
Ⅳ	2.67	3.49	4.35	5.26

溶出度是药物制剂的重要评价指标，因此多晶型药物的制剂可能具有不同的溶出度，如法莫替丁晶型 A 的片剂溶出速率小于晶型 B 的片剂。需要注意的是，大多数情况下，同晶型药物相比，无定形药物具有更高的溶解度和溶出速率。

（三）药物稳定性

药物稳定性包括晶型稳定性，物理稳定性和化学稳定性。

1. 晶型稳定性 药物多晶型从稳定性分类可以分为稳定型、亚稳定型和不稳定型。通常稳定型晶型的熵值小，熔点高，化学稳定性最好，而无定形药物稳定性最低。在药物制备及储存过程中，亚稳态和不稳态晶型易变为稳定型，因此在药物产品研究中，通常选择稳定型晶型作为研究对象。有时，也会因为某些原因（如增加生物利用度）选择亚稳定晶型进行产品开发。

2. 物理稳定性 药物多晶型现象往往引起药物的物理性质差异，在药物储存过程中，药物多晶型所引起的吸湿性不同对稳定性有较大影响。如吲哚美辛有 5 种晶型，其中晶型Ⅰ、Ⅱ、Ⅲ不吸湿，而晶型Ⅳ和Ⅴ易吸湿，因此在较高湿度环境中会逐渐转变为水合物。

3. 化学稳定性 药物多晶型由于晶型类型不同其化学稳定性也不同。如多沙唑嗪具有 3 种不同的晶型，它们具有不同的热稳定性。

二、药物多晶型对生物利用度的影响

药物晶型不同，溶解度和溶出速率不同，有可能会影响药物的生物利用度，导致药物的药效差异。如氯霉素，晶型 B 相对于晶型 A 具有更高的生物利用度。但是，晶型不同是否会产生生物利用度的差异还跟多种因素有关，包括胃肠道蠕动、药物溶解度、渗透性等。因此，生物药剂学分类系统（biopharmaceutics classification system，BCS）为预测药物多晶型提供了参考，对于水中溶解差但是渗透性好的 BCS Ⅱ类药物，药物溶解是胃肠吸收的限速步骤，这种药物的多晶型现象很有可能影响药物的生物利用度，如卡马西平，对于此类药物，在生产过程中要对多晶型进行严格控制。相反，对于高溶解性、高渗透性的 BCS Ⅰ类药物或高溶解性、低渗透性的 BCS Ⅲ类药物，溶解不是吸收的限速步骤，因此对于这种高溶解性的药物，多晶型影响药物生物利用度的风险较低。

三、药物多晶型对生产过程的影响

药物多晶型影响药物的物理性质，包括吸湿性、颗粒形状、密度、流动性、可压性等。由于药物生产过程需要保证可控性，因此在药物研究过程中，需要关注晶型和晶癖对药物生产过程的影响。当然，药物多晶型对药物生产的影响还取决于制备工艺，如采用粉末直接压片时，药物的可压性对工艺过程有较大影响，但是如果采用湿法制粒工艺，则不会有很大影响。对乙酰氨基酚有晶型Ⅰ和晶型Ⅱ两种晶型，其中晶型Ⅱ可压性好，可以用于粉末直接压片工艺，而晶型Ⅰ没有这种性质。

四、生产过程对药物多晶型的影响

由于药物多晶型对药物理化性质，稳定性，生物利用度等有重要的影响。在药物生产过程中，生产工艺也可能引起药物晶型转变，如研磨、制粒、干燥、压片、冷冻等。因此在药物生产过程中，要考察不同的工艺对药物多晶型的影响。

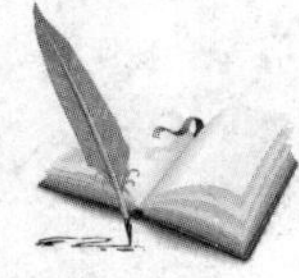

（一）研磨

研磨过程可以粉碎颗粒达到减小颗粒粒径，或使颗粒充分混合的目的。在研磨过程中，机械力使颗粒发生碰撞、挤压，引起晶型的错位或晶型边界的变化。同时，研磨过程中产生的热能和机械能也促进了药物晶型的转变。如采用流能磨粉碎福司地尔可以使晶型Ⅱ转变为晶型Ⅰ。

研磨方式、研磨时间、研磨时加入的辅料等均会影响研磨过程中的晶型转变。需要注意的是，在实际生产中，由于研磨或混合的条件相对温和，一般不太可能导致很大的晶型转变，但在研究过程中依然需要考察。

（二）制粒

由于湿法制粒中会加入水、乙醇等作为黏合剂，可能会引起晶型转变。如卡马西平制粒过程中，采用50%的乙醇-水溶液使药物无定形物转变为二水合物，但是当采用乙醇制粒时，则不会发生这种转变。

（三）压片

压片（包括干法制粒）过程中产生的压力、热量等均可能引起晶型的转变。如吡罗昔康α针状结晶在较高的压力下转变为β结晶，咖啡因在压片过程中，当压力至300MPa时，咖啡因A型结晶向B型结晶转变增加20%。

（四）干燥

制剂生产过程中，经常存在升高温度的干燥工艺，包括湿法制粒后的颗粒干燥和喷雾干燥等。在干燥过程中，温度、湿度均可能使药物晶型发生转变。如氨苄西林三水合物在过分干燥情况下转变为不稳定的无定形物。

（五）冷冻

在冻干工艺中，冷冻过程会对药物的晶型转变产生影响。如甘露醇冻干粉针在预冻过程中，如果冷冻速率较慢，会出现较多的δ晶型，当冷冻速率较快时，会出现较多的α晶型。

第四节 药品晶型研究及质量控制指导原则

扫码“学一学”

不同晶型状态对药品有效性、安全性或质量控制有重要影响。因此各个国家均对药品多晶型研究及质量控制建立了指导原则。

《中国药典》（2020年版）中，规定药物尤其是固体药物、半固体制剂、混悬剂等中存在多晶型时，应对药物晶型状态进行定性或定量控制，并对药物多晶型的定义、制备方法进行了介绍，同时规定了应对药物多晶型稳定性、生物学性质、溶解性或溶出度进行评价，还列出了用于药品晶型质量控制的方法。

美国食品药品管理局（FDA）2007年颁布了“新药申请中的固体药物多晶型指导原则”，其中明确指出药物晶型会影响药物溶解度、溶出度、生物利用度、生物等效性和稳定性，同时也会影响药物生产过程。该指导原则中，还提供了针对药物多晶型进行研究及质量控制的决策树。

口服固体制剂及混悬剂的原料药及制剂是否需要进行多晶型研究及控制，参见图3-8

至3－10。

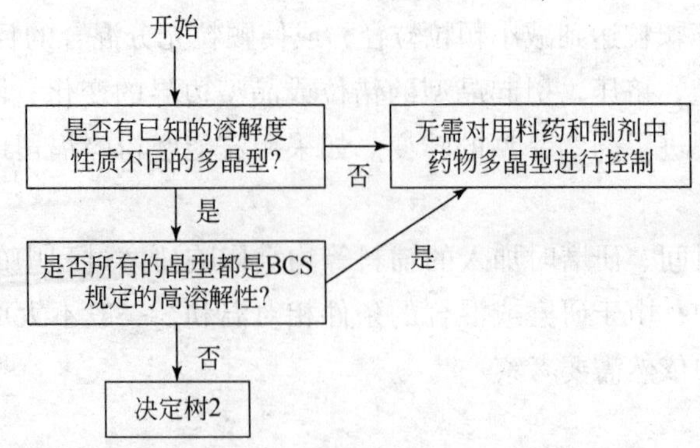

图3－8　口服固体制剂及混悬剂原料药对晶型研究决定树1

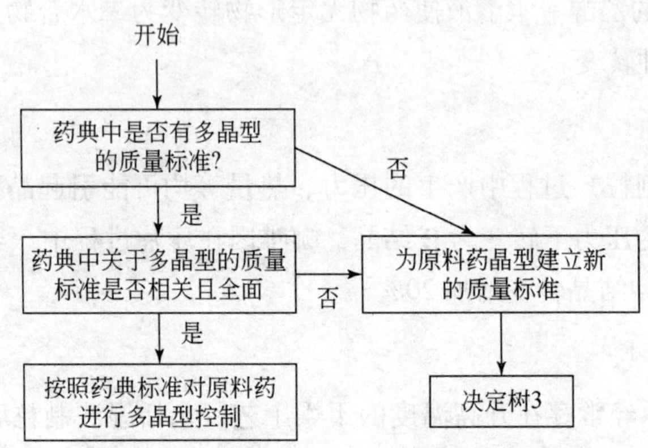

图3－9　口服固体制剂及混悬剂原料药对晶型质量标准建立决策树2

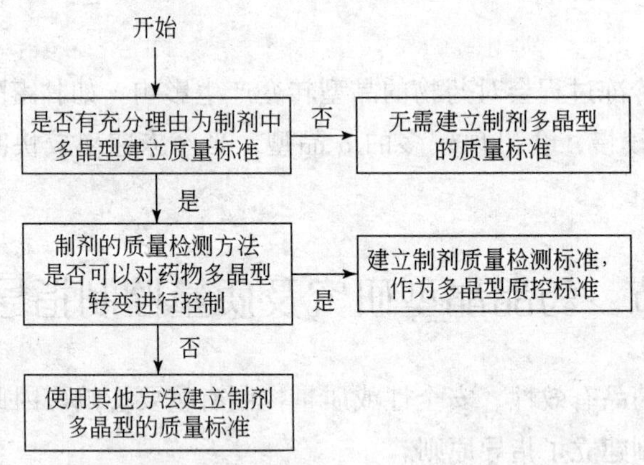

图3－10　口服固体制剂及混悬剂制剂中多晶型质量标准建立决策树3

（尹莉芳）

思考题

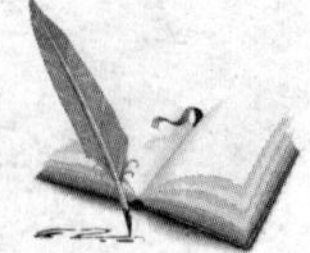

1. 简要说明晶型、晶癖、多晶型和共晶的概念。
2. 简述药物多晶型的制备方法。
3. 简述多晶型在药剂学研究中的重要性。

参考文献

［1］平其能，屠锡德，张钧寿，等．药剂学［M］．北京：人民卫生出版社，2013.

［2］吕扬，杜冠华．晶型药物［M］．北京：人民卫生出版社，2009.

［3］袁恒杰，陈大为，任耘，等．尼群地平晶型转变条件及其影响因素的确定［J］．化学学报，2008，66（21）：2429－2433.

［4］Renuka，Singh SK，Gulati M，Kaur I. Characterization of solid state forms of glipizide［J］. Powder Technology. 2014，264（0）：365－76.

［5］Cai T，Zhu L，Yu，Lian. Crystallization of organic glasses：effects of polymer additives on bulk and surface crystal growth in amorphous nifedipine［J］. Pharmaceutical Research. 2011，28：2458－2466.

［6］Kaialy W，Larhrib H，Chikwanha B，et al. An approach to engineer paracetamol crystals by antisolvent crystallization technique in presence of various additives for direct compression［M］. International Journal of Pharmaceutics. 2014，464（1－2）：53－64.

［7］Kaialy W，Maniruzzaman M，Shojaee S，et al. Antisolvent precipitation of novel xylitol－additive crystals to engineer tablets with improved pharmaceutical performance［J］. International Journal of Pharmaceutics. 2014，477（1－2）：282－93.

［8］Mattei A，Li TL. Interplay between molecular conformation and intermolecular interactions in conformational polymorphism：A molecular perspective from electronic calculations of tolfenamic acid［J］. International Journal of Pharmaceutics. 2011，418（2）：179－186.

［9］RodrÍguez－Sponga B，Priceb CP，Jayasankara A，et al. General principles of pharmaceutical solid polymorphism：A supramolecular perspective［J］. Advanced Drug Delivery Reviews. 2004，56（3），241－274.

［10］Sun Y，Zhu L，Wu T，et al. Stability of amorphous pharmaceutical solids：crystal growth mechanisms and effect of polymer additives［J］. The AAPS journal. 2012，14（3），380－388.

［11］苏德森，王思玲．物理药剂学［M］．北京：化学工业出版社，2004.

［12］U. S. Department of Health and Human Services，Food and Drug Administration，Center for Drug Evaluation and Research（CDER）. Guidance for Industry ANDAs：Pharmaceutical Solid Polymorphism. 2007.

扫码“练一练”

第四章　药物的物理化学相互作用

学习目标

1. **掌握**　范德华力、氢键、疏水相互作用和离子键的概念。
2. **熟悉**　传荷络合作用、离子交换作用。
3. **了解**　药物与包材的相互作用、药物与蛋白质相互作用。

药物分子在气体、液体和固体中以聚集体形式存在，必然存在分子间的相互作用。这些作用力不仅影响药物的物理性质，如熔点、沸点、溶解度等，同时，药剂学中涉及的界面现象、混悬剂絮凝、乳剂稳定性、散剂及胶囊剂的粉体聚集、气雾剂粉末或液滴分散以及颗粒压片等也与其有关。本章主要从分子间或分子内作用力的角度讨论药物物理化学相互作用的类型、对制剂成型性的影响，并对药物制剂体内过程的影响等进行阐述。

第一节　药物的物理化学相互作用的类型

扫码“学一学”

一、范德华力

除共价键外，药物分子间还存在一种较弱的相互作用力，为化学键键能的1/100～1/10，最早由荷兰物理学家范德华（Van Der Waals）提出，因此称范德华力。

（一）分类

范德华力（Van der Waals force）按产生的原因和特点可以分为诱导力、色散力和取向力。

1. 取向力　取向力（dipole－dipole attration）发生在极性分子与极性分子之间。由于极性分子的正电荷中心与负电荷中心不重合，分子中存在永久偶极。因此，当两个极性分子相互接近时，由于它们偶极的同极相斥，异极相吸，两个分子必将发生相对转动。这种偶极的互相转动，使得异极相对，叫作“取向”。这时由于相反的极相距较近，同极相距较远，结果引力大于斥力，两个分子靠近，当接近到一定距离之后，斥力与引力达到相对平衡。这种由于极性分子的取向而产生的分子间的作用力，称为取向力。取向力与分子的偶极矩平方成正比，即分子的极性越大，取向力越大。图4－1即为取向力的形成过程示意图。

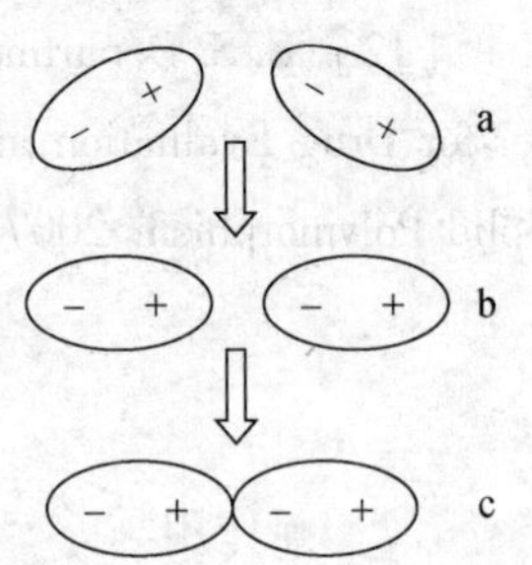

图4－1　取向力作用示意

2. 诱导力　当极性分子和非极性分子相互接近时，在极性分子永久偶极的影响下，非极性分子重合的正电荷中心与负电荷中心发生相对位移。本来非极性分子中的正、负电荷中心是重合的，相对位移后就不再重合，使非极性分子产生了偶极。这种电荷中心的相对位移叫作“变形”，因变形而产生的偶极，叫作诱导偶极。在极性分子的永久偶极与非极性

分子的诱导偶极之间产生静电作用，这种作用力称为诱导力（induction force）。诱导力的形成如图4-2所示。

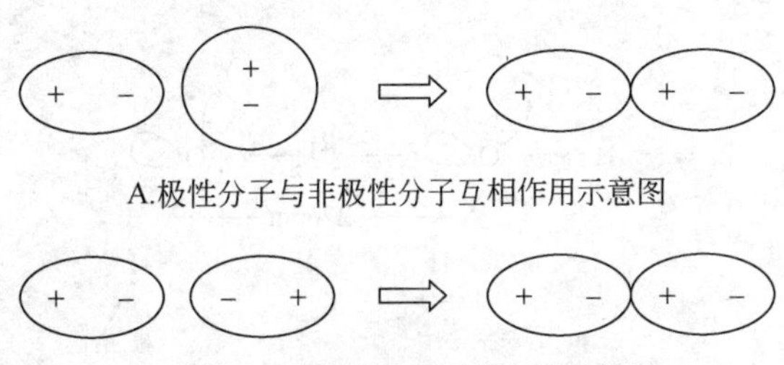

图4-2　诱导力作用示意图

当极性分子相互接近时，在永久偶极的相互影响下，每个极性分子的正电荷中心与负电荷中心的距离被拉大，也将产生诱导偶极，因此诱导力也存在于极性分子之间。

3. 色散力　在非极性分子中，由于电子的运动和原子核的振动，在一瞬间分子的正电荷中心和负电荷中心不重合，从而产生瞬时偶极。瞬时偶极诱导相邻非极性分子产生相应的瞬间诱导偶极。这种瞬间偶极与瞬间诱导偶极的相互作用力称为色散力（dispersion force）。虽然瞬间偶极与瞬间诱导偶极存在时间极短，但是这种情况不断重复，因此色散力始终存在。图4-3为色散力的作用示意图。

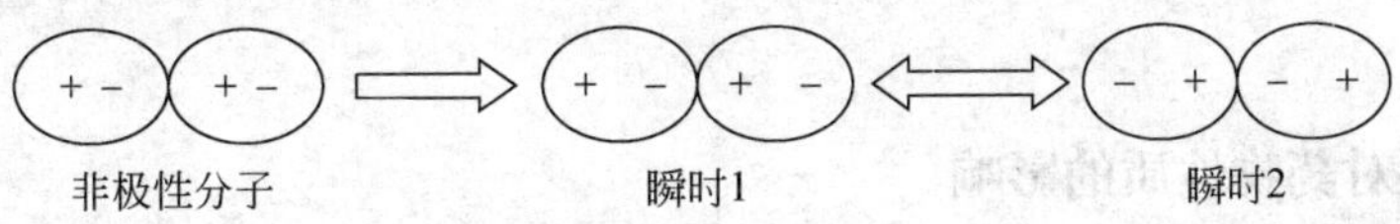

图4-3　色散力作用示意图

不仅非极性分子存在色散力，非极性分子与极性分子之间、极性分子之间也存在色散力。色散力和相互作用分子的变形性有关，变形性越大（一般分子量愈大，变形性愈大），色散力越大。此外，与相互作用分子的电离势有关，分子的电离势越低（分子内所含的电子数愈多），色散力越大。

综上所述，极性分子之间存在色散力、诱导力和取向力；在极性分子与非极性分子之间存在色散力和诱导力；在非极性分子之间只存在色散力。对于大多数分子而言，色散力是主要的；只有当分子的极性很大时，取向力才比较显著，而诱导力通常很小。

（二）范德华力与药物溶解度

药物在溶剂中溶解的主要规律是"结构相似者相溶"，所谓结构相似是指形成分子的化学键、分子间作用力和分子相对大小等重要结构性质相似。若溶质和溶剂结构相似，则两组分的相互作用与它们单独作用时相似，两者互溶。溶质和溶剂结构相差较大时，如水和液状石蜡，当液状石蜡分子进入水中时，破坏了水内部的范德华力和氢键，水也破坏了液状石蜡分子间较强的色散力，代之以水和液状石蜡间较弱的诱导力，两者不能互溶。

二、氢键

氢键（hydrogen bond）是一种由于氢原子结构特殊性所形成的特异键型，由Latimer和Rodebush在1920年发现。主要是氢原子与电负性大的X原子（如F、O、N等）形成共价键时，由于X原子吸引成键电子的能力大，共用电子对偏向于X，H原子上有剩余作用力，

可与另一电负性大的Y原子形成一种较强的、具有饱和性和方向性的范德华力键。与化学键相比，氢键的键能要小得多，而比范德华力的键能大，但属同一数量级。水分子间的氢键如图4－4所示。

---- H —— O ---- H —— O

276pm

H　　H

图4－4　水分子间的氢键

（一）分类

氢键可分为分子间氢键和分子内氢键。

1. 分子间氢键　分子间氢键是一个分子的X—H键中的氢原子与另一个分子的Y原子作用形成氢键。可分为同种分子间的氢键和不同种分子间的氢键两大类。气态的（HF）$_2$，液态的水、醇、酸和固态的（HF）$_n$等都是同类分子间氢键。不同类型的分子也可形成氢键，如聚乙二醇类非离子表面活性剂在水中的溶解系此种情况。

2. 分子内氢键　分子内氢键是一个分子的X—H与分子内的Y作用而形成的氢键，如在苯酚的邻位上有—NO_2、—COOH、—CHO、—$CONH_2$、—$COCH_3$等基团时，可以形成分子内氢键。

（二）氢键对药物性质的影响

1. 氢键对药物沸点和熔点的影响　氢键尽管键能不大，但对药物的物理化学性质影响却非常明显。分子间形成氢键时，一般会使熔点、沸点增高，因为要使液体汽化，必须破坏分子间氢键，需要消耗更多的能量；要使晶体熔化，也要破坏一部分分子间氢键，也需要消耗更多的能量。此外，分子内氢键则会使药物的熔点、沸点、熔化热、汽化热和升华热降低，主要是由于分子内氢键的形成削弱了分子间范德华引力和氢键力。

2. 氢键对药物溶解度的影响　若溶质和溶剂能形成分子间氢键，则溶解度增大，例如水和乙醇能形成分子间氢键，可以任意比例互溶，而水与乙醚则互不相溶。如果药物分子形成分子内氢键，则在极性溶剂中的溶解度减小，而在非极性溶剂中的溶解度增大。

三、传荷络合作用

药物分子络合物主要是靠分子间力、氢键及电荷转移等分子间的相互作用形成，主要分为传荷络合物和氢键络合物，属于弱键型络合物。这里着重讲述传荷络合物（图4－5）。电性差别比较大的两个分子相互接触时，电子多的分子（电子供体）向缺电子的分子（电子受体）转移部分电子而结合成稳定的络合物，称为传荷络合物（charge transfer complex）。

当药物分子形成络合物时，其理化性质均会发生改变，如提高药物的稳定性；增加在水中的溶解度；矫正不良嗅味等。但也可能加速药物的降解，产生沉淀、氧化变色或降低溶解性等。

（一）络合物与药物的溶解性

根据传荷络合理论，在药物溶液中加入能与药物形成传荷络合物的物质，则可提高药物的溶解性。主要分为三种情况：一种是药物溶解度随络合剂浓度呈直线增加，例如咖啡

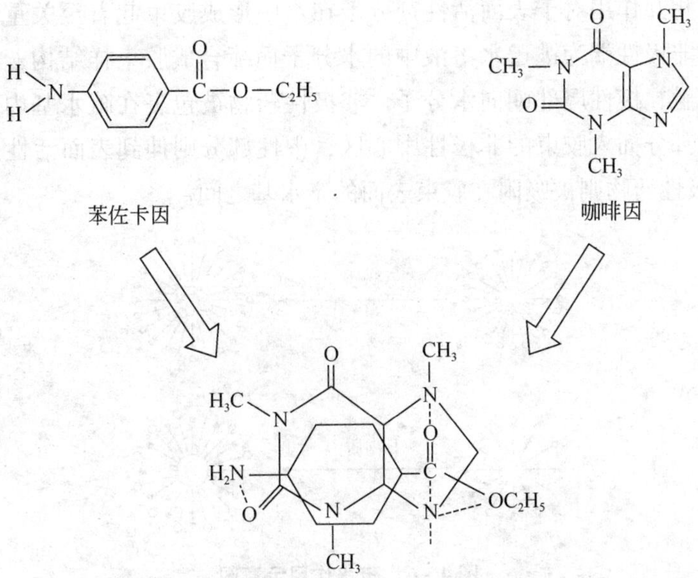

苯佐卡因　　咖啡因

图 4－5　苯佐卡因咖啡因传荷络合物结构示意图

因和苯甲酸钠；一种是药物溶解度提高，但不呈直线关系，如咖啡因对磺胺嘧啶的助溶；第三种也是药物的溶解度随络合剂的浓度增加而增加，但当络合剂达到一定浓度时不呈直线，并且偏离直线，可能是存在药物自身缔合的原因，如咖啡因对磺胺噻唑的助溶。此外，研究发现，咖啡因与龙胆酸形成的络合物比咖啡因本身难溶，利用这种性质制备的络合物可以掩盖咖啡因通常的苦味，适于制备咀嚼片。

（二）络合物与药物稳定性

将药物制成络合物以提高其稳定性的手段也被广泛用于药物制剂，如核黄素及其衍生物对光线极不稳定，加入吡啶类物质可抑制其分解，原因是吡啶类化合物作为电子供体通过电荷迁移作用与核黄素形成络合物。异丙嗪和奋乃静等均易氧化变色，可采用加入咖啡因等稳定剂。在此类络合物中，吩噻嗪类药物作为电子供体部分，加入的稳定剂咖啡因等作为电子受体。苯佐卡因也可与咖啡因配伍使用，苯佐卡因属于酯类药物，易被水解而失效，若与咖啡因配伍，能防止其水解，究其原因是因为二者形成了传荷络合物，使苯佐卡因的酯链被封闭，酯键上 C 与咖啡因上 N 的电荷发生了转移，各官能团之间互相顺应，紧密结合，正负电荷相中和，羰基 C 的正电性下降，不易被 OH^- 进攻，即不易水解。

四、疏水相互作用

将疏水性物质与水混合振摇时，由于水分子间具有较强的氢键结合，疏水性物质被排挤而聚集，这种作用力称为疏水相互作用（hydrophobic interactions）。这种非极性分子在极性水中倾向于积聚的现象就是疏水结合力的表现，它包括范德华力、三维结构中水分子氢键以及其他相互作用。当两种疏水性物质单独存在或相距较远时，疏水链表面整齐地排列着一层水分子，能量较高，熵值较低。当它们互相靠近并紧密接触时，由于水分子间的静电力和氢键力使水分子倾向于聚集在一起，因而排斥疏水链，使疏水链互相聚结而挤出了两疏水链间的水层，减少了疏水链与水的排斥作用，增强了疏水链之间的吸引作用和水与水之间的吸引力，能量降低。这种作用能是可观的，例如两疏水链中相邻亚甲基之间的平均作用能可达 $3kJ \cdot mol^{-1}$。

疏水基团的相互作用对于表面活性剂分子在水中形成胶束起着至关重要的作用。两亲性表面活性剂的非极性端为逃避水溶液中的水分子而缔合成胶束样结构，非极性部分在胶束的内部区域接触，极性尾部朝向水分子。非极性药物被包裹在疏水基内部；半极性药物分子中的非极性部分插入胶束的非极性中心区，中性部分则伸到表面活性剂的亲水基之间（图4－6）；而极性药物则被吸附在胶束表面的亲水基之间。

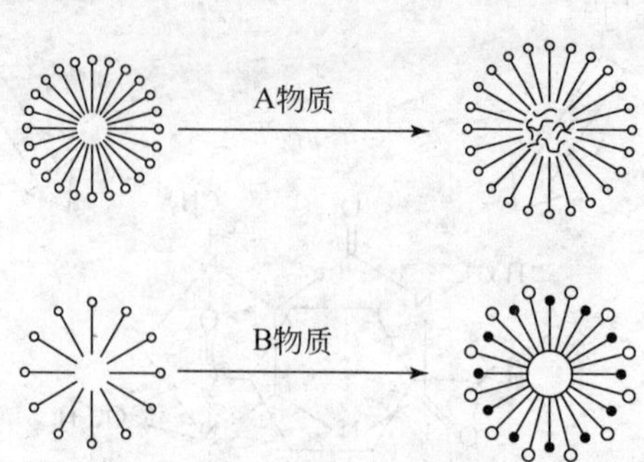

图4－6　疏水作用示意图

A物质是指非极性药物；**B**物质是指半极性药物

五、离子参与的相互作用

（一）离子键

当电负性较小的活泼金属元素与电负性较大的活泼非金属元素的原子相互接近时，金属元素的原子失去最外层电子形成带正电荷的阳离子；而非金属元素的原子得到电子形成带负电的阴离子。阳离子与阴离子之间除了正负电荷相互吸引外，还存在电子与电子、原子与原子核之间的相互排斥作用。当阴阳离子接近到一定距离时，引力和斥力作用达到平衡，即形成稳定的化学键，称为离子键（ionic bond）。图4－7以氯化钠的形成为例阐明离子键的形成过程。其特征在于没有方向性和饱和性。离子键的键能很强，甚至强于共价键。其对药物的许多物理性质包括成盐形式的选择、固体的结晶性质、溶解度、溶出、pH和pK_a的测定以及溶液稳定性均有重要影响。

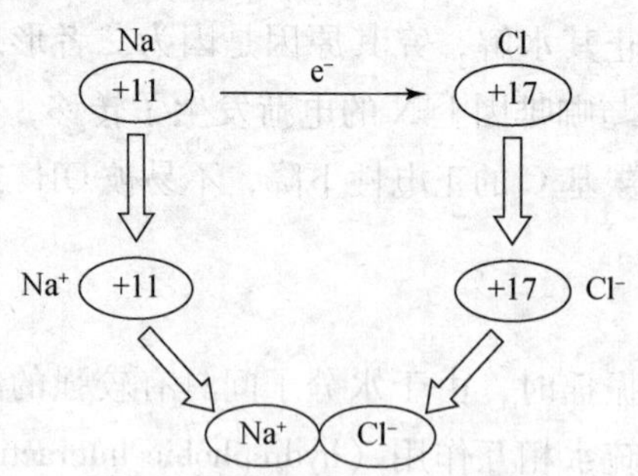

图4－7　氯化钠形成示意图

（二）离子－偶极作用力和离子－诱导偶极作用力

除了偶极相互作用（即范德华力）以外，极性或非极性分子和离子之间还存在其他引力。离子型药物吸引附近的极性溶剂分子从而产生离子－偶极作用力（ion－dipole force）。如盐酸普鲁卡因溶解于水，药物离子溶剂化后形成离子－偶极键，使药物离子的电荷得到分散，能量降低，所放出能量用于克服药物离子间的静电吸引力。

离子型药物吸引附近的非极性溶剂分子，并使其获得诱导偶极，产生离子－诱导偶极作用力（ion－induced dipole force），可显著影响溶质的溶解度，并在溶解过程中起重要作用。如碘化钾与碘、硝酸银与苯之间的相互作用。

扫码“学一学”

第二节 药物的相互作用对制剂成型性的影响

药物的相互作用对多种制剂的成型性均存在较大的影响，如前面提到的胶束的形成系通过疏水作用力，而溶液剂处方设计中加入助溶剂的原理系通过与药物发生络合作用。在实际工作中，制剂成型往往涉及多种作用力的结合。例如混悬剂的粒子间有静电斥力，同时也存在范德华引力，当引力稍大于斥力时，离子处于絮凝状态，形成疏松的聚集体，振摇时容易重新分散。

一、药物的相互作用对液体制剂成型性的影响

如前所述，分子间或分子内作用力可以影响药物的溶解度、稳定性等特性，在液体制剂的制备中这一点尤为明显。对于溶液剂而言，使用混合溶剂可提高难溶性药物的溶解度，如使用水－乙醇作为混合溶剂，可将甲硝唑的溶解度提高5倍。究其原因，可能是两种溶剂间发生氢键缔合或混合溶剂改变了原来溶剂的介电常数（dielectric constant）所致。

高分子溶液的荷电性可对其性质产生影响，如蛋白质分子中同时含有羧基和氨基，当溶液pH大于等电点时，蛋白质荷负电；pH小于等电点时，则荷正电。这些带电荷的高分子由于静电斥力作用，相互间不易聚集，可保持一定的稳定性。在等电点（isoelectric point）时，高分子化合物不带电荷，其性质发生突变，如黏度、渗透压、溶解度、电导率等均为最小值。这些性质对于高分子溶液剂的形成可产生较大的影响。

在乳剂的形成过程中，乳化剂在油水界面上有规则地定向排列，其亲水基团指向水相，疏水基团指向油相。对于O/W型乳剂，乳化剂亲水基向外，通过解离或吸附离子使油相液滴形成双电层结构，具静电斥力，起到电荷屏障的稳定作用。而对于W/O型乳剂，乳化剂疏水基向外，因分散相液滴与分散介质摩擦而产生电荷。分散相携带的电荷产生的静电排斥力有利于乳剂的稳定。

在溶胶剂中，质点（胶核）由于本身某些基团的解离或吸附溶液中的离子而带电荷，带电荷的质点将溶液中一部分带相反电荷的离子［称为反离子（counter ion）］紧密地吸附在自身周围，称为吸附层（吸附层整体带电荷的正负仍与质点相同），胶核和吸附层形成胶粒；少部分反离子扩散到溶液中，离胶粒呈渐远渐稀的趋势，称为扩散层。双电层之间的电位差称为ξ电位（zeta potential）。由于离子有较强的水化作用，胶粒周围会产生水化膜。电荷愈高，扩散层愈厚，水化膜也愈厚，胶粒愈稳定。同时，ξ电位愈高，胶粒之间斥力愈大，可防止胶粒碰撞时发生聚结。溶胶中加入一定量的亲水性高分子，可破坏溶胶表面水分子之间氢键，使溶胶表面的水化作用增强，显著提高溶胶的稳定性。

二、药物的相互作用对固体制剂成型性的影响

大多数固体制剂都是由微粉加工而成的，如散剂、颗粒剂、胶囊剂、片剂等。粉体粒子受压时可产生塑性形变，从而增大了粒子间的接触面和致密性，粒子间相互嵌合产生范德华力、静电引力或机械结合力，在片剂的压制成型过程中起到了重要作用。然而，在干

燥状态下，固体粒子相互接触产生的范德华力、静电力以及粉粒间接触点上吸附液体薄膜的表面张力使其发生相互黏附，往往会阻碍固体物料的混合，因此，常采用交互加入少量水润湿药物或适量表面活性剂、润滑剂等方法提高混合效果。

三、药物的相互作用对包合物形成和固体分散体的影响

20 世纪 40 年代 H. M. 鲍威尔利用 X 射线衍射法发现包合物中主分子（host molecule）与客分子（guest molecule）之间通常不形成强的化学键，大多数以范德华力或氢键相结合，主、客体分子原有的化学性质不变。如环糊精（cyclodextrin，CD）常被用作包合物的载体材料，其具有一定的空穴结构，系由碳 - 氢键和醚键构成的疏水区，非极性的脂溶性药物能以疏水键与 CD 相互作用，形成结合牢固的包合物。极性药物分子只能嵌合在 CD 洞口处的亲水区，与 CD 的羟基形成氢键结合。

以乙基纤维素为载体材料制备固体分散体时，其所含羟基能与药物形成氢键，有较大的黏性，可起到一定的缓释作用。在以溶剂法制备固体分散体过程中，结晶性的药物溶液与载体混溶后，在溶剂蒸发过程中，由于氢键作用、络合作用或黏性增大作用，药物的晶核或生长受到抑制，药物以高能的无定形态存在于载体中。如药物与聚乙烯吡咯烷酮（PVP）形成共沉淀物，药物分子沿着 PVP 链以微弱的氢键形式与 PVP 结合，从而提高溶出速率；磺胺异噁唑与 PVP 可按 1：4 质量比发生络合作用，可形成稳定常数较大的络合沉淀物。PVP 形成氢键的能力与其相对分子质量大小有关，PVP 的相对分子质量越小，越易形成氢键，形成共沉淀物的溶出速率越高。

第三节　药物与包材的相互作用

扫码“学一学”

药品包装材料（drug packaging materials）是指药品生产企业生产的药品和医疗机构配制制剂所使用的直接接触药品的包装材料和容器，简称药包材。可保护药品不受环境影响和保持药品原有属性，便于药品贮藏、运输、销售和使用。但药包材也可吸附药品中的有效成分而降低其疗效，也可释放出一些有害物质而损害机体，因此药包材与一般物品的包装材料不同，有严格的质量要求。关于药物制剂包装的有关内容，详见本书第二十三章，这里主要讲述药物与包材之间的相互作用。

一、药物与包材相互作用的类型

药物与包材的相互作用通常包括迁移和吸附。前者是指药包材中的某些成分由包装材料中迁移并进入制剂；后者则是指制剂中的有效成分或辅料被吸附或浸入包装材料，以上两种作用均会导致制剂质量改变。

（一）迁移

常用的药包材种类有塑料、玻璃、金属和橡胶。由于药包材的种类、组成和配方不同，其物理和化学的性能差异很大，在其包装药物后对各类药物的影响也就不同。

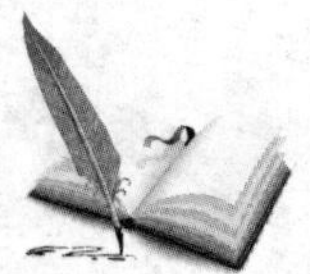

玻璃具有化学性质稳定、阻隔性好、价廉、美观等特点，是最常用的内包装材料。但由于常用的玻璃包装容器是以硼硅酸盐成分为主，其对水、碱性物质长期接触或经过反复刷洗、加热灭菌，不仅会使玻璃内壁表面毛糙或透明度降低，还会使玻璃中的成分发生水解反应，释放出碱性物质和不溶性闪烁物、粒状脱落物，直接影响药物的稳定性、pH 和澄

明度。另外玻璃中还含有氧化物，易使药物氧化或分解。在注射剂中，玻璃可与药液发生化学反应和（或）物理作用。常见的反应有：某些药物对酸、碱、金属离子等敏感，如果玻璃中的金属离子和（或）镀膜成分迁移进入药液，可催化药物发生某些降解反应，导致溶液颜色加深、产生沉淀、出现可见异物，药物降解速度加快等现象；某些毒性较大的金属离子或阳离子团迁移（transfer）进入药液也会产生潜在的安全性风险。

塑料作为一种合成的高分子聚合物，具有质轻、耐碰撞、有韧性、不易破碎等特点，逐渐取代了易碎的玻璃，成为药物内包材最常用的材料之一。但其透气性和透湿性高，在耐热性、化学稳定性、物理稳定性等方面较差。此外，由于塑料组分中有一些添加剂，如稳定剂、增塑剂、抗氧化剂等，可能会与灌装的药物发生化学反应，或者通过渗透分散作用迁移进入药物溶液中，从而影响药物制剂的稳定性和药品的有效性。

橡胶材料主要用于制造药品包装容器的塞、垫及垫圈。近年来，丁基胶塞由于在洁净度、化学稳定性、气密性和生物相容性上都优于传统使用的普通橡胶，被广泛用于药品包装材料，但是由于配方复杂及所加原材料浓度梯度的关系，丁基胶塞在对一些分子活性比较强的药物进行封装后，胶塞中的部分溶出物会慢慢释放，被药物吸附，这样就产生了胶塞与药物的相容性问题，导致药品溶解后溶液的澄清度超标或样品在临床使用过程中出现过敏等毒副反应。例如，头孢曲松钠等头孢类产品在效期内质量检测不合格率比较高，研究发现，普通丁基胶塞与头孢菌素的相容性较差是主因。药用瓶塞应有高洁净度和低抽提性，以保证药品的纯净。

（二）吸附

玻璃、塑料、橡胶、金属等药用包装材料均存在对药物吸附（adsorption）的问题，例如，考察聚氯乙烯、聚丙烯以及玻璃三种输液包材对硝酸甘油、盐酸氯丙嗪、地西泮、环孢素和胰岛素五种药物的吸附性，发现聚氯乙烯材质的输液容器对部分药物有较强的吸附性，导致药物浓度下降，而用聚丙烯材质或玻璃输液容器可避免或减少对药物吸附的影响。考察聚氯乙烯对溶液中硝酸甘油的吸附时发现，盛放 24 小时后，在氯化钠注射液和 5% 葡萄糖注射液中的硝酸甘油分别损失 28.3% 和 26.7%，表明药物的损失是由聚氯乙烯的吸附造成的。

中药液体制剂使用过程中由于包装材料吸附，使药物浓度不稳定，导致用药剂量不准确，从而造成药效学异常的问题早已引起广泛关注。考察聚对苯二甲酸乙二醇酯（polyethylene terephthalate，PET）、聚丙烯（polypropylene，PP）、高密度聚乙烯（high density polyethylene，HDPE）等三种医用塑料包材对双柏喷膜剂中各成分的吸附性，发现 PET 瓶对蒽醌类成分芦荟大黄素、大黄酸、大黄素、大黄酚、大黄素甲醚等可产生微量吸附。

二、影响因素和处理方法

（一）建立适宜的药物相容性评价方法

我国《药品管理法》规定：审批新药时一并审批该新药的包装材料，同时审查该包装材料与药品的安全相容性资料。建立适宜的药物相容性评价方法，对确保药物制剂安全有效具有重要意义。药物相容性评价主要包括以下内容。

1. 玻璃材料药包材 玻璃中碱性离子的释放（影响药液的 pH）；不同酸碱度药液导致的玻璃脱片；玻璃中有害金属元素的释放（影响药物的安全性）；玻璃容器的生产工艺

（模制或管制）、玻璃类型、玻璃成型后的处理方法；玻璃容器对药品的影响以及药品对玻璃容器的影响，应进行药品常规检查项目检查、迁移试验、吸附试验，同时对玻璃内表面的侵蚀性进行考察等。

2. **塑料材料药包材** 水蒸气、氧气的渗入；水分、挥发性药物的透出；脂溶性药物、抑菌剂向塑料的转移；塑料对药物的吸附；溶剂与塑料的作用或透出；塑料中添加剂的溶出；塑料加工时分解物对药物的影响（如PET瓶中的乙醛对胶囊壳的影响）；塑料容器制备不良时产生的微粒；塑料中有害金属元素的释放等。

3. **橡胶材料药包材** 橡胶中各种添加物的溶出；橡胶填充料在药液中的脱落；橡胶中有害添加物的释放；胶塞等制备不良时产生的微粒（落屑）；橡胶对药物的吸附等。

4. **金属材料药包材** 金属对药物的腐蚀；金属离子对药物稳定性的影响；金属保护膜的完整性及其对药物的影响；金属对药物的吸附等。

（二）选择合适的包装材料和包装形式

1. 丁基胶塞

（1）覆膜胶塞 在原丁基药用胶塞的基础上，将胶料与膜在高温高压条件下同步热合而成，杜绝了任何化学黏合剂对输液制剂的潜在危害。膜材料的独特性使胶塞表面光滑，避免或减轻了一般药用丁基胶塞存在的最大缺点——胶塞表面静电吸附使胶屑及其他微粒难以清洗以及硅油对某些药品造成的安全隐患。

（2）镀膜胶塞 在成品胶塞关键部位，采用独特的真空气相沉积工艺制备，由对二甲苯双聚体高温裂解成活性小分子在基材表面聚合一层具有良好隔阻效果的高分子材料膜，减少了胶塞内部物质向药物中迁移。这种薄膜涂层能涂敷到各种形状的表面，包括尖锐的棱边、裂缝里和内表面。其厚度均匀，通常为0.1～100微米，致密无针孔、透明无应力、不含助剂、不损伤工件、有优异的电绝缘性和防护性，是当代最有效的隔阻防护材料。

（3）无硅化胶塞 胶塞表面硅油是影响药品稳定性的主要原因之一，不用或少用硅油可以明显改善胶塞的性能。通过胶塞模具表面的合理设计，可以减少或消除清洗和灭菌时出现的发黏问题，在胶塞表面涂覆反应性硅氧烷，通过一定的聚合条件形成一层光滑的阻隔膜。

（4）超纯净配方胶塞 采用新型橡胶或新型硫化体系，制造具有低萃取性、低硫化剂含量、无硫、无锌硫化体系的丁基胶塞。

2. **药用玻璃** 我国药用玻璃以低硼硅玻璃和钠钙玻璃为主，但均存在一定问题。钠钙玻璃的耐水性和耐化学腐蚀性相对较弱，一些偏酸或偏碱药品抽验时发现玻璃被侵蚀后产生脱片；一些pH敏感药品、生物制剂等由于玻璃中的碱金属、铝离子等溶出，导致药品pH升高、药液变色、出现可见异物等。而尽管低硼硅玻璃的理化性能明显高于钠钙玻璃，但在药品侵蚀性较强的情况下仍无法满足要求。针对上述问题，可用耐水Ⅰ级的药用硼硅玻璃或中性硼硅玻璃替代。药用中性硼硅玻璃化学性能稳定，具有耐水、耐酸、耐碱的特点，还具有较强的抗冷热冲击性、二次加工性能和很高的机械强度，成为国际上药用玻璃的首选。

3. **金属** 在制剂包装材料中应用较多的只有锡、铝、铁与铅，可制成刚性容器，如筒、桶、软管、金属箔等。用锡、铝、铁、铅等制成的容器，光线、液体、气体、气味与微生物都不能透过；它们能耐高温也耐低温。为了防止内外腐蚀或化学作用，容器内外壁上往往需要涂保护层。锡在金属中化学惰性最强，冷锻性最好，易坚固地包附在很

多金属表面。但锡价格比较昂贵，现在某些方面用价廉的涂漆铝管来代替。铅价最廉，镀锡后具有铅的软度与锡的惰性，但因为毒性问题，内服制剂不得用铅容器。金属铝表面与大气中的氧起作用能形成氧化铝薄层，该薄层坚硬、透明，保护铝不再被氧化。铝箔具有良好的包装加工性和保护、使用性能，防潮性好，气体透过性小，是作防潮包装不可缺少的材料。

第四节　药物与蛋白质相互作用

扫码"学一学"

药物在体内和蛋白的结合可多方面影响药物的治疗作用。药物小分子和蛋白质等生物大分子常常借助于疏水作用力、静电力、氢键和范德华力等结合形成超分子复合物。此种结合为可逆性的非共价结合，结合型和游离型药物存在动态平衡，前者是药物体内贮存的形式，并暂时失去药理活性；而后者可跨膜转运及发挥药理作用，因此，这种特性直接影响到药物在体内的分布、贮存、转运、代谢和药理活性的发挥。人血清白蛋白是人体血液中大量存在的蛋白质，常常作为模型蛋白用于药物与蛋白质相互作用的研究。此外，血红蛋白、胆汁蛋白、免疫球蛋白等与药物的相互作用也有报道。

一、蛋白质的结构

蛋白质具有极其复杂的结构（图 4－8），在形成过程中，首先由约 20 种α－氨基酸通过肽键连接形成多肽链，再由一条或多条多肽链按照各自特殊的方式组合成具有特定空间构象和生物活性的高分子有机化合物。如人血清白蛋白是由相对分子质量为 67000 ± 2000 的单一多肽链组成，它是两性的，能够与酸性或碱性的药物结合，结合小分子时，结构可出现微小变化。例如与脂肪酸类药物结合时，由于脂肪酸分子的碳氢链尾部和结合部位间的非极性相互作用，疏水链渗入到球形白蛋白分子内部时，白蛋白螺旋链分开，产生了蛋白质三级结构的微小变化，使体积增大和轴比下降。

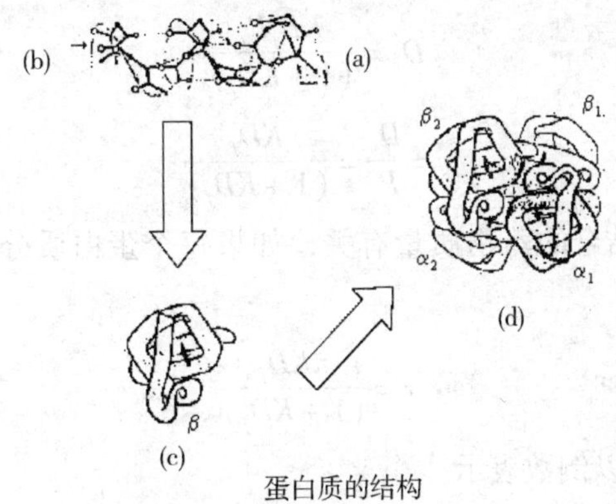

图 4－8　蛋白质结构示意图

（**a**）一级结构（多肽链的氨基酸序列）；（**b**）二级结构（**α** 螺旋）
（**c**）三级结构（血红蛋白的 **β** 链）；（**d**）四级结构（血红蛋白）

二、药物与蛋白质的结合部位

有机小分子与蛋白质相互作用结合的主要部位是蛋白质上的碱性氨基酸残基，它们是精氨酸、赖氨酸、组氨酸残基和 N 端氨基等。人血清白蛋白的三维晶体结构表明，该蛋白

存在3个类似的结构域，每个结构域又含有A与B两个亚结构域，以槽口相对的方式形成圆筒状结构。药物在人血清白蛋白上的结合部位主要位于血清白蛋白不同的结构域。尽管有静电相互作用，但对于具有一定亲脂性的药物而言，与白蛋白结合时疏水作用也很重要，如酸性药物分子如保泰松、吲哚美辛、水杨酸等通过静电作用与白蛋白建立一级接触，疏水部分的相互作用可进一步加强结合；从酚类衍生物与白蛋白的结合率研究证明，其结合主要取决于取代基的疏水性，而酚羟基在结合过程中无重要作用。一些不可电离的药物，如可的松、琥珀氯霉素等，也可与白蛋白通过疏水作用结合。图4-9标示了蛋白质与药物的结合位点。

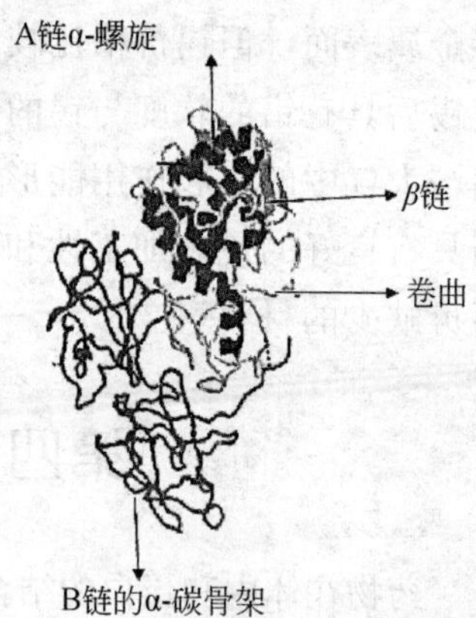

图4-9 蛋白质与药物结合位点示意图

三、药物与蛋白质的结合常数和结合位点

药物与蛋白质的特定官能团或受体相互作用，服从质量作用定律，以 D 代表药物，P 代表蛋白质。

当平衡时

$$\begin{array}{ccccc} D & + & P & \rightleftharpoons & DP \\ [D_f] & & [P_t - D_b] & & [D_b] \end{array} \tag{4-1}$$

平衡常数

$$K = \frac{D_b}{D_f\ (P_t - D_b)} \tag{4-2}$$

式中，D_f 为平衡时未结合药物的物质量的浓度；D_b 为平衡时药物与蛋白质结合的物质量的浓度；P_t 为蛋白质总的物质量的浓度。

由式（4-2）得：

$$KD_f\ (P_t - D_b) = D_b$$

$$KD_fP_t = KD_fD_b + D_b = D_b\ (1 + KD_f)$$

$$D_b = \frac{KD_fP_t}{(1 + KD_f)} \tag{4-3}$$

$$r = \frac{D_b}{P_t} = \frac{KD_f}{(1 + KD_f)} \tag{4-4}$$

r 与体系中与蛋白质结合的药物质量有关，如果每个蛋白质分子不是有一个部位结合，而是 n 个结合部位，则

$$r = \frac{nKD_f}{(1 + KD_f)} \tag{4-5}$$

为求算方便，将上式以倒数表示。

$$\frac{1}{r} = \frac{1}{rKD_f} + \frac{1}{n} \tag{4-6}$$

以 $\frac{1}{r}$ 对 $\frac{1}{D_f}$ 作图，呈直线，斜率为 $\frac{1}{nK}$，截距为 $\frac{1}{n}$，可求药物与蛋白质的结合平衡常数 K 与结合部位数 n。

根据式（4-6）绘制的图称为Klotz倒数图。

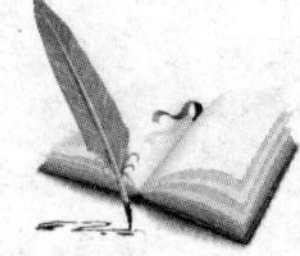

将式（4-6）整理后可得到另一种写法：

$$r + rKD_f = nKD_f \tag{4-7}$$

$$\frac{r}{D_f} = nK - rK \tag{4-8}$$

根据式（4－8）绘制的图称为Scatchard图。

四、药物与蛋白质相互作用的机制

（一）作用力的类型

药物小分子和蛋白质等生物大分子常常借助于疏水作用力、静电力、氢键和范德华力等结合形成复合物。不同药物与蛋白质结合的作用力类型不同，根据反应的热力学参数可大致确定作用力类型。当温度变化不太大时，反应的焓变可看作一个常数，根据Van't Hoff定律：

$$\ln k = \Delta H_0/RT + \Delta S_0/R \tag{4-9}$$

式中，K为对应温度下的结合常数；R为气体常数。由$\ln K$对$1/T$作图，由斜率与截距可以分别计算出焓变ΔH_0、熵变ΔS_0，再由下式

$$\Delta G_0 = \Delta H_0 - T\Delta S_0 \tag{4-10}$$

可以计算出反应的自由能变化ΔG_0。将不同温度的$\ln K$对$1/T$作图，求得药物与蛋白质相互作用的热力学常数。根据热力学常数的符号与大小可确定作用力的类型：$\Delta S > 0$可能是疏水和静电作用力；$\Delta S < 0$可能为氢键和范德华力；$\Delta H > 0$，$\Delta S > 0$为典型的疏水作用力；$\Delta H < 0$，$\Delta S < 0$为氢键和范德华力；$\Delta H \approx 0$或较小、$\Delta S > 0$为静电作用力；$\Delta H < 0$时静电作用为主要作用力。从与水相互作用的角度来考虑，$\Delta S > 0$通常认为为疏水相互作用，而且水溶液中离子间的静电作用一般是以$\Delta S > 0$与$\Delta H < 0$为标志的；相反，对于范德华力，ΔH以及ΔS却均为负值。负焓在静电作用中可能起一定作用，但在真正的静电作用中焓变非常小，几乎等于零。在具体结合反应中，常常为多种相互作用力的共同作用。

（二）结合距离

依据Förster偶极－偶极非辐射能量转移理论对药物与蛋白键合距离进行计算，当两种化合物分子满足以下条件时将发生非辐射能量转移：①供能体（蛋白质）发射荧光；②供能体的荧光发射光谱与受能体（药物）的吸收光谱有足够的重叠；③供能体与受能体足够接近，最大距离不超过7nm。根据Förster能量转移理论，就可以求出药物与蛋白质的结合位置以及蛋白质分子中产生荧光的基团之间的距离，并有如下计算公式：

$$E = 1 - F/F_0 = R_0^6/(R_0^6 + r^6) \tag{4-11}$$

式中，E为能量转移效率；R_0为转移效率为50%时的临界距离；r为荧光体与淬灭体之间的真实距离。F和F_0分别为存在和不存在能量受体时，能量给体的荧光发射强度。

$$R_0^6 = 8.8 \times 10^{-25} \kappa^2 n^{-4} \phi_d \int F_{(\lambda)} \varepsilon_{(\lambda)} \lambda^4 \Delta\lambda / \int F_{(\lambda)} \Delta_{(\Delta\lambda)} \tag{4-12}$$

κ^2为偶极空间取向因子，n为介质的折射指数，ϕ_d为荧光给体的荧光量子产率，$F_{(\lambda)}$为荧光给体在波长为λ时的荧光强度，$\varepsilon_{(\lambda)}$为受体在波长λ时的摩尔吸光系数。

（三）构象

小分子药物在与蛋白质结合的过程中，常常会导致蛋白质的构象发生变化，从而导致其功能变化。研究蛋白质构象变化的方法有圆二色谱法、同步荧光光谱法、核磁共振法、X－射线晶体衍射分析法、紫外分光光度法、激光拉曼光谱法、小角中子衍射法等。

圆二色谱法能够提供α－螺旋、β－折叠的含量变化，同步荧光光谱能够特异性反映蛋

白质中色氨酸和酪氨酸的化学微环境的变化。此两种方法为研究蛋白质构象常用方法。核磁共振法能够提供构象动力学的信息，X-射线晶体衍射分析法能够提供肽链上除了氢离子的其他原子的空间排布信息，小角中子衍射法能够提供肽链上所有原子的空间排布信息。这些方法研究对象是肽链上每个独立的原子，主要用来确认蛋白质的绝对构型。

五、研究药物与蛋白质相互作用的方法

通常研究药物与蛋白质相互作用的方法有光谱法（荧光光谱、紫外-可见吸收光谱、红外光谱、圆二色谱、激光拉曼光谱）、平衡透析法、电化学法和X-射线晶体衍射等方法，目前质谱、核磁共振、激光散射、毛细管电泳和分子对接等方法也在此领域得到越来越多的应用。

（一）荧光光谱法

荧光光谱法是一种重要且有效的光谱手段，它是利用药物与蛋白质相互作用后，所引起的药物自身荧光光谱或蛋白质自身荧光（内源荧光）光谱以及同步荧光光谱的变化，如荧光强度和偏振度改变、新荧光峰的出现等，考察分子的成键、结构情况和发光特性，并且通过对荧光参数的测定可得出结合位点数、结合常数、结合位置以及蛋白质分子作用后结构变化的信息。具有灵敏度高、选择性强、样品用量少、方法简便等优点。同步荧光光谱能够测定荧光基团附近微环境变化的方法。$\Delta\lambda = 60$nm 是氨酸残基的光谱特性。当小分子药物浓度增加，蛋白质的同步荧光光谱图中最大发射波长位移，说明蛋白质的氨基酸残基的极性发生了变化。

（二）紫外-可见吸收光谱法

蛋白质中的某些芳香族氨基酸残基和一些含硫的氨基酸均有紫外吸收，主要包括色氨酸、酪氨酸、苯丙氨酸和半胱氨酸等。小分子药物与蛋白质发生相互作用后，吸收峰会发生变化，可产生增色效应、减色效应、红移现象、蓝移现象，由此可以判断出小分子药物与蛋白质结合部位的化学微环境。该法常与其他方法联用。图4-10为加入丹皮酚前后人血清白蛋白（human serum albumin，HSA）的紫外吸收光谱图。从图中可以看出，HSA最大吸收峰在208nm处；随着丹皮酚浓度的增大，HSA的吸收逐渐减小且最大吸收波长从207.9nm红移至209.4nm。这些结果证明丹皮酚和HSA确实有相互作用，并且使HSA的二级结构发生了变化。

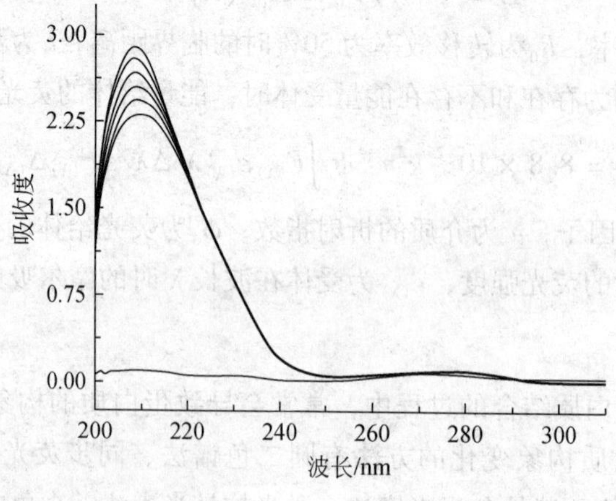

图4-10　不同浓度丹皮酚与人血清白蛋白相互作用的紫外光谱图

（三）傅里叶变换红外光谱法

在生物大分子中，一定的基团总对应一定的特征吸收。因此，可以利用红外光谱的峰位来分析生物大分子的组成和结构。另一方面，吸收峰的峰位对基团所处的环境很敏感，基团结构上的变化会引起红外吸收频率的改变，这样就可以通过吸收频率的变化，来分析生物大分子结构的变化。红外光谱法具有样品用量少、适用于不同浓度不同环境中蛋白质和多肽的测定的特点。国内有学者应用红外光谱研究了镝（Ⅲ）和钛（Ⅳ）与人血红蛋白的相互作用，结果表明血红蛋白与金属的相互作用主要发生在氨基酸残基和肽键的 N 和 O 原子上，并且可引起血红蛋白骨架的部分变化。

（四）圆二色性光谱法

溶液中的光学活性物质对左右圆偏振光的吸收率差别导致光发生椭圆偏振，即为圆二色性，用于研究蛋白质中α－螺旋、β－折叠的含量。蛋白质的圆二色性光谱有远紫外区（185～245 nm）和近紫外区（245～320nm），其中远紫外区是肽键的吸收峰范围，它反映的是主链的构象特征。因此，可以用圆二色谱法测定蛋白质的二级结构。在 208 和 222nm 是α-螺旋的特征峰，通过以下公式可以简单估计α-螺旋的含量：

$$X^{H} = (-[\theta_{208}] - 4000)/29000$$

$$X^{H} = (-[\theta_{221}] - 3000)/33000$$

如用圆二色光谱法研究甲磺酸帕珠沙星与过氧化氢酶的作用，发现在 208 和 221nm 处有两个负峰最小值，这是蛋白质典型的α－螺旋结构特征。

（五）多种光谱法与其他检测方法联用

色谱和质谱联用是当前生命科学研究领域常用的一种方法，它通过将色谱的分离和质谱的性质鉴定相结合来研究蛋白质与小分子的相互作用。国外已经使用质谱方法确定了第二代具有感光性的药物 Foscan 与血浆蛋白质相互作用时的具体状态（是单聚体还是二聚体），从而更清楚地认识了二者的相互作用。

高效液相色谱在药物分析中有着十分广泛的应用，荧光检测又有较强的专一性和更高的灵敏度，两者结合后作为一种快速、简便而且经济的方法常用于临床药代动力学分析。将红外光谱和荧光光谱联用，研究β－1，2，3，4，6－五－O－D－葡萄糖与人血清白蛋白的相互作用，确定了白蛋白上存在的两个结合位点及其结合常数，并发现白蛋白结合底物后其结构可由α－螺旋向β－转角和无规则结构转变。这是红外光谱和荧光光谱的有效结合。红外光谱用以定量地描述蛋白质与配体作用后蛋白质二级结构的变化，在此基础上结合荧光光谱研究了蛋白质在不同环境下二级结构的变化及药物与蛋白质相互作用的机制。

通过对多种经典光谱法进行改进和联合，可使其应用范围更加广泛。这些方法在高通量药物筛选中也发挥了重要的作用，如时间分辨荧光分析法（time－resolved fluorescence assay，TRF）、荧光共振能量传递分析法（fluorescence resonance energy transfer analysis，FRET）、时间分辨荧光能量传递分析法（time－resolved fluorescence energy transfer analysis，TRET）等，特别是 FRET 在研究药物与蛋白质相互作用中显示出巨大的应用潜力。FRET 是一种荧光物质进行荧光能量转移的现象，只有当荧光分子受到激发、分子间距小于 10nm 时才发生这种能量转移。使用 FRET 可以观察 G 蛋白的结构变化，当激素或神经递质等与 G 蛋白发生相互作用时荧光减弱，因而可以在细胞内部活体定位，检测药物与蛋白质相互作用。TRF 用于结构相似而荧光光谱严重重叠的双组分混合物，如果光谱重叠的几种物质

的荧光寿命有一定差值，可不经预分离而直接定量测定。

（六）高效前沿分析法

高效前沿分析（high performance frontal analysis，HPFA）又称迎头分析法（frontal analysis），是一种在药物与蛋白质结合平衡中能同时测定游离药物浓度和总药物浓度的一种新的色谱方法。利用高效液相色谱（high performance liquid chromatography，HPLC）和高效毛细管电泳（high performance capillary electrophoresis，HPCE）系统可以有效地进行 HPFA 分析。此法能够通过测定峰高和峰面积得到游离药物浓度和总药物浓度，同时通过测定药物与蛋白结合情况进而得到生物利用度等药动学参数。国内学者使用 HPLC－迎头分析法联用，分析了糖尿病治疗药物格列美脲与人血清蛋白的相互作用，并计算出含有两类结合位点及响应的结合平衡常数。此法操作简便，适用于高亲和力的疏水性药物－血浆蛋白结合作用的分析。HPFA 目前尚属一种新的色谱方法，还有许多工作有待完善，如需要合理选择色谱柱及填料、洗脱平台区域的出现和大体积的样品量。但随着毛细管电泳技术的发展，这两种方法的联合应用将成为有潜力的检测方法。

（七）分子对接模拟技术

分子模拟技术（molecular simulation technology）是利用计算机建立原子水平的分子模型来模拟分子的结构与行为，进而模拟分子体系的各种物理与化学性质。分子模拟技术的理论基础是分子力学、分子动力学和量子力学。分子力学可以计算出较为稳定的分子三维构象，而量子力学还能给出有关电子性质的信息。由于近年来蛋白质晶体结构研究的发展，许多蛋白质的三维结构已经确定。而当受体的三维结构已知时，可以根据形状互补、空间互补、性质互补的原则将配体（药物）放置在受体的活性部位，使之形成有利于相互作用的配体－受体复合物，即为所谓的对接（docking）。因此，分子对接模拟技术指根据配体与受体在活性区域结合时的能量最低构象，从而推测出小分子物质与蛋白质相互作用的情况。该法是基于生物信息学研究蛋白质与小分子间相互作用的有效手段。利用分子对接模拟技术结合其他方法研究愈创木酚与人免疫球蛋白的相互作用，结果显示药物与蛋白质的相互作用力主要是疏水作用和氢键。

（八）等温滴定量热法

等温滴定量热法（Isothermal Titration Calonmetry，ITC），是微量量热技术的一种，是指在恒定温度条件下，将一种反应物滴定到另一种反应物中，实时监测反应的热量变化，进而计算出反应过程中的各个参数，如结合常数、结合位点、反应焓变、反应熵变等。由此，可以直观地描述两种物质的相互作用情况。ITC 法具有非特异性，即对样品的溶剂性质、光谱性质以及电化学等没有任何限制。为了更好地研究蛋白质与药物相互作用的情况，也可将等温滴定量热技术与一些特异性方法（如光谱法）结合使用，共同验证实验结果的可靠性。

六、药物与蛋白质结合对药物作用的影响

外源性药物小分子、离子进入人体后，往往和体内蛋白质结合形成较复杂的复合物，再进行体内转运及发挥生物学效应。一般说来，小分子药物与靶部位的生物大分子作用后，将使后者发生变化，如构象的改变等，由这种变化而引起一系列生物体内的物理或化学变化，最终体现为各种性质的变化。因而小分子药物的药理毒理效应可以简单地理解为机体

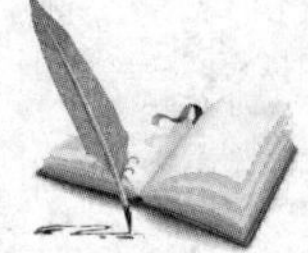

对外源性小分子与生物大分子相互作用的整体应答。根据外源性小分子药物在体内的转运、吸收和分布，与外源性小分子相匹配的生物大分子（受体、靶点或作用部位）的状态，外源性小分子与生物大分子相互作用的类型及所导致的后果，可以设计出选择性高、作用强、毒副作用小的靶向药物。因而，研究生物大分子与小分子的相互作用对于指导药物制剂设计具有非常重要的意义。

（一）对药物转运的影响

1. 对药物转运至各组织脏器的影响　只有游离药物才能穿过毛细管内皮微孔分布于人体各组织器官中，通常达到平衡时，毛细管壁内外两侧游离药物浓度相等，而体内大多数组织器官的白蛋白浓度均较血清中白蛋白浓度低，因此在血管外区域几乎没有结合型药物存在。

组织液中药物总浓度可以通过血清中药物浓度、血清蛋白结合及组织液蛋白结合的程度计算：

$$C_t = C_S \cdot f_S / f_t \tag{4-13}$$

式中，C_t为组织液中药物浓度；C_s为血清中药物浓度；f_s和f_t分别为药物在血清中和组织液中的游离药物分数。如果在血清中和组织液中的蛋白结合是等同的，且在两相中存在同样的蛋白质，则药物在组织液和血清中浓度相等。

2. 对透过体内特殊生理屏障的影响　体内的一些特殊生理屏障，如上皮组织等，是通过脂蛋白膜将血浆和组织液分离开，使药物在作用区域达到治疗浓度，同时低于最低中毒浓度。例如治疗细菌性前列腺炎，目前大多数的抗生素不容易通过前列腺上皮组织。前列腺液的 pH 比血浆的 pH 低，大约为 6.6。因此药物进入前列腺液的过程中，药物的解离度是决定药物透过的最重要因素，分配系数起次要作用。在研究磺胺类药物在前列腺液/血浆的比率时，根据未解离药物/解离药物来预测结果要比以 lg$P$ 值预测更接近，这是由于 lg$P$ 较高的脂溶性药物会优先与血浆中蛋白质结合，而不能透过界面膜。反相微乳液非常接近细胞内的环境，因此，研究中可用来模拟细胞环境。发现当药物扩散进入乳液时，乳液中药物浓度对 lg$P$ 作图时其峰值出现在较低的 lg$P$ 值处。这是因为 lg$P$ 值低的药物脂溶性差，不易与蛋白质结合，因而更易于透过细胞膜。

（二）对药物吸收的影响

药物与蛋白质的结合对药物吸收存在较大的影响。如地高辛等药物与肌蛋白结合，可起到贮库作用，而地高辛在血浆、骨骼肌、心肌中的结合浓度分别为（1.2 ± 0.8）$ng \cdot ml^{-1}$，（11.3 ± 4.9）$ng \cdot ml^{-1}$，（77.7 ± 43.3）$ng \cdot ml^{-1}$。再如双氯青霉素与氨苄青霉素肌内注射后，其生物利用度、吸收速度存在差别的原因是双氯青霉素有 95% 与蛋白质结合，而氨苄青霉素仅有 20% 与蛋白质结合，所以双氯青霉素比氨苄青霉素吸收慢。

（三）对药物药理作用的影响

药物与蛋白质结合直接影响其药理作用，若没有与蛋白结合，药物可通过血液循环分布至全身，其分布体积是血浆体积的 13 倍。当药物与蛋白质结合具有很高亲和力且体内药物总量低时，药物将几乎完全存在于血浆中。具有较低缔合常数（K 约 10^{-6}或 10^{-7}）的药物将更多分配在体液中。如药物进入脑脊髓液（cerebrospinal fluid，CSF）程度取决于血浆中游离的可扩散的药物浓度。磺胺进入 CSF 要比磺胺甲氧嘧啶快，这是由于磺胺与血清白蛋白结合较少的缘故。

（四）对药物毒副作用的影响

如前所述，血液中的药物浓度影响药效，而游离药物浓度与蛋白结合平衡常数 K 直接相关。药物进入体内后，浓度较低时，大部分药物会与蛋白质结合；随着药物浓度增加，游离态和结合态的动态平衡被打破，游离药物的浓度显著增高，药理作用则随之增强。当药物的毒副作用较大时，不良反应则随之产生。其他因素的变化，例如联合用药会引起药物与蛋白质的结合发生改变。如药物与人血清白蛋白有 3 个特定的结合位点，不同种类的药物会影响其他药物与蛋白位点的结合。这一现象可能导致某种药物在单独使用时，游离态药物浓度较低，发挥药效缓慢；而在联合用药时，由于使用了可竞争结合的药物，造成游离态药物浓度增高，进而导致体内药物浓度过高，产生较严重的毒副作用。

（五）对纳米给药系统传递作用的影响

纳米粒可以通过呼吸道、消化道、皮肤透过以及注射的方式进入血液，而后通过静电吸附、疏水作用、氢键作用与血清白蛋白结合，形成“蛋白冠”（protein corona）。

蛋白冠的形成存在 Vroman 效应，即吸附在纳米颗粒表面的蛋白质可能会解吸附，形成的表面空缺位点会迅速被其他同种或不同的蛋白占据。这一过程取决于血液中某种蛋白质的浓度以及蛋白质与纳米颗粒的结合常数。对于纳米粒在血浆中的蛋白吸附行为，Vroman 效应将其分为“早期”和“晚期”两个阶段。在早期阶段，纳米颗粒优先吸附白蛋白、免疫球蛋白 IgG、纤维蛋白原等高浓度和高吸附速率的蛋白质，随后则被载脂蛋白和凝血因子等高亲和力的蛋白质取代。蛋白冠的形成将会改变纳米颗粒的尺寸和表面组成，进而影响纳米颗粒的吸收、转运以及毒性。

体内和体外实验都表明，纳米粒和血浆蛋白的结合与其被细胞摄取的速率呈正相关。血浆中的一大类蛋白质称为“调理素（opsonin）”，如免疫球蛋白 IgG 和补体成分。调理素的吸附（即调理作用）能够增加纳米材料被巨噬细胞的摄取。通过血浆蛋白的调理作用，纳米粒迅速被血液以及组织中的单核/巨噬细胞摄取，分布于网状内皮系统，这导致纳米材料被快速从血液中清除，并在肝、脾中富集。而 Volker 等研究发现，将纳米粒与不同蛋白结合可以改变其被巨噬细胞的摄取情况。其中，与血浆中的簇集蛋白（clusterin proteins）结合可以减少纳米粒被体循环中的单核巨噬细胞摄取。

蛋白冠的形成与纳米粒的细胞毒性也直接相关。有学者研究了碳纳米管与血液蛋白质形成的“蛋白冠”，发现血浆的主要蛋白（如纤维蛋白原、免疫球蛋白、白蛋白、转铁蛋白）会在碳纳米管的表面进行竞争性吸附，碳纳米管与血浆蛋白的结合主要取决于其与蛋白质芳香氨基酸（色氨酸、苯丙氨酸、酪氨酸）之间的π－π堆积作用。碳纳米管吸附血浆蛋白质之后，能够显著降低其细胞毒性。

一般来说，进入生理环境的任何纳米材料都会吸附蛋白质，蛋白冠的形成过程与组成不仅受粒子表面的化学基团、电性等特性与蛋白质氨基酸官能团之间的分子作用所控制，而且也与纳米粒的化学组成、尺寸形状和团聚态等有直接关系。对于一定疏水性的纳米粒，不同粒径下其表面蛋白覆盖率有明显差别，较大粒子表面具有更大覆盖率。相比于亲水性和中性纳米颗粒，疏水性和带电荷的颗粒表面吸附更多的蛋白质，且更易引起吸附的蛋白质变性。因此，粒径小和亲水性强的纳米粒会抑制蛋白的吸附。可通过合成过程调控纳米材料的物理化学特性，调控其蛋白质吸附特性，进而降低其毒性，提高生物利用度。

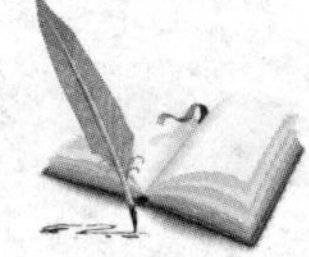

思考题

1. 简述范德华力、氢键、离子键、疏水相互作用的概念。
2. 简述药物的物理化学作用对药物及制剂性质的影响。
3. 药物的物理化学作用对制剂成型性的影响。
4. 简述药物与包材相互作用的类型。
5. 简述药物与蛋白质结合对药物作用的影响。

（黄　园）

参考文献

[1] 姜虹，安普丽，蒋晔. 药物与蛋白质相互作用研究方法的进展 [J]. 第二军医大学学报，2007，28 (6)：662.

[2] 崔福德. 药剂学 [M]. 7 版. 北京：人民卫生出版社，2012.

[3] 朱正宇. 塑料容器对药品稳定性的影响 [J]. 西北药学杂志，1989，4 (1)：24.

[4] 梅林等. 荧光光谱法研究分子间相互作用的应用进展 [J]. 激光杂志，2007，28 (3)：84.

[5] 许金熀，刘艳. 物理化学 [M]. 北京：北京大学医学出版社，2005.

[6] Patric J Sinko 原著，刘艳译. Martin 物理药剂学与药学 [M]. 北京：人民卫生出版社，2012.

[7] 苏德森，王思玲. 物理药剂学 [M]. 北京：化学工业出版社，2004.

[8] 徐春祥. 无机化学 [M]. 北京：高等教育出版社，2010.

[9] 何文英，孙振范，姚小军. 文多灵碱键合人血清蛋白位点的表征 [J]. 药学学报，2010，45 (5)：608 -614.

[10] 何文英，姚小军，刘鹏军. 分子模拟与光谱法研究愈创木酚和人免疫球蛋白的键合 [J]. 中国科学，2007，37 (1)：54 -63.

[11] 何文英，张连华，陈光英. 光谱法研究文多灵碱与牛血清白蛋白的键 [J]. 光谱实验室. 2008，25 (5)：847.

[12] 张志荣. 药剂学 [M]. 第 2 版. 北京：高等教育出版社，2013.

[13] Yaheng Zhang, Lijun Dong, Ying Li, et al. Characterization of Interaction Between Bergenin and Human Serum Albumin inMembrane Mimetic Environments [J]. J Fluoresc, 2008, 18: 661 -670.

[14] Ojha H, Mishra K, Hassan M I, et al. Spectroscopic and isothermal titration calorimetry studies of binding interaction of ferulic acid with bovine serum albumin [J]. Thermochimica acta, 2012, 548: 56 -64.

[15] Shang L, Nienhaus G U. In situ characterization of protein adsorption onto nanoparticles by fluorescence correlation spectroscopy [J]. Accounts of chemical research, 2017, 50 (2): 387 -395.

[16] Monopoli MP, Aberg C, Salvati A, et al. Biomolecular coronas provide the biological identity of nanosized materials [J]. Nat Nanotechnol. 2012; 7 (12): 779 -786.

[17] Gref R, Lück M, Quellec P, et al. Stealthcorona – core nanoparticlessurface modified-bypoly – ethylene glycol (PEG): influences of the corona (PEGchain length and surface density) and of the core composition on phagocytic uptake and plasma protein adsorption. Colloids and Surfaces B: Biointerfaces [J]. 2000, 18 (3 – 4): 301 – 313.

[18] Tenzer S, Docter D, Rosfa S, et al. Nanoparticle Size Is a Critical Physicochemical Determinant of the Human Blood Plasma Corona: A Comprehensive Quantitative Proteomic Analysis [J]. ACS Nano. 2011, 5 (9): 155 – 167.

[19] Tenzer S, Docter D, Kuharev J, et al. Rapid formation of plasma protein conora critically affects nanoparticle pathophysiology [J]. Nat Nanotechnol. 2013, 8 (10): 772 – 781.

[20] Ritz S, Schöttler S, Kotman N, et al. Protein corona of nanoparticles: distinct proteins regulate the cellular uptake [J]. Biomacromolecules, 2015, 16 (4): 1311 – 1321.

[21] Schöttler S, Becker G, Winzen S, et al. Protein adsorption is required for stealth effect of poly (ethylene glycol) – and poly (phosphoester) – coated nanocarriers [J]. Nature nanotechnology, 2016, 11 (4): 372.

扫码"练一练"

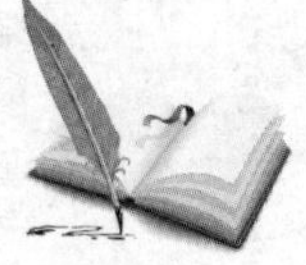

第五章　药物的溶解、溶出及药物溶液性质

学习目标

1. **掌握**　药物溶解度的表示方法；增加药物溶解度的方法。
2. **熟悉**　药物溶解度的测定方法；影响药物溶解的因素。
3. **了解**　增溶、助溶及潜溶机制；固体分散体及包合物的表征方法。

第一节　药物的溶解度

扫码“学一学”

一、药物溶解度的表示方法

药物的溶解度系稍在一定量的溶剂中达到饱和时溶解的最大药物量，是反映药物溶解性的重要指标。药物的溶解度通常以 S 表示，单位是“g/100g”，也可用药物的摩尔浓度（单位为 mol/L）表示。例如咖啡因在 20℃ 水中的溶解度为 1.46%，即表示在 100ml 水中溶解 1.46g 咖啡因时溶液达到饱和。《中国药典》对药品的近似溶解度以“极易溶解、易溶、溶解、略溶、微溶、极微溶、几乎不溶和不溶”七个名词术语表示，在 2020 年版一部、二部和四部凡例中均有明确规定。

二、药物溶解度的测定

各国的药典均规定了药物溶解度的测定方法。《中国药典》2020 年版中药品近似溶解度的测定方法为：除另有规定外，称取研成细粉的供试品或量取液体供试品，置于 25℃ ± 2℃一定容量的溶剂中，每隔 5 分钟强力振摇 30 秒，观察 30 分钟内的溶解情况，如无目视可见的溶质颗粒或液滴时，即视为完全溶解。

药物溶解度可分为特性溶解度（intrinsic solubility）和平衡溶解度（equilibrium solubility）。特性溶解度是指药物不含任何杂质，在溶剂中不发生解离或缔合，也不发生相互作用时所形成的饱和溶液的浓度，是药物的重要物理参数，与固体制剂的溶出速率具有一定的相关性。实际工作中，要完全排除药物解离和溶剂的影响不太可能，尤其是弱电解质药物，因此，一般情况下测定的药物溶解度多为平衡溶解度或称表观溶解度（apparent solubility），指不考虑药物在溶剂中发生的解离等因素，测定得到的溶解度。

1. 特性溶解度的测定　特性溶解度的测定是根据相溶原理图来确定的。在测定数份不同程度过饱和溶液的情况下，将配制好的溶液恒温持续震荡达到溶解平衡，离心或过滤后，取出上清液并适当稀释，测定药物在饱和溶液中的浓度。以药物浓度为纵坐标，药物质量－溶液体积的比率为横坐标作图，直线外推至比率为零处即得药物的特性溶解度。图 5－1 中直线 A（正偏差）表明在该溶液中药物发生解离，或者杂质成分、溶剂对药物有复合或增溶作用等；直线 B 表明药物纯度高，无解离与缔合，无相互作用；直线 C（负偏差）则表明发生抑制溶解的同离子效应，直线外推与纵轴的交点所示溶解度即为特性溶解度 S_0。

2. 平衡溶解度的测定 取数份药物，配制从不饱和到饱和溶液的系列浓度，置恒温条件下振荡至平衡，经滤膜过滤，取滤液分析，测定药物在溶液中的实际溶解度 S，并对配制溶液浓度 C 作图，如图 5－2 所示，图中曲线的转折点 A 即为该药物的平衡溶解度。

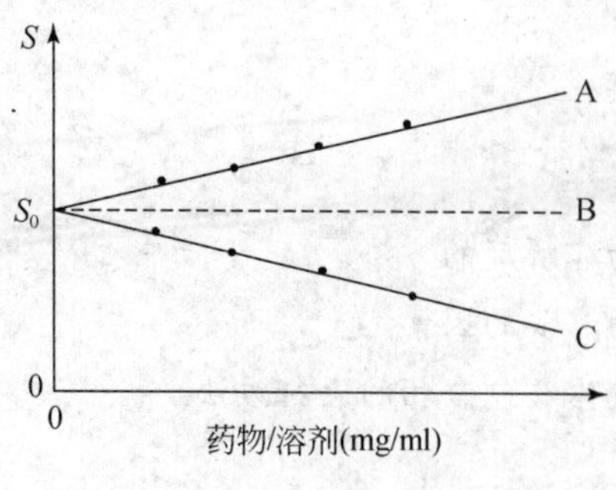

图 5－1 特性溶解度测定曲线

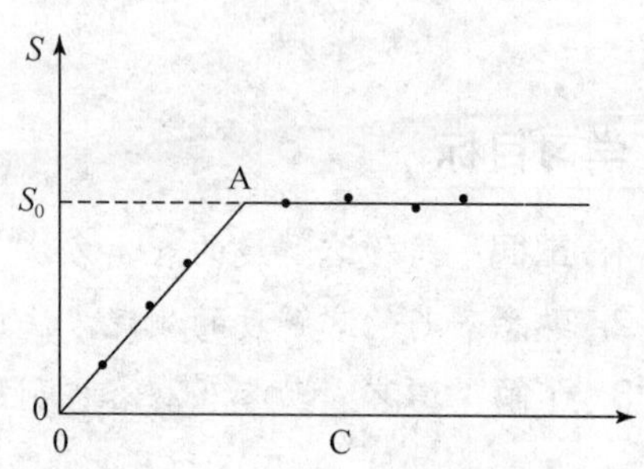

图 5－2 平衡溶解度测定曲线

无论是测定特性溶解度还是测定平衡溶解度，一般都需要在低温（4～5℃）和体温（37℃）两种条件下进行，以便为药物及其制剂的贮存和使用提供依据；如需进一步研究药物稳定性对药物溶解度的影响，还应在酸性和碱性两种溶剂系统中测定其溶解度；此外，测定溶解度时，取样温度与测试温度要一致，应注意恒温搅拌和达到平衡的时间，并滤除未溶的药物。

三、影响药物溶解度的因素

除了药物的分子结构、晶型、粒子大小等因素，溶剂的种类、溶解温度、溶液的 pH 及添加成分对药物的溶解度也产生重要影响。

1. 药物分子结构、晶型、粒子大小 溶质在溶剂中的溶解度是溶质分子与溶剂分子间相互作用的结果。若药物分子间的作用力大于药物分子与溶剂分子间作用力，则药物的溶解度小；反之则溶解度大。同一化学结构的药物，由于晶型不同，药物的溶解度也不同，通常无定形结构的药物较结晶型大。

对于可溶性药物，粒子大小对药物溶解度影响不大。对于难溶性药物，粒径大于 2μm 时，粒径对药物溶解度几乎无影响，但粒径小于 100nm 时，药物溶解度随粒径减小而增大。这一规律可以用 Ostwald Freundlich 方程表示：

$$\lg\frac{S_2}{S_1}=\frac{2\sigma M}{\rho RT}\left(\frac{1}{r_2}-\frac{1}{r_1}\right) \tag{5－1}$$

式中，S_1、S_2 分别是半径为 r_1、r_2 的药物粒子的溶解度；σ 为表面张力；ρ 为固体药物的密度；M 为药物的相对分子质量；R 为气体常数；T 为绝对温度。根据式（5－1）可知，当药物处于微粉状态时，若 $r_2<r_1$，r_2 的溶解度大于 r_1 溶解度。显而易见，通过减小粒径的办法可以增大难溶性药物的溶解度，微粉化技术提高难溶性药物的溶解度就是利用了这一原理。

2. 水合作用（hydration）与溶剂化作用 药物离子的水合作用与药物离子的性质有关，阳离子与水之间的作用力很强，使得阳离子周围保持有一层水分子。离子大小以及离子表面积是水分子极化的决定因素。离子的水合数目随离子半径的增大而降低。药物在结晶过程中，溶剂分子进入晶格使药物晶型发生改变，形成药物的溶剂化物。若溶剂是水，则形成水合物。一般水合物的溶解度最小，其次是无水物，而其他溶剂化物的溶解度要大

于无水物。如琥珀酸磺胺嘧啶水合物的溶解度为10mg/100ml，无水物溶解度为39mg/100ml，戊醇溶剂化物的溶解度为80mg/100ml。

3. 温度　温度对溶解度的影响取决于溶解过程是吸热（$\Delta H_s > 0$），还是放热过程（$\Delta H_s < 0$）。当$\Delta H_s > 0$时，溶解度随温度升高而升高；反之，溶解度随温度升高而降低。药物溶解过程中其溶解度与温度的关系如下：

$$\ln\frac{S_1}{S_2} = \frac{\Delta H_s}{R}\left(\frac{1}{T_1} - \frac{1}{T_2}\right) \tag{5-2}$$

式中，S_1、S_2分别为在温度T_1和T_2下的溶解度；R为摩尔气体常数；T为热力学温度；ΔH_s代表摩尔溶解焓，J/mol。若已知溶解焓ΔH_s与某一温度下的溶解度S_1，则可由式（5-2）求得T_2下的溶解度S_2。

4. pH与同离子效应

（1）pH的影响　多数药物为有机弱酸、弱碱及其盐类，这些药物在水中的溶解度受pH的影响很大。对于弱酸性药物，若已知pK_a和特性溶解度S_0，由式（5-3）即可计算任何pH下的表观溶解度，也可由此式计算得到弱酸药物沉淀析出的最高pH，以pH_m表示。

$$pH_m = pK_a + \lg\frac{S - S_0}{S_0} \tag{5-3}$$

对于弱碱性药物，若已知pK_a和特性溶解度S_0，由式（5-4）即可计算任何pH下的表观溶解度，此式表明溶液的pH高于计算值pH时弱碱析出，也可由此时计算得到弱碱药物沉淀析出的最高pH，以pH_m表示。

$$pH_m = pK_a + \lg\frac{S_0}{S - S_0} \tag{5-4}$$

（2）同离子效应（common-ion effect）　若药物的解离型或分子型是限制药物溶解的组分，则在溶液中与药物相关的离子浓度通常是影响药物溶解度大小的决定因素。向难溶性盐类饱和溶液中加入含有相同离子的化合物时，通常其溶解度降低，这一现象称为同离子效应。例如许多盐酸盐类药物在0.9%的氯化钠生理盐水中的溶解度比在水中小。

第二节　增加药物溶解度的方法

扫码“学一学”

一、增溶、助溶及潜溶

（一）增溶作用及增溶剂

在药物制剂研发过程中，一些挥发油、脂溶性维生素、甾体激素等许多难溶性药物在水中的溶解度很小，达不到治疗所需的浓度，此时经常利用加入表面活性剂的方法来增加药物在水中的溶解度。增溶（solubilization）是指某些难溶性药物在表面活性剂的作用下，在溶剂中增加溶解度并形成溶液的过程。被增溶的物质称为增溶质（solubilisate）；具有增溶能力的表面活性剂称增溶剂（solubilizers）。

1. 增溶作用机制　表面活性剂之所以能增大难溶性药物的溶解度，是由于其在水溶液中达到临界胶团浓度（critical micelle concentration，CMC）后“胶束”的形成。胶束内部是由亲油基团排列而成的一个极小的非极性疏水空间，而外部是由亲水基团形成的极性区。

非极性物质如苯、甲苯等可完全进入胶束内核的非极性区域而被增溶。带极性基团的

物质如水杨酸、甲苯、脂肪酸等，则以其非极性基团（如苯环、烃链）插入胶束内部，极性基团（如酚羟基、羧基）则伸入胶束外层的极性区中。极性物质如对羟基苯甲酸由于分子两端均含有极性基团，由于胶束的大小属于胶体溶液的范围，因此药物被胶束增溶后仍呈现为澄明溶液，溶解度增大。

2. 影响增溶作用的因素 许多因素能影响表面活性剂对药物的增溶作用。

（1）增溶剂的性质 在同系物增溶剂中形成胶束的大小随碳原子数的增加而增大，CMC 减小，胶束聚集数增加，增溶量随之增加；有支链结构的增溶剂的增溶作用小于相同碳原子数的直链结构的增溶剂；当增溶剂的碳链上含有不饱和键或极性基团时，增溶作用减弱。由于不同类型的表面活性剂具有不同的分子结构和 CMC，故其对药物的增溶作用存在差异。由于非离子表面活性剂具有更小的 CMC 和更多的胶束聚集数，而阳离子表面活性剂可形成更为疏松胶束，因此具有相同亲油基的各类表面活性剂对烃类和极性有机物的增溶顺序为：非离子型表面活性剂 > 阳离子型表面活性剂 > 阴离子型表面活性剂。

此外，增溶剂加入顺序也会影响其增溶能力，一般认为，将增溶质和增溶剂先行混合要比增溶剂先与水混合的增溶效果好。

（2）增溶质的性质

1）极性的影响 对强极性和非极性药物而言，非离子型表面活性剂的 HLB 值越大，增溶效果越好；对极性低的药物则正好相反。例如聚山梨酯类非离子表面活性剂对非极性的维生素 A 的增溶作用随 HLB 值的增大而增强，但对弱极性的维生素 A 棕榈酸酯则相反。

2）结构的影响 增溶质同系物随着烃链的增加，其增溶剂的增溶能力降低；不饱和化合物比它们对应的饱和物更易溶解；增溶质的碳氢链支链对溶解度影响较小，但环状化合物支链增加可使增溶量增加。

3）解离度的影响 不解离的极性药物和非极性药物易被表面活性剂增溶，而解离药物往往因其水溶性原因，进一步增溶的可能性较小，甚至可使溶解度降低。当解离药物与带有相反电荷的表面活性剂混合时，在不同配比下可能出现增溶、形成可溶性复合物或不溶性复合物等复杂情况。解离药物与非离子型表面活性剂的配伍很少形成不溶性复合物，但 pH 可明显影响药物的增溶量。对于弱酸性药物，在偏酸性环境中具有较大程度的增溶；对于弱碱性药物，在偏碱性条件下具有较大程度的增溶；对于两性药物则在等电点具有最大程度的增溶。

4）多组分增溶质的增溶 制剂处方中存在多种组分时，对主药的增溶效果取决于表面活性剂的相互作用，如多种组分与主药竞争同一增溶位置可使主药增溶量减小；某一组分吸附或结合表面活性剂分子会造成对主药的增溶量减少；某些组分也可扩大胶束体积而增加对主药的增溶等。如苯甲酸可增加羟基苯甲酸甲酯在聚氧乙烯脂肪醇醚溶液中的溶解度。

5）其他成分的影响 抑菌剂或抗菌药物在表面活性剂溶液中可能因被增溶而降低其活性，该情况下须增加抑菌剂或药物的用量。在表面活性剂中的溶解度越高，要求抑菌剂的浓度就越大。例如羟基苯甲酸丙酯和丁酯的抑菌浓度比甲酯和乙酯低得多，但在表面活性剂溶液中前者却需要更高的浓度方能达到相同的抑菌效果，是因为丙酯和丁酯更容易在胶束中增溶。

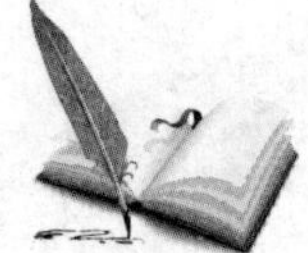

（3）温度的影响 离子表面活性剂温度升高，分子热运动增加，使胶束产生增溶的空间增大，因而增溶量增大。对聚氧乙烯醚类的非离子表面活性剂，温度升高，聚氧乙烯基水化作用减弱，CMC 减小，胶束聚集数增加，使非极性有机化合物增溶量增加，而极性有

机物在表面活性剂昙点以下增溶量增大，若温度继续增高，造成聚氧乙烯基脱水，减小了极性有机物增溶空间，致使增溶量减少。

3. 增溶对化学稳定性的影响　药物增溶后的稳定性可能与胶束表面的性质、结构、药物本身的降解途径、环境 pH、离子强度等多种因素有关。例如酯类药物在碱性水解反应中，水解中间产物为带负电荷的阴离子，可与阳离子表面活性剂的正电荷加速反应的进行，阴离子表面活性剂对反应则产生抑制作用。

（二）助溶作用及助溶剂

在药剂学处方设计中，根据药物的性质和结构特点，有时通过在溶剂中加入第三种物质与难溶性药物形成可溶性的分子间络合物、复盐、缔合物等以增加难溶性药物溶解度。该增加药物溶解度的作用称为助溶（hydrotropy），这第三种物质称为助溶剂（hydrotropic agent）。助溶剂多为低分子化合物（非表面活性剂），与药物形成络合物后可数倍甚至数十倍增加药物的溶解度。例如碘在水中的溶解度为1∶2950，加入适量的碘化钾（助溶剂）后可明显增加碘在水中的溶解度，可配成含碘5%的水溶液。其增加碘溶解度的机制是碘与助溶剂碘化钾形成了分子间络合物 KI_3。

（三）潜溶剂

为了提高难溶性药物的溶解度，常常使用两种或多种混合溶剂。在混合溶剂中各溶剂达到一定比例时，药物的溶解度出现最大值，这种现象称潜溶（cosolvency），这种溶剂称为潜溶剂（cosolvent）。可与水形成潜溶剂的有乙醇、丙二醇、甘油、聚乙二醇等。例如甲硝唑在水中的溶解度为10%（*W/V*），如果使用水－乙醇混合溶剂，则溶解度可提高5倍。再如醋酸去氢皮质酮注射液是以水－丙二醇为溶剂制备的。

二、盐型和晶型的选择

（一）盐型

将难溶性药物制成可溶性盐类是解决难溶性药物溶解度的常用方法。有机弱酸、弱碱药物制成可溶性盐可提高其溶解度，如将生物碱加酸或者将有机酸加碱皆可形成盐类从而增加其在水中的溶解度。在酸或碱的选择上要从成盐后的溶解度、pH、刺激性和成盐后的稳定性等多方面考虑，如青霉素钾盐比钠盐具有较低的刺激性，乙酰水杨酸钙盐比钠盐的溶解度大且稳定。

难溶性药物分子中引入亲水基团也可增加其在水中的溶解度。如维生素 K_3 不溶于水，分子中引入—SO_3HNa 则形成维生素 K_3 亚硫酸氢钠，可制成以水为溶媒的注射剂。

（二）晶型

多晶型现象在有机药物中广泛存在，同一化学结构的药物，由于结晶条件（如溶剂、温度、冷却速度等）不同，形成结晶时分子排列和晶格结构不同，因而形成不同的晶型，即产生多晶型（polymorphism）。晶型不同，导致晶格能不同，药物的熔点、溶解速度、溶解度等也不同。例如维生素 B_2 有三种晶型，在水中溶解度分别为：Ⅰ型60mg/L，Ⅱ型80mg/L，Ⅲ型120mg/L。

无定型（amorphous form）为无结晶结构的药物，无晶格约束，自由能大，所以溶解速度和溶解度较结晶型药物大。例如新生霉素在酸性水溶液中形成无定型，其溶解度比结晶型大10倍，溶出速度快，吸收也快。

假多晶型（pseudopolymorphism）药物是在药物结晶过程中，溶剂分子进入晶格使结晶型发生变化，形成药物的溶剂化物（solvate）。如溶剂为水，即为水合物。溶剂化物与非溶剂化物的熔点、溶解度和溶解速度等物理性质不同，这是由结晶结构的改变影响晶格能所致。在多数情况下，溶解度和溶解速度按无定型 > 无水物 > 水合物的顺序排列。

三、固体分散体

（一）概述

固体分散体（solid dispersion）是利用一定方法（如熔融法、溶剂法、溶剂 - 熔融法）将难溶性药物高度分散在固体分散材料中形成的一种固体分散物。

根据 Noyes - Whitney 方程，溶出速率随分散度的增加而提高。为了提高药物溶出速率以往多采用机械粉碎法或微粉化等技术来降低药物的颗粒大小，增大比表面积，以加速其溶出。而固体分散体能够将药物高度分散，形成以分子、胶体、微晶或无定型的分散状态，可大大改善药物的溶出和吸收，从而提高其生物利用度。应用固体分散体不仅可明显提高药物的生物利用度，而且可降低毒副作用。例如吲哚美辛 - PEG 6000 固体分散体丸剂剂量是市售片剂剂量的一半时，药效相同，而对胃刺激性显著降低。

（二）固体分散载体材料

固体分散体的溶出速率很大程度上取决于载体材料的特性。载体材料应具有下列条件：①水溶性；②生理惰性、无毒；③不与药物发生化学反应，不影响药物化学稳定性；④不产生与药物治疗目的相反的作用；⑤能达到药物的最佳分散状态；⑥来源易得、成本低廉。常用载体材料可分为水溶性、难溶性和肠溶性三大类，而增加药物溶出速率的主要为水溶性载体材料，常用的水溶性载体材料有高分子聚合物、表面活性剂、有机酸、糖类以及纤维素衍生物等。

1. 聚乙二醇（PEG） 具有良好的水溶性（1∶2～1∶3），亦能溶于多种有机溶剂，可使某些药物以分子状态分散，并可阻止药物聚集。最常用的是 PEG 4000 和 PEG 6000，它们的熔点低（50～63℃），毒性小，化学性质稳定，能与多种药物配伍。

2. 聚乙烯吡咯烷酮（PVP）类 为无定型高分子聚合物，无毒，熔点较高，对热稳定，易溶于水和多种有机溶剂，对许多药物有较强的抑晶作用，但贮存过程中易吸湿而析出药物结晶。PVP 类的规格有：PVP K-15（平均相对分子质量 M_{av} 约 8000）、PVP K - 30（平均相对分子质量 M_{av} 约 50000）、PVP K-90（平均相对分子质量 M_{av} 约 1000000），不同分子量的 PVP 都可用作固体分散体的载体。

3. 表面活性剂类 作为载体材料的表面活性剂大多含有聚氧乙烯基，其特点是溶于水或有机溶剂，载药量大，在蒸发过程中可阻止药物析出结晶，是理想的速释载体材料。如泊洛沙姆 188（Poloxamer 188，商品名为 Pluronic F68）、聚氧乙烯（PEO）、聚羧乙烯（PC）等。

4. 纤维素衍生物类 如羟丙纤维素（HPC）、羟丙甲纤维素（HPMC）等，它们与药物制得的固体分散体难以研磨，制备过程中常需加入适量乳糖、微晶纤维素来改善。

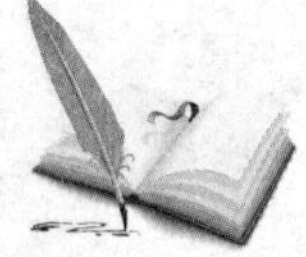

5. 糖类与醇类 作为载体材料的糖类常用的有壳聚糖、右旋糖酐、半乳糖、蔗糖等，醇类有山梨醇、甘露醇、木糖醇等。它们的特点是毒性小、水溶性强，因分子中有多个羟基，可同药物以氢键结合形成固体分散体，适用于剂量小、熔点高的药物。

6. 有机酸类　该类载体材料的分子量较小，如枸橼酸、琥珀酸、胆酸以及去氧胆酸等易溶于水而不溶于有机溶剂，本类载体不适合于对酸敏感的药物。

（三）固体分散体的制备

药物固体分散体的制备方法有4种，不同药物采用何种制备方法，主要取决于药物性质和载体材料的结构、性质、熔点及溶解性能等。

1. 熔融法（fusion）　将药物与载体材料混匀，加热至熔融，在剧烈搅拌下迅速冷却成固体，或将熔融物倾倒在不锈钢板上形成薄层，用冷空气或冰水使其骤冷成固体。该法简单易行，较适合对热稳定的药物，为缩短药物的受热时间，可先将载体加热熔融，再加入药物粉末。该法的制备工艺关键在于：搅拌速度要快且均匀，冷却要迅速，以期达较高的饱和状态，使多个胶态晶核迅速形成，而不至形成粗晶。

近年来也发展了一系列改良的熔融法，包括熔融挤出法和滴制法。热熔挤出法（hot－melt extrusion）是将药物与载体在熔融挤出机中熔融并混合，然后挤出成形为片状、颗粒、棒状，然后进一步加工成片剂。在制备中，通常需加入增塑剂，以降低熔融挤出温度并便于操作。商品化灰黄霉素－PEG即是用该法制备。滴制法是将药物与基质加热熔化混匀后，滴入不相溶的冷凝液中，冷凝收缩可制成固体分散体滴丸。常用的冷却液有液状石蜡、植物油、甲基硅油以及水等。

2. 溶剂蒸发法（solvent evaporation）　溶剂法亦称共沉淀法（coprecipitation），是将药物与载体材料共同溶解于有机溶剂中，蒸去有机溶剂后使药物与载体材料同时析出，即可得到药物在载体中混合而成的共沉淀物。常用的有机溶剂有氯仿、无水乙醇、95%乙醇、丙酮等。本法的优势在于避免了高热过程，较适宜于对热不稳定且易挥发的药物，但由于使用有机溶媒，一方面成本高，另一方面有机溶媒难以除尽，易引起药物的重结晶而影响药物的分散度，采用的有机溶媒挥发速率不同药物的分散度也不同。如螺内酯分别使用乙醇、乙腈和氯仿时，以乙醇所制得的固体分散体分散度最大，溶出速率也最高，而用氯仿制得的分散度最小，溶出速率也最低。近年来常用喷雾或冷冻干燥法去除溶剂。

3. 溶剂－熔融法（solvent－fusion）　将药物先溶于适当溶剂中，再将其加入到已熔融的载体材料中均匀混合后，按熔融法冷却处理。药物溶液在固体分散体中一般不得超过10%（*W/W*），否则难以形成容易粉碎的固体。由于该法中少量液体药物不影响载体的固体性质，故可适用于液体药物也可适用于对热稳定性差的固体药物，如鱼肝油、维生素A、D、E等，但药物的剂量应小于50mg。凡适合于熔融法的载体材料本法均可采用。

4. 研磨法（milling）　研磨法是将药物与较大比例的载体材料混合后，强力持久地研磨一定时间，不需加溶剂而借助机械力降低药物的粒度，或使药物与载体以氢键相结合形成固体分散体。研磨时间的长短因药物而异。常用的载体材料有微晶纤维素、乳糖、PVP类、PEG类等。

（四）固体分散体的物相鉴定

药物与载体材料形成的固体分散体可用下列方法进行物相鉴定。

1. 溶解度及溶出速率　形成固体分散体后，无论是何种类型的固体分散体，药物的溶解度和溶出速率会有所改变。如药物亮菌甲素的溶解度，在亮菌甲素与PVP（1∶5）共沉淀物中为（249.97±13.53）mg/L，物理混合物中为（32.3±1.85）mg/L，原药为（37.9±4.17）mg/L，说明共沉淀物的溶解度大大增加。

2. 热分析法 通过进行 DSC 实验，比较药物、载体、药物载体混合物以及药物载体形成的固体分散体的 DSC 曲线，可通过固体分散体中药物特征吸热峰改变或消失来判断是否形成固体分散体。

3. X 射线衍射法 每一种药物在不同的衍射波段有晶体的特征衍射峰，形成固体分散体后这些峰均消失，说明药物是以无定形存在于固体分散体中。

4. 红外光谱法 如布洛芬 PVP 共沉淀物红外光谱图表明，布洛芬及其物理混合物均于 $1720cm^{-1}$ 波数有强吸收峰，而共沉淀物中吸收峰向高波数位移，强度也大幅度降低。这是由于布洛芬与 PVP 在共沉淀物中以氢键结合的缘故。

5. 核磁共振波谱法 醋酸棉酚 PVP 固体分散体，将醋酸棉酚、PVP、1∶7 固体分散体及固体分散体经重水交换后分别测定核磁共振谱，发现在醋酸棉酚图谱中在 δ15.2 有一个共振尖峰，当形成固体分散体后，该峰消失，但在 δ14.2 和 δ16.2 处出现两个钝形化学位移峰，与重水交换后消失。这是 PVP 对醋酸棉酚氢键磁场干扰而出现的自旋分裂现象，提示 PVP 破坏醋酸棉酚的分子内氢键，而形成了醋酸棉酚和 PVP 的分子内氢键，即形成了固体分散体。

四、包合物

（一）概述

包合物（inclusion compound，inclusion complex）系指一种分子被全部或部分包含于另一种分子的空穴结构内形成的特殊复合物。这种包合物是由主分子（host molecule）和客分子（guest molecule）组成，主分子是包合材料，具空穴结构，足以将客分子（药物）容纳在内。

药物分子与包合材料分子通过范德华力形成包合物后，溶解度增大，稳定性提高，可实现液体药物粉末化，可防止挥发性成分挥发，掩盖药物不良气味和味道，调节释药速度，提高药物的生物利用度，降低药物的刺激性和毒副作用等。

（二）常用包合材料

1. 环糊精 环糊精（cyclodextrin，CD）是淀粉经“环糊精葡萄糖转位酶”（cyclodextrin glucanotransferase）作用后生成的 6～10 个葡萄糖分子的环状低聚多糖，以 1，4－糖苷键连接成环，有 α、β、γ 三种环状结构，分别由 6、7、8 个葡萄糖分子构成。

α－环糊精在 20 世纪 50 年代初期就已研究成熟，但由于溶解度大，需用溶剂提纯，成本高且有一定毒性，相对来讲 β－环糊精溶解度低，容易结晶和分离提纯而且成本低、无毒。经 X 线衍射和核磁共振证实了它们的立体结构，为环状空心圆柱体结构，2、3 位的—OH 排列在空隙开口处，6－OH 排在另一端开口处，呈亲水性；而 6－CH_2 排在苷结合处，O 原子排在空隙内部，呈疏水性。说明 CD 上层、中层、下层分别由不同基团组成。α、β、γ－环糊精由于其葡萄糖分子的数目不同，圆筒的内外径也不同，α 最小，γ 最大，而 β 大小适中，较实用，用途最为广泛。

2. 环糊精的衍生物 β 环糊精具有适宜的空穴大小，但其水溶性较低，对环糊精结构修饰可进一步改善环糊精的理化性质。

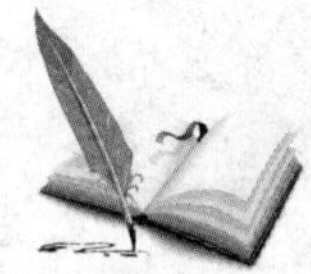

（1）羟丙基－β－环糊精 呈无定形，极易溶于水。β 环糊精的葡萄糖残基中有 C－2、C－3 和 C－6 三个羟基的氢原子可以被羟丙基取代。控制反应条件可以分别形成以2－羟丙

基 – β – 环糊精为主或以 3 – 羟丙基 – β – 环糊精、6 – 羟丙基 – β – 环糊精为主的羟丙基 – β – 环糊精混合物。羟丙基 – β – 环糊精混合物是目前研究最多、对药物增溶和提高药物稳定性最好的环糊精衍生物。

（2）甲基 – β – 环糊精　甲基 – β – 环糊精主要有 2，6 – 二甲基 β – 环糊精和 2，3，6 – 三甲基 β – 环糊精，溶解度均大于 β – 环糊精，25℃水中溶解度分别为 570g/L 和 310g/L，即溶于水又溶于有机溶剂，形成的包合物水溶性较强，可提高药物的溶出速度，环糊精甲基化后，由于封闭了其分子内羟基，可以抑制其环糊精饱和水溶液中的不稳定性反应。

（三）包合物的制备

1. 饱和水溶液法　饱和水溶液法又称重结晶法或共沉淀法，先将环糊精制成饱和水溶液加入客分子化合物（对于水中难溶的客分子，可加少量溶媒）溶解后再加入到环糊精的饱和溶液中，搅拌直至形成包合物。用适当方式（如冷藏、浓缩或加入沉淀剂）使包合物可定量分离出来，再将得到的固体包合物过滤、洗涤、干燥即得。

2. 研磨法　将环糊精加入 2 ~ 5 倍量水混合均匀后，再加入客分子药物（难溶性药物可先溶解于有机溶剂中）充分研磨至糊状，低温干燥后，用适宜溶媒洗涤除去未包封药物，再次干燥即得。

3. 超声波法　在 β – 环糊精饱和水溶液中加入客分子药物，混合后立即用超声波发生器在适宜的强度下超声适当时间以代替搅拌，将析出的沉淀过滤，适当溶剂洗涤，干燥即得。

4. 冷冻干燥法　先将药物和饱和材料在适当溶剂中包合，再采用冷冻干燥法除去溶剂。采用冷冻干燥法制得的包合物易溶于水，适合于不容易析出沉淀或加热容易分解变色的药物。该法制得的包合物成品疏松，溶解性好，可制备注射用无菌粉末。

5. 喷雾干燥法　先将药物和包合材料在适当溶剂中包合，再采用喷雾干燥法除去溶剂。采用冷冻干燥法制得的包合物易溶于水，适合于难溶性、疏水性药物包合物的制备。虽然该法热空气的温度高，但由于物料温度低，受热时间短，适合大批量生产。

（四）包合物的物相鉴定

药物与环糊精是否形成包合物，可根据包合物的性质和结构状态，采用下列方法进行验证。

1. X 射线衍射法　由于晶体物质在相同 θ 处具有不同的晶面间距，从而在 X 射线衍射图谱中显示不同的衍射峰。如萘普生 β – 环糊精包合物无药物衍射峰说明包合物是处于无定型状态，而物理混合物时萘普生与 β – 环糊精衍射峰重叠。

2. 红外光谱法　红外光谱可提供分子振动能级的跃迁，这种信息直接和分子结构相关。如萘普生 β – 环糊精包合物，萘普生在 1725cm^{-1} ~ 1685 cm^{-1} 有羰基峰，物理混合物此峰不变，仅显示萘普生与环糊精吸收曲线的重叠。但包合物此峰的强度明显减弱，这是由于包合时萘普生分子间氢键断裂，分子进入环糊精空穴内引起。

3. 核磁共振谱法　在 NMR 谱上原子的化学位移大小可推断包合物的形成。^{1}H – NMR 谱用于含有芳香环的药物测定，而不含芳香环的药物宜采用 ^{13}C – NMR 法。如应用 ^{1}H – NMR 测定酮洛芬 β – 环糊精，发现 H_3、H_5 的化学位移明显向高场位移，位移差有 0.1ppm，可认为酮洛芬的芳环部分被包括于 β – 环糊精的空穴内。

4. 荧光光度法　此法从荧光光谱曲线和峰位及高度来判断是否形成了包合物。如盐酸

氯丙咪嗪与环糊精包合物的荧光光谱，在波长351nm处包合物荧光强度明显增强。

5. 圆二色谱法 非对称的有机药物分子对组成平面偏振光的左旋和右旋圆偏振光的吸收系数不相等，称圆二色性，若将它们吸收系数之差对波长作图可得圆二色谱图，用于测定分子的立体结构，判断是否形成包合物。例如维A酸环糊精包合物，将维A酸溶于二甲亚砜后有明显的圆二色性，由于环糊精为对称性分子无圆二色性，故维A酸环糊精包合物虽也有圆二色性，但与维A酸有显著差异，可说明形成了包合物。

6. 热分析法 热分析法是基于结晶型药物在融化过程中吸热来对其结晶程度进行定性或定量分析的方法。热分析法中以差示热分析（differential thermal analysis，DTA）和差示扫描量热法（differential scanning calorimetey，DSC）较常用，药物包合于环糊精后，药物的结晶程度大大减弱或消失，因此在热分析图谱上无法检测到药物结晶的吸热峰。

7. 紫外分光光度法 主要从紫外吸收曲线吸收峰的位置和峰高可判断是否形成了包合物。如生姜挥发油在波长237.8nm处有吸收峰，生姜挥发油的β-环糊精混合物在此波长下仍存在最大吸收，如将两者制成包合物则吸收峰消失，与β-环糊精的峰形相似，表明形成了包合物。

五、纳米化

（一）概述

对于可溶性药物，药物粒子大小对溶解度影响不大，而对于难溶性药物，粒径大于2μm时，根据Nernst-Noyes-Whitney方程，粒径对溶出速度影响较大，但对溶解度几乎无影响。但当药物粒径小于100nm时，溶解度随粒径的减小而增大，这一规律可以用Ostwald-Freundlich方程表示。可以用减小粒径的办法来增大难溶性药物的溶解度，通过微粉化技术特别是纳米化技术可提高难溶性药物的溶解度。

（二）纳米化的方法

1. 粉碎法 粉碎是药剂学制备工艺过程的重要操作步骤之一，目的在于提高固体药物的分散度，有利于各成分的混合均匀、提高难溶性药物的溶出速度和生物利用度等，然而普通的粉碎方法（球磨机粉碎、滚压机粉碎、冲击式粉碎、胶体磨粉碎等）能达到的最小粉碎粒径为4μm，达不到纳米化要求，唯有气流粉碎机粉碎可达到纳米化水平，一般可得到1000nm~30μm的微粉。

2. 纳米结晶法 纳米结晶（nanocrystal），也称纳米混悬液，是以表面活性剂或聚合物为稳定剂，将药物颗粒分散在液体介质中形成的粒径在1μm以下的纯药物亚微胶体分散系，处于纳米范围，常用均质法（homogeneous）制备。

扫码“学一学”

第三节 溶出与释放

一、概述

溶出（dissolution）和释放（release）是药物制剂研究与开发过程中重要的药剂学特性参数，溶出度和释放度是评价药物制剂质量的内在指标，是制剂质量控制的重要手段。但溶出度或释放度的检查结果只有在与体内吸收有较好相关性时，才能达到控制制剂质量的目的。

二、药物溶出速度

（一）药物溶出速度的表示方法

药物的溶出速度是指单位时间药物溶解进入溶液主体的量。溶出过程包括两个连续的阶段，首先是溶质分子从固体表面溶解，形成饱和层，溶质分子通过饱和层和溶液主体之间形成扩散层，然后在对流作用下进入溶液主体内。固体制剂的溶出速度主要受扩散层的扩散控制，可用 Nernst - Noyes - Whitney 方程表示。

$$\frac{\mathrm{d}C}{\mathrm{d}t}=\frac{DS}{hV}(C_s-C) \qquad (5-5)$$

式中，D 为溶质在溶出介质中的扩散系数；S 为溶质的表面积；V 为溶出介质的体积；h 为扩散层的厚度；C_s 为溶质的溶解度；C 为 t 时间时溶液中溶质的浓度。

（二）影响药物溶出速度的因素

根据 Nernst - Noyes - Whitney 方程，下列因素影响溶出速度。

1. 固体的粒径和表面积　同一重量的固体药物，其粒径越小，表面积越大；对同样大小的固体药物，孔隙率越大，表面积越大；对于疏水性较强的颗粒状或粉末状药物，为了减少和避免在溶出介质中结块，可加入润湿剂以改善固体粒子的分散度，增加溶出界面。

2. 温度　温度升高，药物的溶解度 C_s 增大，溶出介质黏度降低，有利于扩散，从而加快药物的溶出速度。

3. 溶出介质的性质　常用的溶出介质有蒸馏水、不同浓度的盐酸、不同 pH 的缓冲液或在上述溶出介质中加入少量表面活性剂。

4. 溶出介质的体积　当溶出介质体积较小时，随着药物的不断溶解，溶液中药物浓度升高，溶出速度变慢，逐渐偏离体内实际溶出状态。因此在测定溶出速度时，应提供足够体积的溶出介质，一般要求所用样品全部溶出后的最终浓度应在该样品溶解度的 10% ~ 20%，才能达到保证试验结果准确性的漏槽条件（sink condition）。

5. 扩散系数　药物在边界层的扩散系数越大，溶出速度越快。在温度一定的条件下，扩散系数大小受溶出介质的黏度和药物分子大小的影响。

6. 扩散层厚度　扩散层厚度越大，溶出速度越慢。扩散层的厚度与搅拌程度有关，搅拌速度快，扩散层薄，溶出速度快。当测定溶出速度时，一定要控制搅拌速度，搅拌速度越快，药物溶出速度越快，但分辨率却降低。

三、药物的释放

（一）药物溶出与释放对不同剂型的适用性

溶出度系指药物在规定条件下从制剂中溶出的速度和程度，是片剂、胶囊剂、颗粒剂等速释型固体制剂质量评价的重要指标。《中国药典》（2020 年版）规定制剂溶出度结果判定标准为一定时间内的累积溶出量不低于规定标准。释放度系指药物在规定条件下从缓释制剂、控释制剂、肠溶制剂及透皮贴剂等缓释、控释、迟释制剂中释放的速度和程度。

缓释制剂的释放度评价应从释药曲线图中至少选出 3 个取样点，第一点为释放开始 0.5 ~ 2 小时，用于考察药物是否有突释；第二点为中间的取样时间点，用于确定释药特性；

最后的取样时间点，用于考察药物释放是否完全。

控释制剂除以上缓释制剂提到三点外，还应增加两个取样时间点，此五个取样时间点可用于表征体外控释制剂的药物释放度。

（二）影响药物释放的因素

缓控释制剂的类型主要有骨架型和贮库型两种。药物以分子、结晶或微粒形式分散在各种载体材料中，或药物被包括在聚合物膜内。两种类型的缓控释制剂的释药原理主要有溶出、扩散、溶蚀、渗透压、离子交换等。因此影响其释放的因素也根据其释药原理的不同而不同，除释放温度、释放介质、搅拌速度等释放条件对药物释放产生影响外，概括起来有以下因素可能对制剂中药物释放产生影响。

（1）盐类类型和药物粒子大小是影响以减慢溶出为原理的控缓释制剂主要影响因素。

（2）聚合物分子量、黏度和致孔剂是影响以减慢扩散速率为原理的控缓释制剂主要影响因素。

（3）膜渗透性能和聚合物吸水膨胀性能是影响以渗透压为原理的控缓释制剂主要影响因素。

（三）药物释放模型

为了直观表述制剂的释放行为和释放规律，释药数据可用4种常用数学模型拟合，即零级方程、一级方程、Higuchi 方程和 Peppas 方程，通过方程拟合来判断其释药机制和规律。

第四节　溶液的特性

扫码“学一学”

一、药物溶液的渗透压

（一）渗透压的概念

半透膜是药物溶液中的溶剂分子可自由通过，而药物分子不能通过的膜。如果半透膜的一侧为药物溶液，另一侧为溶剂，则溶剂侧的溶剂透过半透膜进入溶液侧，最后达到渗透平衡，此时两侧所产生的压力差即为溶液的渗透压（osmotic pressure）。渗透压对注射液、滴眼液、输液等剂型具有重要意义。

溶液的渗透压依赖于溶液中溶质粒子的数量，是溶液的依数性之一，通常以渗透压摩尔浓度（osmolality）表示，它反映的是溶液中各种溶质对渗透压贡献的总和。渗透压摩尔浓度的单位通常以每千克溶剂中溶质的毫渗透压摩尔来表示，可按下式（5-6）毫渗透压摩尔浓度（mOsmol/kg）：

$$\text{毫渗透压摩尔浓度(mOsmol/kg)} = \frac{\text{每千克溶剂中溶解溶质的克数}(g)}{\text{分子量}} \times n \times 1000 \tag{5-6}$$

式中，n 为溶质分子溶解时生成的离子数或化学物种数，在理想溶液中葡萄糖 $n=1$，氯化钠或硫酸镁 $n=2$，氯化钙 $n=3$，枸橼酸 $n=4$。

（二）渗透压的测定

对于低分子药物采用半透膜直接测定渗透压比较困难，故通常采用测量药物溶液的冰点下降值来间接测定其毫渗透压摩尔浓度。

$$\Delta K_f = K_f m \tag{5-7}$$

式中，K_f为冰点降低常数；m 为渗透压摩尔浓度。而渗透压符合：

$$P_0 = K_0 m \tag{5-8}$$

式中，P_0为渗透压；K_0为渗透压常数；m 为溶液重量摩尔浓度。由于式（5-7）和式（5-8）中的浓度等同，故可以用冰点降低法测定溶液的渗透压摩尔浓度。常用的渗透压计就是采用冰点下降的原理设计的。测定药物溶液的渗透压时，只要能测得药物溶液的冰点降低值，就可求出。对于注射剂、滴眼剂等药物制剂，要求制成等渗溶液，正常人血液的渗透压摩尔浓度范围为285～310mOsmol/kg，0.9%氯化钠溶液或5%葡萄糖溶液渗透压摩尔浓度与人体血液相当。

（三）等渗与等张

等渗溶液（isoosmotic solution）系指与血浆渗透压相等的溶液，属于物理化学概念，而等张溶液（isotonic solution）系指渗透压与红细胞膜张力相等的溶液，为生物学概念。对于静脉注射剂而言，若将红细胞视为半透膜，在低渗溶液中，水分子穿过细胞膜进入红细胞，使得红细胞破裂造成溶血现象（渗透压低于0.45%氯化钠溶液时，将有溶血现象发生）。当注入高渗溶液时，红细胞内水分渗出而发生细胞萎缩，此时只要注射速度足够慢，血液可自行调节使渗透压很快恢复正常，但对于脊髓腔内注射剂而言，由于腔内体液缓冲能力小，受渗透压影响较大，必须调节至等渗。

红细胞膜对于很多药物水溶液来说可视为理想的半透膜，它可让溶剂分子通过，而不让溶质分子通过，因此它们的等渗和等张浓度相等，如0.9%的氯化钠溶液。一些溶液在物理概念上是等渗，但在生物学概念上是不等张，其原因是红细胞对于这些药物来说不是理想的半透膜，它们能迅速自由地透过半透膜，同时促使膜外的水分进入细胞引起溶血。此种情况一般需加入氯化钠、葡萄糖等等渗调节剂调节至等张。

由于等渗和等张溶液定义不同，等渗溶液不一定等张，等张溶液亦不一定等渗。在新产品试制中，即使所配制的溶液为等渗溶液，为安全起见，亦应进行溶血试验并通过加入适当等渗调节剂调节成等张溶液。

（四）常用等渗调节方法

1. 冰点降低法（freezing point depression method）　血浆的冰点为-0.52℃，因此任何溶液，只要其冰点降低到-0.52℃，即与血浆等渗。表5-1列出一些药物的1%水溶液的冰点降低数据，根据这些数据可以计算该药物配成等渗溶液的浓度。

表5-1　一些药物水溶液的冰点降低值与氯化钠等渗当量表

药物名称	1%（g/ml）水溶液的冰点下降数（℃）	1g药物的氯化钠等渗当量（E）	等渗浓度溶液的溶血情况		
			浓度（%）	溶血（%）	pH
硼酸	0.28	0.47	1.9	100	4.6
盐酸乙基吗啡	0.19	0.15	6.18	38	4.7
硫酸阿托品	0.08	0.10	8.85	0	5.0
盐酸可卡因	0.09	0.14	6.33	47	4.4
氯霉素	0.06	—	—	—	—
依地酸钙钠	0.12	0.21	4.5	0	6.1

续表

药物名称	1%（g/ml）水溶液的冰点下降数（℃）	1g 药物的氯化钠等渗当量（E）	等渗浓度溶液的溶血情况		
			浓度（%）	溶血（%）	pH
盐酸麻黄碱	0.16	0.28	3.2	96	5.9
无水葡萄糖	0.10	0.18	5.05	0	6.0
含水葡萄糖	0.091	0.16	5.51	0	5.9
氢溴酸后马托品	0.097	0.17	5.67	92	5.0
盐酸吗啡	0.086	0.15	—	—	—
碳酸氢钠	0.381	0.65	1.39	0	6.3
氯化钠	0.58	—	0.9	0	6.7
青霉素 G 钾	—	0.16	5.48	0	6.2
硝酸毛果芸香碱	0.133	0.22	—	—	—
吐温 80	0.01	0.02	—	—	—
盐酸普鲁卡因	0.12	0.18	5.05	91	5.6
盐酸丁卡因	0.109	0.18	—	—	—

等渗调节剂的用量可用式（5－9）计算。

$$W=\frac{0.52-a}{b} \tag{5-9}$$

式中，W 为配制等渗溶液所需加入的等渗调节剂的百分含量（%，g/ml）；a 为药物溶液的冰点下降度；b 为用以调节等渗的等渗剂 1% 溶液的冰点下降度。

例 5-1　用氯化钠配制 100ml 等渗溶液，问需要多少氯化钠？

从表中查得，$b=0.58$，纯水 $a=0$，按式（5－9）计算得 $W=0.9$。

所以配制 100ml 等渗溶液需要 0.9g（$100\times0.9\%=0.9$g）氯化钠。

还可以按下面的方法计算：1% 氯化钠溶液的冰点降低为 0.58℃，设氯化钠在等渗溶液中的浓度为 X%，则 1%：X%＝0.58：0.52，解之得 X＝0.9，即配制 100ml 氯化钠等渗溶液需 0.9g 氯化钠。

例 5-2　配制 2% 盐酸普鲁卡因溶液 100ml，需要加多少氯化钠，使成等渗溶液？

由表 10－1 查得，1% 盐酸普鲁卡因溶液的冰点降低为 0.12℃，因此 2% 盐酸普鲁卡因溶液的冰点降低为 $a=0.12\times2=0.24$℃，1% 氯化钠的冰点降低为 $b=0.58$℃，代入式（5－9），得：

$$W=\frac{0.52-0.24}{0.58}=0.478$$

即需增加 0.48g 的氯化钠，可使 100ml 2% 的盐酸普鲁卡因溶液成为等渗溶液。

对于成分不明或查不到冰点降低数据的注射液，可通过实验测定冰点降低数据，再依上法计算。

2. 氯化钠等渗当量法（sodium chloride equivalent method）　与 1g 药物呈等渗效应的氯化钠量。例如盐酸普鲁卡因的氯化钠等渗当量为 0.18，即 1g 的盐酸普鲁卡因溶液能产生与 0.18g 氯化钠相同的渗透压效应。则每 100ml 药物溶液所需等渗调节剂的用量 X 可用式（5－10）计算。

$$X=0.9-EW \tag{5-10}$$

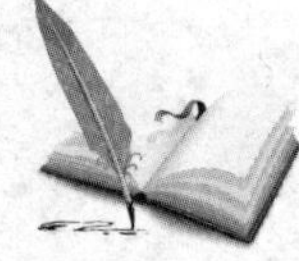

式中，E 为欲配药物的氯化钠等渗当量，g；W 为 100ml 溶液中药物含量，%（g/ml）。如果是多组分的复方制剂，可用各成分的氯化钠等渗量加和，即 $EW=E_1W_1+E_2W_2+\cdots+E_nW_n$。

例 5-3　配制 100ml 葡萄糖等渗溶液，需要加入多少克无水葡萄糖？

由表 5-1 查得，葡萄糖的 $E=0.18$，氯化钠等渗溶液的浓度为 0.9%，因此在 100ml 溶液中，

$$W=0.9/0.18=5$$

即，5% 葡萄糖溶液为等渗溶液。

例 5-4　配制 2% 盐酸麻黄碱溶液 200ml，欲使其等渗，需加入多少克氯化钠或无水葡萄糖？

由表 5-1 可知，1g 盐酸麻黄碱的氯化钠等渗当量为 0.28g，无水葡萄糖的氯化钠等渗当量为 0.18g。

设所需加入的氯化钠和葡萄糖量分别为 W_1 和 W_2，则：

$$W_1=(0.9-0.28\times2)\times200/100=0.68\text{g}$$

$$W_2=0.68/0.18=3.78\text{g}$$

或 $W_2=(5\%/0.9\%)\times0.68=3.78\text{g}$

二、药物溶液的 pH 与 pK_a

（一）药物溶液的 pH

1. 生物体内液的 pH　人体中各种组织液的 pH 不同，如血清和泪液的 pH 约为 7.4，胰液的 pH 约为 7.5～8.0，胃液的 pH 约为 0.9～1.2，胆汁的 pH 约为 5.4～6.9，血浆的 pH 为 7.4。一般血液的 pH 低于 7.0 或超过 7.8 会引起酸中毒或碱中毒，应避免将过低或过高 pH 的大量液体输入体内。

2. 药物溶液的 pH　药物溶液的 pH 偏离体液正常 pH 过大时，容易对组织产生刺激，所以配制输液、注射液、滴眼液和用于伤口的溶液时，必须注意药液的 pH。

在一般情况下，注射液 pH 应在 4.0～9.0 范围内，过酸或过碱在肌注时将引起疼痛和组织坏死；眼睛所耐受的 pH 应在 5.0～9.0，一般多选用 6.0～8.0，在此范围内眼睛无不适感。当 pH 小于 5.0 或大于 9.0 时，眼睛会有明显的不适感。同时要考虑溶液 pH 对药物稳定性的影响，应选择药物相对稳定的 pH。

3. 药物溶液的 pH 的测定　药物溶液 pH 的测定多用 pH 计，具体测定方法见《中国药典》（2020 年版）四部（通则 0631）。

（二）药物的解离常数及其测定

1. 解离常数　弱电解质药物（弱酸、弱碱）在药物中占有较大比例，具有一定的酸碱性。药物在体内的吸收、分布、代谢和疗效以及对皮肤、黏膜、肌肉的刺激性都与药物的酸碱性有关。药物的解离常数 pK_a 是表示弱电解质药物酸碱性强弱的重要指标。pK_a 越大，碱性越强，其共轭酸的酸性则越弱。

2. 解离常数的测定　测定药物解离常数有很多，如电导法、电位法、分光光度法、溶解度法等。具体测定方法可参见有关文献。

三、溶液的表面张力

药物溶液的表面张力（surface tension），直接影响药物溶液的表面吸附及黏膜吸附，对于黏膜给药的药物溶液需要测定其表面张力。表面张力的测定方法很多，有最大气泡法、

吊片法、滴重法等。

四、溶液的黏度

黏度（viscosity）是指流体对流动的阻抗能力。药物溶液的黏度与注射剂、滴眼剂、高分子溶液剂等制剂的制备与临床应用关系密切；在乳剂、糊剂、混悬剂、凝胶剂、软膏剂等处方设计、制备工艺、质量评价过程中，亦涉及药物制剂的流动性与稳定性。药物溶液的黏度通常使用黏度计测定，各种黏度具体测定方法详见《中国药典》（2020 年版）四部黏度测定法（通则 0633）。

思考题

1. 简述药物溶解度、溶解速度的含义及其影响因素。
2. 简述平衡溶解度和特性溶解度的含义及测定方法。
3. 简述增加药物溶解度的方法。
4. 简述影响药物溶出速度的因素和增加溶出速度的方法。
5. 简述溶液的性质及其测定方法。

（鲁　莹）

参考文献

［1］崔福德．药剂学［M］．7 版．北京：人民卫生出版社，2011.

［2］崔福德．药剂学［M］．2 版．北京：中国医药科技出版社，2011.

［3］M. E. Aulton. Pharmaceutics：The science of dosage form design［M］. 2nd Ed. Churchill livings - tone，2002.

［4］M. E. Aulton. Pharmaceutics：The design and manufacture of medisines［M］. 3rd Ed. Hungary Elservier，2007.

［5］苏德森，王思玲．物理药剂学［M］. 北京：化学工业出版社，2004.

［6］王玉蓉，田景振．物理药剂学［M］. 北京：科学出版社，2005.

［7］马晓微，袁京群，梁文权等．羟丙基甲基纤维素骨架片中难溶性药物释放模型的研究［J］. 浙江大学学报，2004，33（3）：225 - 228.

［8］徐颖，卢懿，戚建平，等．辛伐他汀纳米结晶的制备与表征［J］. 中国科技论文，2012，7（3）：219 - 223.

扫码“练习题”

第六章　表面活性剂

学习目标

1. **掌握**　表面活性剂的概念与理化性质。
2. **熟悉**　表面现象；表面活性剂的分类方法及在制剂中的应用。
3. **了解**　表面活性剂理化性质的测定方法；生物学性质。

第一节　表面张力与表面自由能

扫码"学一学"

任何两种不同的物质之间都存在分界面，该分界面称为界面；而组成界面的两物质中一种是另一种物质的蒸气或其中一种是空气时，该界面即为表面。

表面分子受到的作用力与内部分子所受作用力是不同的（图6－1）。恒温恒压下，内部分子受到作用力是均匀的，而表面分子受到的作用力则是不均匀的；处在液相和气相接触的表面分子受到的气相分子的作用力明显小于内部液态分子对它的作用力，于是形成了一个垂直指向液相内部的合力，即表面张力，致使液相表面分子有被拉入液体内部的倾向。因此，表面张力系作用于液体表面上任何部分单位长度直线上的收缩力，力的方向与该直线垂直并与液面相切，国际单位为 $N \cdot m^{-1}$，常用单位为 $mN \cdot m^{-1}$。

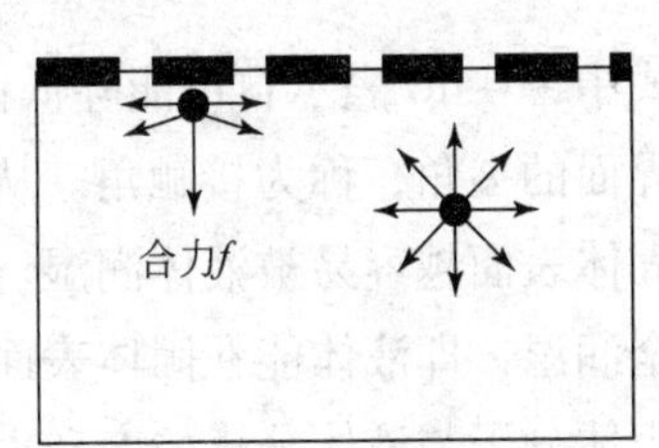

图6－1　液体内部分子与表面分子受力情况

界面分子相比内部分子具有更高的势能，在表面张力作用下，液面发生收缩，液体的比表面积增加，内部分子转移至界面成为界面分子。在此过程中，界面分子增加的能量称为表面自由能（surface free energy）。单位表面所增加的能量称为比表面自由能（specific surface free energy）。表面张力和比表面自由能在数值上相等并且具有同样的度量单位，但表达意义并不一致。表面张力为恒温恒压条件下封闭体系增加单位表面积时体系自由能的增加，本质为单位面积上的表面自由能，主要受温度与压力影响且一般为负相关。

表面张力与界面现象在自然界与生活中普遍存在，如毛细上升与下降、吸附、铺展与润湿等。对制剂的生产及研究过程存在明显影响，乳剂、混悬剂、脂质体等的制备与稳定，药物的润湿与溶解，药物的经皮吸收以及在胃肠道的吸收等，都与界面现象有密切的关系。

表面张力的影响因素包括：①物质的本性。液体的表面张力（或表面自由能）是表示将液体分子从体相拉到表面上所做功的大小，与液体分子间相互作用力的性质和大小有关。相互作用强烈，不易脱离体相，表面张力就大，反之，则小。②温度的影响。温度升高，分子间引力减弱，表面张力随温度升高而减小。同时，温度升高，液体的饱和蒸气压增大，气相中分子密度增加，气相分子对液体表面分子的引力增大，导致液体表面张力减小。③压力的影响。压力增大，表面张力减小。

（一）液体铺展

对于两种非均相系统，一种液体滴到另一液体的表面，会产生两种表面现象：①分子之间的相互作用使一种液体覆盖在另一种液体表面并形成一层液膜，这种现象称为铺展（spreading）；②形成液珠，以尽量减少接触的表面积，但加入表面活性剂又能铺展或混合。观察一种液体是否在水面上铺展，可将一些滑石粉或活性炭粉末撒在水面上，滴入液体后，如果能够铺展，则固体粉末从滴入位置迅速向四面散开。

铺展现象在药剂学中有重要应用。在制剂中常见的例子是油脂性软膏，适当添加表面活性剂以增加油脂的铺展系数，使它能在皮肤上均匀涂布，因为皮肤是与脂肪酸混合物相类似的极性－非极性（水－油）层，尤其在渗出液较多的皮肤。因此，改善油脂性软膏的铺展性质非常有必要。普通药物难以透过细胞膜进入细胞，处方中加入与细胞膜成分类似的磷脂等脂质成分制备成脂质体，药物的组织渗透性与透膜性大大增强。

（二）润湿

润湿（wetting）是液体在固体表面自发地铺展的一种界面现象，与界面张力关系密切。滑石粉或活性炭的密度比水大，却能漂浮于水面上，是固体不被液体润湿的典型例子。

当某一液滴落在固体表面并达平衡时，在固、液、气三相会合点存在如下关系：

$$-\mathrm{d}G=\sigma_{1-g}\ (1+\cos\theta) \tag{6-1}$$

式中，$-\mathrm{d}G$ 表示自由能降低；σ_{1-g} 为固体表面的自由能；θ 是会合点气液界面切线与固液界面的夹角，称为接触角。从公式（6－1）可知，接触角越小，体系表面自由能降低越多，固体表面越容易被液体润湿。通常，当 $\theta<90°$ 时表示可润湿；$\theta=0$ 时，$\cos\theta=1$，表示完全润湿，即液体能在固体表面自发地铺展并完全覆盖于其表面，或固体粉末浸没在液体中，固体分子与液体分子的亲和力大于液体内部的吸引力；当 $\theta>90°$ 表示不润湿；$\theta=180°$ 时则为完全不润湿（图 6－2）。

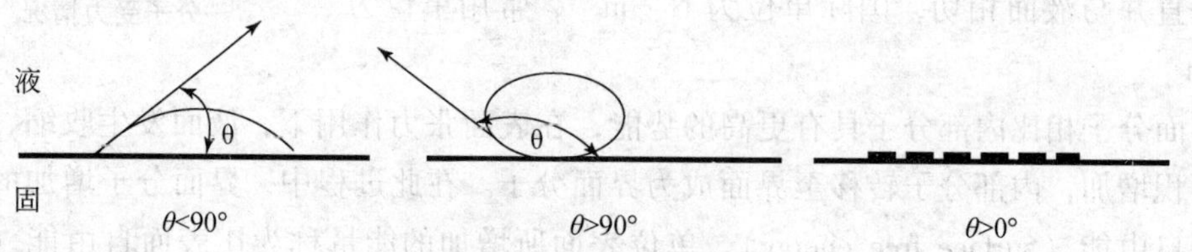

图 6－2 润湿与接触角

润湿在药剂学中的应用非常广泛，如片剂中的崩解剂，既能提高片剂与水的润湿性，也能促进水分子进入片芯，加快崩解；在制备复方硫磺洗剂时，因为硫磺不溶于水，难于分散，加入一定量的表面活性剂能降低固/液界面的接触角，提高润湿性，使药物更好地混悬于体系中。

（三）吸附

固体和液体表面层存在表面张力与自由能，而任何体系均趋向于降低自由能以达到稳态；固体表面通过富集气体或溶液中的溶质实现稳态平衡，液体表面依靠吸附于体系的溶质以降低自由能或表面张力，由此产生固/气（液）与液/液（气）界面吸附。吸附可分为物理与化学吸附（如离子交换吸附、氢键吸附等）。影响吸附的因素包括：比表面积、溶解介质、pH、温度与溶质溶解度等。

1. 液/液（气）吸附 在一定条件下，纯液体的表面张力由液体的本质决定，大小恒

定不变；但当液相中存在其他溶质分子时，该溶质分子可能在界面富集或反富集，导致溶液表面张力的变化。

对于水性介质，不同溶质对水界面的表面张力的影响可分为三种情况：①溶质浓度的增加会导致表面张力的缓慢增加，且为类似线性关系，该类溶质主要为无机电解质等，与水分子具有良好的亲和力。②溶质浓度的增加会导致表面张力的缓慢降低，该类溶质主要为低分子量的极性有机物。该类分子亲水基的亲水性较弱且水溶性会随着烷基链长的增加而降低。③溶质分子的少量存在会导致表面张力快速降低，但浓度达到一定值时，表面张力的变化很小。该类溶质主要为表面活性剂。

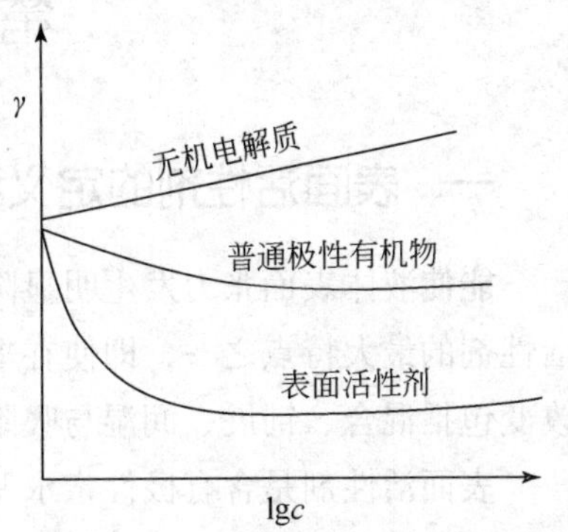

图6-3　不同溶质浓度与表面张力变化

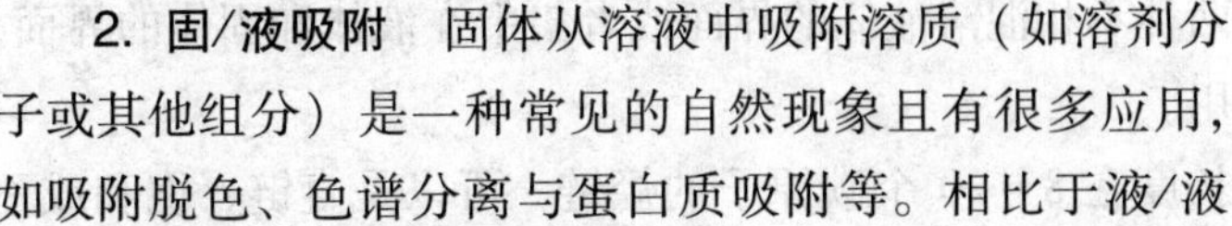

2. 固/液吸附　固体从溶液中吸附溶质（如溶剂分子或其他组分）是一种常见的自然现象且有很多应用，如吸附脱色、色谱分离与蛋白质吸附等。相比于液/液（气）吸附、固/液吸附要复杂很多，因为体系同时存在固体-溶质、固体-溶剂与溶质-溶剂相互作用，三者存在竞争性。一般而言，根据 Truable 规则与反 Truable 规则：非极性吸附剂优先吸附极性溶剂中的非极性成分，反之亦然。

3. 单分子层 Langmuir 吸附等温式　假设：①吸附是单分子层；②吸附表面是均匀的；③溶剂与溶质在表面上表面积相同；④相邻的被吸附分子无相互作用。在一定温度下，固体表面的覆盖率 θ 与压力之间的关系可用以下公式表示：

$$\theta = \frac{K \cdot p}{1 + K \cdot p} \tag{6-2}$$

式中，θ 为表面覆盖率（吸附量），K 为吸附常数（大小表示固体表面吸附气体能力的强弱程度），p 为压力。由此可知：

当压力足够小时，即 $K_p \ll 1$，θ 与 p 成线性关系；②当压力足够大时，即 $K_p \gg 1$，θ 与 p 无关；③表示吸附达到饱和；当压力适中时，吸附量可用公式（6-2）表述。

固体对溶液中溶质的吸附可用公式（6-3）表示：

$$\frac{x}{m} = \frac{V\ (c_0 - c)}{m} \tag{6-3}$$

式中，m 为吸附剂的质量，g；V 为溶剂的体积，L；c_0 与 c 分别为吸附前后溶液中溶质的浓度，mol/L；x 为吸附量，mol。

吸附对固体表面性质的影响主要包括：①改变粉体的分散性。如碳粉是非水溶性的，难分散于水中；水中加入表面活性剂后，由于表面活性剂的吸附，使碳粉表面由疏水变为亲水，从而改善碳粉的水分散性。②改变固体（颗粒）的润湿性。由 Young 方程［式（6-4）］可知，溶液中存在表面活性剂时，使得固/液与气/液界面的吸附 γ_{sl}（固/液界面表面张力）与 γ_{sg}（固/气界面表面张力）明显下降，从而使接触角 θ 减小，提高固体表面的润湿性。

$$\cos\theta = (\gamma_{sg} - \gamma_{sl}) / \gamma_{lg} \tag{6-4}$$

吸附作用对药物制剂的处方设计、吸收与药效等会产生明显影响，主要包括：①掩味作用。地西泮吸附于硅酸铝镁胶体颗粒上可以明显掩盖药物的苦味；②增溶与促吸收。一些表面活性剂吸附于难溶性药物分子或颗粒上，能够明显提高药物的溶解度与促进吸收；

③导致疗效下降。如季铵盐类化合物用于皮肤与黏膜杀菌效果理想，但处方中的其他成分与药物间的吸附作用会导致活性降低。

扫码"学一学"

第二节　表面活性剂

一、表面活性剂的定义和特点

能使液体表面张力发生明显降低的物质称为该液体的表面活性剂（surfactant），是表面活性剂的最大特点之一，即使在非常低浓度的条件，也能使水的表面张力大大降低，进而改变包括混合、铺展、润湿与吸附等表面现象。

表面活性剂是含有极性亲水基团和非极性疏水基团的两亲性化合物。表面活性剂的这种特点使其可以集中在溶液表面、两种不相混溶液体的界面或者集中在液体和固体的界面，起到降低表面张力或界面张力的作用。

表面活性剂的疏水基团通常是长度在 8～20 个碳原子的烃链，可以是直链、饱和或不饱和的偶氮链等，疏水结构的变化会引起表面张力降低能力的改变。如疏水基的羟基中引入碳链分支，会导致临界胶束浓度（CMC 值）显著增大，进而提高降低表面张力的能力；亲水基团一般为电负性较强的原子团或原子，可以是阴离子、阳离子、两性离子或非离子基团，例如羧基、硫酸基、磺酸基、磷酸基、氨基、聚氧乙烯基、羰基等。亲水基团在表面活性剂分子的相对位置对其性能也有影响，亲水基在分子中间较在末端的润湿性作用强，在末端的较在中间的去污作用强。

二、表面活性剂的分类

表面活性剂的分类方法有多种：①根据来源可分为天然表面活性剂和合成表面活性剂。②根据分子组成特点和极性基团的解离性质，分为离子表面活性剂和非离子表面活性剂；离子表面活性剂又可分为阳离子表面活性剂、阴离子表面活性剂和两性离子表面活性剂。③根据溶解性可分为水溶性表面活性剂和油溶性表面活性剂。④根据分子量可分为高分子表面活性剂和低分子表面活性剂。

（一）离子型表面活性剂

1. 阴离子表面活性剂　阴离子表面活性剂在水中解离后，生成由疏水基烃链和亲水基阴离子组成的表面活性部分及带有相反电荷的反离子。阴离子表面活性剂按亲水基分类，可分为高级脂肪酸盐、硫酸酯盐、磺酸盐、磷酸盐等。该类表面活性剂在 pH 7 以上活性较强，pH 5 以下表面活性较弱。该类表面活性剂常用作清洁剂、去污剂，由于毒性较大，在药物制剂中应用较少。

（1）高级脂肪酸盐　通式为 $(RCOO^-)_nM^{n+}$。脂肪酸烃链 R 一般在 C_{11}～C_{17}之间，以硬脂酸、油酸、月桂酸等较为常见。根据 M 的不同，又可分碱金属皂、碱土金属皂和有机胺皂等。

1）碱金属皂（一价皂）　为可溶性皂，是脂肪酸的碱金属盐类，通式为 $RCOOH-M^+$，脂肪酸烃链 R 一般在 C_{12}～C_{18}之间，一般为钠盐或钾盐等。常用的脂肪酸有月桂酸、棕榈酸和硬脂酸等。这类表面活性剂在 pH 9 以上稳定，pH 9 以下易析出脂肪酸，失去表面活性，多价金属离子如 Ca^{2+}、Mg^{2+}等也可以与其结合成可溶性金属皂而破坏制剂稳定性。

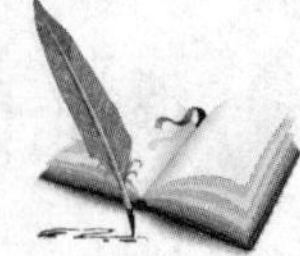

这类表面活性剂具有良好的乳化油脂的能力，是 O/W 型体系的乳化剂；刺激性大，只做外用。

2）多价金属皂　不溶性皂，是多价金属的高级脂肪酸皂，如 Ca^{2+}、Mg^{2+}、Al^{3+} 等。该皂类不溶于水，也不溶于乙醇和乙醚，在水中不解离、不水解，抗酸性比碱金属肥皂略强。亲水基团强于亲油基团，是 W/O 型乳剂的辅助乳化剂。

3）有机胺皂　是脂肪酸和有机胺反应形成的皂类，有机胺主要是三乙醇胺等有机胺，一般为 O/W 型体系乳化剂。

（2）硫酸酯盐　主要是由硫酸化油和高级脂肪醇形成的硫酸单酯或硫酸双酯，通式为 $ROSO_3^- M^+$，脂肪醇烃链 R 在 C_{12} ~ C_{18} 范围。硫酸单酯易溶于水，双酯不溶于水。因为单酯溶于水后容易逐渐水解成醇和硫酸，故加入碱与硫酸酯中和得到稳定的硫酸酯盐，硫酸酯盐能与一些大分子阳离子药物发生作用。该类表面活性剂乳化性很强，并较皂类乳化剂稳定，即使在低浓度时，对黏膜也有一定刺激性，常作为外用乳膏的乳化剂及固体制剂的润湿剂或增溶剂。常用的高级硫酸酯表面活性剂包括：十二烷基硫酸钠、十二烷基硫酸镁、十八烷基富马酸钠等。

1）十二烷基硫酸钠（sodium dodecyl sulfate，SDS）　又叫月桂醇硫酸钠，结构式为 $C_{12}H_{25}OSO_3Na$。白色至微黄色结晶粉末，略溶于醇，易溶于水，不溶于三氯甲烷。可用作增溶剂、润湿剂、起泡剂或去污剂，临界胶束浓度（40 ℃）为 8.6×10^{-3}mol/L，亲水亲油平衡（HLB）值为 40，可作乳化剂和固体制剂中的增溶剂使用，但对肾、肝、肺的毒性较大，不用于静脉注射。

2）十二烷基硫酸镁　为白色结晶性粉末，具特臭，溶于水，微溶于醇，不溶于三氯甲烷和醚，可用作润滑剂和乳化剂。

（3）磺酸盐　是脂肪酸或脂肪醇或不饱和脂肪油经磺酸化后，用碱中和所得的化合物，通式为 $RSO_3^- M^+$。因磺酸盐不是酯，所以在酸性条件下不水解，遇热比较稳定。主要包括脂肪族磺酸化物、烷基芳基磺酸化物和烷基萘磺酸化物。牛磺胆酸钠等胆盐也属于此类（结构见图 6-4），胆盐在消化道中有大量分泌，可以作为胃肠道中脂肪的乳化剂和单硬脂酸甘油酯的增溶剂。近年有学者发现胆盐对于促进难溶性或水溶性药物口服吸收具有明显作用；在脂质体膜中插入胆盐可以明显提高双分子层的流动性（形成传递体），增加脂质体的变形性，提高对皮肤的透过性。

图 6-4　牛磺胆酸钠结构式

2. 阳离子表面活性剂　该类表面活性剂结构中，阳离子亲水基团与疏水基相连，荷正电，又称为“阳性皂”。其亲水基团一般为含氮化合物，少数为含磷、砷、硫化合物。在医

药上应用较多的是季铵型阳离子表面活性剂，通式为（$R_1R_2N^+R_3R_4$）X^-，水溶性好，在酸性与碱性溶液中较稳定，虽具有增溶、乳化、分散等作用，因毒性大，一般不单独用作药剂学辅料，主要外用消毒、灭菌等。药学中常用的阳离子表面活性剂有苯扎氯铵（洁尔灭）、苯扎溴铵（新洁尔灭）、消毒净等。

3. 两性离子表面活性剂 此类表面活性剂分子结构中同时具有阴离子和阳离子亲水基团。两性表面活性剂既是一个酸也是一个碱，随着溶液 pH 的变化表现不同的性质，pH 在等电点范围内（一般在微酸性）呈中性；在等电点以上（碱性介质中）呈阴离子表面活性剂的性质，具有很好的起泡、去污作用；在等电点以下（酸性介质中）则呈阳离子表面活性剂的性质，具有很强的杀菌性。

（1）磷脂类 卵磷脂为天然来源的两性离子表面活性剂，亲水基由一个磷酸基团和一个季铵盐碱基组成，疏水基团含两个较长的烃链。卵磷脂是一种混合物，主要包含脑磷脂、磷脂酰胆碱（PC，也称卵磷脂，结构见图 6－5）、磷脂酰乙醇胺（PE，结构见图 6－6）、丝氨酸磷脂（PS，结构见图 6－7）、肌醇磷脂、磷脂酸等，还有糖脂、中性脂、胆固醇（结构见图 6－8）和神经鞘脂等。磷脂可分为两类：甘油磷脂与鞘氨醇磷脂，前者由甘油、脂肪酸、磷酸和一分子氨基醇构成，后者为以鞘氨醇代替了甘油。精制大豆磷脂主要成分有磷脂酰胆碱、乙醇胺磷脂、丝氨酸磷脂与肌醇磷脂等，在乙醇中溶解，不溶于丙酮，易溶于多数非极性溶剂。大豆磷脂的等电点约为 3.5，在空气中不稳定、易氧化变色，须充氮低温保存。卵磷脂为透明或半透明黄色或黄褐色油脂状物质，对热敏感，在 60 ℃以上数天内即变为不透明褐色，在酸性、碱性条件下以及酯酶作用下易水解。具有很强的乳化能力，可作为脂肪乳的乳化剂，是脂质体的主要膜材。

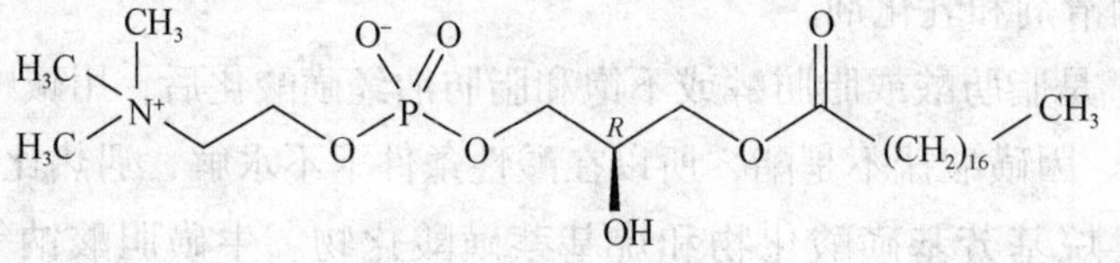

图 6－5 PC 结构式

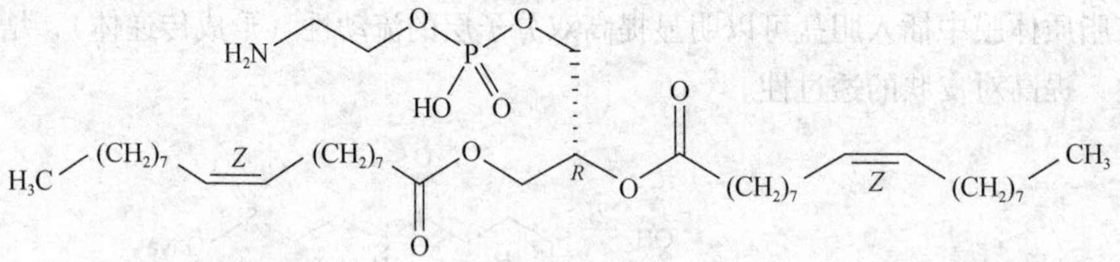

图 6－6 PE 结构式

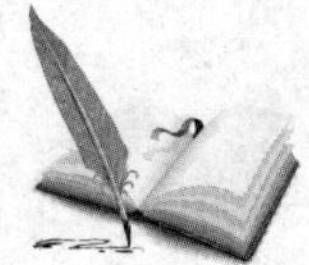

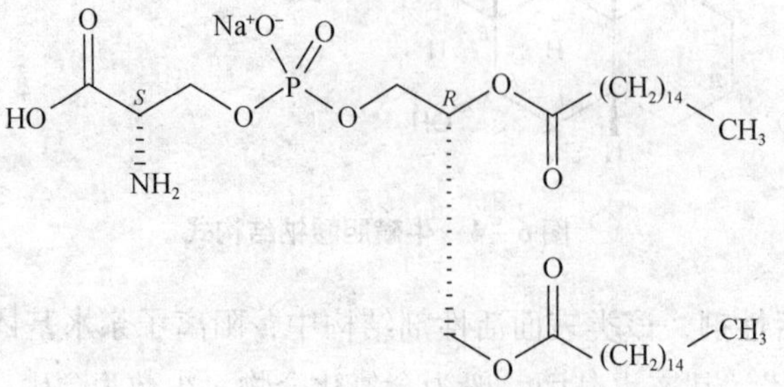

图 6－7 PS 结构式

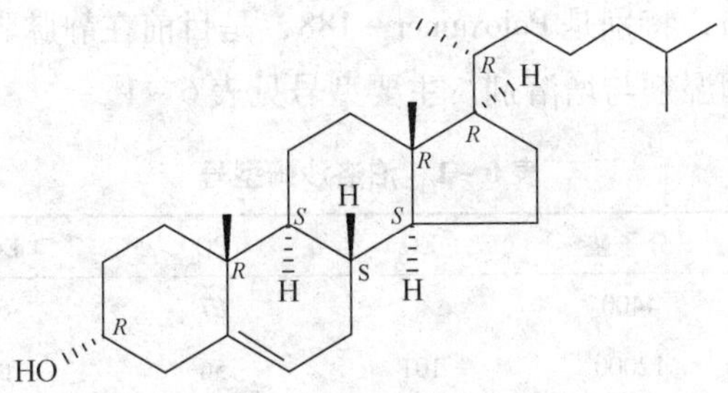

图6-8　胆固醇结构式

（2）球蛋白类　天然来源的蛋白质如白蛋白、乳球蛋白（结构见图6-9）等球蛋白由于特殊的空间结构，同时具有疏水与亲水区域，而具有良好的表面活性，乳化能力较强。该类蛋白一般易溶于水，等电点为5左右。

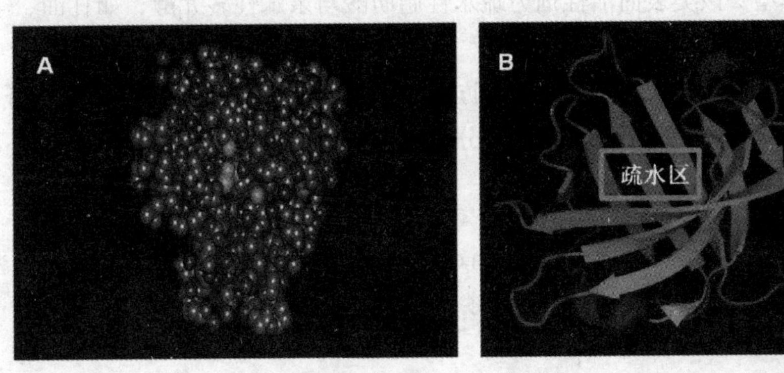

图6-9　乳球蛋白CPK（A）与二级结构（B）

4. 非离子表面活性剂　非离子表面活性剂在水中不会解离，在分子结构上，构成亲水基的主要是含氧基团（一般是羟基和醚基）；其亲油基团是长链脂肪酸或长链脂肪醇以及烷芳基等。该表面活性剂稳定性高，不易受电解质与溶液pH等的影响，毒性与溶血作用小。在药物制剂中应用非常广泛，可用作增溶、分散、乳化剂等。除可用于外用和口服制剂外，少数可用于注射给药。根据亲水基团的不同，非离子表面活性剂分为聚乙二醇型和多元醇型。

（1）聚乙二醇型　聚乙二醇型（简称PEG型）是以环氧乙烷（EO）与疏水基原料进行加成的产物，也称聚氧乙烯型。根据疏水基不同，PEG型非离子表面活性剂可划分为以下几类。

1）聚氧乙烯脂肪醇醚与聚氧乙烯烷基酚醚　通式分别为$RO(CH_2OCH_2)_nH$与$RC_6H_5O(CH_2OCH_2)_nH$，由高级醇或烷基酚与EO加成而得，具有醚的结构。主要包括西土马哥1000（Cetomacrogol 1000）、苄泽（Brij）类、乳化剂OP、平平加O-20等。

2）聚氧乙烯脂肪酸酯　通式为$RCOOCH_2(CH_2OCH_2)_nCH_2OH$，由聚氧乙烯与长链脂肪酸缩合而成的酯，通过羧将基疏水基和亲水基连接，也称为聚乙二醇酯型表面活性剂。主要包括卖泽（Myrij）类、聚乙二醇-15羟基硬脂酸酯、聚氧乙烯蓖麻油衍生物（主要包括Cremophor EL，RH40与RH60三种型号）与聚乙二醇1000、维生素E、琥珀酸酯等。

3）聚氧乙烯聚氧丙烯共聚物　也称泊洛沙姆（Poloxamer），商品名为Pluronic。通式为$HO(CH_2CH_2O)_A(CH_3CHCH_2O)_B(CH_2CH_2O)_AH$，其中A部分为亲水基，B部分为疏水基，由分子量为1000~2500聚氧丙烯的疏水基与OE加成而得。毒性、刺激性小，不易

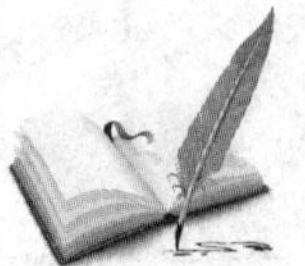

引起过敏反应，Poloxamer，特别是 Poloxamer－188，是目前在静脉乳剂中唯一使用的合成乳化剂。常用作消泡剂、润湿剂与增溶剂。主要型号见表 6－1。

表 6－1　泊洛沙姆型号

Poloxamer	Pluronic	分子量	EO	PO	EO	溶解度
401	L121	4400	6	67	6	不溶
407	F127	12000	101	56	101	易溶
338	F108	15000	141	44	141	易溶
237	F87	7700	64	37	64	易溶
188	F68	8350	80	27	80	易溶
108	F38	5000	46	16	46	易溶

（2）多元醇型　该类表面活性剂为疏水性脂肪酸与亲水性多元醇，如甘油、季戊四醇、失水山梨醇等作用生成的酯。

1）脂肪酸山梨坦　即失水山梨醇脂肪酸酯，是由山梨糖醇及其单酐和二酐与脂肪酸反应而成的酯类化合物，又称 Span 类。分类、熔点与各自 HLB 值见表 6－2，其结构如图 6－10 所示。

图 6－10　脂肪酸山梨坦结构式

短链至中链脂肪酸的失水山梨醇能溶解或分散于水中或者热水中，在一些亲水性与亲油性物质中具有一定溶解性，如 Span 20 和 Span 40，可作为 O/W 分散体系的辅助乳化剂。随着脂肪酸链长的增加和脂肪酸基团数量的增多，在醚、液状石蜡或脂肪油等非极性溶剂中的溶解度增加。如 Span 60，可作为 W/O 分散体系的乳化剂。

表 6－2　不同脂肪酸山梨坦的 HLB 值

化学名	商品名	熔点（°C）	HLB 值
失水山梨醇单月桂酸酯	Span 20	—	8.6
失水山梨醇单棕榈酸酯	Span 40	42～46	6.7
失水山梨醇单硬脂酸酯	Span 60	49～53	4.7
失水山梨醇三硬脂酸酯	Span 65	44～48	2.1
失水山梨醇单油酸酯	Span 80	—	3.7
失水山梨醇单油酸酯	Span 83	—	4.3
失水山梨醇三油酸酯	Span 85	—	1.8

2）聚氧乙烯失水山梨醇脂肪酸酯　是在司盘类的多余羟基上结合聚氧乙烯得到的酯类化合物，也称为聚山梨酯，商品名为吐温（Tweens），美国药典品名为 Polysorbate，根据脂肪酸链长的不同，有不同的分类，理化性质也不同，见表 6－3，结构如图 6－11 所示。

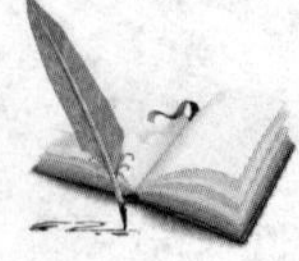

由于增加了亲水性的聚氧乙烯基，聚山梨酯一般易溶于水。可用作难溶性药物的增溶及 O/W 分散体系的乳化剂。

脂肪酸链　OOH_2C　$H(OC_2H_4)_2O$　$O(C_2H_4O)_xH$　$O(C_2H_4O)_7H$

图 6-11　聚山梨酯结构式

表 6-3　不同聚山梨酯的 HLB 值

化学名	商品名	熔点（°C）	HLB 值
聚氧乙烯失水山梨醇单月桂酸酯	Tween 20	—	16.7
聚氧乙烯失水山梨醇单棕榈酸酯	Tween 40	—	15.6
聚氧乙烯失水山梨醇单硬脂酸酯	Tween 60	—	14.9
聚氧乙烯失水山梨醇三硬脂酸酯	Tween 65	27~31	10.5
聚氧乙烯失水山梨醇单油酸酯	Tween 80	—	15.0
聚氧乙烯失水山梨醇三油酸酯	Tween 85	—	11.0

5. 高分子表面活性剂　分子量大于1000，结构中同时存在亲水与疏水结构的材料称之为高分子表面活性剂，也称之为双亲性共聚物。若无特殊说明，表面活性剂一般泛指低分子表面活性剂。与小分子表面活性剂相比，高分子表面活性剂胶束的缔合数量、形态、结构等均表现出明显的差别；在功能方面，降低表面张力或界面张力的能力较弱，渗透性也差，但乳化作用、分散性和稳定性较强。该类表面活性剂主要有：PEG 嵌段共聚物、氨基糖类、羧甲基纤维素衍生物等。

三、表面活性剂的性质

（一）表面活性剂对表面张力的影响

表面活性剂可以聚集于水溶液表面，形成单分子层，并发生定向排列，亲水基朝向内部，疏水基朝向外部。此时，表面水分子被表面活性剂中的碳氢链或其他非极性基团代替，由于水分子和非极性疏水基团间作用力小于水分子间的作用力，因此表面收缩力降低，从而降低表面张力。表面活性剂降低表面张力的能力即表面活性（surface activity），除与浓度有关外，其分子结构、碳链的长短、不饱和程度及亲水亲油平衡程度均可影响其表面活性的大小。

为更好地定量表征表面活性剂降低溶液表面张力的能力，Rosen 等提出了表面活性剂降低水的表面张力的效率与效能的概念。图 6-12（a）是经典的水性介质的表面张力（γ）与表面活性剂浓度的对数（$\lg C$）的关系图。在浓度降低时（低于 CMC 浓度），$-d\gamma/d\lg C$ 逐渐增加，吉布斯能过剩（表面活性剂吸附量）也逐渐增加。当水的表面张力下降 20mN/m 后，$-d\gamma/d\lg C$ 基本为常数，吸附达饱和，γ 随 $\lg C$ 线性下降直至达临界胶束浓度（critical micelle concentration，CMC）。将水的表面张力下降 20mN/m 所需的表面活性剂浓度的负对数定义为 pc_{20}（$pc_{20}=-\lg c_{\pi=20}$），即该表面活性剂降低水的表面张力的效率，pc_{20} 越大表明该表面活性剂降低水的表面张力效率越高。

表面老化（surface aging）是指表面活性剂溶液从开始发生表面聚集到取得恒定表面过剩浓度或稳定表面张力的时间和程度。在表面张力达最低点前，表面张力降低迅速，这是因为表面活性剂分子在一开始迅速向表面聚集；最低点后，老化过程因表面活性剂分子在

表面的浓度增加速度降低以及分子重新定向，表面张力下降缓慢，微小的上升可能与表面层转变成聚集态有关［图6－12（b）］。凡是能影响表面活性剂定性排列的因素，如电解质和温度等，都会影响老化。

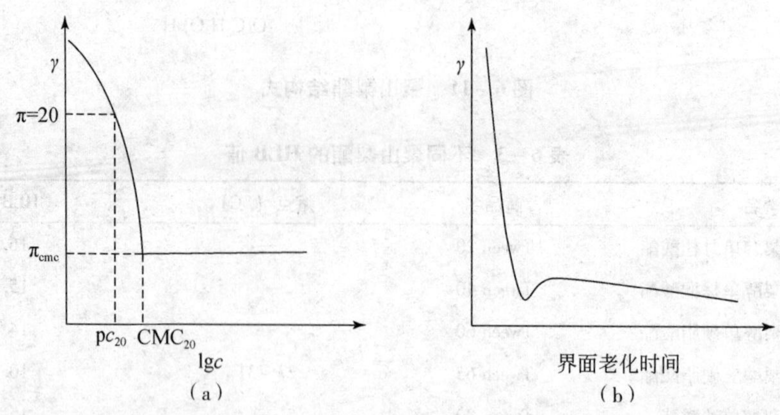

图6－12　表面活性剂降低表面张力的效率/效能（a）与表面张力随老化时间的变化（b）

（二）表面活性剂胶束

1. 临界胶束浓度　低浓度时，表面活性剂会在液体界面发生定向排列，形成亲水基朝向内、疏水基团向外的单分子层，此时疏水基团离开水性环境，此时体系处于最低自由能状态。随着表面活性剂浓度的增加，当液体表面不能容纳更多表面活性剂分子时，剩余的表面活性剂自发形成亲水基向水、疏水基在内的缔合体，这种缔合体称为胶束（micelle）。表面活性剂在溶液中形成胶束的最低浓度称为临界胶束浓度（critical micelle concentration，CMC）。当溶液达到CMC后，在一定范围内，胶束数量和表面活性剂的总浓度几乎成正比；且溶液的一系列物理性质包括电导率、表（界）面张力、去污能力、渗透压、增溶能力与吸附量等均会发生突变（图6－13）。

不同表面活性剂有其各自的CMC值，除了与结构和组成有关外，还可随外部条件变化而不同，如温度、溶液的pH及电解质等均影响CMC的大小。另外，测定方法不同，得到的结果也会有差别。

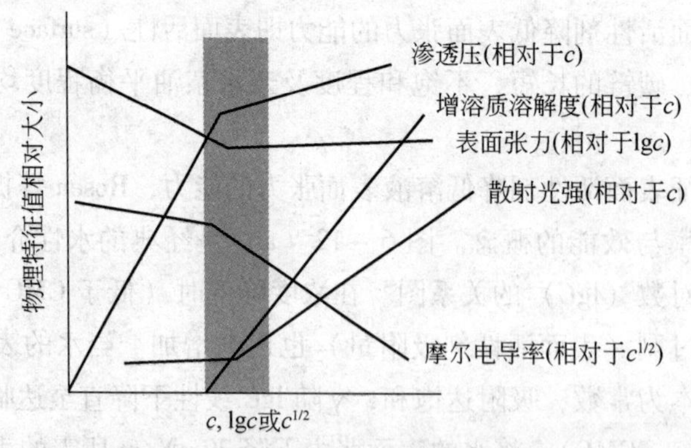

图6－13　溶液理化性质与非离子表面活性剂浓度（c）的关系

当聚集数确定，胶束的形态结构也随之确定。当浓度接近CMC时，胶束呈球形或类球形结构；当溶液中表面活性剂浓度继续增加，浓度达到CMC的10倍以上时，由于胶束尺寸或缔合数增加，不能保持球形结构而形成具有缔合体的棒状与板层状；一般表面活性剂

浓度增加到20%以上时，可以形成圆柱形或六角束状胶束，浓度进一步增加时，则会形成板层状胶束（图6－14）。在板层状胶束结构中，表面活性剂的排列已经接近于双分子层结构。在含高浓度表面活性剂的水溶液中，如加入少量有机溶剂，则可能形成亲水基向内、疏水基朝外的反向胶束。

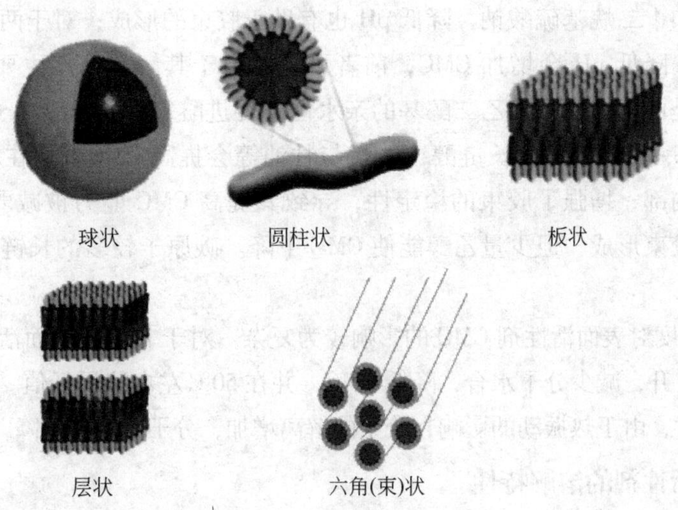

图6－14　常见胶束结构

2. CMC测定　当表面活性剂在溶液的浓度达到CMC时，除溶液的表面张力外，溶液的多种物理性质，如摩尔电导、黏度、渗透压、密度、光散射等会急剧发生变化。利用这一现象，测定溶液的物理性质，并将该物理性质发生急剧变化时的表面活性剂浓度作为该表面活性剂的CMC值。主要测定方法包括：电导法、表面张力法、光散射法、染料法、增溶法以及荧光探针法等。

3. 影响胶束形成的因素

（1）表面活性剂分子结构

1）疏水基团　多数表面活性剂的疏水基是由8～16个碳组成的碳氢链构成的，其CMC随碳原子数的增加而降低；对于具有相同碳原子数疏水基团的表面活性剂，含支链结构的比直链的CMC大很多，如二辛基二甲基氯化铵和十六烷基三甲基氯化铵的CMC分别为2.7×10^{-2} mol/L和1.4×10^{-3} mol/L。疏水基中引入羟基等极性基团通常会使CMC增大，且极性基团的位置越靠近中间，CMC越大。

2）亲水基团　亲水基团对离子型表面活性剂的影响不大；而对于聚氧乙烯型非离子表面活性剂，聚氧乙烯链增加会使CMC增加。当疏水基的链长与结构相同时，离子表面活性剂比非离子表面活性剂的CMC大大约两个数量级。

3）表面活性剂的种类　当碳氢链的碳原子相同时，直链离子型表面活性剂的CMC通常远大于直链非离子型表面活性剂。两性离子型表面活性剂的CMC与相同碳原子数疏水基的离子型表面活性剂相近。

4）反离子　对于离子型表面活性剂，反离子与胶束的结合或缔合会显著降低离子之间的排斥力，能显著降低CMC。

（2）其他外在因素

1）外加电解质　对于离子型表面活性剂，无机电解质的加入会导致CMC显著降低，且CMC的对数与反离子浓度的对数为线性关系；对于非离子型表面活性剂，电解质的加入

对 CMC 的影响主要来源于其对疏水基的盐溶或盐析效应，前者导致 CMC 增加，而后者会降低 CMC。

2）氢离子浓度　对于肥皂类表面活性剂，低 pH 条件会降低其 CMC，因为游离脂肪酸在此时较少解离，与水分子的亲和力弱，而自身易于缔合；对于具有强酸性阴离子基团的表面活性剂，例如十二烷基硫酸钠，降低 pH 也有助于胶束的形成；对于两性离子和聚乙二醇型表面活性剂，降低 pH 会增加 CMC，前者可能是由于其解离作用主要由阳离子引起，而对于后者，则是由于增加了聚乙二醇基的亲水性（促进醚氧原子形成离子）所致。

3）外加醇　一些多元醇、长链醇、尿素与甘油等会提高 CMC。但在较低浓度时，因醇类会进入胶束内部，增强了胶束的稳定性，导致其提高 CMC 能力被减弱，甚至被逆转；如大量乙醇抑制胶束形成，但少量乙醇能使 CMC 下降。碳原子较多的长链醇能较为显著地降低 CMC。

4）温度　温度对表面活性剂 CMC 的影响较为复杂。对于非离子表面活性剂来说，在一定范围内，温度上升，减少分子水合，降低 CMC，并在 50℃左右达最低值。对于离子表面活性剂，温度升高时，由于热振动的影响，胶束的解离增加，分子缔合数下降，CMC 增加。

（三）表面活性剂的溶解特性

1. Krafft 点　低温时，离子型表面活性剂在水溶液中的溶解度随温度升高而缓慢增加，但当温度升至某一值后，溶解度迅速增加，该温度称为 Krafft 点（Krafft point），其对应的表面活性剂的浓度为该温度的 CMC。Krafft 点的大小可用于判断表面活性剂的亲水亲油性，越高亲油性越好，亲水性越差；越低亲油性越差，亲水性越强。

2. 浊点（昙点）　对于聚氧乙烯型非离子表面活性剂溶液，进行加热升温时可导致表面活性剂析出（溶解度下降）、出现混浊，甚至产生分层，这种现象称为“起浊”或“起昙”（clouding formation）。此时的温度称浊点或昙点（cloud point）。“起浊”是一种可逆的现象，当温度下降至浊点以下时溶液则复变澄明，起浊实际上是 PEG 类非离子表面活性剂在浊点以上不溶于水和在浊点以下溶于水的表现。

（四）表面活性剂的亲水亲油平衡值

作为双亲性物质，表面活性剂的最重要特征之一是同时具有水溶性与油溶性，主要取决于分子结构中亲水基与亲油基的强弱。表面活性剂分子中亲水和亲油基团对油或水的综合亲和力称为亲水亲油平衡值（hydrophile - lipophile balance，HLB），HLB 值的范围为 1 ~ 40。一个好的表面活性剂，在亲水性和亲油性之间应有一种好的均衡关系。因为亲油性主要取决于碳氢链的长短，故可用其重量表示，而亲水基却由于种类繁多，没有适宜的量度。规定不含疏水基的聚乙二醇 HLB 值为 20，无亲水基的石蜡 HLB 值为 0。

HLB 值计算公式为：

$$\text{HLB}=\frac{\text{亲水基质量}}{\text{亲水基质量}+\text{亲油基质量}}\times 20 \qquad (6-5)$$

对于聚乙二醇与多元醇非离子表面活性剂，HLB 值计算公式为：

$$\text{HLB}=\frac{\text{聚乙二醇的质量分数}+\text{多元醇质量分数}}{5} \qquad (6-6)$$

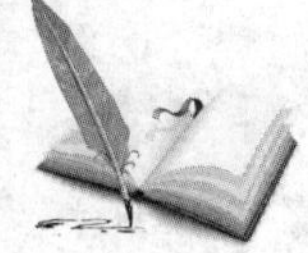

对于离子型表面活性剂，如果把表面活性剂的 HLB 值看成分子中各结构基团的综合，则每个基团对 HLB 值的贡献可通过数值表示，这些数值称为 HLB 基团数，HLB 值计算公式为：

$$HLB = 7 + \sum（亲水基团的 HLB 数）- \sum（疏水基团的 HLB 数） \quad (6-7)$$

非离子表面活性剂 HLB 值具有加和性，计算公式为：

$$HLB = \frac{HLB_a \times W_a + HLB_b \times W_b}{W_a + W_b} \quad (6-8)$$

W 为表面活性剂的重量，HLB_a和 HLB_b分别是两种表面活性剂的 HLB 值。

HLB 值的概念在表面活性剂的应用中非常重要，可以根据 HLB 值的大小判断表面活性剂的应用范围（图 6-15）。HLB 值在 1.5~3 的表面活性剂可用作消泡剂，3.5~6可用为 W/O 型分散体系，8~18 可应用于 O/W 型分散体系，13~18 作为增溶剂使用，7~9 适合用作润湿剂。一些常见基团的 HLB 值见表 6-4。

表 6-4　一些常见基团的 HLB 值

亲水基团	HLB 值	疏水基团	HLB 值
$—SO_4Na$	38.7	$—CH_3$	-0.475
—COOK	21.1	$—CH_2—$	-0.475
—COONa	19.1	$=CH_2$	-0.475
$—SO_3Na$	11.0	=CH—	-0.475
—N =	0.94		
酯（失水山梨醇环）	6.8		
酯（游离）	2.4		
—COOH	2.1		
—OH（游离）	1.9		
—O—（醚基）	1.3		
—OH（失水山梨醇环）	0.5		
$—(CH_2CH_2O)—$	0.33		
$—(CH_2CH_2CH_2O)—$	-0.15		

注：例如，$C_{16}H_{33}OH$（鲸蜡醇）的 HLB = 7 + 1.9 + 16 × (-0.475) = 1.3

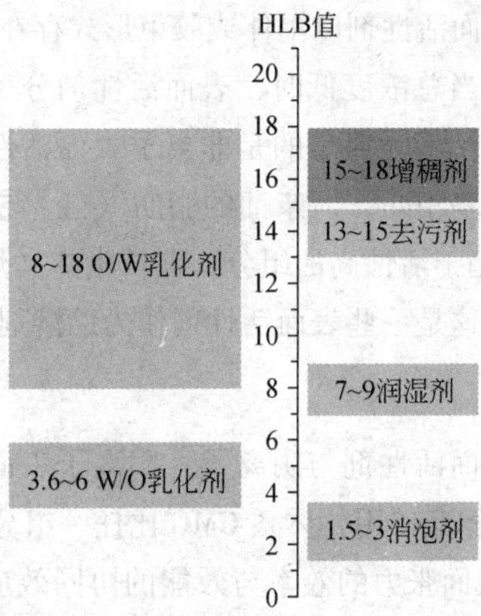

图 6-15　HLB 值适用范围

（五）表面活性剂的毒性

各种表面活性剂虽然在药物制剂中有广泛应用，但其毒性（包括长毒与急毒）必须被密切关注，因为现有的表面活性剂中不管用于何种给药途径，均不同程度地出现了各种毒

性。如聚氧乙烯蓖麻油类表面活性剂用于增溶紫杉醇进行注射给药，会出现过敏反应、中毒肾损害、神经毒性与心脏毒性等严重副作用；大多数表面活性剂用于口服给药相对安全，但长期给药也会出现消化道毒性等。如环孢素微乳制剂连续口服两周后，需要停药一段时间后再给药，主要是因为处方中含有大量表面活性剂，会对消化道产生明显的刺激作用。对于外用制剂，表面活性剂，特别是阳离子表面活性剂，长期应用或高浓度使用也会对皮肤或黏膜产生各种损害，如脱脂、过敏反应等。通常不同种类表面活性剂产生的毒性大小也不同，其毒性大小一般遵循以下顺序：阳离子表面活性剂 > 阴离子表面活性剂 > 非离子表面活性剂，两性离子表面活性剂 < 阳离子表面活性剂。离子型表面活性剂还有较强的溶血作用，而非离子表面活性剂的溶血作用较轻微。以聚氧乙烯基为亲水基的非离子表面活性剂中，吐温类的溶血作用相对较小，其毒性大小顺序为：聚氧乙烯烷基醚 > 聚氧乙烯芳基醚 > 聚氧乙烯脂肪酸酯 > 吐温类，吐温20 > 吐温40 > 吐温60 > 吐温80。通常认为吐温80、聚氧乙烯蓖麻油用于肌内注射等非血管直接给药是相对较为安全的，但用于静脉注射给药必须慎重，主要是因为其安全应用范围非常窄，浓度的轻微增加就有可能产生严重毒性。诸多表面活性剂中，Poloxamer类由于更高的安全性，目前可用于血管直接给药。

四、表面活性剂的复配

表面活性剂相互间或与其他化合物的配合使用称为复配，主要包括阴离子-阳离子、阴离子-非离子、阳离子-非离子、阴离子-两性离子的混合物。复配通过协同作用或增效作用能显著改善表面活性剂的效能，如增溶、润湿、铺展与乳化等。如在制备O/W纳米乳时，两种表面活性剂的配合使用能提高乳剂的稳定性，主要是因为复配作用能使表面活性剂在油/水界面处所形成的界面膜与油滴之间具有更匹配的自然曲率与弯曲刚度，实现了对油滴更为完美的“包裹”。复配体系可分为二元理想混合体系与非理性混合体系。

（一）二元理想混合体系

对于二组分混合体系，表面活性剂以单体或胶束形式存在时，活度系数均为1。该体系类似于单一表面活性剂体系，当总浓度低时，表面活性剂分子以单体形式存在；当总浓度达到临界值时，形成混合胶束。最为典型的是非离子表面活性剂同系物的混合，许多市售的表面活性剂为该体系，亲水基相同，但亲油的脂肪（烃）链长不同。同系物的表面活性与CMC介于两者之间，但更趋于活性高的组分，即长脂肪（烃）链的同系物，复配体系表现出表面活性高组分的性质。这是一些表面活性剂作为助溶剂使用的理论依据。

（二）非理想混合体系

对于离子型-非离子型表面活性剂与阴离子-阳离子表面活性剂混合体系，活度系数不等于1，组分间存在强烈的相互作用，体系CMC比任一组分的CMC都要低，有时会低很多，会产生降低CMC、降低表面张力的效率与效能的协同效应，进而有利于减少表面活性剂的用量。产生这种效应的原因包括：非离子分子插入离子型分子形成的胶束内部，导致了离子间静电排斥力与电荷密度的降低，使离子型分子进入胶束所需的功减小；阴离子与非离子的醚氧原子形成氧鎓盐；如果离子型表面活性剂分子中含有苯环，将与非离子中的聚氧乙烯链作用，稳定胶束。

与单组分相比，离子型-非离子型表面活性剂复配体系具有更高的表面活性、表面张力与浊点，具有更优良的洗涤性与润湿性等；非离子型表面活性剂与阴离子表面活性剂的相互作用强于阳离子。

在阴离子-阳离子表面活性剂复配体系中，由于正负电荷的强烈吸引与疏水基之间相互吸引导致表面活性剂更容易缔合成胶束、被界面吸附，具有更高的表面活性。该复配体系会同时具备两种活性剂的应用特性，如同时具有乳化、增溶、润湿、起泡、消毒作用等。

五、表面活性剂在药剂学中的应用

在药物制剂中，如微粒制剂、固体制剂、透皮吸收制剂等，表面活性剂的应用非常广泛，主要应用包括增溶、乳化、润湿、分散、消泡、灭菌等。

（一）增溶作用

现有的药物中，超过50%的药物存在溶解度低的问题。为了达到治疗所需的药物浓度，利用表面活性剂达到CMC形成胶束的原理，使难溶性活性成分溶解度增加而溶于分散介质的过程称之为增溶，所使用的表面活性剂称为增溶剂。其增溶能力可用最大增溶浓度（maximum additive concentration，MAC）表示，达到MAC后继续加入药物，体系将会变成热力学不稳定体系，即变为乳浊液或有沉淀发生。该类表面活性剂的HLB值为15～18。

1. 增溶位置　增溶作用是表面活性剂在溶液中达到CMC形成胶束后发生的行为。根据表面活性剂种类、溶剂性质与难溶性活性成分结构等的不同，活性药物通过进入胶束的不同位置进行增溶（图6-16）。a. 增溶于胶束内核：完全水不溶性药物；b/c. 栅栏层（深处）：双亲性药物；d. 亲水层：水溶性药物。

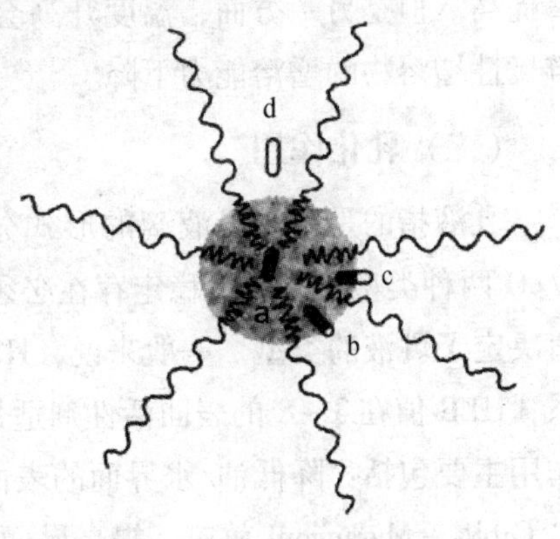

图6-16　增溶位置示意图

a、b、c和d分别代表胶束疏水内核、栅栏层深处、栅栏层与亲水层表面

2. 增溶的影响因素　增溶的影响因素包括表面活性剂、增溶药物的结构与性质，还有添加剂、溶剂与温度等。

（1）表面活性剂结构与性质　在同系物类表面活性剂中，碳氢链的延长对MAC有明显提高，因此碳氢链越长，CMC越小，胶束越容易形成；而支链结构的存在会阻碍胶束的形成，影响MAC；离子表面活性剂增溶极性有机物如长链醇和硫醇时，其碳氢链长度接近或大于极性有机物时，MAC会被明显降低；不同表面活性剂具有不同HLB值，对烃类与极性有机物的增溶作用不同，主要顺序为：非离子表面活性剂 > 阳离子表面活性剂 > 阴离子表面活性剂。主要因为非离子表面活性剂CMC小，而离子型表面活性剂除了CMC较大以外，形成的胶束结构也较为松散。

（2）增溶药物的结构与性质　同系物的脂肪烃与烷基芳烃，增溶量随链长增加而降低；碳氢链原子数相同的条件下，带环化合物与不饱和化合物的增溶量大于饱和化合物，碳氢链中支链与直链的存在对化合物的增溶量影响不大。多环化合物的分子量越大，增溶量越小。一般而言，极性小的化合物由于增溶位置在胶束核内，分子难以进入核内，故增溶量较小；极性较大的化合物增溶位置位于胶束栅栏层，有利于增溶量的增加。

（3）添加剂　无机盐的加入会导致离子表面活性剂的CMC明显降低，胶束聚集数量增加、胶束变大，因此能使烃类化合物增溶量增加；然而，无机盐的添加会降低栅栏层之间的排斥力、增加其致密性，从而导致了增溶空间的减少，降低增溶量。对于非离子型表面

活性剂，一般认为无机盐的添加对化合物的增溶量影响较小。

烃类非极性有机化合物加入表面活性剂溶液中，胶束会变大，栅栏层变大，有利于极性有机物增溶量的提高；反之，极性有机物的添加也会导致非极性的烃类化合物增溶量的增加。普遍认为，极性有机物碳氢链增加或极性的减弱会导致非极性的烃类化合物的增溶量增加。由于栅栏空间位置的有限性，增溶了一种极性有机物后会导致另一种有机物增溶量的降低。

（4）温度　温度对增溶存在三方面的影响：胶束的形成、表面活性剂与增溶化合物的溶解。一般认为，温度升高，化合物的增溶量提高会因表面活性剂的浓度加大而增加，当然，其本身溶解度也会因温度升高而增加。

对于离子型表面活性剂，温度升高会使极性与非极性有机物的增溶量增加，可能是因为热运动使胶束结构变得疏松的缘故。

对于非离子表面活性剂，温度对增溶量的影响与增溶化合物紧密相关。对于非极性增溶物，增溶位置在胶束内核，温度升高会使聚氧乙烯链发生去水化作用，促进胶束的形成，特别是当温度升高至浊点时，胶束的数量明显增多、体积明显增大，进而导致增溶量的显著提高。但是另一方面，温度升高会使聚氧乙烯链脱水，使胶束外壳变紧密，进而导致短链极性增溶物的增溶能力下降。

（二）乳化作用

乳液指的是一相以液滴的形式分散于另一相中的热力学不稳定体系，可分为 O/W 和 W/O 两种类型。体系的稳定存在必须依靠第三种物质的加入，那就是表面活性剂，其 HLB 值决定了乳液的类型。一般来说，HLB 值在 8 ~ 16 的表面活性剂可用于稳定 O/W 型分散体系；HLB 值在 3 ~ 8 的表面活性剂适用于稳定 W/O 型分散体系。表面活性剂对乳液的乳化作用主要包括：降低油/水界面的表面张力、产生静电与位阻排斥效应、产生界面张力梯度与 Gibbs - Marangoni 效应、提高界面黏度、形成液晶相、液滴表面形成刚性界面膜［可能通过将疏水链（区）插入油相实现对乳滴的包裹］、混合表面活性剂的自稠化效应等。

表面活性剂作为乳化剂在纳米乳（包括微乳）、软膏、栓剂等剂型的制备中有广泛应用，并且与两种或多种表面活性剂配合使用，以达到更佳的效能。一般认为，离子表面活性剂由于毒性较大主要用于外用乳剂，如软膏剂；两性离子表面活性剂，如磷脂、食物蛋白（如乳球蛋白、乳白蛋白等）、西黄蓍胶等可用于口服乳剂；大部分非离子型表面活性剂可用于口服乳剂，部分可用于注射给药乳剂。

（三）润湿作用

促进液体在固体表面铺展或渗透的作用称作润湿作用（wetting），能起润湿作用的表面活性剂叫润湿剂（wetters）。润湿剂 HLB 值通常为 7 ~ 9，并应具有一定的溶解度。

润湿的机制主要包括：交换吸附、离子对吸附、氢键形成吸附、π 电子极化吸附、范德华力吸附、疏水吸附等。

润湿剂在片剂、颗粒剂、混悬剂等剂型的制备过程中有着广泛的应用，润湿剂也会影响制剂的体内行为如溶出与吸收等。如制备复方硫磺洗剂时，由于硫磺颗粒不溶于水，表面的疏水性难以被液体润湿和分散，处方中加入了一定量 Tween 80 后，表面活性剂疏水链在疏水表面吸附降低了固 - 液界面的界面张力和接触角，使固体易被润湿且均匀分散于液体中。又如在片剂制备中，制粒过程中加入一定量的润湿剂，不仅增加了颗粒的流动性，

利于片剂的生产；另一方面，当片剂口服并转运到消化道后，润湿剂能促进水分子渗入片芯，使崩解剂易于吸水，促进片剂崩解，即加快了片剂的润湿、崩解和药物溶出的过程。

（四）助悬与分散作用

混悬剂是指微纳米级药物颗粒分散于水性介质的非均一体系，如果体系中不加入其他物质，药物颗粒会很快发生聚集与沉降等问题。表面活性剂作为助悬剂加入体系中可以：①在疏水药物颗粒表面形成水化膜（通过水分子－表面活性剂相互作用）并荷电（图6－17），降低了液/固的表面张力与提高了颗粒间的排斥力，从而提高颗粒的润湿性与分散性，减少沉降；②高分子表面活性剂的加入可以进一步提高分散介质的稠度，延缓药物颗粒的沉降。除此之外，助悬剂还具有延效、掩味等作用。

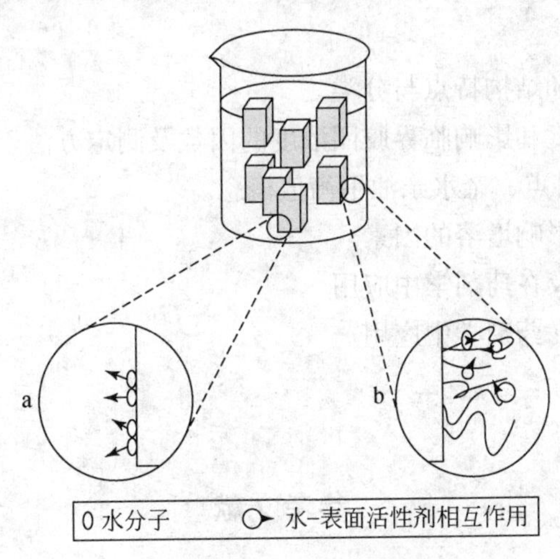

图6－17　表面活性剂在药物晶体表面的吸附

（五）起泡和消泡作用

泡沫是一种气/液分散体系，微米至毫米大小的气泡分散于液体中。泡沫形成时，气/液界面的面积快速增加，界面吸附表面活性剂并形成吸附膜能实现泡沫的稳定存在，这就是表面活性剂的发泡或稳泡作用，能产生泡沫与稳定泡沫存在的表面活性剂称为起泡剂和稳泡剂。表面活性剂稳泡机制主要包括：降低气/液界面张力、形成高强度界面膜、增加表面黏度与电荷、产生表面张力梯度修复液膜等。起泡与稳泡是两个不同的概念，前者指的是表面活性剂产生泡沫的能力，后者指的是泡沫稳定存在的时间。表面活性剂一般都是较好的起泡剂，但稳泡能力不一定强。通常，阴离子表面活性剂的起泡能力强于非离子表面活性剂，助表面活性剂如醇与醇酰胺等具有较好的稳泡能力，因此这两种表面活性剂配合使用能产生稳定性较好的泡沫。在人体腔道给药与皮肤表面给药中，发泡剂和稳泡剂有一定的应用。例如在一些外用栓剂中加入起泡剂和稳泡剂后，通过发泡与稳泡作用使药物均匀分布于腔道且不易流失，从而提高治疗作用。

在泡沫中加入某些物质后，使泡沫破灭的物质称为消泡剂。通常包括一些表面活性剂、油与疏水颗粒等。表面活性剂的消泡作用的机制为吸附于气/液界面并取代原有的起泡剂，通过减弱或摧毁 Gibbs－Marangoni 效应使液膜破裂，该类表面活性剂 HLB 值一般为 1～3。

（六）消毒杀菌作用

一些表面活性剂，如含有长碳链的季铵盐类阳离子表面活性剂，对生物膜具有强烈的溶解作用，可以完全溶解包括细菌细胞在内的各种细胞膜。所以该类表面活性剂作为杀菌

剂和消毒剂使用。主要应用包括术前皮肤消毒、伤口或黏膜消毒、医疗器械消毒与环境消毒等。该类表面活性剂主要有苯扎氯铵（洁尔灭）、苯扎溴铵（新洁尔灭）、消毒净等。

（七）洗涤去污作用

洗涤去污指的是表面活性剂通过吸附到固体基底与污垢表面，从而降低污垢与固体表面的黏附作用，在外力如水流与机械力帮助下，使污垢从固体表面分离并被乳化、分散以及增溶的过程，该表面活性剂称为去污剂或洗涤剂，HLB 值一般为 13 ~ 15。表面活性剂的洗涤去污作用在日常生活中应用非常广泛。一般非离子型表面活性剂去污能力强于阴离子型表面活性剂。

思考题

1. 简述表面活性剂的结构特点与分类。
2. 简述临界胶团浓度和影响临界胶团浓度的因数及测定方法。
3. 简述 Krafft 点、昙点、亲水亲油平衡值概念。
4. 简述增溶机制及影响增溶的因素。
5. 简述润湿的概念及在药剂学中应用。
6. 试述表面活性剂在药剂学中应用。

（尹莉芳）

参考文献

［1］崔福德．药剂学［M］.7 版．北京：人民卫生出版社，2007.

［2］李玲．表面活性剂与纳米技术［M］. 北京：化学工业出版社，2003.

［3］Niu M，Tan Y n，Guan P，et al. Enhanced oral absorption of insulin – loaded liposomes containing bile salts：A mechanistic study［J］. Int J Pharm，2014，460：119 – 130.

［4］钟静芬．表面活性剂在药学中的应用［M］. 北京：人民卫生出版社，1996.

［5］Florence AT and Attwood D. Physicalcochemical Principles of Pharmacy［M］. 5th ed. . London：Pharmaceutical Press，2011.

［6］He W，Lu Y，Qi J，et al. Food proteins as novel nanosuspension stabilizers for poorly water – soluble drugs［J］. Int J Pharm，2013，441：269 – 78.

［7］Manaargadoo – Catin M，Ali – Cherif A，Pougnas JL，et al. Hemolysis by surfactants – A review［J］. Adv Colloid Interface Sci，2015，doi：10. 1016/j. cis. 2015. 10. 011.

［8］刘程．表面活性剂应用大全［M］. 北京：北京工业大学出版社，1994.

［9］Torchilin VP. Structure and design of polymeric surfactant – based drug delivery systems［J］. J Control Release，2001，73：137 – 172.

［10］He，W.，Jin，Z.，Lv，Y.，et al. Shell cross – linked hybrid nanoparticles for direct cytosolic delivery for tumor therapy. Int J Pharm，2015，478：762 – 772.

［11］崔正刚．表面活性剂、胶体与界面化学基础［M］. 北京：化学工业出版社，2013.

［12］Rabinow，BE. Nanosuspensions in drug delivery［J］. Nat Rev Drug Discov，2004，3（9）：785 – 796.

扫码“练一练”

第七章　微粒分散体系

学习目标

1. **掌握**　分散体系的概念、分类及其应用，微粒分散体系的絮凝与反絮凝理论。

2. **熟悉**　微粒分散系物理化学性质如动力学、光学、电学性质，以及微粒分散体系物理稳定性。

3. **了解**　DLVO 理论、空间稳定理论、空缺稳定理论及其影响因素。

第一节　概　述

扫码“学一学”

1861 年，英国科学家 Graham（Thomas Graham）研究物质在水中扩散时发现有两类物质：一类能通过半透膜，扩散速度很快，当将溶剂蒸发后析出晶体；另一类物质不能通过半透膜，扩散速度很慢，溶剂蒸发后得到的是黏稠的胶状物。由此他认为，前一种物质是晶体（crystal），后一类物质是胶体（colloid），从此提出“胶体”这一名词。后来证实，这种分类方法并不正确，当选择适宜的分散介质，任何晶体也可以分散成胶体。胶体只是物质存在的特殊状态，即一种高度分散的体系，分散相质点的粒径在 10^{-9} ~ 10^{-7}m 范围内。

一、微粒分散体系的概念

分散体系（disperse systems）是一种或几种物质高度分散在某种介质中所形成的体系。被分散的物质称为分散相（disperse phase），而连续的介质称为分散介质（disperse medium）。

分散体系按分散相粒子的大小可分为如下几类：分子分散系（molecular dispersion system），其粒径 <1nm；胶体分散体系（colloidal disperse systems），其粒径在 1 ~ 100nm 范围；粗分散体系（coarse disperse systems），其直径 >100nm。通常将粒径在 1nm ~ 100μm 范围的分散相统称为微粒（microparticulates），由微粒构成的分散体系则统称为微粒分散体系（microparticulate disperse systems），参见表 7 - 1。

表 7 - 1　按照分散相质点粒径对分散体系分类

类型	粒径	微粒特点
粗分散体系（悬浮体、乳浊液等）	$>10^{-7}$m	一般显微镜下可见，不能透过滤纸和半透膜，不扩散
胶体分散体系（溶胶）	10^{-9} ~ 10^{-7}m	超显微镜如电镜下可见，能透过滤纸，不能通过半透膜，扩散慢
分子分散体系（溶液）	$<10^{-9}$ m	超显微镜下不可见，能透过滤纸和半透膜，扩散快

根据分散相和分散介质之间亲和力不同，过去曾将分散体系分为亲液胶体（lyophilic colloid）和憎液胶体（lyophobic colloid）。高分子溶液被归入亲液胶体；溶胶（sol）是多相分散体系，在介质中不溶，有明显的相界面，归为憎液胶体。高分子溶液有些性质和溶胶

类似，但它是均匀分散的真溶液，是热力学稳定、可逆的体系，因此和溶胶有本质的区别。现“亲液胶体”一词已不再使用。

二、微粒分散体系的特点

微粒分散体系是不均匀的多相分散体系，它们有如下共同的基本特点。

1. 分散性 微粒分散体系的性质和分散度直接相关。例如，胶粒的布朗运动、扩散慢、沉降、不能通过半透膜等性质，皆由微粒分散系特殊的分散度决定，例如，粒子大小为10^{-9}～10^{-7}m才会有Tyndall现象（Tyndall phenomenon）和动力学稳定性，分散度较大的粗分散体系则不具备这些特点。

2. 多相性 微粒分散体系是不均一的，其多相性表现在分散相粒子和介质之间有明显的相界面，而溶液体系是均匀分散的单相体系，二者性质完全不同，多相性是它们之间的根本性区别。

3. 聚结不稳定性 高度分散的体系有巨大的表面积和表面能。体系有缩小表面积、降低表面能的自发趋势，是热力学不稳定体系。体系中分散相粒子自发聚结的趋势称为聚结不稳定性。

微粒分散体系的分散性、多相性和聚结不稳定性之间是相互关联的，它们是微粒分散体系的基本特点。

三、微粒分散体系在药剂学中的应用

在药剂学中，微粒分散体系被发展成为微粒给药系统。属于粗分散体系的微粒给药系统主要包括混悬剂、乳剂、微囊、微球等，它们的粒径在100nm～100μm范围内；属于胶体分散体系的微粒给药系统主要包括纳米乳、纳米脂质体、纳米粒、纳米囊、纳米胶束等，它们的粒径一般小于100nm。

微粒分散体系在药剂学中具有重要意义：①由于粒径小，有助于提高药物的溶解速度及溶解度，有利于提高难溶性药物的生物利用度；②有利于提高药物在分散介质中的分散性；③微粒在体内的分布具有一定选择性，如一定大小的微粒在体内容易被网状内皮系统吞噬；④微囊、微球等根据载体性质控制药物的释放速度，延长药物在体内的作用时间，减少剂量，降低毒副作用；⑤改善药物在体内外的稳定性等。由于微粒分散体系具有上述独特的性质，所以在缓控释、靶向制剂的研究及开发中发挥着重要作用。近年来纳米技术的发展，使微粒给药系统的研究得到了更广泛的关注。未来几十年内，微粒给药体系的研究必将带来更广阔的应用前景。

扫码“学一学”

微粒分散系统普遍存在有絮凝、聚结、沉降等物理稳定性问题，是热力学与动力学不稳定体系。本章以物理稳定性为中心，介绍微粒分散系的基本性质及其测定方法，有关稳定性的基本理论，微粒给药系统的特点等有关内容。

第二节 微粒分散体系的物理化学性质

本节讨论的微粒分散体系的主要物理化学性质，包括其动力学性质、光学性质和电学性质等。

一、微粒分散体系的动力学性质

（一）Brown 运动

1827 年 Brown 在显微镜下对水中悬浮的花粉进行了观察，发现花粉微粒在不停地无规则移动和转动，并将这种现象命名为 Brown 运动（Brownian motion）。

研究表明，Brown 运动是液体分子热运动撞击微粒的结果。如果微粒较大，如在 10μm 以上时，在某一瞬间液体分子从各个方向对微粒的撞击可以彼此抵消；但如果微粒很小，如在 100nm 以下，某一瞬间液体分子从各个方向对微粒的撞击就不能彼此抵消，某一瞬间在某一方向上获得较大冲量时，微粒就会向此方向作直线运动，在另一瞬间又向另一方向运动，即表现为 Brown 运动。爱因斯坦（Einstein）根据分子运动论导出了 Brown 运动公式：

$$\Delta = \sqrt{\frac{RTt}{L3\pi\eta r}} \tag{7-1}$$

式中，Δ 为在 t 时间内粒子在 x 轴方向的平均位移；η 为介质的黏度；r 为粒子半径；L 为阿伏加德罗常数。Brown 运动的本质是质点的热运动。

（二）扩散与渗透压

作为 Brown 运动的结果，胶体质点可自发的从高浓度区域向低浓度区域扩散。扩散速率遵从 Fick 第一定律（Fick's first law），如图 7－1 所示：

$$\frac{\mathrm{d}m}{\mathrm{d}t} = -DA\frac{\mathrm{d}C}{\mathrm{d}x} \tag{7-2}$$

设胶体分散系的浓度梯度为 $\frac{\mathrm{d}C}{\mathrm{d}x}$，沿浓度梯度方向各平行界面的浓度不同，但在任一截面上的浓度是均匀的。设通过截面 S 扩散的胶粒质量为 m，扩散速率为 $\frac{\mathrm{d}m}{\mathrm{d}t}$，扩散速率与浓度梯度及 S 截面的面积 A 成正比。D 为扩散系数，是在单位浓度梯度下单位时间通过单位截面积的胶粒质量，单位是 m^2/s。由于扩散方向与浓度梯度的方向相反，在公式中加上符号以使扩散速率为正值。

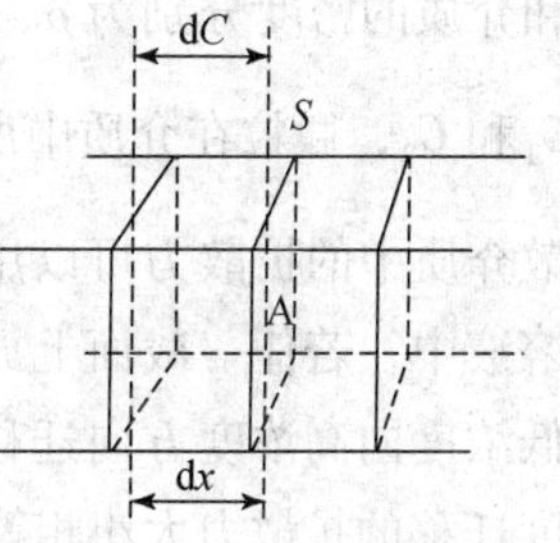

图 7－1　扩散示意图

爱因斯坦导出了 Brown 运动的位移与扩散系数之间的关系：

$$\Delta = \sqrt{2Dt} \tag{7-3}$$

根据式（7－3），可以通过测定 Brown 运动的位移求出扩散系数。

将式（7－1）代入式（7－3）得：

$$D = \frac{RT}{L} \times \frac{1}{6\pi\eta r} \tag{7-4}$$

式中，D 为扩散系数；R 为气体常数；T 为绝对温度；η 为介质的黏度；r 为粒子半径；L 为阿伏加德罗常数。

从式（7－4）可见，粒子的扩散能力和粒子的大小成反比，粒径越大，扩散能力越弱。通过扩散系数的大小，求出质点的粒径。若已知粒子的密度，可求出粒子的摩尔质量。

用只允许溶剂分子通过而不允许溶质分子通过的半透膜的两侧分别放入溶液和纯溶剂，这时纯溶剂侧的溶剂分子通过半透膜扩散到另一溶液侧，这种现象称为渗透（osmosis）。爱

因斯坦指出扩散作用和渗透压之间有着密切的联系。如果没有半透膜，溶质分子将从高浓度向低浓度方向扩散，这种扩散力和溶剂分子通过半透膜从低浓度向高浓度方向的渗透力大小相等、方向相反。胶体粒子比溶剂分子大得多，不能通过半透膜，因此在溶胶和纯溶剂之间会产生渗透压（osmotic pressure），渗透压的大小可用稀溶液的渗透压公式计算：

$$\Pi = cRT \tag{7-5}$$

式中，π 为渗透压；c 为溶胶的浓度；R 为气体常数；T 为绝对温度。

由于稳定性的缘故，一般溶胶的浓度较低，其渗透压也很低，一般难以测定。高分子溶液可以配制成高浓度的溶液，因此它的渗透压较大，可以测出来。渗透压法是测定高分子摩尔质量的一个常用方法。

（三）沉降与沉降平衡

分散体系中的微粒粒子密度如果大于分散介质的密度，就会发生沉降（sedimentation）。如果是粗分散体系，粒子较大，经过一段时间后，粒子会全部沉降到容器的底部。如果粒子比较小，布朗运动明显，粒子一方面受到重力作用而沉降，另一方面由于沉降使上、下部分的浓度发生变化，引起扩散作用，使浓度趋向于均匀。当沉降和扩散这两种方向相反的作用力达到平衡时，体系中的粒子以一定的浓度梯度分布，这种平衡称作沉降平衡（sedimentation equilibrium）。达到平衡后，体系的最下部浓度最大，随高度的上升浓度逐渐减小。

在一个截面积为 A 的圆柱形容器内，如图 7－2 所示，装有某种分散体系，设分散微粒为大小均匀的球形粒子，半径为 r，微粒和介质的密度分别为 ρ、ρ_0，微粒在高度 h_1 和 h_2 处的浓度分别为 C_1 和 C_2，微粒在介质中所受的重力为 $\frac{4}{3}\pi r^3(\rho-p_0)g$，粒子在分散介质中的扩散力可以用渗透压公式表示。在一个浓度不均匀的溶液中，若任一截面上放置一个半透膜，溶剂分子通过半透膜从低浓度向高浓度方向迁移的渗透力是和溶质分子从高浓度向低浓度迁移的扩散力大小相等，方向相反。在高度为 dh 的体积内粒子所受到的总扩散力：

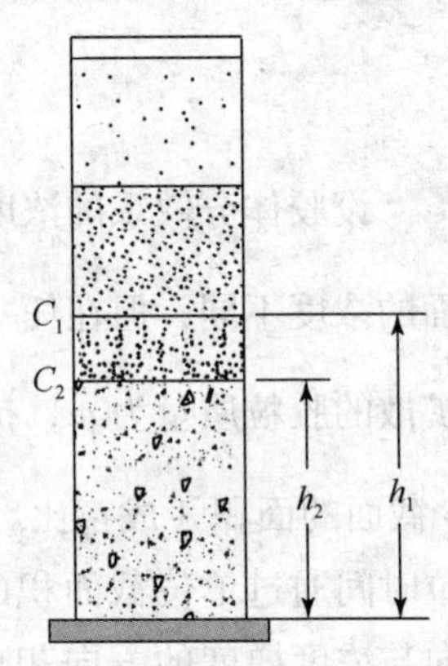

图 7-2 沉降平衡

$$F'_{扩散} = -A\mathrm{d}\pi = -ART\mathrm{d}C$$

粒子总数为：

$$LC\mathrm{d}V = LCA\mathrm{d}h$$

每一个粒子所受到扩散力为：

$$F'_{扩散} = \frac{-ART\mathrm{d}C}{LCA\mathrm{d}h} = \frac{-\mathrm{R}T}{LC}\cdot\frac{\mathrm{d}C}{\mathrm{d}h}$$

达到平衡时，重力和扩散力大小相等，方向相反：

$$F'_{扩散} = \frac{-\mathrm{R}T}{LC}\cdot\frac{\mathrm{d}C}{\mathrm{d}h} = \frac{4}{3}\pi r^3(\rho-p_0)g$$

将上式积分，得：

$$\ln\frac{C_2}{C_1} = -\frac{L}{RT}\cdot\frac{4}{3}\pi r^3(\rho-p_0)g(h_2-h_1) \tag{7-6}$$

上式即为高度分布公式，反映了微粒分散体系达到沉降平衡后体系浓度和高度的关系。珀琳（Perrin）、韦斯特格林（Westgren）等人观察不同粒子的高度分布，用实验验证

了式（7-6）的正确性。由式（7-6）可知，粒子浓度随高度的变化程度和粒子的大小及密度有关，相同物质的微粒分散体系，微粒愈大，浓度随高度的变化越大，不同种类物质的微粒分散体系，物质的密度愈大，浓度随高度的变化越大。

粒径较大的微粒受重力作用，静置时会自然沉降，其沉降速度服从 Stokes 定律（Stokes' law）：

$$V = \frac{2r^2(\rho_1 - \rho_2)g}{9\eta} \tag{7-7}$$

式中，V 为微粒沉降速度，cm/s；r 为微粒半径，cm；ρ_1、ρ_2 为分别为微粒和分散介质的密度，g/cm^3；η 为分散介质的黏度，P（泊），（$1P = 0.1Pa \cdot s$）；g 为重力加速度常数，cm/s^2。

由 Stokes 公式可知沉降速度 V 与微粒半径 r^2 成正比，所以减小粒径是防止微粒沉降的最有效方法；同时，V 与黏度 η 成反比，即增加介质的黏度 η，可降低微粒的沉降速度；此外，降低微粒与分散介质的密度差（$\rho_1 - \rho_2$）、提高微粒粒径的均匀性、防止晶型的转变、控制温度的变化等都可在一定程度上阻止微粒的沉降。一般实际的沉降速度小于计算值，原因是多分散体系并不完全符合 Stokes 定律的要求，如单分散、浓度无限稀释、微粒间无相互作用等。

沉降速度 V 可用来评价粗分散体系的动力学稳定性，V 越小说明体系越稳定，反之不稳定。

二、微粒分散体系的光学性质

光是一种电磁波，当一束光照射到一个微粒分散体系时，可以出现光的吸收、反射和散射等现象。光的吸收主要由微粒的化学组成与结构所决定；光的反射与散射主要取决于微粒的大小。微粒的粒径小于光的波长，会出现光散射现象，而粒径较大的粗分散体系只有光的反射。微粒大小不同，表现出不同的光学现象，从而可以进行微粒大小的测定。

在暗背景下，当光束通过烟雾时，可以从侧面看到一个光柱，仔细观察，可见到很多的细微亮点移动，这个现象就是 Tyndall 现象（Tyndall phenomenon）。如果有一束光线在暗室内通过纳米分散体系，在其侧面可以观察到明显的乳光，这就是 Tyndall 现象。Tyndall 现象的本质是粒子对光散射（scattering）。光是一种电磁波，当光照射到不均匀的介质时，电磁波使粒子中分子的外层电子做与入射光相同频率的强迫振动，这使粒子相当于一个新的光源，向各个方向发射与入射光相同的光，这就是光散射。当粒子的直径大于入射光的波长时，主要发生光的反射；当粒子的直径小于入射光的波长时，就会出现光散射现象（关于瑞利散射公式参阅本章附注）。在纳米粒分散体系中，可以观察到明显的乳光，乳光是散射光的宏观表现，根据乳光判断纳米粒分散体系是一个简便的方法。同样条件下，粗分散体系以反射光为主，不能观察到 Tyndall 效应；而低分子的真溶液则是以透射光为主，同样也观察不到乳光。

三、微粒分散体系的电学性质

微粒分散系的电学性质主要由微粒表面发生的电离、吸附或摩擦等产生的电荷所表现的性质。

（一）电泳

如果将两个电极插入微粒分散体系的溶液中，通以电流，则分散于溶液中的微粒可向

阴极或阳极移动，这种在电场作用下微粒进行的定向移动就叫电泳（electrophoresis）。

设有一个半径为 r 的球形微粒，表面电荷量为 q，在电场强度为 E 的作用下移动，其恒速运动的速度为 v，此时微粒受二种作用力，一种是静电力（F_e），另一种是摩擦阻力（F_s），恒速运动时这两种力的大小相等，即：

$$F_e = qE \tag{7-8}$$

$$F_s = 6\pi\eta r\nu \tag{7-9}$$

$$qE = 6\pi\eta r\nu \tag{7-10}$$

故有：

$$\nu = qE/6\pi\eta r$$

(7-11)

可见微粒在电场作用下移动的速度与其粒径大小成反比，其他条件相同时，微粒越小，移动越快。

（二）双电层结构

当固体粒子混悬于液体中时，固体粒子可以从溶液中选择性吸附某种离子，也可以是其本身发生电离作用而以离子形式进入溶液中，以致使固液两相分别带有不同符号的电荷，在界面上形成了双电层结构。

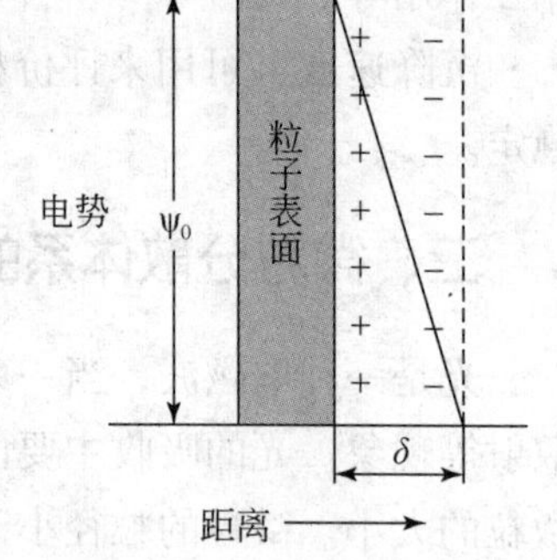

图 7-3　Helmholz 平板双电层模型

对于双电层的具体结构，不同学者提出了不同的看法。1879 年，Helmholz（亥姆霍兹）提出平板型双电层模型，1910 年 Gouy 和 1913 年 Chapman 修正了平板型双电层模型，提出了扩散双电层模型，后来 Stern 又提出了 Stern 模型。

1. Helmholz 平板双电层模型　Helmholz 认为固体的表面电荷与溶液中带相反电荷的（即反离子）构成平行的两层，如同一个平板电容器，如图 7-3 所示。双电层之间的距离 δ 很小，约等于反离子的半径。在双电层内粒子表面电势 ψ_0 直线下降，距离 δ 处的电势降为 0。在外电场的作用下，带有不同电荷的胶粒和介质分别向不同的电极运动。该模型过于简单，由于离子热运动，反离子不可能形成平板电容器。

2. Gouy-Chapman 扩散双电层模型　Gouy 和 Chapman 认为，由于正、负离子静电吸引和热运动两种效应的结果，溶液中的反离子只有一部分紧密地排在固体粒子表面附近，相距约一、二个离子厚度称为紧密层；紧挨着另一层，随着距离增加反离子较少，离子按一定的浓度梯度扩散到溶液主体中，称为扩散层，如图 7-4 所示。在电场中，固液之间发生相对位移时，所移动的切动面为 AB 面。胶粒表面到液体内部的总电势称为表面电势或热动力电势（electrothermodynamic potential），从切动面到液体内部电中性处的电势称为动电势（electrokinetic potential）或 ζ 电势（zeta potential）。ζ 电势在固液相之间出现相对位移时才能表现出来，因此称为动电势。热力学电势不受液体中离子浓度的影响，但 ζ 电势会受离子浓度的影响。溶液中离子浓度增加，更多的反离子挤入切动面，使 ζ 电势下降。Gouy-Chapman 扩散双电层模型区分了热动力电势 ψ_0 和 ζ 电势，但没有给出 ζ 电势的明确物理意义，不能解释加入电解质后，有时 ζ 电势会超过表面电势。

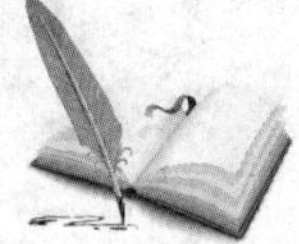

3. Stern 扩散双电层模型　1924 年，Stern 对扩散双电层模型进行了进一步修正，他认为吸附在固体表面的反电荷离子形成扩散双电层，即在粒子表面吸附固定层和紧接着可以

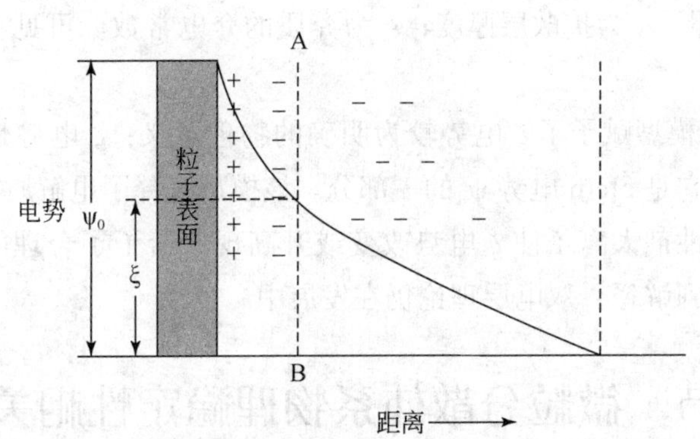

图 7 -4 Gouy - Chapman 扩散双电层模型

自由运动的扩散层。固定层称为 Stern 层，在扩散层中反离子电性中心构成的面称为 Stern 面，其他反离子扩散到溶液内部（图 7 - 5A）。Stern 平面的净电势为 ψ_d，称为 Stern 电势，固体的表面电势 ψ_0。

从固体表面至 Stern 面，电势从 ψ_0 直线降低至 ψ_d，电势的变化趋势与平板双电层相似。扩散层电势从 ψ_d 一直降为 0，规律与 Gouy - Chapman 扩散双电层相似。

在 Stern 层的反离子与胶粒一起运动，溶液中反离子都是水合离子，这部分水分子在电场中和胶粒与反离子作为一个整体一起运动。因此，切动面的位置在 Stern 面以外，ζ 电势略小于 ψ_d，图 7 - 5 B。ζ 电势与电解质浓度有关，电解质浓度越大，扩散层越薄，ζ 电势越小。当电解质浓度足够大时，可使 ζ 电势为零，称为等电态，此时电泳、电渗速度为零，溶胶很容易聚沉。

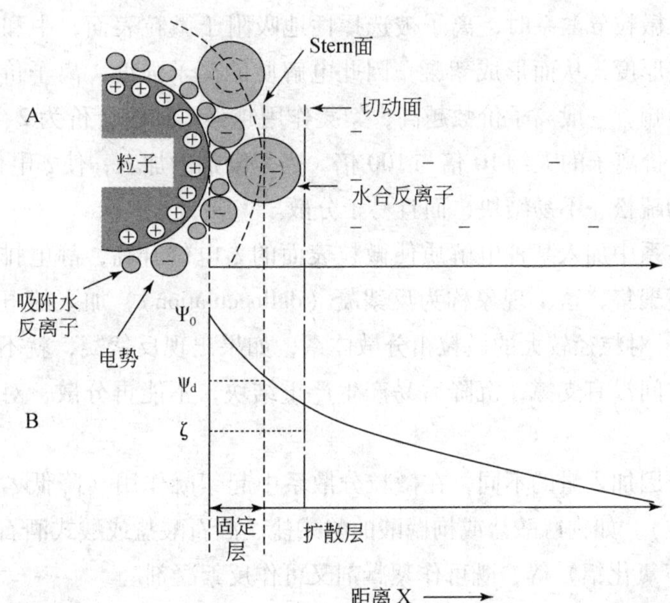

图 7-5 微粒的 Stern 双电层结构（A）与 ζ 电位（B）随距离 X 分布示意图

ζ 电位与微粒的物理稳定性关系密切。ζ 电位除了与介质中电解质的浓度、反离子的水化程度等有关外，也与微粒的大小有关。根据静电学，ζ 电位与球形微粒的半径 r 之间有如下关系：

$$\zeta = qa/4\pi\varepsilon r^2 \qquad (7-12)$$

该式的推倒过程参见本章附注 2。

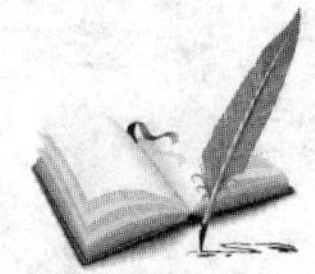

式中，q 为表面电荷量；a 为扩散层厚度；ε 为介质的介电常数。可见在相同条件下，微粒越小，ζ 电位越高。

Stern 扩散双电层模型赋予了 ζ 电势较为明确的物理意义：ζ 电势是切动面与溶液内部电中性处的电势差，它是 Stern 电势 ψ_d 的一部分。该模型解释了电解质对 ζ 电势的影响，并对高价离子和表面活性剂大离子使 ζ 电势改变或升高现象给予了合理的解释。但是，仍有一些实验事实难以得到解释，双电层理论仍在发展中。

第三节 微粒分散体系物理稳定性相关理论

扫码“学一学”

微粒分散体系的物理稳定性直接关系到微粒给药系统的应用。在宏观上，微粒分散体系的物理稳定性主要表现为微粒粒径的变化、微粒的絮凝、聚结、沉降、乳析和分层等。影响微粒分散体系物理稳定性的因素十分复杂，而研究这些因素将有利于改善微粒分散体系的物理稳定性。

一、絮凝与反絮凝

微粒表面带有同种电荷，在一定条件下因相互排斥而稳定。双电层的厚度越大，则相互排斥的作用力就越大，微粒就越稳定。在体系中加入一定量的某种电解质，可能中和微粒表面的电荷，降低表面带电量、降低双电层的厚度，使微粒间的斥力下降，出现絮状聚集，但振摇后可重新分散均匀。这种现象叫作絮凝（flocculation），加入的电解质叫絮凝剂（flocculant）。

将电解质加入微粒分散系时，离子被选择性地吸附于微粒表面，中和电荷而影响微粒的带电量及双电层厚度，从而形成絮凝。因此电解质的离子强度、离子价数、离子半径等都会对絮凝产生影响。一般离子价数越高，絮凝作用越强，如化合价为 2、3 价的离子，其絮凝作用分别为 1 价离子的大约 10 倍与 100 倍。当絮凝剂的加入，使 ζ 电位降至 20 ~ 25mV 时，形成的絮凝物疏松、不易结块，而且易于分散。

如果在微粒体系中加入某种电解质使微粒表面的 ζ 电位升高，静电排斥力增加，阻碍了微粒之间的碰撞聚集，这个现象称为反絮凝（deflocculation），加入的电解质称为反絮凝剂（deflocculant）。对粒径较大的微粒粗分散体系，如果出现反絮凝，就不能形成疏松的纤维状结构，微粒之间没有支撑，沉降后易产生严重结块，不能再分散，对物理稳定性是不利的。

同一电解质可因加入量的不同，在微粒分散系中起絮凝作用（降低 ζ 电位）或反絮凝作用（升高 ζ 电位）。如枸橼酸盐或枸橼酸的酸式盐、酒石酸盐或酸式酒石酸盐、磷酸盐和一些氯化物（如三氯化铝）等，既可作絮凝剂又可作反絮凝剂。

絮凝和反絮凝主要应用于微粒分散体系的物理稳定性。如果微粒体系能够呈絮凝状态，或者一直保持反絮凝状态而不沉淀，那么此体系具有良好的物理稳定性。因此，为了使微粒分散体系具有最佳的物理稳定性，可以通过以下三种方法：①使用絮凝剂使微粒保持絮凝状态防止出现结块现象。②在系统中加入可溶性高分子材料，使微粒分散于结构化载体体系（structured vehicles），形成反絮凝状态。这里的结构化载体体系一般是指亲水胶体（hydrocolloids），即可溶性高分子溶液。常用的这类高分子材料有甲基纤维素、羧甲基纤维素、卡波姆（carbomer）等。这些高分子材料可以改变分散体系的黏度而减小微粒的沉降

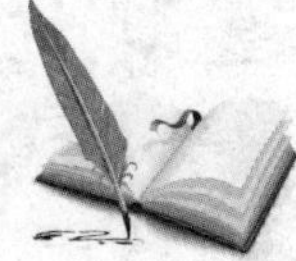

速度维持微粒的稳定状态。③加入絮凝剂并将微粒体系与结构化载体体系混合，可使整个体系达到最佳稳定状态。

二、DLVO 理论

微粒之间普遍存在 van der Waals 吸引作用，但粒子相互接近时又因双电层的重叠而产生排斥作用，微粒的稳定性就取决于微粒之间吸引与排斥作用的相对大小。在 20 世纪 40 年代，苏联学者 Derjauin、Landau 与荷兰学者 Verwey、Overbeek 分别独立提出了溶胶稳定性理论，称为 DLVO 理论。理论提出了两个质点间的相互吸引能和双电层排斥能的计算方法，该理论是目前为止关于胶体稳定性及电解质对稳定性的影响解释得较为完善的理论。

（一）微粒间的吸引势能

分子之间的 van der Waals 引力（van der Waals universal forces of attraction），指的是以下三种涉及偶极子（dipole）的长程相互作用力：①两个永久偶极之间的相互作用力（dipole－dipole or Keesom orientation forces）；②永久偶极与诱导偶极间的相互作用力（dipole－induced dipole or Debye induction forces）；③诱导偶极之间的色散力（London dispersion forces）。上述三种相互作用力都是负值，即表现为吸引，其大小与分子间距离的六次方成反比，称为六次率。除了少数的极性分子，色散力在三种作用中占主导地位。

微粒可以看作是大量分子的集合体。Hamaker 假设，微粒间的相互作用等于组成微粒的各分子之间的相互作用的加和，对于同一物质，半径为 a、距离很近的两个球形微粒之间的引力势能为：

$$\Phi_A = -\frac{A}{12} \times \frac{a}{H} \tag{7-13}$$

式中，H 为两球之间的最短距离；A 为 Hamaker 常数，是物质的重要特征常数，与单位体积内的原子数、极化率、分子之间的相互作用有关，其值在 $10^{-19} \sim 10^{-20}$之间。Hamaker 常数是在真空条件下测得的，如果在分散介质中的微粒，必须用有效 Hamaker 常数代替。

式（7－13）适用于微粒大小比微粒间距离大得多的情形，若微粒非常小，则必须考虑对球半径的校正，所得公式比较复杂，但仍可以得到引力势能和距离之间的关系：

$$\Phi_A \propto \frac{1}{H^2} \tag{7-14}$$

同物质微粒间的 Van der Waals 作用永远是相互吸引，介质的存在能减弱吸引作用，而且介质与微粒的性质越接近，微粒间的相互吸引就越弱。

（二）双电层的排斥势能

微粒表面双电层的结构如前述。当微粒彼此的双电层尚未接触时，两个带电微粒之间并不存在静电斥力作用，只有当微粒接近到它们的双电层发生重叠，并改变了双电层电势与电荷分布时，才产生排斥作用。计算双电层的排斥作用能的最简便的方法是采用 Langmuir 方程，将排斥力当作是在两双电层重叠之处过剩离子的渗透压所产生，如果是低电势，则两球之间的在单位面积上的排斥能 Φ_R 可用式（7－15）表达。

$$\Phi_R = \frac{1}{2} \cdot \varepsilon a \psi_0^2 \exp(-\kappa H_0) \tag{7-15}$$

式中，ε 为介电常数；a 为微粒半径；ψ_0为微粒表面电势；H_0为两粒子球面间的最短距离；k 为波兹曼常数。式（7－15）表明，微粒之间的排斥能随微粒表面电势 ψ_0和粒子半径 a 的

增加而升高，随离子间距 H_0的增加呈指数下降。

（三）微粒间总相互作用势能

微粒间总相互作用能 $\Phi_T = \Phi_A + \Phi_R$。以 Φ_T对微粒间距离 H 做图，即得总势能曲线，如图 7－4 所示。从式（7－13）可知，当 H 逐渐减小时，Φ_A的绝对值无限增加；当 H 很小时，吸引大于排斥，Φ_T为负值；当微粒间距离 H 增大时，Φ_R和 Φ_A都下降，其中 Φ_R随距离增加而呈指数下降，因此在 H 很大时，Φ_T也是负值；若距离再增加，Φ_T趋近于零。在中间地段，即距离与双电层厚度同数量级时，Φ_R有可能超过 Φ_A，从而 $\Phi_T - H$ 曲线出现峰值，即势垒（voltage barrier）。若势垒足够高，则可以阻止微粒相互接近，不至于聚沉。然而，Φ_R也可能在所有距离上都小于 Φ_A，则微粒的相互接近没有任何阻碍，很快聚沉。还应该指出，虽然在 H 很小时吸引大于排斥，但在微粒间相距很近时，由于电子云的相互作用而产生 Born 排斥能，总势能又急剧上升为正值。因此，$\Phi_T - H$ 曲线的一般形状如图 7－6 所示，在距离很小与很大时各有一势能极小值出现，分别称为第一与第二极小值。在中等距离，则可能出现势垒，势垒的大小是微粒能否稳定的关键。

前已述及，增加溶液电解质浓度或离子价数，则可降低排斥能 Φ_R，在总势能曲线中，势垒也随之减小，则体系的稳定性下降。

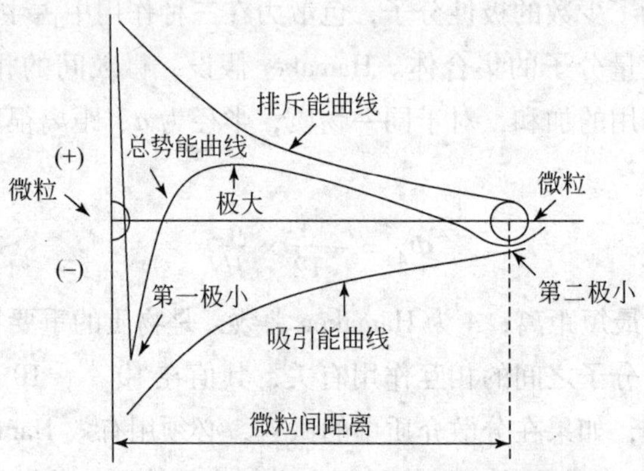

图 7－6 DLVO 理论：两个粒子间的势能曲线

（四）临界聚沉浓度

微粒的物理稳定性取决于总势能曲线上势垒 Φ_{max}（图 7－5）的大小，可以将势垒当作判断微粒稳定与否的标准。势垒 Φ_{max} 随溶液中电解质浓度的加大而降低，当电解质浓度达到某一数值时，势能曲线的最高点恰为零（即 $\Phi_{max} = 0$），此时势垒消失，体系由稳定转为聚沉，这就是临界聚沉状态，这时的电解质浓度即为该微粒分散体系的聚沉值（coagulation value）。由于处于临界聚沉状态的势能曲线在最高处必须满足的两个条件，即：$\Phi_T = \Phi_R + \Phi_A = 0$ 与 $\frac{d\Phi_T}{dH} = \frac{d\Phi_R}{dH} + \frac{d\Phi_A}{dH} = 0$，这样得到：

$$聚沉值 = C \times \frac{\varepsilon^3 (kT)^5 \gamma_0{}^4}{A^2 Z^6} \quad (7-16)$$

式中，C 为常数；ε 为介质的介电常数；Z 为离子的价数；γ_0为与微粒表面电势有关的参数；k 为波兹曼常数；T 为热力学温度；A 为 Hamaker 常数。

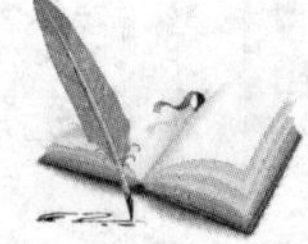

这是 DLVO 理论得出的关于电解质聚沉作用的重要结论。聚沉值具有如下特征：①在表面电势较高时，聚沉值与反离子价数的六次方成反比；②聚沉值与介质的介电常数的三

次方成正比；③当规定零势垒为临界聚沉条件时，聚沉值与微粒大小无关。

通常，在势垒为零或足够小时才发生聚沉，微粒凭借动能克服势垒的障碍，一旦越过势垒，微粒间相互作用的势能随彼此接近而降低，最后，在势能曲线的第一极小值处达到平衡位置。如果在微粒之间相互作用的势能曲线有较高的势垒，足以阻止微粒在第一极小值处聚结，但其第二极小值足以抵挡微粒的动能，则微粒可以在第二极小值处聚结。由于此时微粒间相距较远，这样形成的聚集体必定是一个松散的结构，容易破坏和复原，表现出触变性质。习惯上，将第一极小值处发生的聚结称为聚沉（coagulation），而将在第二极小值处发生的聚结叫絮凝（flocculation），聚沉和絮凝均是不稳定的表现。

三、空间稳定理论

DLVO 理论的核心是微粒的双电层因重叠而产生排斥作用。但是，在非水介质中双电层的排斥作用已经相当模糊，实验已证明，即使在水体系中，加入一些非离子表面活性剂或高分子能降低微粒的 ξ 电势，但稳定性反而提高了。这些事实表明，除了双电层的静电作用外，还有其他的稳定因素起作用，即微粒表面上吸附的大分子从空间阻碍了微粒相互接近，进而阻碍了它们的聚结，因此称这一类稳定作用为空间稳定作用。

空间稳定作用很早以前就得到应用，在我国古代，向墨汁中掺进树胶，可使炭粉不致聚结。现代工业上制造油漆、照相乳剂等，均加入高分子作为稳定剂。这种稳定作用的理论是 20 世纪六十年代之后才逐渐发展起来的，虽然现在还未发展成统一的定量理论，但其发展很快，已成为近年来微粒稳定性研究的重要课题之一。

（一）经验规律

1. 分子稳定剂的结构特点　作为有效的稳定剂，高分子一方面必须和微粒具有很强的亲和力，以便能牢固地吸附在微粒表面上；另一方面又要与溶剂有良好的亲和性，以便分子链充分伸展，形成厚的吸附层，达到保护微粒不聚结的目的。

2. 高分子的浓度与分子量的影响　一般地说，分子量越大，高分子在微粒表面上形成的吸附层越厚，稳定效果越好。许多高分子还有临界分子量，低于此分子量的高分子无保护作用。

高分子浓度的影响比较复杂，吸附的高分子要能覆盖微粒表面才能起到保护作用，即需要在微粒表面上形成一个包围层，再多的高分子并不能增加它的保护作用，但若高分子的浓度过低，微粒表面不能被完全覆盖，则不但起不到保护作用，反而使胶体对电解质的敏感性增加。由于高分子链起了“桥联”作用，把邻近微粒吸附在链节上，促使微粒聚集下沉，称这种作用为敏化作用（sensitization）。

3. 溶剂的影响　在良溶剂中高分子链段能伸展，吸附层变厚，稳定作用增强。在不良溶剂中，高分子的稳定作用变差。实验中发现，若在介质中逐渐加入不良溶剂，在介质刚好转变为高分子的不良溶剂时，分散微粒开始聚沉。

（二）理论基础

与电解质聚沉理论不同，空间稳定理论至今尚未形成成熟的定量关系，主要包括两个理论，即体积限制效应理论和混合效应理论。

1. 空间稳定理论

（1）体积限制效应理论（theory for volume restriction effect）　吸附在微粒表面上的高

分子长链有多种可能构型。两微粒接近时，彼此的吸附层不能互相穿透，因此，对于每一吸附层都造成了空间限制（图 7－7a）从而产生排斥作用。排斥能的大小可以从构型熵随微粒间距离的变化计算得出。

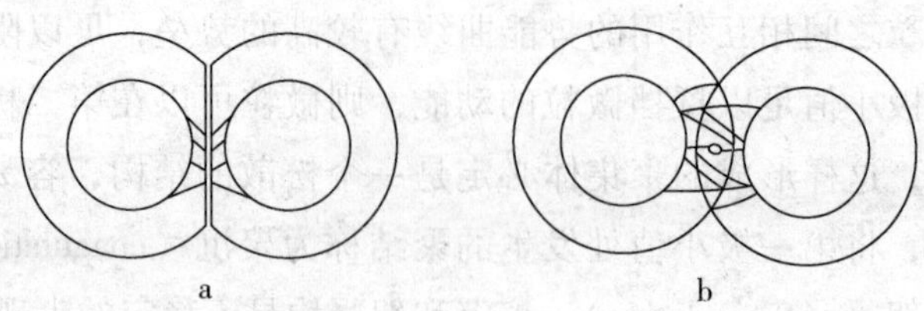

图 7－7　高分子吸附层效应

（a）体积限制效应（压缩而不穿透）；（b）混合效应（穿透而不压缩）

（2）混合效应理论（theory for mixing effect）　微粒表面上的高分子吸附层可以互相穿透（图 7－7b）。吸附层之间的这种交联，可以看作是两种浓度的高分子溶液的混合，其中高分子链段之间及高分子与溶剂之间相互作用发生变化。从高分子溶液理论和统计热力学出发，可以分别计算混合过程的熵变与焓变，从而得出吸附层交联时自由能变化的符号和大小。若自由能变化为正，则微粒互相排斥，起保护作用；若自由能为负，则起絮凝作用，吸附层促使微粒聚结。

2. 微粒稳定性的判断　不管排斥作用因何而起，总可以将微粒接近时因吸附层相互作用而产生的自由能的变化 ΔG_R 分成熵变与焓变两个部分，由热力学定律得到：

$$\Delta G_R = \Delta H_R - T\Delta S_R \tag{7-17}$$

若使胶粒稳定，则 $\Delta G_R > 0$，有如下三种情况：① ΔH_R，$\Delta S_R > 0$，但 $\Delta H_R > T\Delta S_R$，焓变起稳定作用，对此系统进行加热时，随着温度 T 的上升，ΔG_R 值逐渐变小，当 ΔG_R 降为负值时，容易聚沉，体系不稳定；② ΔH_R，$\Delta S_R < 0$，但 $|\Delta H_R| < |T\Delta S_R|$，熵起稳定作用，加热时会使体系趋于稳定；③ $\Delta H_R > 0$，$\Delta S_R < 0$，无论是焓变还是熵变均不会对体系的稳定性产生影响，即微粒稳定性不受温度影响。

由于空间稳定效应的存在，微粒间相互作用能 Φ_T 应写成：

$$\Phi_T = \Phi_R + \Phi_A + \Phi_S \tag{7-18}$$

式中，Φ_R 为静电排斥能；Φ_A 为吸引能；Φ_S 为空间稳定效应产生的排斥能。总势能曲线的形状依然如图 7－6 所示。由于在微粒相距很近时 Φ_S 趋于无穷大，故在第一极小值处的聚沉不大可能发生，微粒的聚结多表现为较远距离上的絮凝。与双电层排斥作用相比，空间稳定作用受电解质浓度的影响很小，它在水体系及非水体系中均可起作用，能够使很浓的分散体系稳定，这些都是空间稳定作用的特点。

四、空缺稳定理论

空缺稳定理论起源于 20 世纪 50 年代，科学研究者发现，高分子没有被吸附于微粒表面时，粒子表面上高分子的浓度低于体系溶液中高分子浓度，形成负吸附，使粒子表面上形成一种空缺表面层。在这种体系中，自由高分子的浓度不同、大小不同可能使胶体聚沉，也可能使胶体稳定，这种使胶体分散体系稳定的理论称为空缺稳定理论（theory of depletion stabilization），亦称自由高分子稳定理论。

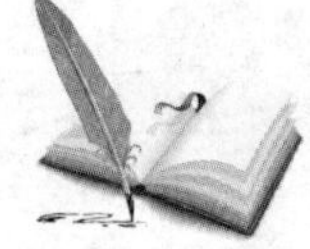

随着高分子溶液浓度降低，自由能曲线下移，当势垒降低到刚使胶体发生聚沉时，相应的浓度称为临界聚沉浓度（critical coagulation concentration，C_1）；随着高分子溶液浓度增

加，自由能曲线上移，当势垒增加到刚使胶体稳定时相应的浓度称为临界稳定浓度（critical stable concentration，C_2）。

由于稳定是在高浓度区出现，而聚沉则是在低浓度区发生，所以 C_2 总是大于 C_1。C_2 值越小表示该高分子的稳定能力越强，而 C_1 值越小则表示其聚沉能力越强。所以讨论影响因素实质上是讨论影响 C_1 和 C_2 的因素。

1. 高分子分子量的影响　以分子量 4000 ~ 300000 的聚氧乙烯作空缺稳定剂，讨论其分子量对聚苯乙烯乳胶稳定性的影响：①当随分子量增大时，C_1 和 C_2 同时减少。这就是说分子量大的高分子既是良好聚沉剂，又是良好稳定剂；②在任一相同分子量的情况下，C_2 值总是大于 C_1 值，这说明同一高分子在高浓度下发生稳定作用，而在低浓度下发生聚沉作用；③而对较大分子量（比如 $M>10000$ 时）的高分子来说，C_1 和 C_2 值均与分子量的平方根（$M^{1/2}$）成反比例。

2. 微粒大小的影响　以分子量为 10000 的聚氧乙烯作自由高分子为例，随着粒径的增大，C_1 和 C_2 之值同时减少，即粒径较大的微粒在高浓度高分子溶液中呈现较大稳定性，而在低浓度高分子溶液中却呈现出较大的聚沉性。

3. 溶剂的影响　溶剂的好坏直接影响到高分子的溶解及其分子在溶液中的形状。良好的溶剂与高分子的相互作用力较大，可以使高分子在溶液中充分伸展开来，它们的混合使体系的自由能减少更多；对于不良溶剂，高分子在溶液中呈卷曲状，C_1 和 C_2 值都较大。

五、微粒聚结动力学

粒径超过 1μm 的微粒是不稳定的，所谓的稳定与否，是指聚沉速度的相对快慢。因此，聚沉速度是反映微粒稳定性的定量反映。由 DLVO 理论可知，微粒之所以稳定是由于总势能曲线上势垒的存在。倘若势垒为零，则微粒相互接近时必然导致聚结，若有势垒存在，则只有其中的一部分聚结，这里称前者为快聚结，后者为慢聚结。

（一）快聚结

当微粒间不存在排斥势垒（$\Phi_T=0$）时，微粒一经碰撞就会聚结，其速度由碰撞速率决定，而碰撞速率又由微粒 Brown 运动所决定，或者说，由微粒的扩散速度所决定，研究快速聚结动力学实际上是研究微粒向另一微粒的扩散。

单分散球形微粒由 Brown 运动的扩散作用控制时，假设初始微粒体系单位体积内粒子数为 N_0，微粒的半径相同皆为 a，则每个球形微粒都有一作用半径 r（$\approx 2a$），若两球的中心距离等于此作用半径，则两球相碰。由 Fick 扩散第一定律得：

$$\frac{\mathrm{d}N}{\mathrm{d}t}=-DA\frac{\mathrm{d}N}{\mathrm{d}r} \tag{7-19}$$

式中，$\frac{\mathrm{d}N}{\mathrm{d}t}$ 为在 $\mathrm{d}t$ 时间内，扩散进入的参考球（半径为 r）作用范围内的粒子数；D 为两个微粒间的相对扩散系数（若忽略两微粒间相互作用，当两个微粒大小相同时，则 $D=2D_1$，D_1 为一个微粒的扩散系数）；A 为参考球表面积，$A=4\pi r^2$。根据反应动力学方程处理后可得快聚结的速度常数 $K_r=8\pi D_1 a$。若用 Einstein（爱因斯坦）关系式 $D_1=\frac{kT}{6\pi\eta a}$ 代入，即得：

$$K_r=\frac{4kT}{3\eta} \tag{7-20}$$

式中，η 为黏度；k 为波兹曼常数；T 为热力学温度。快聚结的速度常数 K_r 是反映聚结快慢的重要参数，它受温度和介质黏度的影响，与微粒大小无关，并且不受电解质浓度的影响。

微粒体系发生快聚结时，微粒的数目迅速减少，微粒由初始数目 N_0 减少至一半所需的时间可以用式（7-21）计算：

$$t_{1/2} = \frac{1}{K_r N_0} = \frac{3\eta}{4kTN_0} \tag{7-21}$$

例如：在25℃水（$\eta = 0.01\text{Pa}\cdot\text{s}$）中，对浓度为0.1%（体积），半径 $a = 5\times10^{-8}$m 的球形微粒混悬剂，可得 $t_{1/2}\approx 1\text{s}$。

（二）慢聚结

当存在势垒时，由于微粒间的排斥作用，实际聚结速度比用公式（7-21）所预测的要小得多。将这个因素考虑进去之后，应对 Fick 扩散第一定律加以修正：

$$\frac{dN}{dt} = -DA\frac{dN}{dr} + \text{阻力因子} \tag{7-22}$$

阻力因子是指阻止粒子扩散的因素，它与微粒内的位能有关。若用双分子反应的动力学方法处理后，可得到慢聚结的速度常数 K_s，如下：

$$K_s = \frac{4\pi D_1}{\int_{2a}^{\infty}\exp(\frac{\Phi}{kT})r^{-2}dr} \tag{7-23}$$

式中，Φ 为微粒间相互作用势能；D_1 为微粒扩散系数；k 为波兹曼常数；a 为微粒的半径；T 为热力学温度；r 为参考球的半径；K_s 为慢聚结的速度常数，它的大小可反映慢聚结速度的快慢。

比较式（7-20）和式（7-23），可得两者之间的关系为：

$$K_r = K_s\cdot 2a\int_{2a}^{\infty}\exp(\frac{\Phi}{kT})r^{-2}dr = K_s\cdot\omega \tag{7-24}$$

式中，ω 称为稳定率（stability ratio），是一个很重要的函数，它具有势垒的物理意义，代表微粒体系的稳定性。当 $\omega = 1$ 时，根据公式（7-24）知，慢聚结就是快聚结。从式（7-24）可知：

$$\omega = 2a\int_{2a}^{\infty}\exp(\frac{\Phi}{kT})r^{-2}dr \tag{7-25}$$

其中 Φ 为微粒相互作用势能，它是电解质浓度的函数。利用微粒体系的电性质及 DLVO 理论，作近似处理后，即得

$$\lg\omega = -K_1\lg c + K_2 \tag{7-26}$$

式中，c 是电解质浓度（$\text{mmol}\cdot\text{L}^{-1}$）。在一定温度下，$K_1$ 和 K_2 是常数。上式表明，稳定率 ω 是电解质浓度 c 的函数，电解质浓度的变化会影响微粒体系的慢聚结速度。

电解质对慢聚结的速度有显著的影响，如将氯化钠溶液的浓度由1%~2%稀释至0.1%时，聚结速度则降低几十倍至几百倍，其原理为：随着电解质浓度 c 的减少，微粒间相互作势能 Φ 不断增大，则 K_s 不断增大，因此，聚结速度会降低。

（三）架桥聚结

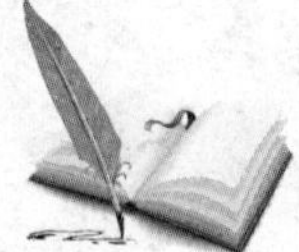

虽然都是同样的高分子，但当这些高分子有效地覆盖微粒表面时，它们能够发挥空间结构的保护作用；当被吸附的高分子只覆盖一小部分表面时，它们往往使微粒对电解质的敏感性大大增强，将这种絮凝作用称为敏化（sensitization），因为它可以减少引起絮凝作用所需的

电解质的量。敏化的作用机制是在高分子浓度较低时，吸附在微粒表面上的高分子长链可能同时吸附在另一微粒的表面上，通过被吸附的高分子袢上或尾端上的锚基与另一微粒的裸露部分相接触并吸附在上面而形成分子桥。要使这一过程发生，就必须使微粒表面尽可能不被高分子覆盖，使其有足够的裸露部分。倘若溶液中高分子浓度很大，微粒表面已完全被吸附的高分子所覆盖，这时微粒不再会通过搭桥而聚结，此时高分子起保护作用。

【附注1】瑞利散射公式

瑞利引入透明球形颗粒作为散射研究的模型，并提出瑞利散射公式，适用于不导电、各向同性、球形小质点（粒径小于λ/20不引起反射）的稀体系。

对含有v个不导电粒子的体积元，在忽略粒子间相互作用的条件下，在指定点P处（观测处）瑞利散射公式表现形式如下：

$$I = I_0 \frac{24\pi^3 vV^2}{\lambda^4}\left(\frac{n^2 - n_0^2}{n^2 + 2n_0^2}\right)^2 \tag{7-27}$$

式中，I为非偏振散射光强度；I_0为非偏振入射光的强度；n为分散相的折射率；n_0为分散介质的折射率；λ为入射光波长；V为单个粒子的体积；v为单位体积溶液中粒子数目。

式（7－27）表示含有v个不导电粒子在各个方向的非偏振散射光的总强度。但I和I_0量纲不同：I_0单位为Cd/m^2，表示入射光在单位非偏振方向平面上的光强度；I单位为Cd，表示该粒子在四周各个方向（非偏振方向）散射的总强度。I与I_0单位不一致的原因在于二重积分的引入。

为修正原公式中量纲不一致的问题，本版教材中对含有v个不导电粒子的体积元，在忽略粒子间相互作用的条件下，在指定点P处，瑞利散射公式表现形式如下：

$$I_p = I_0 \frac{9\pi^2 vV^2}{2d^2\lambda^4}\left(\frac{n^2 - n_0^2}{n^2 + 2n_0^2}\right)^2 (1 + \cos^2\theta) \tag{7-28}$$

式中，I_P为指定点P处的非偏振散射光的光强度；I_0为非偏振入射光的光强度；v为单位体积的粒子数；V为单个粒子的体积；d为观测点与粒子的距离；λ为入射光波长；n为分散相折射率；n_0为分散介质折射率；θ为观测方向OP与入射光的夹角，即散射角（图7-8）。

由式（7－28）我们可以得到以下结论。

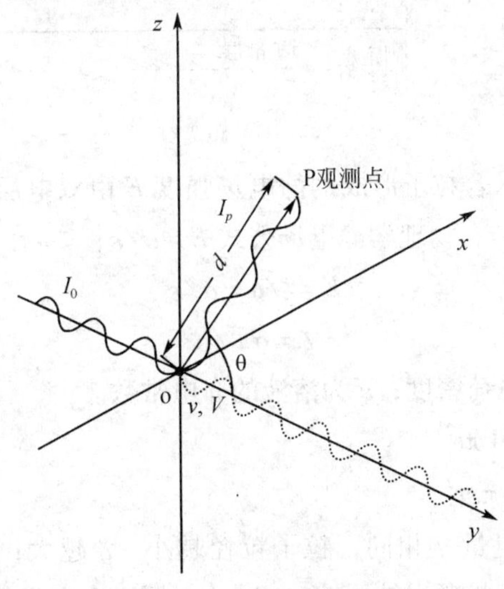

图7－8　瑞利散射示意图

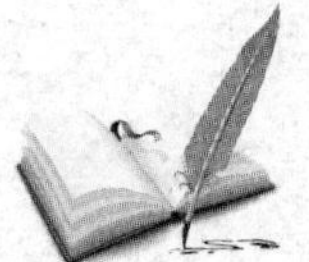

(1) 散射光强和入射光波长的4次方成反比。如用自然光作入射光，蓝紫色光波长较短、散射作用强，橙红色光波长较长、透视作用强。因此，当自然光照射颗粒很细的无色溶胶溶液时，从侧面看到的是蓝紫色的光柱，而从正面看到的是橙红色的光。

(2) 分散相与分散介质的折射率相差越大，散射光越强。溶胶是多项体系，胶粒与分散介质之间的光学性质的差别远大于大分子溶质与溶剂的差别，因此，在微粒质点大小相近的情况下，溶胶比高分子溶液的散射光强。

(3) 散射光强和分散体系的浓度成正比。对于给定的体系，其他条件相同，分散相粒子密度为 ρ，浓度为 C 时，$vV = C/\rho$；散射光强度：$I \propto CV$；当分散相质点大小相同时，散射光强度和分散相浓度成正比：$\frac{I_1}{I_2} = \frac{C_1}{C_2}$；浊度计即是根据此原理设计的。

(4) 散射光强和质点的体积成正比。体积越大，散射光越强。当浓度相同时，散射光强之比等于分散相质点的体积之比：$\frac{I_1}{I_2} = \frac{V_1}{V_2} = \frac{r_1^3}{r_2^3}$；对于分散相为相同物质的溶胶，当浓度相同时，可以通过测定散射光强度，计算其胶粒的粒径大小。利用这一特性可以测定粒子大小及分布。

【附注2】动电位与粒径关系公式

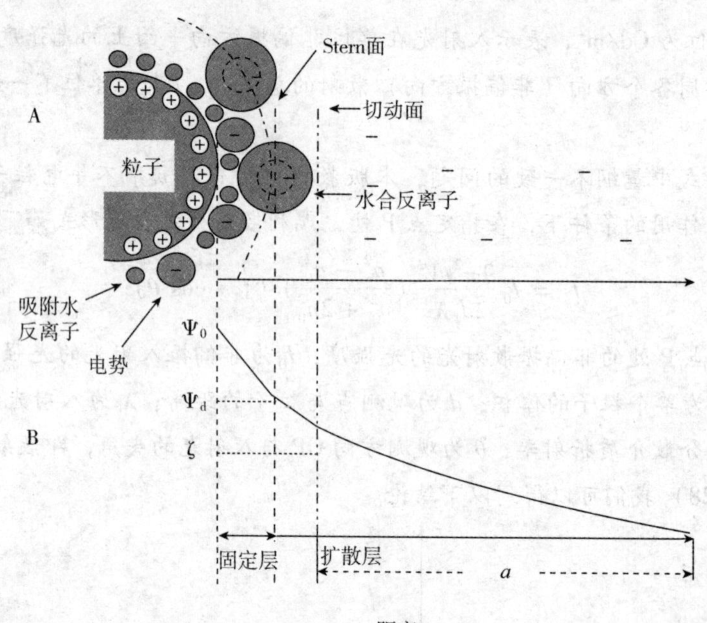

胶粒双电层结构中，水合粒子形成的静电场强度 E 由双电层上切动面的动电位 ζ 在扩散层厚度 a 上产生，$E = \zeta/a$；物理学静电场公式 $E = \sigma/\varepsilon$；

联立：
$$E = \zeta/a = \sigma/\varepsilon$$

故
$$\zeta = \sigma a / \varepsilon$$

式中，σ 为粒子表面电荷密度；ε 为溶液的介电常数。

对于球形粒子，$\sigma = q/4\pi r^2$

因此，$\zeta = \sigma a/\varepsilon = qa/4\pi\varepsilon r^2$

由此可见：当粒子带电量 q 相同，粒子粒径越小，ζ 越大；扩散层厚度 a 越小，ζ 越小。在电解质溶液中，由于扩散层被压缩，a 减小，同时介电常数 ε 增加，因此 ζ 减小。这就是在电解质溶液中胶体微粒的 ζ 要小于蒸馏水中所测得的 ζ 的原因。

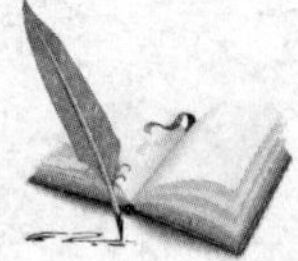

思考题

1. 简要叙述微粒分散体系的概念、分类和基本特点。
2. 简述沉降与沉降平衡的概念，阐述粒子浓度、粒子大小与密度之间的关系。
3. 简述 Stokes 定律，并说明沉降速度与粒径、黏度之间的关系。
4. 什么是双电层结构？简要阐述双电层结构理论中 Stern 扩散双电层模型的含义。
5. 简要叙述絮凝与反絮凝的概念。
6. 简述 DLVO 理论及其主要观点。
7. 简述空间稳定理论的主要含义。
8. 简述空缺稳定理论的主要含义、影响因素。
9. 简述微粒聚结动力学的主要含义。

（吕万良）

参考文献

[1] 崔福德．药剂学［M］．2 版．北京：中国医药科技出版社，2011.

[2] 崔福德．药剂学［M］．7 版．北京：人民卫生出版社，2011.

[3] Aulton ME. Aulton's Pharmaceutics：the design and manufacture of medicines［M］. 3rd Ed. Hungary：Elservier，2007.

[4] Banker GS. Modern Pharmaceutics［M］. 4th Ed. New York：Marcel Dekker，2002.

[5] Brimblecombe P. Air Composition and Chemistry［M］. Cambridge UK：Cambridge University Press，1995.

[6] 李锦瑜，曾道刚．瑞利散射公式讨论［J］．大学化学，1992，7（1）：57－60.

[7] 朱文涛．基础物理化学（下册）［M］．北京：清华大学出版社，1995，166－167.

[8] 张铁城，吕白桦，林佳亮，等．浅议 Rayleigh 散射公式［J］．数理医药学杂志．2014，27（1）：72－74.

[9] Tomas E. 施良和，沈静珠等译．聚合物的结构与性能［M］．北京：科学出版社，1999.

[10] 庞贻慧．物理化学［M］．2 版．北京：人民卫生出版社，1990.

[11] 许金熀，刘艳．物理化学［M］．北京：北京大学医学出版社，2005.

[12] Hiemenz PC. 周祖康，马季铭译．胶体与表面化学原理［M］．北京：北京大学出版社，1986.

[13] Sun SF. Physical Chemistry of Macromolecules［M］. New York：John Wiley & Sons Press，1994.

[14] Chu B. Laser Light Scattering［M］. New York：Academic Press. 1991.

[15] Hunter RJ. Zeta Potential in Colloid Science［M］. New York：Academic Press，1981.

[16] Wunderlich B. Macromolecular Physics［M］. New York and London：Academic Press，1973.

[17] Martin A，Bustamente P，Chou AHC. Physical Pharmacy：Physical Chemical Principles in the Pharmaceutical Sciences［M］. 4th Ed. Philadelphia：Lea & Febiger，1993.

[18] Sheehan AH，Abel SA. The Science and Practice of Pharmacy［M］. 21st Ed. Philadelphia：University of the Sciences，2005.

扫码“练一练”

第八章　流变学基础

学习目标

1. **掌握**　流变学的基本概念；牛顿流体和非牛顿流体的流动特性。
2. **熟悉**　弹性、黏性、黏弹性的特点及其模型、流变性质的测定方法。
3. **了解**　流变学在药剂学中的应用。

流动和变形是自然界最常见的现象，人们对这一现象的认识和应用很早就开始了。1929 年，英国化学家 Bingham 将固体变形（deformation）和流体流动（flow）的相关内容整合后，创造性地提出流变学（rheology）的概念，认为“流变学是研究物质变形和流动的科学”。Rheology 一词来源于希腊语，由 rheo（意为流动）再加上表示“学/学科”的词根（-logy）组成。流变学属于力学的一个新分支，主要研究物理材料在应力、应变、温度湿度、辐射等条件下与时间因素有关的变形和流动的规律。在半个多世纪的学科发展和融合中，流变学已发展成为一门与物理、化学、生物、材料、工程、食品以及药剂学等多学科交叉的重要学科。

流变学所研究的对象往往具有双重性质，它们既具有液体的流动性质同时也有固体弹性变形的性质。比如软膏剂等半固体制剂在放置时可保持一定的固体形态，搅拌时则显示流体的流动和变形。因此，在药剂学中，流变学理论不仅广泛应用于混悬剂、乳剂、软膏剂等传统药物制剂，而且在纳米凝胶、纳米乳等新型药物传递系统的制备和应用过程中也有涉及。例如加入兼具非牛顿流体和触变性的皂黏土可以增强混悬剂在静止时的稳定性和使用时的流动性。通过加入一些非离子型表面活性剂调节溶胶-凝胶的相转变温度和凝胶特性，可以制备符合特定用途的温敏性凝胶。此外，在制剂生产过程中，通过研究原料药和辅料的流变性质，充分了解它们的流变学性质及其影响因素，可以较好的解决工艺放大过程中产生的各种问题。

第一节　概　述

扫码“学一学”

一、变形与流动

变形是指对某一物体施加压力时，其内部各部分的形状和体积发生变化的过程。对固体施加外力，则固体内部存在一种与外力相对抗的内力而使固体保持原状，此时在单位面积上存在的内力称为应力（stress）。物体在外力的作用下发生变形，当解除外力后恢复原来的状态的性质称为弹性（elasticity），将可逆性变形称为弹性变形，而非可逆性变形则称为塑性变形。流体在外力的作用下质点间相对运动而产生的阻力称为黏性（viscosity）。流动是液体的主要性质之一，流动的难易程度与物体本身的黏性有关，因此流动也可视为非可逆性变形的过程。另一方面，对软膏剂或硬膏剂等半固体制剂施加较小外力时，观察不到变形，而施加较大的外力时可以发生变形，且解除外力后不能复原，这种性质称为塑性

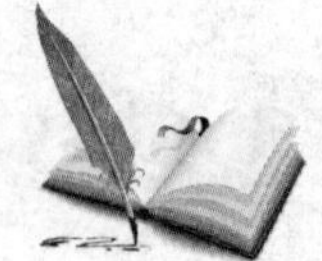

(plasticity)，引起变形或流动的最小应力称为屈服值（yield value）。

二、剪切应力和剪切速率

假设一个能够发生形变的立方体，固定其底面B，当对顶面A沿着切线方向施加力F时，物体以一定速度v发生形变，这种形变称为剪切应变（shearing strain，γ，图8-1）。此时，单位面积上的作用力F/A称为剪切应力（shearing stress，S）。在理想的固体中，剪切应力与剪切应变之间符合胡克定律（Hook's law），如式8-1所示。

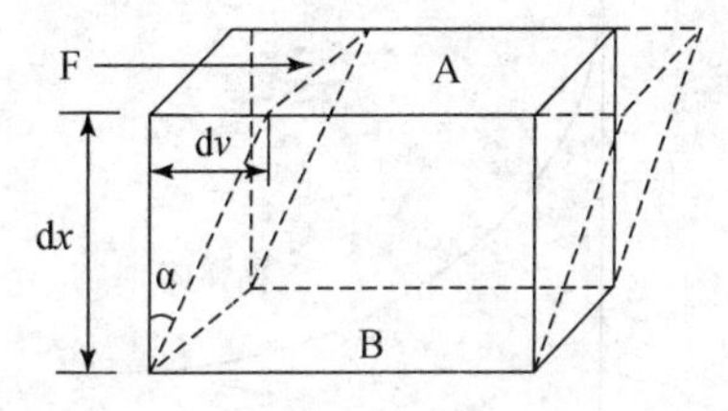

图8-1　牛顿黏性模型

$$\frac{S}{r} = G \tag{8-1}$$

式中，G为剪切模量（shearing module，N/m^2），其物理意义在于物体单位剪切应变所需的剪切应力。如：完全弹性体，即在受力时只发生弹性形变，外力撤销时可100%恢复原状的理想物质，其力学性质即可用剪切模量表示。

如果以同样的剪切力F施加到液体时，液体就会以一定速度流动，而且带动下层液体流动，此时在AB层间产生速度梯度dv/dx，亦称剪切速率（rate of shear，D）。对于理想液体，剪切应力S与剪切速率D成正比，可用牛顿黏性定律（Newton's law of viscosity）表示。

$$S = \eta \cdot \frac{dv}{dx} = \eta \cdot D \tag{8-2}$$

或：

$$D = \frac{1}{\eta} \cdot S \tag{8-3}$$

式中，η为黏度，其物理意义是速率梯度为$1s^{-1}$，面积为$1cm^2$时AB两液层间的内摩擦力，单位为Pa·s。遵循牛顿黏性定律的流体叫作牛顿流体或黏性流体，黏性是物质的固有性质。

三、黏弹性

黏弹性（viscoelasticity）是指物体具有黏性与弹性的双重特性，具有这种性质的物体称为黏弹体（viscoelastic body）。如软膏剂或凝胶剂等半固体制剂均具有黏弹性。黏弹体的力学性质不像完全弹性体那样，可仅用应力与应变的关系表示，它还与力的作用时间有关。研究黏弹性要用到应力松弛（stress relaxation）和蠕变（creep）两个重要概念。应力松弛是指黏弹性材料瞬间变形后，在总应变（即变形程度）不变的条件下，由于试样内部的黏性应变（或黏塑性应变）分量随时间不断增长，使回弹应变分量随时间逐渐降低，从而导致变形恢复力（回弹应力）随时间逐渐降低的现象。应力松弛是以总应变不变为条件的。蠕变与应力松弛相反，蠕变是指把一定大小的应力施加于黏弹体时，物体的形变随时间的延长而逐渐增加的现象。蠕变是应力不变，应变（即外形）发生变化。应力松弛可由胡克模型（弹性体模型）和阻尼模型串联而成的麦克斯韦模型（Maxwell model）描述（图8-2）。蠕变可由胡克模型和阻尼模型并联组成的沃格特模型（Voigt model）描述（图8-3）。应力松弛的特性参数，即松弛时间（relaxation time）和推迟时间（retardation time）常作为半固体制剂的质量评价指标。

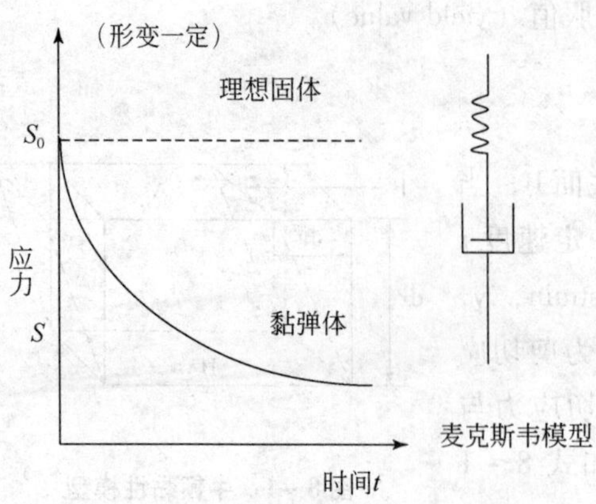

图 8-2　应力松弛曲线和麦克斯韦模型

图 8-3　蠕变曲线和沃格特模型

应力松弛曲线方程：　　$S = S_0 \cdot e^{-t/\tau}$　　(8-4)

式中，$\tau = \eta/G$，τ 为松弛时间。

蠕变曲线方程：　　$\gamma = S/G \cdot (1 - e^{-t/\lambda})$　　(8-5)

式中，$\lambda = \eta/G$，γ 为推迟时间。

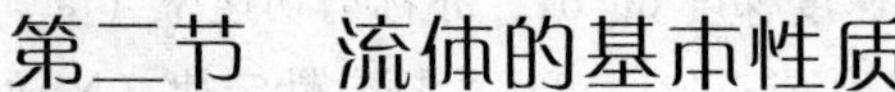

第二节　流体的基本性质

扫码"学一学"

根据流变特性通常把流体分为两类：一是牛顿流体（Newtonian fluid），遵循牛顿黏性定律；另一类为非牛顿流体（non-Newtonian fluid），不遵循牛顿黏性定律。

一、牛顿流体

液体受剪切应力作用产生流动，流动的抵抗力是黏性。液体的黏度不同，流动速度也不同。如图 8-4 所示，将面积为 A cm² 的两块平板离开 $x$cm，平行相对，使牛顿流体在中间流过。按箭头方向给予上面的平板施加力 F (N)，上板以 v (cm/s) 的速度运动，紧贴上板的液体以与上板相同速度移动，紧贴下板的一层液体不移动，两板中间所夹各层液体的流动速度如箭头所示，其流动速度沿 x 轴向上逐渐增大，并与下板的距离成正比。沿 x 轴方向速度梯度 dv/dx 为切变速率或剪切速率（rate of shear），用 D (s^{-1}) 表示。切变速率的大小与制剂操作和使用性能有关，如表 8-1 表示了若干制剂操作的切变速率近似值。

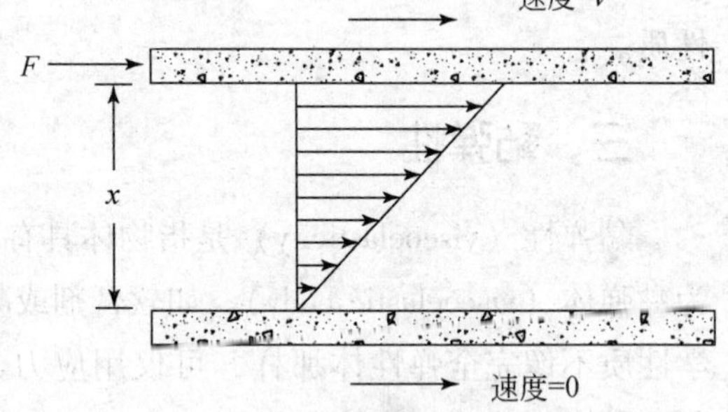

图 8-4　牛顿流体模型

表 8-1　若干制剂操作的切变速率

操作	切变速率（D/s⁻¹）	操作	切变速率（D/s⁻¹）
皮下注射	4000	从瓶内倾倒药液	50
皮肤上涂洗剂	400～1000	调制软膏	1000
鼻喷剂从塑料瓶中喷出	20000	胶体磨研磨	10^5～10^6

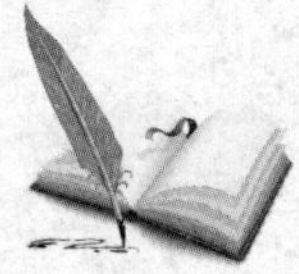

牛顿在17世纪论述了流体的黏性，提出了“流体内部的剪切应力与垂直于流体运动方向的速度梯度成正比”的关系，即：

$$S \propto \frac{dV}{dx},\ S = \eta \cdot D \qquad (8-6)$$

此即为牛顿公式。式中 S 为剪切应力，比例系数 η 称为黏度系数，简称黏度。凡符合牛顿公式的流体称为牛顿流体。将牛顿流体的剪切速率随剪切应力的变化绘制曲线，则得到流变曲线（rheogram），如图8－5A，剪切速率 D 与剪切应力 S 呈直线关系，且通过原点。水、空气、油、液状石蜡等及低分子化合物的纯液体稀溶液或高分子稀溶液都属于牛顿流体。

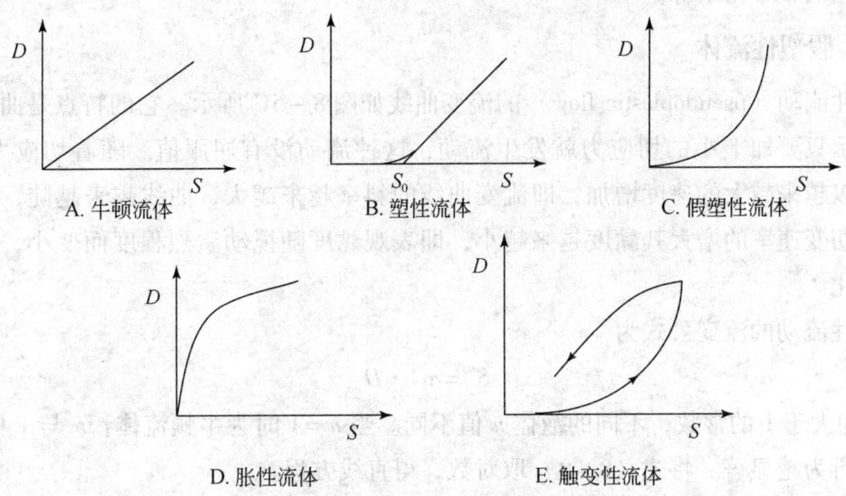

图8－5　不同物质的代表性流动曲线

牛顿流体的黏度 η 是一个常数，单位是 Pa·s，1Pa·s＝10 P（泊）。η 的倒数称为流度（fluidity）。在一定温度下，牛顿流体的黏度是温度的函数，随温度升高而减小，许多液体温度每升高1℃，黏度降低约2％。黏度与温度的关系可用 Andrade 公式表示。

$$\eta = \mathrm{A}^{E/RT} \qquad (8-7)$$

式中，A 为常数；E 为流动活化能；R 为摩尔气体常数；T 为热力学温度。流动活化能是指液体开始流动所需施加的能量。

二、非牛顿流体

凡不符合牛顿黏度公式的流体统称为非牛顿流体。非牛顿流体的剪切应力和切变速率之比不是常数，它是切变速率的函数。这个比值用 η^{α} 表示，称作表观黏度（apparent viscosity）。药剂学中的许多液体与半固体制剂，如高分子溶液、胶体溶液、乳剂、混悬剂、软膏剂等均属于非牛顿流体。非牛顿流体的流动可分塑性流动、假塑性流动、胀性流动。它们的流变曲线不是直线，有些不通过原点，如图8－5所示。

（一）塑性流体

当外加剪切应力较小时，物体不流动，只发生弹性变形，当剪切应力超过某一限度时，物体发生永久变形，表现出可塑性，呈现塑性流动（plastic flow）。如从软膏管中挤软膏，用力很轻时，膏体不流出，只从管口凸出，松手时又缩回，若用力大些，膏体就会从管口流出。塑性流动的流变曲线如图8－5B所示，它不通过原点，与切应力（S）轴相交于 S_0，

S_0是使塑性流体开始流动所需的临界切应力，称为屈服切应力或屈服值（yield value）。当切应力 S 小于屈服值 S_0时为弹性体，超过屈服值后变为黏性流体。

塑性流动的流变公式为

$$S - S_0 = \eta^{\alpha} \cdot D \tag{8-8}$$

式中，η^{α}为表观黏度或塑性黏度，它是图中曲线直线部分斜率的倒数，$\eta^{\alpha}=1/$斜率。

产生塑性流动的原因：静止时粒子聚集形成网状结构，当应力超过 S_0时，导致体系网状结构被破坏，开始流动。加入表面活性剂或反絮凝剂，会减小粒子间的引力（范德华力）和斥力（短距离斥力），进而减少或消除屈服值。在制剂中呈现为塑性流动的剂型有高浓度乳剂、混悬剂、单糖浆等。

（二）假塑性流体

假塑性流动（pseudoplastic flow）的流变曲线如图 8-5C 所示。它的特点是曲线经过原点，即表示只要加上小的切应力就发生流动，这种流动没有屈服值。随着切应力的增大，切变速率以越来越大的速度增加，即流变曲线的斜率越来越大，曲线越来越陡，这意味着该体系随切变速率的增大其黏度越来越小，即表观黏度随搅动激烈程度而变小，这种现象称切变稀化。

假塑性流动的流变公式为

$$S^n = \eta^{\alpha} \cdot D \tag{8-9}$$

式中，n 为大于 1 的常数，不同的液体 n 值不同。当 $n=1$ 时为牛顿流体，n 与 1 相差越大，则非牛顿行为越显著。将式（8-9）取对数，得直线方程。

$$\lg D = n \cdot \lg S - \lg\eta^{\alpha} \tag{8-10}$$

将 $\lg D$ 对 $\lg S$ 作图，由直线的斜率求 n，由截距求表观黏度 η^{α}。

假塑性流体大多数是含有长链大分子聚合物或形状不规则颗粒的分散系，如甲基纤维素、羧甲基纤维素、淀粉以及大多数高分子溶液等。不对称的高分子粒子在静止时有各种取向，当切变速率增加时，粒子的长轴逐渐向流动方向取向。切变速率越大，这种定向效应越明显，从而使流动阻力下降，表观黏度 η^{α}下降。当切变速率增加到一定值，粒子的长轴全部沿流动方向取向时，切变速率与切应力成正比关系，黏度不再改变。

（三）胀性流体

胀性流动（dilatant flow）的流变曲线如图 8-5D 所示，它是通过原点的曲线，但与假塑性流动相反，曲线是凸型的。物体对流动的阻力随切应力增加而增大，即搅拌时表观黏度增大，搅拌得越快越显稠，这种现象称切变稠化。胀性流动也称作剪切增稠流动（shear thicking flow）。

剪切增稠作用可用胀容现象来说明。具有剪切增稠现象的液体，其胶体粒子一般处于紧密填充状态，作为分散介质的水充满致密排列的粒子间隙。当施加应力较小时，缓慢流动，由于水的润滑和流动作用，胶体表现出黏性阻力较小。如果用力搅动，处于致密排列的粒子就会被搅乱，成为多孔隙的输送排列结构。这时由于原来的水分再也不能填满粒子之间的间隙，粒子与粒子之间没有了水层的滑动作用，因而黏性阻力就会骤然增大，甚至失去流动性。因为粒子在强烈的剪切作用下成为疏松排列结构，引起外观体积增大，所以称之为胀容现象。

通常胀性流体需要满足以下两个条件：粒子必须是分散的，而不能聚结；分散相浓度

较高，且只在一个狭小的范围内才呈胀性流动。在浓度低时为牛顿流体，浓度较高时则为塑性流体，浓度再高时为胀性流体。例如，淀粉浆大约在40%～50%的浓度范围内才表现出明显的胀性流动。

三、触变性

塑性流动、假塑性流动与胀性流动的切应力与切变速率的关系与时间无关，随切应力增大或减小逆向改变时，切变速率及黏度也随之逆向改变，无时间滞后。对应于某一切应力，有一固定的切变速率。

对某些非牛顿流体，切应力作用时间的长短对体系的流变性有影响，即黏度与切应力作用时间长短有关。当体系在搅拌时成为流体，而停止搅动后逐渐变稠甚至胶凝，而不是立即恢复到搅拌前的状态，其间有一个时间过程，而且这一过程可以反复可逆进行，这种性质称为触变性（thixotropy）。触变性流体的流变曲线为一环状曲线（图8-5E），其上下行线不重合，构成滞后环（hysteresis loop）。滞后环面积的大小反映触变性的大小。凝胶为半固体，无流动性。某些凝胶在恒温下受振动，内部结构被破坏，表现为体系的黏度下降，称为能流动的溶胶。停止振动后，溶胶逐渐变稠，最后恢复为凝胶，它们具有触变性。

普遍认为触变性是流体结构可逆转变的一种现象（即凝胶-溶胶-凝胶的转变），它是由温度、pH或其他影响因素诱发黏度时间依赖性改变而引起的，体系的容积却不会发生变化。换言之，触变性是表述等温体系的一个术语，在这样的体系中，表观黏度会在切变力的作用下降低，而当应力去除时，又会缓慢恢复原来的黏性。

流体表现触变性的机制可以理解为随着剪切应力的增加，粒子之间形成的结构受到了破坏，黏性减小。当撤掉剪切应力时，被拆散的粒子靠布朗运动移动到一定的几何位置，才能恢复原来的结构，即粒子之间结合构造的恢复需要一段时间，从而呈现出对时间的依赖，表现出触变性。因此，剪切速率减小时的曲线与增加时的曲线不重叠，形成了与流动时间有关的滞后环。

高浓度混悬剂、乳剂与亲水性高分子溶液，在一定条件下都有可能存在触变性。如将单硬脂酸铝加入花生油中研磨混合后，120℃加热0.5小时，冷却后，即表现触变性。当单硬脂酸铝的浓度为2.2%（g/ml）时，其胶凝时间为1.3小时。

第三节　流变性测定法

扫码“学一学”

流变性质的测定原理，就是求出物体流动的速度和引起流动所需力之间的关系。最常测定的流变学性质是黏度和稠度，测定方法快速易行，是简单的质量控制方法。

一、黏度的测定

（一）黏度的表示方法

黏度的表示方法有绝对黏度（absolute viscosity）、动力黏度（kinetic viscosity）、相对黏度（relative viscosity）、增比黏度（specific viscosity）、比浓黏度（reduced viscosity）、特性黏度（instrinsic viscosity）等。

（二）影响黏度的因素

1. 温度　液体的黏度η与绝对温度T的关系可用Andrade式表示，随着温度升高，黏

度降低。

$$\eta = A \cdot e^{\Delta E/RT} \tag{8-11}$$

式中，A、ΔE 为常数；R 为气体常数。

2. **压力** 液体的黏度随着压力的增大而呈指数形式增加，然而，这种变化极小，在大气压下很难检测到。

3. **分散相** 黏度受分散相的浓度、形状、粒子大小等的影响。

4. **分散介质** 黏度受分散介质的化学组成、极性、pH 及电解质浓度等的影响。

（三）黏度测量仪器

常见的黏度测量仪器有毛细管式黏度计、落球式黏度计和旋转式黏度计等。《中国药典》（2020 年版）四部收载了毛细管黏度计和旋转式黏度计测定法。

1. **毛细管黏度计** 毛细管黏度计是基于相对测定法的原理设计，即依据液体在毛细管中的流出速度测量液体的黏度。此法因不能调节线速度，不便测定非牛顿流体的黏度，但对高聚物的稀薄溶液或低黏度液体测定较为方便。

当牛顿流体在毛细管中层流流动时，t 时间内通过毛细管的液体体积 V 与毛细管两端的压力差 Δp，毛细管半径 R 及管长 l 符合哈根－泊肃叶定律（Hagen－Poiseuille law）。

$$\eta = \frac{\pi \Delta p R^4 t}{8Vl} \tag{8-12}$$

式中，η 为液体黏度。

假设流体分成不同的平行层面，在层面切线方向单位面积上施加的作用力，即为剪切应力（r），单位是 Pa。在剪切应力的作用下，流体各个平行层面发生梯度速度流动。垂直方向上单位长度内各流体层面流动速度上的差异，称之为剪切速率（D），单位是 s^{-1}。动力黏度即为二者的比值，单位是 Pa · S。运动黏度为牛顿流体的动力黏度与其在相同温度下密度的比值以 mm^2/s 为单位。常通过测定供试品在平氏黏度计（图 8－6）中的流出时间，与该黏度计用已知黏度的标准液的流出时间，分别代入式 8－12，并将两式左右分别相比，可得下式：

$$\frac{\eta_s}{\eta} = \frac{\pi \Delta p_s R^4 t_s / 8Vl}{\pi \Delta p R^4 t / 8Vl} = \frac{\Delta p_s t_s}{\Delta p t} = \frac{\rho_s t_s}{\rho_t} \tag{8-13}$$

式中，Δp_s，t_s 和 Δp，t 系供试液和标准液在毛细管中流动时的压差和通过时间；流体在液体柱高度相同时，压力差比可以用密度比代替；ρ_s，ρ 供试液和标准液的密度。供试液的黏度可由下式算出：

$$\eta_s = \eta \frac{\rho_s t_s}{\rho t} \tag{8-14}$$

若已知标准液的黏度，两液体的密度不难求得，只要分别测出一定量的两种液体通过毛细管的时间，就可以算出供试液的黏度。

溶剂的黏度 η_0 常因高聚物的加入而增大，溶液的黏度 η 与溶剂的黏度的比值 η_0 的比值（η/η_0）称为相对黏度（η_r），通常用乌氏黏度计（Ubbelohde type viscometer，图 8－6B）中的流出时间的比值（t/t_0）表示。当高聚物溶液的浓度较稀时，其相对黏度的对数值与高聚物溶液浓度的比值，即为该高聚物的特性黏数［η］。根据高聚物的特性黏数可以计算其平均分子量。

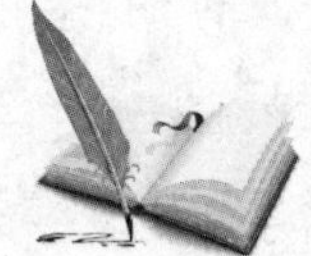

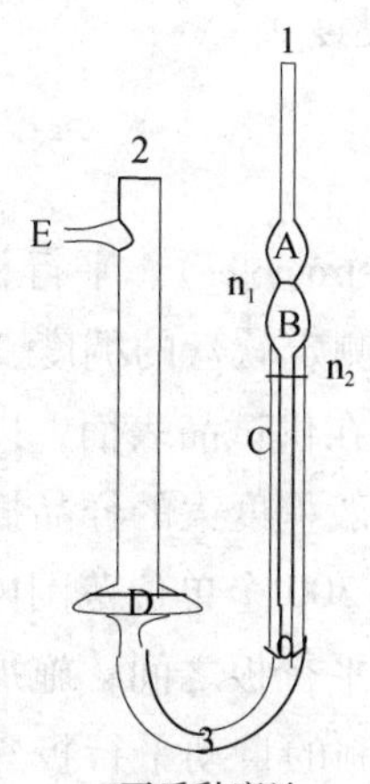

a.平氏黏度计

1.主管；2.宽管；3.弯管；
A.缓冲球；B.测定球；C.毛细管；
E.支管；n_1, n_2.环形测定线

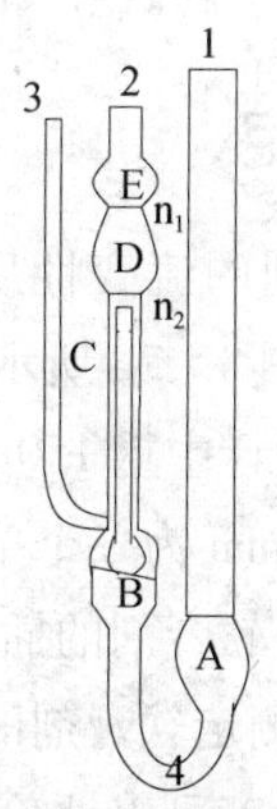

b.乌氏黏度计

1.宽管；2.主管；3.侧管；4.弯管；
A.储器；B.悬挂水平储器；C.毛细管；
D.测定球；E.缓冲球

图 8－6　平氏黏度计和乌氏黏度计

2. 旋转黏度计　旋转黏度计（rotary viscoumeter）通常用于测定液体的动力黏度，系通过测定转子在流体内以一定角速度（ω）相对运动时其表面受到的扭矩（M）来计算。引入旋转的方法有两种：一种是通过驱动特定的夹具，测量产生的力矩，称为应变控制型（Couette 型）；另一种是施加一定的力矩，测量产生的旋转速度，称为应力控制型（Searle 型）。实际常用的旋转式黏度计有同轴圆筒型旋转黏度计（包括内筒转动型黏度计和外筒转动型黏度计）、锥板型旋转黏度计、转子型旋转黏度计等多种类型。其中，同轴圆筒旋转黏度计和锥板型旋转黏度计属于绝对黏度计，该种测量系统具有确定的几何形状，其测定结果是绝对黏度值，可以用其他绝对黏度计重现。而转子型旋转黏度计属于相对黏度计，该种测量系统不具有确定的几何形状，其测量结果是通过和标准黏度液比较得到的相对黏度值，不能用其他绝对黏度计或相对黏度计重现，除非是采用相同的仪器和转子在相同的测定条件下获得的测定结果。

3. 落球黏度计　落球黏度计（falling ball viscometer）是根据 Stokes 定律设计，即在黏度为 η 的液体中自由落下的小球（直径为 d），落下速率为 u 时，受到的阻力 $F=6\pi\eta u$。当球在圆管中的液体里落下时，则有：

$$\eta=\frac{d^2(\rho_0-\rho)gt}{18L}\left[1-2.104\frac{d}{D}+2.09\left(\frac{d}{D}\right)^2\right] \tag{8-15}$$

式中，d 为球直径；D 为管直径；ρ_0 为球密度；ρ 为液体密度；L 为落下距离；t 为落下时间；g 为重力加速度。若测定时与毛细管黏度计一样采用标准液对比方法，那么

$$\frac{\eta}{\eta_s}=\frac{(\rho_0-\rho)t}{(\rho_0-\rho_s)ts} \tag{8-16}$$

式中，η，t 为标准液的黏度和落下时间；η_s，t_s 为供试液的黏度和落下时间；ρ，ρ_s 为标准液和供试液的密度。

根据 Stokes 定律，要求落球黏度计中落下球或其他落下测件表面必须与供试液有润湿性。从原理上讲，触变性流体使用此法不合适。

Hoeppler 落球黏度计的测定方法是将供试液和圆球装入到玻璃管内，外围的恒温槽内注入循环水并保持一定的温度，使球位于玻璃管上端，然后准确地测定球经过上下两个标

记线的时间，反复数次，代入 8 - 15 即可算出供试液的黏度。

二、稠度的测定

软膏等半固体制剂的流变性质，可用插度计（penetrometer）、平行板黏度计（spread meter）进行测定。如图 8 - 7a 所示的插度计，主要用于测定软膏的稠度（consistency）。即在一定温度下，将插度计中重 150g 的金属锥体的锥尖放在供试品表面，以插入的深度评定供试品的稠度，以 0.1mm 为一个单位，称为插入度。一般稠度大的样品插入度小，稠度小的样品插入度大。合格软膏剂的插入度通常规定在 200 ~ 300 个单位范围内。平行板黏度计（图 8 - 7b）主要用于测定软膏剂的涂展性。将样品夹在平行板之间，施加一定压力，样品横向扩散，根据扩散速度可以评价其涂展性。近年来研制的自动平行板黏度计，可以通过附加的摄像头观察试样的变化，还可与计算机连接将测试数据进行处理与保存。

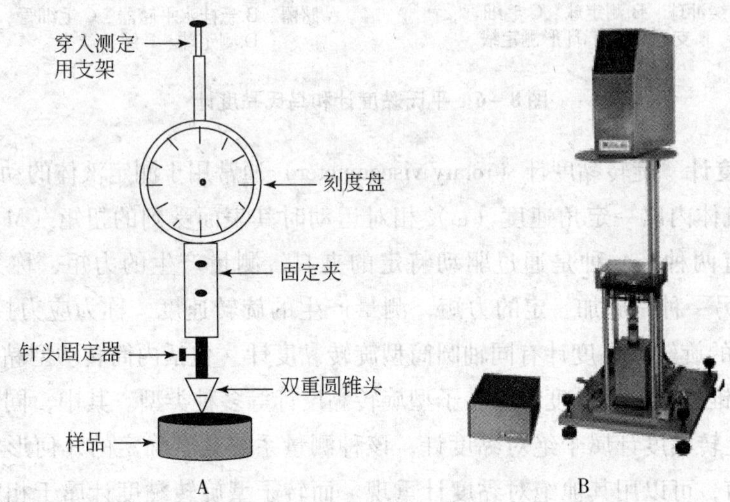

图 8 - 7　插度计

A. 插度计；B. 平行板黏度计

第四节　流变学在药剂学中的应用

扫码“学一学”

流变学理论在混悬剂、乳剂、软膏剂、凝胶剂、眼膏剂、硬膏剂、凝胶膏剂等药物制剂以及新型药物传递系统中得到广泛的应用。同时，对于药物制剂生产的每一道工序也有重要影响，例如填充、混合、包装等。在实际应用中，如软膏剂从管状包装中的可挤出性，在应用部位的涂展性；注射剂的通针性、应用部位的滞留性等均可用流变学的原理解释。通过流变学性质的研究可以控制制剂质量，还可以为制剂的处方设计、制备工艺及设备选择、贮存稳定性、包装材料等提供有关依据。

一、药物制剂的流变性质

由于流变特性常常与药品的质量、药理作用和稳定性密切相关，因而控制流变特性是药物制剂处方设计和制备的关键。药物制剂的流变性质主要有黏性、弹性、硬度、黏弹性、屈服值及触变性等，通过测定这些参数从而达到有效控制制剂质量的最终目的。

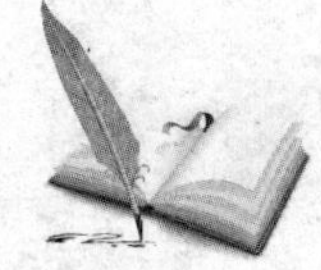

（一）稳定性

乳剂属于热力学不稳定体系，内相的液滴自然倾向于聚结，导致分层。通过控制外相流变特性是使乳剂稳定的一种方法。通常应用流变添加剂增加外相的黏度，使外相具有一定的屈服值，进而保证乳剂稳定。关于混悬剂的稳定性，触变性大小和沉降速度有关；触变性越强，沉降速度越小。

（二）可挤出性

软膏剂、凝胶剂等半固体制剂的可挤出性，对于患者的用药依从性具有重要影响。当产品从软管挤出时，遇到一定的阻力，如果阻力太大或太小，均不合适。药品在开盖时不应自动流出，而当挤出时，应缓慢地由软管挤出。采用具有触变性的体系，就能解决黏度方面的矛盾。在不同的剪切条件下，同一药品表现出不同黏度。当软管被挤压，所施的剪切应力能破坏原有的结构，黏度变小，容易流动。当挤压停止，触变体系的结构又重新建立，恢复原有的黏度。

（三）涂展性

软膏剂、凝胶剂、搽剂等都是涂敷在皮肤上使用。通过添加具有触变性的流变添加剂，调节药品的黏度，可使药品容易涂展，使药物易于吸收。为了获得适宜的黏度，并在给药部位实现从牛顿流动到触变流动的转变，各种增稠剂已应用于软膏和乳剂等局部用制剂中。

（四）通针性

临床上需要研发一种能够顺利通过注射针头而又不被破坏结构的水凝胶型注射剂。由生物可降解聚合物，聚氧乙烯－聚羟基丁酸酯－聚氧乙烯（PEO－PHB－PEO）与α－环糊精自组装形成的注射给药系统，注射给药后，其凝胶作用动力学特点取决于聚合物和α－环糊精的浓度以及所用PEO的分子量。这种触变性可逆的水凝胶是通过超分子自组装诱导的物理交联形成的，在没有任何化学交联剂的情况下也会自发形成。又如，含有40%～70%的普鲁卡因青霉素G的浓混悬液具有很高的固有触变性，并具有剪切稀释作用。因此，在进行皮下注射时，混悬剂被挤压通过针头时结构被破坏，而在注射部位重新恢复其流变学结构，从而形成药物贮库，缓慢释药。

（五）滞留性

溶液、混悬液、眼膏剂等传统的眼部给药制剂，具有角膜前损失较多、疗效差异较大、影响视力等缺点。为了避免这些缺点，现已开发了具有触变性的原位凝胶眼部给药系统。此种眼部给药系统对环境变化做出相变反应，如液体制剂一经滴入就会在眼部结膜穹窿内发生相转变，形成具有黏弹性的凝胶。据报道，水溶性聚丙烯酸凝胶在家兔眼部给药可滞留4～6小时，这是由于凝胶具有很高的屈服值，使其能抵抗眼睑和眼球运动而引起的剪切作用。

传统的直肠栓剂在体内软化后，易从腔道流出，给患者带来不适感。同时，肛门给药后，无黏附性的固体栓剂可逐渐自动进入直肠深部，产生较大的肝脏首过效应。液体栓剂（liquid suppository）不同于传统栓剂，它是一种原位凝胶（in situ gel），具有适宜的胶凝温度（低于直肠生理温度），胶凝温度以下为液态，进入直肠后，能在体温作用下迅速转化为半固体的黏稠凝胶态，胶凝强度较大，不易从肛门漏出。同时，具有较强的生物黏附力。

（六）控释性

已有研究证实，通过体液成分调节胶凝过程，直接影响所载药物在制剂中的控释速率。体液的主要成分为水，它是决定屈服值及其触变体系结构的主要因素。体液能渗透进入溶胶-凝胶体系基质中，体液的成分会影响其结构，尤其是交联度及水合作用程度，进而影响被包裹药物的释放速率。对一种具有触变性的口服制剂，模拟的恒流唾液会影响药物从凝胶中的释药速率。以卡波姆和聚乙烯-苯酚（一种非牛顿流体）混合物为基质的凝胶，接触唾液时会膨胀，形成药物释放的黏性屏障。对于不同体系完全释放所载药物需要的时间也不同。

二、药物制剂的流变性质对不同制剂处方设计中的影响

（一）乳剂中的应用

在乳剂制备过程中，任意两相之间的界面都存在作用力，这种作用力能够影响乳剂的流变学特征。理论认为，两相之间的界面仅仅只受到一种表面作用力的影响，可是在实际形成过程中，乳剂中因为添加表面活性剂和其他一些高分子聚合物而拥有更多复杂的特性，这些特性都会影响乳剂的流变学特性。一般认为任意两相之间的界面有三种不同的表面流变学特性：①只有表面黏性而没有表面弹性，可以运用表面张力、表面黏度以及表面膨胀黏度来描述；②只有表面弹性而没有表面黏度，可以通过表面切变系数、表面黏度系数以及表面张力来描述；③表面黏弹性，这种特性可以通过复杂切变系数、复杂膨胀系数以及表面张力来描述。

在复乳的制备过程中，流变学特性与乳剂的稳定性和变形性密切相关。乳滴的粒子数目以及乳滴间的距离、乳剂的黏度特性都能够影响制剂的流变学性能。其中相体积分数能够影响乳滴间距，例如在稀分散体系中，分散相的相体积分数被严格控制在0.02以下。在此范围内，小乳滴之间不会相互接触，有利于乳剂的稳定，并保持一定的形态。同时粒径也非常重要，粒子大小从20nm减少到10nm能够使体系的流变学特性发生巨大的变化，图8-8表示出了硅胶粒子大小对其乳剂黏度的影响。

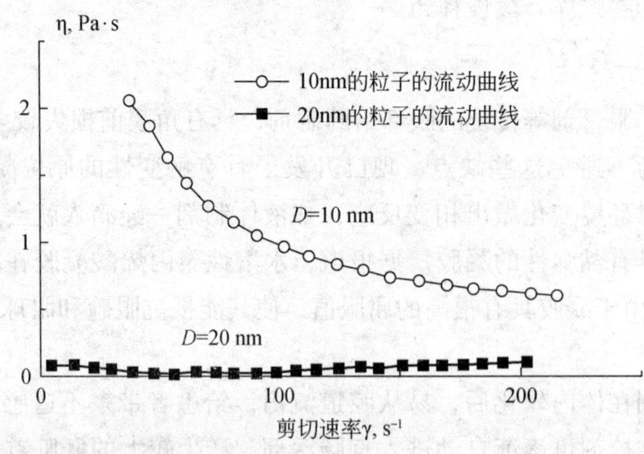

图8-8　含1%的硅纳米粒的低聚有机硅乳剂的流动曲线

其中γ代表速度梯度即剪切速率，η表示黏度，硅胶粒子为10nm时其体系黏度随着其剪切速率增大而急剧下降，这与假塑性流体类似；而对于粒径为20nm的粒子，其体系的黏度随剪切速度变化不明显，这种体系所形成的流体与塑性流体类似。

在乳剂的制备过程中，表面活性剂作为乳化剂能够防止液滴合并，增加体系的稳定性。低浓度的表面活性剂能够使乳滴具有高表面弹性和高表面黏性；高浓度的表面活性剂却可以减低乳滴的表面弹性。乳滴的聚集性也与表面活性剂的性质与浓度有关，其中高分子聚合物类的表面活性剂，如聚多糖、黄原胶、吉兰糖胶等，不仅有利于乳剂的形成，还可起稳定剂的作用。

（二）软膏剂中的应用

流变学在软膏剂中的作用极为重要，软膏剂基质的选择、处方设计、含量均匀性、稠度、涂展性、附着性等均与流变性有关。其中软膏的涂展性和表观黏度与触变性有关，而触变性与切应力有关。对于某些非牛顿流体，切应力作用时间的长短、环境温度等对体系的流变性均有影响。

屈服切应力与制剂的流动性有关。在软膏剂与化妆品中的屈服剪切应力应该足够大，这样能使这些物品在杂乱无章的摆放时不容易从容器中流出来。同时也不应该过大，否则会使软膏剂在皮肤涂布时产生密集的阻力，从而不易在皮肤上铺展。总之，屈服剪切应力对软膏剂或化妆品在人体和皮肤表面形成的膜的厚度起到重要的作用。而软膏基质中组分的变化对屈服值的影响较大，例如，白蜡能使凡士林变稠、硬度增加、屈服值变大，并且随白蜡百分比的增加，表观黏度呈指数增大。

（三）混悬剂中的应用

流变学性质与混悬剂在皮肤应用时的涂布与保留情况有关。理想的混悬剂在贮藏过程中若剪切速度小，则表现出较高的黏性；若剪切速度大，则显示出较低的黏性，因此在振摇、倒出及铺展时可自由流动。混悬剂属于热力学不稳定的粗分散体系，助悬剂则能增加分散介质的黏度以降低微粒的沉降速度或增加微粒亲水性。在混悬剂制备中，宜选用具有塑性、假塑性和触变性的高分子化合物做助悬剂，其中具有触变性的高分子化合物在低剪切时有较高黏度；在高剪切时有较低黏度；并且再恢复低剪切时，黏度也快速恢复，有利于混悬剂的稳定性。

（四）栓剂中的应用

栓剂在直肠温度下的流变学性质会影响栓剂中药物的释放和生物吸收。有研究表明，黏度对脂溶性基质栓剂中药物释放的影响尤为显著，而加入表面活性剂的种类和浓度均会对黏度产生影响。有研究对液体栓剂基质泊洛沙姆 P407：P188：HPMC（18：20：0.8）进行考察，发现该混合基质的黏度与剪切力的关系随温度不同而不同。在25℃下，剪切速率的增加并没有导致黏度的显著改变，表明这种液体栓剂在室温条件下具有一定的可灌注性。而在36℃下，剪切速率的增加则导致黏度的显著下降，从而有利于凝胶的形成。

（五）眼用凝胶中的应用

流变学性质直接影响着眼用凝胶剂的生物利用度。眼用凝胶剂制备时宜选用具有假塑性和触变性的材料（如海藻酸钠、羧甲基纤维素钠、泊洛沙姆等）。其为假塑性非牛顿流体时，在低剪切时高黏度利于制剂在贮藏时的稳定性和均匀性；在高剪切时，即在使用时，黏度快速降低有利于凝胶剂在眼部的涂布，提高患者的使用舒适性；为触变性流体时，当滴入眼睛后，随着眼睑眨动带来的快速剪切，凝胶剂黏度迅速降低，有利于制剂在眼球表面的涂布；当眼睑停止眨动后，剪切停止，凝胶剂黏度迅速恢复。这个特性可以延长药物在眼球表面的停留时间，增加载药在眼部的释放，提高生物利用度。

三、药物制剂的流变性质对生产工艺的影响

（一）工艺过程放大

一般而言，牛顿流体型液体制剂（如溶液剂、溶液型注射剂等）较容易完成由小试放大至规模生产。而非牛顿流体制剂（乳剂、混悬剂、软膏剂等）生产工艺放大就很不容易。大规模生产后，这类制剂的黏度和稳定性与实验室小试样品的性能会显著不同。因而在解决工艺过程放大问题和减小每批制剂产品的质量差异时，了解流变学原理和影响流变特性的因素可能对解决上述问题很有帮助。

在乳剂放大生产过程时，中试研究是十分必要的。一般中试的量不应小于实际生产量的1/10。这是因为即使设定两个混合容器桨叶的转动速度（角速度）恒定，由于混合器叶桨直径不同，较大叶桨末端的速度（线速度）比小叶桨大，并产生较大剪切应力，所以两种情况的剪切应力会不同。因为生产上使用的设备与实验室中试设备差别很大，大规模生产中制得的最终产品可能在外观和内在质量方面与实验室中试样品不同。此外，制备过程温度的变化亦可能影响乳剂的流变特性。由于较小混合罐的单位体积热传输表面比大混合罐大，所以两种情况的冷却速度会不同，小混合罐冷却较快。若要补偿这类差别，必须对搅拌速度和温度等工艺参数进行调节。

乳剂由不相混溶的水相、油相和药物混合在一起，呈非平衡状态。过程变量可能对平衡状态产生较大影响，引起流变特性的改变，必须考虑各阶段的温度（乳化前两相的温度、混合时温度、冷却介质的温度、由混合罐泵出温度、储存和灌装时温度）。机械功是在混合和均质时液体通过管道、阀门、泵桨叶和灌装嘴等各阶段的另一参数。这些参数通常是不独立的，常常互相影响。触变性乳剂有十分低的复原速度，在生产过程中应降低机械功，防止剪切变稀。降低剪切的方法是减慢混合速度，然而，这样可能导致冷却效率差，需要较长时间冷却至所规定的温度。长时间混合可能降低剪切变稀产品的黏度，造成不良结果。

（二）混合作用

如果产品特性与剪切应力和时间有关，同时剪切后复原需要时间，工艺过程中使用的各种设备（如混合罐、泵和均质机等）施加机械功（即剪切作用）的强度和经历时间的任何改变都会引起最终产品黏度的明显改变。

生产恢复慢的剪切变稀乳剂时，混合和输送所加剪切作用常常将黏度降低至可接受的极限值以下。通常可以通过更换灌装设备、采用低剪切泵的方法解决。因此混合设备选型时必须考虑液体的流变性。如果产品具有剪切变稀性，且具有较高的屈服值时，小叶桨可能只引起接近桨叶小部分的液体流动（由于剪切变稀），大部分高屈服值物料留在原处。大螺旋桨叶、涡轮式桨叶会覆盖较大面积，可避免“气阱”效应。

过程变量影响产品的黏度，而产品的黏度亦会影响过程效率。黏度可能使混合作用变得无效，降低热传输速率，并且降低混合罐冷却速度。黏度也明显地影响剪切变稠的液体产品泵送速度。在单元操作中选择泵时，应考虑被泵送液体的流变特性。如产品在泵送时变得稠厚，可能会引起泵送困难，如有产品滞留在设备内，甚至会造成泵的损坏。

四、心理流变学

药物制剂除了有药学和药理学评价指标之外，一些外用制剂必须满足外观、涂展性、颜色、气味以及其他患者心理上和感觉上能够接受的特性要求。有研究者根据软膏剂的流变学性质，将其分为三类：第一类产品较柔软，主要用于眼部；第二类产品包括中等稠度的一般性药用软膏；第三类产品包括用于渗出性糜烂性皮炎等的保护性产品。各类产品的屈服值和塑性黏度均有报道。Cussler 等发现未经训练的患者仅凭借平滑性、薄度和温暖度即可判断用于皮肤的非牛顿流体的稠度。因此，心理流变学（psychorheology）对于制剂的设计和制备也起到十分重要的作用。

思考题

1. 简述牛顿流体、塑性流体、假塑性流体和胀性流体的特点。
2. 何谓触变性？简述影响触变性的因素。
3. 简述影响黏度的因素。
4. 简述流变性质对乳剂、混悬剂、软膏剂、栓剂制剂处方设计中的应用。

（黄　园）

参考文献

［1］ Pal R. Rheology of simple and multiple emulsions［J］. Current Opinion in Colloid & Interface Science, 2011, 16 (1): 41 -60.

［2］ Derkach S R. Rheology of emulsions［J］. Advances in colloid and interface science, 2009, 151 (1): 1 -23.

［3］ 崔福德. 药剂学［M］. 2 版. 北京：中国医药科技出版社，2011.

［4］ Fan Y, Simon S, Sjöblom J. Interfacial shear rheology of asphaltenes at oil - water interface and its relation to emulsion stability: influence of concentration, solvent aromaticity and nonionic surfactant［J］. Colloids and Surfaces A: Physicochemical and Engineering Aspects, 2010, 366 (1): 120 -128.

［5］ Cao Y, Dickinson E, Wedlock D J. Influence of polysaccharides on the creaming of casein - stabilized emulsions［J］. Food Hydrocolloids, 1991, 5 (5): 443 -454.

［6］ Pena L E, Lee B L, Stearns J F. Structural rheology of a model ointment［J］. Pharmaceutical research, 1994, 11 (6): 875 -881.

［7］ 张志荣. 药剂学［M］. 2 版. 北京：高等教育出版社，2013.

［8］ Malviya R, Srivastava P, Kulkarni G T. Applications of Mucilages in Drug Delivery - A Review［J］. Advances in Biological Research, 2011, 5 (1): 1 -7.

［9］ Ban E, Kim C K. Design and evaluation of ondansetron liquid suppository for the treatment of emesis［J］. Archives of pharmacal research, 2013, 36 (5): 586 -592.

［10］ Zotto M D, Franceschinis E, Punchina A, et al. Effect of the surfactant on the availability of piroxicam as a poorly hydrosoluble drug from suppositories［J］. Die Pharmazie - An International Journal of Pharmaceutical Sciences, 2012, 67 (1): 37 -45.

[11] 许金熀，刘艳 [M]. 物理化学 . 北京：北京大学医学出版社，2005.

[12] 苏德森，王思玲 [M]. 物理药剂学 . 北京：化学工业出版社，2004.

[13] Patric J Sinko 原著，刘艳译 . Martin 物理药剂学与药学 [M]. 北京：人民卫生出版社，2012.

[14] 孙铜，徐伟娜，李秋花 . 原位凝胶应用于眼部给药研究进展 [J]. 药学研究，2018，37（7）：420 - 422.

[15] Malkin A Y，Isayev A I. Rheology：concepts，methods，and applications [M]. Elsevier，2017.

扫码“练一练”

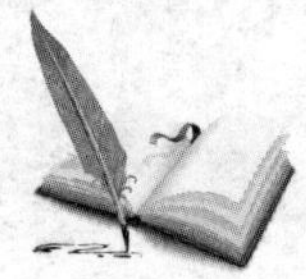

第九章　药物制剂的稳定性

学习目标

1. **掌握**　药物的化学降解途径；影响药物化学稳定性的因素和解决方法。

2. **熟悉**　药物制剂稳定性的研究内容（影响因素试验、加速试验、长期试验）和要求；化学动力学基础；固体药物稳定性的特点和影响因素。

3. **了解**　药物制剂稳定性的试验方法、反应级数的测定方法。

第一节　概　述

扫码"学一学"

药物制剂生产以后须经检验符合规定标准后方可出厂，在运输、贮存、销售，直至临床使用之前也必须符合同一质量标准。在此过程中，药物若分解变质，不仅使药效降低，甚至有些变质的物质可产生不良反应，故药物制剂稳定性对保证制剂安全有效非常重要。另外，药物制剂的生产是机械化规模生产，若产品不稳定而变质，则在经济上可造成巨大损失。我国《药品注册管理办法》规定，新药申报必须提供药物稳定性资料。因此，为了合理地进行处方设计，提高制剂质量，保证药品药效与安全，提高经济效益，必须重视和研究药物制剂的稳定性。一个制剂产品，从原料合成、剂型设计到制剂生产，稳定性研究是基本内容。

在药物制剂设计和研究中，通常将制剂置于不同条件（如温度、湿度、光线等），考察药物在储存期间可能发生的变化，探讨影响药物制剂稳定性的因素，并采取相应措施避免或延缓药物的降解。同时要寻找提高药物制剂稳定性的方法，制订药品的有效期，为新药申报提供稳定性依据。

第二节　药物与制剂的化学稳定性

扫码"学一学"

药物制剂稳定性研究一般包括化学、物理和生物学三方面。化学稳定性研究的主要目的是根据原料药的化学性质，考察制剂处方设计及制备、贮存过程对原料药水解、氧化等化学降解反应的影响，寻找减少或避免这些化学反应的方法。

一、药物制剂稳定性的化学动力学基础

（一）反应速度与反应级数

反应速度（reaction rate）是指单位时间内药物浓度的变化。药物的反应速度一般可用式（9-1）表示：

$$-\frac{dC}{dt} = kC^n \tag{9-1}$$

式中，k 为反应速度常数；C 为反应物的浓度；n 为反应级数。$n=0$，代表零级反应；$n=1$

代表一级反应；$n=2$，代表二级反应，以此类推。反应级数（reaction order）是用来阐明药物浓度对反应速度的影响。在药物制剂的各类降解反应中，尽管有些药物的降解反应机制十分复杂，但多数药物及其制剂可按零级、一级、伪一级反应处理。

1. 零级反应 反应速率与反应物浓度无关，而受其他因素的影响，如反应物的溶解度或某些光化反应中光的照度等。零级反应（zero - order reactions）的微分速率方程为：

$$-\frac{dC}{dt}=k \tag{9-2}$$

积分式为：

$$C=C_0-kt \tag{9-3}$$

式中，C_0 为 $t=0$ 时反应物的浓度（mol/L）；C 为 t 时间反应物的浓度（mol/L）；k 为反应速率常数［（mol/L）$\cdot s^{-1}$］。

零级反应的特征是 C—t 呈线性关系；半衰期（half life）$t_{1/2}=\frac{C_0}{2k}$，表明起始浓度 C_0 愈大半衰期愈长；有效期（shelf life），即药物降解 10% 所需的时间 $t_{0.9}=\frac{C_0}{10k}$。

在混悬液中，药物的降解仅与溶解的药物有关，即与药物的溶解度有关，而混悬的固体颗粒不降解，可以用 $A_{(固体)}\Leftrightarrow A_{(溶液)}\rightarrow B$ 表示。当溶液中药物降解（B）后，固体颗粒中的药物会继续溶解补充至溶液相中，保持溶液的药量不变，这类降解反应属零级反应。有研究表明一些固体制剂的降解反应也表现为零级反应。

2. 一级反应 反应速率与反应物浓度的一次方成正比，一级反应（first - order reactions）的微分速率方程为：

$$-\frac{dC}{dt}=kC \tag{9-4}$$

积分式为：

$$\lg C=-\frac{kt}{2.303}+\lg C_0 \tag{9-5}$$

式中，C_0 为 $t=0$ 时反应物的浓度（mol/L）；C 为 t 时间反应物的浓度（mol/L）；k 为反应速率常数（s^{-1}，min^{-1}，h^{-1} 或 d^{-1}）。一级反应的特征是 $\lg C$—t 呈线性关系，半衰期 $t_{1/2}=\frac{\ln 2}{k}=\frac{0.693}{k}$，有效期 $t_{0.9}=\frac{0.1054}{k}$。恒温时，一级反应的半衰期和有效期与反应物浓度无关。

在药物制剂的降解反应中，多数情况属于一级反应或伪一级反应。若两种物质参加反应，但其中一种反应物的浓度远超过另一种反应物的浓度时，将该反应可近似视为一级反应，故称伪一级反应（pseudo first - order reactions）。如用缓冲溶液维持药物制剂中恒定的 pH 时，缓冲溶液中离子浓度远比药物浓度高，此时降解反应为伪一级反应。

3. 二级反应 反应速度与两种反应物浓度的乘积成正比，称为二级反应（second - order reactions）。二级反应的微分速率方程为：

$$-\frac{dC}{dt}=kC^2 \tag{9-6}$$

积分式为：

$$\frac{1}{C}=kt+\frac{1}{C_0} \tag{9-7}$$

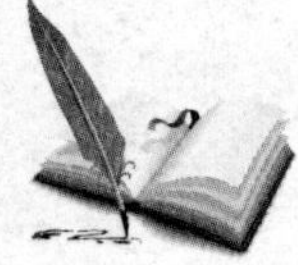

式中，C_0 为 $t=0$ 时反应物的浓度（mol/L）；C 为 t 时间反应物的浓度（mol/L）；k 为反应

速率常数 [(mol/L) ·s^{-1}]。二级反应的特征是 $1/C—t$ 呈线性关系；半衰期 $t_{1/2}=\frac{1}{C_0k}$，表明半衰期随初始浓度的增加而减少；有效期 $t_{0.9}=\frac{1}{9C_0k}$。

零级、一级、二级反应速率方程及其特征见表9-1。

表9-1　零级、一级、二级反应速率的方程及其特征

反应级数	零级	一级	二级
$-\frac{dC}{dt}=kC^n$	$n=0$	$n=1$	$n=2$
微分式	$-\frac{dC}{dt}=k$	$-\frac{dC}{dt}=kC$	$-\frac{dC}{dt}=kC^2$
积分式	$C=C_0-kt$	$\lg C=-\frac{kt}{2.303}+\lg C_0$	$\frac{1}{C}=kt+\frac{1}{C_0}$
k 的单位	(mol/L) ·s^{-1}	s^{-1}，min^{-1}，h^{-1}，d^{-1}	(mol/L) ·s^{-1}
半衰期 $t_{1/2}$	$\frac{C_0}{2k}$	$\frac{0.693}{k}$	$\frac{1}{C_0k}$
有效期 $t_{0.9}$	$\frac{C_0}{10k}$	$\frac{0.1054}{k}$	$\frac{1}{9C_0k}$

（二）温度对反应速度的影响

除光化反应外，药物的化学降解反应大多遵循阿仑尼乌斯（Arrhenius）公式：

$$K=A\cdot E^{E_a/RT} \tag{9-8}$$

积分式为：

$$\lg k=-\frac{E_a}{2.303RT}+\lg A \tag{9-9}$$

式中，k 为降解反应的速率常数；A 为常数，称为频率因子；E_a为反应活化能；R 为摩尔气体常数；T 为热力学温度。

从 Arrhenius 公式可以看出，药物的降解反应速度常数与温度有关，反应温度越高，药物的降解速率也就越快，根据 Van't Hoff 规则，温度每升高 10℃，反应速率增加 2~4 倍。因此，药物制剂的灭菌、干燥、储存和运输中选择适宜温度，减少受热时间，对保证药物的稳定性甚为重要。

二、制剂中药物的化学降解途径

由于药物的化学结构不同，其降解反应也不同，水解（hydrolysis）和氧化（oxidation）是药物降解的两个主要途径。其他如异构化、聚合、脱羧等反应，在某些药物中也有发生。有时一种药物还可能同时产生两种或两种以上的反应。

（一）水解

水解是药物降解的主要途径之一，易于水解的药物类型与结构见表9-2。

表 9-2 易于水解的药物类型与结构

药物类型	结构	举例
酯类	$RCOOR'$ $ROPO_3M_X$ $ROSO_3M_X$ $RONO_2$	阿司匹林、生物碱类 地塞米松磷酸钠 硫酸雌酮 硝酸甘油
内酯类	R, C=O, O（环状结构）	毛果芸香碱 螺内酯
酰胺类	$RCONR'_2$	吡嗪酰胺、氯霉素
内酰胺类	R, C=O, NH（环状结构）	青霉素类 头孢菌素类
肟类	$R_2C{=}NOR$	类固醇肟
酰亚胺类	R, C=O, NH, C=O（环状结构）	苯乙哌啶酮（格鲁米特） 乙琥胺
丙二酰脲类	C(=O)—NH, C=O, C(=O)—NH（环状结构）	巴比妥类
氮芥类	$R-N(CH_2CH_2Cl)_2$	美法仑

1. **酯类药物的水解** 含有酯键药物的水溶液，在 H^+ 或 OH^- 或广义酸碱的催化下，水解反应加速。特别是在碱性溶液中，由于酯类药物分子中氧的电负性比碳大，酰基易于被极化，亲核性试剂 OH^- 易于进攻酰基上的碳原子，而使酰-氧键断裂，生成醇和酸，酸与 OH^- 反应，使反应进行完全。在酸碱催化下，酯类药物的水解通常可用一级或伪一级反应来处理。

这类药物的代表如盐酸普鲁卡因，水解后生成对氨基苯甲酸与二乙胺基乙醇，此分解产物无明显的麻醉作用。

$$NH_2-C_6H_4-COOCH_2CH_2N(C_2H_5)\cdot HCl \longrightarrow NH_2-C_6H_4-COOH + HOCH_2CH_2N(C_2H_5)_2 + HCl$$

属于这类药物的还有盐酸丁卡因、盐酸可卡因、普鲁本辛、硫酸阿托品、氢溴酸后马托品等。羧酸酯水解的难易程度与中的 R 和 R′的结构有关，在 R 或 R′中有吸电子基团存在时，水解速度增加。若 R 或 R′体积较大，由于空间位阻的影响，水解速度可以减慢。如盐

酸丙氧普鲁卡因比盐酸普鲁卡因稳定。低分子量脂肪族酯类药物，在水中的水解速度较快，往往使溶液 pH 下降，有些酯类药物灭菌后 pH 下降，提示可能发生水解。内酯和酯一样，在碱性条件下易水解开环，这类药物有硝酸毛果芸香碱、华法林钠等。

2. 酰胺类药物的水解　酰胺类药物与酯类药物相似，一般情况下较酯类药物稳定。水解后生成相应的酸和胺。有内酰胺结构的药物，水解后易开环失效。氯霉素、青霉素类、头孢菌素类、巴比妥类、利多卡因、对乙酰氨基酚（扑热息痛）等都属于酰胺类药物。

（1）氯霉素　固体时化学性质比较稳定，干燥粉末密封保存20年，其抗菌效力几乎不变，但其水溶液易分解，主要是酰胺水解，生成氨基物与二氯乙酸。

$$O_2N-C_6H_4-\underset{OH}{\overset{H}{C}}-\underset{H}{\overset{NHCOCHCl_2}{C}}-CH_2OH \longrightarrow O_2N-C_6H_4-\underset{OH}{\overset{H}{C}}-\underset{H}{\overset{NH_2}{C}}-CH_2OH+CHCl_2COOH$$

氯霉素溶液在 pH 6 时最稳定，在 pH 2 以下或 8 以上时易水解，而且在 pH >8 时还有脱氯的水解作用。115℃、30 分钟热压灭菌，水解量达 15%，故不宜采用此种方法灭菌。

（2）青霉素和头孢菌素类　这类药物分子中存在不稳定的β－内酰胺环，在 H^+ 或 OH^- 催化下，极易开环失效。如氨苄西林在酸性或碱性溶液中，易水解为α－氨苄青霉酰胺酸。该药最稳定的 pH 为 5.8，其水溶液室温贮藏 7 天，效价失去约 80%，故本品只能制成注射用无菌粉针。

头孢菌素类药物由于分子中存在不稳定的β－内酰胺环结构，易于水解。如头孢唑啉钠（cefazolin）在酸性或碱性溶液中，易水解失效，在 pH 4～7 的水溶液中较稳定，在生理盐水和5% 葡萄糖注射液中，室温放置 5 天仍然符合要求。

（3）巴比妥类　为六元环的酰胺类药物，在碱性溶液中容易水解。巴比妥类的钠盐水溶液灌封于安瓿中（未充 CO_2）灭菌或室温贮藏时间较长，就会发生分解，pH 较高时，分解速度显著增加。

3. 其他药物的水解　喜树碱被认为具有较好的抗肿瘤活性，由 5 个平面的环状结构构成，包括一个α－羟基内酯环。但此内酯环非常容易水解，开环后药物即失去活性。因此，可考虑通过制剂手段减少该药物的水解。此外维生素 B、地西泮、碘苷等药物也通过水解而降解。

（二）氧化

氧化也是药物变质的主要途径之一。在有机化学中常把失去电子或脱氢统称为氧化。药物的氧化分解通常是自动氧化（autoxidation），即在大气中氧的影响下自动、缓慢地进行。药物的氧化过程与化学结构有关，表 9－3 中列出了一些易自氧化药物的类型与结构特点。但大多数情况下，药物是在催化剂、热或光等因素的影响下，与氧形成游离基，然后产生游离基的链反应。药物氧化后，不仅效价降低，而且可能产生颜色或沉淀。有些药物即使被氧化极少量，色泽亦会变深或产生不良气味，严重影响药品的质量。

（1）酚类药物　分子具有酚羟基，如肾上腺素、左旋多巴、吗啡、去水吗啡、水杨酸钠等，易氧化变色。

（2）烯醇类药物　分子中含有烯醇基，极易氧化，氧化过程较为复杂。维生素 C 是这类药物的代表，在有氧条件下，先氧化生成去氢维生素 C，然后水解为 2，3－二酮古罗糖酸，此化合物进一步氧化为草酸与 L－丁糖酸。在无氧条件下，发生脱水作用和水解作用，生成呋喃甲醛和二氧化碳，由于 H^+ 的催化作用，在酸性介质中脱水比在碱性介质中快。

(3) 其他类药物　芳胺类（磺胺嘧啶钠）、吡唑酮类（氨基比林、安乃近）、噻嗪类（盐酸氯丙嗪、盐酸异丙嗪）等药物都易氧化，其中有些药物的氧化过程极为复杂，常生成有色物质。另外，含有碳碳双键的药物（维生素 A 或 D）也易氧化，其氧化是典型的游离基链式反应。易氧化药物要特别注意光、氧、金属离子的影响，以保证产品质量。

表 9－3　易自氧化的药物类型与结构

药物类型	结构	举例
酚类	HO, R（苯环）	甾体中的酚
儿茶酚类	HO, HO, R（苯环）	儿茶酚胺类 （多巴胺，异丙肾上腺素）
醚类	R－O－R′	二乙醚
硫醇	RCH_2SH	二巯基丙醇
硫醚	R－S－R′	吩噻嗪类（异丙嗪）
羧酸类	RCOOH	脂肪酸
亚硝酸盐类	RNO_2	亚硝酸异戊酯
醛类	RCHO	三聚乙醛
胺类	$\mathrm{R(R')NH}$	吗啡、氯氮平 （氧化成为 *N*－氧化物）
烯醇类	$\mathrm{HO(R)C{=}C(R')R''}$	维生素 C

（三）其他反应

1. 异构化　异构化一般分为光学异构化（optical isomerization）和几何异构化（geometric isomerization）两种。药物异构化后，通常生理活性降低甚至没有活性。如左旋肾上腺素具有生理活性，在 pH 4 左右产生外消旋化后，只有 50% 的活性。维生素 A 的活性形式是全反式（all－trans），可在 2、6 位形成顺式异构化，此种异构体的活性比全反式低。

2. 聚合　聚合（polymerization）是两个或多个分子结合在一起形成复杂分子的过程。已经证明氨苄西林的浓水溶液在贮存过程中发生聚合反应，一个分子的 β－内酰胺环开裂，与另一个分子反应形成二聚物，继而形成高聚物。据报道这类聚合物能诱发过敏反应。

3. 脱羧　对氨基水杨酸钠在光、热、水分存在的特殊条件下很易脱羧，生成间氨基酚，后者还可进一步氧化变色。普鲁卡因水解产物对氨基苯甲酸，可缓慢脱羧生成苯胺，苯胺在光线影响下氧化生成有色物质，这是盐酸普鲁卡因注射液变黄的原因。

三、影响因素及稳定化方法

（一）影响制剂稳定性的处方因素及稳定措施

制备任何一种制剂，首先要进行处方设计，而处方的组成对制剂的稳定性影响很大。pH、广义的酸碱催化、溶剂、离子强度、表面活性剂、某些辅料等因素，均可影响药物的稳定性。半固体、固体制剂的某些添加剂或辅料对主药的稳定性也会有影响，都应加以考虑。

1. pH 的影响　许多酯类和酰胺类药物常受 H^+ 或 OH^- 催化水解，这种催化作用称为专属酸碱催化（specific acid - base catalysis）或特殊酸碱催化。此类药物的水解速度，主要由 pH 决定。pH 对速度常数 k 的影响可用式 9 - 10 表示：

$$k = k_0 + k_{H^+}[H^+] + k_{OH^-}[OH^-] \tag{9-10}$$

式中，k_0为参与反应的水分子的催化速度常数；k_{H^+} 和 k_{OH^-} 分别表示 H^+ 和 OH^- 离子的催化速度常数。在 pH 很低时，主要是酸催化，则上式可表示为：

$$\lg k = \lg k_{H^+} - pH \tag{9-11}$$

以 $\lg k$ 对 pH 作图得一直线，斜率为 -1。设 k_w 为离子积，即 $k_w = [H^+][OH^-]$，故在 pH 较高时，主要是碱催化，则

$$\lg k = \lg k_{OH^-} + \lg k_w + pH \tag{9-12}$$

以 $\lg k$ 对 pH 作图得一直线，斜率为 +1，在此范围内主要由 OH^- 催化。根据上述动力学方程可以得到反应速度常数 k 与 pH 的关系图，称为 pH - 速度图（pH - rate profile）。在 pH - 速度图中曲线最低点所对应的横坐标，即为最稳定 pH，以 pH_m表示。

pH - 速度图有各种形状。对头孢噻肟三嗪、丙酸氯倍他索、青霉素 G 在一定 pH 范围内的 pH - 速度图与 V 型相似。丙酸氯倍他索水溶液因其 k_{OH^-} 比 k_{H^+} 大，pH_m出现在酸性一侧，为 3.23。对头孢噻肟三嗪溶液 pH 为 7.2 时，其离子强度为 0.6，pH - 速度曲线为类 V 形，当 pH 为 3.6 和 8.0 时，离子强度增加，稳定性下降。青霉素 G 因 k_{OH^-} 与 k_{H^+} 相差不多，其 pH_m为 6.5。

某些药物，如丹酚酸 B、乙酰水杨酸水解的 pH - 速度图呈 S 型，盐酸普鲁卡因 pH - 速度图有一部分也呈 S 型。丹酚酸 B 的 pH - 速率曲线系带有“拐点”的 S 曲线，pH 为 2 时，最为稳定，在 pH 大于或小于 2 时，其降解速率均随 pH 变化而增大。

确定最稳定的 pH（pH_m）是溶液型制剂处方设计中首先要解决的问题。pH_m可以通过式（9 - 13）计算：

$$pH_m = \frac{1}{2}pk_w - \frac{1}{2}\lg\frac{k_{OH^-}}{k_{H^+}} \tag{9-13}$$

pH_m一般通过实验求得，方法如下：保持处方中其他成分不变，配置一系列不同 pH 的溶液，在较高温度（恒温，例如 60℃）下进行加速实验，求出各种 pH 溶液的速度常数 k，然后以 $\lg k$ 对 pH 作图，就可求出 pH_m。药物的 pH_m随温度变化而变化，如人参皂苷在 40℃、50℃、60℃和 70℃的 pH_m分别为 5.98、5.78、5.75 和 5.60，利用加速试验数据测算出 25℃时，其 pH_m为 6.03。

为了降低药物的降解速度，将溶液的 pH 调至最稳定的 pH 范围，常用的 pH 调节剂是盐酸与氢氧化钠。此外，为了保持药液的 pH 不变，也可用磷酸、枸橼酸、醋酸及其盐类组成的缓冲液来调节，但应注意广义酸碱催化的影响。

值得注意的是，pH 的调节不仅要考虑药物制剂的稳定性，同时还要考虑药物的溶解度和疗效以及人体的适应性。如大部分生物碱在偏酸性溶液中比较稳定，故注射剂常调节在偏酸范围。但将它们制成滴眼剂时，就应调节在偏中性范围，以减少刺激性。一些药物最稳定的 pH 见表 9－4。

表 9－4　一些药物的 pH_m

药物	pH_m	药物	pH_m
盐酸丁卡因	3.8	苯氧乙基青霉素	6
盐酸可卡因	3.5～4.0	毛果芸香碱	5.12
溴甲胺太林	3.38	氯氮䓬	2.0～3.5
溴化钠安太林	3.3	克林霉素（氯洁霉素）	4.0
三磷酸腺苷	9.0	地西泮	5.0
对羟基苯甲酸甲酯	4.0	氢氯噻嗪	2.5
对羟基苯甲酸乙酯	4.0～5.0	维生素 B_1	2.0
对羟基苯甲酸丙酯	4.0～5.0	吗啡	4.0
乙酰水杨酸	2.5	维生素 C	6.0～6.5
头孢噻吩钠	3.0～8.0	对乙酰氨基酚	5.0～7.0
甲氧西林	6.5～7.0	奥美拉唑	8.0～10.0
硝苯地平	6.0	氨苄西林钠	5.8
乳糖酸红霉素	4.0～8.0	乙酰唑胺	4.0～6.0

2. 广义酸碱催化的影响　按照 Bronsted－Lowry 酸碱理论，广义的酸是给出质子的物质，广义的碱是接受质子的物质。在大多数药物制剂中，用缓冲液使溶液保持特定的 pH。通常，除了 pH 对反应速率的影响之外，还可能有一种或多种缓冲组分所起的催化作用，这种催化作用叫广义的酸碱催化（general acid－base catalysis）或一般酸碱催化。许多药物制剂处方中，往往需要加入醋酸盐、磷酸盐、枸橼酸盐、硼酸盐等缓冲剂，这些缓冲剂均为广义的酸碱。

缓冲剂的浓度越大，催化速率也越快。为了观察缓冲液对药物的催化作用，可以增加缓冲剂的浓度，但保持盐与酸的比例不变（pH 恒定），配制一系列浓度的缓冲溶液，然后观察药物在这一系列缓冲溶液中的分解情况，如果分解速度随缓冲剂浓度的增加而增加，则该缓冲剂对药物有广义的酸碱催化作用。如研究发现，使用 pH 3.9 醋酸盐缓冲液时，维生素 B_1 的降解反应不受影响，此时缓冲液主要是醋酸。但在较高 pH 时，降解速率的增大正比于醋酸盐浓度。此时，醋酸根离子是广义的碱催化剂。为了减少这种催化作用的影响，在实际制剂处方中，缓冲剂应用尽可能低的浓度或选用没有催化作用的缓冲剂系统。

3. 溶剂的影响　对于易水解的药物，有时采用非水溶剂，如乙醇、丙二醇、甘油等来提高药物的稳定性，如含有非水溶剂的苯巴比妥注射液、地西泮注射液等。式 9－14 可说明非水溶剂对易水解药物的稳定化作用：

$$\lg k = \lg k_{\infty} - \frac{kZ_AZ_B}{\varepsilon} \qquad (9-14)$$

式中，k 为速率常数；ε 为介电常数；k_{∞} 为 ε 趋于 ∞ 时的速率常数；Z_A、Z_B 分别为溶液中离子或药物所带电荷。对于一个给定的系统，在一定的温度下 k 是常数。

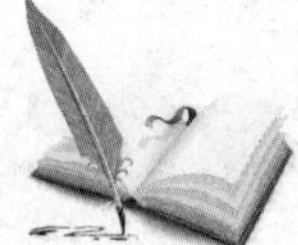

如果药物离子与进攻离子的电荷相同（Z_AZ_B 为正），若 OH^- 催化水解苯巴比妥阴离

子，则 lg$k$ 对 $1/\varepsilon$ 作图所得的直线的斜率为负，在处方中采用介电常数低的溶剂，可降低药物的水解速度，故苯巴比妥钠注射液用介电常数低的溶剂，如 60% 丙二醇，可使注射液稳定性提高，25℃时的 $t_{0.9}$ 可达 1 年左右。相反，若药物离子与进攻离子的电荷相反（Z_AZ_B 为负），如专属碱对带正电荷的药物催化，则采用介电常数低的溶剂，就不能达到稳定制剂的目的。

4. 离子强度的影响 在制剂处方中，往往加入电解质调节等渗，或加入盐防止氧化，加入缓冲剂调节 pH，因而存在离子强度（ionic strength）对药物降解速度的影响，这种影响可用 Bronsted－Bjerrum 方程描述：

$$\lg k = \lg k_0 + 1.02Z_AZ_B\sqrt{\mu} \tag{9-15}$$

式中，k 为速度常数；k_0 为溶液无限稀释（$\mu=0$）时的速度常数；μ 为离子强度；Z_A、Z_B 分别为溶液中离子和药物所带的电荷。以 lg$k$ 对 $\sqrt{\mu}$ 作图可得一直线，其斜率为 1.02 Z_AZ_B，外推到 $\mu=0$，可求得 k_0。

5. 表面活性剂的影响 加入表面活性剂可使一些容易水解的药物稳定性提高，这是因为表面活性剂的浓度在临界胶束浓度以上时，可以形成胶束包裹药物，由于胶束的“屏障”作用，阻碍 H^+ 或 OH^- 进入胶束，可使药物稳定性提高。如苯佐卡因分子结构中含有酯键，易受 OH^- 催化水解。在 5% 的十二烷基硫酸钠溶液中，苯佐卡因被增溶在胶束内，30℃时的 $t_{1/2}$ 延长到 1150 分钟，而不加十二烷基硫酸钠时则为 64 分钟。但要注意，表面活性剂有时反而会加快某些药物降解的速度，如吐温 80（聚山梨酯 80）可使维生素 D 稳定性下降。故应在实验的基础上正确选用表面活性剂。

6. 处方中基质或添加剂的影响 对于一些软膏剂、霜剂等半固体制剂，药物的稳定性与制剂处方的基质有关。如聚乙二醇作为氢化可的松软膏的基质时，会促进该药物的分解，有效期只有 6 个月；聚乙二醇用作栓剂基质时也可使乙酰水杨酸降解，产生水杨酸和乙酰聚乙二醇；维生素 C 片采用糖粉和淀粉为赋形剂，则产品变色；硬脂酸镁可与乙酰水杨酸反应形成相应的乙酰水杨酸镁，因此生产乙酰水杨酸片时，不应使用硬脂酸镁这类润滑剂，而须用影响较小的滑石粉或硬脂酸。

（二）影响制剂稳定性的外界因素及稳定措施

外界因素包括温度、光线、空气（氧）、金属离子、湿度和水分、包装材料等。这些因素对于制订产品的生产工艺条件和包装设计十分重要。其中温度对各种降解途径（如水解、氧化等）均有较大影响，而光线、空气（氧）、金属离子对易氧化的药物影响较大，湿度、水分主要影响固体药物的稳定性，包装材料是各种产品都必须考虑的问题。

1. 温度的影响 增加温度通常能显著增加药物的降解速率。根据 van't Hoff 规则，温度每升高 10℃，许多反应的速率增加 2～3 倍。

$$K = A \cdot e^{-E_a/RT} \tag{9-16}$$

Arrhenius 指数定律定量描述了温度与反应速率之间的关系，是预测药物稳定性的主要理论依据。式中，k 为速度常数，A 为频率因子，E_a 为活化能，R 为摩尔气体常数，T 为绝对温度。

如青霉素溶液在 5℃的温度下储存，八天后损失效价为 18%；而在 25℃储存，八天后损失效价为 80%。硫酸阿托品溶液在 25℃时的 $t_{1/2}$ 高达 130 年，而 120℃时，$t_{1/2}$ 降低至 160 小时，由此可以看出，温度对药物制剂的影响很大。而在制剂的生产和制备中，采取加热的操作很多，如加热溶解、灭菌、干燥等，所以研究温度对制剂的降解过程的影响，制订

合理的制备工艺和贮存条件，是制剂稳定性研究的重要内容。如有些产品在保证完全灭菌的前提下，可降低灭菌温度，缩短灭菌时间；对热特别敏感的药物，如某些抗生素、生物制品，要根据药物性质，设计合适的剂型（如固体剂型），生产中采取特殊的工艺，如冷冻干燥、无菌操作等，同时产品要低温贮存，以保证产品质量。

2. 光线的影响 在制剂生产与产品的贮存过程中，还必须考虑光线的影响。光能与热能一样，也可以提供发生反应所需要的活化作用。辐射能量的单位称为光子。光子的能量与波长成反比，光线波长越短，能量越大，故紫外线更易激发化学反应。有些药物分子受辐射（光线）作用使分子活化而产生分解，此种反应叫光化降解（photo degradation），其速度与系统的温度无关。这种易被光降解的物质叫光敏感物质。呋塞米是一种强效的利尿剂，市售剂型为片剂和灭菌注射液。其在碱性溶液中相当稳定，但在酸性溶液中则迅速降解。用365nm的紫外光照射呋塞米的碱性溶液和甲醇溶液，分别引起光氧化反应和还原反应，产生多种降解产物。该药物在普通的日光和荧光照射下相对稳定，但在阳光直射下半衰期仅为4小时。研究还发现阿霉素、呋塞米、甲萘醌、硝苯地平、乙酰磺胺和茶碱呈现表观一级光降解动力学。此外，光敏感的药物还有氯丙嗪、异丙嗪、核黄素、氢化可的松、泼尼松、叶酸、维生素A、维生素B、辅酶Q_{10}、硝苯吡啶等。药物结构与光敏感性可能有一定的关系，如酚类和分子中有双键的药物一般对光敏感。

光敏感的药物制剂，在制备过程中要避光操作，选择包装甚为重要。有人对抗组胺药物用透明玻璃容器加速实验，8周含量下降36%，而用棕色瓶包装几乎没有变化。因此，这类药物制剂宜采用棕色玻璃瓶包装或容器内衬垫黑纸，避光贮存。另外，对于固体制剂可采用含遮光剂的衣料进行包衣，也是避光的良好措施。

3. 空气（氧）的影响 大气中的氧是引起药物制剂氧化的主要因素。大气中的氧进入制剂的主要途径有：①氧在水中有一定的溶解度，在平衡时，0℃为10.19 ml/L，25℃为5.75 ml/L，50℃为3.85 ml/L，100℃水中几乎没有氧；②在药物容器空间的空气中也存在着一定量的氧。各种药物制剂几乎都有与氧接触的机会，因此对于易氧化的品种，除去氧气是防止氧化的根本措施。生产上一般在溶液中和容器空间通入惰性气体如二氧化碳或氮气，置换其中的空气。在水中通CO_2至饱和时，残存氧气仅为0.05 ml/L，通氮气至饱和时约为0.36 ml/L。复方氨基酸类制剂，在生产过程内，需要对氧进行严格控制，包括溶液中的氧、溶液液面至胶塞空间内的氧、灭菌过程中与氧的接触等。若通入惰性气体不够充分，对成品质量影响很大。有时同一批号注射液，其色泽深浅不同，可能是由于通入气体的量不同的缘故。对于固体药物，也可采取真空包装等。

丙二醇、甘油、乙醇等溶剂中溶解氧量较小，采用这些溶剂可延缓药物的氧化。易氧化药物，制成油溶液或乳剂，通常氧化速度会加快，故对于这类制剂应特别注意抗氧措施。

在制剂中加入抗氧剂（antioxidants）也是有效措施之一。一些抗氧剂本身为强还原剂，遇氧后首先被氧化，而对易氧化药物起保护作用，在此过程中抗氧剂逐渐被消耗（如亚硫酸盐类）。另一些抗氧剂是链反应的阻化剂，能与游离基结合，中断链反应的进行，在此过程中其本身不被消耗。抗氧剂可分为水溶性抗氧剂与油溶性抗氧剂两大类，其中油溶性抗氧剂具有阻化剂的作用。此外还有一些药物能显著增强抗氧剂的效果，通常称为协同剂（synergists）或增效剂，如一些酸性物质枸橼酸、酒石酸、磷酸、抗坏血酸等。一般的酚型抗氧剂，可使用其用量25%～50%的枸橼酸等有机酸作为增效剂。使用抗氧剂时，还应注意主药是否与其发生相互作用。有报道亚硫酸氢盐可以与邻、对－羟基苯甲醇衍生物发生

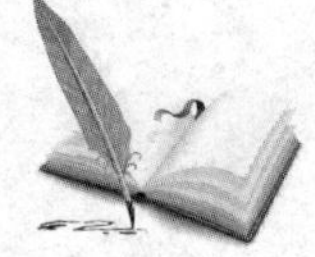

反应。如肾上腺素与亚硫酸氢钠在水溶液中可形成无光学与生理活性的磺酸盐化合物。另外，还应注意辅料，如甘露醇、酚类、醛类等物质可降低一些抗氧剂的活性。

4. 金属离子的影响 制剂中微量金属离子主要来自原辅料、溶剂、容器以及操作过程中使用的工具等。微量金属离子对自动氧化反应有显著的催化作用，如0.0002mol·L^{-1}的铜能使维生素C氧化速度增大1万倍。铜、铁、钴、镍、锌、铅等离子都有促进氧化的作用，它们主要是缩短氧化作用的诱导期，增加游离基生成的速度。

要避免金属离子的影响，应选用纯度较高的原辅料，操作过程中不要使用金属器具，同时还可加入螯合剂，如依地酸盐或枸橼酸、酒石酸、磷酸、二羟乙基甘氨酸等附加剂，有时螯合剂与亚硫酸盐类抗氧剂联合应用，效果更佳。不过需要注意依地酸二钠对玻璃容器存在腐蚀作用，常用量一般为0.005%～0.05%。

5. 湿度和水分的影响 空气中湿度与物料中含水量对固体药物制剂的稳定性具有较大的影响。水是化学反应的媒介，对于一些化学稳定性较差的固体药物，吸附了水分后，在表面形成一层液膜，使药物产生降解反应。如乙酰水杨酸、青霉素G钠盐、氨苄西林钠、对氨基水杨酸钠、硫酸亚铁等。一般固体药物受水分影响的降解反应速度与相对湿度呈正比。氨苄西林极易吸湿，经实验测定其临界相对湿度仅为47%，如果在相对湿度75%的条件下，放置24小时，可吸收水分约20%，同时粉末溶解。这些原料药物的水分含量必须特别注意。一般水分含量在1%左右比较稳定，水分含量越高分解越快。为提高固体制剂的稳定性，在生产和贮存中，除降低湿度外，正确地选择包装也很重要。如50℃时水不稳定药物制成的片剂，贮存在水渗透性发泡包装材料中要比装在密封的玻璃瓶中稳定得多。但在室温和相对湿度在70%时，这种情况恰好相反。原因是50℃大量水分透过膜挥发出来，而使片剂的稳定性增加；然而在室温下，水分却向相反方向扩散使片剂稳定性降低。另外，对于易水解药物的液体剂型，还可考虑选择有机溶剂部分或全部代替水为介质，以减小药物的水解速度。

6. 包装材料的影响 对药品来说，包装应适用于其预期的临床用途，并应具备如下特性：保护作用、相容性、安全性与功能性。药物贮藏于室温环境中，主要受热、光、水汽及空气（氧）的影响，包装设计可排除这些因素的干扰，但同时也要考虑包装材料与药物制剂的相互作用。与口服制剂相比，吸入气雾剂或喷雾剂、注射液或注射用混悬液、眼用溶液或混悬液、鼻吸入气雾剂或喷雾剂等制剂，由于给药后将直接接触人体组织或进入血液系统，被认为是风险程度较高的品种。另外，大多液体制剂在处方中除活性成分外还含有一些功能性辅料（助溶剂、防腐剂、抗氧剂等），这些功能性辅料的存在，可促进包装材料中成分的溶出，因此与包装材料发生相互作用的可能性较大。按照药品给药途径的风险程度及其与包装材料发生相互作用的可能性分级，这些制剂被列为与包装材料发生相互作用可能性较高的高风险制剂。对上述制剂必须进行药品与包装材料的相容性研究，以证实包装材料与制剂具有良好的相容性。详细内容见第四章和第二十三章。

（三）药物制剂稳定化的其他方法

前面结合影响因素对药物制剂稳定化作了相应的讨论，但有些方法还不能概括，故在此作进一步的讨论。

1. 改进药物制剂或生产工艺 许多情况下，通过改进药物制剂的制备工艺，也能达到提高药物制剂稳定性的目的。常用方法如下。

（1）制成固体制剂　凡是在水溶液中不稳定的药物，一般可制成固体制剂。供口服的制剂可制成片剂、胶囊剂、颗粒剂等；供注射的则可制成注射用无菌粉末，均可使稳定性大大提高，如青霉素等抗生素类药物大多都是固体剂型。采用包衣工艺是解决片剂稳定性的常规方法之一，如氯丙嗪、异丙嗪、对氨基水杨酸钠等，均做成包衣片。个别对光、热、水很敏感的药物，如酒石麦角胺采用联合式压制包衣机制成包衣片，收到良好效果。另外，在制备过程中也应注意水分的影响，如片剂的制备，宜采用直接压片工艺或干法制粒工艺，尽量避免与水分的接触，同时也避免干燥过程温度对降解速度的影响；如必需湿法制粒时，也应考虑用非水润湿剂或黏合剂，如乙醇、PVP 乙醇溶液等。

（2）制成微囊、微球或包合物　某些药物制成微囊、微球可增加药物的稳定性。如维生素 A、大蒜素等制成微囊稳定性有很大提高，也有将维生素 C、硫酸亚铁制成微囊，防止氧化，有些药物可制成环糊精包合物。

2. 制成稳定衍生物　对不稳定的药物进行结构改造，如制成难溶性盐、酯类、酰胺类或高熔点衍生物，可以提高其稳定性。一般水溶性越小，稳定性越好。如前所述，一般药物混悬液降解只决定于其在溶液中的浓度，而不是产品中的总浓度。所以将容易水解的药物制成难溶性盐或难溶性酯类衍生物，可增加其稳定性。例如青霉素 G 钾盐，可制成溶解度小的普鲁卡因青霉素 G（水中溶解度为 1：250），稳定性显著提高。青霉素 G 还可以与 *N*，*N* - 双苄乙二胺生成苄星青霉素 G（长效西林），其溶解度进一步减小（1：6000），稳定性更佳，可以口服。

第三节　药物与制剂的物理稳定性

扫码“学一学”

一、药物的物理稳定性及稳定化方法

除化学稳定性外，药物的稳定性还包括物理稳定性。制剂中药物存在的物理状态，如无定型、多晶型、水合物和溶剂化物等，均会影响药物的物理性质（如溶解度）乃至疗效。

（一）药物的多晶型

药物在结晶时受各种因素的影响，常常由于结晶条件不同，造成分子间键合方式改变、分子相对排列发生变化、结晶内部形成了不同的晶体类型。同一物质具有两种或两种以上的空间排列和晶胞参数，形成多种晶型的现象称为多晶（polymorphism）现象。当物质被溶解或熔融后晶格结构被破坏，多晶型现象也就消失。

药物的多晶型变化会改变药物的性质、性能和质量。一般不同晶型的晶格能不同，从而导致药物具有不同的熔点、溶出速度、溶解度、吸湿性、稳定性乃至生物活性与有效性。晶格改变会引起晶体分子的振动、转动能，热力学性质等的改变。因此，药物晶型对药物的质量控制至关重要。一个著名的例子是雅培公司开发的 HIV 蛋白酯酶抑制剂利托那韦在上市两年后才发现，在制剂过程中，利托那韦沉淀形成一种新的晶型（晶型Ⅱ），晶型Ⅱ的溶解性比最初制备的晶型Ⅰ差，但具有更好的热力学稳定性，因而影响制剂的溶出速率和生物利用度，致使这种已上市的制剂不得不撤市。甲基泼尼松龙、利福平、氨苄青霉素、维生素 B 等药物的稳定性均与晶型有关。制剂制备中，粉碎、加热、熔融、冷却、湿法制粒等工艺过程都可能发生晶型改变。α型尼莫地平混悬于水中，在 50℃振摇 3 天后，可部分转变为 β 型。巴比妥、新生霉素、可的松类等药物的混悬剂在贮存中晶型发生转变，甚至

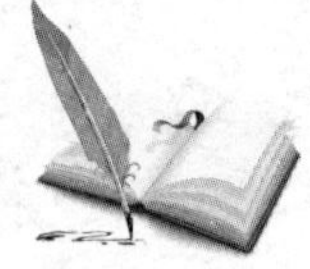

造成结块。对于甲苯咪唑、咖啡因、苯巴比妥、无味氯霉素等药物，研磨会加速转型。常加入其他物质促进晶型转变并控制为亚稳定型或保持某一有效晶型和无定型。因为药物多晶型中亚稳定型有时比稳定型具有更好的溶解度、溶出速率及生物利用度。但亚稳定型自由能较大，不稳定，会自发转变为稳定型，使药效降低。故需要设法控制固体制剂中的亚稳定型，生产上常采用快速冷却或加入高分子材料、表面活性剂等，使其保持亚稳定型。另外，一些在喷雾干燥中形成亚稳定型结晶的药物，在贮存过程中向稳定型转变，将影响治疗效果及加工重现性，可通过与某些辅料同时喷雾干燥以减缓向稳定型转变的过程。如喷雾干燥的氢氯噻嗪中如果不含 PVP，则 10 天后完全转型；PVP 浓度高于 1%，晶型转变则大大减少。

（二）药物的无定型

多晶型药物经过研磨、高温、高压、骤冷等特殊处理，可引起晶型错位、边界变形并发生完全无序、晶型破坏的现象，称为无定型（amorphous）。无定型不是多晶型的一种类型，其微观结构是分子或原子的无序结合。同一药物既能形成不同晶型，也能成为无定型，两者的物理性质差别很大，在一定条件下可以发生互变。例如将苯妥英在振动球磨机混合研磨，可转变为无定型。为保持其无定型状态则在研磨时加入微晶纤维素，防止它由无定型转变为晶型。一些噻嗪类药物在喷雾干燥时若加入适量乙醇，可得到无定型粉末，晶型转变率降低。

二、药物制剂的物理稳定性及稳定化方法

药物制剂的物理稳定性根据不同制剂表现不同。如溶液剂或糖浆剂在贮存过程中产生沉淀，混悬剂发生结块，乳剂发生分层、破裂，片剂的硬度、脆碎度、水分含量发生变化，栓剂硬化等，详细内容见各剂型章节，这里不再赘述。

第四节　原料药物与制剂稳定性试验方法

扫码“学一学”

一、稳定性研究设计的考虑要素

稳定性研究的设计应根据不同的研究目的，结合原料药的理化性质、剂型的特点和具体的处方及工艺条件进行。

（一）样品的批次和规模

影响因素试验通常采用一批供试品进行，如果试验结果不明确，则应加试 2 个批次样品。加速试验和长期试验采用三批供试品进行。稳定性研究应采用一定规模生产的供试品，以能够代表规模生产条件下的产品质量。原料药物的合成工艺路线、方法、步骤以及药物制剂的处方、制备工艺也应与生产规模一致。

稳定性研究中，口服固体制剂如片剂、胶囊，每批放大试验的规模，片剂通常为 100000 片，胶囊剂至少应为 100000 粒。大体积包装的制剂（如静脉输液等）每批中试规模的数量至少应为各项试验所需总量的 10 倍。特殊品种、特殊剂型所需数量，视具体情况而定。

（二）包装及放置条件

稳定性试验要求在一定的温度、湿度、光照条件下进行，这些放置条件的设置应充分

考虑到药品在贮存、运输及使用过程中可能遇到的环境因素。药物制剂应在影响因素试验结果基础上选择合适的包装，在加速试验和长期试验中的包装应与拟上市包装一致。稳定性研究中所用设备应能较好地对各项试验条件的要求环境参数进行控制和监测。对包装在非渗透容器内的药物制剂可不考虑药物的湿敏感性或可能的溶剂损失，其稳定性研究可在任何湿度下进行。

（三）考察时间点

稳定性研究目的是考察药物质量随时间变化的规律，研究中一般需要设置多个时间点考察样品的质量变化。考察时间点应基于对药物的理化性质的认识、稳定性趋势评价的要求而设置。如长期试验中，总体考察时间应涵盖所预期的有效期，中间取样点的设置要考虑药品的稳定性特点和剂型特点。对某些环境因素敏感的药品，应适当增加考察时间点。

（四）考察项目

稳定性研究的考察项目应选择在药品保存期间易于变化，并可能会影响到药品的质量、安全性和有效性的项目，以便客观、全面地反映药品的稳定性。根据药品特点和质量控制的要求，尽量选取能灵敏反映药品稳定性的指标。

药物制剂稳定性研究一般包括化学、物理和生物学三个方面。药物制剂化学稳定性研究主要目的是根据原料药的化学性质，考察辅料及其质量对原料药水解、氧化等化学降解反应的影响，寻找减少或避免这些化学反应的方法。药物制剂物理稳定性研究主要考察制剂的物理性能发生变化的现象及其机制。如混悬剂中药物颗粒结块、结晶生长，乳剂的分层、破裂，胶体制剂的老化，片剂崩解度、溶出速度的改变，药物晶型的变化，药物的沉淀或结晶等。药物制剂生物学稳定性研究主要考察药物制剂滋生微生物的情况。如细菌或霉菌等使产品变质、腐败，甚至分解而引起的稳定性变化，以及中药汤剂的变质、水丸等的霉变等。广义的生物学稳定性包括药物的药效学与毒理学变化、药物制剂被微生物污染与否等。另外还应结合品种的不同特点有针对性地设计考察项目，重点考察影响药物质量的项目。如：注射剂至少应在考察起始和末期进行无菌检查。不应忽视产品特点，仅以常规或专属性较差的考察项目代替样品个性的考察，如对于易吸湿的药物不进行水分或干燥失重检查，无法全面、真实地反映样品的稳定性。

（五）分析方法和质量标准

研究药物的稳定性，要采用专属性强、准确、精密、灵敏的药物分析方法与有关物质（含降解产物及其他变化所生成的产物）检查方法，并对方法进行验证，以保证药物稳定性结果的可靠性。在稳定性试验中，应重视降解产物的检查。同时供试品的质量标准应与各项基础研究及临床验证和规模生产所使用的供试品质量标准一致。

（六）显著变化

稳定性研究中如样品发生了显著变化，则试验应中止。一般来说，“显著变化”的项目主要有性状、含量和有关物质等。对于原料药还应注意结晶水的变化，而对于药物制剂还应注意 pH、制剂溶出度或释放度等是否超出标准的规定。

在实际研究中，对于原料药物还可考虑采用经典恒温法、线性变温法、活化能估算法等预测药物制剂的稳定性，尤其经典恒温法，对于水溶液的药物制剂，预测结果具有一定的参考价值。但对于大多数药物制剂而言，为改善制剂性能大多添加了各种辅料，极少是单纯的均相/均质的产品。在制剂产品中按重量比计算主药所占比例一般较小，辅料特别是

缓控释制剂中功能性高分子辅料占据了很大的重量比。简单地将原料药的热力学降解规律照搬到药物制剂的降解过程在科学上是不够严谨的。对于生化药品和基因药物，由于起效机制和降解途径的差异，这些经典的降解理论可能并不适用，所以一般不推荐使用外推法。目前一般以实际进行的长期留样试验的时间来确定药品的有效期。考虑到新药上市前需经历的临床前研究和临床试验的时间跨度较长，一般来说在产品正式获准上市前有充足的时间来完成不少于18个月或24个月的长期试验。而在仿制药品的申请以及一些可以豁免临床试验的申请中，由于时间过短可以考虑采用适当的外推。需注意的是，这种外推应是建立在已经充分掌握上市成熟品种的稳定性信息的基础之上的。如果被仿制产品的信息不充足，则还是建议以实际进行的长期试验为准。

二、稳定性研究的试验方法

根据研究目的和条件的不同，稳定性研究内容可分为影响因素试验、加速试验、长期试验、其他稳定性试验［热循环（冻融）试验、需重新配制使用的药品稳定性试验、多剂量包装产品拆封后的稳定性试验］等。

（一）影响因素试验

影响因素试验（强化试验，stress testing）在比加速试验更激烈的条件下进行。进行此项试验的目的是考察制剂处方的合理性与生产工艺及包装条件，为制剂工艺筛选、包装材料和容器的选择、贮存条件的确定等提供依据。同时为加速试验和长期试验应采用的温度和湿度等条件以及分析方法的选择提供依据。

影响因素试验一般包括高温、高湿、光照试验。一般将原料药供试品置适宜的开口容器中（如称量瓶或培养皿），摊成≤5mm厚的薄层，疏松原料药摊成≤10mm厚的薄层进行试验。对于制剂产品，一般采用除去内包装的最小制剂单位（注射用无菌粉末如为西林瓶，不能打开瓶盖，以保持严封的完整性），分散为单层置适宜的条件下进行。如试验结果不明确，应加试两个批号的样品。

对于某些制剂，如软膏、注射液，应提供低温条件下的试验数据（如注射剂的冻融试验），以确保在低温条件下的稳定性。对于需要溶解或者稀释后使用的药品，如注射用粉针剂、溶液片剂等，还应考察临床使用条件下的稳定性。

1. 高温试验　供试品置密封洁净容器中，在60℃条件下放置10天，于第5天和第10天取样，检测有关指标。如供试品发生显著变化（如制剂含量下降5%），则在40℃下同法进行试验。如60℃无显著变化，则不必进行40℃试验。

2. 高湿试验　供试品置恒湿密闭容器中，于25℃、相对湿度90%±5%条件下放置10天，在第5天和第10天取样检测。检测项目应包括吸湿增重项。若吸湿增重5%以上，则应在25℃、相对湿度75%±5%下同法进行试验；若吸湿增重5%以下，且其他考察项目符合要求，则不再进行此项试验。恒湿条件可以通过在密闭容器下部放置饱和盐溶液来实现。根据不同的湿度要求，选择NaCl饱和溶液（15.5～60℃，相对湿度75%±1%）或KNO_3饱和溶液（25℃，相对湿度92.5%）。

3. 强光照射试验　供试品开口放在光照箱或其他适宜的光照装置内光源可选择任何输出相似于D65/ID65发射标准的光源，或同时暴露于冷白荧光灯和近紫外灯下，并于照度为4500lx±500lx的条件下放置10天，于第5、10天取样，按稳定性重点考察项目进行检测，特别要注意供试品的外观变化。

以上为影响因素稳定性研究的一般要求。根据药品的性质必要时可以设计试验，探讨pH、氧、冷冻等其他因素对药品稳定性的影响。

（二）加速试验

加速试验（accelerated testing）通过加速药物制剂的化学或物理变化，探讨药物制剂的稳定性，为处方设计、工艺改进、质量研究、包装改进、运输、贮存提供必要的资料。一般取拟上市包装的三批样品进行，建议在比长期试验放置温度至少高15℃的条件下进行。一般可选择40℃ ±2℃、相对湿度75% ±5%条件下，进行6个月试验，并对真实温度和湿度进行监测。在试验期间第0、1、2、3、6个月末取样检测考察指标。如在6个月内供试品经检测不符合质量标准要求或发生显著变化，则应在中间条件30℃ ±2℃、相对湿度65% ±5%（可用Na_2CrO_4饱和溶液，30℃，相对湿度64.8%）进行加速试验，时间至少12个月，应包括所有的考察项目，检测至少包含初始和末次的4个时间点（如0、6、9、12月）。溶液剂、混悬剂、乳剂、注射液等含有水性介质的制剂，稳定性研究中可不要求相对湿度。

对包装在半透性容器中的药物制剂，例如低密度聚乙烯制备的输液袋、塑料安瓿、眼用制剂容器等，加速试验应在40℃ ±2℃、相对湿度25% ±5%的条件下进行。

乳剂、混悬剂、软膏剂、乳膏剂、糊剂、凝胶剂、眼膏剂、栓剂、气雾剂、泡腾片及泡腾颗粒等制剂宜直接采用温度30℃ ±2℃、相对湿度65% ±5%的条件进行试验。

对温度敏感药物或制剂（需在冰箱中4 ~8℃冷藏保存）的加速试验可在25℃ ±2℃、相对湿度60% ±10%条件下同法进行。需要冷冻保存的药品可不进行加速试验。

对拟冷冻贮藏的药物或制剂，应对一批样品在温度（如：5℃ ±3℃或25℃ ±2℃）下放置适当的时间进行试验，以了解短期偏离标签贮藏条件（如运输或搬运时）对药物的影响。

（三）长期试验

长期试验（long - term testing）是在上市药品规定的贮存条件下进行，目的是考察药品在运输、保存、使用过程中的稳定性，能更直接地反映药品稳定性特征，是确定有效期和贮存条件的最终依据。

取三批样品在温度25℃ ±2℃、相对湿度60% ±10%条件进行试验，取样时间点在第一年一般为每3个月末一次，第二年每6个月末一次，以后每年末一次。考虑到我国南方和北方气候的差异，也可选择温度30℃ ±2℃、相对湿度65% ±5%的条件下放置12个月。此后仍需继续考察，分别于18个月、24个月、36个月取样进行检测。对温度敏感药物，长期试验可在6℃ ±2℃条件下进行，取样时间同上。对于包装在半透性容器中的药物制剂，则应在温度25℃ ±2℃、相对湿度40% ±5%或30℃ ±2℃、相对湿度35% ±5%条件进行试验，具体由研究者确定。对拟冷冻贮藏的药物或制剂，可在温度 -20℃ ±5℃的条件下至少放置12个月。一般6个月的数据可用于新药申报临床研究，12个月的数据用于申报生产。

（四）热循环（冻融）试验

对于一些特殊的药品，如温度变化可能引起的物相分离、黏度减小、沉淀或聚集的药品，还需要考察运输或使用过程中由于温度的变化可能对质量造成的影响。例如凝胶剂、霜剂、软膏剂、栓剂、难溶性药物的注射剂等。如某治疗冻伤用软膏剂，需要在寒冷条件下使用，有必要考察低温条件下的影响因素试验，考察是否分层，在低温下是否稳定。

（五）需重新配制使用的药品稳定性要求（配伍试验）

对于需要溶解或者稀释后使用的药物制剂产品，如小体积注射液、粉针剂等，由于稀释后主药可能会降解，也可能会析出，为保证临床安全用药，应考察在稀释后主药的降解情况、临床使用时的稳定性，即对在实际使用条件下的周期内，采用溶解或者稀释后的制剂产品进行质量评价，以确定配制使用的有效期。

（六）多剂量包装产品拆封后的稳定性考察

对于多剂量产品（如滴眼剂、滴鼻剂等），拆封后产品暴露于外界环境，可能变得不稳定，容易使微生物超标，或产生降解产物等。为保证产品的安全、有效，应进行产品拆封后的稳定性研究。一般模拟临床使用方法和环境，考察多次拆封后的稳定性。考察项目应与质量标准一致，包括样品的物理、化学、微生物学指标。根据试验结果，确定开封后产品的使用期，并写入说明书。一般无菌制剂打开后必须马上使用，用不完的产品需在 2 ~ 8℃下保存，不能超过 24 小时。而带防腐剂的多剂量包装产品（滴眼液、滴鼻液等），一般打开后使用期不能超过 28 天。

（四）稳定性重点考查项目

《中国药典》（2020 年版）四部规定的原料药物及主要剂型的重点考察项目见表 9 - 5，表中未列入的考察项目及剂型，可根据剂型及品种的特点制订。对于缓控释制剂、肠溶制剂等应考察释放度等，微粒制剂应考察粒径、或包封率、或泄漏率等。

表 9 - 5　原料药及药物制剂稳定性重点考查项目表

剂型	稳定性重点考查项目
原料药	性状、熔点、含量、有关物质、吸湿性以及根据品种性质选定的考察项目
片剂	性状、含量、有关物质、崩解时限或溶出度或释放度
胶囊剂	性状、含量、有关物质、崩解时限或溶出度或释放度、水分，软胶囊要检查内容物有无沉淀
注射剂	性状、含量、pH、可见异物、不溶性微粒/有关物质，应考察无菌
栓剂	性状、含量、软化、融变时限、有关物质
软膏剂	性状、含量、均匀性、粒度、有关物质
乳膏剂	性状、含量、均匀性、粒度、有关物质、分层现象
糊剂	性状、含量、均匀性、粒度、有关物质
凝胶剂	性状、含量、均匀性、粒度、有关物质，乳胶剂应检查分层现象
眼用制剂	如为溶液，应考察性状、可见异物、含量、pH、有关物质；如为混悬液，应考察粒度、再分散性；洗眼剂还应考察无菌；眼丸剂应考察粒度与无菌
丸剂	性状、含量、有关物质、溶散时限
糖浆剂	性状、含量、澄清度、相对密度、有关物质、pH
口服溶液剂	性状、含量、澄清度、有关物质
口服乳剂	性状、含量、分层现象、有关物质
口服混悬剂	性状、含量、沉降体积比、有关物质、再分散性
散剂	性状、含量、粒度、有关物质、外观均匀度
气雾剂（非定量）	不同摆放位置（正、倒、水平）有关物质、揿射速率、揿出总量、泄漏率
气雾剂（定量）	不同摆放位置（正、倒、水平）有关物质、递送剂量均一性、泄漏率
喷雾剂	不同放置位置（正、倒、侧放）的有关物质、每喷主药含量、递送剂量均一性（混悬型和乳液型定量鼻用喷雾剂）

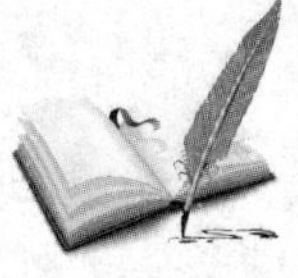

续表

剂型	稳定性重点考查项目
吸入气雾剂	不同放置方位（正、倒、侧放）的有关物质、微细粒子剂量、递送剂量均一性、泄漏率
吸入喷雾剂	不同放置方位（正、倒、侧放）的有关物质、微细粒子剂量、递送剂量均一性、pH 值、应考察无菌
吸入粉雾剂	有关物质、微细粒子剂量、递送剂量均一性、水分
吸入液体制剂	有关物质、微细粒子剂量、递送速率及递送总量、pH 值、含量、粒度、、应考察无菌
颗粒剂	性状、含量、粒度、有关物质、溶化性或溶出度或释放度
贴剂（透皮贴剂）	性状、含量、有关物质、释放度、黏附力
冲洗剂、洗剂、灌肠剂	性状、含量、有关物质、分层现象（乳状剂）、分散性（混悬剂），冲洗剂应考察无菌
涂剂、搽剂、涂膜剂	性状、含量、有关物质、分层现象（乳状剂）、分散性（混悬剂），涂膜剂还应考察成膜性
耳用制剂	性状、含量、有关物质，耳用散剂、喷雾剂与半固体制剂分别按相关剂型要求检查
鼻用制剂	性状、pH、含量、有关物质，鼻用散剂、喷雾剂与半固体制剂分别按相关制剂要求检查

注：有关物质（含降解产物及其他变化所生成的产物）应说明生成产物的数目及量的变化，如有可能应说明有关物质中何者为原料中的中间体，何者为降解产物，稳定性实验重点考察降解产物。

思考题

1. 简述处方因素对药物制剂稳定性的影响及提高稳定性的方法。
2. 简述外界因素对药物制剂稳定性的影响及提高稳定性的方法。
3. 影响因素实验包括哪些项目？

（黄　园）

参考文献

［1］崔福德．药剂学［M］.2 版．北京：中国医药科技出版社，2011.

［2］张志荣．药剂学［M］.2 版．北京：高等教育出版社，2013.

［3］苏德森 王思玲．物理药剂学［M］. 北京：化学工业出版社，2004.

［4］Patric J Sinko 原著．刘艳译．Martin 物理药剂学与药学［M］. 北京：人民卫生出版社，2012.

［5］《化学药物稳定性研究技术指导原则》课题研究组．化学药物稳定性研究技术指导原则，［H］ GPH6 - 1. 2005. 3

［6］Alexander T. Florence，Juergen Siepmann. Modern Pharmaceutics（5th Revised edition）［M］. New York，Informa Healthcare，2009.

扫码“练一练”

第十章　液体制剂的单元操作

学习目标

1. **掌握**　制药用水的种类、注射用水的要求，深层过滤与表面过滤的概念和过滤机制；物理灭菌方法、F 值和 F_0 值；洁净室的净化标准；影响空气过滤的因素。

2. **熟悉**　水的各种处理方法，注射用水的制备与设备，过滤机制与影响因素；D 值，Z 值，物理学 F_0 值和生物学 F_0 值；空气过滤机制；空气过滤器的特性。

3. **了解**　用多效蒸馏水器制备蒸馏水的流程；过滤器与过滤装置；化学灭菌方法和无菌操作的概念与用途；洁净室设计；洁净室的空气净化系统。

第一节　制药用水的制备

扫码"学一学"

一、制药用水

（一）制药用水概述

水通常作为原料、辅料或溶剂广泛应用于药物生产过程或药物制剂的制备。广泛应用于生产过程和药物制剂的制备。

《中国药典》（2020 年版）中所收载的制药用水，因其适用范围不同而分为饮用水、纯化水、注射用水和灭菌注射用水。一般应根据各生产工序或使用目的与要求选用适宜的制药用水。制药用水作为制药原料，各国药典定义了不同质量标准和使用用途的工艺用水，并要求定期检测。

制药用水通常指制药工艺过程中用到的各种质量标准的水。

（二）制药用水分类

制药用水包括纯化水、注射用水与灭菌注射用水。

（1）电渗析法纯化水（purified water）　为饮用水经蒸馏法、离子交换法、反渗透法或其他适宜的方法制备的制药用水。不含任何附加剂，其质量应符合《中国药典》（2020 年版）二部纯化水项下的规定。

纯化水可作为配制普通药物制剂用的溶剂或试验用水。中药注射剂、滴眼剂等灭菌制剂所用饮片的提取溶剂；口服、外用制剂配制用溶剂或稀释剂；非灭菌制剂用器具的精洗用水。还用作非灭菌制剂所用饮片的提取溶剂。纯化水不得用于注射剂的配制与稀释。

（2）注射用水（water for injection）　为纯化水经蒸馏所得的水，应符合细菌内毒素试验要求。注射用水必须在防止细菌内毒素产生的设计条件下生产、贮藏及分装。其质量应符合《中国药典》（2020 年版）二部注射用水项下的规定。注射用水可作为配制注射剂、滴眼剂等的溶剂或稀释剂及容器的精洗。为保证注射用水的质量，应减少原水中的细菌内毒素，监控蒸馏法制备注射用水的各生产环节，并防止微生物的污染。应定期清洗与消毒

注射用水系统。注射用水的储存方式和静态储存期限应经过验证，确保水质符合质量要求，例如可以在80℃以上保温或70℃以上保温循环或4℃以下存放。

（3）灭菌注射用水（sterile water for injection） 为注射用水按照注射剂生产工艺制备所得，不含任何添加剂。主要用于注射用灭菌粉末的溶剂或注射剂的稀释剂。其质量应符合《中国药典》（2020年版）二部灭菌注射用水项下的规定。灭菌注射用水灌装规格应与临床需要相适应，避免大规格、多次使用造成的污染。

二、药典和GMP对制药用水系统的要求

（1）制药用水应适合其用途，并符合《中国药典》（2020年版）的质量标准及相关要求。制药用水的原水通常来自市政供水系统或地下水等，可经适当的预处理系统后符合饮用水国家标准。

（2）水处理设备及其输送系统的设计、安装、运行和维护应确保制药用水达到设定的质量标准。水处理设备的运行不得超出其设计能力，应尽可能避免使用非循环或单向供水系统。

（3）纯化水、注射用水储罐和输送管道所用材料应无毒、耐腐蚀；储罐的通气口应安装不脱落纤维的疏水性除菌滤器；管道的设计和安装应避免死角、盲管。

（4）纯化水、注射用水的制备、贮存和分配应能防止微生物的滋生。注射用水储存方式和静态储存期限应经过验证，确保水质符合质量要求，例如可采用80℃以上保温或70℃以上保温循环或4℃以下存放。

（5）应对制药用水及原水的水质进行定期监测，并有相应的记录。

（6）应定期清洗和消毒注射用水系统，并有相关记录。发现制药用水微生物污染达到警戒限度、纠偏限度时应按操作规程处理。

（7）制药用水系统应经过确认和验证，并建立日常监控和预防性维护等制度。总有机碳和电导率的监控可以采用在线仪表实时监控或取样离线检测的方式。关键质量控制指标尤其是微生物水平应建立警戒限度和纠偏限度，应保存监测结果及所采取纠偏措施的相关记录。

三、注射用水

（一）注射用水的质量要求

注射用水的质量要求在《中国药典》（2020年版）二部中有严格规定。除一般蒸馏水的检查项目如pH、氨、硝酸盐与亚硝酸盐、电导率、总有机碳、不挥发物与重金属等均应符合规定外，还必须通过细菌内毒素和微生物限度检查。

（二）注射用水的制备

1. 原水处理 原水处理方法有离子交换法、电渗析法及反渗透法。离子交换法制得的去离子水可能存在热原、乳光等问题，主要供蒸馏法制备注射用水使用，也可用于洗瓶，但不得用来配制注射液。电渗析法与反渗透法广泛用于原水预处理，供离子交换法使用，以减轻离子交换树脂的负担。

（1）电渗析法 电渗析（electrodialysis）是依据在电场作用下离子定向迁移及交换膜的选择性透过而设计的，即阳离子交换膜装在阴极端，显示强烈的负电场，只允许阳离子

通过；阴离子交换膜装在阳极端，显示强烈的正电场，只允许阴离子通过。当原水含盐量高达3000mg/L时，不宜采用离子交换法制备纯化水，但电渗析法仍适用。它可不用酸碱处理，故较离子交换法经济（图10-1）。

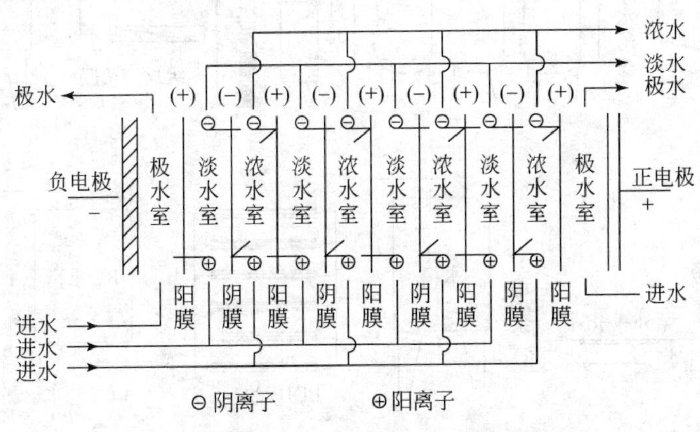

图10－1　电渗析原理示意图

（2）反渗透法　反渗透法（reverse osmosis）是在20世纪60年代发展起来的新技术，国内目前主要用于原水处理，但若装置合理，也能达到注射用水的质量要求，所以，《美国药典》（23版）已收载该法为制备注射用水法定方法之一。

一般情况下，一级反渗透装置能除去一价离子90%~95%，二价离子98%~99%，同时能除去微生物和病毒，但除去氯离子的能力达不到药典要求。二级反渗透装置能较彻底地除去氯离子。有机物的排除率与其分子量有关，分子量大于300的化合物几乎全部除尽，故可除去热原。反渗透法除去有机物微粒、胶体物质和微生物的原理，一般认为是机械的过筛作用。

渗透是由半透膜两侧不同溶液的渗透压差所致，低浓度一侧的水向高浓度一侧转移。若在盐溶液上施加一个大于该盐溶液渗透压的压力，则盐溶液中的水将向纯水一侧渗透，从而达到盐、水分离，这一过程称为反（逆）渗透。常用于反渗透法制备注射用水的膜材有：醋酸纤维膜（如三醋酸纤维膜）和聚酰胺膜。这些反渗透膜的渗透机制因膜材类型不同而不同，至今尚无公认。现以醋酸纤维膜的盐水处理为例简介其机制。

根据Gibbs吸附公式，在恒温下为：

$$\Gamma = \frac{-C}{RT}\left[\frac{d\sigma}{dc}\right] \tag{10－1}$$

式中，Γ为溶质在界面上的吸附量；σ为溶液的表面张力；c为溶质的浓度。水溶液的表面张力随溶质浓度的不同而有显著的差异，假如溶质能提高水的表面张力，即$d\sigma/dc>0$，而$\Gamma<0$，此为负吸附，表明表面层溶质浓度比溶液内部的小。而氯化钠和其他盐类能增加水的表面张力，因此在氯化钠溶液与空气接触的界面上能形成一纯水层。若多孔膜的化学结构适宜，使之与盐水溶液相接触时，膜表面可选择性地吸附水分子而排斥溶质分子，这一在膜界面的纯水层，其厚度视界面的性质而异，或为单分子层，或为多分子层。有人曾计算出该水层为1~2个分子的厚度。在膜的表层具有孔径为1~2nm的孔隙，如果孔隙的有效直径为纯水厚度的两倍，则可达到最大的分离程度。

反渗透法是目前国内纯化水制备使用较多的方法，具有耗能低、水质好、设备使用与保养方便等优点，若装置合理，也能达到注射用水的质量要求。反渗透法制备高纯水的工艺如图10－2所示。

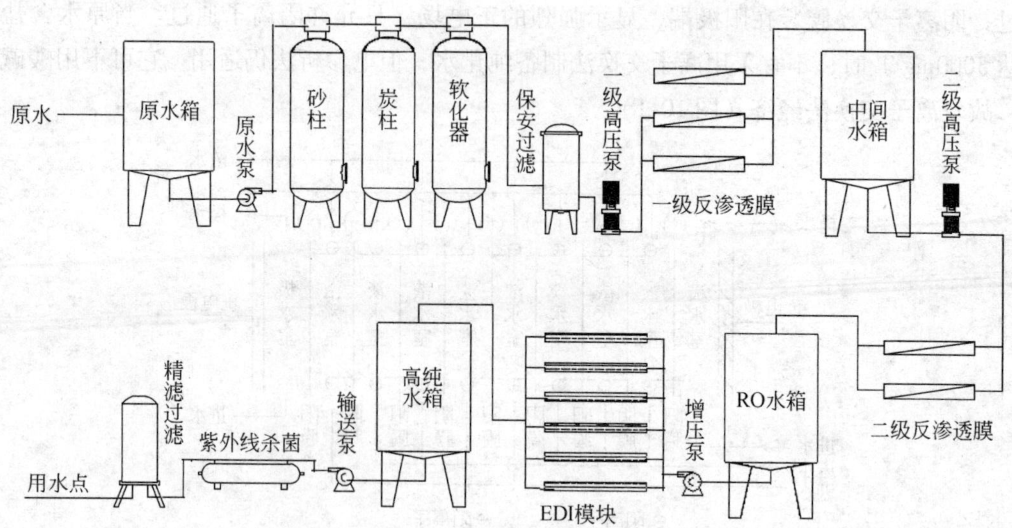

图 10-2　反渗透法制备高纯水的工艺流程图

（3）离子交换法　离子交换法（ion-exchange）利用离子交换树脂可以除去绝大部分阴、阳离子，对热原、细菌也有一定的清除作用。其主要优点是水质化学纯度高，所需设备简单，耗能小，成本低。

常用的离子交换树脂有阳、阴离子交换树脂两种，如 732 型苯乙烯强酸性阳离子交换树脂，极性基团为磺酸基，可用简式 $RSO_3^-H^+$（氢型）或 $RSO_3^-Na^+$（钠型）表示；717 型苯乙烯强碱性阴离子交换树脂，极性基团为季铵基团，可用简式 $RN^+(CH_3)_3OH^-$（羟型）或 $RN^+(CH_3)_3Cl^-$（氯型）表示。钠型和氯型比较稳定，便于保存，故市售品需用酸碱转化为氢型和羟型后才能使用。

离子交换法处理原水的工艺，一般可采用阳床、阴床、混合床的组合形式，混合床为阴、阳树脂以一定比例混合组成。大生产时，为减轻阴树脂的负担，常在阳床后加脱气塔，除去二氧化碳，使用一段时间后，需再生树脂或更换。

2. 注射用水的制备

（1）蒸馏法　本法是制备注射用水最经典的方法。主要有塔式和亭式蒸馏水器、多效蒸馏水器和气压式蒸馏水器。

1）塔式蒸馏水器　其结构主要包括蒸发锅、隔沫装置和冷凝器三部分，如图 10-3 所示。首先在蒸发锅内加入大半锅蒸馏水或去离子水，然后打开气阀，由锅炉来的蒸气经蒸气选择器除去夹带的水珠后，进入加热蛇形管，经热交换后变为冷凝液，经废气排出器流入蒸发锅内，以补充蒸发失去的水分，过量的水则由溢流管排出，未冷凝的蒸气则与 CO_2、NH_3 由小孔排出。蒸发锅内的蒸馏水受蛇形管加热而蒸发，蒸气通过隔沫装置时，沸腾时产生的泡沫和雾滴被挡回蒸发锅内，而蒸气则上升到第一冷凝器，冷凝后汇集于挡水罩周围的槽内，流入第二冷凝器，继续冷却成重蒸馏水。塔式蒸馏水器生产能力大，一般有 50~200L/h 等多种规格。

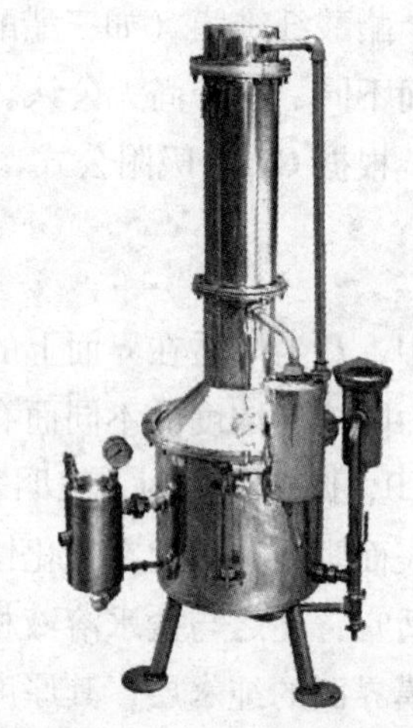

图 10-3　塔式蒸馏水器图

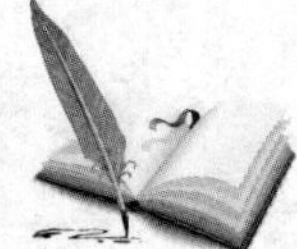

2）多效蒸馏水器　是最近发展起来制备注射用水的主要设备，其特点是耗能低，产量

高，质量优。多效蒸馏水器由圆柱形蒸馏塔、冷凝器及一些控制元件组成。去离子水先进入冷凝器预热后再进入各效塔内，以三效塔为例，一效塔内去离子水经高压蒸气加热（130℃）而蒸发，蒸气经隔沫装置进入二效塔内的加热室作为热源加热塔内蒸馏水，塔内的蒸馏水经过加热产生的蒸气再进入三效塔作为三效塔的加热蒸气加热塔内蒸馏水产生水。二效塔、三效塔的加热蒸气冷凝和三效塔内的蒸气冷凝后汇集于蒸馏水收集器而成为蒸馏水。如图 10－4 所示。效数更多的蒸馏水器的原理相同。多效蒸馏水器的性能取决于加热蒸气的压力和级数，压力越大，则产量越高，效数越多，热利用率愈高。综合多方面因素考虑，选用四效以上的蒸馏水器较为合理。

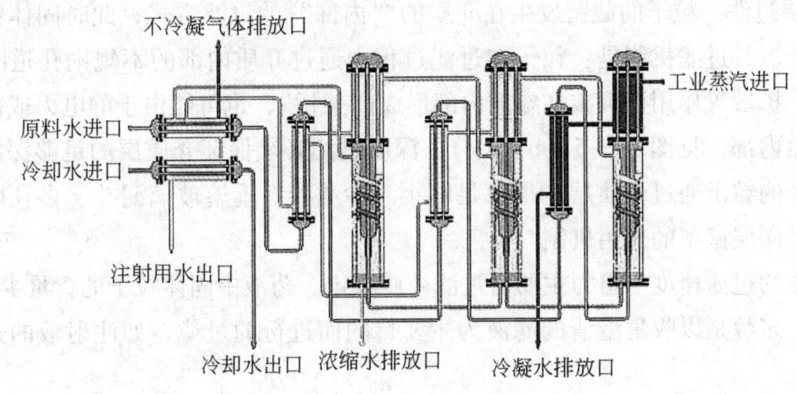

图 10－4　多效蒸馏水器示意图

3）气压式蒸馏水器　是利用离心泵将蒸气加压，以提高蒸气的利用率，而且无需冷却水，但耗能大，目前较少用。

（2）注射用水的收集与保存　应在 80℃以上保温、70 ℃以上保温循环、4 ℃以下的状态下存放，并在制备后 12 小时内使用。

（3）注射用水质量检查　在生产过程中一般检查的主要项目有：氯化物、重金属、pH、铵盐、热原等，应定期检查。具体检查方法，参见《中国药典》（2020 年版）二部注射用水项下规定。此外，还可配合比电阻测定，简单快速、使用方便。

第二节　液体过滤

扫码“学一学”

一、概述

过滤（filtration）是利用过滤介质截留液体中悬浮的固体颗粒而达到固液分离的操作。通常，将过滤介质称为滤材；待过滤液体称为滤浆；被截留于过滤介质的固体为滤饼或滤渣；通过截留介质的液体称为滤液。

基本原理：在压力差的作用下，悬浮液中的液体透过可渗性介质（过滤介质），固体颗粒为介质所截留，从而实现液体和固体的分离。

二、滤过机制及影响滤过的因素

（一）过滤机制

根据固体粒子在滤材中被截留的方式不同，将过滤过程分为介质过滤（media filtration）

和滤饼过滤（cake filtration）。介质过滤又分为表面过滤（surface straining）和深层过滤（depth filtration）。

1. **介质过滤** 介质过滤是指靠介质的拦截作用进行固－液分离的操作。介质过滤根据截留方式的不同分为表面过滤和深层过滤。

（1）表面过滤：过滤时将粒子截留在介质表面的过滤。此时，液体中混悬的固体粒子的粒径大于过滤介质的孔径，过滤介质起了一种筛网的筛析作用，如图 10－5（a）所示。这种过滤分离度高，常用于分离溶液中含有少量固体粒子的杂质，以及分离要求很高的液体制剂的制备中。常用的过滤介质有微孔滤膜、超滤膜和反渗滤膜等。

（2）深层过滤：粒子的截留发生在介质的“内部”的过滤方式，此时固体粒子小于过滤介质的孔径。其过滤机制是：粒子在过滤过程中通过介质内部的不规则孔道时可能由于惯性、重力、扩散等作用而沉寂在空隙内部形成“架桥”，也可能由于静电力或范德华力而被吸附在空隙内部，见图 10－5（b）（c）。深层过滤必须保证介质层的足够深度，从而使小于介质孔径的粒子通过介质层的概率足够小。砂滤棒、垂熔玻璃漏斗、多孔陶瓷、石棉过滤板等遵循深层截留的作用机制。

介质过滤的过滤速度与阻力主要由过滤介质决定。药液中固体粒子的含量少于 1% 时属于介质过滤，多数是以收集澄清的滤液为主要目的而进行的过滤，如注射液的过滤、除菌过滤等。

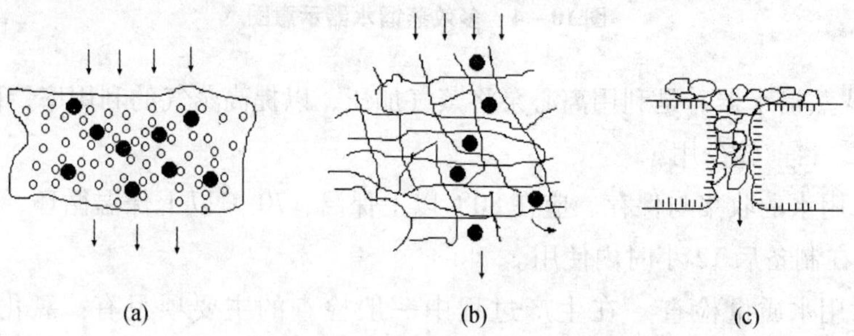

图 10－5 表面过滤、深层过滤和架桥现象示意图

（a）表面过滤；（b）深层截留；（c）架桥现象

2. **滤饼过滤** 被截留的固体粒子聚集在过滤介质表面上形成滤饼，过滤的拦截作用主要由滤饼产生，过滤介质只起到支撑滤饼的作用。若药液中固体粒子含量在 3%～20% 时易产生滤饼过滤。在过滤初期部分粒子进入介质层形成深层过滤，部分粒子在介质表面形成初始滤饼层，随着过滤过程的进行滤饼逐渐增厚，滤饼的拦截作用更加明显。

滤饼过滤的过滤速度和阻力主要受滤饼的影响，如药物的重结晶、药材浸出液的过滤等属于滤饼过滤。过滤的目标物是滤饼层或滤液，也可能两者均是。

（二）影响过滤的因素

过滤速度是指单位时间通过单位面积的滤液量。假定滤液流过致密滤渣层的间隙为均匀的毛细管管束，此时液体的流动遵循 Poiseuille 公式：

$$V = P\pi r^4 t/8\eta L \tag{10-2}$$

式中，V 为单位面积上的过滤容量；P 为操作压力；r 为介质层中毛细管半径；L 为毛细管长度；η 为液体黏度。V/t 为过滤速度，由此可知影响过滤速度的因素有：① 过滤的操作压力。压力越大，过滤越快（假定滤渣层在一定压力范围内不可压实。②孔隙大小。孔隙越

窄，阻力越大，过滤越慢。③滤液黏度。黏度越大，滤速越慢。④滤速与毛细管长度成反比，沉积的滤饼量越多，滤速越慢。

因此，增加滤速的方法有：①介质上方加压或介质下方减压以提高压力差；②升高滤液温度以降低黏度；③ 先进行预滤以减少滤饼厚度；④设法使颗粒变粗以减少滤饼阻力等。此外，为提高单位时间通过量，可增加过滤的截面积。

三、过滤介质与助滤剂

过滤介质亦称滤材，为滤渣的支持物，过滤介质的种类很多。

（1）滤纸　分为普通滤纸和分析用滤纸，其致密性与孔径大小相差较大。

（2）脱脂棉　过滤用的脱脂棉应为长纤维，否则纤维易脱落，影响滤液的澄清度与液体制剂的过滤。

（3）织物介质　包括棉织品纱布、帆布等，常用于精滤前的预滤。

（4）烧结金属过滤介质　系将金属粉末烧结成多孔过滤介质，用于过滤较细的微粒。

（5）多孔塑料过滤介质。

（6）垂熔玻璃过滤介质　系将中性硬质玻璃烧结而成的孔隙错综交叉的多孔型滤材。广泛用于注射剂的过滤。

（7）多孔陶瓷　用白陶土或硅藻土等烧结而成的筒式滤材，有多种规格，主要用于注射剂的精滤。

（8）微孔滤膜　是高分子薄膜过滤材料，厚度为0.12～0.15mm；孔径从0.01～14μm，有多种规格。包括醋酸纤维素膜、硝酸纤维素酯膜、醋酸纤维酯和硝酸纤维酯的混合膜、聚氯乙烯膜、聚酰胺膜、聚碳酸酯膜和聚四氟二烯膜等。微孔滤膜主要用于注射剂的精滤和除菌过滤，特别适用于一些不耐热产品。此外还可用于无菌检查，灵敏度高，效果可靠。

常用的助滤剂（filter aids）有：①硅藻土，主要成分为二氧化硅，有较高的惰性和不溶性，是最常用的助滤剂。②活性炭，常用于注射剂的过滤，有较强的吸附热原、微生物的能力，并具有脱色作用。但它能吸附生物碱类药物，应用时应注意其对药物的吸附作用。③滑石粉，吸附性小，能吸附溶液中过量不溶性的挥发油和色素，适用于含黏液、树胶较多的液体。在制备挥发油芳香水剂时，常用滑石粉作助滤剂。但滑石粉很细，不易滤清。④纸浆，有助滤和脱色作用，中药注射剂生产中应用较多，特别适用于处理某些难以滤清的药液。

四、滤器的种类与选择

常用滤器有垂熔玻璃滤器、砂滤棒、板框压滤器、膜滤器等多种。各种滤器用途不完全相同，须了解它们的性能，合理选用，才能达到理想的过滤效果。

过滤器（filters）根据过滤时所施加的外加力分类为重力过滤器、真空过滤器、压力过滤器；根据操作方式分类为间歇过滤器和连续过滤器；根据过滤介质可分为砂滤棒过滤器、垂熔玻璃过滤器、板框过滤器等。凡能使悬浮液中的液体通过又将其中固体颗粒截留以达到固液分离目的的多孔物质都可作过滤介质，它是各种过滤器的关键组成部分，因此过滤介质的选用直接影响过滤器的生产能力及过滤效果。粗滤时常用的过滤介质有：滤纸、棉、绸布、尼龙布、涤纶布等。精滤时常用的过滤介质有：垂熔玻璃、砂滤棒、石棉板、微孔滤膜、微孔滤芯等。下面介绍常用过滤器及其性能，以便合理选用。

1. 砂滤棒 国内主要产品有二种。一种是苏州产的硅藻土滤棒（简称苏州滤棒），主要成分为 SiO_2、Al_2O_3。根据自然滤速度分三种规格，即粗号、中号、细号，其速度依次为500ml/min 以上，500～300ml/min，300ml/min 以下。此种过滤器质地较松散，一般适用于黏度高、浓度较大滤液的过滤。另一种是唐山生产的多孔素瓷滤棒（简称唐山滤棒）系白陶土烧结而成，此种滤器质地致密，滤速慢，特别适用于低黏度液体的过滤。

砂滤棒易于脱沙，对药液吸附性强，吸留药液多，难于清洗，且有改变药液 pH 的情况。砂滤棒价廉易得，滤速快，适用于大生产粗滤之用。砂滤棒使用后要进行处理。

2. 垂熔玻璃滤器 这种滤器系用硬质中性玻璃细粉烧结而成。通常有垂熔玻璃漏斗，垂熔玻璃滤球和垂熔玻璃滤棒三种。根据滤板孔径大小，分为1～6号，详见表10－1。

表10－1 垂熔玻璃滤器规格表

滤板号	1	2	3	4	5	6
滤板孔径（μm）	80～120	40～80	15～40	5～15	2～5	2以下

垂熔玻璃滤器在注射剂生产中常作精滤或膜滤器前的预滤。3号多用于常压滤过，4号可用于减压或加压滤过，6号作无菌滤过。

3. 微孔滤膜过滤器 以微孔滤膜作过滤介质的过滤装置称为微孔滤膜过滤器。微孔滤膜是用高分子材料制成的薄膜过滤介质。在薄膜上分布有大量的穿透性微孔，孔径从0.25～14μm，分成多种规格。

微孔滤膜的特点是：①孔径小、均匀、截留能力强，不受流体流速压力的影响；②质地轻而薄（0.1～0.15mm），而且孔隙滤率大（微孔体积占薄膜总体积的80%左右），因此药液通过薄膜时阻力小、滤速快，与同样截留指标的其他过滤介质相比，滤速快40倍；③滤膜是一个连续的整体，过滤时无介质脱落；④不影响药液的 pH；⑤滤膜吸附性少，不滞留药液；⑥滤膜用后弃去，药液之间不会产生交叉污染。由于微孔滤膜的过滤精度高，广泛应用于注射剂生产中。主要缺点是：易于堵塞，有些纤维素类滤膜稳定性不理想。

（1）微孔滤膜的材质 ①醋酸纤维素膜：适用于无菌过滤，检验分析测定，如过滤低分子量的醇类、水溶液、酒类、油类等。②硝酸纤维素膜：适用于水溶液、空气、油类、酒类除去微粒和细菌。不耐酸碱，溶于有机溶剂，可以在120℃、30分钟热压灭菌。③醋酸纤维与硝酸纤维混合酯膜：性质与硝酸纤维素膜类同，但实验表明，可适用于 pH 3～10范围，10%～20%的乙醇，50%的甘油，30%～50%的丙二醇，而2%聚山梨酯80对膜有显著影响。④聚酰胺膜：适用于过滤弱酸、稀酸、碱类和普通溶剂，如丙酮、二氯甲烷、醋酸乙酯的过滤。⑤聚四氟乙烯膜：用于过滤酸性、碱性、有机溶剂的液体，可耐260℃高温。⑥聚偏氟乙烯膜（polyvinyldiene fluoride，PVDF）：过滤精度0.22～5.0μm，具有耐氧化和耐热的性能，适用 pH 为1～12。A型，一般型 <50℃（压差0.3MPa），高温型 <80℃（压差0.2MPa），B型，<90℃（压差0.2MPa）。⑦其他还有聚碳酯膜、聚砜膜、聚氯乙烯膜、聚乙烯醇醛、聚丙烯膜等多种滤膜等。

（2）微孔滤膜的性能测定 为了保证微孔滤膜的质量，制好的膜应进行必要的质量检验，通常主要测定孔径大小、孔径分布、流速等。孔径大小测定一般用气泡法，每种滤膜都有特定的起泡点（bubble point），它是滤膜孔隙度额定值的函数，是推动空气通过被液体饱和的膜滤器所需的压力。在未达此压力以前，滤孔中仍滞留着液体，当压力不断增加达到克服滤膜上较大孔中液体的表面张力时，则滤液就从孔中排出，使气泡出来，这个压力

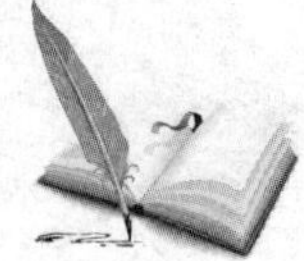

值就是起泡点。通过实验测定起泡点，可以算出薄膜孔径的大小。现在根据实验已经总结出一些气泡点与孔径大小的经验数据，例如纤维素混合酯膜的气泡点见表10－2。故测定滤膜的气泡点，就能知道该膜的孔径大小。我国《药品生产质量管规范》规定微孔滤膜使用前后均要进行起泡点试验。测试方法：将微孔滤膜湿润后装在过滤器中，并在滤膜上覆盖一层水，从滤过器下端通入氮气，以每分钟压力升高34.3kPa（0.35kg/cm^2）的速度加压，水从微孔中逐渐被排出。当压力升高至一定值，滤膜上面水层中开始有连续气泡逸出时，此压力值即为该滤膜起泡点。流速的测定：常在一定压力下，以一定面积的滤膜滤过一定体积的水求得。各种不同纤维素酯混合滤膜在9.3kPa（70mmHg）压力下，在25℃要求的滤速也列于表10－2中。此外对于用于除菌滤过的滤膜，还应测定其截留细菌的能力。

表10－2　不同孔径纤维素混合酯膜气泡点与流速

孔径大小（μm）	气泡点kPa（kg/cm^2）	流速ml/（min·cm）
0.8	103.9（1.06）	212
0.65	143.2（1.46）	150
0.45	225.5（2.3）	52
0.22	377.5（3.65）	21

（3）微孔滤膜的物理化学性质　纤维素混合酯滤膜（商品名叫MF－Millipore）在干热125℃以下的空气中是稳定的，在125℃以上就逐渐分解，故在121℃热压灭菌，滤膜不受影响，过滤液体可在85℃条件下进行若干小时。聚四氟乙烯膜在260℃的高温，也不受影响。纤维素酯滤膜适用于药物的水溶液、稀酸和稀碱、脂肪族和芳香族碳氢化合物或非极性液体。它不适用于酮类、酯类、乙醚－乙醇混合溶液，也不适用于强酸和强碱。在上述不能使用纤维素酯滤膜情况下，可用尼龙膜或聚四氟乙烯膜代替，特别是聚四氟乙烯滤膜，强酸、强碱及各种有机溶剂对它均无影响。对国产醋酸纤维与硝酸纤维混合酯滤膜，实验表明：在pH 3～10范围内可以使用，pH至11则膜水解破裂。如磺胺嘧啶钠注射液则不宜使用此种膜过滤，因有使膜脆裂的危险。10%～20%的乙醇、2%的苯甲醇、50%的甘油、30%～50%的丙二醇，实验证明对膜没有影响。而2%的吐温80对膜有显著影响。此外，聚乙二醇400可以使膜溶解，尼可刹米注射液，通过此种滤膜使孔径消失成透明状。醋酸纤维膜耐溶剂性能比混合酯膜略优。因此在使用前，应进行膜与药物溶液的配伍实验，证明确无作用，才能使用。

（4）微孔滤膜过滤器结构　微孔滤膜的孔径小，过滤时必须加较大压力，因此微孔滤膜器要求密封性好，防止过滤时漏气或漏液；滤膜的质地很薄，应有足够空隙率的支撑板；而支撑板能耐受灭菌而不与薄膜粘连，质地牢固可耐受一定压力。微孔滤膜过滤器有两种安装方式，即圆盘形膜滤器（单层板式压滤器）和圆筒形膜滤器。

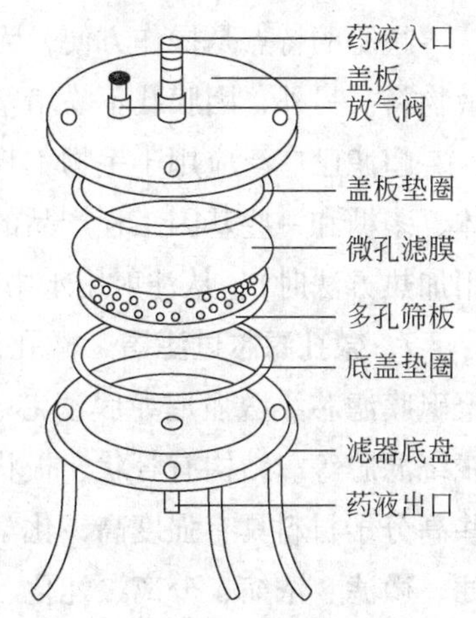

图10－6　圆盘形微孔滤膜过滤器

圆盘形膜滤器（图10－6）由底盘、多孔筛板（支撑板）、微孔滤膜、盖板垫圈及盖板等部件所组成。如单层板式微孔薄膜的大小有 Φ90、Φ142、Φ293 mm等多种。安放滤膜时，反面朝向待滤液体，有利于防止膜的堵塞。安装前，滤膜应放在注射用水中浸渍润湿12小时

(70℃) 以上。安装时，滤膜上还可以加 2 ~ 3 层滤纸，以提高过滤效果。

圆筒形膜滤器由一根或多根微孔过滤管组成，将过滤管密封在耐压过滤筒内制成。此种过滤器面积大，适于大量生产。

4. 钛滤器 钛滤器（titanium filter）有钛滤棒与钛滤片，是用粉末冶金工艺将钛粉末加工制成过滤元件，钛滤器抗热震性能好、强度大、重量轻、不易破碎，过滤阻力小，滤速快。注射剂配制中的脱炭过滤，可以使用 F_{2300}G－30 的钛滤棒，其起泡点试验最大孔径不大于 30μm，而注射液的除微粒预滤过则可选用 F_{2300}G－60 的钛滤片，该片起泡点试验最大孔径不大于 60μm，厚度 1.0mm，直径 145mm。钛滤器在注射剂生产中是一种较好的预滤材料，国内一些制剂生产厂家已开始应用。

5. 板框压滤器 系由金属材质的中空框和支撑过滤介质的实心板组装而成。其过滤面积大，截留固体量多，滤材可任意选择，可在各种压力下过滤（有时可达 1.2MPa），经济耐用，适用于工业生产过滤各种液体。在注射剂的生产中，一般用作预滤用。中药复方固体制剂，需要保留全成分，仅分离除去微粒类杂质，利用板框压滤器，可以除去水提液中大部分微粒及分子团，所得液体基本澄清，再浓缩、收浸膏粉，则制品体积小，浓度高；且功率大，适宜水煎液进行初步除杂或供一般固体制剂提取除杂。但装配和清洗较麻烦，且遇金属不稳定的药物不宜使用。

6. 超滤器 超滤（ultrafiltration）技术是一种膜滤法，也有错流过滤（cross filtration）之称，也称为切向流过滤（Tangential flow filtration, TFF），过滤进行时，料液平行于过滤膜表面循环流动。是使滤浆在过滤介质表面切向流动，利用流体的剪切作用将过滤介质表面的固体移走。当移走固体的速度与固体沉积的速度相等时，过滤速度接近恒定。控制不同的切向流动速度，就可以得到不同过滤速度。这种温和的错流进样方式可降低膜污染，维持更高的滤过率，从而获得更高的产物收率。

超滤的工作原理与反渗透相近，是一种选择性的分子分离过程。依靠压力为推动力，使溶剂或小分子溶质通过超滤膜，滤膜起着分子筛的作用，允许低于某种分子量大小的物质通过，比膜孔大的溶质基团被截留，随水流流排出，成为浓缩液。超滤过程为动态过滤，分离是在流动状态下完成的。溶质仅在膜表面有限沉积，超滤速率衰减到一定程度而趋于平衡，且通过清洗可以恢复。但超滤与反渗透有差别，一是被分离的溶质分子量较大，故膜孔较大；二是压力较小，为 0.2 ~ 1MPa。

超滤的特点是操作方便，无相变、无化学变化，处理效率高和不加热，特别适用于热敏物料。另外，因膜孔不易堵塞，超滤有利用循环操作。

超滤已广泛应用于生物工程后处理过程中，如微生物的分离与收集，酶、蛋白质、抗体、多糖和一些基因工程产品的分离和浓缩仪等。在药剂上应用于浸出液的浓缩（不能采用加热方法时），从注射用水中除去热原等。

7. 微孔滤芯过滤器 微孔滤芯有微孔陶瓷滤芯、聚丙烯微孔膜滤芯、聚四氟膜滤芯、聚砜膜滤芯、增强尼龙膜滤芯、聚酯纤维膜滤芯、增强聚偏二氟乙烯膜滤芯、喷熔滤芯、线绕滤芯等。结构有管状、板状、空心纤维状等，过滤精度从 0.01 ~ 100 μm 以上。由于这些高分子材料具有强度高、化学稳定性好、使用寿命长等优点，广泛应用于制药生产的超滤、微滤、浓缩、分离、纯化、澄清、除菌、除病毒等操作中。在有些过滤操作中逐步取代砂滤棒和板框过滤机。

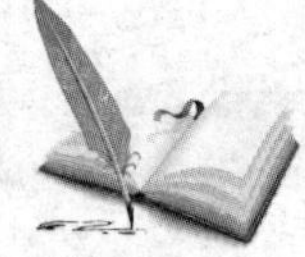

8. 其他过滤器 另外还有板框压滤机（plate and frame filter press）、多孔聚乙烯烧结管

过滤器（porous polyethylene sintered filter tube）、核径迹微孔滤膜（nuclear track microporous membrane）和超滤（ultrafiltration）等。

五、常见的过滤方式

注射剂的过滤通常采用粗滤和精滤二级过滤，以保证产品的澄清度。粗滤多采用砂滤棒或垂熔滤器，精滤多采用微孔膜滤器。常见的过滤方式有高位静压滤过，减压滤过及加压滤过等方法，具体装置有以下几种。

（1）高位静压滤过装置　也称重力过滤器（gravity filters），此种装置适用于生产量不大、缺乏加压或减压设备的情况，特别在有楼房时，药液在楼上配制，通过管道滤过到楼下进行灌封。此法压力稳定，质量好，但滤速稍慢。

（2）减压滤过装置（vacuum filter）　此法适应于各种滤器，设备要求简单，但压力不够稳定，操作不当，易使滤层松动，影响质量。一般可采用如图 10－7 所示的滤过装置，先经滤棒和垂熔玻璃滤球预滤，再经膜滤器精滤，此装置可以进行连续滤过，整个系统都处在密闭状态，药液不易污染。但进入系统中的空气必须经过滤过。

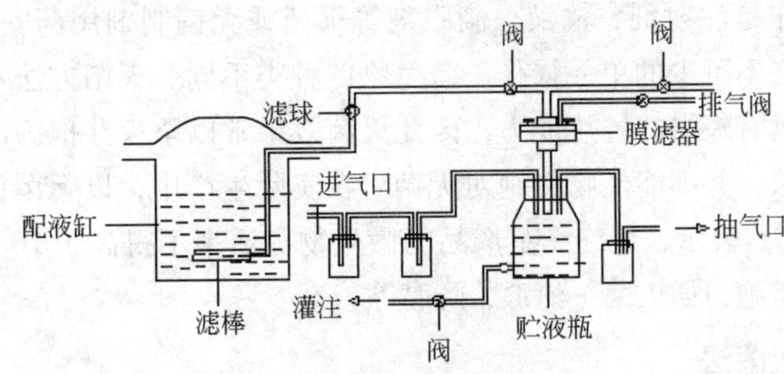

图 10－7　减压滤过装置

（3）加压滤过装置（pressure filter）加压滤过多用于药厂大量生产，压力稳定、滤速快、质量好、产量高。由于全部装置保持正压，如果滤过时中途停顿，对滤层影响也较小，同时外界空气不易漏入滤过系统。但此法需要离心泵和压滤器等耐压设备，适于配液、滤过及灌封工序在同一平面的情况。无菌滤过宜采用此法，有利于防止污染。加压滤过装置如图 10－8 所示。也可改用耐压的密闭配液缸，在配液缸上用氮气或压缩空气加压滤过，这种情况则不需要离心泵，从而避免了泵对药液的污染。注射液先经砂棒与滤球预滤后，再经微孔滤膜精滤。工作压力一般为 98.06kPa（$1kg/cm^2$），滤液质量良好。此装置还可检

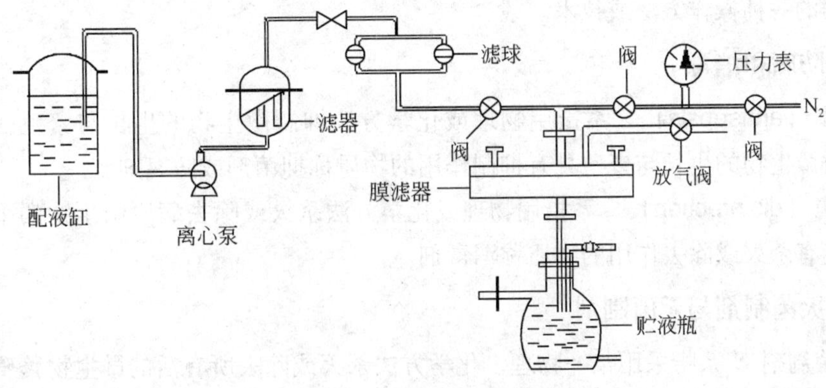

图 10－8　加压滤过装置

查滤过系统的严密性。检查方法如下：首先让一定量的药液通过膜滤器，必须让滤膜全部湿润，关闭进液阀停止药液进入，打开通入氮气的两个阀门通入氮气或压缩空气。使其压力在该滤膜起泡点以下约0.33kg/cm^2，关闭最右侧的阀，保持15分钟，如压力表所指示的压力不变，则表示膜滤器不漏气或膜没有破裂，若压力表指示的压力下降，则表示膜滤器装置不严或膜破裂。我国《药品生产质量管理规范》（2010年修订）已将滤膜使用前后作严密性检查列入有关规定。

此外，还可根据灌注速度的需要，在贮液缓冲瓶下安装一个自动控制系统。在有楼房的情况，往往先在楼上用加压滤过器进行预滤后，将滤液盛装在贮液缸中，再以高位静压通过微孔薄膜滤器精滤，可取得满意的效果。总之滤过装置应因地制宜，保证质量。

第三节　灭菌与无菌操作

扫码“学一学”

一、概述

灭菌与无菌操作是注射剂、输液、滴眼剂等灭菌或无菌制剂用药安全性的重要保证，也是制备这些制剂必不可少的单元操作。微生物的种类不同、灭菌方法不同，灭菌效果也不同。细菌的芽孢具有较强的抗热能力，因此灭菌效果常以杀灭芽孢为准。灭菌过程只是一个统计意义的现象，并不能使物料绝对无菌。在实际生产中，以无菌保证水平（sterility assurance level，SAL）表示，最终无菌产品的微生物存活率不得高于10^{-6}。对微生物的要求不同可采取不同措施，如灭菌、消毒、防腐等。

（一）灭菌和灭菌法

1. 灭菌（sterilization）　系指用物理或化学等方法杀灭或除去所有致病和非致病微生物繁殖体和芽孢的手段。

2. 灭菌法（sterilization processes）　系指杀灭或除去所有致病和非致病微生物繁殖体和芽孢的方法或技术。

（二）无菌和无菌操作法

1. 无菌（sterility）　系指在任一指定物体、介质或环境中，不得存在任何活的微生物。

2. 无菌操作法（aseptic processing）　系指在整个操作过程中利用或控制制品避免被微生物污染的一种操作方法或技术。

（三）防腐和消毒

1. 防腐（antisepsis）　系指用物理或化学方法抑制微生物的生长与繁殖的手段，亦称抑菌。对微生物的生长与繁殖具有抑制作用的物质称抑菌剂或防腐剂。

2. 消毒（disinfection）　系指用物理或化学方法杀灭或除去病原微生物的手段。对病原微生物具有杀灭或除去作用的物质称消毒剂。

（四）灭菌制剂与无菌制剂

1. 灭菌制剂　系指采用某一物理、化学方法杀灭或除去所有活的微生物繁殖体和芽孢的一类药物制剂。

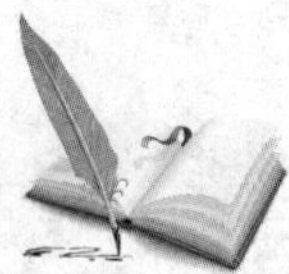

2. 无菌制剂　系指采用某一无菌操作方法或技术制备的不含任何活的微生物繁殖体和

芽孢一类药物制剂。

药物制剂中规定的无菌制剂包括：注射用制剂，如注射剂、输液、粉针等；眼用制剂，如滴眼剂、眼用膜剂、软膏剂和凝胶剂等；植入型制剂，如植入片等；创面用制剂，如溃疡、烧伤及外伤用溶液、软膏剂和气雾剂等；手术用制剂，如止血海绵剂和骨蜡等。

二、物理灭菌法

利用蛋白质与核酸具有遇热、射线不稳定的特性，采用加热、射线和过滤方法，杀灭或除去微生物的技术称为物理灭菌法（physical sterilization），亦称物理灭菌技术。该技术包括干热灭菌、湿热灭菌、过滤灭菌法和射线灭菌。

1. 干热灭菌法（dry heat sterilization）　系指在干燥环境中进行灭菌的技术，其中包括火焰灭菌法和干热空气灭菌法。

（1）火焰灭菌法　系指用火焰直接灼烧灭菌的方法。该法灭菌迅速、可靠、简便，适用于耐火焰材质（如金属、玻璃及瓷器等）的物品与用具的灭菌，不适合药品的灭菌。

（2）干热空气灭菌法　系指用高温干热空气灭菌的方法。该法适用于耐高温的玻璃和金属制品以及不允许湿气穿透的油脂类（如油性软膏基质、注射用油等）和耐高温的粉末化学药品的灭菌，不适于橡胶、塑料及大部分药品的灭菌。

在干燥状态下，由于热穿透力较差，微生物的耐热性较强，必须长时间受高热作用才能达到灭菌的目的。因此，干热空气灭菌法采用的温度一般比湿热灭菌法高。为了确保灭菌效果，一般规定为：135～145℃灭菌3～5小时；160～170℃灭菌2～4小时；180～200℃灭菌0.5～1小时。

2. 湿热灭菌法（moist heat sterilization）　系指用饱和蒸汽、沸水或流通蒸汽进行灭菌的方法。蒸汽潜热大，穿透力强，容易使蛋白质变性或凝固，该法的灭菌效率比干热灭菌法高，是药物制剂生产过程中最常用的方法。湿热灭菌法可分类为：热压灭菌法、流通蒸汽灭菌法、煮沸灭菌法和低温间歇灭菌法。

（1）热压灭菌法　本法一般公认为最可靠的湿热灭菌法。系指用高压饱和水蒸气加热杀灭微生物的方法。该法具有很强的灭菌效果，灭菌可靠，能杀灭所有细菌繁殖体和芽孢，适用于耐高温和耐高压蒸汽的所有药物制剂，也可用于玻璃容器、金属容器、瓷器、橡胶塞、滤膜过滤器等。

在一般情况下，热压灭菌法所需的温度（蒸汽表压）与时间的关系为：115℃（67kPa）、30分钟；121℃（97kPa）、20分钟；126℃（139kPa）、15分钟。在特殊情况下，可通过实验确认合适的灭菌温度和时间。

热压灭菌用的灭菌器种类很多，但其基本结构大同小异。热压灭菌器密闭耐压，有排气口安全阀、压力表和温度计等部件。

卧式热压灭菌柜是一种大型灭菌器，如图10－9所示，全部用坚固的合金制成，带有夹套的灭菌柜内备有带轨道的格车，分为若干格。灭菌柜顶部装有压力表两只，一只指示蒸汽夹套内的压力，另一只指示柜内室的压力。两压力表的中间为温度表，灭菌柜底部装有排气口，在排气管上装有温度探头，以导线与温度相连。国内现已经生产一种有冷却水喷淋装置，灭菌温度与时间采用程序控制的新型热压灭菌器。

热压灭菌器使用时应注意的问题：①灭菌器的构造、被灭菌物体积、数量、排布均对灭菌的湿度有一定影响，故应先进行灭菌条件实验，确保灭菌效果。②必须将灭菌器内的

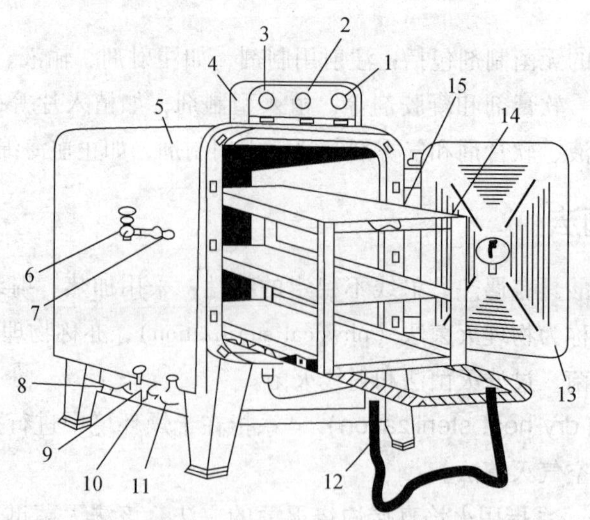

图10-9　卧式热压灭菌柜

1. 消毒室压力表；2 温度表；3. 高层压力表；4. 仪表盒；5. 锅身；6. 总蒸汽阀；7. 里锅放气阀；8. 里锅放水阀；9. 里锅进气阀；10. 外锅放水阀；11. 外锅放气阀；12. 车架；13. 锅门；14. 药物车；15. 拉手

空气排出。如果灭菌器内的空气存在，则压力表上所表示的压力是器内蒸汽和空气二者的总压而非单纯的蒸汽压力。结果压力虽然到达预定的水平，但温度达不到。③灭菌时间必须由全部药液温度真正达到所要求的温度时算起，在开始升温时，要求预热15~30分钟。④灭菌完毕后，停止加热，一般必须使压力表所指示的压力逐渐下降到零，才能放出锅内蒸汽，使锅内压力与大气压相等后，稍稍打开灭菌锅待10~15分钟，再全部打开。这样可避免内外压力差太大而使物品冲出锅外和使玻璃瓶炸裂。这点必须注意，以免发生工伤事故。

（2）流通蒸汽灭菌法　系指在常压下，采用100℃流通蒸汽加热杀灭微生物的方法。灭菌时间通常为30~60分钟。该法适用于消毒及不耐高热制剂的灭菌。但不能保证杀灭所有的芽孢，是非可靠的灭菌法。

（3）煮沸灭菌法　系指将待灭菌物置沸水中加热灭菌的方法。煮沸时间通常为30~60分钟。该法灭菌效果较差，常用于注射器、注射针等器皿的消毒。必要时可加入适量的抑菌剂，如三氯叔丁醇、甲酚、氯甲酚等，以提高灭菌效果。

（4）低温间歇灭菌法（low-temperature tyndallization）　系指将待灭菌物置60~80℃的水或流通蒸汽中加热60分钟，杀灭微生物繁殖体后，在室温条件下放置24小时，待灭菌物中的芽孢发育成繁殖体，再次加热灭菌、放置，反复多次，直至杀灭所有芽孢。该法适合于不耐高温、热敏感物料和制剂的灭菌。其缺点是费时、工效低、灭菌效果差，加入适量抑菌剂可提高灭菌效率。

3. 过滤灭菌法（filtration sterilization）　系指采用过滤法除去微生物的方法。是使药物溶液通过无菌的特定滤器，除去活的或死的微生物而得到不含微生物的滤液。

该法适合于对热不稳定的药物溶液、气体、水等物品的灭菌。灭菌用过滤器应有较高的过滤效率，能有效地除尽物料中的微生物，滤材与滤液中的成分不发生相互交换，滤器易清洗，操作方便等特点。

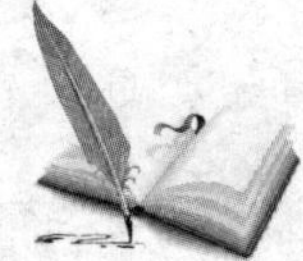

近年来广泛采用微孔薄膜作灭菌滤器，为了有效地除尽微生物，滤器孔径必须小于芽孢体积（≤0.5μm）。常用的除菌过滤器有：0.22μm 的微孔滤膜滤器和 G_6 号垂熔玻璃滤

器。过滤灭菌应在无菌条件下进行操作，为了保证产品的无菌，必须对过滤过程进行无菌检测。

4. 射线灭菌法（ray sterilization）　系指采用辐射、微波和紫外线杀灭微生物和芽孢的方法。

（1）辐射灭菌法（radiation sterilization）　系指采用放射性同位素（^{60}Co 和 ^{137}Cs）放射的 γ 射线杀灭微生物和芽孢的方法，辐射灭菌剂量一般为 2.5×10^4Gy（戈瑞）。该法《英国药典》和《日本药局方》已收载。

本法适合于热敏物料和制剂的灭菌，常用于维生素、抗生素、激素、生物制品、中药材和中药制剂、医疗器械、药用包装材料及药用高分子材料等物质的灭菌。

该法特点是：不升高产品温度，穿透力强，灭菌效率高；但设备费用较高，对操作人员存在潜在的危险性，对某些药物（特别是溶液型）可能产生药效降低或产生毒性物质和发热物质等。辐射灭菌，设备费用高，某些药品经辐射灭菌后，有可能效力降低，产生毒性物质或发热性物质，且溶液不如固体稳定，同时要注意全防护问题。

（2）微波灭菌法（microwave sterilization）　采用微波照射产生的热能杀灭微生物和芽孢的方法。

该法适合液态和固体物料的灭菌，且对固体物料具有干燥作用。其特点是：微波能穿透到介质和物料的深部，可使介质和物料表里一致地加热；且具有低温、常压、高效、快速（一般为 2～3 分钟）、低能耗、无污染、易操作、易维护、产品保质期长（可延长 1/3 以上）等特点。

微波是指频率为 300MHz～300GHz 的电磁波，水可强烈地吸收微波，使极性分子转动，由于分子间的摩擦而生热。热是在被加热的物质内产生的，所以加热很均匀，并且升温迅速。同时，由于微波可穿透介质较深，所以在一般情况下，可以做到表里一致地均匀加热。微波所以用于水性注射的灭菌，主要是由于其产生热效应的缘故。

微波灭菌机是利用微波的热效应和非热效应（生物效应）相结合实现灭菌目的的设备，热效应使微生物体内蛋白质变性而失活，非热效应干扰了微生物正常的新陈代谢，破坏微生物生长条件。微波的生物效应使得该技术在低温（70～80℃）时即可杀灭微生物，而不影响药物的稳定性，对热压灭菌不稳定的药物制剂（如维生素 C、阿司匹林等），采用微波灭菌则较稳定，其分解程度降低，降解产物减少。

（3）紫外线灭菌法（ultraviolet sterilization）　系指用紫外线（能量）照射杀灭微生物和芽孢的方法。用于紫外灭菌的波长一般为 200～300nm，灭菌力最强的波长为 254nm。紫外线不仅能使核酸蛋白变性，而且能使空气中氧气产生微量臭氧，而达到共同杀菌作用。该法适合于照射物表面灭菌、无菌室空气及蒸馏水的灭菌；不适合于药液的灭菌及固体物料深部的灭菌。由于紫外线是以直线传播，其强度与距离平方成比例地减弱，可被不同的表面反射或吸收，其穿透作用微弱，但较易穿透清洁空气及纯净的水，其中悬浮物或水中盐类增多时，则穿透程度显著下降。所以紫外线广泛作空气灭菌和表面灭菌之用。普通玻璃即可吸收紫外线，因此装于容器中的药物不能用紫外线灭菌。紫外线对人体有害，照射过久易发生结膜炎、红斑及皮肤烧灼等伤害，故一般在操作前开启 1～2 小时，操作时关闭；必须在操作过程中照射时，对操作者的皮肤和眼睛应采用适当的防护措施。

三、化学灭菌法

化学灭菌法（chemical sterilization）系指用化学药品直接作用于微生物而将其杀灭的方

法。对微生物具有触杀作用的化学药品称杀菌剂，可分为气体灭菌剂和液体灭菌剂。杀菌剂仅对微生物繁殖体有效，不能杀灭芽孢。化学杀菌剂的杀灭效果主要取决于微生物的种类与数量、物体表面光洁度或多孔性以及杀菌剂的性质等。化学灭菌的目的在于减少微生物的数目，以控制一定的无菌状态。

1. 气体灭菌法（gaseous sterilization） 系指采用气态杀菌剂（如环氧乙烷、甲醛、气态过氧化氢、臭氧、气态过氧乙酸等）进行灭菌的方法。该法特别适合于环境消毒以及不耐加热灭菌的医用器具、设备和设施等的消毒，亦用于粉末注射剂，不适合于对产品质量有损害的制剂。同时应注意残留的杀菌剂和与药物可能发生的相互作用。

制药工业上用于杀菌的气体，多用环氧乙烷（ethylene oxide）。沸点为10.9℃，室温下气，在水中溶解度很大，1ml水中可溶195ml（20℃，760mmHg），易穿透塑料，纸板及固体粉末，暴露于空气中环氧乙烷就可从这些物质消散，环氧乙烷对大多数固体呈惰性。环氧乙烷的杀菌作用，由于其为烷化剂的性质，使菌体蛋白的—COOH，$—NH_2$，—SH，—OH中的H，被$—CH_2—CH_2—OH$所换。可用以灭菌塑料容器，对热敏感的固体药物，纸或塑料包装的药物，橡胶制品、注射筒、注射针头、衣着敷料及器械等。但是，一些塑料、皮革及橡胶与环氧乙烷有强亲和力，故需长达12～24小时通空气驱除。我国曾用环氧乙烷对苄霉素普鲁卡因进行灭菌，效果良好。

环氧乙烷具可燃性，当与空气混合，空气含量达3.0%（*V/V*）时即可爆炸。故应用时需用惰性气体二氧化碳或氟利昂稀释。环氧乙烷的吸入毒性较大（与氨相近），无氨样的刺激嗅味，损害皮肤及眼黏膜，可产生水疱或结膜炎，故应用时要注意。

环氧乙烷灭菌器是在一定的温度、压力和湿度条件下，用环氧乙烷灭菌气体对封闭在灭菌室内的物品进行熏蒸灭菌的专用设备。我国已有环氧乙烷灭菌器的系列产品。环氧乙烷气体灭菌的主要特点是穿透力强，杀菌广谱，灭菌彻底，对物品无腐蚀无损害等。灭菌器的结构主要由灭菌室、真空装置、加温及热循环装置、加湿装置、气化装置、气动装置、特殊密封装置、残气处理装置以及相应的控制系统组成。

用环氧乙烷灭菌的程序，大致为将灭菌物品置于灭菌器内后，减压排除空气，预热，环氧乙烷采用混合气，一般用环氧乙烷12%－氟利昂88%或用环氧乙烷10%－二氧化碳90%，在减压输入混合气，保持一定浓度、湿度及温度，过一定时间后，抽真空排除环氧乙烷，然后送入无菌空气完全排除环氧乙烷的浓度为850～900mg/L（3小时，45℃），450 mg/L（5小时，45℃），相对湿度以40%～60%为宜，湿度为22～55℃。

在药剂工作中，也常利用一些化学药剂的蒸气熏蒸，进行操作室内的灭菌。甲醛溶液加热熏蒸，每立方米空间用40%甲醛溶液30ml，室内相对湿度宜高，以增进甲醛气体灭菌效果。甲醛对黏膜有强性激性，灭菌后剩余的甲醛气体可排除或通入氨予以吸收。亦有采用丙二醇作室内空气灭菌者，丙二醇具有不挥发性和无引火性等特点，灭菌用量为$1ml/m^3$，将丙二醇置蒸发器中加热，使蒸气弥漫全室。也有用乳酸蒸气灭菌者用量为$2ml/m^3$，杀菌力虽不及甲醛，但对人无害，此外，还有使用三甘醇［triethyene glyool $HO—(CH_2)_2—O—(CH_2)_2—O—(CH_2)_2—OH$］的，三甘醇是无色黏稠液体，沸点285℃，溶于水，使用方法与丙二醇同，过醋酸用于车间的室内灭菌，效力比相同浓度的甲醛大两倍半，对黏膜、眼部无刺激性，对木制品、金属制品、医疗器械均无影响。

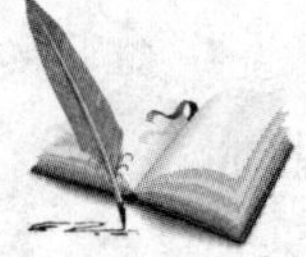

2. 应用化学杀菌剂 在制剂工业上应用化学杀菌剂，其目的在于减少微生物的数目，以控制无菌状况至一定水平。化学杀菌剂并不能杀死芽孢，仅对繁殖体有效。化学杀菌剂

的效果，依赖于微生物的种类及数目，物体表面光滑或多孔与否，以及化学杀菌剂的性质。常用的有0.1%～0.2%苯扎溴铵（新洁尔灭）溶液，2%左右的酚或煤酚皂溶液，75%乙醇等。由于化学杀菌剂常施用于物体表面，也要注意其浓度不要过高，以防其化学腐蚀作用。

四、无菌操作法

无菌操作法（aseptic processing）系指整个过程控制在无菌条件下进行的一种操作方法。该法适合一些不耐热药物的注射剂、眼用制剂、皮试液、海绵剂和创伤制剂的制备。按无菌操作法制备的产品，一般不再灭菌，但某些特殊（耐热）品种亦可进行再灭菌（如青霉素G等）。最终采用灭菌的产品，其生产过程一般采用避菌操作（尽量避免微生物污染），如大部分注射剂的制备等。

无菌操作室或无菌操作所用的一切用具、材料以及环境，均须应用上述灭菌法灭菌，操作须在无菌操作室或无操作柜内进行。

1. 无菌操作室的灭菌　常采用紫外线、液体和气体灭菌法对无菌操作室环境进行灭菌。无菌操作的空气灭菌可应用甲醛、丙二醇、乳酸等。药厂大型无菌操作，常用甲醛溶液加热熏蒸进行空气灭菌。

（1）甲醛溶液加热熏蒸法　该方法的灭菌较彻底，是常用的方法之一。将甲醛溶液放入瓶内，甲醛溶液逐渐吸收蒸汽夹层的热量被蒸发，甲醛蒸气经气出口送入总进风道，由鼓风机吹入无菌操作室，连续3小时后，一般即可将鼓风机关闭。室温应保持25℃以上，以免室温过低甲醛蒸气聚合而附着于冷表面，湿度应保持60%以上，密闭熏蒸12～24小时以后，再将25%氨水加热（每1m^{3}用8～10ml），从总风道送入氨气约15分钟，以吸收甲醛蒸气，然后开启总出口排风，并通入经处理过的无菌空气直至室内排尽甲醛。

（2）紫外线灭菌法　是无菌室灭菌的常规方法，该方法应用于间歇和连续操作过程中。一般在每天工作前开启紫外灯1小时左右，操作间歇中亦应开启0.5～1小时，必要时可在操作过程中开启（应注意操作人员眼、皮肤等的保护）。

（3）液体灭菌法　是无菌室较常用的辅助灭菌方法，主要采用3%酚溶液、2%煤皂酚溶液、0.2%苯扎溴铵（新洁尔灭）喷洒或擦拭，用于无菌室的空间、墙壁、地面、用具等方面的灭菌。

（4）臭氧灭菌法　近年来利用臭氧进行灭菌，代替紫外线照射与化学试剂熏蒸灭菌，取得了很好的效果。本法是《GMP验证指南》消毒方法种类中推荐的方法。本法将臭氧发生器安装在中央空调净化系统送、回风总管道中，与被控制的洁净区采用循环形式灭菌。臭氧灭菌法的特点是：①不需增加室内消毒设备；②可以使臭氧迅速扩散到洁净室的每个角落，臭氧浓度分布均匀，因而对空气中的浮游菌及设备、建筑物表面的沉降菌落都能消毒；③对空气净化过滤系统滋生的霉菌和杂菌起到了杀灭作用；④灭菌时间短（一般只需1小时）、操作简便、效果好。

2. 无菌操作　无菌操作室、层流洁净工作台和无菌操作柜是无菌操作的主要场所，无菌操作所用的一切物品、器具及环境，均需按前述灭菌法灭菌，如安瓿应150～180℃、2～3小时干热灭菌，橡胶塞应121℃、1小时热压灭菌等。操作人员进入无菌操作室前应洗澡，并更换已灭菌的工作服和清洁的鞋子，不得外露头发和内衣，以免污染。用无菌操作法制备的注射剂，根据需要加入抑菌剂。

小量无菌制剂的制备，可在无菌操作柜中进行。无菌操作柜分小型无菌操作柜与联合无菌操作柜两种，小型无菌操作柜又称单人无菌柜。式样有单面式与双面式两种。操作柜的架子用木制，四周配以玻璃，前面操作下装木板，挖二圆孔，孔内密接橡皮手套或袖套。药品及用具等，由侧门送入柜内后关闭。操作时可完全与外界空气隔绝。柜内空气的灭菌，可在柜中央上方装一小型紫外线灯，使用前1小时启灯灭菌，或用药液（如3%苯酚溶液）喷雾灭菌。联合无菌操作柜是由几个小型操作柜联合制成，以使原料的精制、传递分装及成品暂时存放等工作全部在柜内进行。近年来，普遍采用层流洁净工作台进行无菌操作，该设备具有良好的无菌环境，使用方便，效果可靠。

五、灭菌参数

研究发现在一般灭菌条件下，产品中还有存在极微量微生物的可能性，而现行的无菌检验方法往往难以检出被检品中的极微量微生物。为了保证产品的无菌，有必要对灭菌方法的可靠性进行验证，F 与 F_0 值即可作为验证灭菌可靠性的参数。

（一）D 值与 Z 值

1. ***D*值（*D* value）** 即在一定温度下，杀灭90%微生物（或残存率为10%）所需的灭菌时间。研究表明，杀灭微生物符合一级动力学过程，即：

$$\frac{dN}{dt} = -kt \qquad (10-1)$$

或，

$$\lg N_0 - \lg N_t = \frac{kt}{2.303} \qquad (10-2)$$

式中，N_0为原有微生物数；N_t为灭菌时间为 t 时残存的微生物数；k 为灭菌速度常数。

$$D = t = \frac{2.303}{k}(\lg 100 - \lg 10) \qquad (10-3)$$

由此可知，D 值即为降低被灭菌物品中微生物数至原来的1/10或降低一个对数单位（如lg100降低至lg10）所需的时间，即 $\lg N_0 - \lg N_t = \lg 100 - \lg 10 = 1$ 时的 t 值。

在一定灭菌条件下，不同微生物具有不同的 D 值；同一微生物在不同灭菌条件下，D 值亦不相同（如含嗜热脂肪芽孢杆菌的5%葡萄糖水溶液，121℃蒸气灭菌的 D 值为2.4分钟，105℃的 D 值为87.8分钟）。因此，D 值随微生物的种类、环境和灭菌温度变化而异。

2. ***Z*值（*Z* value）** 降低一个 $\lg D$ 值所需升高的温度，即灭菌时间减少到原来的1/10所需升高的温度或在相同灭菌时间内，杀灭99%的微生物所需提高的温度。

$$Z = \frac{T_2 - T_1}{\lg D_2 - \lg D_1} \qquad (10-4)$$

即，

$$\frac{D_2}{D_1} = 10^{\frac{T_2 - T_1}{Z}} \qquad (10-5)$$

设 $Z = 10℃$，$T_1 = 110℃$，$T_2 = 121℃$，则按10-4式计算可得：$D_2 = 0.079D_1$。即110℃灭菌1分钟与121℃灭菌0.079分钟的灭菌效果相当。

（二）F 值与 F_0 值

灭菌温度多系测量灭菌器内的温度，而不是灭菌物体内的温度，同时无菌检验方法也存在局限性。在检品存在微量的微生物时，往往难以用现行的无菌检验法检出。因此，人们对认识到对灭菌方法的可靠性进行验证是很必要的。F（或 F_0）值可作用验证灭菌可靠性的参数。

1. F 值（F value）　在一定灭菌温度（T）下给定的 Z 值所产生的灭菌效果与在参比温度（T_0）下给定的 Z 值所产生的灭菌效果相同时所相当的时间（equivalent time）。F 值常用于干热灭菌，以分钟（min）为单位，其数学表达式为：

$$F = \Delta t \sum 10^{\frac{T-T_0}{Z}} \tag{10-6}$$

2. F_0 值（F_0 value）　在一定灭菌温度（T）、Z 值为10℃所产生的灭菌效果与121℃、Z 值为10℃所产生的灭菌效果相同时所相当的时间（min）。F_0 值目前仅限于热压灭菌。物理 F_0 值的数学表达式为：

$$F_0 = \Delta t \sum 10^{\frac{T-121}{Z}} \tag{10-7}$$

根据10－7式，在灭菌过程中，仅需记录被灭菌物的温度与时间，即可计算 F_0 值。由于 F_0 值是将不同灭菌温度计算到相当于121℃热压灭菌时的灭菌效力，故 F_0 值可作为灭菌过程的比较参数，对灭菌过程的设计及验证灭菌效果极为有用。鉴于 F_0 值体现了灭菌温度与时间对灭菌效果的统一，该数值更为精确、实用。

生物 F_0 值的数学表达式为：

$$F_0 = D_{121} \times (\lg N_0 - \lg N_t) \tag{10-8}$$

即生物 F_0 值可看作 D_{121} 与微生物数目的对数降低值的乘积。式中 N_t 为灭菌后预计达到的微生物残存数，即染菌度概率（probability of nonsterility），当 N_t 达到 10^{-6} 时（原有菌数的百万分之一），可认为灭菌效果较可靠。因此，生物 F_0 值可认为是以相当于121℃热压灭菌时，杀灭容器中全部微生物所需要的时间。

影响 F_0 值的因素主要有：①容器大小、形状及热穿透性等。②灭菌产品溶液性质、充填量等。③容器在灭菌器内的数量及分布等，该项因素在生产过程中影响最大，故必须注意灭菌器内各层、四角、中间位置热分布是否均匀，并根据实际测定数据，进行合理排布。

测定 F_0 值时应注意的问题：①选择灵敏度高，重现性好，使用精密度为0.1℃的热电偶，并对其进行校正；②灭菌时应将热电偶的探针置于被测样品的内部，经灭菌器通向灭菌柜外的温度记录仪（一般附有 F_0 显示器）；③对灭菌工艺和灭菌器进行验证，灭菌器内热分布应均匀，重现性好。

F_0 值的计算对于验证灭菌效果极为有用，当产品以121℃湿热灭菌时，灭菌器内的温度虽能迅速升到121℃，而被灭菌物品内部则不然，这是由于包装材料性能及其他因素影响所致。F_0 将随着产品温度（T）变化而呈指数的变化。故温度即使很小的差别（如0.1～1），将对 F_0 值产生显著的影响。同时要求测定灭菌物品内的实际温度，故用 F_0 来监测灭菌效果具有重要的意义。F_0 是将不同灭菌温度折算到相当于121℃湿热灭菌时的效力，故 F_0 值可作为灭菌过程的比较参数。

为了确保灭菌效果，还应注意两个问题，根据 $F_0 = \mathrm{D}_{121} \times (\log N_0 - \log N_t)$，若N越大，即被灭菌物中微生物越多，则灭菌时间越长，故生产过程中应尽量减少微生物的污染，应采取各种措施使每个容器的含菌数控制在10以下（即 $\log 10 \leqslant 1$）。其次设置 F_0 值时，应适当考虑增加安全因素，一般增加理论值的50%，即规定 F_0 值为8分钟，实际操作应控制在12分钟。

扫码"学一学"

第四节　空气净化技术

一、概述

空气净化（air purification）技术是以创造洁净的空气为主要目的的空气调节措施。药物制剂行业中的空气净化需要生物洁净，即在除掉空气中各种尘埃的同时除掉各种微生物等。药品的净化过程是在净化的空气环境中进行的防止药品受到污染、提高药品质量的重要措施之一。空气的净化措施与环境的空气状态以及生产对空气的要求密切相关。①大气中存在的粉尘、烟、雾、蒸气、不良气体、微生物等以及其含有量都会影响空气的净化程度。②生产剂型不同，如片剂、注射剂、输液、软膏、栓剂等以及生产岗位不同，如注射剂中配液、灌封、包装等对空气的净化要求有很大差别。

《药品生产质量管理规范》（2010 年修订）中明确规定"进入洁净室（区）的空气必须净化，并根据要求划分空气洁净级别"。空气净化技术是一项综合性措施。为了获得良好的洁净结果、不仅着重采取合理的空气净化措施，而且必须要求建筑、工艺和其他专业采取相应的措施和严格的维护管理。本节重点介绍空气净化技术。

二、洁净室空气净化标准

（一）含尘浓度

空气中含尘浓度常用计数浓度与重量浓度表示。

计数浓度：每升或每立方米空气中所含粉尘个数（个/L 或个/m^3）。

重量浓度：每立方米空气中所含粉尘的毫克量（mg/m^3）。

（二）洁净室的净化度标准

洁净室的设计必须符合相应的洁净度要求，目前在国际上没有统一的空气洁净度标准，各国有自己的等级标准。确定室内洁净度标准时，必须考虑尘埃及细菌污染因素。

洁净级别是指每立方英尺中≥0.5μm 的粒子数最多不超过的个数，如 100 级是指每立方英尺中≥0.5μm 的粒子数最多不超过 100 个，10000 级是不超过 10000 个。目前按国际单位计算，分别在每立方米中不超过 3500 个和 350000 个，依次类推。沉降菌落数是指直径为 9cm 的双碟露置于空气中半小时后落下的菌的个数。

《药品生产质量管理规范》（2010 年修订）将无菌药品生产所需洁净室（区）分为 A、B、C、D 四个级别。

A 级为高风险操作区，如灌装区、放置胶塞桶、敞口安瓶瓶、敞口西林瓶的区域及无菌装配或连续操作的区域，相当于动态 100 级净化。

B 级为 A 级区所处的背景区域，相当于静态 100 级。

C 级相当于 10 万级净化，对无菌要求不太严的洁净区。

D 级为生产无菌药品过程中重要程度较差的洁净区。

以上各级别空气悬浮粒子的标准规定和洁净区微生物监控的标准见表 10－3 和 10－4。

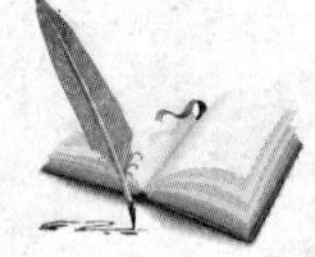

表 10-3　洁净室（区）各级别洁净度空气悬浮粒子的标准规定

洁净度级别	悬浮粒子最大允许数/立方米			
	静态		动态	
	≥0.5μm	≥5μm	≥0.5μm	≥5μm
A	35001	1	3500	1
B	3500	1	350000	2000
C	350000	2000	3500000	20000
D	3500000	20000	—	—

表 10-4　洁净室（区）微生物监控的动态标准[a]

洁净度级别	浮游菌 cfu/m^3	沉降菌（Φ90mm）cfu/4h[b]	表面微生物	
			接触碟（Φ50mm）cfu/碟	5 指手套 cfu/手套
A	<1	<1	<1	<1
B	10	5	5	5
C	100	50	25	—
D	200	100	50	—

注：（a）表中个数据均为平均值；（b）单个沉降碟的暴露时间可以少于 4 小时，同一位置可使用多个沉降碟连续进行监测并累积数。cfu：colony - forming units 菌落形成单位

检测空气中悬浮粒子和微生物时，常提及空态、静态、动态，其的概念如下。

空态（as - built）：设施已经建成，所有动力接通并运行，但无生产设备、材料及人员。静态（as - rest）：设施已经建成，生产设备已经安装，并按业主及供应商同意的状态运行，但无生产人员。动态（in operation）：设施以规定的状态运行，有规定的人员在场，并在商定的状态下进行工作。空态、静态、动态概念如图 10-10 所示。

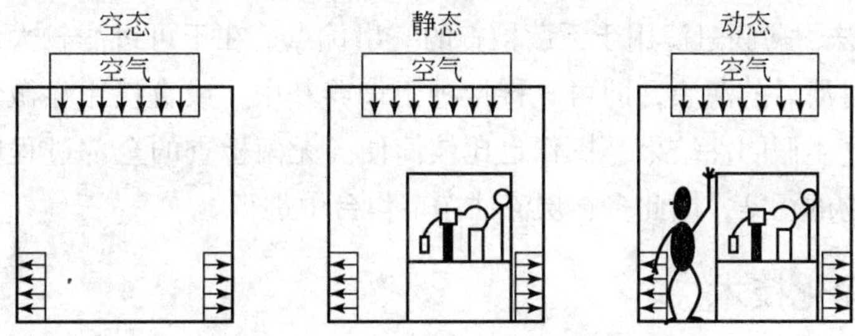

图 10-10　空态、静态、动态的概念图

不同制剂配制对空气洁净度的要求不同，固体口服给药制剂、液体口服给药制剂、黏膜给药制剂、肌内注射给药制剂、静脉给药制剂等对洁净度的要求依次增高；在输液的制备过程中，灌封岗位的洁净度要求最高。应根据需要选择适宜的洁净级别。如：①大于 50ml，最终需要灭菌的制剂，要求在 B 级条件下进行称量、配制、过滤，在 A 级条件下进行灌封；②小于 50ml，最终需要灭菌的制剂，可在 B 级条件下进行称量、配制、过滤和灌封；③最终不灭菌的制剂，要求在 A 级条件下进行生产；④对口服制剂，要求在 C 级条件下进行配制和封装；⑤对非无菌外用制剂，可在 D 级条件下进行配制和分装。

三、浮尘浓度测定方法和无菌检查法

（一）浮尘浓度测定方法

目前常用的测量空气中尘粒的大小及计数浓度的方法有光散射法、滤膜显微镜法、比色法。

1. 光散射式粒子计数测定法 当含尘气流以细流束通过强光照射的测量区时，空气中的每个尘粒发生光散射，形成光脉冲信号，并转换成正比于散射光强度的电脉冲信号，散射光的强度正比于尘粒的表面积，脉冲信号的次数与尘粒数目对应，最后由数码管显示粒径与粒子数目。

2. 滤膜显微镜计数测定法 利用微孔滤膜真空过滤含尘空气，把尘粒捕集在滤膜表面，用丙酮蒸气熏蒸，使滤膜形成透明体，然后用显微镜计数。根据采样的空气量及粒子数可计算空气的含尘量。此法可直接观察尘埃的形状、大小、色泽等物理性质，这对分析洁净室污染情况是极为宝贵的资料。缺点是取样、计数麻烦。

3. 光电比色计数测定法 用真空泵将含尘空气通过滤纸，然后将污染的滤纸在光源照射下用光电比色计（光电密度计）测出过滤前后滤纸的透光度。在粉尘的成分、大小、和分布等相同的条件下，由于光密度与积尘量成正比，所以可直接测出空气中的含尘量。比色法适用于中、高效过滤器的渗漏检查。

（二）无菌检查法

药剂或药品经灭菌或无菌操作法处理后，需经无菌检验证实已无微生物生存，方能作用。《中国药典》（2020 年版）规定的无菌检查法有“直接接种法”和“薄膜过滤法”。

1. 直接接种法 将供试品溶液接种于培养基上，培养数日后观察培养基上是否出现浑浊或沉淀，与阳性和阴性对照品比较或直接用显微镜观察。薄膜过滤法取规定量的供试品经薄膜过滤器过滤后，取出滤膜在培养基上培养数日，进行阴性与阳性对照。其具体操作方法以及在一些特殊情况下的变动，可详见《中国药典》（2020 年版）四部规定。

2. 薄膜过滤法 薄膜过滤用于无菌检查的突出优点，在于可过滤较大量的样品和可滤除抑菌性物质，过滤后的薄膜，即可直接接种于培养基中，或直接用显微镜观察。故此法灵敏度高，不易产生假阴性结果，操作也比较简便。无菌检查的全部过程应严格遵守无菌操作，防止微生物的污染，因此多在层流洁净工作台中进行。

四、空气净化技术

（一）空气的过滤

目前主要采用空气过滤器对空气进行净化。在空气净化系统中，将过滤器按过滤效率可分为初效过滤器（lower effect particulate air filter）、中效过滤器（medium effect particulate air filter）、亚高效过滤器［sub - high efficiency particulate air（SHEPA）filter］、高效过滤器［high efficiency particulate air（HEPA）filter］四类。

1. 初效过滤器 主要滤除粒径大于 5μm 的悬浮粉尘，过滤效率可达 20% ~80%，除了用于捕集大粒子外，用于防止中、高效过滤器被大粒子堵塞，以延长中、高效过滤器的寿命。通常设在上风侧的新风过滤，因此也叫预过滤器（pre - filter）。粗效过滤器一般采用易于拆卸的平板型或袋型。

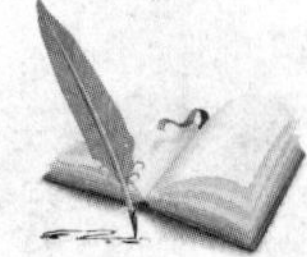

2. 中效过滤器　主要用于滤除大于 1μm 的尘粒，过滤效率达到 20% ~70%，一般置于高效过滤器之前，用以保护高效过滤器。中效过滤器的外形结构大体与初效过滤器相似，主要区别是滤材。

3. 亚高效过滤器　主要滤除小于 1μm 的尘埃，过滤效率在 95% ~99.9% 之间，置于高效过滤器之前以保护高效过滤器，常采用叠式过滤器。

4. 高效过滤器　主要滤除小于 1μm 的尘埃，对粒径 0.3μm 的尘粒的过滤效率在 99.97% 以上。一般装在通风系统的末端，必须在中效过滤器或在亚高效过滤器的保护下使用。高效过滤器的结构主要是折叠式空气过滤器。高效过滤器的特点是效率高、阻力大、不能再生、安装时正反方向不能倒装。

（二）净化气流方式

1. 层流　层流（laminar flow）是指空气流线呈平行，又称平行流或单向流。由于层流的流线为单一方向且相互平行，各流线间的尘粒不易从一个流线扩散到另一流线上去。该气流方式的基本形式类似气缸内活塞动作，把室内发生的粉尘以整层气流形式推出室外。即使气流遇到人、物等发尘部位，尘粒也很少扩散到全室，而随平行流迅速流出，从而容易保持洁净度。只要过滤器送风口和工作面之间不存在发尘源，在工作面上始终能够得到 A 级洁净的空气，工作面下风侧为 B 级左右。层流常用于 A 级的洁净区。层流分为垂直层流与水平层流，如图 10－11 所示。

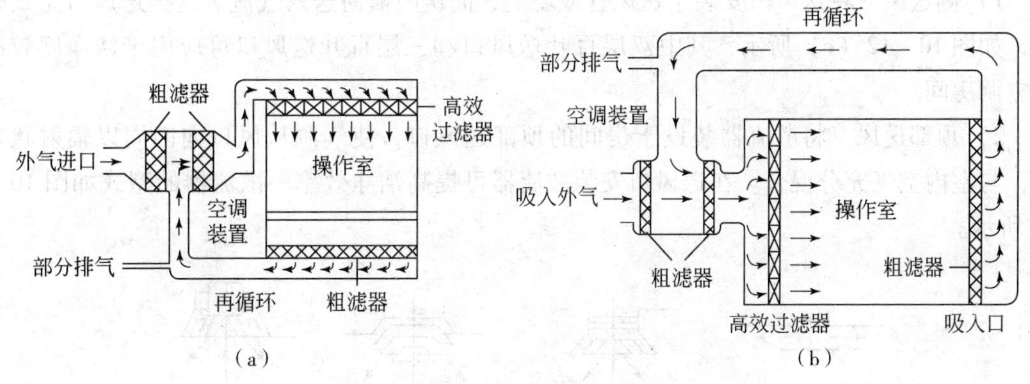

图 10－11　垂直层流和水平层流气流方式示意图

（a）垂直层流；（b）水平层流

（1）垂直层流（vertical laminar flow）　以高效过滤器为送风口布满顶棚，地板全部做成回风口，使气流自上而下地流动。实现层流必须有足够的气速，以克服空气对流。垂直层流的端面风速在 0.25m/s 以上，换气次数载 400 次/小时左右，造价以及运转费用很高。

（2）水平层流（horizontal laminar flow）　以高效过滤器为送风口满布一侧壁面，对应壁面为回风墙，气流以水平方向流动。为克服尘粒沉降，端面风速不小于 0.35m/s。水平层流的造价比垂直层流低。

2. 乱流　乱流（turbulent flow）的气流具有不规则的运动轨迹，习惯上也称紊流。这种流动，送风口只占洁净室断面很小一部分，送入的洁净空气很快扩散到全室，含尘空气被洁净空气稀释后降低了粉尘的浓度，以达到空气净化的目的。因此，室内洁净度与送、回风的布置形式以及换气次数有关。一般 B 级的换气次数≥25 次/小时，C 级则≥15 次/小时。图 10－12 表示乱流洁净室多种送、回风形式，根据洁净等级和生产需要而定。图中 a、b 形式可达到 A 级，c、d 可达到 B 级，e 形式只能达到 C 万级。

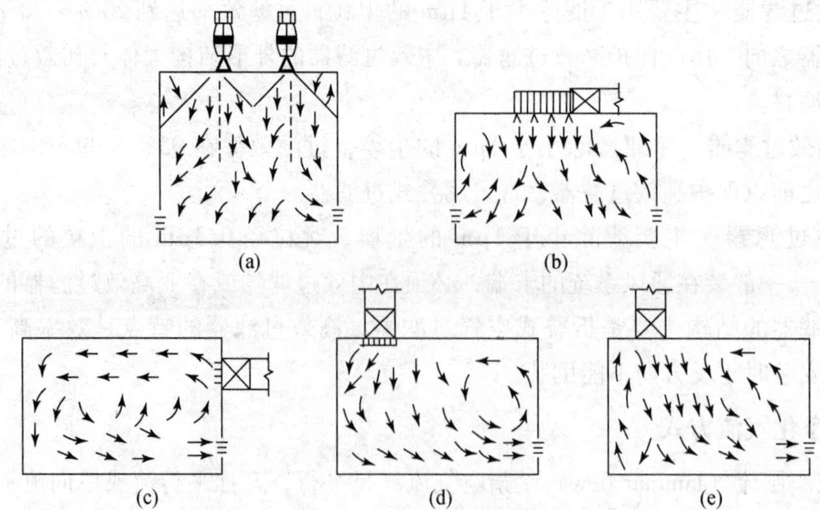

图 10-12　乱流洁净室送、回风布置形式

（a）密集流线型散发器顶送双侧下回；（b）孔板顶送双侧下回；（c）侧送风同侧下回；（d）带扩散板高效过滤器风口顶送单侧下回；（e）无扩散板高效过滤器风口顶送单侧下回

3. 送风与回风形式

（1）送风形式　对气流组织影响较大，常见的有侧送风与顶部送风。

1）侧送风　将送风口安装于送风管或墙上，向房间横向送入气流。这类送风口型式较多，如图 10-12（c）所示，其中双层百叶送风口和三层百叶送风口可应用于洁净度较高的空调房间。

2）顶部送风　将散流器装设于房间的顶部送风口，使气源从风口向四周以辐射状射出，与室内空气充分混合。在送风口安装散流器可提高洁净效率。散流器的型式如图 10-13 所示。

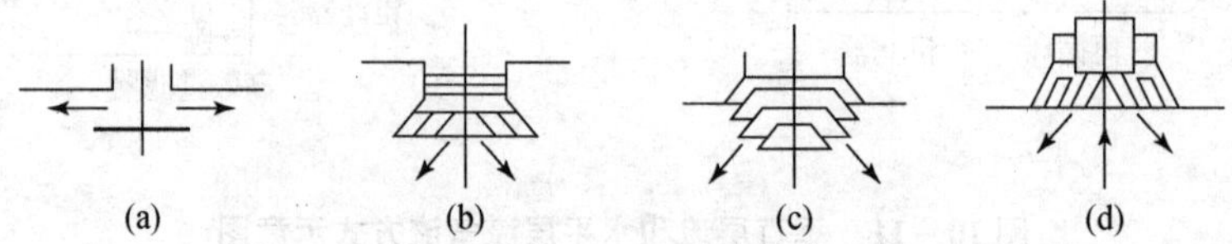

图 10-13　各种散流器形式

（a）盘式散流器；（b）直片式散流器；（c）流线型散流器；（d）送吸式散流器

（2）回风形式　回风对气流组织影响不大，一般安装于墙下，以调节回风量和防止杂物被吸入。回风口的形式有金属网格、百叶或各种形式的格栅等。

（三）洁净室的空气净化系统

1. 过滤器的组合装配　污染空气中所含尘粒的粒度范围非常广，不宜只用一个过滤器同时除掉所有粒度范围的尘粒，因此在洁净技术中通常使用三级过滤。即粗效过滤、中效过滤、高效过滤。各级过滤器除掉不同粒度范围的尘粒，粗效过滤器主要滤除 5μm 以上的较大尘粒；中效过滤器主要滤除 1μm 以上的尘粒；高效过滤器主要滤除小于 1μm 的粉尘。

过滤器的组合方式使空气由初效到高效通过，逐步净化。组合的过滤器级别不同，得到不同的净化效果。洁净度为 A 级的空气净化系统称高效空气净化系统，此时末级过滤器必须是高效过滤器；洁净度为 B 级的空气净化处理，末级也可采用高效或亚高效过滤器；

对 C 级的空气净化处理，末级过滤器应采用中效过滤器。集中式净化空调系统的基本流程如图 10－14 所示。中效过滤器安装在风机的出口处，以保证中效过滤器以后的净化系统处于正压。

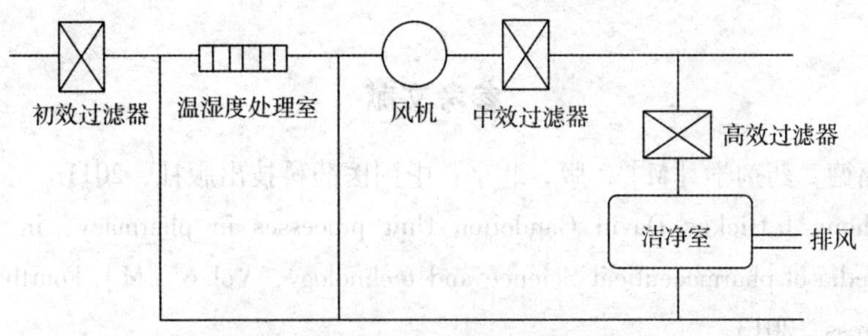

图 10－14　净化空调系统基本流程

2. 局部净化　因为洁净室的造价很高，而且室内操作人员的动作无法彻底消除认为造成的污染，为此经常采用局部净化环境的措施解决这一问题。A 级洁净度的局部工作区域安装在 B 级的洁净室内，以确保洁净的要求。

超净工作台是最常用的局部净化装置（图 10－15），其工作原理是使通过高效过滤器的洁净空气在操作台内形成低速层流气流，直接覆盖整个操作台面，以获得局部 100 级洁净环境。超净工作台的送风方式有水平层流和垂直层流两种。超净工作台的特点是：设备费用少、可移动、对操作人员的要求条件相对较少。

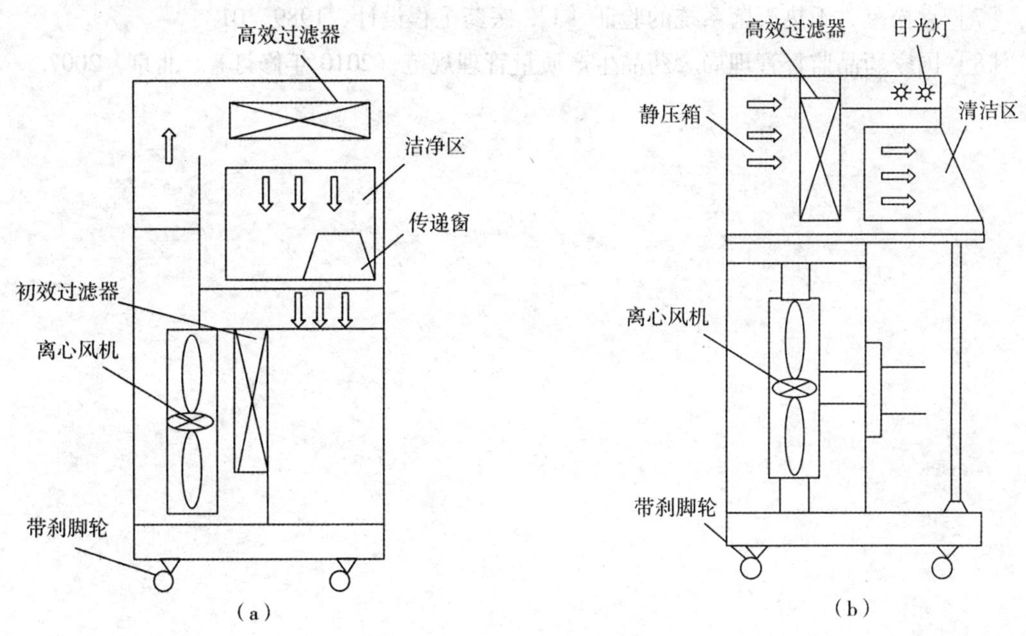

图 10－15　超净工作台

（a）水平层流；（b）垂直层流

思考题

1. 简述纯化水、注射用水和灭菌注射用水的区别。
2. 简述介质过滤的机制及常用的过滤介质。
3. 简述热压灭菌法的适用范围及影响湿热灭菌的因素。

4. 简述无菌保证水平和 F_0 值的含义。

5. 简述洁净室区域是如何划分的。

（李维凤）

参考文献

［1］崔福德．药剂学［M］. 2 版．北京：中国医药科技出版社，2011.

［2］Anthony J. Hickey David Ganderton Unit processes in pharmacy，in James Swarbrkick. Encyclopedia of pharmaceutical Science and technology，Vol. 6［M］. Fourth Edition，New York：CRC Press，2013.

［3］Roop K Khar，SP Vyas，Farhan J Ahmad，et al. Lachman/Liebermans The Theory and Practice of Industrial Pharmacy［M］. Fourth Edition，New Delhi，CBS Publishers & Distributors Pvt Ltd.，2013.

［4］Aulton ME. Taylor KMG. Aulton's Pharmaceutics – The Design and Manufacture of Medicines［M］. 4th ed. London：Elsevier，Ltd.，2013.

［5］张汝华．工业药剂学［M］. 北京：中国医药科技出版社，1999.

［6］张绪桥．药物制剂设备与车间工艺设计［M］. 北京：中国医药科技出版社，2000.

［7］袁松范．干热灭菌系统的验证［J］. 医药工程设计，1989，01.

［8］国家药品监督管理局. 药品生产质量管理规范（2010 年修订）. 北京，2007.

扫码“练一练”

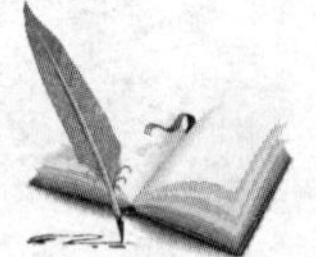

第十一章　液体制剂

学习目标

1. **掌握**　液体制剂的常用溶剂和添加剂；混悬剂的概念，稳定性及其影响因素；乳剂的概念、组成、种类；乳剂的稳定性及其影响因素。

2. **熟悉**　液体制剂的分类、真溶液型和胶体型液体制剂的概念与基本性质；混悬剂、稳定剂的性质与稳定机制；乳化剂的选择原则；合剂、洗剂、搽剂、滴耳剂、滴鼻剂、含漱剂、灌肠剂、滴牙剂、涂剂的概念。

3. **了解**　真溶液型和胶体型液体制剂的制备方法和质量要求；混悬剂的制备方法；乳剂的制备方法与质量评价。

第一节　概　述

扫码“学一学”

一、液体制剂的概念

液体制剂（liquid preparations）是指药物以一定形式分散于液体介质中所制成的供口服（oral administration）或外用（external application）的液体分散体系。经浸出法或经灭菌法制备的液体制剂，分别在浸出制剂和无菌制剂等章节中论述。

液体制剂的分散相，可以是固体，也可以是液体或气体药物。在一定条件下药物分别以颗粒、液滴、胶粒、分子、离子或其混合形式存在于分散介质中，形成混悬剂、乳剂、溶液剂等。药物的分散状态不同，都会对疗效和毒性产生很大影响。

液体制剂的分散介质也称溶剂，如水、乙醇、聚乙二醇400、脂肪油或甘油等。不同的分散介质对药物的溶解性能亦不相同，在不同程度上影响药物的疗效和毒性。此外，在一些液体制剂中往往加入不同的附加剂以增加药物的分散度或溶解度，提高制剂的稳定性等以保障药物安全性的同时提高药效。液体药剂一般具有吸收快、服用方便等特点，因此应用十分广泛。

二、液体制剂的分类

液体制剂有多种分类方法，目前常用的分类方法有两种，即按分散系统（disperse system）分类和按给药途径分类。

（一）按分散系统分类

这种分类方法是把整个液体制剂看作一个分散体系，并按分散粒子或质点的大小将液体制剂分成均相（homogeneous phase）与非均相（heterogeneous phase）液体制剂。在均相液体制剂中，药物以分子、离子形式分散在液体分散介质中，没有相界面的存在，称为溶液（真溶液）。其中药物（分散相）相对分子质量小的称低分子溶液（low molecular solu-

tion），相对分子质量大的称高分子溶液（macromolecular solution，polymer solutions），它们都属于稳定体系。非均相液体制剂中，药物是以微粒（多分子聚集体）或液滴的形式分散在液体分散介质中，其分散相与液体分散介质之间具有相界面，所以均属于不稳定体系（图 11-1）。

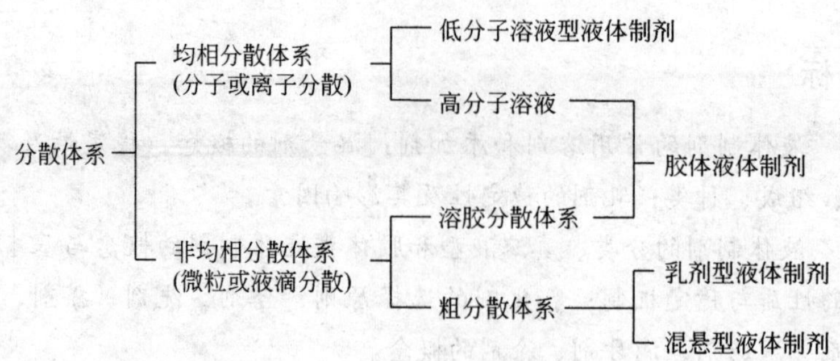

图 11-1　分散体系的分类

高分子溶液和溶胶分散体系在药剂学中一般统称为胶体液体制剂，因为它们的分散相微粒的大小都在 1～100nm 之间，且在性质上有许多共同之处，但前者为真溶液，属均相液体制剂，而后者为微粒分散体系，属非均相液体制剂，分散体系的粒子大小及其特征见表 11－1。

表 11－1　分散体系的粒子大小及其特征

类型		分散相粒子大小	特征	举例
分子分散系		＜ 1nm	无界面，均相，热力学稳定体系，扩散快，能透过滤纸和半透膜*，形成真溶液	氯化钠水溶液
胶体分散系	高分子溶液	1～100nm	无界面，均相，热力学稳定体系，形成真溶液，扩散慢，能透过滤纸，不能透过半透膜	蛋白质水溶液
	溶胶		有界面，非均相，热力学不稳定体系，扩散慢，能透过滤纸，不能透过半透膜	胶体硫溶胶
粗分散系		＞ 100nm	有界面，非均相，热力学不稳定体系，形成混悬剂或乳剂，扩散很慢或不扩散，显微镜下可见	无味氯霉素混悬剂

*半透膜（semipermeable membrane）是一种只给某种分子或离子扩散进出或对不同质点的通过具有选择性的薄膜。半透膜是一种只允许离子和小分子自由通过的膜结构，大分子不能自由通过半透膜，其原因是因为半透膜的孔隙的大小比离子和小分子大，但比大分子小。

（二）按给药途径分类

1. 内服液体制剂　常用的内服液体制剂有溶液剂（solutions）、合剂（mixtures）、芳香水剂（aromatic waters）、糖浆剂（syrups）等。

2. 外用液体制剂　外用液体制剂按用药部位可分为：①皮肤用液体制剂，如洗剂（lotions）、搽剂（liniments）等；②五官科用液体制剂，如洗耳剂（ear lotions）、滴鼻剂（nasal drops）、含漱剂（gargarisms）等；③直肠、阴道、尿道用液体制剂，如灌肠剂（enemas）等。

三、液体制剂的特点与质量要求

（一）特点

液体制剂与固体制剂（散剂、片剂、胶囊等）相比具有以下特点。

（1）药物的分散度大，接触面积大，吸收快，能迅速发挥疗效。

（2）给药途径广泛，可用于内服，也可用于皮肤、黏膜和腔道给药。

（3）便于分取剂量，服用方便。

（4）减少某些药物的刺激性。一些易溶性固体药物，如溴化物、碘化物等片剂口服后，因片剂周围局部浓度过高，对胃肠道有刺激性，若改为口服液体制剂后，可迅速分散于胃液中从而减少刺激性。

但液体制剂尚存在许多需要注意和有待解决的问题，如化学稳定性差，有些药物之间容易发生相互作用而导致减弱或失去原有的药效；以水为溶剂者易发生水解或霉败，而非水溶剂则存在生理活性、成本高等问题。除此之外还有携带、运输、贮存不便等缺点。

（二）质量要求

（1）溶液型液体制剂应澄明，乳浊液型或混悬液型制剂要保证其分散相粒子小而均匀，振摇时可均匀分散。

（2）浓度准确、稳定、长期贮存不变化。

（3）分散介质最好用水，其次是乙醇、甘油和植物油等。

（4）制剂应无刺激性。

（5）液体制剂应具有一定的防腐能力。

（6）包装容器大小适宜，便于患者使用。

四、液体制剂的常用溶剂

根据药物性质和临床用途不同，在制备液体制剂时，应选用不同的溶剂。溶剂的选择对制剂的质量和疗效有直接影响。优良溶剂应具备的条件是：①对药物具有较好的溶解性和分散性；②化学性质稳定，不与主药和附加剂发生化学反应；③对药效的发挥不产生负面影响；④不影响含量测定；⑤毒性小、成本低、无臭味且具有防腐性等。但是，同时符合这些条件的溶剂很少，需要在掌握常用溶剂性质的基础上选用适宜溶剂或混合溶剂。

（一）极性溶剂

1. 水　水（water）是无色透明的液体，能与乙醇、甘油、丙二醇等极性溶剂任意混合。水能溶解绝大多数无机盐与许多极性有机物。水本身无药理及毒理作用，价廉易得，是液体制剂的制备中最常用的溶剂。缺点是不宜用于易水解或氧化的药物，而且易发生霉变，不宜久贮。当配制普通液体制剂时，要用蒸馏水或去离子水，不能用饮用水。

2. 乙醇　乙醇（ethanol）是无色透明的有机极性液体，可与水、甘油、丙二醇等任意混合。药典规定，无特殊说明时，通常是指95%（*V/V*）乙醇。乙醇的溶解范围很广，能溶解大部分有机物质和植物中成分。其毒性比其他有机溶剂小，因此是除水以外最常用的溶剂。与水相比乙醇有药理活性，20%以上的乙醇即具有防腐作用。但存在成本高以及易挥发、易燃烧等缺点。

3. 聚乙二醇类　聚乙二醇（polyethylene glycol）分子量在1000以下者为液体，如

PEG300、PEG400、PEG600等。低聚合度的聚乙二醇，如PEG300~400为无色透明液体，能与水任意混合，并能溶解许多水溶性无机盐和水不溶性有机物，毒性小，与水混合可用于内服、外用、注射用溶剂。本品对易水解的药物具有一定的稳定作用，且可增加皮肤的柔韧性，并具有保湿作用。

4. 甘油 甘油（glycerin）为无色黏稠性液体，味甜（为蔗糖甜度的60%），能与水、乙醇、丙二醇等任意混合。甘油毒性小，可制备内服或外用制剂，其中外用制剂较多。无水甘油有吸水性，对皮肤黏膜有刺激性，但含水10%的甘油无刺激性，且对一些刺激性药物起到缓和作用。在外用液体制剂中，甘油还有防止干燥（作保湿剂）、滋润皮肤、延长药物局部疗效等作用。在内服浸出溶液中含甘油12%（g/ml）以上时，不但使制剂有甜味，且能防止鞣质的析出。

5. 丙二醇 药用丙二醇（propylene glycol）一般指1，2-丙二醇，无色透明液体，性质与甘油相近，但黏度较甘油小。本品可与水、乙醇、甘油任意混合，能溶解很多有机药物。丙二醇毒性及刺激性小，可作为内服、外用及肌内注射用溶剂。但丙二醇有辛辣味，因此在口服制剂的应用中受到限制。丙二醇与水的等量混合液可延缓某些药物的水解，而且对药物的透皮吸收有一定的促进作用。

6. 二甲基亚砜 二甲基亚砜（dimethyl sulfoxide，DMSO）为无色透明液体，具有强极性、强吸湿性，纯品几乎无味，18.5℃时易结晶。能与水、乙醇、甘油、丙二醇等相混合，一般用其40%~60%的水溶液为溶剂，60%水溶液的冰点为-80℃，故有良好的防冻作用。本品溶解范围很广，能溶解许多难溶于水、甘油、乙醇、丙二醇的药物，故有“万能溶剂”之称。本品对皮肤和黏膜的穿透能力很强，但对皮肤有轻度刺激性，高浓度可引起皮肤灼烧感、瘙痒及发红，本品孕妇禁用。

（二）非极性溶剂

1. 脂肪油 脂肪油（fatty oil）指茶油、麻油、豆油、棉籽油和花生油等植物油。本品不能与水、乙醇、甘油等混合，能溶解油溶性药物，如激素、挥发油、游离生物碱等。多用于外用制剂，如洗剂、搽剂、滴鼻剂等。脂肪油易酸败，也易与碱性物质起皂化反应而变质。

2. 液体石蜡 液体石蜡（liquid paraffin）为无色透明油状液体，是从石油中所制得的多种液状烃的混合物。根据密度不同可分为轻质和重质两种，前者密度为0.828~0.880g/ml，多用于外用液体制剂，如滴鼻剂、喷雾剂；后者密度为0.845~0.905g/ml，多用于软膏剂及糊剂中。本品化学性质稳定，能溶解生物碱、挥发油等非极性物质，在三氯甲烷、乙醚或挥发油中溶解，在水或乙醇中均不溶。

3. 乙酸乙酯 乙酸乙酯（ethyl acetate）为无色油状液体，微臭。相对密度（20℃）为0.897~0.906，具有挥发性和可燃性。在空气中容易氧化并变色，需加入抗氧剂。本品能溶解挥发油、甾体药物及其他油溶性药物。常用作为搽剂的溶剂。

4. 油酸乙酯 油酸乙酯（ethyl oleate）为淡黄色或几乎无色易流动的油状液体，为脂肪油的代用品。密度（20℃）为0.866~0.874g/ml，黏度>0.52mPa·s，酸值≤0.5，碘值75~85，皂化值177~188。本品是甾类化合物及其他油溶性药物的常用溶剂，但在空气中暴露易氧化并变色，故常加入抗氧剂使用。

5. 肉豆蔻酸异丙酯 肉豆蔻酸异丙酯（isopropyl myristate）系由异丙醇和肉豆蔻酸酯化而得，为透明、无色、流动液体。密度0.846~0.854g/ml，黏度（25℃）为0.7 mPa·s，酸

值≤1，皂化值 202~212，碘值≤1。本品化学性质稳定，不会酸败，不易氧化和水解。可与液体烃类、蜡、脂肪及脂肪醇等混合，在 20℃时，1 份可溶于 3 份 90% 乙醇中，不溶于水、甘油和丙二醇。本品刺激性低，无过敏性，具有经皮吸收促进作用。

五、液体制剂的常用附加剂

（一）增溶剂

常用的增溶剂为聚山梨酯类（吐温类）和聚山梨坦类（司盘类）等，增溶剂的最适 HLB 值为 15~18。每 1g 增溶剂能增溶药物的克数称为增溶量（solubilizing capacity）。

（二）助溶剂

常用助溶剂可分为两类：一类是某些有机酸及其盐，如苯甲酸钠、水杨酸钠、对氨基苯甲酸等都是在制剂中应用较多的助溶剂。苯甲酸钠对呋喃西林具有助溶作用，研究显示苯甲酸钠对呋喃西林的助溶效果明显优于吐温 80 和乙醇。另一类是酰胺化合物，如乌拉坦、尿素、乙酰胺等。

（三）潜溶剂

乙醇、丙二醇、甘油、聚乙二醇等都可与水形成潜溶剂。潜溶剂能提高药物溶解度的主要原因是混合溶剂的介电常数、表面张力、分配系数等与溶解相关的特性参数发生变化，使其与溶质的相应参数相近的结果，这仍遵循着“相似者相溶”的原理。

在增溶非极性药物时，常用极性较小的有机溶剂与水混合，使非极性药物更好地与溶剂亲和，增溶规律符合半对数关系：

$$\lg SR = S_{total}/S_u = \sigma_{cosol} \times F_{cosol} \tag{11-1}$$

式中，SR 为溶解度比（solubility ratio），定义为溶质总的溶解度（S_{total}）与分子态药物溶解度（S_u）之比；σ_{cosol}为有机溶媒的极性参数；F 为有机溶的加入比例，以 F 对 log SR 作图，斜率为 σ_{cosol}。理论上，极性越小的药物在极性参数 σ_{cosol} 小的有机溶剂中的增溶效果越好。潜溶剂不仅能显著增加某些药物的溶解度，而且可以减少药物的水解反应，增加药物的稳定性。

（四）抗氧剂

1. 液体制剂中药物的氧化 制剂的制备或贮藏过程中，经常会发生药物氧化变质，如变色、沉淀、失效甚至产生有毒物质等情况。氧化变质是药物不稳定的主要表现之一，合理选择抗氧剂能有效地防止或延缓药物的氧化变质。通常在药物中易氧化变质的官能团有下列几种：含醛基的药物，如链霉素；含羟基或烯醇结构的药物，如维生素 C；酚类物质，如吗啡；肼类及胺类药物，如异烟肼和盐酸普鲁卡因；硫醇或硫化物，如巯嘌呤和硫辛酸；含碳双键及其共轭体系的药物，如维生素 A；杂环吡唑酮类药物，如安乃近等。在自动氧化反应过程可产生有害中间产物，抗氧剂的作用是抑制或消除有害中间产物，从而阻止药物自动氧化反应的进行。

2. 影响液体中药物氧化的因素 在液体制剂中药物自动氧化的影响因素主要有以下几个方面。

（1）氧 在自动氧化反应过程中，氧的浓度越高，氧化反应速度越快，所以在制备液体制剂时所用到的溶剂应采取措施使之溶解较少的氧气，如水应用新鲜煮沸冷却的水。

（2）pH 液体制剂的 pH 越低，药物脱氢的难度越大，即 RH→R· + H· 和 RH + O_2

$\rightarrow R\cdot + HO_2\cdot$ 的反应越不易发生，因此，许多对氧敏感药物只要在不影响溶解性和生理耐受性情况下，可将药物溶液调节至较低的 pH 以增加对氧化作用的抵抗能力，如吗啡溶液酸性越强，吗啡的氧化反应速度越慢。

（3）温度　温度升高，液体制剂中所溶解的氧减少，氧化反应速度减慢，但温度升高，氧化反应的速率增加很多，总体说温度升高氧化反应速度增加。所以易氧化药物制剂应低温贮藏。

（4）金属离子　金属离子是药物自动氧化反应过程的催化剂，金属离子的催化作用可使药物氧化反应速度增加几十甚至几百倍。所以在药物制剂中要添加金属离子络合剂，使之不能催化氧化反应。常用的金属离子络合剂有 EDTA-2Na、枸橼酸（citric acid）、磺基水杨酸（sulfosalicyclic acid）等。

（5）光　光照诱发游离基的产生，光照越强，游离基产生的速度越快，氧化反应速度也就越快。所以易氧化药物制剂应避光保存。

3. 抗氧剂的选择　抗氧剂应根据药物的具体情况选择，单一抗氧剂难以满足药物稳定性要求时，复合抗氧剂能充分发挥协同作用，提高抗氧剂的性能。抗氧剂有水溶性和油溶性两种。

（1）水溶性抗氧剂　主要用于水溶性药物的抗氧化。常用抗氧剂有：维生素 C（vitamin C）、亚硫酸钠（sodium sulfite）、亚硫酸氢钠（sodium bisulfite）、焦亚硫酸钠（sodium metabisulfite）、硫代硫酸钠（sodium thiosulfate）等。

维生素 C 具有烯醇（enol）结构，具还原性，可清除游离基，同时还因具有羰基和邻位的羟基而可与金属离子发生络合作用，降低金属离子催化自动氧化的活性，羟基还具有一定的酸性，可降低 pH 而使氧化反应减慢。

亚硫酸钠为白色结晶性粉末，具有较强的还原性。水溶液呈碱性，主要用于偏碱性药物的抗氧剂。与酸性药物、盐酸硫胺等有配伍禁忌。

亚硫酸氢钠为白色结晶粉末，具有二氧化硫臭味，具有还原性。水溶液呈酸性，主要用作酸性药物的抗氧剂。与碱性药物、钙盐、对羟基衍生物，如肾上腺素等有配伍禁忌。

焦亚硫酸钠为白色结晶性粉末，有二氧化硫臭，味酸咸，具有较强的还原性，水溶液呈酸性，主要用作酸性药物的抗氧剂。

硫代硫酸钠为无色透明结晶或细粉，无臭，味咸。具有强烈的还原性。水溶液呈弱碱性，在酸性溶液中易分解，主要用作偏碱性药物的抗氧剂。与强酸、重金属盐类有配伍禁忌。

（2）油溶性抗氧剂　主要用于油溶性药物的抗氧化。常用的抗氧剂有：维生素 E（vitamin E）、叔丁基对羟基茴香醚（butylated hydroxyanisole，BHA）、2，6-二叔丁基羟基甲苯（butylated hydroxytoluene，BHT）等。

维生素 E 是天然抗氧剂，一般将维生素 E 和维生素 C 合用，一般维生素 E 中包括四种异构体（α，β，γ，δ），其抗氧化活性 $\alpha<\beta<\gamma<\delta$。维生素 E 和茶多酚合用，具有良好的协同作用，可用作脂溶性药物的抗氧剂。

（五）防腐剂

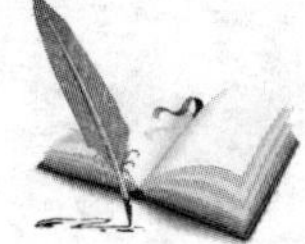

防腐剂（preservatives）系指防止药物制剂由于细菌、真菌、霉菌等微生物的污染而产生变质的添加剂。

1. 加入防腐剂的作用　液体制剂在制备过程中完全避免微生物污染是很困难的，以水为溶剂的液体制剂，易被微生物污染而发霉变质，尤其是含有糖类、蛋白质等营养物质的液体制剂，更容易引起微生物的滋长和繁殖。从而影响药效，甚至产生毒副作用。加入防腐剂可抑制微生物生长繁殖，以达到有效的防腐目的。

《中国药典》(2020 年版）四部通则 1107 中规定了非无菌化学药品制剂、生物制品制剂和不含药材原粉的中药制剂微生物限度标准要求，详见表 11－2。用于手术、严重烧伤及严重创伤的局部给药制剂应无菌。

表 11－2　《中国药典》(2020 年版）关于不同给药途径非无菌药品微生物限度标准*

给药途径	需氧菌总数（cfu/g・cfu/ml 或 cfu/10cm²）	霉菌和酵母菌总数（cfu/g・cfu/ml 或 cfu/10cm²）	控制菌
口服给药制剂			
固体制剂	$\leqslant 10^3$	$\leqslant 10^2$	不得检出大肠埃希菌（1ml 或 1mg）；含脏器提取物的制剂还不得检出沙门菌（10ml 或 10mg）
液体及半固体制剂	$\leqslant 10^2$	10^1	
口腔黏膜给药制剂			
齿龈给药制剂	$\leqslant 10^2$	$\leqslant 10^1$	不得检出大肠埃希菌、金黄色葡萄球菌、铜绿假单胞菌（1g、1ml 或 $10cm^2$）
鼻用制剂			
耳用给药制剂	$\leqslant 10^2$	$\leqslant 10^1$	不得检出金黄色葡萄球菌、铜绿假单胞菌（1g、1ml 或 $10cm^2$）
皮肤给药制剂	$\leqslant 10^2$	$\leqslant 10^2$	
呼吸道吸入给药制剂	$\leqslant 10^2$	$\leqslant 10^1$	不得检出大肠埃希菌、金黄色葡萄球菌、铜绿假单胞菌、耐胆盐革兰阴性菌（1g 或 1ml）
阴道、尿道给药制剂	$\leqslant 10^2$	$\leqslant 10^1$	不得检出金黄色葡萄球菌、铜绿假单胞菌、白色念珠菌（1g、1ml 或 $10cm^2$）；中药制剂还不得检出梭菌（1g、1ml 或 $10cm^2$）
直肠给药制剂			不得检出金黄色葡萄球菌、铜绿假单胞菌、耐胆盐革兰阴性菌（1g 或 1ml）
固体及半固体制剂	$\leqslant 10^3$	$\leqslant 10^2$	
液体制剂	$\leqslant 10^2$	$\leqslant 10^2$	
其他局部给药制剂	$\leqslant 10^2$	$\leqslant 10^2$	不得检出金黄色葡萄球菌、铜绿假单胞菌（1g、1ml 或 $10cm^2$）

*单位为每 1g 或 1ml 的含菌数（cfu），膜剂为 $10cm^2$ 的含菌数

2. 防腐的措施

（1）控制辅料和原料的质量　液体制剂常用溶剂为水，必须使用纯化水或蒸馏水，以减少微生物污染。另外，药物原料、以及加入的附加剂，如稳定剂、矫味剂、助悬剂或着色剂等也可能带有微生物，所以应当严格控制原、辅料的质量。

（2）防止污染　加强生产环境的管理、清除周围环境的污染源、加强操作室和操作人员个人卫生管理、用具和设备按规定进行卫生管理和清洁处理等。

（3）添加防腐剂　在液体制剂的制备、贮存和使用过程中，完全避免微生物的污染是困难的，通过加入防腐剂可有效的抑制微生物的生长和繁殖，达到防腐之目的。

适合于液体制剂的防腐剂应具备下列条件：①在抑菌浓度范围内对人体无害、无刺激性、内服制剂应无特殊臭味；②水中有较大的溶解度，能够达到防腐所需的浓度；③不影响制剂的理化性质和药理作用，不与主药相互作用；④对大多数微生物具有较强的抑制作用；⑤防腐剂本身的理化性质和抗微生物性质稳定，不受温度、pH 的影响；⑥在贮存、使

用期间稳定且不与包装材料起作用。

防腐剂的抑菌作用机制：①使微生物蛋白变性；②与微生物酶系统结合；③降低表面张力使微生物细胞膜破裂。

3. 常用的防腐剂 常用防腐剂有如下几种。

（1）羟苯酯类（parabens） 系指对羟基苯甲酸甲酯、乙酯、丙酯、丁酯，商品名为尼泊金。这类抑菌剂的抑菌作用随烷基碳数增加而增强，但溶解度降低，如尼泊金丁酯抗菌力最强，但溶解度最小。尼泊金混合使用具有协同效应。一般乙酯与丙酯合用或乙酯与丁酯合用，浓度均为0.01%～0.25%。这是一类很有效的防腐剂，在弱酸性和中性介质中抑菌效果好，但在弱碱性溶液中，其酚羟基解离，抑菌作用减弱。对于含有聚山梨酯类或聚乙二醇的液体制剂，可与尼泊金发生络合作用，抑菌作用减弱。另外，本类防腐剂遇铁能变色、遇弱碱、强酸易水解，包装材料为塑料制品时，对其有吸附作用。

（2）苯甲酸与苯甲酸钠（benzoic acid and sodium benzoate） 苯甲酸在水中溶解度为0.29%，在乙醇中为43%（20℃），用量一般为0.03%～0.1%。本品其 pK_a 为4.2，起防腐作用是未解离的分子，故在酸性溶液中抑菌效果较好，最适 pH 是4，溶液 pH 增高时解离度增大，防腐效果降低。苯甲酸防发酵能力较尼泊金类强，苯甲酸0.25%和尼泊金0.05%～0.1%联合应用对防止发霉和发酵最为理想，特别适用于中药液体制剂。苯甲酸钠在酸性溶液中与苯甲酸的防腐能力相当。

（3）山梨酸（sorbic acid） 在30℃水中溶解度为0.125%，沸水中为3.8%，对细菌最低抑菌浓度为0.02%～0.04%（$pH < 6.0$），对酵母、真菌最低抑菌浓度为0.8%～1.2%。本品其 pK_a 为4.76，起防腐作用是未解离的分子，在 pH 4.5 水溶液中效果较好。山梨酸与其他抗菌剂联合使用产生协同作用。山梨酸钾、山梨酸钙的作用与山梨酸相同，水中溶解度更大。需在酸性溶液中使用。

（4）苯扎溴铵（benzalkonium bromide） 又称新洁尔灭（bromo geramine），为阳离子表面活性剂。溶于水和乙醇，水溶液呈碱性。本品在酸性和碱性溶液中稳定，耐热压，作为防腐剂的使用浓度为0.02%～0.2%。

（5）醋酸氯己定（chlorhexidine acetate） 又称醋酸洗必泰（hibitane），微溶于水，溶于乙醇、甘油、丙二醇，为广谱杀菌剂，用量为0.02%～0.05%。

（6）其他防腐剂 邻苯基苯酚（*o*－phenylphenol），微溶于水，使用浓度0.005%～0.2%；桉叶油（eucalyptus oil）使用浓度为0.01%～0.05%，桂皮油（cassia bark oil）为0.01%，薄荷油（mint oil）为0.05%。

（六）矫味剂

为掩盖和矫正药物制剂的不良臭味而加到制剂中的物质称为矫味剂（flavoring agents）。

1. 甜味剂 甜味剂（sweetening agent）有天然的，也有合成的。蔗糖和单糖浆是天然来源的甜味剂，应用广泛，具有芳香味的橙皮糖浆、枸橼糖浆及桂皮糖浆等不仅能矫味，也能矫臭。

甜菊苷（stevioside）是从甜叶菊中提取的一种天然甜味剂，其甜度为蔗糖的180～200倍，带有轻微的薄荷醇苦味及一定程度的涩味。甜菊A苷的甜度为蔗糖的250～450倍，甜味特征比甜菊更接近于蔗糖。

阿司帕坦（aspartame）是由L－苯丙氨酸（或L－甲基苯丙氨酸酯）与L－天冬氨酸以

化学或酶催化反应制得。甜味接近蔗糖，甜度为蔗糖的150～200倍，不致龋齿，可降低热量，适用于糖尿病、肥胖症患者。

另外，甘油、山梨醇、甘露醇等也可作甜味剂。

2. 芳香剂 在制剂中添加少量香料和香精可改善制剂的气味，这些香料与香精称为芳香剂（flavouring agent）。天然香料包括芳香性挥发油，如柠檬（lemon）、樱桃（cherry）、茴香（fennel）、薄荷（mint）等挥发油。香精是由人工香料添加一定量的溶剂调合而成，如苹果香精（apple fragrance）、香蕉香精（banana fragrance）等。

3. 胶浆剂 胶浆剂（mucilage）可以干扰味蕾的味觉而能矫味，如琼脂、明胶、海藻酸钠、阿拉伯胶、羧甲基纤维素钠、甲基纤维素等胶浆。若添加甜菊苷等甜味剂，增加其矫味效果。

4. 泡腾剂 泡腾剂（effervescent agents）遇水后由于产生大量二氧化碳，能麻痹味蕾而起矫味作用。对盐类的苦味、涩味、咸味有所改善。

（七）着色剂

着色剂（colorants）能改善制剂的外观颜色，用来识别制剂的浓度，改善制剂的外观，减少患者对服药的厌恶感。着色剂与矫味剂配合协调，易为患者所接受。

1. 天然色素 一般为植物性色素，红色的有苏木素（hematoxylin）、紫草根（root of redroot gromwell）、茜草根（India madder root）、甜菜红（beet red）、胭脂虫红（cochineal）等；黄色的有姜黄（curcumin）、山栀子（gardenia）、胡萝卜素（carotene）等；蓝色的有松叶兰（psilotum nudum）、乌饭树叶（leaves of vacciniumbracteatum thunb）等；绿色的有叶绿酸铜钠盐（sodium copper chlorophyllin）；棕色的有焦糖（caramel）等。矿物性色素有氧化铁（棕红色）。

2. 合成色素 人工合成色素的特点是色泽鲜艳，价格低廉，但大多数毒性比较大，用量不宜过多。我国批准的内服合成色素有苋莱红（amaranth）、柠檬黄（tartrarine）、胭脂红（cochineal red A）、靛蓝（indigo）。通常配成1%贮备液使用，用量不得超过万分之一。外用色素有伊红（eosin）、品红（fuchsine）等。

六、液体制剂制备的一般原则

液体制剂的制备方法很多，如溶解法、分散法、稀释法、混合法、浸渍法、渗漉法、溶胀法、分散法、凝聚法和乳化法等，可根据液体制剂的分散状态、质量要求和药物的特性选择合适的制备方法。在制备过程中一般应遵循以下原则。

（1）根据药物的性质和临床需求选择合适的分散溶媒。

（2）根据液体制剂的分散状态、质量要求和药物的特性选择合适的制备方法。

（3）根据药物的稳定性、刺激性选择加入合适的添加剂（如助悬剂、乳化剂、絮凝剂与反絮凝剂、抗氧剂、防腐剂等）。

（4）液体制剂的制备工艺过程中，应遵循溶解度小的药物和抗氧剂先加，易挥发性药物后加的原则。

（5）选择合适的液体定量给药装置，保证定量给药的准确性和重现性。

扫码“学一学”

第二节　真溶液型液体制剂

一、概述

真溶液型液体制剂又称低分子溶液剂，系指小分子药物以分子或离子状态分散在溶剂中形成的均相可供内服或外用的液体制剂。包括溶液剂、芳香水剂、糖浆剂、甘油剂、酊剂、涂剂、醑剂等。真溶液型液体制剂为澄明液体，药物的分散度大，吸收速度快。

二、溶液剂

溶液剂（solutions）系指药物以分子或离子状态均匀分散于溶剂中所形成的澄明液体制剂，可以口服，也可外用。溶液剂的溶质（solute）一般为不挥发性的化学药物，溶剂多为水，也有用乙醇或油为溶剂，溶液剂中根据需要加入抗氧剂、矫味剂、着色剂等。

溶液剂的制法分溶解法和稀释法两种。

1. 溶解法　溶解法（dissolution method）的制备过程比较简单，包括药物称量、溶解、滤过、质量检查、包装。具体方法是：取处方总量1/2～3/4量的溶剂，加入称好的药物，搅拌使其溶解。处方中如有附加剂或溶解度较小的药物，应先溶解于溶剂中，再加入其他药物溶解。根据药物性质，必要时可将固体药物先行粉碎或加热。难溶性药物可加适当的助溶剂使其溶解。制备的溶液应滤过，通过滤器后，加溶剂至全量，滤过可用普通滤器、垂熔玻璃滤器及砂滤棒等，滤过后的药液应进行质量检查。如处方中含有糖浆、甘油等液体时，应用少量水稀释后加入溶液剂中。如使用非水溶剂，容器应干燥。制得的药物溶液应及时分装、密封、贴标签及进行外包装。

例11－1　复方碘溶液

【处方】 碘50g，碘化钾100g，蒸馏水加至1000ml。

【制法】 取处方量的碘和碘化钾，加蒸馏水100ml溶解，加蒸馏水至1000ml，即得。

【注解】 处方中碘化钾为助溶剂。本品内服时可用水稀释5～10倍，以减少其对黏膜的刺激性。

2. 稀释法　稀释法（dilution method）系先将药物制成高浓度溶液或将易溶性药物制成贮备液，再用溶剂稀释至规定浓度。

应注意的问题有：将药物先粉碎，在溶解过程中应采用搅拌、加热等措施，以利于药物的溶解；易氧化的药物宜将溶剂加热，放冷后加入药物进行溶解，同时应加适量的抗氧剂；易挥发性药物应在最后加入。

三、糖浆剂

糖浆剂（syrups）系指含药物或芳香物质的浓蔗糖水溶液。纯蔗糖的近饱和水溶液称为单糖浆，浓度为85%（g/ml）或64.7%（g/g），可用作矫味剂、助悬剂等。

糖浆剂的特点：蔗糖和芳香剂能掩盖某些药物的苦味、咸味及其他不适臭味，易于服用，尤其受儿童欢迎；低浓度的糖浆剂易被微生物污染而变质，需加防腐剂，如苯甲酸、尼泊金类等；糖浆剂中蔗糖浓度高时，渗透压大，微生物的生长繁殖受到抑制。

糖浆剂的质量要求：糖浆剂含糖量应符合规定（含糖量≥45%，g/ml），制剂应澄清，

在贮存期间不得有酸败、异臭、产生气体或其他变质现象。含药材提取物的糖浆剂，允许含少量轻摇即可再分散的沉淀。

（一）糖浆剂的制备

1. 热溶法　将蔗糖溶于沸蒸馏水中，继续加热使其全溶，降温后加入其他药物，搅拌溶解、过滤，再通过滤器加蒸馏水至全量，分装，即得。不加药物可制成单糖浆（simple syrup）。热溶法具有蔗糖溶解速度快，趁热容易滤过，可以杀灭微生物等优点。但加热过久或超过100℃时，转化糖的含量增加，糖浆剂颜色变深。热溶法适合于对热稳定的药物。

2. 冷溶法　将蔗糖溶于冷蒸馏水或含药的溶液中制成糖浆剂。适用于热不稳定或挥发性药物，但所需时间较长并容易污染微生物。

例11-2　磷酸可待因糖浆

【处方】磷酸可待因5g，蒸馏水15ml，单糖浆加至1000ml。

【制法】取磷酸可待因溶于蒸馏水中，加单糖浆至全量，即得。

3. 混合法　将药物溶液与糖浆均匀混合制备糖浆剂的方法。这种方法适合于制备含药糖浆。混合法的优点是方法简便、灵活，可大量配制也可小量配制。含药糖浆的含糖量较低，要特别注意防腐。

（二）注意事项

1. 药物的加入方法　水溶性固体药物，可先取少量蒸馏水溶解再与单糖浆混合；水中溶解度小的药物可酌加少量其他适宜的溶剂使药物溶解，然后加入单糖浆中，搅匀，即得；药物为可溶性液体或药物的液体溶液时，可将其直接加入单糖浆中，必要时滤过；药物为含乙醇的液体制剂时，与单糖浆混合常产生浑浊，可加入适量甘油助溶；药物为水性浸出制剂时，需纯化后再加到单糖浆中。

2. 附加剂　必要时可加适量的乙醇、甘油或其它多元醇作稳定剂；需要时可加入色素。如需加入防腐剂，除另有规定外，制剂处方的抑菌效力应符合规定（《中国药典》2020版四部通则1121）。

3. 环境与器具　制备糖浆剂应在避菌环境中进行，各种用具、容器应进行洁净或灭菌处理，并及时灌装；应选择药用白砂糖；生产中宜用蒸汽夹层锅加热，温度和时间应严格控制；应在30℃以下密闭储存。

四、芳香水剂

芳香水剂（aromatic water）系指挥发油或挥发性药物的饱和或近饱和水溶液。

用混合溶剂制成的含大量挥发油的溶液，称为浓芳香水剂（strong aromatic water）。

芳香水剂应澄明，具有与原有药物相同的气味，不得有异臭、沉淀和杂质。芳香水剂一般可用于矫味、矫臭以及作分散剂使用，也有祛痰止咳、平喘和解热镇痛等治疗作用。纯挥发油多用溶解法和稀释法制备；含挥发性成分的药材多用蒸馏法提取，先制成浓芳香水剂，临用时加以稀释。芳香水剂不宜大量配制或久贮。

五、醑剂

醑剂（spirits）系指挥发性药物制成的浓乙醇溶液。可供内服或外用。醑剂中的药物浓度一般为5%～10%，亦有20%者，乙醇的浓度一般为60%～90%。醑剂可用溶解法和蒸

馏法制备。酯剂可用于治疗，也可用作芳香矫味剂。酯剂中的药物容易挥发和氧化，应贮于密闭容器中，置冷暗处保存，但贮存时间不宜过长。

六、甘油剂

甘油剂（glycerins）系指药物溶于甘油中制成的专供外用的溶液剂。甘油具有黏稠性、吸湿性和防腐性，对皮肤、黏膜有滋润和保护作用，黏附于皮肤、黏膜能使药物滞留患处而延长药物局部疗效。因而甘油剂常用于口腔科、耳鼻喉科。对刺激性药物有一定的缓和作用，制成的甘油剂也较稳定。甘油吸湿性大，应密闭保存。常用的有硼酸甘油、苯酚甘油、碘甘油等。

甘油剂的制备可用溶解法，如苯酚甘油的制备；化学反应法，如硼酸甘油的制备。

例 11－3　碘甘油

【处方】碘 1.0g，碘化钾 1.0g，蒸馏水 1.0ml，甘油加至 100ml。

【制备】取碘化钾加水溶解后，加碘，搅拌使之溶解，再加甘油使成 100ml，搅匀即得。

【注解】①甘油作为碘的溶剂可缓和碘对黏膜的刺激性，甘油易附着于皮肤或黏膜上，使药物滞留患处，而起延效作用；②本品不宜用水稀释，必要时用甘油稀释以免增加刺激性；③碘在甘油中溶解度约 1%（g/g），加碘化钾助溶，可增加碘的稳定性；④配制时，要控制水量，以免增加对黏膜的刺激性。

碘甘油用于口腔黏膜感染、牙龈炎、牙周炎、冠周炎及牙周炎治后龈袋消炎。

第三节　胶体溶液型制剂

扫码“学一学”

高分子溶液与溶胶均属于胶体分散体系，其分散体系的质点在 1～100nm 范围内，但两者存在着较大的区别。高分子溶液是以单分子状态分散的体系，表现出均相体系的各种特征，属于热力学稳定体系。溶胶是疏水性物质，以纳米尺度的颗粒形式（多分子聚集体）分散于介质中形成的非均相体系，属于热力学不稳定体系。

一、高分子溶液

（一）高分子溶液剂的概念

高分子溶液剂（polymer solutions）系指高分子化合物溶解于溶剂中制成的均匀分散的液体制剂。高分子溶液剂以水为溶剂时，称为亲水性高分子溶液剂（hydrophilic polymer solutions）；以疏水性溶剂制备的高分子溶液剂，称为疏水性高分子溶液剂（hydrophobic polymer solutions）。

（二）高分子溶液的性质

1. 荷电性　高分子水溶液带有电荷，带正电荷的有：琼脂，血红蛋白，碱性染料（亚甲蓝、甲基紫），明胶，血浆蛋白等。带负电荷的有：淀粉，阿拉伯胶，酸性染料（伊红、靛蓝），海藻酸钠等。高分子电解质如蛋白质水溶液随 pH 不同可带正电或负电，在等电点时不带电荷，这时溶液的黏度、渗透压、溶解度、电导性等都变为最小值。用电泳法可测出电荷的种类。

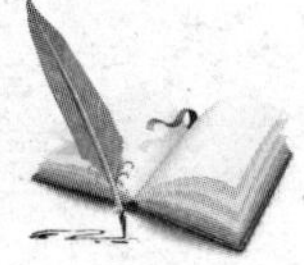

2. 渗透压 亲水性高分子溶液渗透压的大小与高分子溶液的浓度有关。相对分子质量在50000左右的高分子溶液的渗透压可用下式表示：

$$\pi/C_g = RT/M + BC_g \tag{11-2}$$

式中，π为渗透压；C_g为1L溶液中溶质的克数；R为气体常数；T为绝对温度；M为分子量；B为特定常数，由溶质和溶剂相互作用的大小决定。可见π/C_g对C_g呈直线关系。

3. 黏度与分子量 高分子溶液是黏稠性流动液体，黏稠性大小用黏度表示。根据式（11－3），可以通过测定特性黏度来计算高分子化合物的相对分子质量。

$$\eta = KM^{\alpha} \tag{11-3}$$

式中，K、α分别为特定高分子化合物与溶剂之间的特有常数。

4. 高分子溶液的聚结 高分子化合物含有大量亲水基团，能与水形成牢固的水化膜，可阻止高分子化合物分子之间的相互凝聚，这是高分子化合物稳定的主要原因。若向溶液中加入大量的电解质，则由于电解质的强烈水化作用，破坏了水化膜，使高分子化合物凝结而沉淀，这一过程称为盐析（salting out）。在高分子溶液中加入脱水剂，如乙醇、丙酮等，可因脱水而析出沉淀。高分子溶液在放置过程中也会自发地凝结而沉淀，称为陈化（aging）现象。由于盐类、pH、絮凝剂等的影响，使高分子化合物聚结（coalescence），称为絮凝（flocculation）现象。带相反电荷的两种高分子溶液混合时，由于相反电荷中和而会产生凝结沉淀，如阿拉伯胶和明胶，用复凝聚法制备微囊就是基于这一原理。

5. 胶凝作用 一些亲水性高分子溶液，如明胶水溶液、琼脂水溶液，当温度降低时，高分子溶液就形成网状结构，水被全部包含在网状结构中，形成不流动的半固体状物，称为凝胶（gel），如软胶囊的囊壳就是这种凝胶，形成凝胶的过程称为胶凝（gelatination）。凝胶失去网状结构中的水分时，体积缩小，形成干燥固体称为干胶（dried gel）。

（三）高分子溶液剂的制备

制备高分子溶液首先要经过溶胀过程。溶胀是指水分子渗入到高分子化合物的分子间空隙中，与亲水基团发生水化作用而使高分子化合物体积膨胀，分子空隙间充满了水分子的过程，这一过程称为有限溶胀（finite swelling）。

由于高分子空隙间存在大量水分子，降低了高分子化合物的分子间作用力（范德华力），溶胀过程继续进行，直到高分子化合物完全分散在水中而形成高分子溶液，这一过程称为无限溶胀（infinite swelling）。

无限溶胀过程，常需搅拌或加热等步骤才能完成。形成高分子溶液的这一过程称为胶溶（peptization）。如制备明胶溶液时，先将明胶放置于水中泡浸3～4小时，使其吸水达到有限溶胀后加热并搅拌使其形成明胶溶液。琼脂、阿拉伯胶、西黄蓍胶等在水中均存在类似过程。甲基纤维素则在冷水中完成这一过程。淀粉遇水立即膨胀，但无限溶胀过程必须在加热至60～70℃才能完成。胃蛋白酶、蛋白银等可撒于水面，待其自然溶胀后再搅拌即可形成溶液。

例11－4 胃蛋白酶合剂

【处方】 胃蛋白酶2.0g，稀盐酸2.0ml，橙皮酊2.0ml，单糖浆10.0ml，5%羟苯乙酯乙醇液1.0ml，蒸馏水加至100.0ml。

【制备】 ①将稀盐酸、单糖浆加入于约80ml蒸馏水中，搅匀；②再将胃蛋白酶撒在液面上，待自然溶胀、溶解；③将橙皮酊缓缓加入溶液中；④另取约10ml蒸馏水溶解羟苯乙酯乙醇液后，将其缓缓加入到上述溶液中；⑤再加蒸馏水至全量、搅匀，即得。

【注解】①影响胃蛋白酶活性的主要因素是pH，一般pH 1.5～2.5。含盐酸的量不可超过0.5%，否则使胃蛋白酶失活，在配制时，先将稀盐酸用适量蒸馏水稀释；②须将胃蛋白酶撒在液面上，待溶胀后，缓缓搅匀，不得加热以免失去活性；③本品一般不宜过滤，这是因为胃蛋白酶的等电点为pH 2.75～3.00，在该液中pH小于等电点，胃蛋白酶带正电荷，而润湿的滤纸或棉花带负电荷，过滤时会吸附胃蛋白酶。必须要过滤时，先将滤材润湿后，用稀盐酸少许冲洗以中和滤材表面电荷，以消除吸附；④胃蛋白酶的消化力应为1∶3000，即1g胃蛋白酶能消化凝固卵蛋白3000g；⑤本品不宜与胰酶、氯化钠、碘、鞣酸、浓乙醇、碱以及重金属配伍，因能降低活性。

二、溶胶剂

（一）溶胶剂的概念

溶胶剂（sols）系指固体药物以纳米粒（1～100nm）分散在水中形成的非均相液体制剂。溶胶亦称疏水胶体，分散的纳米粒称胶粒。胶粒是多分子聚集体，具有极大的分散度，属热力学不稳定系统。胶体氯化银、蛋白银是典型的溶胶。目前溶胶剂很少使用，但其性质在药剂学中却十分重要。

（二）溶胶的性质

1. 光学性质　当光线通过溶胶剂时，从侧面可见到圆锥形光束，称为Tyndall效应（Tyndall effect）。这是由于胶粒小于光波波长所产生的光散射。溶胶剂的颜色与光线的吸收和散射有密切关系。

2. 电学性质　溶胶剂中胶体粒子带有电荷，在外电场的作用下带电胶粒会在介质中做定向运动，这种现象称为电泳（electrophoresis）。除了能观察到带电胶粒的移动，在电场中，还可以观察到液体向所带电荷相反电性的电极移动，这种现象称为电渗（electroosmosis）。在外力作用下，液体沿固体表面流动而产生的电势称为流动电势（streaming potential），固体胶粒和液体接触时，由于吸附等原因会带电荷，当外力迫使液体流动时，就会在液体和固体表面之间产生电势差。当分散相胶粒在分散介质中快速沉降时，液体的表面和底层之间出现电势差，称为沉降电势（sedimentation potential）。电泳、电渗、流动电势和沉降电势统称为电动现象（electrokinetic phenomemnon），前两者是在外电场的作用下固、液两项之间发生相对移动，后两者是由于两相之间的相对移动而产生电场。

由于胶粒电荷之间排斥作用和胶粒水化膜的存在，可阻止胶粒碰撞时发生聚结，增加溶胶的聚结稳定性。ζ电位愈高斥力愈大，溶胶也就愈稳定。ζ电位降低至20～25mV以下时，溶胶聚集速度增大，溶胶产生聚结而影响其稳定性。

3. 布朗运动　溶胶剂中的胶粒在分散介质中有不规则的运动，这种运动称为布朗运动（Brownian motion）。这种运动是由于胶粒受溶剂水分子不规则地撞击产生的。溶胶粒子的扩散速度、沉降速度及分散介质的黏度等都与溶胶的动力学性质有关。

4. 稳定性　溶胶剂属热力学不稳定体系，主要表现为有热力学不稳定性和动力学不稳定性。但由于胶粒表面电荷产生静电斥力，以及胶粒荷电形成水化膜，增加了溶胶剂的聚结稳定性。重力作用虽使胶粒产生沉降，但由于胶粒的布朗运动又使其沉降速度变得极慢，增加了动力稳定性。

溶胶剂的稳定性受很多因素的影响，主要有　①电解质的作用：加入的电解质中和胶

粒的电荷，使ξ电位降低，同时也因电荷的减弱而使水化层变薄，使溶胶剂产生凝聚而沉淀。②溶胶的相互作用：将带相反电荷的溶胶剂混合，也会产生沉淀。如果当两种溶胶的用量比，刚好使相反电荷的胶粒所带的电荷量相等时，完全沉淀；否则可能部分沉淀，或不会沉淀。③保护胶的作用：向溶胶剂中加入亲水性高分子溶液，使溶胶剂具有亲水胶体的性质而增加稳定性，这种胶体称为保护胶体（protective colloid）。如制备氧化银胶体时，加入血浆蛋白作为保护胶而制成稳定的蛋白银溶胶。

（三）溶胶剂的制备

1. 分散法

分散法系将药物的粗粒子分散成溶胶粒子大小范围的过程。

（1）机械分散法　多采用胶体磨进行制备。

（2）胶溶法　将聚集而成的粗粒子重新分散成溶胶粒子的方法。

（3）超声波分散法　采用20 kHz以上超声波所产生的能量，使粗粒分散成溶胶粒子的方法。

2. 凝聚法

（1）物理凝聚法　通过改变分散介质，使溶解的药物在不良溶剂中析出微晶而制备溶胶剂的方法。如将硫磺溶于乙醇中制成饱和溶液，过滤，滤液细流在搅拌下流入水中。由于硫磺在水中的溶解度小，迅速析出而形成胶粒而分散于水中。

（2）化学凝聚法　借助氧化、还原、水解及复分解等化学反应制备溶胶剂的方法。如硫代硫酸钠溶液与稀盐酸作用，生成新生态硫分散于水中，形成溶胶。

第四节　混悬剂

扫码“学一学”

一、概述

混悬剂（suspensions）系指难溶性固体药物以微粒状态分散于分散介质中形成的非均匀分散的液体制剂。混悬微粒一般在0.5～10μm之间，最大可达50μm甚至以上。混悬剂属于热力学不稳定的粗分散体系，所用溶剂大多数为水，少数为植物油。为安全起见，毒剧药或剂量小的药物不适合制成混悬剂。

混悬剂的质量要求是：药物本身的化学性质应稳定；微粒大小根据用途不同而有不同要求；粒子的沉降速度应很慢，沉降后不应有结块现象，轻摇后应迅速均匀分散；混悬剂应有一定的黏度要求；外用混悬剂应容易涂布。

《中国药典》（2020年版）二部收载有阿奇霉素干混悬剂，将药物制成粉末状或颗粒状制剂（粒度符合混悬剂要求），使用时加水后迅速分散成混悬剂。这样做有利于解决混悬剂在保存过程中稳定性差的问题。在药物剂型中，合剂、搽剂、洗剂、滴眼剂、气雾剂、软膏剂和栓剂等都有混悬型制剂。

二、混悬剂的物理稳定性

混悬剂中药物微粒分散于介质中，由于：①微粒与分散介质之间存在密度差；②微粒分散度大，具有较高的表面自由能。因此混悬剂处于不稳定状态。

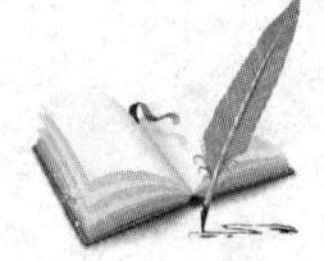

（一）混悬微粒沉降速度

混悬剂中的微粒由于受重力作用，静置时会自然沉降，沉降速度服从 Stokes 定律：

$$V = \frac{2r^2(\rho_1 - \rho_2)g}{9\eta} \tag{11-4}$$

式中，V 为沉降速度，cm/s；r 为微粒半径，cm；ρ_1、ρ_2分别为微粒和介质的密度；g/ml；g 为重力加速度，cm/s^2；η 为分散介质的黏度，mPa·s。根据 Stokes 定律要求，混悬剂中的微粒浓度应在 2g/100ml 以下。实际上大多数混悬剂中药物微粒浓度都在该值以上，加之微粒荷电，在沉降过程中微粒间产生相互作用力，阻碍了微粒的沉降，按 Stokes 定律计算的沉降速度，要比实际沉降速度大得多。由 Stokes 公式可见，微粒沉降速度与微粒半径平方、微粒与分散介质的密度差成正比，与分散介质的黏度成反比。为了减小混悬微粒的沉降速度，药物粉碎得愈细愈好。另外，向混悬剂中加入高分子助悬剂，不仅可增加分散介质的黏度，也减小了微粒与分散介质之间的密度差，同时使微粒吸附助悬剂分子而增加亲水性。混悬剂中大的微粒总是迅速沉降，细小微粒沉降速度很慢，细小微粒由于布朗运动，可长时间悬浮在介质中，使混悬剂长时间保持混悬状态。

（二）微粒的荷电与水化

混悬剂中微粒具有双电层结构，即有 ζ 电位。微粒荷电使微粒间产生排斥作用，加之有水化膜的存在，阻止了微粒间的相互聚结，使混悬剂稳定。加入一定量的电解质，可以改变双电层的构造和厚度，会影响混悬剂的聚结稳定性并产生絮凝。疏水性药物混悬剂的微粒水化作用很弱，对电解质更敏感。亲水性药物混悬剂中的微粒除带电之外，还具有水化作用，因此受电解质的影响较小。

（三）絮凝与反絮凝

由于混悬剂微粒带电，电荷的排斥力阻碍了微粒的聚集。若加入适当的电解质，使 ζ 电位降低，可减小微粒间的电荷排斥力。ζ 电位降低到一定程度后，混悬剂中的微粒形成疏松的絮状聚集体，使混悬剂处于稳定状态。形成絮状聚集体的过程称为絮凝（flocculation），加入的电解质称为絮凝剂（flocculants）。为了得到稳定的混悬剂，一般控制 ζ 电位在 20～25mV 范围内，使其恰好能产生絮凝作用。与非絮凝状态比较，絮凝状态具有如下特点：沉降速度快，有明显的沉降面，沉降体积大，经振摇后能迅速恢复均匀的混悬状态。

向絮凝状态的混悬剂中加入电解质，使絮凝状态变为非絮凝状态的过程称为反絮凝（deflocculation），加入的电解质称为反絮凝剂（deflocculants），反絮凝剂所用的电解质与絮凝剂相同。

（四）结晶微粒的长大

混悬剂在放置过程中，小微粒不断减小，大微粒不断增加，使微粒的沉降速度加快，结果必然影响混悬剂的稳定性。当药物微粒处于纳米级大小时，药物小粒子的溶解度就会大于大粒子的溶解度。这一规律可用 Ostwald－Freundlich 方程式表示：

$$\lg\frac{S_2}{S_1} = \frac{2\sigma M}{\rho RT}\left(\frac{1}{r_2} - \frac{1}{r_1}\right) \tag{11-5}$$

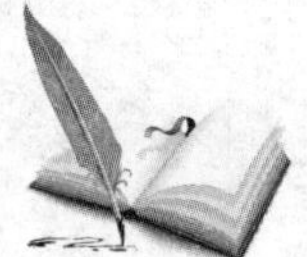

式中，S_1、S_2分别是半径为 r_1、r_2的药物粒子的溶解度；σ 为表面张力；ρ 为固体药物的密度；M 为药物的分子量；R 为气体常数；T 为绝对温度。根据式（11－5）可知，当药物处于微粉状态时，若 $r_2 < r_1$，r_2的溶解度大于 r_1溶解度。混悬剂中溶液在宏观上处于饱和状态，

但在微观上小粒子不饱和而不断溶解，大粒子过饱和而不断长大，从而大粒子沉降而不稳定。在这种情况下必须加入抑制剂以阻止结晶的溶解和生长，以保持混悬剂的物理稳定性。

三、混悬剂的稳定剂

混悬剂的稳定剂包括助悬剂（suspending agents）、润湿剂（wetting agents）、絮凝剂（flocculants）和反絮凝剂（deflocculants）等，用于提高混悬剂的物理稳定性。

（一）助悬剂

助悬剂系指能增加分散介质的黏度，以降低微粒的沉降速度或增加微粒亲水性的附加剂。

1. 低分子助悬剂　甘油、糖浆等可增加分散介质的黏度和微粒的亲水性，如复方硫磺洗剂中加入甘油作为助悬剂。糖浆除可助悬外，还有矫味作用。

2. 高分子助悬剂

（1）天然高分子助悬剂　有阿拉伯胶、西黄蓍胶、桃胶等。阿拉伯胶可用其粉末或胶浆，用量为5%～15%。植物多糖类助悬剂有海藻酸钠、琼脂、淀粉等。

（2）合成或半合成高分子助悬剂　有甲基纤维素、羧甲基纤维素钠、羟丙纤维素、羟丙基甲基纤维素、乙基纤维素、卡波姆、聚维酮、葡聚糖、丙烯酸钠等。

（3）触变胶　利用触变胶（thixotropic glue）的触变性，即凝胶与溶胶恒温转变的性质，使静置时形成凝胶防止微粒沉降，振摇后变为溶胶有利于混悬剂的使用。单硬脂酸铝溶解于植物油中可形成典型的触变胶。有些塑性流动和假塑性流动的高分子水溶液具有触变性，可选择使用。

（4）硅藻土（diatomite）　一般是由统称为硅藻的单细胞藻类死亡后形成的硅酸盐，其本质是含水的非晶质 SiO_2。天然的含水硅酸铝硅藻土为灰黄色或乳白色极细粉末，直径为1～150μm，不溶于水或酸，但在水中膨胀，体积增加10倍，形成高黏度并具有触变性和假塑性的凝胶，在 pH ＞ 7 时，膨胀性更大，黏度更高，助悬效果更好。

（二）润湿剂

润湿剂系指能使疏水性药物微粒被水湿润的附加剂。许多疏水性药物，如硫磺、甾醇类、非那西丁等，可加入HLB值在7～11之间的润湿剂，如聚山梨酯类、聚氧乙烯蓖麻油类、磷脂类、泊洛沙姆等，以增加药物的亲水性。

（三）絮凝剂与反絮凝剂

使混悬剂产生絮凝作用的附加剂称为絮凝剂，而产生反絮凝作用的附加剂称为反絮凝剂。制备混悬剂时常需加入絮凝剂，使混悬剂处于絮凝状态，以增加混悬剂的稳定性。

四、混悬剂的制备

（一）机械分散法

机械分散法又称研磨分散法，是将药物的粗颗粒研磨成符合混悬剂微粒要求的粒径大小、再分散于分散介质中制备混悬剂的方法。小量制备可用乳钵，大量生产可用乳匀机、胶体磨等机械。对于亲水性药物如氧化锌等，可先将药物粉碎到一定细度，再加入适量处方中液体，研磨到所需分散度后，加入处方中液体至全量。而对于疏水性药物如硫磺，必须先加入一定量的润湿剂与药物混匀后，再加液体研磨混匀才能达到较好的分散效果。固

体药物在粉碎时，1 份药物可加 0.4～0.6 份液体研磨，可使药物粉碎得更细，微粒可达到 0.1～0.5μm，这种方法称为加液研磨法。

对于质重、硬度大的药物，可采用中药制药的“水飞法”，其原理是利用粗细粉末在水中悬浮或沉降速度不同的性质，在水中将极细粉分离。即将药物适当破碎，置乳钵或其他容器中，加入适量清水，研磨成糊状，再加多量水搅拌，静置时粗粒即下沉，倾出细粒混悬液，下沉的粗粒再研磨，如此反复操作，至研细为止。

有些药物粉末表面吸附有空气，使药物漂浮于水面上，加少量的表面活性剂，可驱逐微粒表面的空气。疏水性药物与水的接触角 >90°时，必须加一定量的润湿剂。

例 11－5　复方氢氧化铝混悬液

【处方】 氢氧化铝 4.0g，三硅酸镁 8.0g，羧甲基纤维素钠 0.16g，微晶纤维素（Avicel RC 591）1.0g，苯甲酸钠 0.2g，羟苯甲酯 0.15g，柠檬香精 0.4ml，蒸馏水加至 100ml。

【制法】 将苯甲酸钠、羟苯甲酯溶于蒸馏水中，再加入羧甲基纤维素钠，使充分溶胀后制成胶浆，将氢氧化铝、三硅酸镁加入于羧甲基纤维素钠胶浆中研磨，加柠檬香精，加蒸馏水至全量，混匀即得。

（二）凝聚法

1. 物理凝聚法　将药物溶解于可溶性溶剂中制成饱和溶液，然后在搅拌下加入药物的不良溶剂中，快速析出结晶，可形成 10μm 以下微粒，再将微粒分散于适宜介质中制成混悬剂。醋酸可的松滴眼剂就是用本法制备的。

2. 化学凝聚法　两种或两种以上物质通过化学反应生成一种难溶性的药物微粒，再混悬于分散介质中制成混悬剂。如胃肠道透视用 $BaSO_4$ 混悬剂就是用此法制成的。

五、混悬剂的评价

（一）微粒大小的测定

混悬剂中微粒大小关系到混悬剂的质量和稳定性，也会影响药效和生物利用度，可用显微镜法、库尔特计数法、浊度法、光散射法、漫反射法等多种方法测定。

1. 显微镜法　用光学显微镜直接观察或用显微镜照相法拍摄照片，直接测定微粒大小与粒径分布。目前可用计算机扫描图像，软件处理，方法简单、可靠，便于保存，能确切地观察混悬剂在保存过程中微粒的变化。

2. 库尔特计数法　本法可测定混悬剂粒子大小及其分布，测定粒径范围较大。依据《中国药典》要求，检测的仪器必须是“计数仪”，而不是粒度分布分析仪，对检测仪器的要求是测定微粒的绝对数目而不是相对数目。

（二）沉降体积比的测定

沉降体积比（sedimentation volume ratio）是指沉降物的体积与沉降前混悬剂的体积之比。测定方法：将混悬剂置于量筒中，混匀，测定混悬剂的总体积 V_0，静置一定时间后，观察沉降面不再改变时沉降物的体积 V_U，其沉降体积比 F 为：

$$F = \frac{V_U}{V_0} = \frac{H_U}{H_0} \tag{11-6}$$

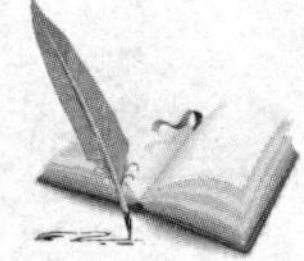

若用高度表示，H_0 为沉降前混悬液的高度，H_U 为沉降后沉降面的高度。F 值在 0～1 之间，F 值愈大，混悬剂愈稳定，《中国药典》（2020 年版）四部通则 0123 规定沉降体积比应不低于 0.9。沉降体积比 F 是时间的函数，以 F 为纵坐标，沉降时间 t 为横坐标作图，可

得沉降曲线，曲线的起点为最高点，以后缓慢降低并与横坐标平行。沉降曲线若平和缓慢降低可认为处方设计优良。

（三）絮凝度的测定

絮凝度（flocculation degree）是比较混悬剂絮凝程度的重要参数，用式（11－7）表示：

$$\beta = \frac{F}{F_{\infty}} = \frac{V_U/V_0}{V_{\infty}/V_0} = \frac{V_U}{V_{\infty}} \tag{11-7}$$

式中，F 为絮凝混悬剂的沉降体积比；F_{∞} 为无絮凝混悬剂的沉降容积比；β 为由于絮凝所产生的沉降物体积增加的倍数。β 值愈大，絮凝效果愈好。用絮凝度可评价絮凝剂的效果、从而筛选絮凝剂或预测混悬剂的稳定性。

（四）重新分散试验

优良的混悬剂经过贮存后再振摇，沉降物应能很快重新分散，这样才能保证服用时的均匀性和分剂量的准确性。试验方法：将混悬剂置于100ml 量筒内，以20r/min 的速度转动一定时间，量筒底部的沉降物应能重新均匀分散，说明混悬剂再分散性良好。

（五）流变学测定

主要是用旋转黏度计测定混悬液的流动特性曲线，由流动曲线的形状，确定混悬液的流动类型，以评价混悬液的流变学性质。

（六）ζ 电位的测定

ζ 电位的大小可以表明混悬剂存在状态。一般 ζ 电位在 25mV 以下，混悬剂呈絮凝状态；ζ 电位在 50～60mV 时，混悬剂呈反絮凝状态。

第五节 乳 剂

扫码“学一学”

一、概述

乳剂（emulsions）系指互不相溶的两相液体混合，其中一相液体以液滴状态分散于另一相液体中形成的非均匀分散的液体制剂。形成液滴的液体称为分散相（desperse phase）、内相（internal phase）或非连续相（discontinuous phase），另一相液体则称为分散介质（disperse medium）、外相（external phase）或连续相（continuous phase）。

1. 乳剂的基本组成 乳剂由水相（用 W 表示）、油相（用 O 表示）和乳化剂组成，三者缺一不可。根据乳化剂的种类、性质及相体积比（ϕ）形成水包油（O/W）或油包水（W/O）型。也可制备成复乳（multiple emulsions），如 W/O/W 或 O/W/O 型。O/W 与W/O 型乳剂的鉴别方法见表 11－3。

表 11－3 水包油（O/W）型与油包水（W/O）型乳剂的简易鉴别法

鉴别方法	水包油（O/W）型	油包水（W/O）型
外观	通常为乳白色	接近油的颜色
稀释性	可用水稀释	可用油稀释
导电性	导电	不导电或几乎不导电
水溶性染料	外相染色	内相染色
油溶性染料	内相染色	外相染色

2. 乳剂的分类 根据乳滴的大小，乳剂可分为普通乳剂、亚微乳、纳米乳。

（1）普通乳剂 普通乳剂液滴大小一般在1～100μm之间，普通乳剂一般为乳白色、不透明的液体。

（2）亚微乳（submicron emusions） 亚微乳的粒径大小一般在0.1～1.0μm之间，常用作非胃肠道给药的载体。如静脉注射用亚微乳的粒径一般控制在0.25～0.4μm范围。

（3）纳米乳（nanoemulsions） 纳米乳的粒径大小一般在10～100nm之间。当乳滴粒子小于100nm时，其粒径小于可见光波长（380～780nm），纳米乳剂处于胶体分散系粒径范围内，此时光线通过纳米乳时不产生折射而是透过，用肉眼观察纳米乳为透明液体。有些文献将纳米乳表达为微乳（microemulsions）或毫微乳。

乳剂的液滴具有很大的分散度，其总表面积大，表面自由能高，属热力学不稳定体系。

3. 乳剂的特点 乳剂中液滴的分散度大，药物吸收和药效的发挥很快，生物利用度高；油性药物制成乳剂能保证剂量准确；水包油型乳剂可掩盖药物不良臭味；外用乳剂能改善对皮肤、黏膜的渗透性，减少刺激性；静脉注射乳剂注射后分布较快，具有靶向性。

二、乳化剂

一类能使互不相溶的液体形成稳定乳状液的化合物称为乳化剂（emulsifiers）。它们都是具有表面活性的物质，能降低液体间的界面张力。乳化剂的作用主要有：①乳化剂被吸附在乳滴的界面，使乳滴在形成过程中有效地降低表面张力或表面自由能，有利于形成和扩大新的界面；②使乳剂保持一定的分散度和稳定性，同时在乳剂制备过程中不必消耗更大的能量，常用搅拌的方法就能制备成稳定的乳剂。

乳化剂应具备的条件：①应有较强的乳化能力，并能在乳滴周围形成牢固的乳化膜；②应具备一定的生理适应能力，乳化剂不应对机体产生毒副作用，包括刺激性；③乳化剂对不同的pH及乳剂贮存温度的变化应有一定的耐受能力。

（一）乳化剂的类型

1. 表面活性剂类 表面活性剂类分子中具有较强的亲水基团和亲油基团，乳化能力强，性质稳定，易在乳滴周围形成单分子乳化膜。

（1）阴离子型乳化剂 如硬脂酸钠、硬脂酸钾、十二烷基硫酸钠、十六烷基硫酸化蓖麻油等。

（2）非离子型乳化剂 W/O型非离子型乳化剂常用的有山梨坦脂肪酸酯类（Span，司盘），如山梨坦单月桂酸酯（司盘20）、山梨坦单棕榈酸酯（司盘40）、山梨坦单硬脂酸酯（司盘60）、山梨坦单油酸酯（司盘80）、山梨坦三油酸酯（司盘85）等；O/W型非离子型乳化剂有聚山梨酯类（Tween，吐温），如聚山梨酯20（吐温20）、聚山梨酯40（吐温40）、聚山梨酯60（吐温60）、聚山梨酯80（吐温80）、聚氧乙烯脂肪酸酯（Myrij，卖泽，O/W型）、聚氧乙烯脂肪醇醚（Brij，苄泽，O/W型）和泊洛沙姆等。

2. 天然乳化剂 天然乳化剂亲水性较强，可制备O/W型乳剂。有较大的黏度、能形成多分子乳化膜，增加乳剂的稳定性。使用这类乳化剂需加入防腐剂。

（1）阿拉伯胶（arabic gum）是阿拉伯酸的钠、钙、镁盐的混合物，可形成O/W型乳剂。本品适用于制备植物油、挥发油的乳剂。可供内服乳剂使用。使用浓度为10%～15%，在pH 4～10范围内乳剂稳定。阿拉伯胶使用前应在80℃加热以破坏氧化酶。阿拉伯胶乳化能力较弱，常与西黄蓍胶、果胶、琼脂等混合使用。

（2）西黄蓍胶（tragacanth）可形成O/W型乳剂，其水溶液具有较高的黏度，pH 5时溶液黏度最大，0.1%溶液为稀胶浆，0.2%～2%溶液则呈现凝胶状。乳化能力弱，常与阿拉伯胶合并使用。

（3）明胶（gelatin）　O/W型乳化剂，用量为油量的1%～2%。易受溶液的pH及电解质的影响产生凝聚作用。使用时需加防腐剂，常与阿拉伯胶合用。

（4）卵磷脂（egg lecithin）为强O/W型乳化剂，可供内服。1g卵磷脂相当于10g阿拉伯胶的乳化能力，可乳化脂肪油80～100g、挥发油40～50g。受稀酸、盐及糖浆等影响小，使用时应加防腐剂。

（5）杏树胶（apricot gum）为杏树分泌的胶汁，凝结后呈棕色块状物，用量为2%～4%，可作为阿拉伯胶的代用品。

3. 固体粉末乳化剂　一些溶解度小的无机物固体粉末可用作乳化剂，乳化时，固体粉末可被吸附于油水界面，形成固体粉末乳化膜。形成的乳剂类型由固体粉末的接触角θ所决定：当$\theta<90°$，易被水润湿，形成O/W型乳剂，如氢氧化镁、氢氧化铝、二氧化硅、皂土等；$\theta>90°$，易被油润湿，形成W/O型乳剂，如氢氧化钙、氢氧化锌、硬脂酸镁等。

4. 辅助乳化剂　辅助乳化剂（auxiliary emulsifiers）主要是指与乳化剂合并使用能增加乳剂稳定性的乳化剂。它能提高乳剂的黏度，并能增强乳化膜的强度，防止乳滴合并。

（1）增加水相黏度的辅助乳化剂如甲基纤维素、羧甲基纤维素钠、羟丙甲纤维素、西黄蓍胶、阿拉伯胶、黄原胶、瓜耳胶等。

（2）增加油相黏度的辅助乳化剂如鲸蜡醇、蜂蜡、单硬脂酸甘油酯、硬脂酸、硬脂醇等。

（二）乳化剂的选择

乳化剂应根据乳剂的使用目的、药物的性质、处方的组成、欲制备乳剂的类型、乳化方法等综合考虑，适当选择。

1. 根据乳剂的类型选择　在设计乳剂处方时应先确定欲制备乳剂的类型，根据乳剂类型选择乳化剂。乳化剂的HLB值为这种选择提供了重要的依据。一般地，O/W型乳剂应选择O/W型乳化剂，W/O型乳剂应选择W/O型乳化剂。

2. 根据乳剂给药途径选择　口服给药的乳剂，应选择无毒的天然乳化剂或某些亲水性高分子乳化剂等；外用乳剂应选择无局部刺激性的乳化剂，长期使用无毒性；注射用乳剂应选择磷脂、泊洛沙姆等无毒、无刺激性乳化剂。

3. 根据乳化剂性能选择　乳化剂的种类很多，应选择乳化性能强、性质稳定、受外界因素影响小、无毒无刺激性的乳化剂。

4. 混合乳化剂的选择　乳化剂混合使用有许多优点，可改变HLB值，以改变乳化剂的亲油亲水性，使其有更大的适应性，还可增加乳化膜的牢固性。乳化剂混合使用时，必须符合油相对HLB值的要求。混合乳化剂的HLB值是各乳化剂HLB值的加权平均值。

三、乳剂的形成理论

要制成符合要求的稳定乳剂，首先必须提供足够的能量，使分散相能够分散成微小的乳滴，其次是提供使乳剂稳定的必要条件。

（一）降低表面张力

两相液体形成乳剂的过程，也是两相液体间形成新界面的过程。乳滴愈细，新增加的

界面就愈大，界面自由能愈大。乳剂有很大的降低界面自由能的趋势，促使乳滴变大甚至分层。为保持乳剂的分散状态和稳定性，乳剂粒子本身自然形成球体，因为体积相同时以球体表面积最小。加入乳化剂可降低两相液体的界面张力，最大限度地降低表面自由能，使乳剂保持一定的分散状态和稳定性。

（二）形成牢固的乳化膜

乳化剂在降低油-水之间界面张力的同时被吸附于乳滴的界面上，在乳滴周围有规律地定向排列形成乳化剂的膜，称为乳化膜（emulsifying layer）。在体系中加入乳化剂后，在降低界面张力的同时，表面活性剂必然在界面发生吸附，形成一层界面膜，即乳化膜。该膜对分散相液滴具有保护作用，使其在布朗运动中相互碰撞的液滴不易聚结，而液滴的凝结是以界面膜的破裂为前提，因此，界面膜的机械强度是决定乳状液稳定的主要因素之一。

当乳化剂浓度较低时，界面上吸附的分子较少，界面膜的强度较弱，形成的乳状液不稳定。乳化剂浓度增高至一定程度后，界面膜则由比较紧密排列的定向吸附的分子组成，形成的界面膜强度高，大大提高乳状液的稳定性。事实说明，要有足够量的乳化剂才能有良好的乳化效果，而且，直链结构乳化剂的乳化效果一般优于支链结构的乳化剂。这是因为高强度的界面膜是乳状液稳定的主要原因之一。如果使用适当的混合乳化剂有可能形成更致密的“界面复合膜”，甚至形成带电膜，从而增加乳状液的稳定性。

乳化膜有如下三种类型。

1. 单分子乳化膜 表面活性剂类乳化剂形成的膜称为单分子乳化膜，可使乳剂稳定。如果乳化膜带电荷，电荷互相排斥，阻止乳滴合并，会使乳剂更加稳定。

2. 多分子乳化膜 亲水性高分子化合物类乳化剂所形成的乳化膜称为多分子乳化膜。强亲水性多分子乳化膜不仅阻止乳滴的合并，也可增加分散介质的黏度，使乳剂更稳定。

3. 固体粉末乳化膜 固体粉末对水相和油相有不同的亲和力，在乳化过程中固体粉末被吸附于乳滴表面，排列成固体粉末的乳化膜，防止乳滴合并，增加乳剂的稳定性。

（三）影响乳剂类型的因素

决定乳剂类型的因素，主要是乳化剂的性质（乳化剂的 HLB 值），其次是形成乳化膜的牢固性、相体积比、温度、制备方法等。

1. 乳化剂 乳化剂分子中若亲水基大于亲油基，可形成 O/W 型乳剂；若亲油基大于亲水基形成 W/O 型乳剂。如天然的或合成的亲水性高分子乳化剂亲水基特别大，所以形成 O/W 型乳剂。乳化剂的亲油亲水性是决定乳剂类型的主要因素。

2. 相体积比 分散相体积与乳剂总体积的百分比称为相体积比（phase volume ratio）。一般地说，体积较大的液体易成为外相，但由于电屏障的缘故，体积较大的液体也可以成为内相，如 O/W 型乳剂可以具有较高相体积比。但是，W/O 型乳剂不具有电屏障，因此 W/O 型乳剂的相体积比不会很大，如果很大，则容易转型。一般，乳剂相体积比在 40% ~ 60% 较为稳定，小于 25% 容易分层。

四、乳剂的稳定性

乳剂属热力学不稳定的非均匀相分散体系，乳剂常发生下列变化：分层、絮凝、转相、合并等现象，如图 11-2 所示。

（一）分层

乳剂的分层（delamination）系指乳剂放置后出现分散相乳滴上浮或下沉的现象，又称

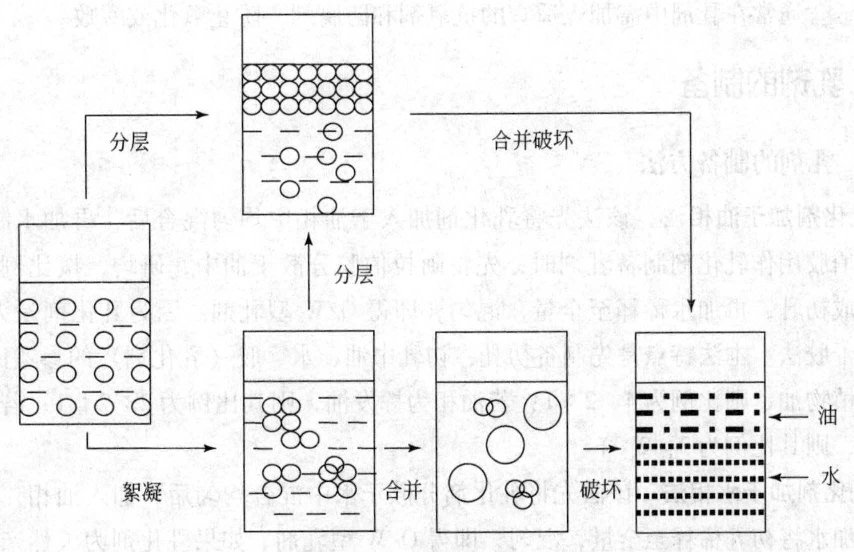

图 11-2　乳剂的变化示意图

乳析（creaming）。分层主要是油水两相密度差造成的。乳滴的粒子愈小，上浮或下沉的速度就愈慢。减小分散相和分散介质之间的密度差，增加分散介质的黏度，均可以减小乳剂分层的速度。乳剂分层也与分散相的相体积比有关，通常分层速度与相体积比成反比，相体积比低于25%时乳剂很快分层，达50%时就能明显减小分层速度。分层的乳剂经振摇后仍能恢复均匀性。

（二）絮凝

乳剂中分散相的乳滴发生可逆的聚集现象称为絮凝。乳剂的 ξ 电位降低，乳滴产生聚集而絮凝。絮凝状态仍保持乳滴及其乳化膜的完整性。乳剂中的电解质和离子型乳化剂的存在是产生絮凝的主要原因，同时絮凝与乳剂的黏度、相体积比以及流变性质有密切关系。絮凝状态进一步变化也会引起乳滴的合并。

（三）转相

乳剂由于某些条件的变化而改变乳剂的类型称为转相（phase inversion），即由 O/W 型转变为 W/O 型或由 W/O 型转变为 O/W 型。转相主要是由于乳化剂的性质改变而引起的，如油酸钠是 O/W 型乳化剂，遇氯化钙后生成油酸钙，变为 W/O 型乳化剂，乳剂则由 O/W 型变为 W/O 型。向乳剂中加入相反类型的乳化剂也可使乳剂转相，转相时两种乳化剂的量比称为转相临界点（phase inversion critical point）。在转相临界点上乳剂不属于任何类型，可随时转相。

（四）合并和破乳

乳剂中的乳滴周围由乳化膜包围，乳化膜破坏则导致乳滴合并变大，称为合并（coalescence），合并进一步发展使乳剂分为油、水两相称为破乳（demulsification）。为使乳剂稳定，制备乳剂时应尽可能保持乳滴大小的均一性。此外增加分散介质的黏度，减少乳滴的接触机会，降低乳滴合并的速度。由乳化剂形成的乳化膜愈牢固，就愈能防止乳滴的合并和破乳。外界因素及微生物均可使油相或乳化剂变质，引起乳剂破坏。

（五）酸败

乳剂受外界因素及微生物的影响，使油相或乳化剂等发生变质的现象称为酸败（rancidification)。通常在乳剂中需加入适宜的抗氧剂和防腐剂，防止氧化或酸败。

五、乳剂的制备

（一）乳剂的制备方法

1. 乳化剂加于油相法 该法先将乳化剂加入于油相中均匀混合后，再加水制备乳剂，如以阿拉伯胶用作乳化剂制备乳剂时，先将阿拉伯胶分散于油中，研均，按比例加水，用力研磨制成初乳，再加水稀释至全量，混匀，即得 O/W 型乳剂。因为乳化剂是天然胶类，因此亦称干胶法。本法特点是先制备初乳，初乳中油、水、胶（乳化剂）的参考比例如下：若油相为植物油，则比例为4∶2∶1；若油相为挥发油，则其比例为2∶2∶1；若其油相为液体石蜡，则其比例为3∶2∶1。

2. 乳化剂加于水相法 该法先将乳化剂分散于水中混合均匀后，加入油相，搅拌使成初乳，再加水将初乳稀释至全量，混匀，即得 O/W 型乳剂。如果乳化剂为天然亲水性胶类时，亦称湿胶法。初乳中油、水、乳化剂的比例与上法相同。

3. 机械法 该法是将油相、水相、乳化剂混合后用乳化机械制成乳剂的方法。乳化机械主要有以下几种。

（1）搅拌乳化设备 制备小量乳剂时可用乳钵，大量制备可用搅拌机，分为低速搅拌乳化装置和高速搅拌乳化装置。如组织捣碎机和高速匀浆机属高速搅拌乳化装置。

（2）乳匀机 乳匀机（high pressure homogenizer）借助强大推动力将两相液体通过乳匀机的细孔高速喷出并冲击分散形成乳剂，制备时先用其他方法初步乳化，再用乳匀机乳化效果较好。用乳匀机制备的乳剂均匀，粒径小。

（3）胶体磨 胶体磨（colloid mill）利用高速旋转的转子和定子间的缝隙产生强大剪切力使液体乳化，对要求不高的乳剂可用本法制备。对要求不高的乳剂可用本法制备。

（4）超声波乳化装置 超声波乳化器（ultrasonic homogenizer）利用 10～50kHz 高频振动来制备乳剂。可制备 W/O 和 W/O 型乳剂，但黏度大的乳剂不宜用本法制备。

4. 新生皂法 将油水两相混合时，在两相界面上生成的新生皂类产生乳化的方法。植物油中含有硬脂酸、油酸等有机酸，加入氢氧化钠、氢氧化钙、三乙醇胺等，在高温下（70℃以上）生成的新生皂为乳化剂，经搅拌即形成乳剂。生成的一价皂为 O/W 型，二价皂为 W/O 型乳化剂。本方法适用于乳膏剂的制备。

5. 复合乳剂的制备 采用二步乳化法制备，第一步先将水、油、乳化剂制成一级乳，再以一级乳为分散相与含有乳化剂的水或油乳化制成二级乳，如图 11－3 所示。

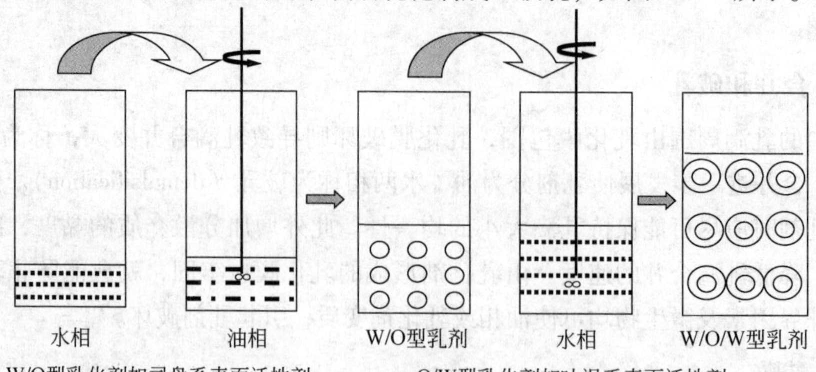

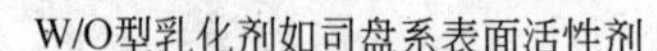

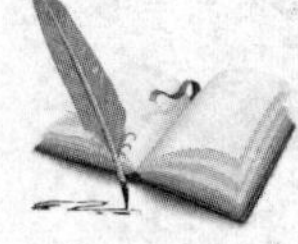

图 11-3 复合乳剂制备过程示意图

如制备 O/W/O 型复合乳剂，先选择亲水性乳化剂制成 O/W 型一级乳剂，再选择亲油性乳化剂分散于油相中，在搅拌下将一级乳加于油相中，充分分散即得 O/W/O 型乳剂。

6. 纳米乳的制备　纳米乳除含有油相、水相和乳化剂外，还含有辅助乳化剂。制备纳米乳主要是用 HLB 值在 15 ~ 18 范围内的聚山梨酯 60 和聚山梨酯 80 等乳化剂和辅助乳化剂。乳化剂和辅助成分应占乳剂的 12% ~25%。制备时取 1 份油加 5 份乳化剂混合均匀，然后加于水中。如不能形成透明乳剂，可增加乳化剂的用量，如能很容易形成透明乳剂，可减少乳化剂的用量。

（二）乳剂中药物的加入方法

乳剂制备过程中可根据药物溶解性质不同采用不同的药物加入方法。

（1）若药物溶解于油相，可先将药物溶解于油相再制成乳剂；

（2）若药物溶解于水相，可先将药物溶解于水后再制成乳剂；

（3）若药物不溶于油相也不溶于水相，可用亲和性大的液相研磨药物，再将其制成乳剂，也可将药物用已制成的少量乳剂研磨至细再与剩余乳剂混合均匀。

（三）乳剂的举例

例 11 -6　鱼肝油乳剂

【处方】鱼肝油 500ml，西黄蓍胶细粉 9g，阿拉伯胶细粉 125g，杏仁油香精 1ml，糖精钠 0.1g，羟苯乙酯 0.5g，蒸馏水加至 1000ml。

【制备】将阿拉伯胶与鱼肝油研匀，一次加入 250ml 蒸馏水，用力沿同一方向研磨制成初乳，加糖精钠水溶液、杏仁油香精、羟苯乙酯乙醇液，再缓缓加入西黄蓍胶胶浆，加蒸馏水至全量，搅匀即得。

【注解】本品用作治疗维生素 A 与 D 缺乏症。本品中鱼肝油为药物兼油相，采用阿拉伯胶为乳化剂，西黄蓍胶是辅助乳化剂，糖精钠、杏仁油香精为矫味剂，羟苯乙酯为防腐剂。本品是 O/W 型乳剂。

六、乳剂的质量评价

（一）粒径

乳剂中乳滴的粒径大小是衡量乳剂质量的重要指标，其测定方法有以下几种。

1. 显微镜法　用光学显微镜测定，通过下式计算几何平均粒径 D_m：

$$D_m = \sqrt[3]{\sum n_i d_i{}^3 / n} \tag{11-9}$$

式中，n_i 为粒径为 d_i 的粒子数；n 为总粒子数。本法测定粒子数应不少于 600 个。

2. 库尔特计数器法　库尔特计数器（Coulter counter）可测定粒径大小和粒度分布，方法简便、速度快，可自动记录并绘制分布图。

3. 激光散射光谱法　激光散射光谱法（photon correlation spectroscopy，PCS）的测定速度快，可测定 0.01 ~2μm 范围的粒子，最适合测定静脉乳剂的粒径。激光粒度分析仪，根据动态光散射的光子相关技术，可测定纳米粒的粒度与 Zeta 电位。

4. 透射电镜法　不仅可以观察粒子形态，而且可以测定粒子的大小与分布，测定范围为 0.01 ~20μm。

（二）分层现象

乳剂放置后，粒径变大，进而产生分层现象。这一过程的快慢是衡量乳剂稳定性的重

要指标。为了在短时间内观察乳剂的分层，可用离心法加速分层。用4000r/min 离心 15 分钟，如不分层可认为乳剂稳定。在半径为 10cm 离心机中 3750r/min 离心 5 小时，相当于 1 年的自然分层的效果。若用加速试验法，将乳剂放于 5℃、35℃温度下，12 小时改变一次温度，共 12 天进行比较观察，结果可用于评价乳剂的稳定性。

（三）乳滴的合并速度

乳滴合并速度（coalescence rate）符合一级动力学规律，其直线方程为：

$$\lg N = \lg N_0 - kt/2.303 \quad (11-11)$$

式中，N、N_0为分别为时间 t、t_0时的乳滴数；k 为合并速度常数。测定随时间变化的乳滴数 N，求出合并速度常数 k，可估计乳滴合并速度，以评价乳剂稳定性。

（四）稳定常数

乳剂离心前后吸光度变化的百分率称为稳定常数，其表达式如下：

$$K_e = (A_0 - A)/A_0 \times 100\% \quad (10-12)$$

式中，K_e为稳定常数；A_0为未离心乳剂稀释液的吸光度；A 为离心后乳剂稀释液的吸光度。测定方法：取乳剂适量于离心管中，以一定速度离心一定时间，从离心管底部取出少量乳剂，稀释一定倍数，以蒸馏水为对照，用比色法在可见光波长下测定吸光度 A，同法测定原乳剂稀释液吸光度 A_0，带入公式计算 K_e，K_e值愈小乳剂愈稳定。本法是研究乳剂稳定性的定量方法。

扫码“学一学”

第六节　其他液体制剂

一、合剂

合剂（mixtures）系指饮片用水或其他溶剂，采用适宜的方法提取制成的口服液体制剂。合剂主要以水为溶剂，有时为了溶解药物可加少量的乙醇。合剂中可加入甜味剂、调色剂、香精等。以水为溶剂的合剂需加入防腐剂，必要时也可加入稳定剂。合剂可以是溶液型、混悬型、乳剂型的液体制剂。

单剂量灌装的合剂称为口服液，目前应用较多，口服液应是澄清溶液，或含有极少量的沉淀物，振摇即可分散。

二、洗剂

洗剂（lotions）系指专供涂抹、敷于皮肤的外用液体制剂。洗剂一般轻轻涂于皮肤或用纱布沾取敷于皮肤上。洗剂的分散介质为水和乙醇。洗剂有消毒、消炎、止痒、收敛、保护等局部作用。洗剂可为溶液型、混悬型、乳剂型以及混合型液体制剂，其中混悬型居多。混悬型洗剂中常加入甘油和其他助悬剂，如炉甘石洗剂处方为：每 1000ml 含炉甘石 150g、氧化锌 50g、甘油 50ml，辅料为纯化水。该制剂为粉色的混悬液，放置后能沉淀，但经振摇后，应成为均匀的混悬液。炉甘石洗剂还可加入 3%（g/g）的西黄蓍胶、0.3%（g/g）的羧甲基纤维素钠作为助悬剂，延缓药物的沉降。本品为皮肤科用药类非处方药品，所含炉甘石和氧化锌具有收敛、保护作用，也有较弱的防腐作用，用于急性瘙痒性皮肤病，如荨麻疹和痱子。本品为局部外用，用时摇匀，取适量涂于患处，每日 2～3 次。

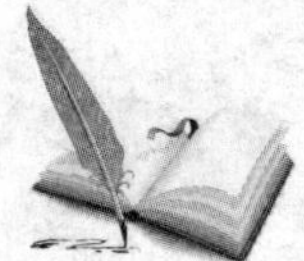

三、搽剂

搽剂（liniments）系指专供揉搽皮肤表面用的液体制剂，用乙醇和油作分散剂，起镇痛、收敛、消炎、杀菌、抗刺激等作用。起镇痛、抗刺激作用的搽剂，多用乙醇为分散剂，使用时用力揉搽，可增加药物的渗透性。搽剂可为溶液型、混悬型、乳剂型搽剂，如复方地塞米松搽剂。

四、滴耳剂

滴耳剂（ear drops）系指供滴入耳腔内的外用液体制剂。主要以水、乙醇、甘油为溶剂，也可用丙二醇、聚乙二醇等。乙醇为溶剂虽然有渗透性和杀菌作用，但有刺激性。以甘油为溶剂作用缓和、药效持久，有吸湿性，但渗透性较差。滴耳剂有消毒、止痒、收敛、消炎、润滑作用。外耳道有炎症时，pH 在 7.1～7.8 之间，所以外耳用滴耳剂最好为弱酸性，如复方硼酸滴耳液。

五、滴鼻剂

滴鼻剂（nasal drops）系指专供滴人鼻腔内使用的液体制剂，滴鼻剂以水、丙二醇、液体石蜡、植物油为溶剂，多制成溶液剂，但也可制成混悬剂或乳剂。为促进吸收、防止黏膜水肿，应适当调节渗透压、pH 和黏度。油溶液刺激性小，作用持久，但不与鼻腔黏液混合。滴鼻剂 pH 应为 5.5～7.5，应与鼻腔黏液等渗，不影响纤毛运动和分泌液离子组成，如复方泼尼松龙滴鼻剂。

六、含漱剂

含漱剂（gargles）系指用于咽喉、口腔清洗的液体制剂，起清洗、防腐、收敛和消炎作用。一般用药物的水溶液，也可含少量甘油和乙醇。溶液中常加适量着色剂，以示外用漱口，不可咽下。含漱剂要求微碱性，有利于除去口腔中的微酸性分泌物，溶解黏液蛋白，如复方硼酸钠溶液。

七、灌肠剂

灌肠剂（enemas）系指经肛门灌入直肠使用的液体制剂。

（1）泻下灌肠剂是以清除粪便、降低肠压、使肠道恢复正常功能为目的的液体制剂，如 5% 软肥皂溶液。

（2）含药灌肠剂是指起局部作用或发挥全身作用的液体制剂。局部可起收敛作用，吸收可产生兴奋或镇静作用。药物在胃内易被破坏、对胃有刺激性、因恶心吐呕不能口服给药的患者可用灌肠给药，如 10% 水合氯醛。

（3）营养灌肠剂是指患者不能经口摄取营养而应用的含有营养成分的液体制剂。这类制剂须在直肠保留较长时间以利于药物吸收，可以是溶液剂，也可以是乳剂。

八、滴牙剂

滴牙剂（drop dentifrices）系指用于局部牙孔的液体制剂。其特点是药物浓度大，往往是不用溶剂或用少量溶剂稀释。因其刺激性、毒性很大，应用时不宜直接接触黏膜。通常

滴牙剂须由医护人员直接用于患者的牙病治疗。

九、涂剂

涂剂（paints）系指含药物的水性或油性溶液、乳状液、混悬液，供临用前用纱布或棉花蘸取后涂于皮肤或口腔后部黏膜的液体制剂。涂剂大多为消毒或消炎药物的甘油液，也可用乙醇、植物油为溶剂制备。甘油能使药物滞留于口腔、喉部的黏膜，具有滋润作用，对喉头炎、扁桃体炎等起辅助治疗作用，如复方碘涂剂。

十、冲洗剂

冲洗剂（rinse）是广泛用于皮肤、黏膜、腔道和创面的一类液体制剂，通常以水为溶剂制备，如创面冲洗剂、鼻腔冲洗剂、阴道冲洗剂等。

思考题

1. 液体制剂的特点和质量要求有哪些？
2. 按分散体系分类液体制剂可分为哪几类？
3. 液体制剂的常用溶剂有哪些？
4. 简述液体制剂常用的附加剂种类并举例。
5. 简述液体制剂防腐措施和防腐剂。
6. 混悬剂的物理稳定性包括哪些方面？
7. 简述混悬剂的质量要求和质量评价方法。
8. 简述常用的乳化剂和乳化剂的选择条件。
9. 简述乳剂形成的理论和影响乳剂类型的因素。
10. 简述乳剂稳定性的主要内容。

（鲁　莹）

参考文献

[1] Rupp C, Steckel H, Müller BW. Solubilization of poorly water - soluble drugs by mixed micelles based on hydrogenated phosphatidylcholine [J]. Int J Pharm, 2010, 395 (1 - 2): 272 - 280.

[2] Daravath B, Tadikonda RR, Vemula SK. Formulation and pharmacokinetics of gelucire solid dispersions of flurbiprofen [J]. Drug Dev Ind Pharm, 2014, 21: 1 - 9.

[3] 江波，印春华. 提高难溶性药物口服生物利用度的方法 [J]. 中国医药工业杂志，2002，33 (7)：358 - 360.

[4] 陈德梅，符秀娟. 苯甲酸钠对阿莫西林的助溶作用 [J]. 广东药学院学报，2004，20 (6)：646.

[5] Sweetana S, Akers JM. Solubility principles and practices for parenteral drug dosage form development [J]. PDA J Pharm Sci Technol, 1996, 50 (5): 130 - 142.

[6] Lee YC, Zocharski PD, Samas B. An intravenous formulation decision tree for discovery compound formulation development [J]. Int J Pharm, 2003, 253 (1 - 2): 111 - 119.

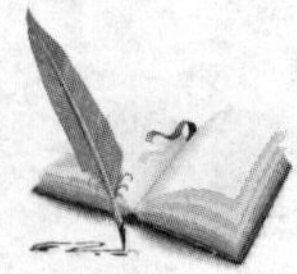

[7] 倪楠，高永良．液体制剂中难溶性药物的增溶［J］．中国新药杂志，2005，14（11）：1276－1279.

[8] 白雪莲，高永良．潜溶剂和环糊精对难溶性药物的联合增溶作用［J］．药学学报，2006，41（10）：950－955.

[9] 崔福德．药剂学［M］．7版．北京：人民卫生出版社，2011.

[10] 崔福德．药剂学［M］．2版．北京：中国医药科技出版社，2010.

[11] Banker GA. Modern Pharmaceutics［M］. 4th Edition. Marcel Dekker，2002.

扫码"练一练"

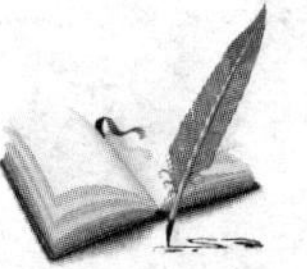

第十二章　注射剂

学习目标

1. **掌握**　注射剂的概念、种类、特点、处方组成；质量要求；热原、等渗与等张的概念；大容量注射液和注射用无菌粉末的制备工艺与质量要求。

2. **熟悉**　注射剂给药途径；注射用溶剂的基本要求；大容量注射液和注射用无菌粉末的添加剂。

3. **了解**　注射剂的添加剂；注射剂的制备流程与质量检查方法；容器的基本要求与处理方法；大容量注射液的类型。

第一节　概　述

扫码"学一学"

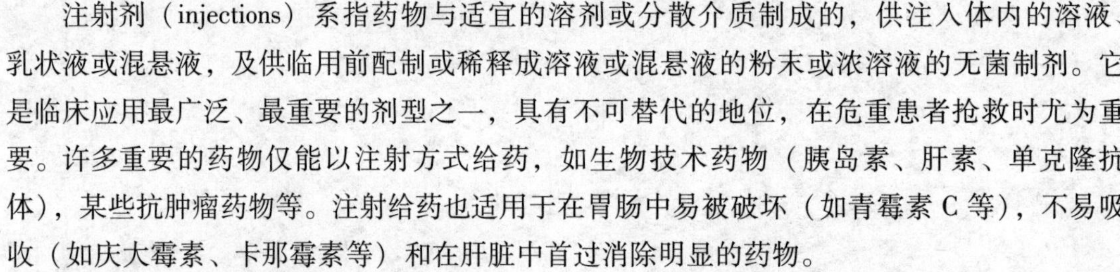

注射剂（injections）系指药物与适宜的溶剂或分散介质制成的，供注入体内的溶液、乳状液或混悬液，及供临用前配制或稀释成溶液或混悬液的粉末或浓溶液的无菌制剂。它是临床应用最广泛、最重要的剂型之一，具有不可替代的地位，在危重患者抢救时尤为重要。许多重要的药物仅能以注射方式给药，如生物技术药物（胰岛素、肝素、单克隆抗体），某些抗肿瘤药物等。注射给药也适用于在胃肠中易被破坏（如青霉素 C 等），不易吸收（如庆大霉素、卡那霉素等）和在肝脏中首过消除明显的药物。

1867 年，英国药典（BP）收录第一个注射剂，即吗啡注射剂。1916 年，美国药典（USP）中出现灭菌（sterilization）的概念；1926 年，NF 共收载 7 个玻璃安瓿注射剂。至今，美国药典收载超过 500 种注射剂产品，《中国药典》（2020 年版）收载数百种注射剂，其中一部收载止喘灵注射液、灯盏细辛注射液、注射用灯盏花素和注射用双黄连（冻干）等注射剂，二部收载包括阿昔洛韦葡萄糖注射液等注射剂。

近年来，注射剂产品，特别是静脉注射产品数量逐年增加，主要原因包括几方面：①注射给药新技术的出现；②可注射药物数量的增加；③住院患者对多种药物联合静脉注射给药的需求；④静脉注射脂质、氨基酸和微量元素等各种营养治疗产品的供应；⑤家庭/家中注射治疗的延伸。

一、分类与给药途径

（一）分类

1. 按分散系统分类

（1）溶液型　包括水溶液和油溶液。原则上，可溶于水且在水溶液中稳定的药物应制成水溶液型注射剂，如盐酸吗啡注射液、维生素 C 注射液、硫酸镁注射液、磷酸川芎嗪注射液、磷酸可待因注射液和盐酸利多卡因注射液等。另外，根据药物溶解情况，可加入非水溶媒，如乙醇、聚乙二醇。溶于油性介质的药物应制成油溶液型注射剂，如苯丙酸诺龙

注射液。

（2）混悬型 包括水性混悬剂和油性混悬剂。水难溶性或注射后要求延长药效的药物，可制成水性或油性混悬液，如醋酸可的松注射液、鱼精蛋白胰岛素注射液等。这类注射剂一般仅供肌内注射。

（3）乳剂型 包括 O/W 和 W/O 型乳剂。根据需要将水不溶性药物溶解或分散在油性溶剂中，再分散于水相，制成 O/W 乳剂型注射剂，如营养脂肪乳静脉注射剂、前列腺素 E_1、双异丙酚和依托咪酯脂肪乳注射剂等，某些疫苗也采用乳剂型注射剂。

（4）注射用无菌粉末 亦简称粉针。采用无菌操作法（溶媒结晶、喷雾干燥）或冻干技术制成的粉末状无菌制剂，临用时加灭菌注射用水（或者适当的溶剂）溶解或混悬/分散而成的注射剂。常用于在水中不稳定的药物，如青霉素、阿奇霉素、苯妥英钠、盐酸阿霉素等。另外，蛋白、多肽等生物大分子药物也通常制备成粉针剂。

《中国药典》（2020 年版）将注射剂分为注射液、注射用无菌粉末、注射用浓溶液。

2. 按注射体积分类

（1）小容量注射剂（small volume parenterals，SVPs）。

（2）大容量注射剂（large volume parenterals，LVPs）。

3. 按剂型的物态分类

（1）液体注射剂 也称为注射液，包括水溶液、油溶液、水或油混悬液、乳状液。

（2）固体注射剂 同注射用无菌粉末。

（二）给药途径

根据临床治疗的需要，注射剂可以通过皮内、皮下、肌内、静脉、动脉、脊椎腔和关节腔等多种途径给药。途径不同，对制剂的质量要求也不同，作用特点也有差异。

1. 皮内注射（intracutaneous injection） 注射于表皮与真皮之间，注射部位一般在前臂，一次注射剂量在 0.2ml 以内。常用于过敏性试验或疾病诊断，如青霉素皮试、白喉毒素诊断等。

2. 皮下注射（subcutaneous injection） 注射于真皮与肌肉之间的松软组织内，注射部位多在上臂外侧，一般注射剂量为 1～2ml。皮下注射剂主要是水溶液，但药物吸收速度稍慢。由于皮下感知比肌肉敏感，故具有刺激性的药物及油或水的混悬型注射剂，一般不宜皮下注射。药物由血管末梢进入静脉，最后分布于全身循环系统。与肌内注射相比，吸收速度较慢（注射后 30 分钟才能达到最高血药浓度），但作用持久。

3. 肌内注射（intramuscular injection） 注射于肌肉组织中，注射部位大都在上臂三角肌，或者臀部肌肉。注射剂量一般为 1～5ml（有文献 0.5～2.0ml，采用分剂量/分次给药，可以达到 4.0ml）。以水溶液为主，或者油溶液、混悬液、乳剂，也有固体粉末。大多数注射给药的药物可以肌内注射。肌内注射的主要问题是针头对肌肉和神经的损伤，但较皮下注射刺激性小。另外，刺激性强的药物也可肌内注射。

4. 静脉注射（intravenous injection） 分静脉推注（intravenous bolus）和静脉滴注（intravenous infusion），前者属于快速给药，用量小，一般 5～50ml；后者属于持续性给药，用量大，几十毫升至数千毫升。

药物直接注入静脉，发挥药效最快，常用于急救、补充体液和提供营养。对于静脉注射剂，质量要求高，特别是对热原的控制非常严格。静脉推注经常用于需要立即发挥作用的治疗，静脉滴注通常用于常规性治疗，由于静脉滴注时，输入体内的液体量较大，因此

又称为“大输液”，不适用于可诱发休克和刺激血管的药物。

5. 动脉内注射（intra－arterial injection） 注入靶区动脉末端，如诊断用动脉造影剂、肝动脉栓塞剂等。

6. 脊椎腔注射（intraspinal injection） 注入脊椎四周蛛网膜下腔内。由于神经组织较敏感，脑脊液量少，且脊椎液循环较慢，故应该严格控制质量，如渗透压应该与脑脊液相等，pH 应控制在 5.0～8.0 之间，且不得加入抑菌剂。一次注入的剂量不得超过 10ml，且需缓慢注入。适用于其他给药方式无法吸收入脑脊液，且在脊髓腔具有作用点位，产生药效的药物。主要为麻醉药、减轻术后疼痛的药物，以及缓和痉挛的药物。

7. 其他 包括心内注射（intracardiac injection）、关节腔内注射（intra－articular injection）、滑膜腔内注射（intrasynovial injection）和穴位注射（acupoint injection）等。

给药途径的简化示意图如图 12－1 所示。

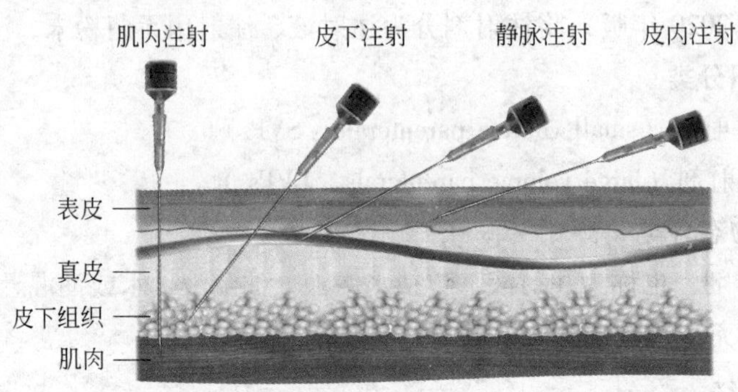

图 12－1 肌内、皮下、静脉、皮内注射示意图

二、吸收速度与程度

一般而言，静脉（或者动脉）注射起效最快，药物直接入血，生物利用度为 100%，其他注射途径给药的生物利用度小于或者等于 100%。皮下注射和肌内注射后，药物多可沿结缔组织迅速扩散，再经毛细血管及淋巴管的内皮细胞间隙迅速通过膜孔转运吸收进入体循环，也能够迅速发挥治疗效果。肌内注射给药时，油性注射液在肌肉中吸收缓慢，发挥延效作用；乳状液的吸收速度快于油溶液，且产生一定的淋巴靶向性。肌内注射有吸收入血的过程，起效时间 15～30 分钟，达峰时间约为 1～2 小时。影响药物吸收的因素包括产品的流变学特性、药物浓度、药物粒径大小、溶媒性质、渗透压和注射体积。药物吸收也受药物在注射部位的堆积状态影响，堆积程度越少，扩散越多，释放越快，吸收则越快，反之则越慢。

三、特点

（一）优点

1. 药效迅速 直接注射入组织或血管内，吸收快，作用迅速。特别是静脉注射，药物可直接进入血液循环，更适合于抢救危重病人。

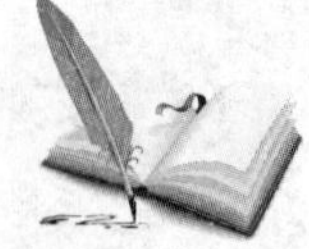

2. 作用可靠 注射剂不经过胃肠道，不受消化液和食物等因素的影响，剂量准确，作用可靠，易于控制。

3. 适用于不宜口服的药物 某些药物不易被胃肠道吸收，或具有刺激性，或易被消化液破坏，需要制成注射剂。如紫杉醇、阿霉素、青霉素、妥布霉素、胰岛素等。

4. 适合于不能口服的病人　昏迷、术后禁食和消化系统疾病的患者均不能口服给药。还有一些不能吞咽的患者需要注射给药。

5. 可产生长效作用　某些长效注射剂，可在注射部位形成药物储库，缓慢释放药物达数天、数周或数月之久。如油溶液、混悬型注射剂、微球、植入剂等。

6. 局部定位给药　可准确定位，如盐酸普鲁卡因注射液的局部麻醉作用，消痔灵注射液的痔核注射，当归注射液的穴位注射等。

7. 较其他液体制剂耐贮存　注射剂是将药液或粉末密封于特制容器之中，与外界空气隔绝，且在制造时经过灭菌处理或无菌操作，故较其他液体制剂耐贮存。

（二）缺点

1. 依从性较差　注射疼痛，使用不便，需专业人员及相应的注射器具和设备。

2. 质量要求高　注射剂直接进入血液和机体组织，使用不当更易发生危险，所以质量要求比其他剂型更为严格。

3. 价格昂贵　制造过程复杂，生产成本高。

四、质量要求

除满足常规制剂的一般要求外，还必须符合下列各项质量要求。

1. 无菌　制剂中不得含有任何活的微生物与芽孢。

2. 无热原　特别是供静脉注射或脊椎腔注射的注射剂，以及一次用量超过5ml的注射液，必须进行热原检查。

3. 无降压物质　有些注射液，如复方氨基酸注射液，其降压物质必须符合规定，确保安全；有些注射剂也可能含有升压物质，如缩宫素注射液。

4. 无过敏性物质　如青霉素、头孢类药物制剂中含有聚合物而产生过敏问题。

5. 安全性　应具有良好的生物相容性，对组织无刺激性或者基本无刺激性；特别是在使用非水溶剂或者某些附加剂时，必须经动物实验证明无刺激性和毒性，以确保安全。

6. 渗透压　应和血浆的渗透压相等或相近，其中脊椎腔注射液必须等渗。供静脉注射用的大容量注射液要求等渗或者稍高渗，还应注意等张。其他注射剂，由于机体的耐受性和血液的稀释作用，对渗透压的要求可以适当放宽。

7. pH　应与血液或组织的pH相等或相近，一般注射剂要求pH 4～9，脊椎腔用注射剂要求pH 5～8。

8. 稳定性　具有一定的物理、化学稳定性和生物学稳定性，以确保产品在贮存期内安全有效。

9. 可见异物和不溶性微粒　应符合药典规定。

扫码“学一学”

第二节　注射剂的处方组成

一般而言，注射剂由主药（活性成分）、溶剂和附加剂（包括pH调节剂、抗氧剂、络合剂等）组成。并且，注射剂所用成分，包括原辅料，都应为注射用规格，符合药典或相应的国家药品及辅料质量标准。

一、活性成分

发挥治疗作用的成分，来源于化学合成、生物合成、天然提取物等。

注射用原料药与口服制剂的原料药相比，其质量标准高。除了对杂质和重金属的限量更严格外，还对微生物以及热原等有严格的规定，如要求无菌、无热原。配制注射剂时，必须使用注射用规格的原料药，必要时可对原料药进行精制，使其达到注射用质量要求。为了制备安全且稳定的注射剂，需要对活性成分（或者药物）的各种性质进行全面评价，如溶解度、溶解速度、晶型、粒径、pH 等。

二、溶媒

（一）注射用水

注射用水（water for injection，WFI）是应用最广泛的注射用溶剂。药典要求注射用水需要保证纯度，且无热原。由于水中常含有异物颗粒、微生物、无机物、有机物等，因此需要采用膜过滤或者深层过滤除去颗粒物；通过蒸馏、反渗透、电渗析，或者联合这些方法除去无机物；活性炭床除去有机物。以过滤、冷却、加热，或者水再循环方法降低微生物生长，或者阻止热原生成。如果 WFI 需要放置超过 24 小时，为了抑制微生物生长，WFI 必须保持在 5℃或者 60~90℃。

制备注射用水的方法包括蒸馏法和反渗透法，其中蒸馏法是制备注射用水的最常用方法，亦为欧洲药典允许的唯一方法，中国药典、美国药典和日本药典均允许采用这两种方法制备注射用水。

有关注射用水的制备和质量要求，请参见相关内容。

（二）非水溶媒

非水溶媒用于溶解水中难溶或者不溶的药物，增加药物溶解度，如地高辛（水中难溶）；或者提高药物的稳定性，如巴比妥类（极易水解）。非水溶媒必须仔细筛选，确保所选择的溶媒具有良好的生物相容性，与其他辅料没有相互作用，且无药理活性、无刺激性、无毒。常见的非水溶媒包括植物油及与水可混合的溶剂，如乙醇、甘油、丙二醇、聚乙二醇等，也可采用混合溶媒。同一混合溶媒对某一药物具有增加溶解度和（或）提高稳定性作用，但对其他药物不一定有此效果。另外，混合溶媒系统有可能存在刺激性或者增加毒性，尤其是大剂量或高浓度使用时，这些问题更须注意。

1. **注射用油**（oil for injection） 常用的注射用油为大豆油、玉米油、橄榄油、麻油、茶油等植物油（vegetable oil）。美国药典未对油进行限定，仅提及“适当的植物油”。油溶液可以产生缓释作用。

《中国药典》（2020 年版）规定注射用油的质量要求包括：①淡黄色的澄明液体；②相对密度为 0.916~0.922；③酸值应不大于 0.1；④皂化值应为188~195；⑤碘值为 126~140。⑥过氧化值应不大于 3.0。酸值、皂化值、碘值是评价注射用油质量的重要指标。酸值高表明油脂酸败严重，不仅影响药物稳定性，且有刺激作用。皂化值表示游离脂肪酸与结合成酯的脂肪酸总量，过低表明油脂中脂肪酸分子量较大或含不皂化物（如胆固醇等），杂质较多。碘值反映油脂中不饱和键的多少，碘值过高，则含不饱和键多，易氧化酸败。油的不饱和度增加对组织的刺激性增大。因此，在某些情况下，用水性混悬剂代替油性注

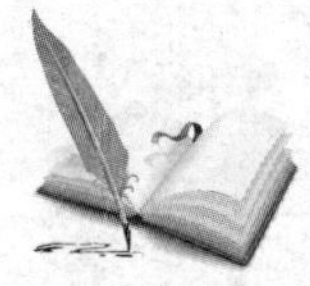

射液。另外，有的患者对油敏感，需要在标签上标明油的种类与用量等。不挥发油性分散体系只限于肌内注射，绝对不能静脉注射。

2. 其他注射用溶剂

（1）乙醇（alcohol） 本品与水、甘油可任意混溶，可供静脉或肌内注射。小鼠静脉注射与皮下注射的 LD_{50} 分别为1.97g/kg 和8.28g/kg。制剂中的乙醇浓度可达50%，但注射给药时，需要控制乙醇浓度，如果超过10%，则可能会有溶血作用或疼痛感。尼莫地平注射液、氢化可的松注射液、乙酰毛花苷 C 注射液中均含一定量的乙醇。

（2）甘油（glycerin） 本品与水、乙醇可任意混溶，但在挥发油和脂肪油中不溶。小鼠皮下注射与肌内注射的 LD_{50} 分别为10ml/kg 和6ml/kg。甘油的黏度和刺激性较大，不单独作为注射溶剂使用，常用浓度（为）1%～50%，大剂量注射会导致惊厥、麻痹、溶血，常与乙醇、丙二醇、水等组成复合溶剂，如普鲁卡因注射液的溶剂为95%乙醇（20%）、甘油（20%）与注射用水（60%）。

（3）丙二醇（propylene glycol，PG） 本品与水、乙醇和甘油相混溶，可供静脉或肌内注射。小鼠静脉注射、腹腔注射和皮下注射的 LD_{50} 分别为5～8g/kg、9.7g/kg 和18.5g/kg。能溶解多种挥发油和水不溶性药物，已广泛用于注射剂中，如苯妥英钠注射液含40% 丙二醇。复合注射用溶剂中常用含量为10%～60%，皮下或肌注时有局部刺激性，如地西泮注射液，即采用丙二醇（40%）与乙醇（10%）作为复合注射用溶剂。

（4）聚乙二醇（polyethylene glycol，PEG） 本品与水、乙醇相混溶，化学性质稳定，PEG300、400 均可作注射用溶剂。PEG 400 的小鼠腹腔注射和皮下注射的 LD_{50} 分别为4.2g/kg和10g/kg。有报道PEG300 的降解产物可能会导致肾病变，因此PEG 400 更为常用，如塞替派注射液，以 PEG 400 为注射溶剂。

（5）二甲基乙酰胺（dimethylacetamide，DMA） 本品为澄明中性溶液，对药物的溶解范围大，可与水和乙醇任意混溶。小鼠腹腔注射的 LD_{50} 为3.266g/kg，连续使用时，应注意其慢性毒性。如氯霉素常用50% DMA 作溶剂，利血平注射液用10% DMA 、50% PEG400 作溶剂。

三、附加剂

注射剂中除主药外，还可根据制备及医疗的需要添加其他物质，以增加注射剂的有效性、安全性与稳定性，这类物质统称为注射剂附加剂（additives for injection）。

附加剂主要用于以下几个方面：①增加药物溶解度；②提高药物稳定性；③调节渗透压；④调节 pH；⑤抑菌；⑥减轻疼痛或刺激。选择的附加剂及其使用的浓度应对机体无毒性，与主药无配伍禁忌，不影响主药的疗效与含量测定。常用附加剂见表12－1 。

表12－1 注射剂常用的附加剂

种类	名称	常用浓度（%）
抗氧剂	抗坏血酸	0.01～0.05
	半胱氨酸	0.1～0.5
	亚硫酸钠	0.1～0.2
	硫代硫酸钠	0.1
	焦亚硫酸钠	0.1～1.0
	亚硫酸氢钠	0.1～1.0
	维生素 E	0.05～0.5

续表

种类	名称	常用浓度（%）
金属离子螯合剂	EDTA·2Na	0.01~0.05
缓冲剂	醋酸盐	1~2
	枸橼酸盐	1~5
	磷酸盐	0.8~2.0
	乳酸	0.1
	酒石酸，酒石酸钠	0.65，1.2
	磷酸氢二钠，磷酸二氢钠	1.7，0.71
	碳酸氢钠，碳酸氢钠	0.005，0.06
助悬剂	羧甲基纤维素	2.0
	明胶	2.0
	果胶	0.2
稳定剂	肌苷	0.05~0.8
	甘氨酸	1.5~2.25
	烟酰胺	1.25~2.5
	辛酸钠	0.4
增溶剂、润湿剂或乳化剂	普朗尼克 F-68	0.1~10
	聚山梨酯 20（吐温 20）	0.01~0.5
	聚山梨酯 40（吐温 40）	0.05
	聚山梨酯 80（吐温 80）	0.05~0.25
	聚氧乙烯氢化蓖麻油 RH40	7.0~11.5
	聚氧乙烯蓖麻油 EL	1~65
	卵磷脂	0.5~2.0
	脱氧胆酸钠	0.21
	聚维酮	0.2~1.0
	乙醇	1~50
	甘油	1~50
	丙二醇	1~50
	聚乙二醇	1~50
抑菌剂	苯酚	0.25~0.5
	氯甲酚	0.05~0.2
	苯甲醇	1~2
	三氯叔丁醇	0.25~0.5
	羟苯酯类	0.01~0.25
局麻剂（止痛剂）	盐酸普鲁卡因	0.5~2
	利多卡因	0.5~1.0
等渗调节剂	氯化钠	0.5~0.9
	葡萄糖	4~5
	甘油	2.25
填充剂	乳糖	1~8
	甘露醇	1~10
	山梨醇	1~10
	甘氨酸	1~2
保护剂	乳糖	2~5
	蔗糖	2~5
	麦芽糖	2~5
	人血清白蛋白	0.1~1

扫码“学一学”

第三节　注射剂的制备

一、概述

注射剂生产过程包括容器的预处理、洗涤、干燥、灭菌和冷却，原辅料及注射用水的准备，注射剂的配制、过滤、灌装、灭菌、质量检查，印字、贴签和包装等步骤。注射剂的制备工艺流程与环境区域划分见图 12－2 。

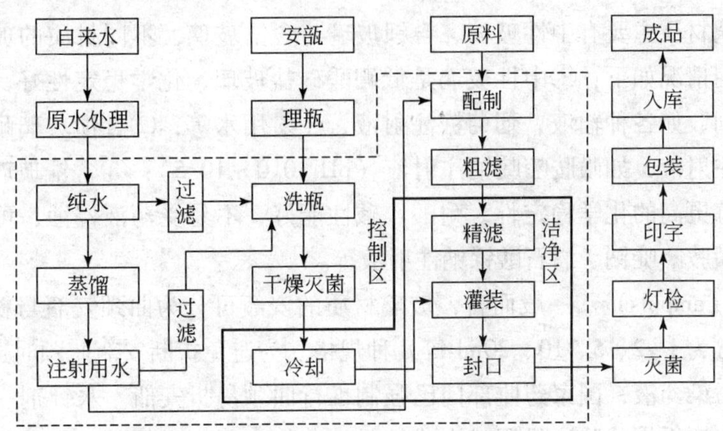

图 12－2　注射剂生产环境区域划分和工艺流程

由图可知，将注射剂制备的工艺过程分为水处理、容器处理、药液配制、灌装和封口、消毒灭菌以及灯检包装等。由于各工艺过程对生产环境要求不同，因此需要根据工艺要求对注射剂生产区域进行相对明确的划分，如洁净区、控制区、一般生产区等。

二、生产车间的基本要求与空气净化技术

（一）生产车间的基本要求

为合理控制环境的洁净度，车间内部布局以物流方向设计生产线，人流和物流严格分开。

（二）洁净室与空气净化技术

洁净室是指应用空气净化技术，使室内达到不同的洁净级别，供不同目的使用的操作室。洁净区的设计必须符合相应的洁净度要求，包括达到“静态”和“动态”的标准。相关内容详见相关章节。

三、容器种类及安瓿的处理方法

（一）容器种类

注射剂容器（container for injection）一般是指由硬质中性玻璃制成的安瓿或西林瓶（如青霉素小瓶），亦有塑料容器。

1. 玻璃容器

（1）质量要求　用于制造安瓿的玻璃质量直接关系到注射剂稳定性，如 pH 的变化、

沉淀、变色和脱片等；另外，安瓿在制造过程中需耐受高温灭菌，还需要适合于不同环境下长期贮藏。因此，注射剂玻璃容器应满足以下质量要求：①应无色透明，以利于检查药液的澄清度和变质情况；②应具有低的膨胀系数、优良的耐热性，不易冷爆破裂；③熔点低，易于熔封；④不得有气泡、麻点及砂粒；⑤应有足够的物理强度，能耐受热压灭菌时产生的较高压力差，并避免在生产、装运和保存过程中造成破损；⑥应具有高度的化学稳定性，不与注射液发生物质交换或者化学反应；⑦对需要遮光的药物，可采用琥珀色玻璃安瓿。琥珀色可滤除紫外线，适用于光敏药物。但琥珀色安瓿中含有氧化铁，可能有痕量的氧化铁进入药液，如果药液中含有的成分能被铁离子催化降解，则不能使用琥珀色玻璃容器。

安瓿的玻璃材质主要有中性玻璃、含钡玻璃与含锆玻璃，不同材质的玻璃安瓿用途不同，其具体应用情况如下：①中性玻璃是低硼酸硅盐玻璃，化学稳定性好，适合于近中性或弱酸性注射剂，如各种输液、葡萄糖注射液、注射用水等；②含钡玻璃耐碱性好，适合于碱性较强的注射液，如磺胺嘧啶钠注射液（pH 10.0～10.5）；③含锆玻璃系含少量锆的中性玻璃，具有更高的化学稳定性，耐酸、碱性能好，不易受药液侵蚀，可用于灌装乳酸钠、碘化钠、磺胺嘧啶钠、酒石酸锑钠注射液等。

（2）安瓿（ampuls）　一般而言，玻璃材质的安瓿可分为曲颈安瓿与粉末安瓿。有颈安瓿的容积通常为1、2、5、10、20ml 等几种规格。为避免折断安瓿瓶颈时造成玻璃屑、微粒进入安瓿而污染药液，国家药监部门已强制推行曲颈易折安瓿。水针剂一般使用曲颈易折安瓿。粉末安瓿系供分装注射用粉末或结晶性药物之用，为便于装入药物，其瓶身与颈同粗，在颈与身的连接处吹有沟槽，用时锯开，灌入溶剂溶解后注射。近年来开发了一种可同时盛装粉末与溶剂的注射容器（西林瓶），容器分为两室，下隔室装无菌药物粉末，上隔室盛装溶剂，中间用特制的隔膜分开，用时将顶部的塞子压下，隔膜打开，溶剂流入下隔室，将药物溶解后使用。此种注射用容器特别适用于在溶液中不稳定的药物，且临床需要急用的药物。

（3）卡式瓶　卡式瓶为两端开口的管状筒（tubular barrel），类似于无底的管制瓶，其中瓶口用胶塞和铝盖密封，底部用橡胶活塞密封，类似没有推杆的注射器（图 12－3）。在实施注射时，用卡式瓶包装的注射剂需与可重复使用的卡式注射架、卡式半自动注射笔、卡式全自动注射笔等注射器械结合使用。卡式瓶可装注射液，也可装冻干粉末和无菌粉末。当卡式瓶与某些注射器械结合后，注射操作简单，对使用者进行一定的注射知识培训，即可自行完成注射，非常适用于某些长期慢性病患者发病时的自救；更适合于需常年用药的患者，如糖尿病患者，自行给药治疗。因此，卡式瓶使临床用药更为安全和便捷，也能够减轻医护人员劳动强度，提高工作效率。

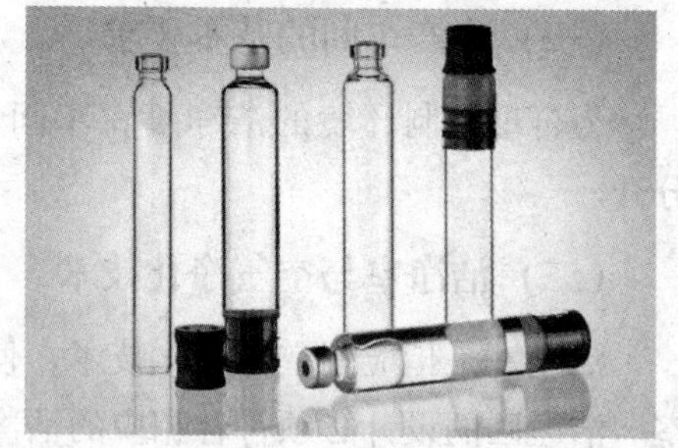

图 12－3　卡式瓶

卡式瓶的应用领域广阔，在各种急救，如止血止痛、心脑血管病患者、低血糖患者、高烧患者及一些急性中毒等，均可应用卡式瓶，涉及到的药物包括解热镇痛类、麻醉镇静类、解毒类、解酒类和抗生素等，特别适合于技术含量较高的基因工程药物、生物酶制剂，如胰岛素、干扰素和转移因子等。最近新上市的舒马坦琥珀酸盐注射剂（急性偏头痛治疗

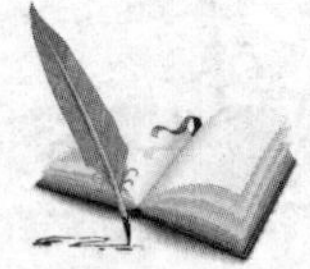

药）也采用了卡式瓶。“胰岛素笔”是卡式瓶注射剂的典型代表，亦是预充式注射剂（图12－4）的代表。

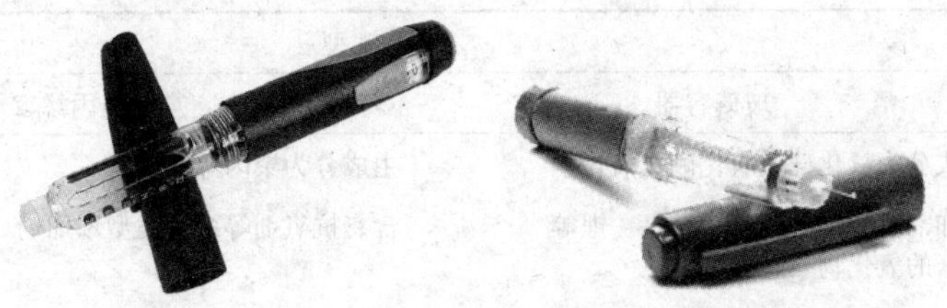

图12－4　预充式注射剂

（4）预填充注射器（prefilled syringe，PFS）　本品系采用一定的工艺将药液预先灌装于注射器中，以方便医护人员或患者随时可注射药物的一种“药械合一”的给药形式，同时具有贮存和注射药物的功能。

一般而言，常规注射剂包括两部分，其一是装有药物的安瓿（或者西林瓶），另一部分是空注射器（对于粉针剂而言，还需要注射用溶媒）。治疗时，以空注射器抽取药液，按照选定途径进行注射给药。这种方式存在许多问题，如操作繁琐、配制/混合过程中带来污染等。与普通注射液相比，PFS 具有明显的优势：①操作方便；②用药安全；③剂量准确；④可由患者自行注射，特别适用于一些需长期治疗的疾病（如糖尿病患者使用的预填充式胰岛素注射笔）；⑤有效防止药物配制、混合过程中的污染；⑥减少医护人员配药时的剂量差错；⑦避免从小瓶（西林瓶）里抽取药液时产生的浓度不均情况，确保疗效；⑧属于药械合一产品，降低综合生产成本；⑨药液利用率高，无需过量灌注（普通注射剂过量灌装5%～25%），节约成本，减少环境污染。另外，PFS 避免了传统空注射器在抽取配制好的药液时产生 pH 变化的问题，特别适合于稳定性受 pH 影响较大的药物，如肽类和蛋白质类药物。将一些剂量极小的生物药品（含疫苗）加工成预充式注射剂，既可以避免繁琐的配液规程，节约时间，又可避免由于医院方面先将生物药品稀释后再计算剂量所可能出现的错误，安全便捷。然而，PFS 也存在一些不足，如玻璃针管生产过程中钨的引入，以及针管硅化过程中硅油的引入，都有可能引起相容性和安全性问题。另外，PFS 价高也是当前制约其应用的主要因素之一。

目前，应用 PFS 的药品约有几十种，包括疫苗、促红细胞生成素、干扰素和抗类风湿性关节炎药等，如 Amgen 公司在美国上市的狄诺塞麦（denosumab）注射剂 Prolia®。许多已上市的普通注射剂也改用预填充注射器，如以色列 Teva 公司的乙酸格拉替雷注射剂 Copaxone®。

2. 聚丙烯容器　虽然玻璃安瓿具有成本低廉、密封性好、生产工艺成熟等优势，但玻璃安瓿在生产、运输、储存、使用等方面均存在一定不足，问题较多，如①易碎；②质重；③生产工艺复杂；④安瓿中金属离子对药物的影响；⑤临床应用中操作繁琐，存在污染药品（玻璃碎屑/空气暴露）、伤害医护人员的风险等。较为严重的问题是“玻璃脱片”，对于高 pH、含酒石酸（或者枸橼酸）缓冲盐的终端灭菌注射液，更易出现这种情况。

相对而言，聚丙烯塑料瓶能够较好地解决这些问题，具有如下优点：①强度高，不易破碎；②质量轻；③不会产生碎屑；④易操作、安全性高；⑤生产方法简便，对药物稳定性影响小；⑥商标可以通过模具注塑在聚丙烯容器瓶上，具有防伪作用；⑦造型多样，规格各异，装量范围广（0.1～1000ml），适用产品的类型包括“小容量注射剂”“大容量注射剂”“滴眼剂”“滴耳剂”“口服液”等。

玻璃容器与聚丙烯容器的性能比较见表 12－2。

表 12－2　玻璃容器和聚丙烯容器的性能比较

项目	类型	
	玻璃容器	聚丙烯容器
材质组成	主成分为氧化硅、氧化硼、氧化铝	主成分为聚丙烯
	添加剂多为钠、钾、镁、钙、锂等元素的氧化物	含有抗氧剂等多种类型添加剂
物化性能	透明、光洁、易清洗	透光性相对较差
	耐受 121℃高温灭菌	耐受 121℃高温灭菌
	密封性好	密封性差，半通透性
	可能形成玻璃脱片	无玻璃脱片
	可能析出无机盐离子，其中铝离子毒性大	可能析出添加剂，如抗氧剂等
药物相容性	对高 pH、含有缓冲盐成分的药物，不相容的风险大	对高 pH、含有缓冲盐成分的药物，不相容的风险相对较小
	绝对密封，适用于易氧化的药物	密封性差，不适用于易氧化药物
染菌风险	用于非终端灭菌注射剂的生产时，染菌风险大	无论终端灭菌或非终端灭菌注射剂，使用 BFS 技术，无菌保证水平高
临床使用	打开时，易产生玻屑而污染药物，注入人体内，导致血管堵塞；易扎手，增加医护人员感染风险	药液抽取方便，无玻屑污染、玻璃扎手的风险
贮存运输	易碎、重量大，运输贮存均不方便	不易碎、重量轻，易于运输贮存
环境影响	回收利用价值小	易于回收利用

原国家食品药品监督管理总局（CFDA）批准的塑料瓶注射剂产品有十余种，包括氯化钠注射液（0.9%，10ml），葡萄糖注射液（50%，20ml），1% 盐酸普鲁卡因注射液（10ml），2% 盐酸利多卡因注射液（5ml），2% 盐酸利多卡因注射液（10ml），10% 氯化钾注射液（10ml），15% 氯化钾注射液（10ml），20% 葡萄糖注射液（10ml），25% 葡萄糖注射液（20ml），灭菌注射用水（10ml、20ml）。

聚丙烯安瓿采用集“吹塑制瓶”“灌装”“密封”（blow－fill－seal，BFS）三合一技术生产，设备安装在 C 级洁净环境中，且设备本身自带 A 级无菌空气过滤系统，外界空气在设备内部形成局部 A 级区域，生产全程自动化，避免了污染，确保产品质量。制备聚丙烯安瓿瓶体的材料为医用级聚丙烯颗粒料，无增塑剂，稳定性好，与药液不发生化学反应，可保证药液长期稳定。

三合一技术（BFS）生产聚丙烯注射剂产品的示意图如图 12－5 所示。

（二）安瓿的处理方法

1. 安瓿的检查　为了保证注射剂的质量，安瓿必须按药典要求进行一系列的检查，包括物理和化学检查。物理检查内容主要包括：安瓿外观、尺寸、应力、清洁度、热稳定性等；化学检查内容主要有容器的耐酸性、耐碱性等。装药试验主要是检查安瓿与药液的相容性，证明无影响后方能使用。

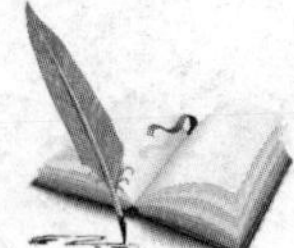

2. 洗涤　目前国内药厂使用较多的洗涤方法有甩水洗涤法、加压喷射气水洗涤法和超声波洗涤法。

（1）甩水洗涤法　先用灌水机将安瓿灌满去离子水或蒸馏水，然后用甩水机将水甩出，

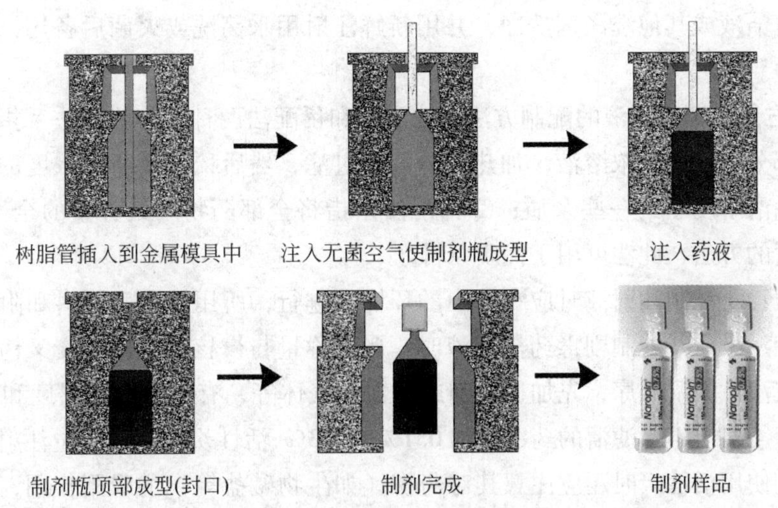

图 12-5　BFS 生产聚丙烯注射剂产品的示意图

如此反复三次，以达到清洗的目的。如安瓿需热处理，在安瓿灌满水后，送入灭菌柜中，加热蒸煮，趁热将安瓿内水甩干。甩水洗涤法一般适用于 5ml 以下的安瓿。

（2）加压喷射气水洗涤法　本洗涤方法是将经过加压的去离子水或蒸馏水与洁净的压缩空气，由针头交替喷入安瓿内，靠洗涤水与压缩空气交替数次强烈冲洗。冲洗的顺序为：气→水→气→水→气，一般 4～8 次。最后一次洗涤用水，应采用通过微孔滤膜精滤过的注射用水。

（3）超声波洗涤法　将安瓿浸没在超声波清洗槽中，利用水与玻璃接触面的空化作用而洗除表面的污渍。优点，适用面广，对盲孔和各种形状的物体，不仅保证安瓿内部无尘、无菌，也可使外壁洁净，达到洁净指标。

目前，已有采用加压喷射气水洗涤与超声波洗涤相结合的方法。

近来，市面上还出现了一些免洗涤的安瓿，这些安瓿在严格控制污染的车间里生产，采用严密的包装，使用时只需洁净空气吹洗即可，这为注射剂的高速自动化生产创制了有利条件。还有一种密封安瓿，临用时在净化空气下用火焰开口后直接灌封，免去洗瓶、干燥、灭菌等工序。

3. 安瓿的干燥与灭菌　安瓿洗涤后，一般置于 120～140℃烘箱内干燥。需无菌操作或低温灭菌的安瓿在 180℃干热灭菌 1.5 小时。大生产时多采用隧道式烘箱，此设备主要由红外线发射装置和安瓿传送装置组成，温度可达 250～300℃，有利于安瓿的烘干、灭菌连续化操作，具有效率高、质量好、干燥速度快和节约能源等特点。

四、药液的配制

1. 投料计算　配制前，应正确计算原料的用量，对于在制备过程中（如灭菌后）或在贮存过程中，含量易发生下降的药物，应酌情增加投料量。含结晶水的药物应注意其换算。投料量可按下式计算：

原料（附加剂）用量 = 实际配液量 × 成品含量%

实际配液量 = 实际灌注量 + 实际灌注时损耗量

2. 配液用具的选择与处理　药物的配液操作一般在带有搅拌器的夹层锅中进行，以便加热或冷却。配制用具的材料有：玻璃、耐酸碱搪瓷、不锈钢、聚乙烯等。配制用具使用

前要用硫酸清洁液或其他洗涤剂洗净，并用新鲜注射用水荡洗或灭菌后备用。操作完毕后立即清洗干净。

3. 配液方法 药物溶液的配制方法有浓配法和稀配法两种：①浓配法系指将全部药物用处方量的部分溶剂配成浓溶液，加热或冷藏后过滤，然后稀释至所需浓度的方法，此法优点是可滤除溶解度小的一些杂质；②稀配法系指将全部药物用处方量的全部溶剂溶解，配成所需浓度的方法，此法可用于优质原料。

注意事项：①配制注射液时应在洁净的环境中进行，所用器具、原料和附加剂尽可能无菌，以减少污染。②配制剧毒药注射液时，严格称量与校核，并谨防交叉污染。③对不稳定的药物应注意调配顺序，先加稳定剂或通惰性气体等，有时要控制温度和（或者）采取避光操作。④对于不易滤清的药液可加0.1%～0.3%活性炭处理，小量注射液可用纸浆混合炭处理。使用活性炭时还应注意其对药物（如生物碱盐等）的吸附作用，而且活性炭需用酸碱处理并活化后才能使用。

配制油性注射液，常将注射用油先经150℃干热灭菌1～2小时，冷却至适宜温度（一般在主药熔点以下20～30℃），趁热配制、过滤（一般在60℃以下）。温度不宜过低，否则黏度增大，不易过滤。

五、灌装和封口

1. 注射液的滤过 配制好的注射液在灌装前需要过滤，以除去各种不溶性微粒，在注射剂生产中，一般采用二级过滤，先将药液用常规的滤器，如砂滤棒、垂熔玻璃漏斗等预滤后，再使用微孔滤膜过滤。过滤器的材质、类型、过滤的方式和装置以及过滤的原理等均会明显影响过滤的效果。

2. 注射液的灌封 灌封包括灌装注射液和封口两步，灌注后应立即封口，以免污染。药液的灌封要求做到剂量准确，药液不沾瓶口。注入容器的量要比标示量稍多，以补偿在给药时由于瓶壁黏附和注射器及针头的吸留而造成的损失，保证用药剂量。易流动液体可少增加补偿量，黏稠性药液宜增加多些。《中国药典》（2020年版）规定的注射剂的增加装量见表12－3。

表12－3 注射液的增加装量表

标示装量（ml）	0.5	1	2	5	10	20	50
易流动液（ml）	0.10	0.10	0.15	0.30	0.50	0.60	1.0
黏稠液（ml）	0.12	0.15	0.25	0.50	0.70	0.90	1.5

封口方法有拉封和顶封两种。拉封封口比较严密，是目前常用的封口方法。

工业化生产多采用全自动灌封机，灌封机上的灌注药液由五个动作协调完成：①移动齿档送安瓿；②灌注针头下降；③灌注药液入安瓿；④灌注针头上升后，安瓿离开灌注工位，进入封口工位，同时灌注器吸入药液；⑤灌好药液的安瓿在封口工位进行熔封。上述五个动作必须按顺序协调进行。

灌装药液时应注意：①剂量准确，可按药典要求适当增加药液量，以保证注射用量不低于标示量；②药液不沾瓶口，为防止灌注器针头“挂水”，活塞中心常设有毛细孔，可使针头挂的水滴缩回。同时要调节灌装速度，速度过快时药液易溅至瓶壁；③通惰性气体时既不使药液溅至瓶颈，又要使安瓿空间的空气除尽。先将空安瓿中充入惰性气体再灌装药

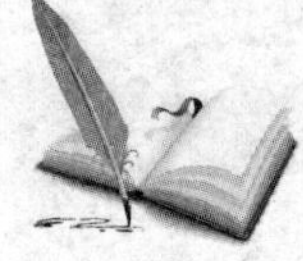

液，如果再充一次惰性气体，则效果会更好。

在安瓿灌封过程中，可能出现的问题包括“剂量不准”“封口不严（毛细孔）”以及大头、焦头、瘪头、爆头等，其中焦头是常见问题。产生“焦头”现象的原因是安瓿颈部沾有的药液在熔封时炭化所致。灌装时给药太急，溅起药液，针头安装不正等，都会导致颈部黏药，以致焦头产生。当安瓿内充 CO_2时，容易发生瘪头、爆头。对于出现的各种问题，应逐一分析原因，予以解决。

六、灭菌

参见第十章相关内容。

七、检漏

灭菌后应立即对安瓿的漏气情况进行检查，常用几种检查方法如下：

（1）灭菌后将压力降至常压，开锅门，放进冷水淋洗降温，然后关紧锅门抽气（抽出漏气安瓿内气体）。抽气完毕后，开启色水阀，使色液（0.05% 曙红或亚甲蓝）进入锅内直至淹没安瓿为止，开启气阀使锅内压力回复常压，此时色液被吸入漏气瓶中，再将色液抽回贮器，开启锅门、用水淋洗安瓿后，清晰可见带色的漏气安瓿，便可剔除。

（2）灭菌后，趁热立即放颜色水于灭菌锅内，安瓿遇冷，内部液体和空气收缩而形成低压，颜色水即从漏气的毛细孔进入，检出染色安瓿。

（3）深色注射液的检漏，可将安瓿倒置进行热压灭菌，灭菌时安瓿内气体膨胀，将药液从漏气的细孔挤出，使药液减少或成空安瓿而被剔除。

第四节　质量控制

扫码“学一学”

一、热原检查

（一）热原的定义及组成

热原（pyrogen）系指能够引起人体特殊致热反应的物质，是细菌等微生物产生的一种内毒素（endotoxin），以革兰阴性杆菌和霉菌所产热原的致热能力最强。

热原存在于细菌的细胞膜和固体膜之间，是由磷脂、脂多糖和蛋白质组成的复合物，其中脂多糖（lipopolysaccharide）是内毒素的主要成分，具有特别强的致热活性，因而大致可以认为内毒素 = 热原 = 脂多糖。脂多糖的化学组成因菌种不同而异，从大肠埃希菌分出来的脂多糖中含有 68% ~69% 的糖（葡萄糖、半乳糖、庚糖、氨基葡萄糖、鼠李糖等），12% ~13% 的类脂化合物，7% 的有机磷和其他一些成分。热原的分子量一般为 10^6 左右，分子量越大，致热作用也越强。

（二）热原的性质

1. 耐热性　一般情况下，热原在 60℃ 加热 1 小时不受影响，100℃ 加热 1 小时也不会发生降解。高温可以破坏热原，如 120℃ 加热 4 小时能破坏约 98%，180 ~200℃ 干热 2 小时、250℃ 干热 45 分钟或 650℃ 干热 1 分钟可彻底破坏热原。显然，通常注射剂灭菌的条件下，往往不足以使热原破坏。

2. **滤过性** 热原体积小，约1～5nm，可通过一般的滤器，微孔滤膜也不能截留热原。

3. **吸附性** 多孔性活性炭可吸附热原。

4. **水溶性** 由于脂多糖结构上连接有多糖，故热原易溶于水。

5. **不挥发性** 热原的主要成分为脂多糖，无挥发性，故可用蒸馏法制备注射用水。但在蒸馏时，热原可随水蒸气中雾滴带入蒸馏水中，因此需在蒸馏水器蒸发室上部设隔膜装置，以分离蒸汽和雾滴。

6. **其他** 热原能被强酸、强碱和强氧化剂所破坏，如高锰酸钾或过氧化氢可使其氧化，超声波及某些表面活性剂（如去氧胆酸钠）也能使之失活。

（三）热原污染的途径

1. **注射用水** 这是注射剂出现热原的主要原因。蒸馏器结构不合理，操作不当，注射用水贮藏时间过长都会被热原污染，故应使用新鲜注射用水。药典规定注射用水应在制备后12小时内使用，最好随蒸随用。

2. **原辅料** 特别是用生物方法制备的药物和辅料易滋长微生物，如右旋糖苷、水解蛋白或抗生素等药物，葡萄糖、乳糖等辅料，在贮藏过程中因包装损坏而易被污染。

3. **生产过程** 室内卫生条件差，操作时间长，装置不密闭，均会增加细菌污染的机会。

4. **容器、用具、管道和装置** 未按GMP要求认真清洗处理，易导致热原的污染。因此在生产中对这些容器要认真处理，合格后方能使用。

5. **输液器具** 有时输液本身不含热原，但仍发生热原反应，这往往是由于输液器具（输液瓶、输液管、针头与针筒等）污染所致。

（四）除去热原的方法

1. **高温法** 热原具有热不稳定性，可用高温法除去热原。对于注射用的针筒或其他玻璃器皿，在洗涤干燥后，于250℃加热30分钟以上，可以破坏热原。

2. **酸碱法** 热原能被强酸、强碱和强氧化剂破坏，因此玻璃容器等器具用重铬酸钾硫酸清洗液或稀氢氧化钠处理，可完全破坏热原。

3. **吸附法** 活性炭对热原有较强的吸附和助滤脱色作用，因此在注射剂制备中采用活性炭吸附法去除热原。活性炭常用量为0.1%～0.5%。

4. **蒸馏法** 利用热原的不挥发性，在多效蒸馏水器内，将纯化水蒸馏，热原留在水中而被除去。

5. **凝胶过滤法** 利用分子量的差异除热原，如采用二乙氨基乙基葡聚糖凝胶（分子筛）制备无热原水。另外，也可用此法除去生物制品的热原，且不影响药物活性。

6. **反渗透法** 利用分子量的差异，以反渗透法除热原，现已得到广泛应用。

7. **超滤法** 超滤膜的孔径最小可达1nm，可截留细菌和热原，如超滤10%～15%的葡萄糖注射液除去热原。

8. **其他方法** 离子交换法、二次以上的湿热灭菌法，或适当提高灭菌温度和延长灭菌时间也可除去热原。

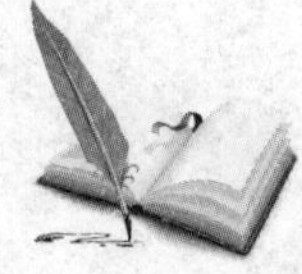

（五）热原检查

《中国药典》（2020年版）四部规定静脉用注射剂需进行热原或细菌内毒素检查。热原检查采用家兔法（rabbit pyrogen test），内毒素检查采用鲎试剂法（limulus amebocyte lysate test）。

1. 家兔法　本法为经典的热原检查方法，属于体内检查方法。由于家兔对热原的反应与人体相同，目前各国药典法定的方法仍为家兔法，详见《中国药典》（2020 年版）四部通则 1142。

2. 鲎试剂法　属于体外法，系利用鲎的变形细胞溶解物与内毒素之间的胶凝反应，对细菌内毒素进行检查的方法。该方法避免了家兔法操作繁琐、费时的问题，具有灵敏度高、快速的特点，非常适合过程监控。另外，也特别适用于一些放射性制剂、抗肿瘤药物制剂，因为这些制剂有细胞毒性，不适合用家兔进行试验。该方法对革兰阴性菌以外的内毒素不够灵敏，且由于检测的高灵敏性常出现假阳性，故尚不能完全取代家兔法。细菌内毒素检查包括两种方法，即凝胶法和光度测定法，具体操作，详见《中国药典》（2020 年版）四部通则 1143。

二、无菌检查

任何注射剂在灭菌操作完成后，均应抽取一定数量的样品进行无菌试验，以确保制品的灭菌质量。通过无菌操作制备的成品更应注意无菌检查。具体参照《中国药典》（2020 年版）四部通则 1101 无菌检查法检查，应符合规定。

三、可见异物检查

可见异物系指存在于注射剂、眼用液体制剂和无菌原料药中，在规定条件下目视可以观测到的不溶性物质，其粒径或长度通常大于 50μm。主要是检查注射液中有无微粒、小白点、纤维、玻屑等异物。可见异物检查法有灯检法和光散射法，具体操作，按照《中国药典》（2020 年版）四部通则 0904 中规定进行检查，应符合规定。

四、其他检查

1. pH　用 pH 试纸或酸度计测定。一般允许范围在 4.0 ~ 9.0 之间，具体品种按其质量要求检查 pH 。同一品种的 pH 差异范围不能超过 ±1.0。

2. 注射剂装量检查　按照《中国药典》（2020 年版）四部通则 0102 注射剂制剂通则的规定进行。

此外，视品种不同，有的尚需进行有关物质、降压物质、异常毒性、刺激性、过敏试验及抽针试验等检查。

五、印字与包装

（一）印字

在注射剂瓶的侧面印上产品的名称、规格、批号、厂名等。

（二）包装

包装对保证注射剂在运输和贮存过程中的质量具有重要作用。经印字后的安瓿即可放入纸盒内，盒外应贴标签，标明注射剂名称、内装支数、每支装量及主药含量、批号、制造日期与失效日期、制造厂家名称和商标、卫生主管部门批准文号、应用范围、用量、禁忌、贮藏方法等。盒内应附详细说明书，以方便使用者及时参考。

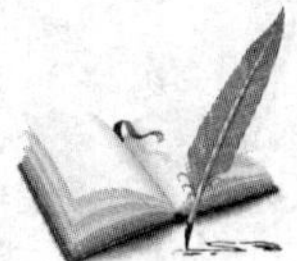

扫码“学一学”

第五节　注射剂分析

例 12－1　维生素 C 注射液

【处方】维生素 C 104g，依地酸二钠 0.05g，碳酸氢钠 49g，亚硫酸氢钠 2g，注射用水加至 1000ml。

【制备】在配制容器中，加处方量 80% 的注射用水，通二氧化碳饱和，加维生素 C 溶解后，分次缓缓加入碳酸氢钠，搅拌使完全溶解，加入预先配制好的依地酸二钠溶液和亚硫酸氢钠溶液，搅拌均匀，调节药液 pH 6.0～6.2，添加二氧化碳饱和的注射用水至足量。用垂熔玻璃漏斗与膜滤器过滤，溶液中通二氧化碳，并在二氧化碳或氮气流下灌封，最后用 100℃流通蒸汽灭菌 15 分钟。

【处方及制备工艺分析】①维生素 C 分子中有烯二醇式结构，显强酸性。注射时刺激性大，产生疼痛，故加入碳酸氢钠（或碳酸钠），使部分维生素 C 中和成钠盐，以避免疼痛，同时碳酸氢钠起调节 pH 的作用，可增强本品的稳定性。②维生素 C 易氧化水解而失效，原辅料的质量是影响制剂质量的关键。维生素 C 注射液常常出现变黄的问题，其原因可能是自身氧化水解生成的或由原料带入的呋喃甲醛在空气中继续氧化聚合而呈黄色。③影响本品稳定性的因素还有空气中的氧、溶液的 pH 和金属离子，特别是铜离子。因此，生产上采取充填惰性气体、调节药液 pH 、加抗氧剂与金属离子络合剂等措施。研究表明，抗氧化剂（亚硫酸氢钠、半胱氨酸）只能改善本品色泽，对制剂含量无稳定作用。④本品稳定性与温度有关。研究证明，用 100℃流通蒸汽灭菌 30 分钟，含量减少 3%，而 100℃流通蒸汽灭菌 15 分钟含量只减少 2%，故以 100℃流通蒸汽灭菌 15 分钟为宜。但目前认为 100℃流通蒸汽 15 分钟或 30 分钟均难以杀灭芽孢，不能保证灭菌效果，因此操作过程应尽量在无菌条件下进行，或先进行除菌过滤，以防污染。

例 12－2　维生素 B_2注射液

本品用于预防和治疗口角炎、舌炎、结膜炎、脂溢性皮炎等维生素 B_2缺乏症。

【处方】维生素 B_2 2.575g，烟酰胺 77.25g，乌拉坦 38.625g，苯甲醇 7.5ml，注射用水加至 1000ml。

【制备】将维生素 B_2先用少量注射用水调匀待用，再将烟酰胺、乌拉坦溶于适量注射用水中，加入活性炭 0.1g 搅拌均匀后放置 15 分钟，粗滤脱炭，加注射用水至约 900ml，水浴加热至 80～90℃，慢慢加入已用注射用水调好的维生素 B_2，保温 20～30 分钟，完全溶解后冷却至室温。加入苯甲醇，用 0.1mol/ml 的盐酸调节 pH 至 5.5～6.0，调整体积至 1000ml，然后在 10℃以下放置 8 小时，过滤至澄明，灌封，100℃流通蒸汽灭菌 15 分钟即可。

【处方及制备工艺分析】①维生素 B_2在水中溶解度小，0.5% 的浓度已为过饱和溶液，所以必须加入大量的烟酰胺作为助溶剂。研究表明，10% 的 PEG600 和 10% 的甘露醇也能增加维生素 B_2的溶解度。②维生素 B_2水溶液对光不稳定，在酸性和碱性溶液中极易变成酸性或碱性感光黄素。因此，在注射液制备时，应严格避光操作，成品也需避光保存。③本品还可制成长效混悬型注射剂，如加 2% 单硬脂酸铝制成的维生素 B_2混悬注射剂，一次注射 150mg，能维持疗效 45 天，而注射同剂量的普通注射剂只能维持 4～5 小时。④苯甲醇禁止用于儿童肌内注射。苯甲醇为无色的澄明液体，具有抑菌和局部麻醉作用，可减轻肌内

注射时的疼痛感。但苯甲醇可导致“臀肌挛缩症”，为保证儿童用药安全，国家食品药品监督管理总局要求，凡使用苯甲醇作为溶媒的注射剂，其说明书必须明确标注“本品使用苯甲醇作为溶媒，禁止用于儿童肌内注射”。

例 12-3 柴胡注射液

本品为柴胡挥发油的灭菌溶液，临床上用于流行性感冒的解热止痛。

【处方】北柴胡 1000g，氯化钠 8.5g，聚山梨酯 80 10ml，注射用水加至 1000ml。

【制备】取柴胡（饮片或粗粉）1000g 加 10 倍量水，加热回流 6 小时，蒸馏并收集初蒸馏液 6000ml。将初蒸馏液进一步重蒸馏至 1000ml，测定含量，加氯化钠和聚山梨酯 80，使全部溶解，然后过滤、灌封，100℃灭菌 30 分钟。

【处方及制备工艺分析】①本品的原料为伞形科柴胡属植物，柴胡根及其果实中含微量挥发油（约 2%）。产地来源不同，其挥发油含量存在差异。②柴胡中挥发油用一般蒸馏法很难提取完全，故采取先加热回流 6 小时后二次蒸馏提取，使得组织细胞中的挥发油在沸腾状态下溶于水中。同时，重蒸馏后的残液可套用于下批药材的提取，从而提高其挥发油的提取率。③聚山梨酯 80 为非离子型表面活性剂，起增溶剂作用，氯化钠用于调节注射剂的渗透压。④用乙醚对柴胡蒸馏液进行抽提，并以无水硫酸钠对所得乙醚液进行脱水，然后回收乙醚，得到柴胡油。将柴胡油溶于注射用油可配制成 4% 的柴胡油注射液。

例 12-4 盐酸普鲁卡因注射液

【处方】主药浓度（0.5%、2%），盐酸普鲁卡因（5.0g、20.0g），氯化钠（8.0g、4.0g），0.1mol/L 盐酸（适量、适量），注射用水加至（1000ml、1000ml）。

【制备】取注射用水约 800ml，加入氯化钠，搅拌溶解，再加入盐酸普鲁卡因使之溶解，用 0.1mol/L 的盐酸溶液调节 pH，加水至足量，搅匀。过滤，滤液分装于中性玻璃容器中，流通蒸汽 100℃灭菌 30 分钟，即得。

【处方及制备工艺分析】①本品为酯类药物，易水解。影响本品稳定性的因素及解决办法参见本教材药物制剂稳定性有关内容，其中 pH 是关键因素之一，本品 pH 应控制在 3.5~5.0。另外，灭菌温度不宜过高，灭菌时间不宜过长。②氯化钠除用于调节等渗外，还对本品具有稳定作用。未加氯化钠的处方，药物一个月内分解 1.23%，而加 0.85% 氯化钠的制剂中药物仅分解 0.4%。③为保证产品灭菌效果，操作过程应尽量在无菌条件下进行，或先进行除菌过滤，以防污染。

例 12-5 二巯丙醇注射液

【处方】二巯丙醇 100g，苯甲酸苄酯 192g，注射用油加至 1000ml。

【制备】取注射用油于不锈钢配液桶中，加热至 150℃灭菌 1 小时，放冷备用。另取苯甲酸苄酯加二巯丙醇搅拌混合均匀，然后加入上述放冷的油中搅拌均匀。待温度低于 60℃时，用垂熔玻璃过滤器过滤，滤清药液灌注于 1ml 或 2ml 安瓿内，并通氮气，熔封，100℃流通蒸汽灭菌 30 分钟。

【处方及制备工艺分析】①二巯丙醇为无色或几乎无色易流动的液体，有类似葱蒜的特臭，露置空气中慢慢氧化而含量降低。本品能在水中溶解（1∶3），但药物在水溶液中极易降解失效，故只能制成油溶液。②由于二巯丙醇在油溶液中不溶，故采用苯甲酸苄酯溶解后，再加入脂肪油稀释混合。苯甲酸苄酯不仅作为二巯丙醇的助溶剂，而且能增加其稳定性。③在配制中不得接触铁器或生锈容器以防止药液变色。④为保证产品灭菌效果，操作

过程应尽量在无菌条件下进行，或先进行除菌过滤，以防污染。由于是油溶液，故所用器具须充分干燥，注射用油所含的水分也应符合规定，否则药液浑浊。苯甲酸苄酯在低温时，易析出结晶，故必要时置烘箱中微热熔化成液体备用。

例 12－6　盐酸左旋罗哌卡因注射液

盐酸左旋罗哌卡因（Ropivacaine Hydrochloride）化学结构式：

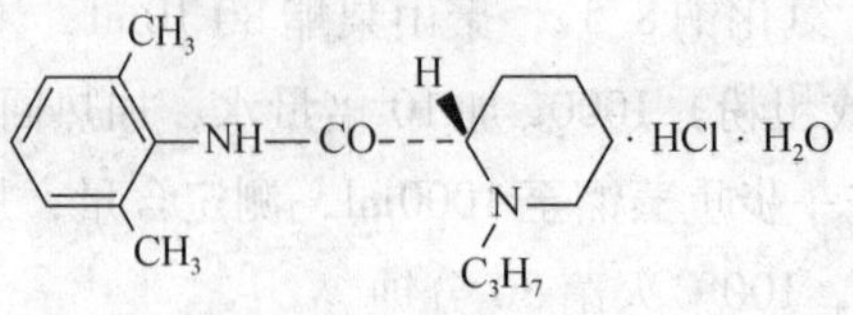

盐酸左旋罗哌卡因注射液有四种浓度，分别为 0.2%、0.5%、0.75% 和 1%（g/ml），即 2.0、5.0、7.5 和 10.0mg/ml。本制剂中除了盐酸左旋罗哌卡因外，还包括氯化钠、盐酸/氢氧化钠和注射用水，其中氯化钠为渗透压调节剂，盐酸/氢氧化钠为 pH 调节剂，注射用水为溶媒。本品为聚丙烯塑料瓶注射液（图 12-6）。

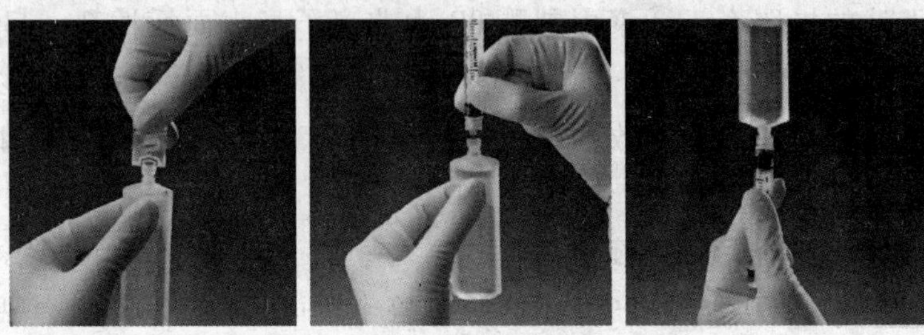

图 12－6　聚丙烯塑料瓶注射液抽取药液示意图

例 12－7　棕榈酸帕利哌酮混悬型注射液

棕榈酸帕利哌酮（Paliperidone Palmitate）化学结构式：

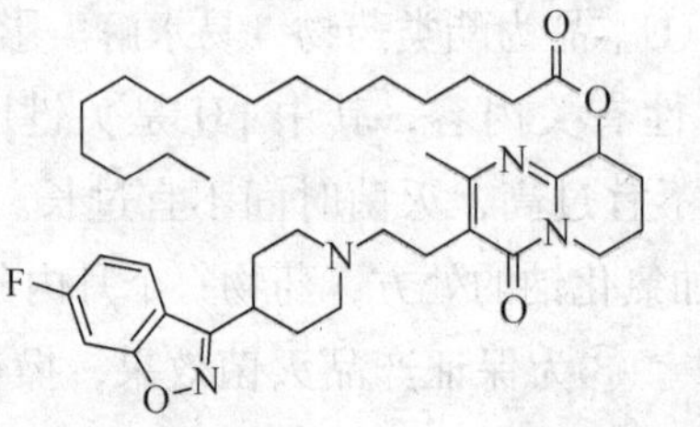

该产品系采用纳米晶体® 技术（NanoCrystal ® technology）制备的混悬型注射液，其主要辅料包括聚山梨酯 20（12 mg/ml），聚乙二醇 4000（30 mg/ml），枸橼酸一水合物（5mg/ml），另外还有无水磷酸氢二钠、磷酸二氢钠一水合物、氢氧化钠和注射用水。

备注：①本品为预填充式注射剂（prefilled syringes），五种规格制剂中含有帕利哌酮棕榈酸酯分别为 39mg（0.25ml）、78mg（0.5ml）、117mg（0.75ml）、156mg（1.0ml）、234mg（1.5ml），帕利哌酮棕榈酸酯水解后生成 25mg、50mg、75mg、100mg、150mg 帕利哌酮。②采用湿磨法制成的大小微粒混合的混悬液。注射后，开始以小微粒释放为主，很快达到较高的药物浓度，后期则以大微粒释放为主，使其具有快速、持久的药效特点，每月注射一次。

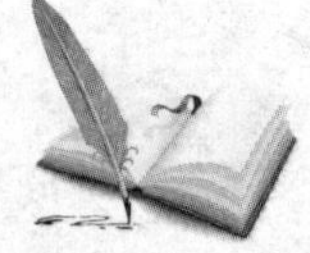

扫码“学一学”

第六节 大容量注射液

大容量注射液（large volume injections，LVI），又称输液（infusions），通常是指容量大于等于50ml，并直接由静脉滴注输入体内的灭菌液体制剂。它是注射剂的一个分支，使用时通过输液器调整滴速，持续而稳定地输入静脉，是临床上一项基本而重要的治疗手段。通过输液向患者体内快速输注药物或补充营养，维护机体水、电解质与酸碱平衡，在危重患者抢救中更具有不可替代的作用。

从发展历史看，自1831年Latta首次将输液应用于临床以来，大容量注射液输注方式经历了三个阶段。①全开放式 将需要输注的液体倒入一个广口大容量玻璃瓶内，上部带有瓶盖，瓶的下端用乳胶管与患者连接；加药时可随时打开瓶盖，液体完全暴露在空气中。②半开放式 液体装在封闭的玻璃瓶或塑料瓶内，通过输液管与患者连接，但需在瓶口胶塞处插入另一通气管路形成空气回路，外界环境的空气不断进入瓶内，形成内压以使药液滴出，大大增加了输液过程中的二次污染（风险）。③全密闭式 液体装在塑料软袋内，只需一条与人体相连的出液管路；随着袋内的液体流出，软袋在大气压的作用下变扁、陷瘪，袋内不形成负压，液体可持续滴注入人体，整个过程中液体不与空气接触，避免了输液过程中的二次污染。

相应地，输液的包装形式也由单一的玻璃瓶发展到塑料瓶、塑料软袋，并且材料质量也在不断优化，目前市场上大容量注射剂主要包装形式有玻璃瓶、塑料瓶、塑料软袋三种。

一、分类与质量要求

（一）分类

按照临床用途，大容量注射液可分为5类：体液平衡用输液、营养用输液、胶体输液、含药输液、透析类输液。目前临床上经常使用的腹膜透析液、血液滤过置换液等，由于其生产工艺和质量要求与大容量注射液相同，目前亦属此类。

1. 体液平衡用输液 包括电解质输液和酸碱平衡输液。

（1）电解质输液（electrolyte infusion） 主要用于纠正患者体内水和电解质代谢紊乱，维持体液渗透压和恢复人体的正常生理功能。近年来，电解质输液已从单一电解质，如氯化钠注射液逐步过渡到复方电解质，如复方氯化钠注射液、乳酸林格液或各种浓度的含糖复方电解质输液。

（2）酸碱平衡输液（acid-base balance infusion） 主要用于纠正体液的酸碱平衡，典型代表为碳酸氢钠注射液和乳酸钠注射液，其中碳酸氢钠注射液是纠正代谢性酸中毒最常用输液，具有作用迅速、疗效确切的特点。现临床多将乳酸钠或醋酸钠与复方电解质组成平衡输液，在体内代谢为碳酸氢盐而起到碱性药物作用。

2. 营养用输液（nutritional infusions） 用于不能口服吸收营养的患者，包括碳水化合物（糖类）输液、脂肪乳输液、氨基酸输液、维生素和微量元素输液。

（1）糖类输液（sugar infusion） 糖类输液主要是提供机体代谢所需的热能和生物合成所需的碳原子，包括葡萄糖、果糖、麦芽糖、山梨醇、木糖醇、混合糖输液等。葡萄糖的代谢必须依赖于胰岛素，对糖尿病和创伤应急所致胰岛素不足的患者必须补充外源性胰

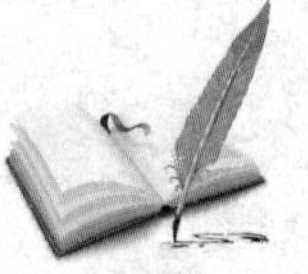

岛素才能使用，或用果糖、木糖醇、山梨醇代替葡萄糖。

（2）脂肪乳输液（lipid emulsion infusion） 临床上用于严重烧伤或术后大量热能补充，为机体提供能量和必需的脂肪酸。1961 年瑞典科学家 Wretlind 等成功使用大豆油、卵磷脂和甘油等物质首次制成脂肪乳剂 Intralipid®，并在欧洲安全使用 14 年后，最终获准在美国上市。目前临床除传统的长链、中长链脂肪乳外，出现了橄榄油脂肪乳、鱼油脂肪乳、结构油脂肪乳与由大豆油、中链甘油三酸酯、橄榄油、鱼油（soya oil，medium chain triglycerides，olive oil，fish oil）混合的新型脂肪乳，即 SMOF 脂肪乳。新型脂肪乳剂除了具有传统长链、中长链脂肪乳具有的基本功能外，还在支持机体正常免疫功能、抑制炎症反应、保护心血管、抗氧化应激等方面表现更优。

（3）氨基酸输液（amino acid infusion） 主要用于提供机体合成蛋白质所需氮源，一般由 14～22 种氨基酸组成。按照临床作用分为平衡性复方氨基酸（用于补充营养，通常由 14 种以上的氨基酸组成，如 18AA－Ⅰ、18AA－Ⅱ等）；治疗性氨基酸（用于肾病的 9AA、用于肝病的 6AA 和用于应激状态的 18AA－Ⅶ等）。

3. 胶体输液（colloid infusion） 又称为血容量扩张用输液或者代血浆，用于调节胶体渗透压。血容量扩充剂用于治疗低血容量性休克，输注后帮助患者恢复血容量、稳定血液动力学、维持组织灌流。胶体输液有糖类、明胶类、羟乙基淀粉类等，如右旋糖酐、明胶衍生物、淀粉衍生物等。明胶因其为动物源性、扩容时间短和易引发过敏发应，美国已经停止使用。右旋糖酐输液按相对分子质量大小划分，可分为中（7 万道尔顿）、低（4 万道尔顿）与小分子量（1 万道尔顿）三种；中分子（6%）和低分子（10%）右旋糖酐输液主要用于增加血容量，防止失血性休克；小分子（10%）右旋糖酐输液主要用于降低血液黏度，改善微循环，防止血栓形成。羟乙基淀粉自 20 世纪 70 年代问世以来经历了三代发展，第一代是高相对分子质量高取代级羟乙基淀粉（0.6% 羟乙基淀粉 450/0.7）；第二代是中相对分子质量中取代级羟乙基淀粉（羟乙基淀粉 200/0.5）；第三代羟乙基淀粉（羟乙基淀粉 130/0.4）逐步向中低分子量、中低级取代品种过渡。

4. 含药输液（drug－containing infusion） 即含有治疗药物的输液。包括抗感染药输液（甲硝唑、替硝唑、奥硝唑和氟康唑等）、心血管系统药输液（单硝酸异山梨酯和长春西汀等）、抗肿瘤药输液（顺铂、卡铂和盐酸米托蒽醌等）、泌尿系统药输液（甘露醇、复方甘露醇、甘油氯化钠和甘油果糖等）以及中草药提取物，包括单体（川芎嗪、葛根素、苦参碱）、有效成分（灯盏花素、双黄连）或有效部位（香丹、丹参、复方丹参、黄芪、生脉、西红花、莪术、参芪扶正、银杏）所制成的输液。

5. 透析类输液（dialysis infusion） 透析类输液主要用于需要进行血液净化治疗的患者，该类输液主要由腹膜透析液，血液滤过置换液等。腹膜透析液主要由三部分构成：渗透剂、缓冲液、电解质。按照目前的临床应用情况分为葡萄糖腹膜透析液和新型腹膜透析液，新型腹膜透析液主要包括艾考糊精腹膜透析液、氨基酸类腹膜透析液和碳酸氢盐腹膜透析液等。

（二）质量要求

输液的质量要求与注射剂基本一致，但由于这类产品直接进入人体血液循环且注射量大，对无菌、热原、不溶性微粒、可见异物这四项要求更加严格；同时，这四项要求也是当前输液生产中存在的主要质量问题。此外，还应注意以下质量要求。

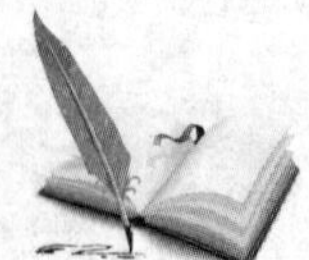

（1）pH。应在保证疗效和药品稳定的基础上，力求接近人体血液的 pH，过低或过高都会引起酸碱中毒。

（2）渗透压。应为等渗或偏高渗、不能低渗。

（3）不得添加任何抑菌剂，并在贮存过程中保持质量稳定。

（4）不能含有降压物质及引起过敏反应的异性蛋白。

二、生产工艺

（一）工艺流程

大容量注射液通用工艺流程：包括称量、浓配、过滤、稀配、过滤、灌装、封口、灭菌、灯检、包装、入库等流程。不同的包装形式、不同的品种，其生产设备、制备工艺和关键的质量控制点各有不同。

1. 玻璃瓶输液生产工艺流程　玻璃瓶输液生产工艺流程如图12－7所示。

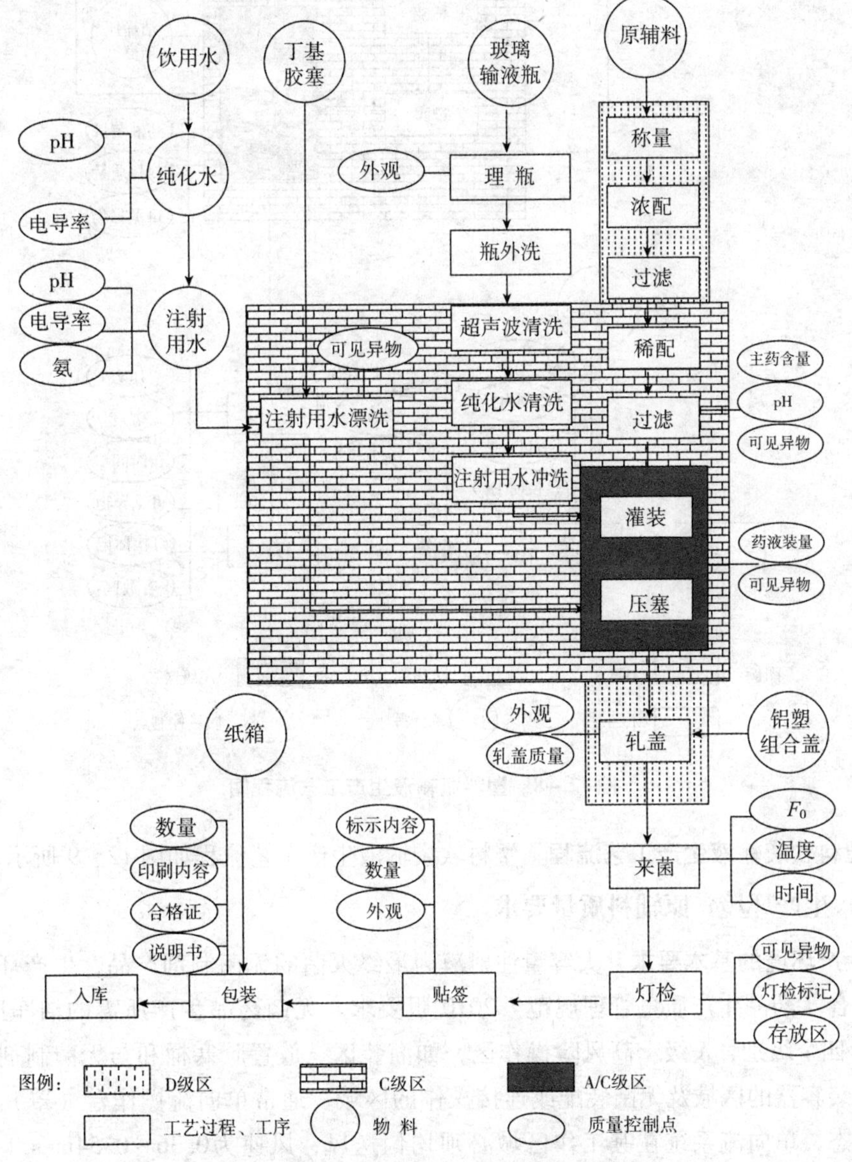

图12－7　玻璃瓶输液生产工艺流程图

2. **塑料瓶输液工艺流程** 塑料瓶输液生产工艺流程如图 12－8 所示。

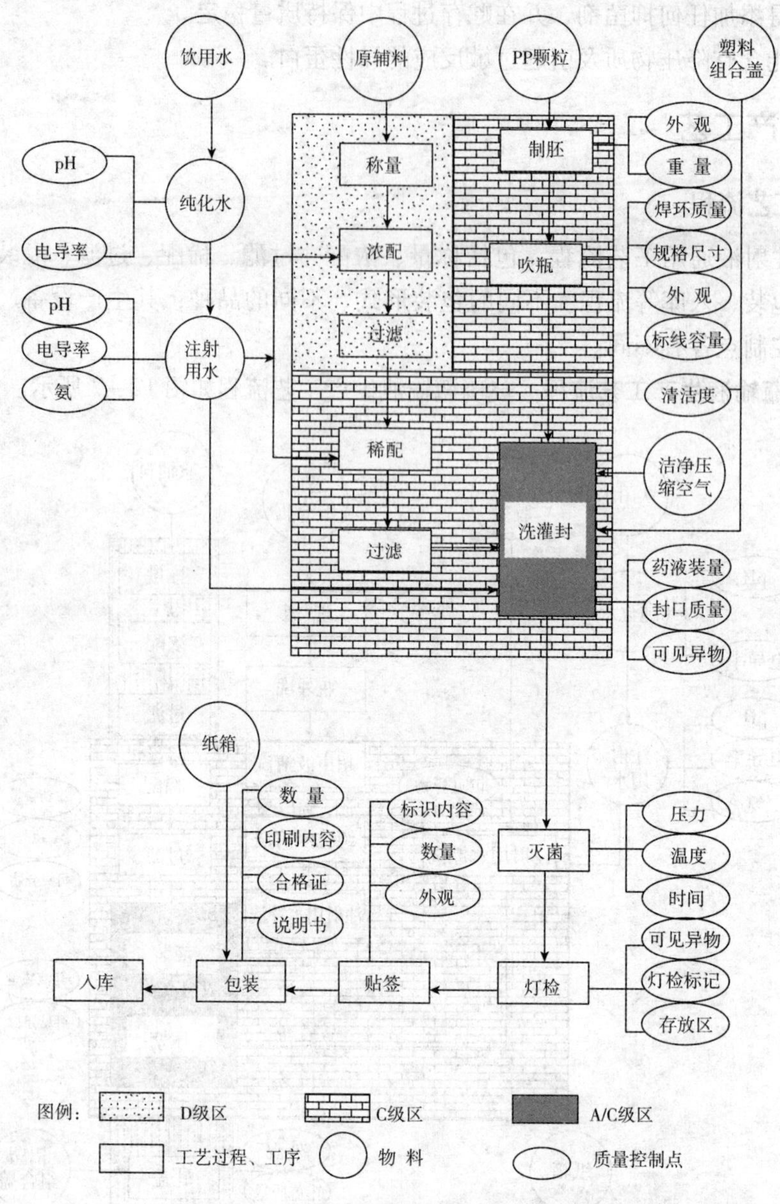

图 12－8 塑料瓶输液生产工艺流程图

3. **塑料软袋输液生产工艺流程** 塑料软袋输液生产工艺流程如图 12－9 所示。

（二）生产环境、原辅料质量要求

1. **生产环境的基本要求** 大容量注射液为最终灭菌的无菌制剂产品，生产环境的洁净水平应符合《药品生产质量管理规范》2010 版要求。无菌药品生产所需的洁净区分为 A、B、C、D 四个级别，A 级：高风险操作区，如灌装区、放置胶塞桶和与无菌制剂直接接触的敞口包装容器的区域及无菌装配或连接操作的区域，通常单向流操作台（罩）维持该区的环境状态，单向流系统在其工作区域必须均匀送风，风速为0.36～0.54m/s（指导值）。B 级：指无菌配制和灌装等高风险操作 A 级洁净区所处的背景区域。C 级和 D 级：指无菌药品生产过程中重要程度较低操作步骤的洁净区。不同制备工艺过程对环境的洁净度有不同的要求。如大容量注射液的配制工序，通常浓配设在 D 级区，稀配设在 C 级区；过滤、灌封和盖胶塞等关键操作，应在 C 级条件下的局部 A 级进行。为防止污染和保证质量，洁

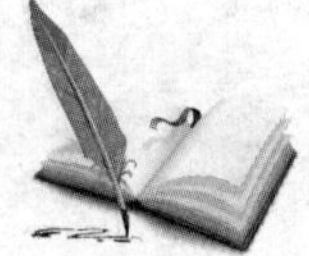

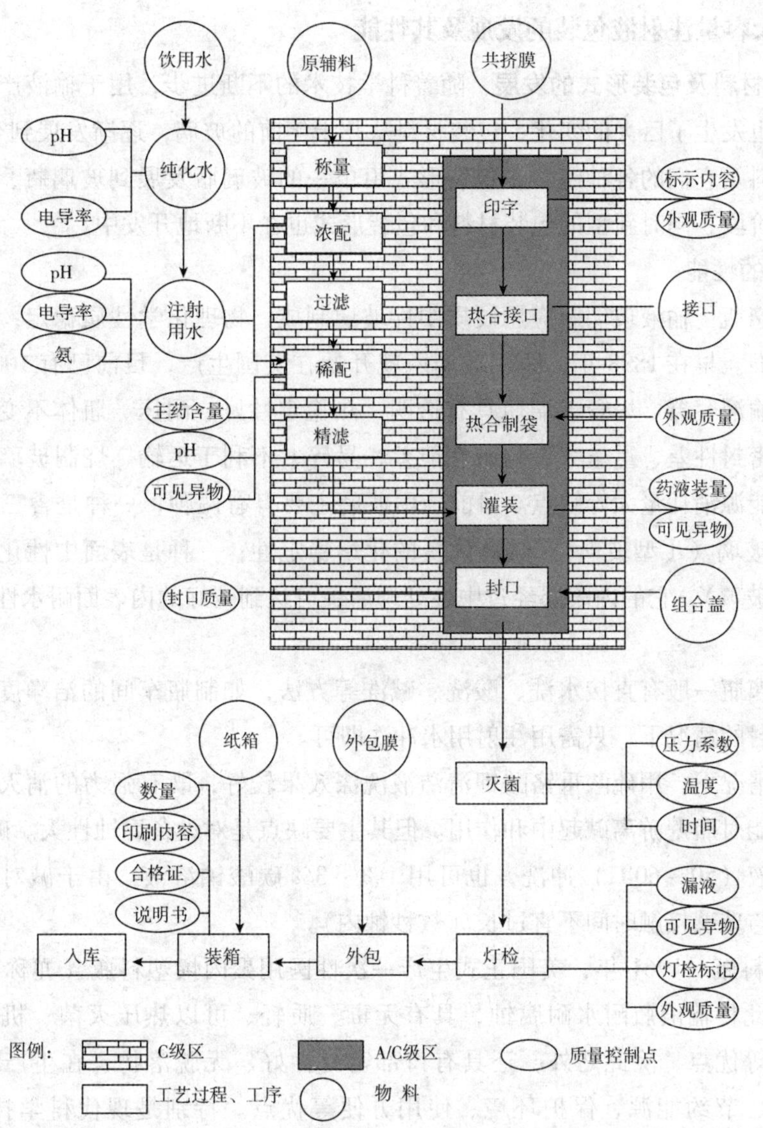

图12-9 塑料（非PVC）软袋输液生产工艺流程图

净区与非洁净区之间、不同级别洁净区之间的压差应当不低于10Pa，必要时，相同洁净度级别的不同功能区域（操作间）之间也应当保持适当的压差梯度。在静态条件下，此环境的悬浮粒子和微生物应达到标准。

为了控制无菌操作区的微生物状况，我国GMP引入了动态连续监测，即在生产过程中实时在线检测悬浮粒子和浮游菌。

2. 原辅料的质量要求 大容量注射液所用原料必须符合《中国药典》的质量标准，重点关注原料的纯度、微生物、热原（或者细菌内毒素）关键项目，加强对原料的质量把关。

输液用辅料系指生产输液时的附加剂，是除活性成分外，在安全性方面已进行合理的评估，并包含在药物制剂中的物质。它的辅助功能有：溶解、吸附、增溶、助溶、抗氧化、pH调节、乳化、金属络合等。输液用辅料应符合注射剂要求，细菌内毒素应符合要求，微生物限度和控制菌应符合要求。

活性炭，应采用供注射用活性炭，除按《中国药典》（2020年版）四部规定项目检查外，应重点对影响药液质量的铁盐和锌盐等金属离子进行检测。

（三）大容量注射液包装的发展及其性能

1. 包装材料及包装形式的发展 随着科学技术的不断进步，用于输液产品包装的材料和包装形式也发生了巨大的变化，包装材料从几十年前的玻璃，逐渐发展到今天的聚丙烯、聚乙烯等塑料及它们的各种组合，包装形式由单一的玻璃瓶发展到玻璃瓶、塑料瓶、塑料软袋共存的阶段，同时新型的包装材料和包装形式也在不断地开发中。

2. 容器的性能

（1）玻璃瓶 输液玻璃瓶应用硬质中性玻璃制成，物理化学性质稳定，其质量要求应符合国家标准。早在1898年，医用玻璃瓶就开始在美国生产，目前已有100多年的历史，是最传统的输液容器。尽管玻璃瓶具有透明、热稳定性好、耐压、瓶体不变形等优点，但仍存在口部密封性差、重量大、耐碱性能差、易碎、不利于运输、烧制玻璃瓶时对环境造成污染以及能源消耗量大等缺点。目前药用玻璃主要有有两种，一种是含三氧化二硼（B_2O_3）的硼硅玻璃（Ⅰ型玻璃），具有优良的化学稳定性；一种是表面中性化处理过的钠钙玻璃（Ⅱ型玻璃），它的内表层经过中性处理后，可达到较好的内表面耐水性能，称为Ⅱ型玻璃。

清洗玻璃瓶一般有直接水洗、酸洗、碱洗等方法，如制瓶车间的洁净度较高，瓶子出炉后立即密封的情况下，只需用注射用水冲洗即可。

在一般情况下，用硫酸重铬酸钾清洁液洗涤效果较好，既有强力的消灭微生物及热原的作用，还能对瓶壁游离碱起中和作用。但其主要缺点是对设备腐蚀性大。碱洗法是用2%氢氧化钠溶液（50～60℃）冲洗，也可用1%～3%碳酸钠溶液。由于碱对玻璃有腐蚀作用，故碱液与玻璃接触时间不宜过长（数秒钟内）。

（2）塑料瓶 1961年，美国正式生产一次性医用聚丙烯塑料瓶（亦称PP瓶），现已广泛使用，此种输液瓶耐水耐腐蚀，具有无毒、质轻、可以热压灭菌、机械强度高、化学稳定性好等优点，除此之外，还具有口部密封性好、无脱落物、在生产过程中受污染的概率减少、节约能源、保护环境、使用方便等优点。特别是现代科学技术已将制瓶、灌装、密封三位一体化，在无菌条件下完成自动化生产，精简了生产环节，有利于对产品质量的控制。但塑料瓶仍然属于半开放输液方式，还不能完全避免输液过程中药液受污染。

（3）塑料袋 软塑料袋由于容器的柔软性，输注时避免了外界空气进入瓶内，又由于制袋后立即灌装药液，可提高工效，减少污染，它具有重量轻、运输方便、不易破损、耐压等优点，所以国内外开始采用塑料袋作输液容器。

自20世纪70年代起，欧美国家开始用PVC软袋替代塑料瓶。但在使用中发现，PVC由氯乙烯单体（vinylchloride monomer，简称VCM）聚合而成，其中的未经聚合的VCM和增塑剂邻苯二甲酸-2-乙基己酯（DEHP）会逐渐迁移进入输液，对人体产生毒害。为此，国外在20世纪90年代以后，已禁止生产PVC输液软袋。2010年12月6日中华人民共和国工业和信息化部发布的工产业［2010］第122号公告《部分工业行业淘汰落后生产工艺装备和产品指导目录》明确指出淘汰PVC大输液产品。

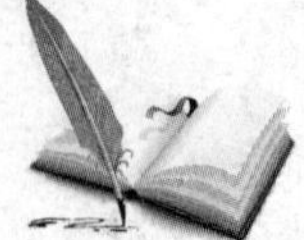

国内目前已设计生产出新型非PVC输液软袋，该包装采用聚烯烃多层共挤膜，多为三层结构，其内层、中层采用聚丙烯与不同比例的弹性材料混合，使得内层无毒、惰性，具有良好的热封性和弹性，外层为机械强度较高的聚酯或聚丙烯材料。其成形的复合膜或共

挤膜袋具有高阻湿性、阻氧性，透气性极低，可在121℃灭菌等特点，适合绝大多数药物的包装。

非PVC软袋输液其所用包装材料、生产工艺、整体设计、使用方法是当今输液体系中较理想的形式，是目前国际主要发展趋势。

3. 输液容器密封件的性能　不同形式的输液容器所用的密封件也不相同。如玻璃瓶通常使用涤纶薄膜覆盖胶塞的形式，塑料瓶使用密封垫加内盖的方式、软袋通常使用管和塞或者口管和口盖的形式，口盖内含有橡胶塞作为密封。总之橡胶塞目前还是主要的密封材料。输液容器所用橡胶塞对输液的质量影响很大，因此对橡胶塞有严格的质量要求：①富有弹性及柔软性；②针头刺入和拔出后应立即闭合，能耐受多次穿刺而无碎屑脱落；③具有耐溶性，不会增加药液中的杂质；④可耐受高温灭菌；⑤有高度的化学稳定性；⑥对药物或附加剂的作用应达最低限度；⑦无毒性，无溶血作用。但目前使用的橡胶塞还不能全部满足上述要求，加之橡胶塞成分复杂，必须加强对橡胶塞的处理，以减少对药液的污染。

橡胶塞的处理：用酸碱处理后水洗至呈中性，用纯化水煮沸30分钟，再用注射用水洗净备用。天然橡胶塞物理机械性好，但有易老化、气密性差、化学稳定性差、杂质多、易掉屑等缺点，目前已被淘汰。

我国规定使用合成橡胶塞，如丁基橡胶塞，其质量应符合CFDA颁布的《直接接触药品的包装材料和容器管理办法》与其他有关规定，具备诸多优异的物理和化学性能：低透气性，低吸水性；易针刺，不掉屑；色泽稳定；优良的密封性和再密封性；优良的消毒性能；低的萃取性，无活性物质析出；无毒等，可不用隔离膜，使用前一般用注射用水进行多次漂洗即可。

要注意的是，一些活性比较强的药物与胶塞发生反应，如吸附、浸出、渗透等，出现相容性问题，比较突出的是头孢菌素类药物、治疗性输液以及中药注射剂等。所以目前国内外进一步改进采用覆膜丁基胶塞，隔离膜使用目的是将药液和橡胶塞隔离，这样可以明显改善与药物的相容性。国内主要使用涤纶膜，它的特点是：对电解质无通透性，理化性能稳定，用稀酸（0.001mol/L的HCl）或水煮均无溶解物脱落，耐热性好（软化点230℃以上）并有一定的机械强度，灭菌后不易破碎。

（四）大容量注射液的生产过程

通常分为配制、过滤、灌封、灭菌、包装等工序。

1. 配制　根据品种或原辅料的不同，可选用先浓配后稀配两步工艺，也可选用一步稀配工艺，采用新鲜合格的注射用水和注射用原辅料，称量时必须严格核对原辅料的名称、规格和重量。若采用浓配工艺，配制过程中常加入0.1%～0.5%的针用活性炭，起吸附热原和杂质、脱色作用。活性炭吸附作用完成后，常采用微孔钛滤棒（钛棒滤芯一般为10μm或5μm）过滤除炭。药液质量检测合格后才能进入下一步工序。

2. 过滤　过滤通常采用三级过滤方式，药液依次通过孔径为10μm（5μm）、0.45μm、0.2μm的微孔滤膜，以加压过滤效果较好。

3. 灌封　灌封是制备输液的重要环节，步骤分为药液的灌注和封口，目前生产多采用自动灌装、加塞的一体机完成整个灌封过程。

4. 灭菌　灭菌对确保用药安全极为重要，一般要求输液配制灌装后应尽快灭菌，灭菌原则是优先采用过度杀灭法，即$F_0 \geq 12$，灭菌参数一般为121℃，15分钟；其次采用残存

概率法，即 $F_0 \geq 8$，灭菌参数一般为115℃，30分钟或121℃，8分钟。多采用水浴灭菌柜。

5. 包装 产品经灭菌、灯检合格后，进行装箱并标识电子监管码入库保存。包装要便于贮存和运输。

三、质量检查和控制

（一）质量检查

1. 无菌与细菌内毒素或热原检查 无菌与细菌内毒素或热原检查都非常重要，必须按《中国药典》（2020年版）有关规定方法进行检查。细菌内毒素的限度一般根据具体药品的用法和用量制定。

2. 可见异物与不溶性微粒检查 可见异物指在规定的条件下目视可以观测到的不溶性物质，其粒径或长度通常大于50μm，按《中国药典》（2020年版）有关规定方法检查，应符合规定。不溶性微粒检测是用来检测药品中10μm和25μm以上肉眼不可见的粒子，检查方法参见《中国药典》（2020年版）。

3. pH、渗透压 按《中国药典》（2020年版）有关规定进行。

（二）存在的主要问题及解决办法

当前输液生产中主要存在三个问题，即可见异物与不溶性微粒、染菌和热原反应。

1. 可见异物与不溶性微粒的问题 注射液中常出现的微粒有炭黑、碳酸钙、氧化锌、玻璃屑、塑料屑、纤维和结晶等。

产生不溶性微粒的原因及解决办法如下。

（1）原辅料质量 常用于渗透压调节剂的氯化钠中含有少量的钙盐、镁盐和硫酸盐等杂质；其他附加剂中含有的杂质或脱色用活性炭等可使输液出现乳光、小白点、浑浊等现象。因此，必须严格控制原辅料的质量。

（2）输液容器与附件质量 输液中发现的小白点主要是钙、镁、铁、硅酸盐、纤维等物质，这些物质主要来自橡胶塞和输液容器。解决办法是严格控制相关质量。

（3）生产工艺及操作 车间洁净度差，容器及工具洗涤不净，滤器的选择不恰当，过滤与灌封操作不合要求，工序安排不合理等都会增加不合格率。解决的办法为加强工艺过程管理、严格执行操作规范。

2. 染菌问题 有些输液染菌后出现霉团、云雾状、浑浊、产气等现象，也有含菌数很多，但外观上没有任何变化的输液。如果使用这种输液，将引起脓毒症、败血病、内毒素中毒等，甚至死亡。

输液染菌的主要原因是：生产过程受到严重污染，灭菌不彻底，密封不严等。在输液的生产过程中染菌越严重，耐热芽孢菌类污染的机会就越多，对灭菌造成很大压力。另外，输液多为营养物质，细菌易于滋长繁殖，即使经过了灭菌，大量细菌尸体的存在，也会引起热原反应。因此，最根本的办法是尽量减少生产过程中的污染，同时还要严格灭菌，严密包装。

3. 热原反应 据统计，大约有84%的热原反应由输液器和输液管路引起。因此，一方面要加强生产过程的控制，同时更应重视使用过程中的污染。

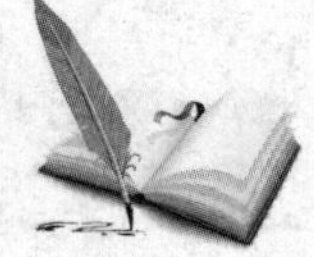

四、举例

例 12-8　葡萄糖注射液

【处方】	5%	10%	25%	50%
葡萄糖	50g	100g	250g	500g
1%盐酸	适量	适量	适量	适量
注射用水加至	1000ml	1000ml	1000ml	1000ml

【制备】向配制罐中加入一定量的注射用水，投入处方量的葡萄糖，搅拌溶解后加注射用水稀释至全量，加适量盐酸调节 pH，取样检测 pH 和含量合格后，经 5μm、0.45μm、0.2μm 滤芯过滤后灌装，封口，115℃、水浴灭菌 30 分钟即得。

【处方及制备工艺分析】葡萄糖高温条件下有降解，灭菌后含量稍有下降，需要注意。另一个不稳定的现象为颜色变黄和 pH 下降。可能的原因是葡萄糖在酸性溶液中，首先脱水形成 5-羟甲基呋喃甲醛，再分解为乙酰丙酸和甲酸，同时形成一种有色物质。其反应过程如下：

$$CH_2OH(CHOH)_4CHO \text{（葡萄糖）} \longrightarrow \begin{cases} \rightleftharpoons \text{可逆产物} \\ \longrightarrow \text{5-羟甲基呋喃甲醛} \longrightarrow \begin{cases} \text{有色物质} \\ CH_3CO(CH_2)_2COOH \text{（乙酰丙酸）} + HCOOH \text{（甲酸）} \end{cases} \end{cases}$$

5-羟甲基呋喃甲醛本身无色，有色物质一般认为是 5-羟甲基呋喃甲醛的聚合物；由于生成酸性物质，所以灭菌后 pH 下降。影响稳定性的主要因素是灭菌温度和溶液的 pH。因此，为避免溶液变色，一方面要严格控制灭菌温度与时间，同时要调节溶液的 pH 在 3.8~4.0 范围内。

例 12-9　复方氯化钠注射液

【处方】氯化钠 8.50g，氯化钾 0.30g，氯化钙 0.33g，注射用水至 1000ml。

【制备】向配制罐中加入一定量的注射用水，投入处方量氯化钠、氯化钾，浓盐酸调 pH 至 4.5~7.5，加入氯化钙溶解后，加入 0.1%（*W/V*-浓配体积）活性炭，保温搅拌 15~20 分钟。过滤脱炭，滤液加注射用水稀释至全量。加入盐酸调节 pH 至 4.5~7.5。pH 及含量合格后，经 5μm、0.45μm、0.2μm 滤芯过滤后灌装，经 121℃水浴灭菌 15 分钟，即得。

【处方及制备工艺分析】①加入盐酸后再加入氯化钙，可避免与水中的碳酸根离子生成碳酸钙沉淀；②采用 $F_0 \geq 12$ 的过度杀灭法确保无菌控制水平。

例 12-10　复方氨基酸注射液

【处方】

L-脯氨酸 1.00g	L-丝氨酸 1.00g	L-丙氨酸 2.00g
L-异亮氨酸 3.52g	L-亮氨酸 4.90g	L-门冬氨酸 2.50g
L-酪氨酸 0.25g	L-谷氨酸 0.75g	L-盐酸精氨酸 5.00g
L-苯丙氨酸 5.33g	L-盐酸赖氨酸 4.30g	L-缬氨酸 3.60g
L-苏氨酸 2.50g	L-盐酸组氨酸 2.50g	L-色氨酸 0.90g
L-甲硫氨酸 2.25g	L-胱氨酸 0.10g	甘氨酸 7.60g
山梨醇 50.00g	亚硫酸氢钠 0.50g	

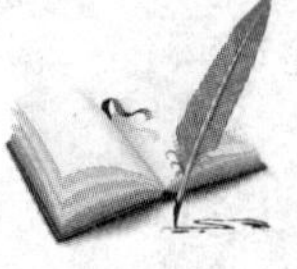

注射用水加至 1000ml

此品种为 18 种氨基酸注射液，按总氨基酸计，50ml：12.5g，pH 5.0～7.0 。

【制备】向浓配罐中加入总批量约 50% 的新鲜注射用水，通入氮气，加入一定量氢氧化钠，待氢氧化钠溶解后，加入处方量的胱氨酸，搅拌使其溶解。再依次加入处方量的抗氧剂亚硫酸氢钠、各种氨基酸及山梨醇，搅拌使全溶。加 0.05%（*W/V*－浓配体积）的活性炭，保温吸附后，在氮气流下滤过。氮气保护下，转移至稀配罐中，加注射用水至全量，并调节 pH 至 6.0 左右。在氮气保护下经 5μm、0.45μm、0.2μm 滤芯过滤后灌装封口，121℃灭菌 8 分钟即得。

【处方及制备工艺分析】①胱氨酸极难溶于水，可溶于稀酸和碱溶液，本品处方工艺中，通过加入氢氧化钠来溶解胱氨酸。②可见异物问题，原料纯度是关键，一般需反复精制并要严格控制质量。③稳定性问题，产品灭菌后会出现含量下降和色泽变深，其中以变色最为明显。主要是色氨酸、谷氨酸含量下降较明显。色泽变深，通常是由色氨酸、苯丙氨酸、异亮氨酸氧化所致，应通过实验选择合适抗氧剂，有些抗氧剂能使产品变浑浊。通常为了提高稳定性，灌装时应通氮气，调节 pH，加入抗氧剂，避免金属离子混入，药液避光保存。

例 12－11　中/长链脂肪乳注射液（$C_{8\sim24}$）

【处方】注射用大豆油 100g，注射用中链甘油三酸酯 100g，注射用卵磷脂 12g，注射用甘油 25g，油酸钠适量，氢氧化钠适量，注射用水加至 1000ml。

【制备】

（1）水相的制备　加入一定量的热注射用水，然后加入处方量甘油、适量油酸钠，搅拌，制备成水相。

（2）油相的制备　在氮气保护下，向油相罐中加入处方量大豆油、中链甘油三酸酯，通过罐体夹层的热水加热，加入处方量的卵磷脂，高速剪切使其分散（通过视孔检查液面，卵磷脂应均匀分散无漂浮），制备成油相。

（3）初乳的制备　在氮气保护下，通过管线式高剪切乳化机的高速搅拌，将油相罐油料转移至水相中，加入注射用水至全量，开启剪切机高速搅拌，制成初乳。

（4）均质　在密闭容器和氮气保护下，将制得的初乳移入高压均质机进行多次均质，待乳液温度冷却。

（5）灌装　经滤芯过滤后灌装，加塞密封。

（6）灭菌　经 121℃充氮灭菌 15 分钟，每柜的 F_0 值应大于 12。

【处方及制备工艺分析】本品是一种以油相、乳化剂、水相制成的水包油型（O/W）乳剂，属于亚微乳，是热力学不稳定体系，容易表现出各种不稳定的现象，如聚集、絮凝等，制备工艺中灭菌等工艺过程均可能会导致脂肪乳剂粒径增大，稳定性降低。制备粒径小而均匀的分散系，是保证脂肪乳剂物理稳定性的基础。

（1）制备此乳剂的关键是乳化工序的控制。除使用合格的乳化剂卵磷脂外，还要通过剪切、均质等多个工艺步骤才能得到乳粒分布均匀的乳剂。

（2）注射用乳剂除应符合注射剂项下各规定外，还应符合以下要求：①乳粒粒径 < 1μm（一般控制为 0.2～0.5μm），大小均匀；②本品易被氧化，在工艺过程各工序需通入氮气保护，通过甲氧基苯胺值的测定对产品的氧化程度进行控制。

第七节　注射用无菌粉末

一、概述

注射用无菌粉末（sterile powder for injection）又称粉针剂，临用前用灭菌注射用水、0.9%氯化钠注射液等溶解后注射，适用于在水中不稳定的药物。

依据生产工艺不同，可将注射用无菌粉末分为注射用无菌粉末直接分装制品和注射用冻干无菌粉末制品。前者是将已经用灭菌溶剂法或喷雾干燥法精制而得的无菌药物粉末在无菌条件下分装而得，常见于抗生素药品，如青霉素；后者是将灌装了药液的安瓿（或西林瓶）进行冷冻干燥后封口而得，常见于生物制品，如辅酶类。

二、质量要求

除应符合《中国药典》（2020 年版）对注射用原料药物的各项规定外，还应符合下列要求：①粉末无异物，配成溶液后可见异物检查合格；②粉末细度或结晶度应适宜，便于分装；③无菌、无热原。

多数情况下，由于制成粉针的药物稳定性较差，没有灭菌过程而是采用无菌工艺，因此，对无菌操作有较严格的要求，特别是在除菌、灌封等关键工序上，必须采用层流洁净措施，以保证操作环境的洁净度。

三、喷雾干燥制备方法

参见相关章节，所获得产品需符合注射剂各项要求。

四、冷冻干燥制备方法

（一）冷冻干燥

冷冻干燥（freeze - drying）技术是把含有大量水分的物料预先进行降温，冻结成冰点以下的固体，在真空条件下使冰直接升华，从而去除水分得到干燥产品的一种技术。因为是利用升华达到除水分的目的，故而也可称作升华干燥。凡是对热敏感，且在水溶液中不稳定的药物，都可采用冻干法制备干燥粉末（块状物）。

1. 冷冻干燥原理　冷冻干燥的原理可用三相图加以说明，如图 12 - 10 所示。图中 OA 是冰 - 水平衡曲线，OB 为水 - 水蒸气平衡曲线，OC 为冰 - 水蒸气平衡曲线，O 点为冰、水、汽的三相平衡点，该点温度为 0.01℃，压力为 4.6mmHg。从图中可以看出，当压力小于 4.6mmHg 时，不管温度如何变化，水只能以固态和汽态两相存在。固态（冰）吸热后不经液相直接变为汽态，而汽态放热后直接转变为固态，如冰的饱和蒸汽压在 - 40℃时为 0.1mmHg，若将 - 40℃的冰压力降低到 0.01mmHg，则固态的冰直接变为蒸汽。同理，将 - 40℃的冰在 0.1mmHg 时加热到 - 20℃，甚至加热到 20℃时，固态的冰也直接变为蒸汽，即能发生升华现象。升高温度或降低压力都可打破气、固两相平衡，使整个系统朝冰转化为汽的方向进行，最终完成干燥。

如果处于 a 点的水经过恒压降温过程，将沿 ab 线移动并在 OA 的交叉点上结冰，最后到达 b；再经恒温减压，到达 c；再经恒压升温操作，水分（冰）将沿 cd 方向移动，在 OC

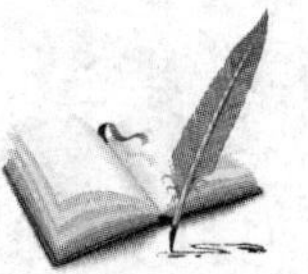

线的交叉点上开始汽化（升华）成水蒸气，并到达 d 处，汽化的水蒸气被减压抽去，使物品本身得到干燥。

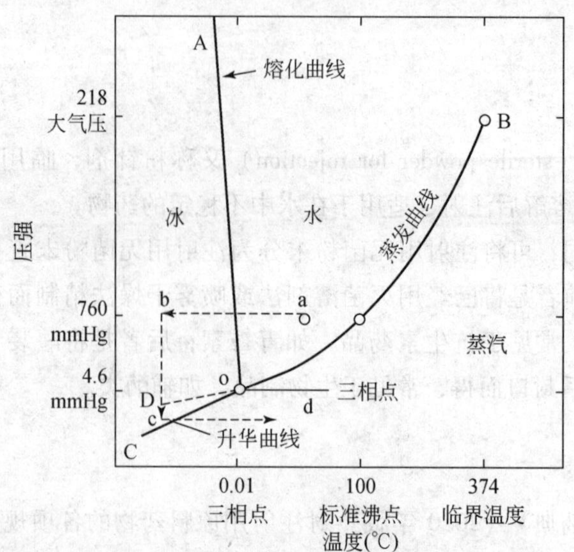

图 12-10　冻干原理水的三相平衡图

优点：① 避免药品因高温而分解，如蛋白质、多肽、酶类；② 所得产品质地疏松多孔，加水后迅速溶解恢复药液原有的特性；③ 含水量低，一般在1%～3%范围内，且在真空状态下进行干燥，药物不易氧化，有利于产品长期贮存；④ 产品中微粒较少；⑤ 产品剂量准确，外观优良。

缺点：本法需特殊设备，耗时较长，成本较高，溶剂选择范围窄，某些产品冻干后溶解性能下降，重新溶解时出现浑浊等。

2. 冷冻干燥曲线及其分析　在冷冻干燥时，产品温度与板温随时间变化的曲线称为冷冻干燥曲线，如图 12-11。先将待冻干样品进行降温（预冻），然后减压（抽真空），并结合加热除去水分。冷冻干燥时可分为升华和再干燥阶段，升华阶段进行第一步加热，使冰大量升华，此时产品温度不宜超过共熔点。再干燥阶段进行第二步加热，以提高干燥程度，此时板温一般控制在30℃左右，直到产品温度与板温重合即达终点。不同产品应采用不同干燥曲线，同一产品采用不同曲线时，产品质量也不同。冻干曲线还与冻干设备的性能有关。因此产品、冻干设备不同时，冻干曲线亦不相同。

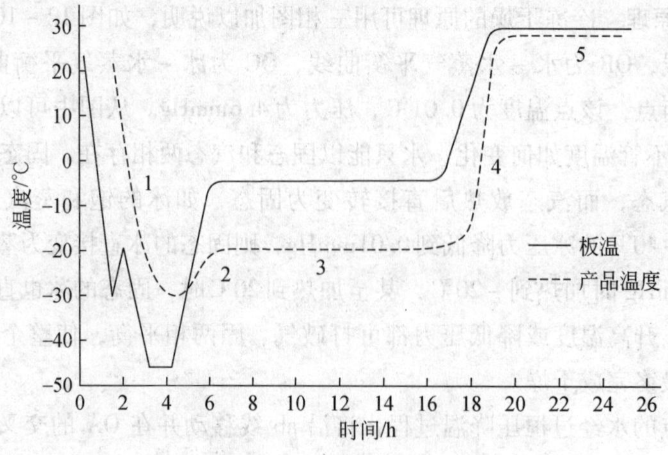

图 12-11　冷冻干燥曲线

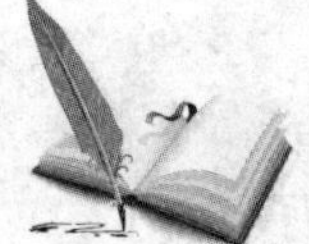

3. 冷冻干燥设备　冷冻真空干燥机简称冻干机。冻干机按系统分，由制冷系统、真空系统、加热系统和控制系统四个主要部分组成；按结构分，由冻干箱、冷凝器、冷冻机、真空泵、阀门和电器控制元件组成。冻干箱是形成真空的密闭容器，箱内设有若干层隔板，隔板内置冷冻管和加热管。冷凝器内装有螺旋冷冻管数组，其操作温度应低于冻干箱内的温度，工作温度可达 -60～-45℃，其作用是将来自干燥箱中升华的水分进行冷凝，以保证冻干过程顺利进行。

（二）制备工艺

由冷冻干燥原理可知，冻干产品的制备工艺可以分为预冻、减压、升华、干燥等几个过程。此外，药液在冻干前需经过滤、灌装等处理过程。

1. 制备工艺流程　无菌配液→过滤→分装（安瓿或小瓶）→装入冻干箱→预冻→减压（升华干燥）→加温→再干燥。

2. 冻干工艺

（1）预冻　预冻是恒压降温过程。药液随温度的下降冻结成固体，温度一般应降至产品共熔点以下 10～20℃以保证冷冻完全。若预冻不完全，在减压过程中可能产生沸腾喷瓶的现象，使制品表面不平整。

（2）升华干燥　首先是恒温减压，然后是在抽气（减压）条件下，恒压升温，使固态水升华逸去。升华干燥法包括“一次升华法”和“反复冷冻升华法”两种。

①一次升华法：首先将制品预冻后减压，待真空度达到一定数值后，启动加热系统缓缓加热，使制品中的冰升华，升华温度约为 -20℃，药液中的水分可基本除尽。适用于共熔点为 -10～-20℃的制品，且溶液黏度不大。

②反复冷冻升华法：减压和加热升华过程与一次升华法相同，只是预冻过程须在共熔点与共熔点以下 20℃之间反复进行升温和降温。通过反复的升降温处理，使制品的晶体结构发生改变，由致密变为疏松，有利于水分的升华。本法常用于结构较复杂、稠度较大及熔点较低的制品，如蜂蜜、蜂王浆等。

（3）再干燥　升华完成后，温度继续升高至 0℃或室温（根据产品性质确定，必要时，可达到 40℃），并保持一段时间，可使已升华的水蒸气或残留的水分被除尽。再干燥可保证冻干制品含水量 <1%，并有防止吸潮作用。

（三）遇到的问题及处理方法

1. 喷瓶　预冻不完全，或在升华干燥阶段中供热太快、受热不匀，导致升华过程中制品部分液化，在真空减压条件下产生喷瓶。为防止喷瓶，必须控制预冻温度在共熔点以下 10～20℃，加热升华时，温度不宜超过共熔点。

2. 含水量偏高　装入容器的药液过厚，升华干燥过程中供热不足，冷凝器温度偏高或真空度不够，均可能导致含水量偏高。可采用旋转冷冻机和其他相应的措施来解决。

3. 产品外形不饱满或萎缩　由于一些黏稠药液的结构过于致密，在冻干过程中内部水蒸气逸出不完全，冻干结束后，制品因潮解而萎缩。可在处方中加入适量甘露醇、氯化钠等填充剂，并采取反复预冻法，以改善制品的通气性，产品外观即可得到改善。

五、举例

例 12－12　注射用辅酶 A 的无菌冻干制剂

【处方】　辅酶 A 56.1 单位，水解明胶 5mg，甘露醇 10mg，葡萄糖酸钙 1mg，半胱氨酸 0.5mg。

【制备】 将上述各成分用适量注射用水溶解后，无菌过滤，分装于安瓿中，每支 0.5ml，冷冻干燥后封口，漏气检查即得。

【处方及制备工艺分析】 ①水解明胶、甘露醇、葡萄糖酸钙为填充剂；②辅酶 A 易被空气氧化成无活性二硫化物，故在制剂中加入半胱氨酸作为抗氧剂；③辅酶 A 在冻干工艺中易丢失效价，投料量应酌情增加。

思考题

1. 简述注射剂的定义、特点及质量要求。
2. 简述热原的定义、性质及去除方法。
3. 大容量注射剂有哪些常见的包装形式？
4. 简述输液中微粒产生的原因。
5. 简述冷冻干燥原理及冷冻干燥法制备注射用无菌产品的特点。

（邓意辉　初晓君）

参考文献

［1］方亮，龙晓英．药物剂型与递药系统［M］．北京：人民卫生出版社，2015.

［2］崔福德．药剂学［M］．2 版．北京：中国医药科技出版社，2001.

［3］杨丽．药剂学［M］．北京：人民卫生出版社，2015.

［4］张强，吴凤兰．药剂学［M］．北京：北京大学医学出版社，2005.

［5］Michael K. Akers，Dan Larrimore，Dana Guazzo. Parenteral Quality Control：Sterility，Pyrogen，Particulate，and Package Integrity Testing［M］. Third Edition. Taylor & Francis Group，2002.

［6］Cindy H. Dubin. Prefilled syringes pinpoint stability，compatibility & safety［J］. Drug Development & Delivery，2011，11（2）：48－54.

［7］李永安．药品包装实用手册［M］．北京：化学工业出版社，2003.

［8］Wretlind A. Development of fat emulsions［J］. Journal of Parenteral and Enteral Nutrition，1981，5（3）：230－235.

扫码"练一练"

第十三章　注射用递药系统

学习目标

1. **掌握**　微囊与微球、纳米粒、脂质体、植入剂等药物制剂或药物制剂“中间体”的基本概念、分类及特点。

2. **熟悉**　微囊与微球、纳米粒、脂质体、植入剂等载体材料、制备方法、质量评价。

3. **了解**　微囊与微球、纳米粒、脂质体、植入剂等临床应用。

扫码“学一学”

第一节　微囊与微球

一、概述

微囊（microcapsules）是将固体药物或液体药物作囊心物，外层包裹高分子聚合物囊膜中，形成微小包囊，其粒径一般在 1 ~250μm 之间。微球（microspheres）是指药物分散或被吸附在高分子聚合物基质中而形成的微小球状实体，其粒径一般在 1 ~250μm 之间。

有时微球与微囊没有严格区分，可通称为微粒（microparticles），但其在结构上有所不同。微囊是包囊结构，而微球是骨架结构高分子材料和药物均匀混合而成。无论微球还是微囊，在制剂过程中均是一种中间体，先制备成微球或微囊后，根据需要制备成各种剂型，如注射剂、片剂、胶囊剂、散剂、混悬剂、洗剂、植入剂、膜剂、栓剂等微粒制剂。

微粒制剂有如下特点。①靶向性，药物微粒在体内通过被动分布、主动靶向性结合或磁性吸引，使药物在体内所需部位释药，提高药物有效浓度，同时使其他部位药物浓度相应降低，使药物全身毒性和不良反应减小。②缓释与长效性，微粒制剂具备缓释制剂类似的优点，如减少给药次数，降低血药浓度峰谷波动等，生物降解微球还具有长效性能。③栓塞性，微粒直接经动脉管导入，阻塞在肿瘤血管，微粒可阻断肿瘤给养和载药微粒释放的药物可抑杀肿瘤细胞，起双重抗肿瘤作用。④掩盖药物的不良气味及口味。⑤提高药物的稳定性并降低胃刺激性，如包裹易氧化的胡萝卜素、挥发油类药物，可提高药物的稳定性；包裹尿激酶、红霉素等，可防止药物在胃内失活；包裹氯化钾可减少对胃的刺激性。⑥液态药物固态化，将油类、香料、液晶、脂溶性维生素包裹成微粒，便于贮存和运输。微粒制剂的主要缺点是其载药量有限，生产工艺和质量标准较为复杂等。

微球制剂已有部分产品上市，如亮丙瑞林（Leuprorelin）、曲普瑞林（Triptorelin）、布舍瑞林（Buserelin）、高舍瑞林（Goserelin）等生物降解性微球，采用聚乳酸 - 羟基乙酸共聚物（Polylactic - coglycolic acid，PLGA）包载黄体生成素释放激素（LHRH）类似物，可缓慢释药 1 ~3 个月，用于调节促性腺激素，控制性激素的合成与分泌，临床用于治疗性功能低下、不排卵、青春期延缓等症状，或用于治疗一些激素依赖性疾病，如前列腺癌、子宫肌瘤、乳腺癌、子宫内膜异位及青春期性早熟等。

二、微囊的制备

（一）囊心物

囊心物（core materials）即被包裹的物质，它可以是固体或液体。囊心物除主药以外，还可以加入附加剂，如稳定剂、稀释剂以及控制药物释放速度的阻滞剂等。通常将主药与附加剂混匀后进行微囊化，亦可单独将主药先微囊化，然后再按制剂需要加入附加剂。若有两种以上主药时，可将主药混匀后进行微囊化，亦可将主药分别微囊化后再混合，这取决于药物与囊材的性质以及工艺条件等。

（二）微囊载体材料

用于包囊药物所需的外膜材料称为囊材（coating materials）。对囊材的基本要求是：①性质稳定；②有适宜的释药速率；③无毒、无刺激性；④能与药物配伍，不影响药物的药理作用及含量测定；⑤有一定强度、弹性及可塑性，能完全包封囊心物；⑥具有符合要求的黏度、渗透性、亲水性、溶解性等。

微囊载体材料亦可用于制备微球。

1. 天然高分子材料 天然高分子材料是最常用的基质或囊材，因其稳定、无毒、成膜性或成球性较好。

（1）明胶（gelatin） 系从动物的皮、白色结缔组织和骨中获得胶原经部分水解而得到的产品，是目前常用的囊材料之一，可口服和注射。明胶是由18种氨基酸交联形成的直链聚合物，通常是平均相对分子质量在15000～25000之间的混合物，不溶于冷水，能溶于热水形成澄明溶液，冷却后则成为凝胶。根据制备时水解方法的不同，分为A型和B型，A型明胶是酸水解产物，等电点为7～9；B型明胶是碱水解产物，等电点为4.7～5.0。两者在体内可生物降解，通常可依据药物对pH的要求选用A型或B型，用于制备微囊的用量为20～100g/L，制备微囊时加入10%～20%甘油或丙二醇可改善明胶的弹性。加入低黏度乙基纤维素可减少膜壁细孔。

（2）阿拉伯胶（acacia gum） 系一种天然植物胶，取自一种名为Acacia的树，由树的汁液凝结而成。阿拉伯胶由多糖和蛋白质组成，多糖占多数（>70%）。多糖是以共价键与蛋白质肽链中的氨基酸相结合，与蛋白质相连接的多糖是酸性多糖，主要有半乳糖、阿拉伯糖、鼠李糖、葡萄糖醛酸等。在阿拉伯胶主链中由半乳糖是通过糖苷键相连接。阿拉伯胶不溶于乙醇，在室温下可溶于2倍量的水中，溶液呈酸性，带有负电荷。阿拉伯胶中含有过氧化酶，易于氨基比林及生物碱等起变色反应。一般常与明胶等量配合使用，用量为20～100g/L。亦可与白蛋白配合作复合材料。

（3）海藻酸盐 系多糖类化合物，常用稀碱从褐藻中提取而得。海藻酸钠可溶于不同温度的水中，不溶于乙醇、乙醚及其他有机溶剂，不同产品的黏度有差异。可与甲壳素或聚赖氨酸合用作复合材料。海藻酸钠在水中与$CaCl_2$反应生产不溶于水的海藻酸钙，通常用此法制备微囊。应注意，此类材料高温灭菌（120℃、20分钟）可使其10g/L溶液的粘度降低64%，低温加热（80℃、30分钟）可促使海藻酸盐断键，用环氧乙烷灭菌也引起黏度降低和断键，膜过滤除菌的产物黏度和平均分子量都不变。

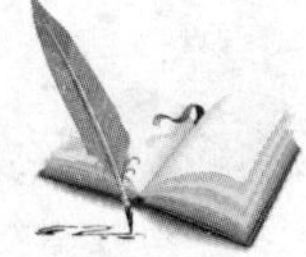

（4）蛋白类 常用作囊材的有白蛋白（如人血清白蛋白、小牛血清白蛋白）、玉米蛋白、鸡蛋白等，可生物降解，无明显抗原性。常用不同温度加热交联固化或化学交联剂

（加甲醛、戊二醛等）固化，通常用量为300g/L以上。

（5）壳聚糖　是由甲壳素（chintin）经去乙酰化制得的一种天然聚阳离子多糖，在水及有机溶剂中均难溶解，但可溶于酸性水溶液，无毒、无抗原性，在体内能被葡糖糖苷酶或溶菌酶等酶解，具有优良的生物降解性和成囊性、成球性，在体内可溶胀成水凝胶。

（6）淀粉　常用玉米淀粉，因其杂质少，色泽好，取材方便，价格低廉，普遍被用作制剂辅料。淀粉无毒、无抗原性，在体内可由淀粉酶降解，因其不溶于水，故淀粉微球常用作动脉栓塞微球暂时阻塞小动脉血管。

2. 半合成高分子材料　此类多系纤维素衍生物，如羧甲纤维素、邻苯二甲酸醋酸纤维素、甲基纤维素、乙基纤维素、羟丙甲纤维素、丁酸醋酸纤维素、琥珀酸醋酸纤维素等。其特点是毒性小、黏度大、成盐后溶解度增大；由于易水解，故不宜高温处理，需临用时现配。

（1）羧甲纤维素钠（sodium carboxylmethyl cellulose，CMC - Na）　属阴离子型高分子电解质，常与明胶配合作复合材料，一般分别配1～5g/L CMC - Na及30g/L明胶，再按体积比2∶1混合。CMC - Na遇水溶胀，体积可增大10倍，在酸性液中不溶。水溶液黏度大，有抗盐能力和一定的热稳定性，不会发酵，也可以单独用作成球材料。

（2）邻苯二甲酸醋酸纤维素（cellulose acetate phthalate，CAP）　在强酸中不溶解，可溶于pH > 6的水溶液，分子中含游离羧基，其相对含量决定其水溶液的pH及CAP溶解性。用作成球材料时可单独使用，用量一般在30g/L左右，也可与明胶配合使用。

（3）乙基纤维素（ethyl cellulose，EC）　乙基纤维素的化学稳定性高，适用于多种药物的微囊化，但需加增塑剂改善其可塑性。不溶于水、甘油和丙二醇，可溶于乙醇，遇强酸易水解，故对强酸性药物不适宜。

（4）甲基纤维素（methyl cellulose，MC）　本品在水中溶胀成澄清或微浑浊的胶体溶液；在无水乙醇、三氯甲烷或乙醚中不溶。用作成球材料的用量为10～30g/L，亦可与明胶、羧甲基纤维素、聚乙烯吡咯烷酮（PVP）等配合作复合成球材料。

（5）羟丙基甲基纤维素（hydroxylpropylmethyl cellulose，HPMC）　溶于水及大多数极性和适当比例的乙醇 - 水、丙醇 - 水、二氯乙烷等，在乙醚、丙酮、无水乙醇中不溶，在冷水中溶胀成澄清或微浊的黏性胶体溶液。HPMC水溶液具有表面活性，透明度高、性能稳定，因其具有热凝胶性质，加热后可形成凝胶析出，冷却后再次溶解。

（6）羟丙基甲基纤维素苯二甲酸酯（hydroxylpropylmethyl cellulose phthalate，HPMCP）易溶于丙酮、丙酮 - 乙醇、甲醇 - 二氯甲烷和碱溶液，不溶于水、酸溶液，常用于肠溶微囊的制备。物理、化学性质稳定，成膜性好、无毒性和不良反应。

3. 合成高分子材料　合成材料可分为生物降解和非生物降解的两类。生物降解并可生物吸收的材料受到普遍的重视并得到广泛应用。

（1）聚酯类　聚酯类（polyesters）是迄今研究最多、应用最广的可生物降解的合成高分子材料材料，它们基本上都是羟基酸或其内酯的聚合物。常用的羟基酸是乳酸（lactic acid）和羟基乙酸（glycolic acid）。乳酸包括D - 型、L - 型及DL - 型，直接由其中一种缩合得到的聚酯，分别用P(D) LA、P(L) LA和P(DL) LA表示。由羟基乙酸缩合得到的聚酯用PGA表示。聚酯类常用聚乳酸和乳酸 - 羟基乙酸共聚物两种。

聚乳酸（polylactic acid，PLA）：可以利用乳酸直接缩聚而成得到的聚合物，其分子量较低。制备高分子量聚乳酸的方法是用丙交酯（lactide）作为原料，丙交酯是乳酸的环状

二聚体，在酸催化剂及有机金属化合物催化剂存在下开环聚合，将二乳酸酯（dilactide）加入亲核物质如四苯化锡或二乙基锡在真空或大气压下加热（130℃或170℃）聚合而成。PLA 分子量越高，在体内分解越慢。PLA 不溶于水和乙醇，可溶于二氯甲烷、三氯甲烷、三氯乙烯和丙酮。常用作缓释骨架材料、微囊囊膜材料和微球成球体材料，无毒、安全，在体内可慢慢降解为乳酸，最后成为水和二氧化碳。

聚乳酸-羟基乙酸共聚物（polylactic-coglycolic acid，PLGA）：将乳酸与羟基乙酸共聚即得聚乳酸-羟基乙酸共聚物。PLGA 不溶于水，能溶解于三氯甲烷、四氢呋喃、丙酮和乙酸乙酯等有机溶剂中。

（2）聚酰胺　聚酰胺（polyamide）又名尼龙（nylon），系由二元酸与二胺类或由氨基酸在催化剂的作用下聚合而制得的结晶形颗粒。对大多数化学物质稳定，无毒、安全，在体内不分解，不吸收，常供动脉栓塞给药或口服给药。聚酰胺可溶于苯酚、甲酚、甲酸等，不溶于醇类、酯类、酮类和烃类，不耐高温，在碱性溶液中稳定，在酸性溶液中易破坏。

（3）聚酸酐　聚酸酐（polyanhydrides）的基本结构是 $(-CO-R_1-COO-)_x$、$(-CO-R_2-COO-)_y$，其中 R_1、R_2 的单体有链状，也有环状的，有脂肪族聚酸酐、芳香族聚酸酐、不饱和聚酸酐、可交联聚酸酐等。聚合酸酐的平均分子量在 2000～200000 之间。聚酸酐也是生物降解性的，不溶于水，可溶于有机溶剂二氯甲烷、三氯甲烷等，制备微球时也可采用加热熔化的方法。

（三）微囊的制备

1. 物理化学方法　这是一种将囊心物与囊材在一定条件下形成新相析出制备微囊的方法，也称为相分离法（phase separation）。大体可分为囊心物的分散、囊材的加入、囊材的沉积、微囊的固化等四步，如图 13-1 所示。根据形成新相的方法不同，可分为凝聚法（coacervation）、溶剂-非溶剂法（solvent-nonsolvent method）、改变温度法、液中干燥法（in-liquid drying）。

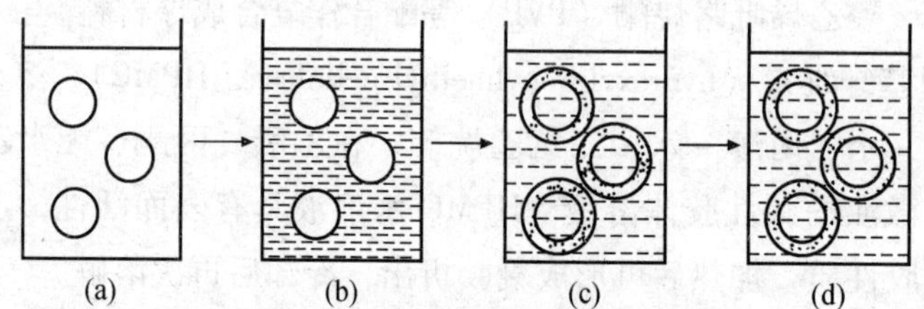

图 13-1　在液相中微囊化的示意图

（a）囊心物分散在液体介质中；（b）加囊材；（c）囊材的沉积；（d）囊材的固化

（1）单凝聚法　单凝聚法（simple coacervation）系指含药物在一种高分子囊材溶液中加入凝聚剂以降低囊材溶解度而凝聚成囊的方法。

1）基本原理与制备工艺　基本原理以一种高分子化合物为囊材，将囊心物分散在囊材中，然后加入凝聚剂，如乙醇、丙醇等强亲水性非电解质或硫酸钠溶液、硫酸铵溶液等强亲水性电解质析出凝聚成囊。由于囊材微粒水合膜中的水与凝聚剂结合，致使体系中囊材的溶解度降低而凝聚形成微囊。但是这种凝聚是可逆的，一旦解除形成凝聚的这些条件，就可发生解凝聚，使形成的囊很快消失。根据囊材性质，使凝聚囊材固化，使之长久地保持囊形，不凝结、不粘连，成为不可逆的微囊。

以明胶微囊为例来说明单凝聚法制备微囊。明胶在水中溶胀，在大量的水中形成溶液，

在低温下，该溶液脱水而析出，这种相分离现象称为胶凝（gelation）。在大量的电解质、醇类以及酮的存在下也可以发生胶凝。明胶在 pH 小于等电点的溶液中带正电荷，和醛类发生氨醛缩合，使明胶分子相互交联、固化，其反应式为：

$$R—NH_2 + HCHO + NH_2—R' \longrightarrow R—NH—CH_2—NH-R' + H_2O$$

为了找出适宜的处方比例，可先制作三元相图，确定其发生胶凝的区域。图 13－2 表示溶解在水中的明胶加入凝聚剂硫酸钠时出现了相分离区域。由图 13－2 可知，明胶在 20% 以下，硫酸钠在 7%～15% 之间可以胶凝，即可用于制备明胶微囊。

明胶微囊的工艺流程如下。

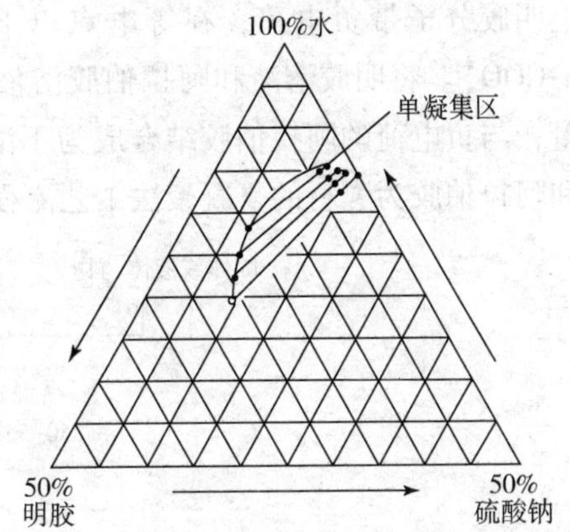

图 13－2　明胶－水－硫酸钠的三元相图

第一步：将固体粉末或液体药物分散在已经配好的 3%～5% 的明胶溶液中（50℃），搅拌均匀，如果药物是固体粉末，将形成混悬剂，如果是油性药物，将形成乳剂，这时明胶起乳化作用。

第二步：将混悬液或乳状液用 10% 的醋酸调节 pH 3.5～3.8，加入 60% 硫酸钠溶液，使明胶凝聚成囊，此时明胶为囊材。

第三步：另加入硫酸钠稀释液，在 15℃ 条件下将上述体系稀释至其体积的 3 倍。这里应当注意，稀释液硫酸钠的浓度要高于凝聚成囊体系中的硫酸钠浓度的 1.5%。如成囊时系统中所用的硫酸钠为 a%，则作为稀释液的硫酸钠浓度应当为 $(a+1.5)$%，以防止稀释液中盐的浓度过高或过低导致成囊粘连成团或溶解。

第四步：加入 37% 甲醛作为交联剂固化微囊。交联剂反应的最佳 pH 为 8～9。

第五步：水洗、过滤、干燥后，可得明胶微囊。

2）影响微囊形成的因素

①囊材浓度和胶凝温度的影响：在一定浓度的囊材溶液中，温度升高，不利于胶凝，而温度降低则有利于胶凝。胶凝温度还与高分子浓度有关，浓度高则胶凝温度高，浓度低则胶凝温度低。

②电解质的影响：电解质影响胶凝，而起胶凝作用的主要是阴离子。常用的阴离子是 SO_4^{2-}，其次是 Cl^-，而 SCN^- 则可阻止胶凝。

③药物与囊材亲和力的影响：成囊时系统中含有互不溶解的药物、凝聚相和水三相。单凝聚法在水性介质中成囊，要求药物在水中不溶解，但也看药物与明胶的亲和力。一般来说，$0° <$ 接触角 $\theta < 90°$ 时，药物对明胶有较好的润湿性和亲和力，药物易被包裹成囊。药物或囊心物过于亲水或疏水均不易包入。

④酸碱度的影响：若 A 型明胶在 pH 3.2～3.8 之间，易于成囊，此时明胶分子中有较多的 NH_3^+，可吸附大量的水分子，使凝聚囊的流动性改善，易于成囊；A 型明胶在 pH 10～11 则不能成囊。B 型明胶的等电点低（pH 4.7～5.0），制备时不调 pH 亦可成囊。

⑤交联剂的影响：加入交联剂可阻止已成囊重新溶解或粘连。常用交联剂为甲醛，其与明胶交联形成不可逆的微囊，最佳 pH 为 8～9；若药物不适于碱性环境中成囊，交联剂可改为戊二醛，在中性介质中使明胶交联。戊二醛通过希夫反应（Schiff reaction）使明胶交联固化：

$$R—NH_2 + OHC—(CH_2)_3—CHO + NH_2—R' \longrightarrow RN{=}CH—(CH_2)_3—CH{=}NR' + H_2O$$

单凝聚法常用的囊材除明胶、CAP 外，还可用白蛋白、EC 等。

（2）复凝聚法　复凝聚法（complex coacervation）系指利用两种具有相反电荷的高分子材料作为复合囊材，将囊心物分散、混悬或乳化在囊材的水溶液中，在一定条件下交联且与囊心物凝聚成囊方法。

例如以明胶和阿拉伯胶作囊材，复凝聚成囊的原理如下：明胶分子结构中的氨基酸在水溶液中可以离解形成—NH_3^+ 和—COO^-。pH 低时，—NH_3^+ 的数目多于—COO^-；相反，pH 高时，—COO^- 数目多于—NH_3^+；在两种电荷相等时的 pH 即为等电点。pH 在等电点以上明胶分子带负电荷，在等电点以下带正电荷；在水溶液中阿拉伯胶分子仅解离形成—COO^-。将明胶溶液和阿拉伯胶溶液混合后，调节 pH 至 4～4.5，明胶正电荷达到最高量，与负电荷的阿拉伯胶结合成为不溶性复合物，凝聚形成微囊，且生成量最大。以明胶和阿拉伯胶为囊材的复凝聚法工艺流程如图 13－3 所示。

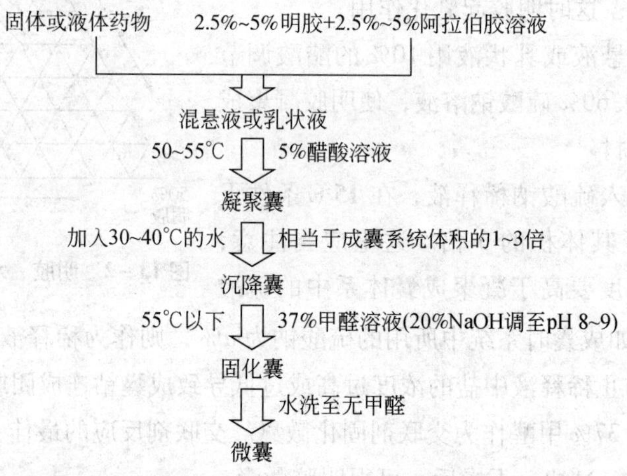

图 13－3　复凝聚法制备明胶－阿拉伯胶微囊工艺流程

复凝聚法中的水、明胶、阿拉伯胶三者的组成与产生凝聚现象的关系，可由图 13－4 三元相图说明。阴影区 K 是低浓度明胶和阿拉伯胶产生凝聚的复凝聚区，即形成微囊的区域；曲线以下（P）为两溶液不能混溶的相分离区，故不能成囊；曲线以上（H）为两溶液能混溶但不能囊化的溶液区。例如 A 点溶液组成为 10% 明胶、10% 阿拉伯胶和 80% 水，沿着 A→B 虚线加水稀释进入凝聚区才能发生凝聚。这一实验说明两溶液发生凝聚时，除 pH 为主要条件外，浓度也是重要的条件之一。

采用单、复凝聚法制备微囊时，药物表面应能被囊材溶液润湿，因此，在某些情况下可适当加入润湿剂。此外，还应控制温度等保持凝聚物具有一定的流动性，这也是保证良好囊形的必要条件。

天然植物胶如桃胶、杏胶、海藻酸盐及果胶等，纤维素衍生物如 CAP、CMC－Na 等同阿拉伯胶一样都含有—COOH 及—COO^-，均能与明胶复凝聚，故也可用作复凝聚法制备微囊的囊材。

（3）溶剂－非溶剂法　溶剂－非溶剂法（solvent－nonsolvent method）图 13－4 系将囊材溶液加入一种对该聚合物不溶的液体（非溶剂），引起相分离而将囊心物包成微囊的方法。本法所用囊心物可以是水溶性、亲水性的固体或液体药物，但在包囊溶剂与非溶剂中均不溶解，也无化学反应发生。本法使用的囊材种类很多，一些常用囊材及其溶剂和非溶剂的组合见表 13－1。

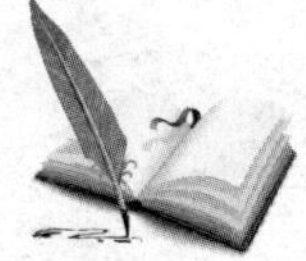

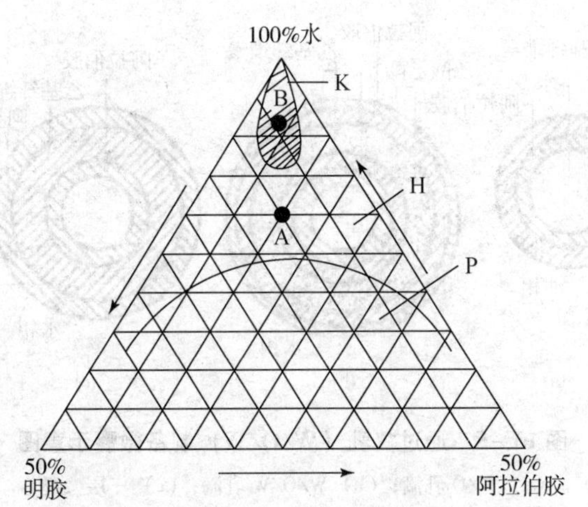

图 13－4　明胶和阿拉伯胶水溶液中（pH 4.5）复凝聚三元相图

表 13－1　一些囊材及其溶剂和非溶剂

囊材	溶剂	非溶剂
乙基纤维素	四氯化碳（或苯）	石油醚
醋酸纤维素	丁酮	异丙醚
聚氯乙烯	四氢呋喃（或环己烷）	水（或乙二醇）
聚乙烯	二甲苯	正己烷
聚醋酸乙烯酯	三氯甲烷	乙醇
苯乙烯马来酸共聚物	乙醇	乙酸乙酯

（4）改变温度法　本法通过控制温度制备微囊。如用白蛋白为囊材时，先制成 W/O 型乳剂，再升高温度将其固化。用蜡类物质做囊材时，可先在高温下熔融，药物混悬于或溶解于其中，制成 O/W 型乳剂，然后降温固化成囊。

（5）液中干燥法（in－liquid drying）　液中干燥法系指先把囊材溶液作为分散相分散于不溶性的溶剂中形成乳剂，然后除去乳滴中的溶剂而固化成囊的方法。根据所用溶剂的不同，可形成 W/O 型、O/W 型，用复乳法可形成 O/W/O 型、W/O/W 型。根据连续相的介质不同分为水中干燥法和油中干燥法。

例如，将 5% 阿拉伯胶水溶液的液滴分散在含 4% 乙基纤维素的乙酸乙酯有机相中（含适量邻苯二甲酸二正丁酯作增塑剂）形成 W/O 型乳剂，阿拉伯胶与乙基纤维素在乳滴界面形成两层吸附膜，阿拉伯胶膜在内，乙基纤维素膜在外，图 13－5（a）所示。该 W/O 型乳剂再与阿拉伯胶溶液乳化形成 W/O/W 复乳，此时出现新的水－油界面。阿拉伯胶与乙基纤维素再次形成两层膜，图 13－5（b）所示。外水相阿拉伯胶膜强度低于内水相，在两层乙基纤维素膜之间的有机溶剂则从膜中透析除去。过滤和干燥后所得微囊直径在 50μm 以下，多数为 10μm 左右。该微囊的内外层是阿拉伯胶膜，中间层是乙基纤维素膜，图 13－5（c）所示。

2. 化学法　化学法制备微囊系指利用溶液中单体或高分子通过聚合反应或缩合反应产生微囊的方法。其特点是先制备 W/O 型乳状液，再利用界面缩聚法与化学辐射法制备成微囊。

（1）界面缩聚法　界面缩聚法（interface polycondensation）又称界面聚合法，系指当亲水性的单体或亲脂性单体在囊心物的界面处由于引发剂和表面活性剂的作用发生聚合反应

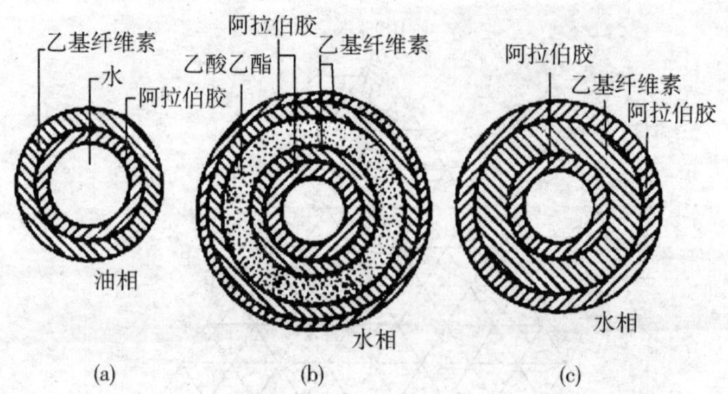

图13-5 通过复乳（W/O/W）制备微囊示意图

（a）W/O乳滴；（b）W/O/W乳滴；（c）三层微囊

而生成聚合物、包裹在囊心物的表层周围形成微囊的制备方法。

例如，天门冬酰胺酶微囊的制备：取 *L* - 天门冬酰胺酶 10mg 及天门冬酸 50mg 置反应瓶中，加入人血红蛋白液 1ml 和硼酸缓冲液（pH 8.4）1.5ml 使溶解，再加亲水性单体 1, 6 - 己二胺的碱性硼酸钠溶液 1ml 和混合溶剂 20ml（混合溶剂：环己烷 150ml、三氯甲烷 30ml、司盘 85 0.9ml），摇匀，置 4℃冰浴中搅拌（3000r/min）1 分钟，加入疏水性单体对苯二甲酰氯 15ml，继续搅拌 5 分钟，再加入 30ml 混合溶剂，继续搅拌 0.5 分钟，在显微镜下观察到形成微囊后，立即转入离心管中，以 1000r/min 转速离心 1 分钟，倾去上清液，加入 25ml 分散液（12.5ml 吐温 20 加 12.5ml 蒸馏水），搅拌 3 分钟，加入 50ml 蒸馏水继续搅拌 1 分钟。倾去上清液，将微囊混悬于 0.9% 生理盐水中，4℃保存，即得微囊，平均直径为 20μm。

（2）化学辐射法　化学辐射法（chemical radiation）系用聚乙烯醇（PVA）或明胶为囊材，在乳状液状态下以 γ 射线照射，使囊材在乳状液表面发生交联而成囊的方法。将得到 PVA 或明胶微囊浸泡于药物的水溶液中，使其吸收药物，干燥后即得含药微囊。此法特点是工艺简单，成型容易，微囊大小在 50μm 以下。由于囊材是水溶性的，交联后能被水溶胀，因此，凡是水溶性的固体药物均可采用，但由于辐射条件所限，目前应用不多。

3. 物理机械法　物理机械法主要是借助流化技术，使囊心物与囊材的混合液同时分散成雾滴并迅速蒸发或冻结成微囊，或将囊心物单独分散、悬浮，用囊材包被而成。常用的有喷雾干燥法、喷雾冷凝法、空气悬浮法等。物理机械法制备的微囊一般不适用于注射给药，主要是原材料和微囊产品的灭菌较困难。为了保持微囊制备方法知识的连续性，在此也一并介绍。

（1）喷雾干燥法　喷雾干燥法（spray drying）系将囊心物分散在囊材溶液中，在惰性热气流中喷雾，溶剂迅速蒸发，囊材收缩成膜并包裹囊心物，所得微囊直径为 5 ~ 600μm，近似球形。成品质地疏松，为自由流动的干燥粉末。影响液滴喷雾干燥的主要因素是混合液的黏度、喷雾的方法和速度、药物和囊材的浓度、干燥速度等。

例如，维生素 C 微囊的制备：取维生素 C 细粉，分散于乙基纤维素的异丙醇溶液中，经喷雾干燥即得。

（2）喷雾冷凝法　喷雾冷凝法（spray congealing）系指将囊心物分散于熔融的囊材中，然后将此混合物在冷气流中喷雾凝固而成微囊。凡蜡类、脂肪酸和脂肪醇等，在室温为固体，但在较高温度能熔融的囊材，均可采用喷雾冻结法。

例如单硝酸维生素 B_1 微囊的制备：取单硝酸维生素 B_1 细粉 340g，搅拌分散于 660g 熔融（65.5℃）的棕榈酸和硬脂酸单甘油酯及双甘油酯混合物中，该混合物边搅拌边加热至 74℃，然后移至离心雾化器中，以 12000r/min 在喷雾室中进行喷雾，雾化小滴经冷气流冷却，囊膜凝固即得，微囊的粒径约 60μm。

（3）空气悬浮法　空气悬浮法（air suspension）又称流化床包衣法（fluidized bed coating），系利用强热气流垂直使囊心物微粉悬浮在包衣室中，囊材溶液通过喷雾附着于微粉表面并迅速挥干，囊材在囊心物上沉积成膜而成微囊。本法设备装置基本上与片剂悬浮包衣法所用的装置相同。所得微囊直径一般在 40μm 左右，囊材可以是多聚糖、明胶、树脂、蜡、纤维素衍生物以及合成聚合物。在悬浮成囊过程中，药物虽已微粉化，但在喷雾包囊时，微粉化的药物仍可能粘结，因此可加入第三种成分如滑石粉或硬脂酸镁，吸附在微粉化药物表面减少凝聚。上述物理机械法包囊，均适用于制备水溶性和脂溶性药物的微囊，其中以喷雾干燥法应用较为普遍。

三、微球的制备

微球的制备方法与微囊的制备方法大体相似，制备微囊的大多数囊材也可用于微球的载体。根据药物、载体材料的性质以及制备条件不同形成微囊或微球。目前，制备微球的常用方法主要有乳化分散法、凝聚法及聚合法三种。根据所需微球的粒度与释药性能及临床给药途径不同，可选用不同的制备方法。

1. 乳化分散法　乳化分散法（dispersion and emulsification）系指药物与载体材料溶液混合后，将其分散在不相溶的介质中形成类似油包水（W/O）或水包油（O/W）型乳剂，然后使乳剂内相固化、分离制备微球的方法。

（1）加热固化法　加热固化法（heat solidification）系指利用蛋白质受热凝固的性质，在 100～180℃的条件下加热使乳剂的内向固化、分离制备微球的方法。常用的载体材料为血清白蛋白，药物必须是水溶性的。常将药物与 25% 白蛋白水溶液混合，加到含适量乳化剂的油相（如棉籽油）中，制成油包水的初乳，另取适量油加热至 100～180℃，控制搅拌速度将初乳加入热油中，约维持 20 分钟，使白蛋白乳滴固化成球，用适宜溶剂洗涤除去附着的油，过滤、干燥即得。

例如氟尿嘧啶微球的制备：取牛血清白蛋白 250mg 溶于 1ml 氟尿嘧啶（fluorouracil，5-Fu）溶液中，再与 100ml 含 10% 司盘 85 的注射用棉子油混合，搅拌（2500rpm）10 分钟，再超声乳化，形成初乳。另取注射用棉子油 100ml 加热至 180℃，在搅拌（2500rpm）下逐渐加入上述初乳，于 180℃保温 10 分钟，继续搅拌至室温，加乙醚或石油醚 200ml 脱脂，离心（3000rpm），弃去油相，沉淀依次用乙醚、乙醇漂洗、干燥即得，微球直径约 1μm。5-Fu 为常用的抗癌药，制成微球注射剂可以增加癌细胞的吞噬，减少不良反应。

（2）交联剂固化法　交联剂固化法（crosslinking solidification）系指对于一些预热易变质的药物可采用化学交联剂，如甲醛、戊二醛、丁二酮等使乳剂的内相固化、分离而制备微球的方法。要求载体材料具有水溶性并可达到一定浓度、且分散后的相对稳定，在稳定剂和匀化设备配合下，使分散相达到所需大小。常用的载体材料有白蛋白、明胶等。

（3）溶剂蒸发法　溶剂蒸发法（solvent evaporation method）系指将水不溶性载体材料和药物溶解在油相中，再分散于水相中形成 O/W 型乳液，蒸发内相中的有机溶剂，从而制得微球的方法。

2. 凝聚法 凝聚法（coacervation）是指药物与载体材料的混合液中，通过外界物理化学因素的影响，如用带相反电荷、脱水、溶剂置换等措施使载体材料溶解度发生改变，凝聚载体材料包裹药物而自溶液中析出。凝聚法制备微球的原理与微囊制备中相分离 - 凝聚法基本一致。常用载体材料有明胶、阿拉伯胶等。

3. 聚合法 聚合法（polymerization）是以载体材料单体通过聚合反应，在聚合过程中将药物包裹，形成微球。此种方法制备微球具有粒径小、易于控制等优点。

（1）乳化/增溶聚合法 乳化/增溶聚合法（emulsion/solubilization polymerization）系将聚合物的单体用乳化或增溶的方法高度分散，然后在引发剂作用下，使单体聚合，同时将药物包裹制成微球的方法。该法要求载体材料具有良好的乳化性和增溶性、且聚合反应易于进行。

（2）盐析固化法 盐析固化法（salting - out coagulation method）又称交联聚合法，与单凝聚法制备微囊原理类似，向含有药物的高分子单体溶液中加入适量的盐类沉淀剂如硫酸钠使溶液浑浊而不产生沉淀，制得的颗粒粒径约为 1 ~ 5μm，然后再加入交联剂固化，可得到稳定的微球。

四、影响微囊与微球粒径的因素

（一）影响微囊粒径的因素

1. 囊心物的大小 要求微囊的粒径约为 10μm 时，囊心物粒径应达到 1 ~ 2μm；要求微囊的粒径约为 50μm 时，囊心物粒径应在 6μm 以下。对于不溶于水的液态药物，用相分离法制备微囊，可先乳化再微囊化，可得到粒径均匀的微囊。

2. 囊材的用量 一般药物粒子越小，其表面积越大，要制成囊壁厚度相同的微囊，所需的囊材越多。在囊心物粒径相同的条件下，囊材用量越多，微囊的粒径越大。

3. 制备方法 采用相分离法制备微囊，微囊粒径可小至 2μm，用空气悬浮法制备微囊，其粒径一般大于 35μm。表 13 - 2 列举了不同的制备方法的大致粒径情况。

表 13 - 2 微囊化方法及其适用性和粒径范围

制备微囊方法	适用的囊心物	粒径范围（μm）
空气悬浮	固态药物	35 ~ 5000
相分离	固态和液体药物	2 ~ 5000
喷雾干燥和凝结	固态和液体药物	5 ~ 600

4. 制备温度 一般在不同温度下制得的微囊的收率、大小及其粒径分布均不同。一般来说，温度越低，粒径越大。

5. 搅拌速度 在一般情况下，搅拌速度直接影响微囊的粒径大小，搅拌速度越大，粒径越小，有时搅拌速度过高，也可导致微囊合并生成较大的微囊。应根据粒径需要和制备工艺的不同，选择适当的搅拌速度。

6. 附加剂的浓度 附加剂的浓度影响微囊的粒径，但浓度与粒径不一定是正比或反比关系。如采用界面缩聚法制备微囊，在搅拌速度一致的情况下，分别加入 0.5% 与 5% 的司盘 85，则分别得到 100μm 和 20μm 的微囊。又如，采用 PLGA 为囊材，制备醋炔诺酮肟微囊时，加入高分子保护剂明胶的浓度不同、则微囊的粒径不同：1%、2%、3% 明胶制得的微囊粒径分别约为 70μm、80μm、60μm 的微囊。

（二）影响微球粒径的因素

1. 药物浓度　药物浓度影响粒径与药物加入的方法有关。将药物加入到微球中有两种方法：一种是药物在形成微球的过程中掺入到微球内部，另外一种是先制备空白微球再吸附药物从而将药物加入到微球内部。随药物浓度增加、微球载药量增加，微球的粒径也会变大。

2. 附加剂的影响　表面活性剂通过降低分散相与分散介质间的界面张力，改变制备过程中乳滴的大小，从而影响粒径的大小。不同的表面活性剂制备的微球不一定相同。

分散介质不同对微球的粒径影响较大。

3. 制备方法　粒径对制备方法的依赖性较大，不同的制备方法可能得到的微球粒径不一定相同。同一种制备方法，采取不同处理过程，得到的微球粒径也可不同。

4. 搅拌速度与乳化时间　一般来说搅拌速度快，微球粒子小，超声处理比搅拌法制备的微球粒子更小。乳化时间越长，微球粒子越小，粒度分布越均匀。

此外，固化时间和温度，交联剂、催化剂用量和种类，γ－射线的强度和照射时间等均对制备的微球大小有影响。

五、质量评价

1. 形态、粒径及其分布的检查

（1）形态观察　微囊与微球的外观与形态可采用光学显微镜观察，粒径小于 $2\mu m$ 的可采用扫描电镜、透射电镜或原子力显微镜观察，均应提供照片。

（2）粒径及其分布　应采用适当仪器测定微粒的粒径平均值及其分布的数据或图形。测定方法有显微镜法，电子显微镜法，激光散射法和库尔特计数仪法等。粒径分布的表示法有重量分布、体积分布、数目分布法等。也可采用跨度（span）评价粒径分布，可按照式（13－1）计算。

$$\text{跨度} = \frac{D_{90\%} - D_{10\%}}{D_{50\%}} \tag{13-1}$$

式中，$D_{90\%}$、$D_{50\%}$、$D_{10\%}$ 分别指低于一定百分率的微球的粒径，跨度越小，粒径分布越均匀。这种参数衡量粒径的分布，有利于质量检验与评价。

2. 载药百分量与包封率的检查　载药百分量（drug loading rate）是指微囊或微球中所包载药物的重量百分数。一般采用溶剂提取法测定载药百分量。溶剂的选择原则，应使药物最大限度的溶出而最少溶解囊材，溶剂本身也不应当干扰测定。载药百分量可由式（13－2）求得：

$$\text{载药百分量}\% = \frac{\text{微囊或微球中所含药物量}}{\text{微囊或微球的总量}} \times 100\% \tag{13-2}$$

包封率（entrapment efficiency）是指被实际包载于微囊或微球中的药物重量与制备时投入药物重量的比值百分数。包封率可由式（13－3）求得：

$$\text{包封率}\% = \frac{\text{微囊或微球中所包载药物的量}}{\text{制备微囊或微球时投入的药物总量}} \times 100\% \tag{13-3}$$

制备微囊或微球时投入的药物一般会有一些没有被包载入微粒内，呈现为“游离状态”或被吸附在器皿或颗粒表面，应当通过适当方法如凝胶色谱柱法、离心法或透析法进行分离后测定。微粒制剂的包封率一般不得低于80%。

3. 释药速度的检查　为了掌握微囊、微球中药物的释放规律、释放时间，必须进行释

药速度的测定。根据微囊、微球的特点，可采用《中国药典》（2020年版）释放度测定法进行测定。

4. 有机溶剂的限度检查 在生产过程中引入有害溶剂时，应当符合《中国药典》（2020年版）残留溶剂测定法测定，凡未规定限度的，可依据毒理试验结果或参考有关标准如ICH，制定有害溶剂残留量的测定方法与限度。

5. 突释效应或渗漏率的检查 药物在微粒制剂中一般有三种情况，即吸附、包入或嵌入。在体外释放试验时，表面吸附的药物会快速释放，称为突释效应（burst effect）。开始0.5小时内的释放量要求低于40%。

若微囊、微球产品分散于液体介质中贮存，应检查渗漏率，可由式（13-4）计算。

$$渗漏率\% = \frac{产品在贮存一定时间后渗漏到介质中的药量}{产品在贮存前包封的药量} \times 100\% \quad (13-4)$$

6. 微囊或微球制剂应当符合药典有关制剂通则的规定 微囊或微球制剂，除应当符合《中国药典》（2020年版）指导原则的要求外，还应当符合有关制剂通则，如片剂、胶囊剂、注射剂、眼用制剂、气雾剂等的规定。若微囊、微球制成缓释、控释、迟释制剂，则还应符合其相应指导原则的有关规定。

第二节 纳米粒

扫码“学一学”

一、概述

1. 纳米粒的概念 纳米粒（nanoparticles）是指粒径在1~1000nm的粒子。药剂学中所指的药物纳米粒一般是指10~100nm的含药粒子。药物纳米粒主要包括药物纳米晶和载药纳米粒两类。药物纳米晶（drug nanocrystals）是将药物直接制备成纳米尺度的药物晶体并制备成适宜制剂，供临床使用。载药纳米粒（drug carrier nanoparticles）是将药物以溶解、分散、吸附或包裹于适宜的载体或高分子材料中形成的纳米粒。已研究的载体纳米粒包括聚合物纳米囊与纳米球、药质体、脂质纳米粒、纳米乳和聚合物胶束等，药物载体纳米粒随后制备成适宜的剂型口服制剂如混悬剂、静脉注射剂或输液剂给药。

纳米粒是一种极富发展潜力的药物递送系统，但由于可用于制备纳米粒的具有生物组织相容性好、可生物降解性质的纳米载体材料来源有限，以及对这些载体材料的体内代谢动力学还没有进行系统的研究，今后还有很多工作需要努力去做。主要集中在以下几个方面展开：合成和发现新的无毒、生物相容性好、可生物降解的高分子药物载体；对纳米微粒进行表面修饰，以提高药物靶向性、稳定性、载药量、可控释技术，以及探讨药物作用机制、载体材料体内外监测和生物学效应；优化纳米药物合成技术、加工工艺，改进制备技术，向工业化发展。

2. 药物纳米粒的特点

（1）改善难溶性药物的口服吸收 在表面活性剂和水等存在下直接将药物粉碎成纳米混悬剂，适合于口服、注射等途径给药以提高生物利用度，例如治疗卡氏肺囊虫感染药物Bupravaquone，其微粉化制剂口服吸收差，生物利用度低（<20%），将其制备成纳米微粒混悬剂后生物利用度提高到40%。

（2）延长药物体内循环时间 亲水性高分子材料如聚乙二醇衍生物对纳米载体表面修饰后，该纳米粒在体内有循环时间长、逃避体内网状内皮系统快速捕获等特点，这些特点

均有利于药物在体循环中的曝露时间，是抗肿瘤药物、抗寄生虫药物的良好载体。

（3）增加药物跨越血脑屏障或生物膜的能力　用吐温 80（Tween 80）对纳米粒的表面修饰显著提高药物的脑内浓度，改善脑内实质性组织疾病和脑神经系统疾病的治疗有效性。给小鼠静脉注射亮啡肽类药物 Dalargin 或载有 Dalargin 的聚氰基丙烯酸丁酯纳米粒子，均不宜通过血脑屏障，不能产生镇痛作用，而在包裹 Dalargin 的纳米粒子表面用 Tween80 进行修饰后，静脉注射即能产生镇痛作用。

（4）增强药物靶向性　聚合物纳米粒有利于淋巴系统靶向给药，选择亲脂性材料或对纳米粒进行表面修饰，亲油性表面更容易被淋巴细胞所吞噬。表面连有单克隆抗体和免疫配体的纳米粒可以增加病变部位的靶向性。

（5）可用作生物大分子的特殊载体　纳米载体有利于生物大分子药物的吸收、体内稳定性和靶向性。作为生物大分子的载体，纳米粒可以用于口服、注射、肺吸入等多种途径给药，适合多肽与蛋白质、DNA、寡聚核苷酸、基因等各类治疗药物。纳米粒不仅能够稳定地包含基因，有利于基因的稳定性。

3. 纳米粒的载体材料　制备药物纳米的载体材料主要有两大类：①天然高分子材料，如脂类、糖类、蛋白质等；②合成的高分子材料，如聚氰基丙烯酸烷酯（polyalkylcyano acrylate，PACA），聚乳酸（polylactic acid，PLA）和聚乳酸羟基乙酸共聚物（polylactic - coglycolic acid，PLGA）。此外还有合成的脂类如硬脂酸等。目前，美国 FDA 批准可用于注射给药的载体材料为 PLA 和 PLGA。

二、药物纳米晶的制备

1994 年 Müller 等利用表面活性剂的稳定作用，将药物颗粒分散在水中，通过粉碎或者结晶技术制备了稳定的纳米混悬剂。纳米混悬剂可经进一步制剂加工成各类剂型，供注射或口服使用。美国 FDA 批准上市的药物纳米晶有雷帕霉素（sirolimus）、止敏吐（aprepitant）、非诺贝特（fenofibrate）、甲地孕酮（megestrol）、帕潘立酮（paliperidone）等几种药物。

纳米混悬剂的制备方法大体上可分为两类：①从药物溶液中利用结晶技术制备纳米尺度的结晶（bottom - up method）；②将大颗粒的药物分散成纳米尺度的结晶（top - down method）。为了制备稳定的纳米晶，还需要加入一些稳定剂，常用的稳定剂有表面活性剂、高分子聚合物、缓冲液、盐、多元醇、渗透压调节剂或抗冻剂等。

1. 沉淀法　沉淀法（precipitation）是先将药物溶解到适宜的良溶剂中形成溶液，然后将药物溶液加入到另一不良溶剂中而析出结晶的方法。通过结晶条件的控制使晶核快速形成，抑制结晶生长，最终可以得到纳米药物结晶。

2. 研磨法　研磨法（milling）是先将药物粉末分散在含表面活性剂溶液中，与研磨介质一起放入专用研磨机内，靠研磨杆的高速运动，使药物粒子在研磨介质之间、研磨介质和器壁之间发生猛烈撞击和研磨，从而粉碎得到纳米结晶的方法。

3. 高压匀质法　高压匀质法（high - pressure homogenization）是先将药物微粉化制成混悬液，然后在高压匀质机的高压泵作用下，强行高速通过匀化阀的狭缝，制得纳米混悬剂的方法。本法除具备介质研磨法的优点外，还适于制备注射用的无菌纳米混悬剂。本法需预先将药物微粉化，制成粒径小于 25μm 的微粒后才能采用。

4. 乳化法　乳化溶剂蒸发法（emulsion - solvent evaporation）系指先乳化后蒸发去有机

溶剂制备纳米混悬剂的一种方法。该法要经过两个步骤：首先制备含药O/W型纳米乳，难溶性药物溶解在油相乳滴内；下一步通过各种方式（如减压蒸馏、匀质化、对流匀质等）使乳滴内有机溶剂挥发，药物析出。通过控制乳滴大小可以控制药物纳米粒子的尺寸。

乳化溶剂扩散法（emulsion－solvent diffusion）系指先乳化后通过有机溶剂扩散析出药物结晶的方法。该法选用与水部分互溶的有机溶剂作为含药内相制备O/W型乳剂，然后用水稀释，使内相（乳滴）的有机溶剂扩散到外相（水相），从而在乳滴内析出药物，最后通过高速离心分离出药物纳米粒或浓缩得到纳米混悬剂。

三、载药纳米粒的制备

纳米粒的制备方法与微囊、微球的制备方法类似，主要有乳化聚合法、天然高分子凝聚法和聚合物材料分散法等。

1. 乳化聚合法 以水为连续相的乳化聚合法是目前制备载药纳米粒最常用的方法。将单体分散于含乳化剂的水相中形成胶束或乳滴，单体遇 OH^-、其他引发剂或经高能辐射可发生聚合，快速扩散使聚合物的链进一步增长，胶束及乳滴作为提供单体的仓库，而乳化剂起到防止聚合物纳米粒聚集作用。聚合反应终止后形成固体纳米粒。一个固态纳米粒通常由 $10^3 \sim 10^5$ 个聚合物组成。

例如，聚氰基丙烯酸烷酯（PACA）纳米粒是氰基丙烯酸烷酯单体在室温下聚合而成，水中 OH^- 离子作引发剂，故pH对聚合反应速率影响较大，在碱性溶液中反应快。反应式如下：

$$OH^- + H_2C{=}C\begin{matrix}CN\\CO_2R\end{matrix} \longrightarrow HO{-}CH_2{-}C^{(-)}\begin{matrix}CN\\CO_2R\end{matrix} \xrightarrow{\text{单体}} HO{-}CH_2{-}C\begin{matrix}CN\\CO_2R\end{matrix}{-}CH_2{-}C^{(-)}\begin{matrix}CN\\CO_2R\end{matrix} \xrightarrow{\text{单体}} \rightarrow \rightarrow \text{聚合物}$$

通常聚合物平均相对分子质量低，得到的纳米粒较软且易于粘连，故稳定剂的应用特别重要。溶液的pH、单体浓度及搅拌速度是影响粒径的重要因素。以0.5%右旋糖酐为稳定剂制备PACA纳米球为例说明pH、搅拌速度对粒径的影响：①pH为2时粒径最小（130nm）；②pH为1或3时粒径增大50%（pH高时反应太快不易成球）；③一般搅拌速度加快粒径变小，但过快会使粒径变大，如搅拌速度为600r/min及3000r/min时分别得到平均径为126nm及161nm的纳米粒。

采用本法制备的纳米粒的药物包封率在15%～90%范围内，一般地，亲脂性药物包封率较高。

2. 凝聚法 高分子材料凝聚法是指采用加热变性、化学交联以及盐析脱水而使高分子材料凝聚的方法。

（1）白蛋白纳米粒的制备 本法先制备乳状液之后，采用了加热变性法固化乳滴的制备技术。

水相：将药物溶解或分散于200～500g/L的白蛋白溶液中。

油相：取40～80倍于水相体积的棉籽油或液体石蜡。

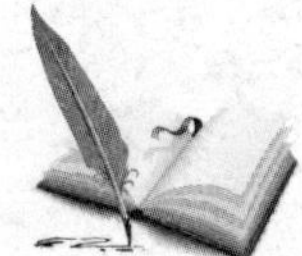

制备方法：把水相加入于油相中搅拌或超声使形成W/O型乳状液，然后快速滴加到100～200ml的热油（100～180℃）中，并保温10分钟，使白蛋白变性而固化，形成含药纳米粒，搅拌冷却至室温，用乙醚洗去油相，离心分离得纳米囊。制备关键是快速将乳状液滴加入热油时的操作。用本法制得的纳米粒分别为560nm（棉籽油作油相）、820nm（液状

石蜡作油相）。

（2）明胶纳米粒的制备　本法系指先制备纳米乳之后，采用化学交联法固化乳滴而制备纳米粒的方法。用300g/L 的明胶溶液3ml（含1.8mg 丝裂霉素C）在3ml芝麻油中乳化。将形成的乳状液在冰浴中冷却，使明胶乳滴完全胶凝，再用丙酮稀释，除去油相。用10%甲醛的丙酮溶液30ml 固化10分钟，得平均粒径280nm（100～600nm）的纳米球。

（3）脱水固化法　本法采用了盐析脱水凝聚技术。该方法首先将高分子材料吸水膨胀、溶解，再加入药物，然后通过调节pH、加入盐析剂、脱水剂以及离子络合剂等方法，使高分子脱水形成凝浆或沉淀。如在白蛋白高分子溶液中加无水硫酸钠脱水形成白蛋白纳米粒；壳聚糖溶液中加入三聚磷酸钠；海藻酸钠溶液中加入 $CaCl_2$ 等。

3. 分散法

（1）乳化溶剂蒸发法　将药物溶解或分散于含载体材料的有机溶液中，然后加入到水相中乳化形成O/W 型乳状液，减压挥发除去有机溶剂而得到纳米球。这个方法和微囊、微球的制备方法完全相同，关键是控制O/W 型乳滴的大小，其影响因素包括表面活性剂的种类、加入量以及乳化方法（超声乳化、高压乳化）等。

（2）乳化溶剂扩散法　药物和高分子材料溶解于与水互溶的有机溶剂（如乙醇、丙酮等），在搅拌下将药物和高分子溶液分散于含2%聚乙烯醇（polyvinyl alcohol，PVA）的水溶液中。由于有机溶剂在水中的快速扩散，明显降低了油水界面的表面张力，在搅拌作用下，迅速形成极细小的有机相纳米乳，这种乳滴随着有机溶剂的进一步扩散使乳滴中的高分子材料和药物共沉而形成纳米粒。由于在水相中的PVA吸附于纳米粒表面，可阻止纳米粒的粘连于合并。

（3）超临界流体快速膨胀法　将聚合物溶于一种超临界流体中，该溶液经导管引入并由一喷嘴快速喷出，由于超临界流体迅速膨胀气化，使聚合物以纳米粒的形式迅速沉降。这种技术适合于小分子聚合物（<10000）纳米粒的制备，药物可以均匀分散于聚合物基质中，而且不存在残留溶剂的问题，在聚乳酸纳米粒的制备已得到应用。对于大分子聚合物来说，因其在超临界流体中的溶解度小，甚至不溶而不宜使用这项技术。

（4）超临界反溶剂法　将聚合物溶解在一种适宜的溶剂中，然后通过导管快速引入一种超临界流体中，由于超临界流体可以完全提取溶解聚合物的溶剂而使聚合物沉降，形成极细微粒，该技术也称作气体反溶剂技术（gas anti－solvent，GAS），已成功用于微球及纳米粒的制备。

纳米粒的制备都是在液相中进行，而纳米粒在水中一般不稳定，如纳米粒聚集沉淀、聚合物材料的降解、纳米粒形态的变化、药物的泄露和变质等。因此，通常将纳米粒冷冻干燥或喷雾干燥，以提高其稳定性。

四、纳米粒的修饰

现有纳米粒的表面修饰，根据修饰的目的不同，大致可分为以下几个方面。

1. 穿透生物屏障纳米粒　研究表明，PLGA 纳米粒的表面用壳聚糖修饰后，可促进纳米粒在小肠黏膜的透过性。这一研究可从小肠的荧光吸收照片上得到证实，其原因是壳聚糖能够打开小肠上皮细胞的紧密连接。

2. 长循环纳米粒　纳米给药后被网状内皮系统摄取，很快分布于肝、脾、肺等器官。研究表明用PEG修饰的纳米粒，不易被这些网状内皮系统识别，可延长纳米粒在体内的循

环时间，其作用机制可能与改变纳米粒表面的疏水性及形成特定的空间结构有关。

例如PLA/PGA共聚物用PEG（分子量350～20000）修饰，可采用溶剂－非溶剂法。此表面PEG修饰的纳米粒的粒径200nm，用放射性同位素标记后，经静脉注射给药5分钟，在肝中的量仅为未修饰的37.5%，而血中的量则为未修饰纳米粒的400%，4小时后未修饰的纳米粒已被消除，而PEG修饰物尚有总量的30%保持在血液循环中。除PEG外，还可用泊洛沙姆（F68）及其他含聚氧乙烯基团修饰纳米粒。

3. 生物靶向纳米粒

（1）抗体修饰纳米粒　抗体修饰纳米粒是在载药纳米粒与单克隆抗体或基因抗体共价结合而成，亦称免疫纳米粒。免疫纳米粒借助抗体与靶细胞表面抗原或受体的相结合作用，进入靶细胞，释放包载的药物，从而达到靶向治疗之目的，亦称“生物导弹”。例如应用乳化－化学交联法制得的粒径为200～420nm的阿霉素白蛋白纳米粒，通过化学交联反应嫁接抗人膀胱癌BIU－87单克隆抗体BDI－1，经注射用药，对人膀胱癌BIU－87具明显的杀伤作用。但后来的研究发现，这种早期的“生物导弹”技术，在人体的在体试验中效果并不理想，其原因可能是由于鼠源性单抗分子量大，而且在结构中包含了许多无关的片段。

目前的单抗技术有新的进展，如第二代单抗、第三代单抗等，发展人源化抗体，取得较好的效果。

（2）配体修饰纳米粒　不同细胞表面具有特异受体，而与之结合的配体也不同。配体与受体间有强烈的亲和力。将纳米粒表面用配体修饰，可使纳米粒导向相对应的靶细胞（受体），从而可改变纳米粒的体内分布。常见的配体见表13－3。

表13－3　常用配体及其对应的靶细胞或受体

配体	靶细胞
半乳糖	肝细胞
甘露糖	单核吞噬细胞
6－氨基－甘露糖	白细胞
甘露糖－6－磷酸酯	纤维细胞
叶酸	肿瘤细胞
转铁蛋白	肿瘤细胞
去唾液酸酸性糖蛋白	去唾液酸糖蛋白受体
RGD肽	细胞整合素

五、制备纳米粒的影响因素

制备纳米粒时，应根据材料和药物性质以及使用的要求，选择合适的制备方法和制备工艺。主要考察的指标包括粒径和形态、释药特性、收率（又分为纳米粒收率和纳米粒中药物收率）、包封率、载药量、粉体学性质、稳定性、水中分散性、吸湿性等。

1. 载体材料的影响　用山嵛酸甘油酯作为脂质材料，采用薄膜蒸发－超声法制备脂质纳米粒，加入磷脂＋泊洛沙姆188、磷脂＋硬脂酸聚烃氧（40）酯（也称为聚乙二醇单硬脂酸酯）、聚山梨酯80三种乳化剂均能分别制得纳米粒，但乳化能力不同，得到的纳米粒稳定性不同，其中磷脂＋泊洛沙姆188可形成稳定的纳米粒，其他两种纳米粒不稳定，在放置过程中粒子易聚集长大。

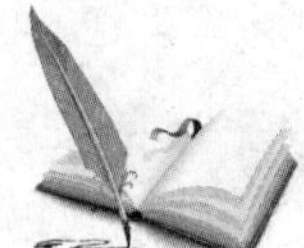

2. 纳米粒表面电荷的影响　在用乳化聚合法制备载米托蒽醌聚氰基丙烯酸丁酯（polybutylcyanoacrylate，PBCA）纳米粒，BCA 单体聚合前通入 SO_2，可以得到粒径小至 10nm，ζ 电位为 -53mV 的稳定纳米粒，而不通 SO_2 使制得的纳米粒 ζ 电位为 -20mV，系统较不稳定。如以 $Na_2S_2O_5 + NaCl$，$Na_2S_2O_5$，Na_2SO_4，NaCl 或 KCl 为附加剂制备纳米粒时，PBCA 纳米粒的 ζ 电位分别为 -65.8，-50.5，-35.2，-30.4，-27.3mV，其纳米粒载药量（%）分别是 46.77，33.01，17.23，12.72，9.28，说明了 ζ 电位的提高有效地增加了载药量。将纳米粒分散在水性介质中测定包封率时，也发现了相同的结果，即 ξ 电位愈大者包封率也愈大。可能是由于在反应条件下药物带正电，易于进入带负电荷的 PBCA 纳米粒。

3. 介质 pH 和离子强度的影响　用牛血清白蛋白（bovine serum albumin，BSA）作载体材料，以溶剂 - 非溶剂 - 热交联法制备米托蒽醌纳米粒时，即将 BSA 溶解于 NaCl 溶液中，调节 pH，于磁力搅拌下加入含药丙酮形成 O/W 型乳状液，米托蒽醌通过其分子结构中的氨基，以非共价键与白蛋白分子的羧基结合，加热交联成纳米粒。交联时，随 pH 增大，白蛋白分子中解离的—COOH 数量增加，与药物结合能力增加，使药物包封率增大；离子强度增大，可破坏胶体的双电层，使体系的稳定性下降，药物包封率降低。控制 pH 及离子强度，可得到包封率大于 97% 的米托蒽醌纳米粒。

4. 制备温度的影响　在采用乳化聚合法制备纳米粒时，温度高于 20℃，聚合反应速度加快，容易引起乳滴之间的聚合反应，得到的纳米粒粒径变大且粒径分布变宽。采用溶剂扩散法制备脂质纳米粒，水相温度高于 70℃时，受分子运动速度加快及较快的溶剂扩散速度的影响，通常制备的纳米粒粒径较小、粒度分布较窄；而在低温条件下（0 ~ 25℃），制备得到的纳米粒具有较高的药物包封率，并且药物的突释减少，这是由于有机溶剂扩散后，脂质材料在较低的温度下迅速固化，结晶度比较低，从而能够容纳更多的药物。

5. 溶液的 pH 及单体的浓度　以 0.5% 右旋糖酐为稳定剂制备聚氰基丙烯酸丁酯纳米粒，在 pH 2 时粒径最小（130nm），而 pH 1 或 3 时粒径约增大 50%（pH 再高因反应太快不易成球）；浓度 2% 的单体制得纳米粒的粒径最小，较低或较高浓度制得的粒径都较大。

六、质量评价

纳米制剂的质量要求基本上与微囊、微球、脂质体制剂一致，采用《中国药典》（2020 年版）的指导原则，其中说明了控制质量应检查的项目。现根据纳米粒粒径较小及其贮存和应用的特点，提出以下几项内容。

1. 形态和粒度分布　通常采用扫描电镜和透射电镜观察形态，并提供照片。应为球形或类球形，无黏连。粒度分布采用动态光散射粒度分析，或电镜分析，经软件处理，绘制直方图或粒度分布图，亦可用跨距表示。平均粒径和粒度分布应符合其使用要求。

2. 再分散性　纳米粒制剂一般为冻干品，其外观应为细腻疏松的块状物，色泽均匀；加一定量水振摇，应立即均匀分散成几乎澄清或半透明的胶体或混悬液。再分散性可以用纳米粒介质的浊度变化表示。浊度与介质中纳米粒的量基本上呈线性关系，说明能再分散，直线回归的相关系数越接近 1，表示再分散性越好。

3. 包封率与泄漏率　分别测定系统中总药量和纳米粒中所含的药量，然后计算出纳米粒中包载的药量占系统总药量的百分率，即包封率。贮存一定时间后再同法测定包封率，即可计算贮存后的泄漏率，即最初药物的包封率和贮存一段时间后包封率的差值。

4. 突释效应　纳米粒在最初 0.5 小时内的释放量，应低于包封药物总量的 40%。

5. 有机溶剂残留　在制备纳米粒过程中若采用有机溶剂，需检查其残留量，残留量应

符合《中国药典》(2020 年版) 所规定的要求。

6. 其他 纳米制剂除应符合以上要求外，还应分别符合有关制剂（如注射用、眼用、鼻用、透皮用、吸入用等制剂）的相关要求。

扫码“学一学”

第三节 脂质体

一、概述

当两性分子如磷脂分散于水相时，分子的疏水尾部倾向于聚集在一起，避开水相，而亲水头部暴露在水相，形成具有双分子层结构的封闭囊泡（vesicles)，在囊泡内水相和双分子膜内可以包裹多种药物，类似于超微囊结构，这种将药物包封于类脂质双分子层薄膜中间所制成的超微球形载体制剂，称为脂质体（liposomes)，脂质体一般由磷脂和胆固醇构成，脂质体的结构示意图如图 13－6 所示。

脂质体最早于 1965 年由英国 Bangham 等提出的，他们发现，当磷脂分散在水中时形成多层封闭囊泡，类似洋葱结构。第一个上市用于皮肤病治疗的益康唑脂质体凝胶（Pevaryl Lipogel）于 1988 年由瑞士 Cilag 制药公司注册，现已在瑞士、意大利、比利时等国上市销售。

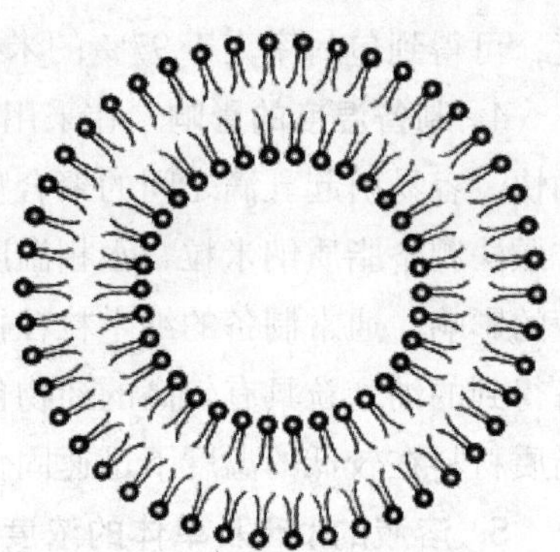

图 13－6 脂质体囊泡结构示意图

用于治疗真菌感染注射用两性霉素 B 脂质体（AmBisome，美国 NeXstar 制药公司）于 1990 年底首先在爱尔兰得到批准上市销售，两性霉素 B 脂复合物（Abelcet，美国脂质体公司）于 1995 年分别在欧洲、美国被批准上市，这些制剂都可以有效地降低游离两性霉素 B 引起的急性肾毒性。

抗癌药物脂质体阿霉素脂质体（Doxil，美国 Sequus 制药公司）于 1995 年底在美国获得 FDA 批准，此脂质体的组成中含有亲水性聚合物，聚乙二醇（polyethylene glycol，PEG）与二硬脂酸磷脂酰乙醇胺（distearoylphosphatidyl－enthanolamine，DSPE）的衍生物（PEG－DSPE)，其作用是在体内阻止血浆蛋白吸附于脂质体表面，阻止其调理化作用（opsonization)，从而避免单核巨噬细胞系统快速吞噬脂质体，延长血循环时间，有利于增加脂质体达到病变部位的相对聚积量，这种脂质体称为长循环脂质体（long circulation liposomes)，也称为隐形脂质体（stealth liposomes)。在实体瘤生长部位、感染或炎症部位，病变导致毛细胞血管的通透性增加，适当粒径范围内的载药长循环脂质体，在这些病变部位的渗透性和滞留量增加，称为渗透与滞留增强效应（enhanced permeability and retention effect，EPR effect)。1996 年，抗癌药柔红霉素脂质体（DaunoXome，美国 NeXstar 制药公司）在美国上市。另外，上市的脂质体产品还有阿糖胞苷脂质体（DepoCyt)、制霉菌素脂质体（Nyotran)、甲肝疫苗脂质体（Epaxal）等，部分抗癌、抗菌、抗感染、基因脂质体药物进入了临床试验阶段。在应用基础研究方面，脂质体在肿瘤耐药性治疗、克服生物屏障、装载生物药物等领域显示出较好的发展前景。

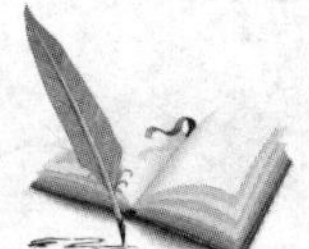

二、脂质体的膜材料

制备脂质体的膜材料主要为类脂成分，有磷脂和胆固醇等。很多类脂可用于制备脂质体，而磷脂最常用，常用的磷脂材料简介如下。

（一）中性磷脂

磷脂酰胆碱（phosphatidylcholine，PC）是最常见的中性磷脂，有天然和合成两种来源，可从蛋黄和大豆中提取。与其他磷脂比较，它具有价格低、中性电荷、化学惰性等性质。磷脂酰胆碱是细胞膜主要磷脂成分，它们也是脂质体的主要组成部分。天然来源的磷脂酰胆碱是一种混合物，每一种磷脂酰胆碱具有不同长度、不同饱和度的脂肪链。人工合成的磷脂酰胆碱衍生物有二棕榈酰胆碱（dipalmitoyl phosphatidyl choline，DPPC）、二硬脂酰胆碱（distearoyl phosphatidyl choline，DSPC）、二肉豆蔻酰磷脂酰胆碱（dimyristoyl phosphatidyl choline，DMPC）、磷脂酰乙醇胺（phosphatidylethanolamine，PE）。除此之外，其他中性磷脂还有鞘磷脂（sphingomyelin，SM）等。

（二）负电荷磷脂

负电荷磷脂又称为酸性磷脂，常用的负电荷脂质有磷脂酸（phosphatidic acid，PA）、磷脂酰甘油（phosphatidyl glycerol，PG）、磷脂酰肌醇（phosphatidylinositol，PI）、磷脂酰丝氨酸（phosphatidyl serine，PS）等。在负电荷磷脂中，有三种力量共同调节双分子层膜头部基团的相互作用，这三种力即空间屏障位阻、氢键和静电荷。

由酸性磷脂组成的膜能与阳离子发生非常强烈的结合，尤其是二价离子如钙和镁。由于结合降低了头部基团的静电荷，使双分子层排列紧密，从而升高了相变温度。在适当环境温度下，加入阳离子能引起相变。由酸性和中性脂质组成的膜，加入阳离子能引起相分离。

（三）正电荷脂质

制备脂质体所用的正电荷脂质均为人工合成产品，目前常用的正电荷脂质（positively - charged lipids）有：①硬脂酰胺（stearamide）；②油酰基脂肪胺衍生物如 *N* - ［1 - （2，3 - 二油酰基）丙基 - ］ - *N*，*N*，*N* - 三甲基氯化铵（*N* - ［1 - （2，3 - dioleyloxy） propyl］ - *N*，*N*，*N* - trimethylammonium chloride，DOTMA），又如 *N* - ［1 - （2，3 - 二油酰氧基）丙基］ - *N* - （2 - （精氨酸基酰胺）乙基） - *N*，*N* - 二甲基三氟乙酸铵（*N* - ［1 - （2，3 - dioleyloxy） propyl］ - *N* - （2 - （sperminecarboxamido） ethyl） - *N*，*N* - dimethylammonium trifluoroacetate，DOSPA）；③胆固醇衍生物 3 β - ［*N* - （*N*′，*N*′ - 二甲基胺乙烷） - 胺基甲酰基］胆固醇盐酸盐（3 β - ［*N* - （*N*′，*N*′ - dimethylaminoethane） - carbamoyl］ cholesterol hydrochloride，DC - CHOL）等。正电荷脂质常用于制备基因转染脂质体。

（四）胆固醇

胆固醇（cholesterol，Chol）是生物膜中重要成分之一。它是一种中性脂质，亦属于两亲性分子，但是亲油性大于亲水性，其结构如图 13 - 7 所示。由于胆固醇本身相聚合的能量较大，故常难于和蛋白质结合，而主要与磷脂相结合，阻止磷脂凝集成晶体结构。胆固醇趋向于减弱膜中类脂与蛋白质复合体之间的连接，它像“缓冲剂”一样起着调节膜结构“流动性”的作用。胆固醇本身不形成脂质双分子层结构，但它能以高浓度方式掺入磷脂膜。胆固醇作为两性分子，能嵌镶入膜，羟基基团朝向亲水面，脂肪族的链朝向并平行于磷脂双分子层中心的烃链，如图 13 - 8 所示。当胆固醇在磷脂双分子层膜所占的摩尔比约为 50% 时，胆固醇可以改变膜流动性。

分子式$C_{27}H_{46}O$　分子量386.66

图 13-7　胆固醇的结构（structure of cholesterol）

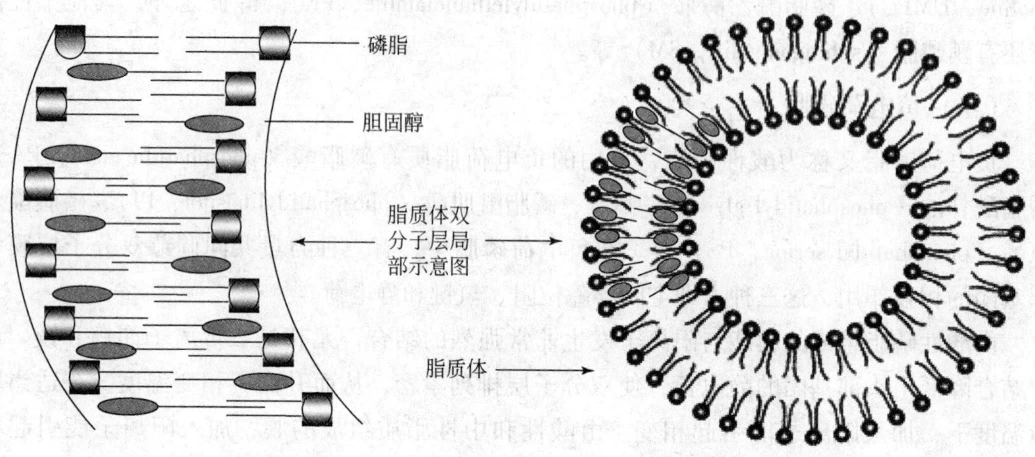

图 13-8　胆固醇与磷脂在脂质体双分子层中的排列示意图

三、脂质体的理化性质

（一）相变温度

脂质体膜的物理性质与介质温度有密切关系，当升高温度时，脂质双分子层中酰基侧链从有序排列变为无序排列，这种变化引起脂膜的物理性质发生一系列变化，可由“胶晶”态变为“液晶”态。此时，膜的横切面增加，双分子层厚度减小，膜流动性增加。这种转变时的温度称为相变温度（phase transition temperature，T_c）。所有磷脂都具有特定的 T_c 值，这种转变时的温度称为

这依赖于极性基团的性质、酰基链的长度和不饱和度。一般酰基侧链越长或增加链的饱和度，相变温度愈高，反之链短或饱和度低，则相变温度愈低。当磷脂发生相变时，可有液态、液晶态和胶晶态共存，出现相分离，使膜的流动性增加，易导致内容物的泄露。脂膜的相变温度可借助差示扫描量热法（differential scanning calorimetry，DSC），电子自旋共振光谱（electron spinning resonance，ESR）等测定。

（二）膜的通透性

脂质体膜是半通透性膜，不同离子、分子扩散跨膜的速率有极大的不同。对于在水和有机溶液中溶解度都非常好的分子，易于穿透磷脂膜。极性分子如葡萄糖和高分子化合物通过膜非常慢，而电中性小分子如水和尿素能很快跨膜。荷电离子的跨膜通透性有很大差别：质子和羟基离子穿过膜非常快，可能是由于水分子间氢键结合的结果；钠和钾离子跨膜则非常慢。在体系达到相变温度时，质子的通透性增加，并随温度的升高而进一步提高。

钠离子和大部分物质在相变温度时通透性最大。

（三）膜的流动性

膜的流动性是脂质体的一个重要物理性质，在相变温度时膜的流动性增加，被包裹在脂质体内的药物具有最大释放速率，因而膜的流动性直接影响脂质体的稳定性。胆固醇具有调节膜流动性的作用，当在脂质体膜中加入50%（质量分数）的胆固醇可使脂质体膜相变消失，因此，胆固醇也被称为"流动性缓冲剂（fluidity buffer）"，因在低于相变温度时，磷脂中加入胆固醇可使膜分子排列的有序性降低、膜流动性增加；高于相变温度时，磷脂中加胆固醇则可增加膜排列的有序性、膜流动性降低。

（四）脂质体荷电性

含酸性脂质如磷脂酸（PA）和磷脂酰丝氨酸（PS）的脂质体荷负电，含碱基（胺基）脂质例如十八胺等的脂质体荷正电，不含离子的脂质体显电中性。脂质体表面电性与其包封率、稳定性、靶器官分布及对靶细胞作用有关。脂质体的表面电性的测定方法有荧光法、显微电泳法、激光粒度分析仪等。

四、脂质体的分类

（一）按脂质体的结构类型分类

1. 单层脂质体　单层脂质体（unilamellar vesicles）是由一层双分子脂质膜形成的囊泡。又分为小单层脂质体（small unilamellar vesicles，SUVs）和大单层脂质体（large unilamellar vesicles，LUVs）。小单层脂质体的最小直径约为20nm左右。大单层脂质体的直径一般大于100nm，LUVs与SUVs相比，对水溶性药物的包封率高，包封容积大。

2. 多层脂质体　多层脂质体（multilamellar vesicles，MLVs）是双分子脂质膜与水交替形成的多层结构的囊泡，一般由两层以上磷脂双分子层组成的多层同心层（concentric lamellae）。仅仅由较少层数的同心层组成的囊泡（如2～4层的多层脂质体）又称为寡层脂质体（oligolamellar vesicles，OLVs）。MLVs的直径一般从100nm到5μm。

（二）按脂质体的性能分类

1. 普通脂质体　由一般脂质组成的脂质体，包括上述的小单层脂质体、大单层脂质体和多层脂质体。

2. 长循环脂质体　长循环脂质体（long circulation liposomes）也称为隐形脂质体（stealth liposomes）。脂质体被神经节苷脂（GM_1）、磷脂酰肌醇、聚乙二醇等在脂质体表面高度修饰，交错重叠覆盖在脂质体表面，形成致密的构象云，也称为空间稳定脂质体（sterically stabilized liposomes，SSLs）。这种立体保护作用取决于聚合物的柔性、位阻、亲水性等，阻止脂质体不被血液中的调理素（opsonin）识别，降低网状内皮系统（reticuloendothelial system，RES）的快速吞噬或摄取，从而使脂质体清除速率减慢，血液中滞留时间延长，使药物作用时间延长。

3. 特殊功能脂质体　利用某些特殊的脂质材料赋予脂质体具有某些特殊性能。

（1）热敏脂质体　由T_c稍高于体温的脂质组成的脂质体，其药物的释放对温度具有温度敏感性。

（2）pH敏感脂质体　对pH（特别是低pH）敏感脂质组成的脂质体如DOPE/PC/CHOL组成的脂质体，当pH＜6.0时，脂质体释放其内容物。

(3) 配体修饰脂质体　掺入具有靶向功能的配体或将该配体通过化学连接脂质体表面，形成配体修饰脂质体。

(4) 免疫脂质体　掺入抗体或将抗体通过化学连接脂质体表面，形成被抗体修饰的具有免疫活性的脂质体。

(三) 按脂质体荷电性分类

磷脂头部基团带有不同的电荷，带正电荷的脂质形成的脂质体为正电荷脂质体或阳离子脂质体，带负电荷脂质形成的脂质体为负电荷脂质体或阴离子脂质体，不带电荷的脂质形成的脂质体称为中性脂质体。如 PC 不带电荷，PI、PG、PS、PA 和心磷脂带负电荷，没有天然的带正点荷的磷脂。

五、脂质体的功能特点与作用机制

(一) 脂质体的功能特点

脂质体作为药物载体的功能特点表现在以下几个方面。

1. 淋巴系统趋向性　抗癌药物包封于脂质体中，能使药物选择性地杀伤癌细胞或抑制癌细胞的繁殖，增加药物对淋巴的定向性，降低抗癌药物对正常细胞和组织的损害或抑制作用，改变药物在组织中分布。因此，用脂质体为载体的抗癌药物新剂型能使药物的疗效提高，减少剂量，降低毒性，减轻变态和免疫反应。

2. 被动靶向性　在实体瘤生长部位、感染、炎症部位，病变导致毛细血管的通透性增加，适当粒径范围内的载药长循环脂质体，在这些病变部位表现出渗透与滞留增强效应（EPR effect）。

3. 主动靶向性　脂质体本身无特异主动靶向性，必须在脂质双分子层上修饰抗体、激素、糖残基和受体配体等。主动靶向性是利用靶器官的结构和功能特点，人为设计和制备能选择性分布于靶器官的脂质体药物载体，将药物输送到特定的组织器官、细胞或亚细胞器。

4. 物理化学靶向性　物理化学靶向性是指在脂质体中掺入某些特殊脂质或包载磁性物质，使脂质体对 pH、温度、磁场等的变化具有响应性，以使脂质体携带的药物作用于靶向位点，如 pH 敏感脂质体、热敏感脂质体、光敏感脂质体、磁性脂质体等具有物理靶向性能。

(二) 脂质体的作用机制

脂质体在体内的组织分布及在细胞水平上的作用机制有吸附、交换、内吞、融合、渗漏和磷酸酯酶消化等。

1. 吸附　吸附（adsorption）是脂质体作用的开始，在适当条件下，脂质体通过静电等作用力的引导下，非特异性吸附到细胞表面，或通过脂质体特异性配体与细胞表面结合而特异性吸附到细胞表面。吸附使细胞周围药物浓度增高，药物可慢慢地渗透到细胞内。

2. 脂质交换　脂质交换（lipid exchange）是指脂质体膜上的脂质成分与细胞膜的脂质成分进行交换，脂质体内载药物在交换过程中进入细胞。磷脂与细胞脂交换可能是通过细胞表面特异性交换蛋白介导，因为某些磷脂如 PC、PE 在用膜蛋白酶处理后，交换过程减慢。脂质交换过程发生在吸附之后，在细胞表面特异交换蛋白介导下，特异性地交换脂质的极性头部基团或非特异性地交换酰基链。交换发生在脂质体双分子层中外部的单分子层

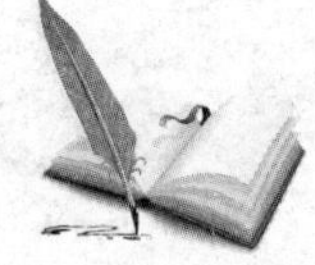

和细胞质膜外部的单分子层之间。

3. 内吞或吞噬　内吞（endocytosis/phagocytosis）是脂质体作用的主要机制。具有吞噬活动的细胞摄取脂质体进入吞噬体（endosomes），质膜内陷形成的亚细胞空泡，由于膜结合质子泵的作用，使空泡内 pH 变为 5.0 ~ 5.5，这些吞噬体与溶酶体（lysosomes）融合形成次级溶酶体（局部环境的 pH 约 4.5），发生细胞消化，溶酶体溶解脂质体，释放药物。磷脂被水解成脂肪酸，重新循环再掺入到宿主质膜磷脂。内吞作用与脂质体的粒径有关。例如，MLVs 可与各种细胞作用，LUVs 在体外只与 Kupffer 细胞作用，易发生内吞作用的 LUVs 的大小是 50 ~ 100nm。

4. 融合　融合（fusion）是指脂质体的膜插入细胞膜的脂质层中，而将内容物释放到细胞内，在多层脂质体情况下，脂质体内膜层与胞浆接触，这样脂质体与亚细胞器之间按融合方式相互作用。

5. 渗漏　渗漏（leakage）是考察脂质体稳定性的重要指标。当受纤维细胞、肝癌细胞及肝、胆囊细胞等诱导，脂质体内容物发生渗漏。这也许是细胞表面蛋白与脂质体相互作用的结果。含适量胆固醇可减少或防止脂质体渗漏。

6. 磷酸酯酶消化　脂质体被磷酸酯酶消化，与体内磷酸酯酶含量有正比例关系，肿瘤组织中磷酸酯酶水平明显高于正常组织，所以脂质体在肿瘤组织中更容易释放药物。

六、脂质体的制备方法

制备脂质体的方法，一般都包括 3 ~ 4 个基本步骤：①磷脂、胆固醇等脂质与所要包裹的脂溶性物质溶于有机溶剂形成脂质溶液，过滤去除少量不溶性成分或超滤降低致热源，然后在一定条件下去除溶解脂质的有机溶剂使脂质干燥形成脂质薄膜；②使脂质分散在含有需要包裹的水溶性物质的水溶液中形成脂质体；③纯化形成的脂质体；④对脂质体进行质量分析。

（一）薄膜分散法

薄膜法最早由 Bamgham 报道，这是最早而至今仍常用的方法。系将磷脂等膜材溶于适量的三氯甲烷或其他有机溶剂，脂溶性药物可加在有机溶剂中，然后在减压旋转下除去溶剂，使脂质在器壁形成薄膜，加入含有水溶性药物的缓冲液，进行振摇，则可形成大多层脂质体，其粒径范围约 1 ~ 5μm。然后可用各种机械方法分散薄膜法形成的类脂膜，形成 MLV 脂质体。

由于通过水化制备的脂质体（MLV）太大而且粒径不均匀，为了修饰脂质体的大小和它的特性，尤其是将 MLV 转变成 LUV 或 SUV，设计了许多可以使粒径能够匀化的技术，主要有薄膜超声法、过碳酯膜挤压法、French 挤压法。

（二）过膜挤压法

过膜挤压法系将磷脂等脂质材料溶于适量的三氯甲烷或其他有机溶剂，脂溶性药物可加在有机溶剂中，然后在减压旋转下除去溶剂，使脂质在器壁形成薄膜，加入含有水溶性药物的缓冲液，进行振摇，则可形成大多层脂质体，其粒径范围约 1 ~ 5μm。这一过程同薄膜分散法，然后可用将粗分散脂质体，通过不同孔径大小聚碳酯膜（polycarbonate membrane），挤压粉碎。聚碳酯膜有 1.0、0.8、0.6、0.4、0.2、0.1μm 等多种规格，聚碳酯膜放置于不锈钢挤压器中，通过人工挤压或气压挤压，一般按照由大至小的顺序，将大粒径

脂质体通过挤压器，即可得到粒径均一的小粒径脂质体。

（三）French 挤压法

超声制备脂质体的最大问题是生物材料遭受超声辐射，这样不仅脂质变性，而且包裹在脂质体内的大分子和其他敏感化合物也发生变性，目前有几种方法可在温和情况下使膜破碎和重建，其中一种是将经过薄膜分散法形成的大脂质体放入 French 压力室，在很高的压力下挤压。这种方法产生直径 30 ~ 80nm 单层或寡层的脂质体。除了制备条件温和，适于作为敏感大分子载体外，其稳定性比超声脂质体更好。另外，高压挤压对于重组稳定的膜蛋白也是非常有用的方法。French 挤压法是根据其发明人之一命名的。French 挤压器的中央是压力室，由不锈钢材料制成，能持续耐受 137824kPa 甚至 275648kPa 压力，由不同大小的压力室，分别为小于 4ml 和 4 ~ 40ml。French 挤压法操作简单，节约时间，一般几分钟内可使 90% 的多层脂质体转变为单层脂质体，重复性好。

（四）逆相蒸发法

逆相蒸发法（reverse - phase evaporation vesicles，REVs）是由 Szoka 和 Papahadjopoulos 于 1978 年提出。一般的制法系将磷脂等膜材溶于有机溶剂如三氯甲烷、乙醚等，加入待包封药物的水溶液（水溶液：有机溶剂 = 1∶3 ~ 1∶6）进行短时超声，直至形成稳定的 W/O 型乳剂，减压蒸发有机溶剂，形成脂质体。用逆相蒸发法制备的脂质体一般为大单层脂质体。

制备的一般过程为：①脂质（33 mmol 磷脂，33 mmol 胆固醇和一定量脂溶性药物）加入到 50ml 茄形瓶中，加入 3ml 三氯甲烷溶解，在旋转蒸发器上减压蒸发三氯甲烷，在内壁形成一层脂质薄膜。②加入 3ml 乙醚或三氯甲烷，溶解脂质膜后，加入 1ml 含水溶性物质的缓冲液形成两相系统。③在水浴型超声仪上超声至混合物形成均匀的 W/O 型乳剂，可放置 30 分钟不分层。④将 W/O 型乳剂在旋转蒸发仪上减压蒸发去除有机溶剂至凝胶形成。⑤继续减压蒸发 5 ~ 10 分钟，形成水性悬浊液即脂质体悬液，或在混匀器上机械振荡，凝胶块崩溃转成液体。如果第一次不发生崩溃，继续上述干燥过程，再次机械振荡至形成液体。⑥悬液形成后，继续在蒸发器上干燥 5 ~ 10 分钟，进一步去除残留有机溶剂，最后充氮气至醚味消失。⑦最后可通过透析去除残余的痕量有机溶剂。

操作中要注意以下几个问题：①形成凝胶后，在去除有机溶剂过程中，混合系统会产生大量气泡，因此真空度不要过大，以防脂质丢失。②当每毫升水溶液脂质浓度低于 7.5 mmol时，凝胶相过程不明显。③一般脂质旋转蒸发的温度在 20 ~ 25℃，超声温度 4℃，T_c 高的脂质旋转蒸发温度在 45℃。④有机溶剂的选择：当有机溶剂的密度与缓冲液相等时，易完成乳化过程，因此常用乙醚。⑤水相与有机相的比：用乙醚时，水：有机相为 1∶3；用异丙醚时，其比为 1∶6。⑦脂质体的大小：脂质体的大小与脂质组成和使用的有机溶剂有关。该方法可用于包裹基因和耐受有机溶剂的物质。逆相蒸发与前述的聚碳酸脂膜压力过滤联合使用，可制备 100 nm 的单层均匀脂质体。

（五）化学梯度法

1. pH 梯度法　pH 梯度法是一种主动包封法，该法使得制备高包封率脂质体成为可能，从根本上改变了难以制备高包封率脂质体的局面。但是主动包封技术的应用与药物的结构密切相关，不能推广到任意结构的药物，因而受到了限制。主动包封法也称为遥控包封装载技术，对于弱碱性的药物可采用 pH 梯度法、硫酸铵梯度法等，对于弱酸性的药物可采用

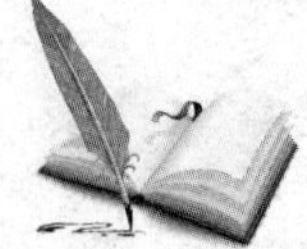

醋酸钙梯度法等。

以 pH 梯度法包封阿霉素为例，简述具体操作过程如下：①空白脂质体的制备，以 pH 为 4 的 300mmol/L 枸橼酸水溶液为介质，采用逆相蒸发法或薄膜法制备空白脂质体（脂质体囊泡内部 pH 为 4）；②用 1mol/L 的氢氧化钠溶液或碳酸钠溶液调节上述空白脂质体混悬液的 pH 至 7.8，使脂质体膜内外形成质子的梯度，即得到脂质体膜的内部为酸性（pH 4.0），外部为碱性（pH 7.8）的脂质体；③将阿霉素用 pH 7.8 的 Hepes 缓冲液溶解，60 ℃孵育；④在 60℃孵育条件下，将脂质体混悬液与阿霉素溶液混合并轻摇，孵育 10 ~ 15 分钟即可。

在形成空白脂质体后，可以采用挤压法使脂质体通过聚碳酸酯膜减少和调节脂质体的粒径。如果用卵磷脂制备脂质体，孵育温度可以在室温下进行，一般孵育温度要求略高于脂质的相变温度 10 ~ 20℃。在脂质体膜内部的 pH 为 4，脂质体膜外部的 pH 为 7.8 的条件下，弱碱性药物阿霉素在脂质体膜外呈分子型，可穿透脂质体膜，进入脂质体膜后即在酸性条件下质子化，而质子化的阿霉素不易穿透膜，因而阿霉素被包封于脂质体内。pH 梯度法制备的阿霉素脂质体的包封率可达 90% 以上。

2. 硫酸铵梯度法　硫酸铵梯度法包封脂质体是根据化学平衡移动原理而设计的，也是一种主动包封的方法，下面仍以阿霉素脂质体的制备为例，简述具体操作过程如下：①空白脂质体的制备，以 120mmol/L 硫酸铵水溶液为介质，采用薄膜分散法制备空白脂质体（脂质体囊泡内部为硫酸铵）；②随后在 5% 葡萄糖溶液中透析除去脂质体外部的硫酸铵，使脂质体膜内外形成硫酸根离子的梯度，即脂质体内部为高浓度的硫酸根，脂质体膜外为低浓度的硫酸根；③将盐酸阿霉素用少量的水溶解；④在 60℃孵育条件下，将脂质体混悬液与阿霉素溶液混合并轻摇，孵育 10 ~ 15 分钟即得阿霉素脂质体。

空白脂质体包封阿霉素的前提是：①脂质体膜可透过分子型药物；②离子型化合物较少或几乎不透过脂膜；③硫酸阿霉素的溶度积 < < 盐酸阿霉素的溶度积。在空白脂质体内部包封的是硫酸铵溶液，经过透析后，在空白脂质体外部的硫酸铵已经被除去，当盐酸阿霉素溶液与之混合后，在空白脂质体膜外阿霉素的存在形式是盐酸阿霉素（$DOX-NH_2 \cdot Cl$）、阿霉素碱基离子和氯离子（$DOX-NH_3^{+}+Cl^{-1}$）、阿霉素碱基分子和盐酸分子（$DOX-NH_2+HCl$）三种形式，其中阿霉素碱基分子（$DOX-NH_2$）易于穿透脂质体膜进入脂质体内；而在脂质体内部由于硫酸根离子的存在使阿霉素的存在形式变成硫酸阿霉素，硫酸阿霉素的溶解度小，形成胶态沉淀，使得化学平衡向硫酸阿霉素生成的方向进行。硫酸铵梯度法制备的阿霉素脂质体的包封率可达 90% 以上。

（六）其他制备方法

制备脂质体的方法还有很多，如钙融合法（Ca^{2+} - induced fusion），将磷脂酰丝氨酸（phosphatidylserine，PS）等带负电荷的磷脂中，加入 Ca^{2+}，使之相互融合成蜗牛壳圆桶状，加入络合剂 EDTA，除去 Ca^{2+}，即产生单层脂质体。此方法的特点是形成脂质体的条件非常温和，可用于包封 DNA、RNA 和酶等生物大分子。

七、质量评价

（一）包封率与载药量

1. 包封率　脂质体包封率（encapsulation efficiency）一般采用重量包封率（Q_w），包封

率的测定时需分离载药脂质体和游离药物，然后计算包封率。

重量包封率常简称为包封率，是指包入脂质体内的药物量与投料量的重量百分比，用下式表示：

$$Q_w(\%) = \frac{W_e}{W_t} \times 100\% \tag{13-5}$$

式中，Q_w表示药物包封率；W_e表示包封于脂质体的药量；W_t表示药物投料量。

2. 载药量 载药量（loading efficiency）指脂质体中所包封药物重量的百分率，可用下式计算：

$$LE(\%) = \frac{W_e}{W_m} \times 100\% \tag{13-6}$$

式中，LE表示脂质体中药物的载药量百分数；W_e表示包封于脂质体内的药量；W_m表示载药脂质体的总重量。载药量可以明确制剂中药物的百分含量，对脂质体工业化生产具有实用价值。

（二）形态与粒径

脂质体粒径大小和分布均匀程度与其包封率和稳定性有关，直接影响脂质体在机体组织的分布和代谢，影响到脂质体载药的治疗效果。脂质体形态与粒径的观察方法主要有以下几种方法。

1. 光学显微镜法 将脂质体混悬液稀释，取1滴放入载玻片上或滴入细胞计数板内，放上盖玻片，观察脂质体大小从数目，然后按其大小分档计数，以视野见到的粒子总数，求出各档次的百分数，观察其形态并在显微镜下拍照，该方法仅适于粒径较大的脂质体。

2. 电子显微镜法 这是直接测定粒径最精确的方法。负染和冰冻蚀刻均可用于分析小粒径脂质体，尤其是负染技术应用简便。如果粒径大于5μm，样品在蒸发过程中易扭曲。

负染的方法一般有两种：喷雾法和点滴法。喷雾法在标本制备过程中会改变脂质体的分布。用于检测脂质体的两种重金属为磷钨酸（phosphotungstic acid，PTA）和钼酸铵（ammonium molybadate，AM）。这两种染料均是阴离子，适用于中性和负电性的脂质体染色。如果脂质体由正电荷脂质（SA）组成，负离子能引起脂质体的聚集和沉淀。如果负染正电荷脂质体，可用阳离子双氧铀盐（cationic uranyl salts），如乙酸双氧铀，注意磷酸盐离子可以使双氧铀盐沉淀，在磷酸盐缓冲液中制备的脂质体在染色前应该冲洗去除磷酸盐离子。

冰冻蚀刻法（freeze - etching）是将标本置于 -100℃的干冰或 -196℃的液氮中，进行冰冻。然后用冷刀骤然将标本断开，升温后，冰在真空条件下迅即升华，暴露出断面结构，称为蚀刻（etching）。蚀刻后，向断面以45度角喷涂一层蒸汽铂，再以90度角喷涂一层碳，加强反差和强度。然后用次氯酸钠溶液消化样品，把碳和铂的膜剥下来，此膜即为复膜（replica）。复膜显示出了标本蚀刻面的形态，在电镜下得到的影像即代表标本中脂质体断裂面处的结构。

3. 激光散射法 激光散射又称为光子相关光谱法（photon correlation spectroscopy，PCS）或动态光散射法（dynamic light scattering，DLS）。该方法能快速简单地测定脂质体粒径。它仅测定出脂质体样品的平均粒径。样品溶液不应含有其他颗粒性物质。

（三）表面电性

含酸性脂质如磷脂酸（PA）和磷脂酰丝氨酸（PS）等的脂质体荷负电，含碱基（胺基）脂质例如十八胺等的脂质体荷正电，不含离子的脂质体显电中性。脂质体表面电性与

其包封率、稳定性、靶器官分布及对靶细胞作用有关。测定方法有荧光法和显微电泳法等。

显微电泳法是将脂质体混悬液放入电泳装置样品池内，在显微镜监视下测量粒子在外加电场强度 E 时的泳动速度 V。向正极泳动的脂质体荷负电，反之为脂质体荷正电。由测定结果可求出单位电场强度下的运动速率，即淌度 $u = V/E$，依公式 $\zeta = 6\pi\eta u/\varepsilon$，求出 ζ 电势，式中 η 是脂质体混悬液黏度，ε 为介电常数。ζ 电势（mV）随带电脂质体增加而增大。

荧光法是依据脂质体结合荷电荧光探针的量与其表面电性和电荷量有关，二者荷电相反，结合多，荧光强度增加，相反，二者带电相同，结合少，荧光强度减弱。增加或减弱强度与带电脂质的比例有关。

激光散射法也可较为方便的测定脂质体的表面电性。

（四）泄漏率

脂质体中药物的泄漏率表示脂质体在贮存期间包封率的变化情况，是衡量脂质体稳定性的主要指标，可用下式表述：

$$\text{泄漏率} = \frac{\text{贮存后泄漏到介质中的药量}}{\text{贮存前包封的药量}} \times 100\% \qquad (13-7)$$

（五）磷脂的氧化程度

磷脂容易被氧化，在含有不饱和脂肪酸的脂质体混合物中，磷脂的氧化分为 3 个阶段：单个双键的偶合、氧化产物的形成、乙醛的形成与键断裂。因各阶段产物不同，氧化程度难以用一种试验方法评价。

1. 氧化指数的测定　氧化指数是检测双键偶合的指标。氧化偶合后的磷脂在 230nm 波长处具有紫外吸收峰因而有别于未氧化的磷脂。测定时，将磷脂溶于无水乙醇，配制成一定浓度的澄明溶液，分别测定其在 233nm 及 215nm 波长处的吸光度，按下式计算氧化指数：

$$\text{氧化指数} = \frac{A_{233\text{nm}}}{A_{215\text{nm}}} \qquad (13-8)$$

磷脂的氧化指数一般应低于 0.2。

2. 氧化产物的测定　卵磷脂氧化产生丙二醛（MDA）和溶血磷脂，MDA 在酸性条件下可与硫巴比妥酸（TBA）反应，生成红色染料（TBA - pigment）。该化合物在波长 535nm 处有特异吸收，吸收值的大小即反映磷脂的氧化程度。实验证明，当每毫升含卵磷脂的生理盐水中丙二醛含量超过 2.3μg 时，在 37℃放置 1 ~ 2 小时即产生溶血。除上述方法可估计磷脂的氧化程度外，根据聚合不饱和脂肪酸链在氧化最后阶段发生断裂或缩短，也可用液相 - 质谱联用技术测定了解这些酰基链的变化。

扫码“学一学”

第四节　植入剂

一、概述

植入剂（implants）系指将药物与辅料制成的小块状或条状供植入体内的无菌固体制剂。植入剂一般采用特制的注射器植入，也可用手术切开植入。植入剂发挥治疗作用时间长，但是一般需手术植入给药，患者不能自主给药，且植入剂的存在可能引起疼痛及不适

感，影响了可接受性。因此多年来，植入剂主要用在避孕等方面。

（一）植入剂的分类

按药物在植入剂中的存在方式可分为固体载体型药物植入剂、植入泵型药物植入剂和原位凝胶型药物植入剂。

1. 固体载体型药物植入剂 系指药物分散或包裹于载体材料中，以柱、棒、丸、片或膜剂等形式经手术植入给药的植入剂。该种植入剂根据材料不同可分为生物不降解型和生物降解型两种，其中生物不降解型又可分为管型植入剂和骨架型植入剂。

2. 泵型药物植入剂 系指将携载药物的微型泵植入体内发挥疗效的制剂。该微型泵能按设计好的速率自动缓慢输注药物，控制药物释放速率。理想的植入泵应该满足以下条件：能长期慢输注药物且能调节释放速率；动力源可长期使用和埋植；可通过简单的皮下注射等方式向泵中补充药液；药液贮库室大小适宜；可长期与组织相容。

3. 原位凝胶型药物植入剂 系指将药物和聚合物溶于适宜的溶剂中以原位凝胶的形式植入的一类制剂。该原位凝胶经局部皮下注射，给药后聚合物在生理条件下迅速发生相转变，在给药部位形成固体或半固体状态的凝胶植入物，药物由凝胶中扩散出发挥疗效。原位凝胶由水溶性高分子材料制备而成，具有高度亲水性的三维网格结构及良好的组织相容性、生物黏附性和独特的溶液—半固体凝胶相转变性质。相对于预先成型的植入剂，原位凝胶的优势在于使用前为低黏度液体，因此可以通过无创伤或微创方式介入到目标组织、器官以及体腔，同时无需二次手术将其取出。

（二）植入剂的作用

1. 延长药物作用时间 皮下植入不像静脉注射，无需频繁给药，因而其释药均匀而缓慢，血药浓度比较平稳，维持时间可长达数月甚至数年。例如阿托品碱大鼠皮下注射6.23mg，扩瞳时间为2天，而皮下植入给药同样剂量扩瞳时间达4天，而且皮下注射部位出现严重坏死，故植入给药刺激小，组织分布更加均匀。

2. 增强药物的生物活性 植入剂皮下给药，不像口服给药由于胃肠道吸收和肝脏首过效应而造成生物利用度的差异。用皮下植入方式给药，药物很容易达到血液循环体系，因而其生物活性高。例如醋酸甲地孕酮是一种强效的抗排卵孕激素，如在硅橡胶管中皮下植入给药，可延缓着床、抗排卵及抑制生育作用，其发挥的疗效为该药常规皮下注射混悬液的13倍。由此可见皮下植入药物生物活性强，副作用小。

近年来随着递药系统理论和医药技术的不断发展与成熟，植入剂也从最初的避孕治疗领域拓展到眼部疾病、心脑血管、胰岛素给药、抗肿瘤等多个领域。

二、植入剂的材料

（一）固体载体型植入剂材料

1. 生物不降解型材料 经过多年的研究，认为硅橡胶是生物相容性、无毒、释放速率理想的生物不降解型植入剂材料，如左旋十八甲基炔诺酮植入剂是美国人口理事会研制成的第一个用于计划生物用管型植入剂，由芬兰 Leiras 药厂生产上市，商品名 Norplant。这类植入剂即是由硅橡胶材料制成，其缺点是达到预定时间后，要用手术方法将其从植入处取出。

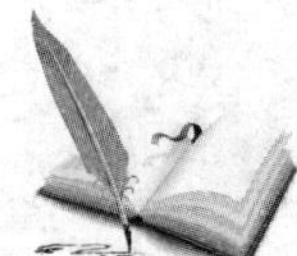

2. 生物可降解型材料 生物可降解材料植入体内后，在体内酶的作用下降解成单体小

分子，被机体吸收，不需将其取出。医学上已经使用的生物可降解材料主要有：聚乳酸、乳酸/羟基乙酸共聚物、聚己内酯、谷氨酸多肽、谷氨酸/亮氨酸多肽、甘油酯、对羟基苯甲酸、对羟基苯乙酸、对羟基苯丙酸聚合物等。美国三角研究所研制的名为 Capronor 的左旋十八甲基炔诺酮生物可降解植入剂，即是以聚己内酯作为控释管膜材料。

（二）原位凝胶型植入剂材料

原位凝胶型植入剂材料多是以共价键连接成主链的高分子化合物。原位凝胶材料给药前后因周围环境中温度、pH、离子等的变化，使聚合物的分散状态发生改变，进而使系统由溶液向凝胶转变。原位凝胶中加入生物降解型高分子聚合物载药微球如 PLGA 载药微球，可制备长效原位凝胶植入剂。

温度敏感型原位凝胶是指高分子材料溶液随温度值变化而诱发凝胶由液体状态转化为半固体状态的凝胶。温敏型原位凝胶植入剂多由一种或几种混合材料制成，例如，聚乙二醇（PEG）和聚乳酸（PLA）组成的 BAB 型（PEG－PLA－PEG）水凝胶材料，即是可生物降解的温敏型原位凝胶材料；又如壳聚糖（chitosan）与甘油单油酸酯、壳聚糖与甘油磷酸钠等混合材料，也表现出很好的温敏凝胶性质；再如非离子表面活性剂泊洛沙姆（poloxamer）407 型与泊洛沙姆 188 型联合使用，可作为温敏凝胶材料；此外，聚 *N*－异丙基丙烯酰胺（PNIPA）凝胶亦是一种典型的温敏型凝胶。

pH 敏感型原位凝胶是指高分子材料溶液的 pH 变化而诱发凝胶由液体状态转化为半固体状态的凝胶。常用的载体有卡波姆（carbopol）等，卡波姆是一种 pH 依赖的聚合物，由于大量羧基的存在，卡波姆可在水中溶解形成低黏度的溶液。在碱性溶液中羧基离子化，负电荷相互排斥使分子链膨胀、伸展并相互缠结形成凝胶。若卡波姆单独使用作原位凝胶的材料，需要较高的浓度，易对机体产生刺激，因此，常常将卡波姆和 HPMC 等合用，降低胶凝的浓度，还可提高凝胶强度。

离子敏感型原位凝胶是指某些多糖类阴离子聚合物材料的溶液，与体液中多种阳离子络合而改变构象，在用药部位形成凝胶。常用的载体材料有结冷胶（gellan gum，微生物胞外多糖），海藻酸钠。

三、植入剂的制备

1. 溶剂浇铸法　溶剂浇铸法系利用有机溶剂及水作为溶媒，使药物及辅料溶解，待有机溶剂和水分部分挥发后得到半固体混合物，再置于浇铸装置中，浇铸成适宜的形状，干燥后制得一定规格的植入剂，经灭菌即得。

2. 熔融挤出法　将药物与辅料按比例混合，于加热环境下熔融混合，将熔融物固化得到的固体分散体粉碎成小颗粒，并填充于挤出装置中，在一定温度条件下将熔融的固体分散体挤入模具中，室温冷却固化脱模，经灭菌即得。

3. 压膜成型法　将药物和辅料共溶于有机溶剂后形成溶液，经喷雾干燥，形成粒度极小的固体粉末，用液压机在极高的压力下于活塞形模具内压成片状，经灭菌即得。

（一）固体载体型药物植入剂

1. 管型植入剂　管型植入剂是将药物置于医用硅橡胶管中固封后制成的管状植入剂，多应用于避孕。如前述左旋十八甲基炔诺酮植入剂 Norplant，采用美国 Dow Corning 公司的

医用硅橡胶管，管长34mm，外径2.4mm，内径1.57mm，内装左旋十八甲基炔诺酮微晶36mg，微晶粒径<20μm，两端用硅橡胶黏合剂封固，经环氧乙烷灭菌，每组6根，总药量216mg。在起始阶段，Norplant在体内的释药速率为68μg/d，以后由于药芯中空带逐渐增加而使释药速率减慢，到一年后释药速率为40μg/d，5年末降为30μg/d。

由于Norplant根数较多，故该厂对其结构和生产工艺进行改进，将药物结晶，与硅橡胶按比例为50：50，均匀混合制成骨架型小棒，在小棒外再包上硅橡胶薄膜，实际上为骨架型与膜透过型相结合的产品，每根长4.4cm，外径2.4mm，每根含药70mg，两根一组，共140mg，此种类型植入剂称Norplant-Ⅱ。Norplant-Ⅱ在4年内的释药速率为17.5μg/d，基本上达到恒速释放（零级释放），故Norplant-Ⅱ是较好理想的植入剂。Norplant植入后5年累积妊娠率为2.6/100妇女年。Norplant-Ⅱ植入后5年累积妊娠率为0.9/100妇女年，避孕效果是比较满意的。

我国辽宁计划生育研究所研制的6根型管型左旋十八甲基炔诺酮植入剂，取名为CLA，效果类似。20世纪90年代上海橡胶制品研究所与上海市计划生育研究所等共同研制了国产Ⅱ型植入剂CLB，也称Sino-Implant Ⅱ采用了类似技术。

2. 骨架型植入剂 骨架型植入剂包括生物不降解型和生物降解型。生物不降解性骨架型植入剂通常将药物与硅橡胶在混合器中混合均匀，然后加入少量催化剂（辛酸亚锡）混匀后放入模子中让其硫化，制成小丸或小棒状植入剂。如醋酸去氧皮质酮硅橡胶植入剂，即是采用此种方法，将激素与硅橡胶混合制成植入剂，用于制备高血压动物模型。

生物降解性骨架型植入剂采用生物降解材料制成药物控释骨架，如生物降解型左旋十八甲基炔诺酮植入剂，商品名Capronor，采用聚己内酯作为控释管膜材料，呈小棒型，长4cm，直径2.4mm，内装左旋十八甲基炔诺酮约21.6mg。该小棒在体内保持完整形态达18~24个月，过期自然降解吸收。由于Capronor的配方中加入油酸乙酯以增加药物释放，使其释放率较Norplant约快10倍，只需1根植入剂即可达到与Norplant 6根植入剂相当的有效避孕释放量。Capronor体外药物释放率平均为20μg/d/cm，植入兔体内平均释放率为15~20μg/d/cm。

（二）泵型植入剂

泵型植入剂能够长期缓慢、恒速输注药物且能调节输注速率。其典型产品是美国Metal Bellows公司于20世纪70年代末研制的Infusaid输注泵。其工作原理是在一定温度下的一个密闭的容器中，含低沸点液体及其蒸汽，当它们达到平衡后，蒸汽压力总是恒定的，而与容器大小无关。温度升高，则此容器中蒸汽压也升高。该植入输注泵植入体内后，较高的体温产生较高的蒸汽压将药液压注入血管中。示意图如图13-9所示。

该装置是一个轻质的金属钛制成的扁圆形小盒，外径8.6cm，高2.4cm。内分两室，A室中贮放药液，其一面可在压力作用下自由移动。B室中灌入氟代烃液体（FC-88），其蒸汽为驱动泵的动力。将该装置植入皮下后，体温使氟代烃蒸汽压比大气压高约40kPa，从而推动A室将药液压过细菌滤器、流量调节器（图中未标示），最后从硅橡胶导管C流入静脉中。当药液用完后，可以用皮下注射的方法将注射针头从D孔插入泵的A室补充药液，D孔内有硅橡胶/四氟乙烯的隔膜，能将注射针头抽出后的孔自动封闭。注入时的压力使A室恢复原位，同时A室对氟代烃施加压力，足以使部分氟代烃蒸汽液化，恢复其初始状态，于是该泵重新开始工作。

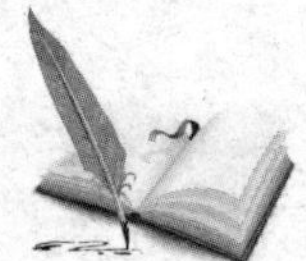

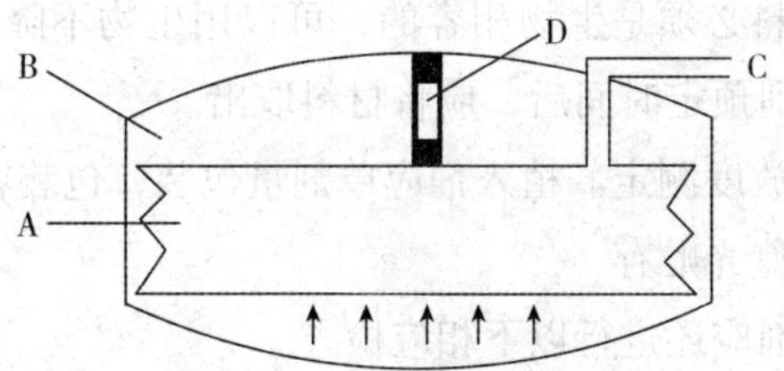

图 13－9　泵型植入剂示意图

A 室中贮存药液；B 室中灌入低沸点液体；C 为硅橡胶导管；D 为药液补给装置

在该泵工作过程中药液的输注速率可用 Poiseuille 方程来说明：

$$\frac{Q}{t}=\frac{\pi d^4\Delta P}{128\mu l} \qquad (13-9)$$

式中，Q/t 为输注速率（ml/s）；d 为注药毛细血管内径（cm）；ΔP 为泵中蒸汽压与大气压之差（$dyne/cm^2$，$1kPa=10^4\ dyne/cm^2$）；μ 为药液黏度（泊，$1Pa.s=10^7$泊）；l 为毛细管长度（cm）。由此方程可以看出，输注速率可以通过改变注药毛细管的长度和直径，或者在药液中加入少量水溶性的高分子聚合物或葡聚糖增加药液粘度等方法来进行调节。对于一特定的泵型植入剂来说，上式等号后各参数均为一定值，故释药速率可达恒定状态。

（三）原位凝胶型植入剂

1997 年，Nature 报道了由聚乙二醇（PEG）和聚乳酸（PLA）组成的 BAB 型（PEG－PLA－PEG）可生物降解温敏型水凝胶材料。如将药物溶解或混悬于该嵌段共聚物（各嵌段平均分子量分别为 5000、2040 和 5000）水溶液中，45 ℃条件下注入动物体内，很快会形成凝胶，可在 10 至 20 天内缓慢释放水溶性药物葡聚糖。该聚合物由可生物降解的疏水性嵌段 PLA 和可由肾脏排泄的亲水性嵌段 PEG 组成，又因水凝胶含有大量的水分，凝胶后的黏弹性与皮下软组织接近，使该系统在体内具有良好的安全性和更好的生物相容性。但该凝胶呈“高温溶胶，低温凝胶”的正相温敏凝胶特性，不便于制剂的制备和贮存，不适于对温度敏感的药物，限制了其应用。

ReGel® 是 MacroMed 公司专有的温敏型原位凝胶产品。这种未载药的凝胶是由低分子量的 ABA 型 PLGA－PEG－PLGA 三嵌段共聚物溶解在 pH 7.4 的磷酸盐缓冲液中制成的。该系统有以下特点：ReGel® 从聚合物的合成到产品的制备均无需采用有机溶剂，在低温下可以过滤除菌；“低温溶胶、高温凝胶”的反相温敏凝胶特性方便了制剂的制备，提高了贮存和运输时药物的化学稳定性；具有良好的生物降解性和生物相容性，避免了手术植入；两亲性聚合物水溶液提高了很多疏水性药物的溶解性，适用于水溶性药物，也可应用于小剂量的水难溶性药物，具有 1～6 周的缓释能力和 2 年的产品有效期，OncoGel™是将紫杉醇（paclitaxel）溶于 ReGel® 中制成的剂量为 2mg/g 的长效注射剂，该制剂用于治疗食道癌，目前处于临床研究中。ReGel® 能显著增加紫杉醇在水中的溶解度（>2000 倍）和化学稳定性，用前解冻，可根据肿瘤体积的大小多次进行瘤内注射，缓释 6 周。

四、质量评价

植入剂的质量评价方法因品种不同，检测方法有所差异。植入剂在生产和贮藏期间应符合下列有关规定。

(1) 植入剂所用的辅料必须是生物相容的，可以用生物不降解材料如硅橡胶，也可用生物降解材料。前者在达到预定时间后，应将材料取出。

(2) 植入剂应进行释放度测定。植入剂应单剂量包装，包装容器应灭菌。

(3) 植入剂应严密，遮光贮存。

除另有规定外，植入剂应还进行以下相应检查。

装量差异：除另有规定外，照下述方法检查，应符合规定。取供试品5瓶（支），除去标签，铝盖，容器外壁用乙醇擦净，干燥，开启时注意避免玻璃屑等异物落入容器中，分别迅速精密称定，倾出内容物，容器用水或乙醇洗净，在适宜条件下干燥后，再分别精密称定每一容器的重量，求出每1瓶（支）中的装量与平均装量相比较，应符合下列规定，如有1瓶（支）不符合规定，应另取10瓶（支）复试，应符合规定（表13－4）。

表13－4　植入剂装量差异

平均装量	装量差异限度
0.05g 及 0.05g 以下	±15%
0.05g 以上至 0.15g	±10%
0.15g 以上至 0.50g	±7%
0.50g 以上	±5%

无菌检查：按照中国药典（2020年版）四部无菌检查法检查，应符合规定。

思考题

1. 简述药物微囊与微球的概念，微粒制剂有何特点。
2. 简述单凝聚与复凝聚法制备微囊的原理及工艺流程。
3. 简述药物纳米粒的概念及其特点。
4. 简述脂质体的概念、分类和功能。
5. 简述 pH 梯度法制备高包封率载药脂质体的原理和方法。
6. 简述硫酸铵梯度法制备高包封率载药脂质体的原理和方法。
7. 简述药物植入剂的概念、分类及其作用。
8. 了解注射给药递药系统的研究进展。

（吕万良）

参考文献

［1］崔福德．药剂学［M］.2版．北京：中国医药科技出版社.2011.

［2］崔福德．药剂学［M］.7版．北京：人民卫生出版社.2011.

［3］Cui F，Cun D，Tao A，et al. Preparation and characterization of melittin－loaded poly（DL－lactic acid）or poly（DL－lactic－co－glycolic acid）microspheres made by the double emulsion method［J］. J Control Release. 2005，107（2）：310－319.

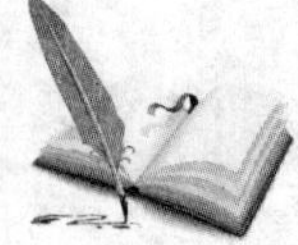

［4］陆彬．药物新机型与新技术［M］.2版．北京：人民卫生出版社.2005.

［5］平其能，屠锡德，张均寿，等．药剂学［M］.4版．北京：人民卫生出版

社 . 2013.

[6] Bangham AD, Standish, MM and Watkins JC. Diffusion of univalent ions acrossthe lamellae of swollen phospholipids [J]. J Mol Biol, 1965, 13: 238 - 252.

[7] Naeff R. Feasibility of topical liposome drugs produced on an industrial scale [J]. Adv Drug Deliv Rev, 1996, 18: 343 - 347.

[8] De Marie S, Janknegt R, Bakker - Woudenberg IAJM. Clinical use of liposomal and lipid - complexed amphotericin B [J]. J Antimicrob Chemother, 1994, 33: 907.

[9] Wassan KM, Lopez - Berestein G. The past, present, and future uses of lposomes in treating infectious diseases [J]. Immunopharmacol Immunotoxicol, 1995, 17 (1): 1 - 15.

[10] Kline S, Larsen TA, Fieber L, et al. Limited toxicity of prolonged therapy with high doses of amphotericin B lipid complex [J]. Clin Infect Dis. 1995, 21 (5): 1154 - 8.

[11] Amantea MA, Bowden RA, Forrest A, et al. Population pharmacokinetics and renal function - sparing effects of amphotericin B colloidal dispersion in patients receiving bone marrow transplants [J]. Antimicrob Agents Chemother. 1995, 39 (9): 2042 - 2047.

[12] Allen TM. The use of glycolipids and hydrophilic polymers in avoiding rapid uptake of liposomes by the mononuclear phagocyte system [J]. Adv Drug Del Rev, 1994, 13: 285 - 309.

[13] Gabizon A, Catane R, Uziely B, Kaufman B, Safra T, Cohen R, Martin F, Huang A, and Barenholz Y. Prologed circulation time and enhanced accumulation in malignant exudates of dexorubicin encapsulated in polyethylene - glycol coated liposomes [J]. Cancer Res, 1994, 54: 987 - 992.

[14] Gill PS, Espina BM, Muggia F, et. al. Phase Ⅰ/Ⅱ clinical and pharmacokinetic evaluation of liposomal daunorubicin [J]. J Clin Oncol, 1995, 13 (4): 996 - 1003.

[15] Forssen EA, Malé - Brune R, Adler - Moore JP, et al. Fluorescence imaging studies for the disposition of daunorubicin liposomes (DaunoXome) within tumor tissue [J]. Cancer Res, 1996, 56 (9): 2066 - 2075.

[16] Ju RJ, Mu LM, Lu WL. Targeting drug delivery systems for circumventingmultidrug resistance of cancers [J]. Ther Deliv, 2013, 4 (6): 667 - 671.

[17] Ying X, Wen H, Lu WL, et al. Dual - targeting daunorubicin liposomes improve the therapeutic efficacy of brain glioma in animals [J]. J Control Release, 2010, 141 (2): 183 - 192.

[18] Li XY, Zhao Y, Sun MG, et al. Multifunctional liposomes loaded with paclitaxel and artemether for treatment of invasive brain glioma [J]. Biomaterials, 2014, 35 (21): 5591 - 5604.

[19] 刘扬，吕万良，张强 . 脂质体及纳米粒药物递送系统的研究进展 [J]. 中国医学科学院学报 . 2006, 28 (4): 583 - 589.

[20] 李秀英，曾凡，赵曜，等 . 脂质体药物递送系统的研究与进展 [J]. 中国新药杂志 . 2014, 23 (16): 1904 - 1909.

[21] 邓英杰 . 脂质体技术 [M]. 北京：人民卫生出版社 . 2006.

[22] Jeong B, Bae YH, Lee DS, Kim SW. Biodegradable block copolymers as injectable drug - delivery systems [J]. Nature, 1997, 388 (6645): 860 - 862.

[23] 邓丽娟，李桂玲，李眉．注射用原位凝胶的研究进展［J］．中国抗生素杂志，2009，34（9）：513－540.

[24] Ormsbee HS 3rd，Ryan CF. Production of hypertension with desoxycorticorticosterone acetate－impregnated silicone rubber implants［J］. J Pharm Sci，1973，62（2）：255－257.

[25] 李坤，刘晓君，陈庆华．可生物降解长效注射给药系统的研究进展［J］．中国医药工业杂志．2012，43（3）：214－221.

[26] 罗玉玲，张永萍，梁光义．体内植入式原位凝胶的研究进展［J］．贵阳中医学院学报．2012，34（2）：11－14.

扫码“练一练”

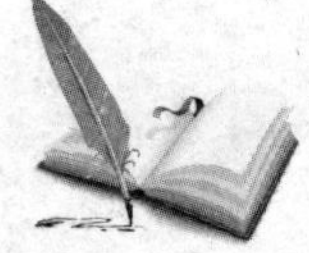

第十四章 粉体学基础

学习目标

1. **掌握** 粉体粒径的分类及不同粒径的表示方法，粉体密度的分类及测定方法，粉体流动性表征方法。

2. **熟悉** 不同粉体粒径的测定表征方法，粉体形态表征方法。

3. **了解** 粉体的黏附性、凝聚性及压缩成形性，粉体学性质对制剂处方设计的重要性。

扫码“学一学”

第一节 概 述

粉体（powder）粉体（powder）是无数个固体粒子集合体的总称。粉体学（micromeritics）粉体学（micromeritics）是研究粉体的基本性质及其应用的科学。通常将颗粒尺寸大于1μm 的粉体称为微米级粉体，小于1μm 的称为纳米级粉体。

粒子（particles）是粉体中最小的运动单元，是组成粉体的基础。习惯上把不大于100μm 的粒子称为“粉”，大于100μm 的粒子称为“粒”。粒子可能是单一结晶体，也可能是多个粒子的聚结体，如制粒后的颗粒。为了区别单一粒子和聚结粒子，通常将单一粒子称为一级粒子（primary particles），单一粒子的聚结体称为二级粒子（secondary particles）。在粉体的处理过程中自发形成的团聚物（random floc）和制得的颗粒（granules）均属于二级粒子，如图 14－1 所示。

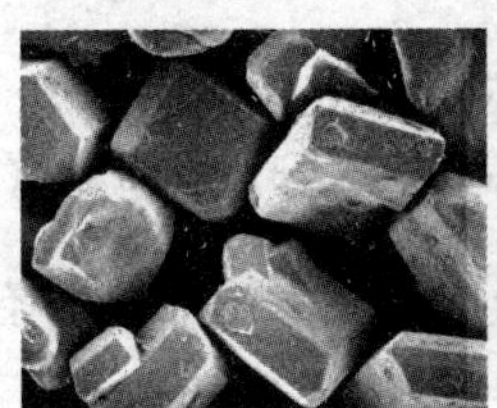

一级粒子

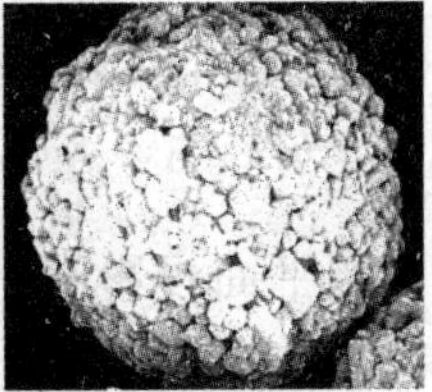

二级粒子

图 14－1 一级粒子和二级粒子的光学照片

在药品中固体制剂约占 70%～80%，含有固体药物的剂型有散剂、颗粒剂、胶囊剂、片剂、粉针、混悬剂等，需根据不同要求对粒子加工以改善其粉体性质，满足产品质量和粉体操作的要求。固体制剂的制备过程涉及的单元操作有粉碎、分级、混合、制粒、干燥、压片、包装、输送、贮存等。粉体技术为固体制剂的处方设计、生产及质量控制等提供重要的理论和实验依据。

扫码“学一学”

第二节　粉体的基本性质

组成粉体的每个粒子的形状、大小、表面状态都不同，粉体的性质可能随着粒子的微小变化而发生很大变化。因此研究粉体的性质对固体物料的处理至关重要。粉体有两个重要的基本性质，一是粉体的粒径及其分布和总表面积，二是单一粒子的形态及表面积。

一、粒径及粒径分布

粒径大小（particle size）是粉体的最基本性质。球体、立方体等规则粒子可以用特征长度表示其大小，如直径、边长等。对于一个不规则粒子，不能用单一的粒径表示其大小，目前比较常用的是“相当径”。不规则粒子的粒径因测定方法不同而有一定差异，需标注所采用的粒径表征方法。

（一）粒径的表示方法

1. 几何学粒径　几何学粒径是根据投影的几何学尺寸定义的粒子径，反映了粒子的特征尺寸，如图 14 -2 所示。几何学粒子径（geometric particle size）一般采用显微镜法测定，可利用计算机实现快速、准确测定。

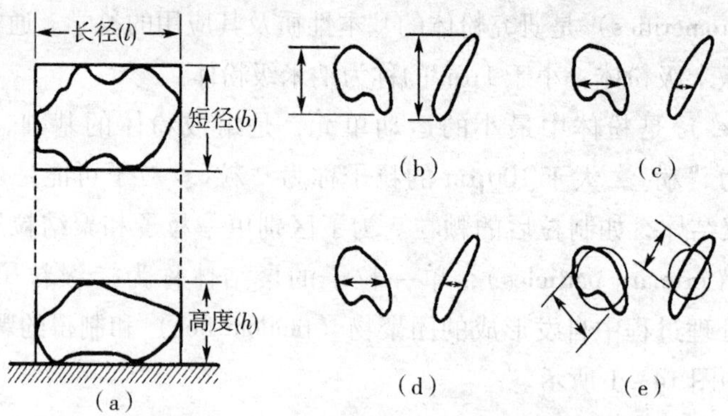

图 14 -2　粉体不同直径的表示方法

（a）三轴径；（b）Feret 径；（c）Krummbein 径；（d）Martin 径；（e）Heywood 径

（1）三轴径　是在粒子的平面投影图上测定的长径 l、短径 b 和高度 h，如图 14 -2（a）所示。三轴径反映粒子的外接长方体的尺寸。

（2）定方向径　是在粒子的平面投影图上测得的特征径。常见的有以下几种。

①Feret 径（或 Green 径）：即定方向接线径，在粒子的投影面上按一定方向画出外接平行线，其平行线间的距离为定方向径，如图 14 -2（b）所示。

②Krummbein 径：即定方向最大径，用一直线将粒子的投影面按一定方向进行分割，分割线段最大的长度为定方向最大径，如图 14 -2（c）所示。

③Martin 径：即定方向等分径，用一直线将粒子的投影面按一定方向进行分割，恰好将投影面积分割为等份时的长度为定方向等分径，如图 14 -2（d）所示。

（3）圆相当径　常见的有投影面积相当径和投影周长相当径。

①Heywood 径：即投影面积圆相当径，系与粒子的投影面积相同的圆的直径，用 D_H 表示。粒子的投影面积 $S = \pi D_H^2/4$，如图 14 -2（e）所示。

②周长圆相当径：系与投影面的周长相同的圆的直径，用 D_L 表示。粒子投影面的周长

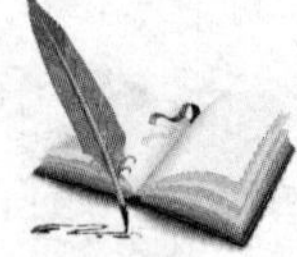

$L = \pi D_L$。

(4) 球相当径　常见的有球体积相当径和球表面积相当径。

①球体积相当径（equivalent volume diameter）：与粒子的体积相同的球体直径，可用库尔特计数器测得，记作 D_V。粒子的体积 $V = \pi D_V^3/6$。

②球面积相当径（equivalent surface diameter）：与粒子的体表面积相同的球体的直径，记作 D_S。粒子的外表面积 $S = \pi D_S^2$。

图 14－3 比较了球相当径 D_V、球表面积相当径 D_S和投影面积圆相当径 D_H的大小。

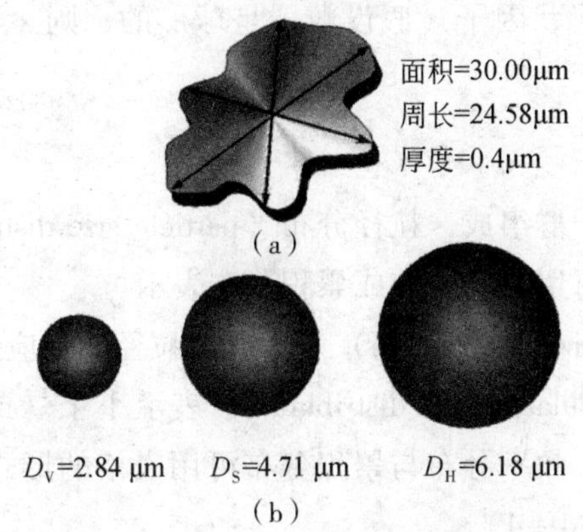

图 14－3　不规则颗粒的球相当径 D_V、面积相当径 D_S和投影面积圆相当径 D_H

(a) 不规则颗粒；(b) 球相当径、面积相当径和投影面积圆相当径

(5) 纵横比（aspect ratio）是颗粒的最大轴长度与最小轴长度之比。对于球形颗粒是1，针状颗粒的值最大。

2. 筛分径　筛分径（sieving diameter）又称细孔通过相当径。当粒子通过粗筛网且被截留在细筛网时，粗细筛孔直径的算术或几何平均值称为筛分平均径，记作 D_A。

算术平均径
$$D_A = \frac{a + b}{2} \tag{14-1}$$

几何平均径
$$D_A = \sqrt{a + b} \tag{14-2}$$

式中，a 为粒子通过的粗筛网直径；b 为粒子被截留的细筛网直径。也可用粒径范围表示粒径大小，如（$-a+b$），表示该粒子群的粒径小于 a，大于 b。

3. 有效径　有效径（effect diameter）是粒子在液相中具有相同沉降速度的球的直径，又称沉降速度相当径（settling velocity diameter）。该粒径是根据 Stock's 方程计算所得，故又称 Stock's 径，记作 D_{Stk}。

$$D_{Stk} = \sqrt{\frac{18\eta}{(\rho_P - \rho_L) \cdot g} \cdot \frac{h}{t}} \tag{14-3}$$

式中，ρ_P，ρ_L分别表示被测粒子与液相的密度；η 为液相的黏度；h 为等速沉降距离；t 为沉降时间。

4. 比表面积等价径　比表面积等价径（equivalent specific surface diameter）是与粒子具有相同比表面积的球的直径，记作 D_{SV}。用透过法、吸附法测得比表面积后计算求得。这种方法求得的粒径为平均径，不能获得粒度分布。

$$D_{SV} = \frac{\phi}{S_W \cdot \rho} \tag{14-4}$$

式中，S_W为比表面积；ρ 为粒子的密度；ϕ 为粒子的形状系数，球体时 $\phi=6$，其他形状时

通常 $\phi=6\sim8$。

5. **空气动力学相当径** 粉体的空气动力学相当径又称空气动力学径，是与不规则粒子具有相同的空气动力学行为的单位密度球体的直径。具有相同的空气动力直径的颗粒可以有不同的形状、大小和密度。空气动力学径可以用以下公式表示和计算：

$$d_a=d_g\left(\frac{\rho_p}{\rho_o X}\right)^{0.5} \tag{14-5}$$

式中，d_a是颗粒的空气动力学粒径；d_g是几何直径；ρ_p是颗粒的密度（g/cm^3）；ρ_o是标准密度（g/cm^2）；X是动态形状因子（假设粒子是球形的，则 $x=1$）。该直径通常用于表征吸入性颗粒。

（二）粒径分布

粉体由粒径不等的粒子群组成，粒径分布（particle size distribution）反映粉体中不同粒径大小粒子的分布情况，可用频率分布或累积分布表示。

频率分布（frequency size distribution）表示各个粒径所对应的粒子在全体粒子群中所占的百分数；累积分布（cumulative size distribution）表示小于（或大于）某粒径的粒子在全体粒子群中所占的百分数。频率分布与累积分布可用表格的形式表示（表14-1），也可用直方图或曲线表示（见图14-4）。

表14-1 粒度分布测定实例

粒径（μm）	算数平均径（μm）	个数	频率分布（%）	累积分布（%）
<9.9	—	20	2	2
10~19.9	15	180	18	20
20~29.9	25	300	30	50
30~39.9	35	300	30	80
40~49.9	45	180	18	98
50~59.9	55	18	1.8	99.8
>60	2	2	0.2	100

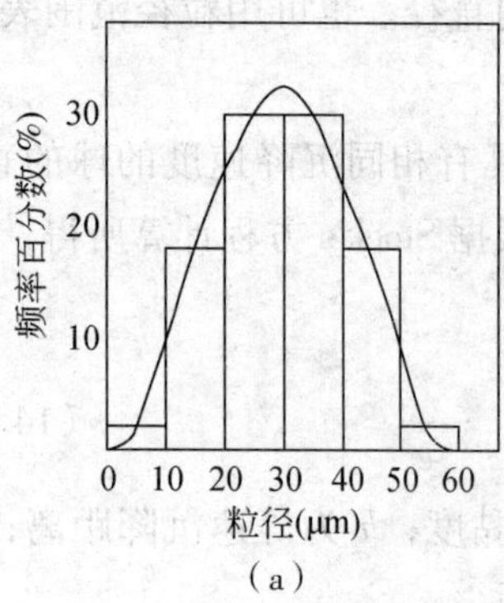

（a）

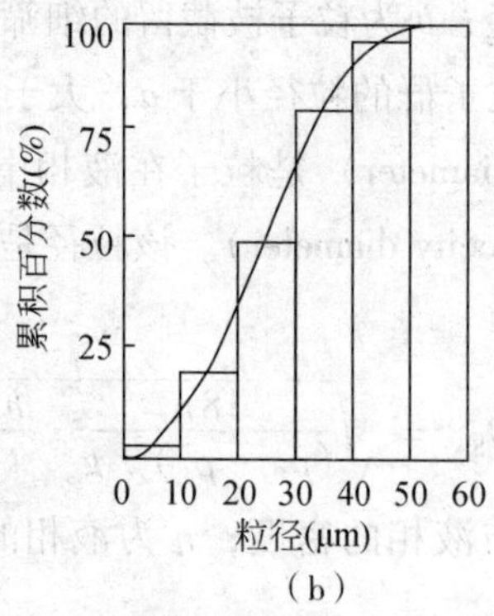

（b）

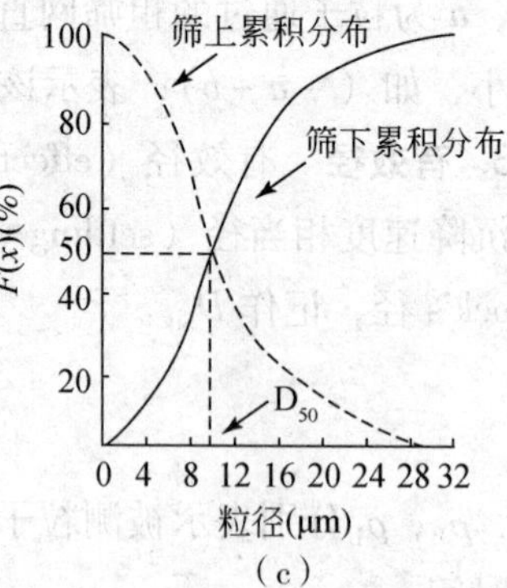

（c）

图14-4 粉体的粒径分布示意图

（a）个数基准频率分布图；（b）个数基准累积分布图；（c）筛上筛下累积分布图

粒度分布基准有个数基准（count basis）、质量基准（mass basis）、面积基准（surface basis）、体积基准（volume basis）、长度基准（length basis）等几种；测定基准不同，粒度分布曲线大不一样，如图14-5（a）所示，因此表示粒度分布时必须注明测定基准。在药学的粉体处理过程中实际应用较多的是质量和个数基准的粒度分布。不同基准的粒度分布理论上可以互相换算。粒径表示方法不同，粒度分布曲线也不同，见图 14－5（b）。

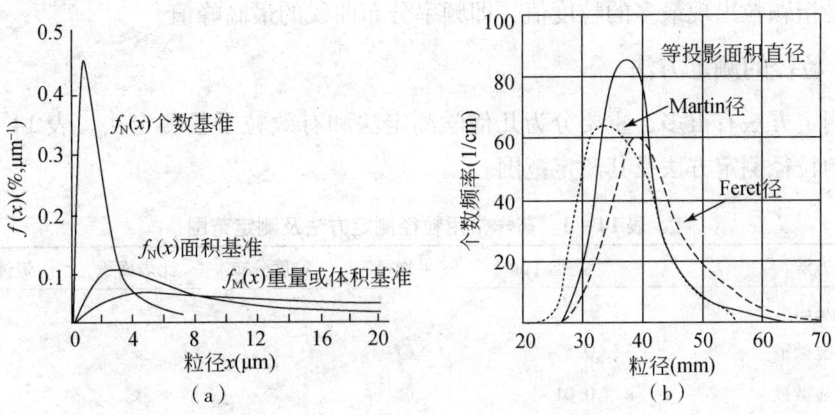

图 14－5　不同基准的粒度分布（a）和不同粒径的粒度分布（b）

除分布图外，粒径的分布亦可用有些参数表示，如几何标准偏差（σ_g）和分布跨度（Span），其定义见式 14－6、14－7。

$$\sigma_g = \frac{D_{84}}{D_{50}} = \frac{D_{50}}{D_{16}} \tag{14-6}$$

$$\text{Span} = \frac{D_{90} - D_{50}}{D_{10}} \tag{14-7}$$

式中，D_{10}，D_{16}，D_{50}，D_{84}，D_{90}分别表示筛下累积粒度分布图上 10%，16%，50%，84%，90% 的颗粒所对应的粒径。

（三）平均粒径

在制药行业中最常用的平均径为中位径（medium diameter），也叫中值径，是累积分布图中累积值正好为 50% 所对应的粒径，常用 D_{50}表示，如图 14－4（c）所示。用筛分法测定粒径分布时，如果从较大粒子开始绘制，可得到筛下累积分布图（cumulative undersize distribution），反之可得到筛上累积分布图（cumulative oversize distribution），如图 14－4（c）所示。无论是通过筛上累计分布图还是筛下累计分布图求得的 D_{50}值应相同，在累积分布图上两条线的交点就是 D_{50}。

如果粒度分布为正态分布，已知个数基准的中位径 D_{50}，其他平均径可通过计算求得，表 14－2 中列出了部分粒径的换算公式。

表 14－2　常用平均粒径的换算公式

名称	符号	计算基准	计算公式
算术平均径（arithmetic mean diameter）	D（1，0）	$\sum nd/\sum n$	
众数径（mode diameter）		频数最多的粒子直径	
中位径（medium diameter）	D_{50}	累积中间值（D_{50}）	D_{50}
面积－长度平均径（surface length mean diameter）		$\sum nd^2/\sum nd$	$D_S = D_{50}\exp(\ln^2\sigma_g)$
体面积平均径（volume surface mean diameter）	D（3，2）	$\sum nd^3/\sum nd^2$	$D_{SV} = D_{50}\exp(2.5\ln^2\sigma_g)$
重量平均径（weight mean diameter）	D（4，3）	$\sum nd^4/\sum nd^3$	$D'_{50} = D_{50}\exp(3\ln^2\sigma_g)$

注：d 为粒子径；n 为粒子数；D'_{50}为重量基准中位径；σ_g为几何标准偏差，$\sigma_g = \frac{D_{84}}{D_{50}} = \frac{D_{50}}{D_{16}}$。

除以上这些平均粒径外，常用于描述颗粒分布的参数还有众数粒径（mode diameter）。众数粒径是指颗粒出现最多的粒度值，即频率分布曲线的最高峰值。

（四）粒径的测定方法

粒径测定方法有很多，主要分为几何学测定法和有效粒子径测定法。表 14－3 列出了药学常用的粒径测定方法及其测定范围。

表 14－3　药学常用粒径测定方法及测定范围

测定方法	粒径（μm）	平均径	粒度分布	比表面积	流体力学原理
几何学测定法					
光学显微镜	0.5～	○	○	×	×
电子显微镜	0.01～	○	○	×	×
筛分法	45～	○	○	×	×
有效粒子径测定法					
沉降法	0.5～100	○	○	×	○
库尔特基数法	1～600	○	○	×	×
气体透过法	1～100	○	×	○	○
氮气吸附法	0.03～1	○	×	○	×
激光衍射（湿法）	1～1000	○	○	×	×
激光散射（湿法）	0.001～2	○	○	×	×

注：○，表示能；×，表示不能。

1. 显微镜法　显微镜法（microscope method）是将粒子放在显微镜下，根据投影像测得等价粒径（equivalent diameters）的方法，主要测定几何学粒径，包括投影面积径、投影周长径、Feret 径、Martin 径。光学显微镜可以测定 1～1000μm 的粒径，扫描电子显微镜可以测定范围在 0.05～1000μm 的微纳米级粒径，投射电子显微镜可测量1～50nm的粒子。测定时必须避免粒子间的重叠，以免产生测定误差。该方法的主要缺点是只能通过粒子的长度和宽度估测粒径，不能获得粒子厚度数据。另需测定 300～500 个粒子以获得较为准确的粒径分布，耗时长。但即使采用其他粒径表征方法时，通常也需要用到显微镜法以观察粒子是否有聚集。

2. 筛分法　筛分法（sieving method）是粒径分布测量中使用最早、应用广、最简单和快速的方法。常用测定范围在 45μm 以上。

筛分原理　利用筛孔机械阻挡的分级方法进行筛分。将筛子由大孔到细孔按筛号顺序上下排列，通常由 6～8 个筛子组成，相邻筛子间粒径的增加为$\sqrt{2}$或$2\sqrt{2}$的关系，将一定量粉体样品置于最上层的粗筛子中，振动一定时间，筛分时间应以 5 分钟内通过筛网的物料小于 0.2% 作为停止基准。之后称量各个筛号（筛孔）上的粉体重量，求得各筛号上粉体在整个样品中所占重量百分数，由此获得重量基准的粒度分布及平均粒径，并利用公式求算其粒径分布标准偏差。

3. 沉降法　沉降法（sedimentation method）可测定有效径，是利用液相中混悬粒子的沉降速度，根据 Stocks 方程求出。该方法适用于 100μm 以下的粒径测定，必要时可在混悬剂中加入反絮凝剂以使待测粒子处于非絮凝状态。

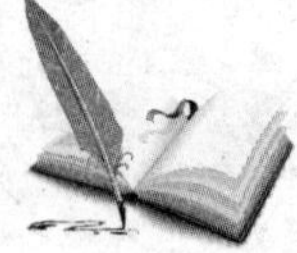

主要包括滞留区（retention zone）测定法和非滞留区（non－retention zone）测定法。在非滞留区测定法中常用吸管法（pipette method），在该法中，在不同的时间点，一定体积

的混悬液被取出，以测量其样品浓度随时间的变化。该法中最经典的是 Andreasen 吸管法，如图 14－6 所示。它由 2m 高的刻度量筒组成，其能承装 500ml 的混悬液。滴管位于量筒的中心，由磨口玻璃塞固定使其尖端位于基线处。可通过三向阀定时取样 10ml，离心或干燥后测定粉末重量。利用 Stock's 方程计算每个样品中最大的粒子直径。

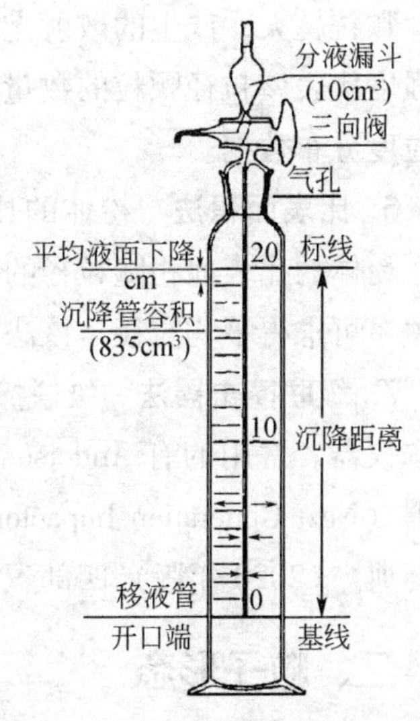

图 14－6　Andreasen 吸管法测定有效径示意图

4. 库尔特记数法　库尔特记数法（Coulter counter method），亦称电阻法（electrical stream sensing zone method），测定的是等体积球相当径，测定范围为 0.1～1000μm。测定时将粉末样品分散在电解质溶液中制备稀混悬液，样品可超声处理以避免颗粒聚集，必要时可加入分散剂。其测定原理是：小孔通过法，如图 14－7 所示。首先将被测样品均匀分散于电解液中，然后将带有小孔的玻璃管同时浸入上述电解液，使电解液流过小孔。小孔的两侧各有一个电极并构成回路。每当电解液中的颗粒流过小孔时，由于颗粒部分地阻挡了孔口通道并排挤了与颗粒相同体积的电解液，使得孔口部位的电阻发生变化。利用电阻的变化与粒子所排开的体积成比例的关系将电信号换算成粒子的等体积球相当径。

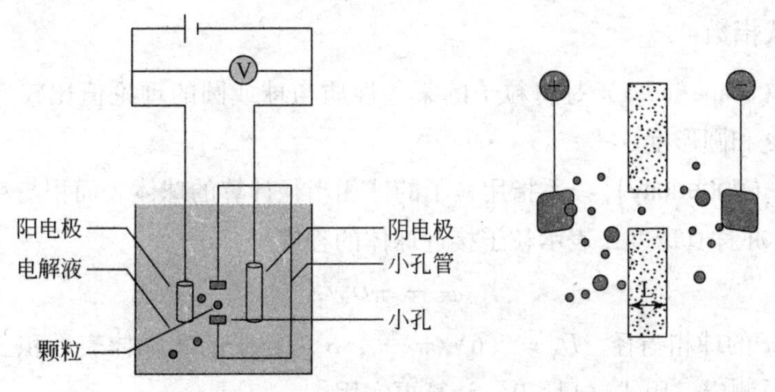

图 14－7　库尔特法测定粒径的原理示意图

5. 激光衍射/散射法　激光衍射/散射法（laser light diffraction/scattering methods）既可测定粉末状的颗粒，也可测定混悬液中的颗粒。激光衍射法测定原理包括 Fraunhofer 散射理论（Fraunhofer diffraction theory）、米式理论（Mie theory），激光散射法测定粒径是基于光子相关分析理论（photo－correlation spectroscopy，PCS）。基于 Fraunhofer 和米氏散射理论，可测定的粒径范围为 1～1000μm；基于光子相关分析理论，可测定的粒径范围为 0.001～2μm。当颗粒直径比入射光波长大得多时，从颗粒发出的衍射光集中在前方（激光束的前进方向），在正前方的较小角度范围内发生较大的强度波动，而与正前方的光相比，其他方向的光非常弱，可利用散射理论求得光强度变化。但当颗粒直径小于等于入射光波长时，随着粒径减小，衍射光的强度分布从正前方向四面八方扩展。如果粒径进一步减小，侧面光与后方光进一步变强，此时需要利用米氏理论计算粒径分布，需要提供材料的折射系数数据。

对于纳米级的粒子，可基于粒子的布朗运动，采用光散射原理测定：当光束遇到颗粒阻挡时，一部分光将发生散射现象，散射光的传播方向将与主光束的传播方向形成一个夹

角。颗粒越大，产生的散射光的夹角越小，颗粒越小，产生的散射光的夹角越大。散射光的强度代表该粒径颗粒的数量。这样，在不同的角度上测量散射光的强度，即可得到样品的粒度分布数据。

6. 比表面积法 粉体的比表面积可用吸附法和透过法测定，参见本书比表面积测定法。粉体的比表面积随粒径的减少而迅速增加，因此通过粉体层中比表面积的信息与粒径的关系可求得平均粒径。该法不能求得粒度分布，测定粒度范围为100μm以下。

7. 级联撞击器法 级联撞击器是测量可吸入颗粒物的空气动力学粒径和粒径分布时的首选仪器。常用的有Anderson级联撞击器（Andersen Cascade Impactor，ACI）和下一代撞击器（Next Generation Impactor，NGI）。吸入颗粒粒径和粒径分布测量的具体方法详见《中国药典》（2020年版）四部。

二、粒子形态

粒子的形态系指一个粒子的轮廓或表面上各点所构成的图像，如球形（spherical）、立方形（cubical）、片状（platy）、柱状（prismoidal）、鳞状（flaky）、粒状（granular）、棒状（rod - like）、针状（needle - like）、块状（blocky）、纤维状（fibrous）等。粒子的形态可影响粉体的流动性、充填性，也会在一定程度上影响粉体的表面积。粒子形态可用形状指数和形状系数描述。

（一）形状指数

形状指数（shape index）是将粒子的某些性质与球或圆的理论值比较形成的无因次组合，包括球形度和圆形度。

1. 球形度（sphericity） 系指用粒子的球相当径计算的球体表面积与粒子的实际表面积之比（φ_S），亦称真球度，表示粒子接近球体的程度。

$$\varphi_S = \pi D_V^2 / S \tag{14-8}$$

式中，D_V为粒子的球相当径，$D_V = (6V/\pi)^{1/3}$；S为粒子的实际体表面积。一般不规则粒子的表面积不易测定，用式（14-9）计算更实用。

$$\varphi = \frac{\text{粒子投影面相当径}}{\text{粒子投影面最小外接圆直径}} \tag{14-9}$$

2. 圆形度（circularity） 系指用粒子的投影面积相当径（D_H）计算的圆周长与粒子的投影面周长之比（φ_C），表示粒子的投影面接近于圆的程度。

$$\varphi_C = \pi D_H / L \tag{14-10}$$

式中，D_H为Heywood径，$D_H = (4A/\pi)^{1/2}$；L为粒子的投影周长。

（二）形状系数

在立体几何中，用特征长度计算体积或面积时，往往乘以系数，这种系数就叫形状系数（shape factor）。粒径为D，体积为V_P，表面积为S的粒子的形状系数表示如下。

1. 体积形状系数ϕ_V

$$\phi_V = V_P / D^3 \tag{14-11}$$

显然，球体的形状系数为$\pi/6$；立方体的形状系数为1。

2. 表面积形状系数ϕ_S

$$\phi_S = S / D^2 \tag{14-12}$$

球体的表面积形状系数为π；立方体的表面积形状系数为6。

3. 比表面积形状系数 ϕ　比表面积形状系数用表面积形状系数与体积形状系数之比表示。

$$\phi = \phi_S / \phi_V \tag{14-13}$$

球体的 $\phi=6$；立方体的 $\phi=6$；某粒子的比表面积形状系数越接近于6，该粒子越接近于球体或立方体；不对称粒子的比表面积形状系数大于6；常见粒子的比表面积形状系数在6~8 范围内。

三、粒子的比表面积

（一）比表面积的表示方法

粒子比表面积（specific surface area）指单位体积或单位重量的表面积，分别用体积比表面积 S_V 和重量比表面积 S_W 表示。

1. 体积比表面积　是单位体积粉体的表面积（S_C，cm^2/cm^3）。

$$S_V = \frac{s}{v} = \frac{\pi d^2 n}{\frac{\pi d^3}{6} n} = \frac{6}{d} \tag{14-14}$$

式中，s 为粉体粒子总表面积；v 为粉体粒子总体积；d 为比表面积径；n 为粒子总数。

2. 重量比表面积　是单位重量粉体的表面积（S_W，cm^2/g）。

$$S_W = \frac{s}{w} = \frac{\pi d^2 n}{\frac{\pi d^3 \rho n}{6}} = \frac{6}{dp} \tag{14-15}$$

式中，w 为粉体的重量；ρ 为粉体的粒密度；其他同式（14-14）。

从上述方程可以看出，比表面积随着粒径的减小而增大。如果粒径为1μm，体积比表面积为 $6\mu m^{-1}$，而粒径为100μm 时，其体积比表面积仅为 $0.06\mu m^{-1}$。比表面积不仅对粉体性质，而且对制剂性质和药理性质均具有重要意义。

（二）比表面积的测定方法

直接测定粉体比表面积的常用方法有气体吸附法和气体透过法。

1. 气体吸附法（gas adsorption method）　系利用粉体吸附气体的性质进行的。气体的吸附量不仅与气体的压力有关（吸附等温线），而且与粉体的比表面积有关；通常在低压下形成单分子层，在高压下形成多分子层。如果已知一个气体分子的截面积 A，测定形成单分子层的吸附量 V_m，即可计算出该粉体的比表面积 S_w。

测定方法：在一定温度下，测定一系列压力 p 下气体的吸附体积 V，即气体吸附等温曲线，然后根据 BET（Brunauer，Emmett，Teller）方程，$p/V(p_0-p)$ 对 p/p_0 绘图，可得直线。BET 方程如下：

$$\frac{p}{V(p_0-p)} = \frac{1}{V_m C} + \frac{C-1}{V_m C} \cdot \frac{p}{p_0} \tag{14-16}$$

式中，V 为在 p 压力下 1g 粉体吸附气体的量，cm^3/g；V_m 为形成单分子层气体吸附量，cm^3/g；C 为与吸附热有关的常数，值为 $\exp\left(\frac{E_1-E_L}{RT}\right)$，其中 E_1 为第一层吸附热，E_L 为液化热；p_0 为测定温度下气体的饱和蒸气压。通过图中直线的斜率与截距求得 V_m，见图 14-

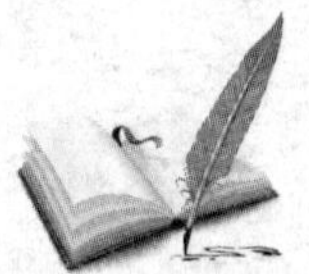

8。根据式（14－17）求得比表面积（S_w，m^2/g）。

$$S_w = A \cdot \frac{V_m}{22400} \cdot 6.02 \times 10^{23} \tag{14-17}$$

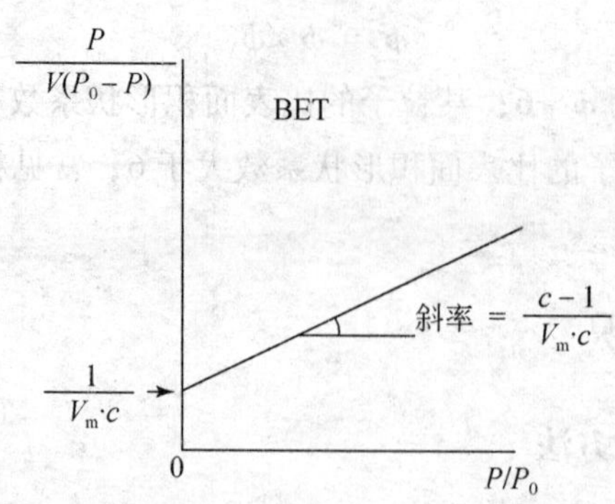

图 14－8　粉体吸附氮气的 BET 方程线性图

式中，A 为吸附气体 1mol 的有效截面积，常用气体为氮气，其 $A = 1.62 \times 10^{-19}\ m^2/mol$；$6.02 \times 10^{23}$ 为阿伏伽德罗常数；22400 为 1mol 体积，cm^3。

2. 气体透过法（gas permeability method）　当气体通过粉体层时，气体透过粉体层的空隙而流动，因此气体的流动速度与阻力受粉体层表面积大小（或粒径大小）的影响。粉体层的比表面积 S_w 与气体流量、阻力、黏度等的关系可用 Kozeny－Carman 公式，即式（14－18）表示。

$$S_w = \sqrt{\frac{A \cdot \Delta P \cdot t}{\eta \cdot K \cdot L \cdot V} \cdot \frac{\varepsilon^3}{(1-\varepsilon)^2}} \tag{14-18}$$

式中，A 为粉体层横截面积；ΔP 为粉体层压力差（阻力）；ε 为粉体层的空隙率；η 为气体的黏度；K 为 Kozeny 常数，通过实验测定，数值为 5；L 为空隙长度；V 为 t 时间内通过粉体层的气体流量。

气体透过法只能测定粒子外部比表面积，粒子内部空隙的比表面积不能测得，因此不适用于多孔性粒子的比表面积与粒径的测定。

第三节　粉体的其他性质

扫码“学一学”

除粉体的基本性质外，粉体的其他性质（derived properties of powders），如粉体的密度及空隙率、粉体的流动性与充填性、粉体的吸湿性与润湿性、粉体的粘附与内聚、粉体的压缩性质都对固体制剂的处方筛选、制备工艺的优化和产品质量的保证具有重要的指导意义。

一、粉体的密度

众所周知，密度是物质单位体积的质量。但在粉体中，颗粒内部、颗粒与颗粒之间都含有空隙，根据所取的体积不同密度的意义也不同。通常密度可分为真密度、粒密度和堆密度。

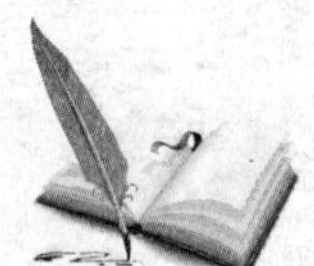

（一）粉体密度的分类及定义

1. 真密度 ρ_t　真密度（true density）是粉体质量（W）除以真体积 V_t 求得的密度，即

$\rho_t = W/V_t$。真体积不包括颗粒内外空隙的体积，如图 14-9（a）中的斜线部分所示。

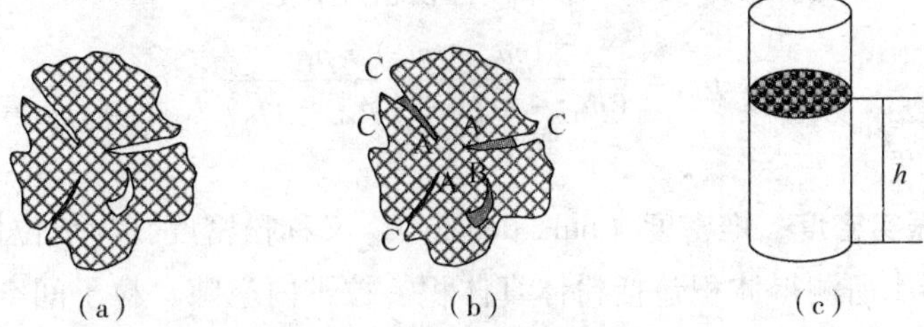

图 14-9　不同类别的粉体体积示意图（斜线部分为物料，空隙为空气）

（a）真体积（除去所有内外空隙的斜线部位）；（b）颗粒体积（含开口细孔 A 与封闭细孔 B）；

（c）粉体的堆体积（装有粉体的容器体积，包括颗粒间和颗粒内空隙）

2. 粒密度 ρ_g　粒密度（granule density）是粉体质量除以粒体积 V_g 所求得的密度，即 $\rho_g = W/V_g$，粒体积包括内部空隙，如图 14-9（b）所示。通常采用水银置换法测定颗粒体积，在常压下水银不能渗入颗粒内小于 10μm 的细孔。

3. 堆密度 ρ_b　堆密度（bulk density）是粉体质量除以该粉体所占体积 V 求得的密度，即 $\rho_b = W/V$，亦称松密度。堆体积实际是装填粉体的容器体积，如图 14-9（c）所示。填充粉体时，经一定规律振动或轻敲后测得的堆密度称振实密度 ρ_{bt}（tap density）。

若颗粒致密、无细孔和空洞，则 $\rho_t = \rho_g$；理论上 $\rho_t \geqslant \rho_g > \rho_{bt} \geqslant \rho_b$。

（二）粉体密度的测定方法

1. 真密度的测定　若要测定粉体的真密度，首先要测定除去粉体中大于分子或原子的粒子内空隙和粒子间空隙后粉体所占有的体积。

当固体颗粒无孔时，真密度和粒密度相同，都可以用氦气置换法或液体汞、苯置换法测得。当材料多孔存在内部面积时，最好采用氦气置换法测定真密度，因为氦气能深入颗粒的最小空隙而不被材料吸附，因此一般认为用氦测定的密度接近真密度。

氦气测定法：Franklin 设计了用氦气测定物质真密度的方法。测定时，首先通入已知重量的氦气到待测试的空仪器中，测定仪器的容积（V_0，死体积），然后将称重的待测试样品加入测定器中，抽气以除去粉末上所吸附的气体，然后再导入一定量的氦气，用汞压力计测定压力变化，应用气体定律计算出粉体颗粒周围及进入颗粒细孔的氦气体积（V_t）。$V_t - V_0$ 的差值即为测试粉体所占有的体积。根据其重量可求得粉体的真密度。

有时采用液体置换法测得的密度可近似认为是真密度，但当液体不能很好地渗透进入粉体空隙时会存在一定的偏差。此外，如将粉体用强大的压力压成片，测定片剂的重量和体积，所求出的密度称为高压密度，与真密度十分接近。

2. 粒密度的测定　粉体粒密度常用液体浸入法（liquid immersion method）测定，所用液体一般为汞。由于汞的表面张力较大，一般在常压下不能渗入粉体粒子的微小空隙，但可以进入粒子间的空隙中，因此用该法测得的体积为粉体粒子固有体积与粒子中内部空隙的体积之和。除汞外，其他液体如苯、水和四氯化碳也可用于测定粉体的粒密度。

测定原理：将粉体置于测量容器中，加入液体介质，并让液体介质充分浸透到粉体粒子的空隙中。然后，采用加热或减压法脱气后，测定粉体排出液体的体积，计算其粒密度。测量粒密度方法有两种，比重瓶法和吊斗法，常用的为比重瓶法。

用比重瓶（pycnometer）测量粒密度步骤：①称空比重瓶质量 m_0，然后加入约瓶容量 1/3 的试样，称其合重 m_S；②加部分浸液约至瓶体积的 2/3 处，减压脱气约 30 分钟，真空

度为 2kPa；③继续加满浸液加盖、擦干，称出（瓶 + 试样 + 液）重 m_{aL}；④称比重瓶单加满浸液的质量 m_L，可按式（14－19）计算颗粒粒密度 ρ_p。

$$\rho_p = \frac{(m_S - m_0) \cdot \rho_l}{(m_L - m_0) - (m_{aL} - m_S)} \tag{14-19}$$

式中，ρ_l为浸液密度。

3. 堆密度与振实密度 堆密度（bulk density），又称松密度，为单位体积粉体的质量。如将粉体装入容器中所测得体积包括粉体真体积、粒子内空隙、粒子间空隙等，因此测量容器形状、大小、装填速度及装填方式等均可影响粉体体积。常用的测定方法：将约 50cm^3 的经过筛处理（《中国药典》二号筛）的粉体小心装入 100ml 的量筒中，将该量筒从 1 英寸（约 0.025m）高度落到硬的木质表面，重复 3 次（间隔 2 秒），所测得的体积为粉体的堆体积，根据其重量可计算堆密度。振实密度是对粉体层进行振荡（tapping）后得到的密度，粉体的体积随着振荡次数而发生变化，最终体积不变时即可得到振实密度，又称最紧堆密度。

在粉体学中，通常用“轻质”“重质”描述粉末的性质。以碳酸镁为例，轻质碳酸镁说明其堆密度小，堆体积大，重质碳酸镁说明其堆密度大，堆体积小。需要说明的是，“轻质”、“重质”与粒密度、真密度无关。

二、粉体的空隙率

空隙率（porosity）是粉体层中空隙所占有的比率。粉体是由固体粒子和空气所组成的非均相体系，因此粉体的充填体积（V）为固体成分的真体积（V_t）、颗粒内部空隙体积（V_{intra}）、颗粒间空隙体积（V_{inter}）之和，即 $V = V_t + V_{intra} + V_{inter}$。相应地将空隙率分为颗粒内空隙率，$\varepsilon_{intra} = V_{intra}/(V_t + V_{intra})$；颗粒间空隙率，$\varepsilon_{inter} = V_{inter}/V$；总空隙率，$\varepsilon_{total} = (V_{intra} + V_{inter})/V$ 等。一般也可以通过对相应的密度计算求得，如式（14－20）、（14－21）、（14－22）所示。

$$\varepsilon_{intra} = 1 - \frac{\rho_g}{\rho_t} \tag{14-20}$$

$$\varepsilon_{inter} = 1 - \frac{\rho_b}{\rho_g} \tag{14-21}$$

$$\varepsilon_{total} = 1 - \frac{\rho_b}{\rho_t} \tag{14-22}$$

粉体在压缩过程中之所以体积减少，主要是因为粉体内部空隙减少，片剂在崩解前吸水也受空隙率大小的影响。一般片剂的空隙率在 5%～35% 之间。空隙率的测定方法还有压汞法、气体吸附法等。

三、粉体的流动性

粉体的流动性（powder flowability）对颗粒剂、胶囊剂、片剂等制剂性质影响较大，是保证产品质量的重要性质，因此人们研究了粉体流动性的表征方法以期建立粉体流动行为与制造过程中所表现出来性质的相关性。

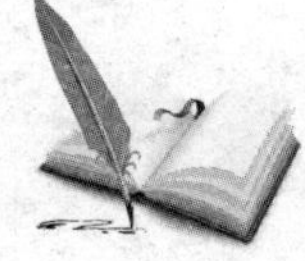

（一）粉体流动性的评价方法

常用的评价粉体流动性的方法有四种：①休止角法；②流出速度法；③压缩度和 Hausner 比法；④剪切池法（shear cell）。但这些参数并非粉体的内在性质。

1. 休止角法　休止角（angle of repose）是粉体堆积层的自由斜面与水平面形成的最大角，是粒子在粉体堆积层的自由斜面上滑动时所受重力和粒子间摩擦力达到平衡而处于静止状态下测得。常用的测定静态休止角的方法有固定漏斗法、固定圆锥底法。动态休止角可通过将粉体装入量筒中（一端为平面），然后以一定的速度旋转后测定。动态休止角是流动的粉体与水平面间所形成的夹角。

常用的休止角测定方法：固定圆锥底法。如图 14－10 所示，将圆锥底置于无震动的平面上，圆锥底上可有边缘以利于粉末的滞留。可通过仔细调整圆锥的高度以得到对称性好的粉体圆锥。漏斗应位于粉体锥顶 2～4cm，以尽量减小流下的粉体对圆锥尖端的影响。通过测量圆锥体的高度，可利用式（14－23）计算休止角（θ）。

$$\tan\theta = 圆锥高度(h)/圆盘半径(r) \tag{14-23}$$

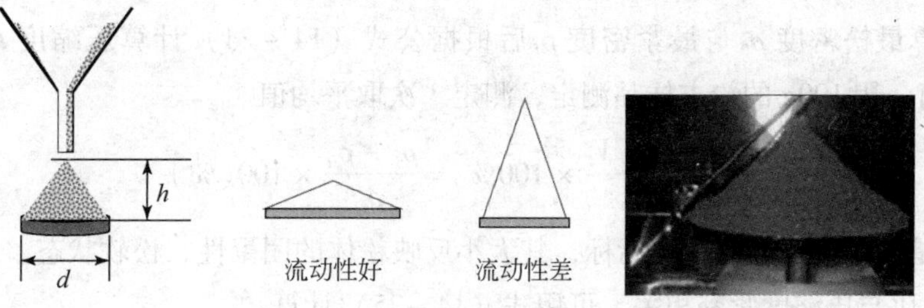

图 14－10　固定圆锥底法测定休止角

休止角是检验粉体流动性好坏的最简便方法。休止角越小，摩擦力越小，流动性越好，一般认为 $\theta \leq 30°$ 时流动性好，$\theta \leq 40°$ 时可以满足生产过程中流动性的需求。Carr 分类法定性描述了粉体流动性和休止角间的关系，并在制药行业得到普遍认可，见表 14－4。

表 14－4　粉体的流动性质和相应的休止角

流动性质	休止角（°）
极好	25～30
好	31～35
较好	36～40
通过	41～45
不好	46～55
很不好	56～65
非常不好	>66

2. 流出速度法　流出速度（flow rate）可用单位时间内从容器的小孔中流出粉体的量表示。如测定 100g 粉末流出小孔所需要的时间，或测定 10 秒内流出小孔的样品量。测定装置如图 14－11（a）所示。如果粉体的流动性很差而不能流出时可加入 ϕ100μm 的玻璃球助流，如图 14－11（b）、（c）所示。测定粉体开始流动所需玻璃球的最少量（$w\%$），以表示流动性。加入量越多流动性越差。

3. 压缩度和 Hausner 比法　近些年来压缩度（compressibility index，又称卡尔指数，Carr index）和 Hausner 比（Hausner ratio，HR）成为预测粉体流动性的简单便捷方法。通过测量粉体的堆密度和振实密度可计算得到压缩度和 Hausner 比。

压缩度和 Hausner 比测量方法：将一定量的粉体轻轻装入量筒后测量最初堆体积 V_0；采用轻敲法使粉体处于最紧状态，测量最终的体积 V_f；根据公式（14－24）计算压缩度 C，

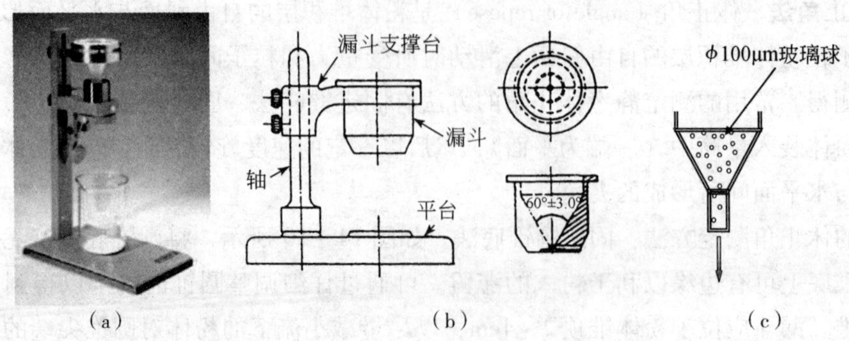

图 14－11　粉体的流动性试验装置（JIS Z2502）

(a) 实物图；(b) 加入玻璃球助流；(c) 示意图

也可以在计算最松密度 ρ_0 与最紧密度 ρ_f 后根据公式（14－24）计算压缩度 C。建议采用 250ml 的量筒，用 100g 的粉末样品测定，测定 3 次取平均值。

$$C = \frac{V_0 - V_f}{V_0} \times 100\% = \frac{\rho_f - \rho_0}{\rho_f} \times 100(\%) \qquad (14-24)$$

压缩度是粉体流动性的重要指标，其大小反映粉体的团聚性、松软状态。

Hausner 比与压缩度紧密相关，可用式（14－25）计算。

$$HR = \frac{V_0}{V_f} = \frac{\rho_f}{\rho_0} \qquad (14-25)$$

通过压缩度和 Hausner 比的数值可对粉体的流动特性进行分类，见表 14－5。

表 14－5　压缩度、Hausner 比值与粉体流动特性分类

流动特性	压缩度	Hausner 比
非常好	≤10	1.00～1.11
好	11－15	1.12～1.18
较好	16－20	1.19～1.25
尚可	21－25	1.26～1.34
差	26－31	1.35～1.45
非常差	32－37	1.46～1.59
极差	>38	>1.60

在实际应用中，压缩度 20% 以下时流动性较好，压缩度增大时流动性下降，当 C 值达到 38% 以上时粉体很难从容器中自动流出。相应地，HR 值也能反映流动性，即 HR 值在 1.25 以下时流动性较好，大于 1.60 时无法操作。

（二）改善粉体流动性的方法

粒子间的黏着力、摩擦力、范德华力、静电力等作用阻碍粒子的自由流动，影响粉体的流动性。为了减弱这些力的作用可采取以下措施。

1. 增大粒子大小　对粉末进行制粒，可有效减少粒子间的黏着力，改善流动性。

2. 改善粒子形态及表面粗糙度　球形粒子的光滑表面可减少摩擦力。可采用喷雾干燥得到近球形的颗粒，如喷雾干燥乳糖。

3. 改变表面作用力　通过改变过程条件降低粉末间的摩擦性接触可减少颗粒间的静电作用，改善流动性。颗粒的含湿量也会影响粉末的流动性。粉体表面吸附水分会增加其堆

密度，降低空隙率，从而增加粒子间黏着力。因此对于湿含量高的粉末，适当干燥有利于减弱粒子间作用力。对于易吸湿的粉末，应在低湿度条件下处理。

4. 助流剂（glidant）的影响　助流剂可降低粉末间的粘附性和黏着性，改善流动性。在粉体中加入0.5%～2%微粉硅胶、滑石粉等助流剂，在粒子表面填平粗糙面而形成光滑表面以减少阻力，但过多的助流剂反而增加阻力。当因湿含量增加影响粉末流动性时，加入少量的氧化镁细粉可改善流动性。

5. 改变过程条件　通过使用振动的漏斗及强制饲粉装置可改善粉末的流动性。

四、粉体的充填性

（一）充填性的表示方法

充填性在片剂、胶囊剂的装填过程中具有重要意义。常用空隙率和堆密度表征充填性并衍生出系列参数。充填性的表征参数列于表14－6。

表14－6　充填性的表征参数

充填性	英文名称	定义	公式
堆比容	specific volume	粉体单位质量（1g）所占体积	$\nu = V/W$
堆密度	bulk density	粉体单位体积（1cm³）的质量	$\rho = W/V$
空隙率	porosity	粉体的堆体积中空隙所占体积比	$\varepsilon = (V - V_t)/V$
空隙比	void ratio	空隙体积与粉体真体积之比	$e = 1 - k = (V - V_t)/V_t$
充填率	packing fraction	粉体的堆密度与真密度之比	$k = \rho_b/\rho_t = 1 - \varepsilon$
配位数	coordination number	一个粒子周围相邻的其他粒子个数	

注：W为粉体重量；V为粉体所占表观容积；V_t为粉体的真容积。

（二）颗粒的排列模型

在粉体的充填中，颗粒的装填方式影响粉体的体积与空隙率。粒子的排列方式中最简单的模型是大小相等的球形粒子的充填方式。图14－12是由Graton研究的著名的Graton－Fraser模型，表14－7列出不同排列方式的一些参数。

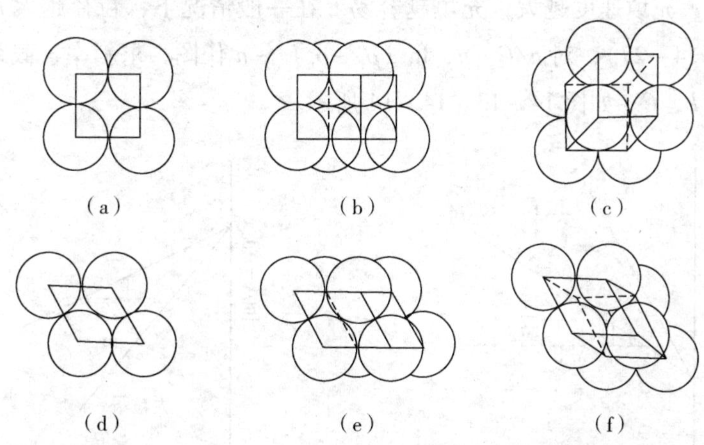

图14－12　Graton－Fraser模型（等大球形粒子的排列图）

表 14-7 等大球形粒子的规则充填形式的一些参数

充填名称	空隙率（%）	接触点数	图 14-12 中排列号码
立方格子形充填	47.64	6	a
斜方格子形充填	39.54	8	b，d
四面契格子形充填	30.19	10	e
棱面格子形充填	25.95	12	c，f

由表 14-7 可知，球形颗粒在规则排列时，接触点数最小为 6，其空隙率最大（47.6%）；接触点数最大为 12，此时空隙率最小（26%）。理论上球体粒径的大小不影响空隙率及接触点数。

实际上，粉体粒子并非球形，粒子大小也不均一。粉体可能有各种介于模型图 14-12（a）和模型图 14-12（d）的排列方式，大多数粉体的空隙率在 30% 到 50% 之间。但如果粉体的粒径差别较大，小粒子会进入大粒子的间隙，使空隙率低于理论最小值 26%。对于含有絮凝物或聚集体的粉体，在充填过程中可能出现架桥现象而使空隙率大于理论最大值 48%。对于实际的粉体，任何空隙率都可能存在，如结晶物质经高压处理后其空隙率可能小于 1%。

（三）充填状态的变化与速度方程

容器中轻轻加入粉体后给予振动或冲击时粉体层的体积减少，这种体积的减少与粉体的充填性、流动性有关。粉体层体积（或密度）随振动次数的变化规律可由久野方程（14-26）和川北方程（14-27）求得。

久野方程

$$\ln(\rho_f - \rho_n) = -kn + \ln(\rho_f - \rho_0) \tag{14-26}$$

川北方程

$$\frac{n}{C} = \frac{1}{ab} + \frac{n}{a} \tag{14-27}$$

式中，ρ_0，ρ_n，ρ_f分别表示最初（$n=0$），n 次振荡，最终（体积不变）的密度；C 为体积减少度，即 $C=(V_0-V_n)/V_0$；a 为最终的体积减少度，a 值越小流动性越好；k 为充填速度常数，其值越大充填速度越大，充填越容易。在一般情况下，粒径越大 k 值越大。根据式（14-26）、（14-27），对 $n/C \sim n$，$\ln(\rho_f-\rho_n) \sim n$ 作图，求斜率、截距等以求得有关参数，如 a，b，k，C。如图 14-13、14-14 所示。

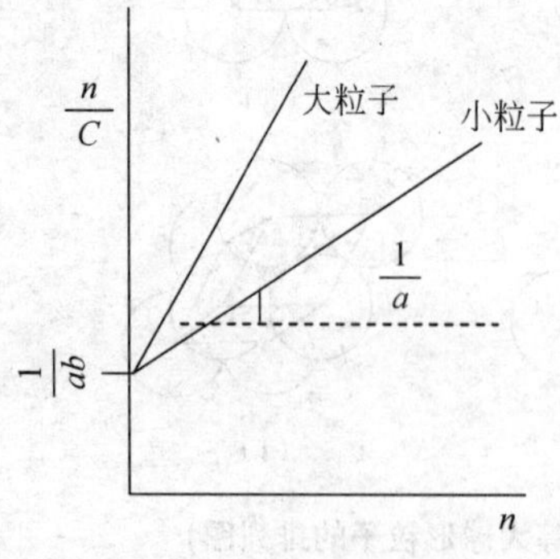

图 14-13 川北方程的示意图

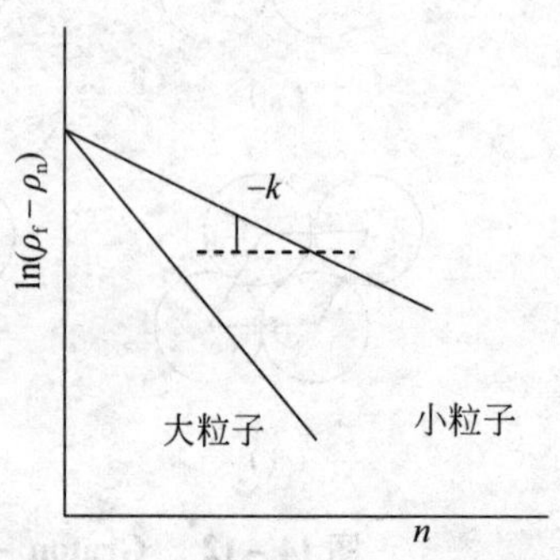

图 14-14 久野方程的示意图

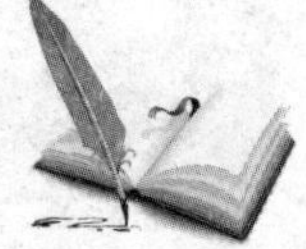

（四）影响粉体充填性的因素

1. 粒径大小及其分布 对于粒径分布宽的粉体，粗颗粒间的空隙可被细颗粒充填，得到充填紧密的黏着性粉末。

2. 颗粒的形状和结构 这些会影响粉体的最小空隙率。在形状不规则的、结构差异大的粉体中很容易形成弓形空隙或架桥，使得这些颗粒在疏松充填和紧密充填时的孔隙率差异很大。

3. 颗粒的表面性质 静电作用可增加颗粒间的吸引力，使颗粒的充填更加紧密，进一步增加了颗粒的黏着性。

4. 粉体处理及过程条件 在粉体流动和充填前对粉体的处理方法会影响粉体的充填行为。

5. 助流剂的影响 助流剂对充填性的影响类似于对流动性影响。助流剂的粒径一般约为40μm左右，与粉体混合时在粒子表面附着，减弱粒子间的粘附，增大充填密度。

五、粉体的吸湿性

吸湿性（moisture absorption）是在固体表面吸附水分的现象。将药物粉末置于湿度较大的空气中时容易发生不同程度的吸湿现象以至于使粉末的流动性下降、固结、润湿、液化等，甚至促进化学反应而降低药物的稳定性。

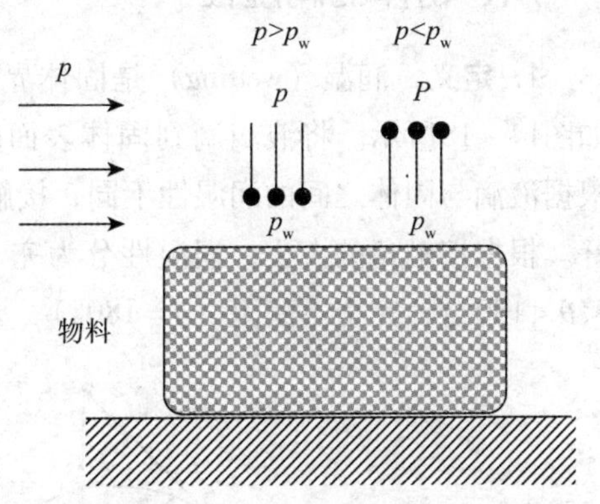

图 14－15 物料的吸湿与风干示意图

药物的吸湿性与空气状态有关。如图14－15所示，图中p表示空气中水蒸气分压，p_w表示物料表面产生的水蒸气压。当p大于p_w时发生吸湿（吸潮）；p小于p_w时发生干燥（风干）；p等于p_w时吸湿与干燥达到动态平衡，此时的水分称平衡水分。将物料长时间放置于一定空气状态后物料中所含水分为平衡水分。平衡水分与物料的性质及空气状态有关，不同药物的平衡水分随空气状态的变化而变化。

（一）水溶性药物的吸湿性

水溶性的药物粉末在较低的相对湿度环境中其平衡水分含量较低，不吸湿，但当空气中相对湿度提高到某一定值时，吸湿量急剧增加，如图14－16所示，此时的相对湿度为物料的临界相对湿度（critical relative humidity，CRH）。CRH是水溶性药物的固有特征，是衡量药物吸湿性大小的重要指标。CRH越小则越易吸湿；反之，则不易吸湿。

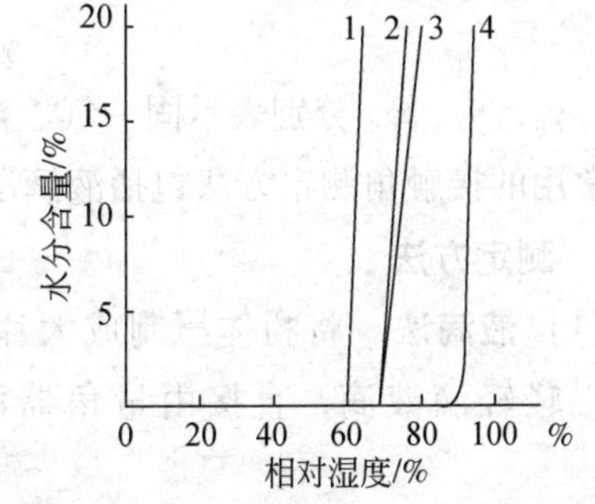

图 14－16 水溶性药物的吸湿平衡曲线

1. 尿素；2. 枸橼酸；3. 酒石酸；4. 对氨基水杨酸钠

水溶性药物混合物的CRH值可根据Elder方程（14－28）计算，即水溶性药物混合物的CRH约等于各成分CRH的乘积，而与各成分的量无关。使用Elder方程的条件是各成分之间不发生相互作用，因此含共同离子或在水溶液中形成复合物的体系不适合。

$$CRH_{AB} = CRH_A \cdot CRH_B \qquad (14-27)$$

式中，CRH_{AB}为 A 与 B 物质混合后的临界相对湿度；CRH_A为 A 物质的临界相对湿度；CRH_B为 B 物质的临界相对湿度。式（14－28）说明混合物的 CRH_{AB}比其中任何一种物质的 CRH 值都低，更易于吸湿。为了防止物料在操作和保存过程中吸潮，须控制空气的相对湿度在物料的临界相对湿度之下。

CRH 值的测定通常采用粉末吸湿法或饱和溶液法。

（二）水不溶性药物的吸湿性

水不溶性药物的吸湿性在相对湿度变化时，缓慢发生变化，没有临界点，如图 14－17 所示。由于平衡水分吸附在固体表面，相当于水分的等温吸附曲线。水不溶性药物混合物的吸湿性具有加和性。

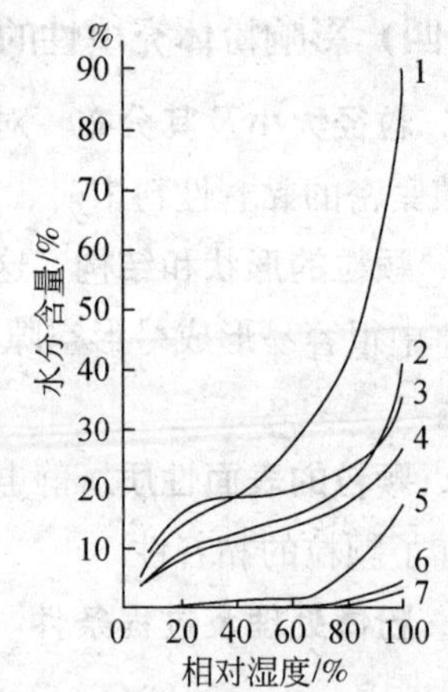

图 14－17　水不溶性药物（或辅料）的吸湿平衡曲线

1. 合成硅酸铝；2. 淀粉；3. 硅酸镁；4. 天然硅酸铝；5. 氧化镁；6. 白陶土；7. 滑石粉

六、粉体的润湿性

1. 定义　润湿（wetting）是固体界面由固－气界面变为固－液界面时所表现的性质，如图14－18所示。将液滴滴到固体表面时，液滴的切线与固体平面间的夹角称为接触角。根据液滴与固体之间的润湿性不同，接触角最小为 0°，最大为 180°，接触角越小润湿性越好。根据接触角的大小，润湿性分为完全润湿($\theta=0°$)，润湿（$0<\theta\leqslant 90°$），不润湿（$90°<\theta<180°$），完全不润湿（$\theta=180°$）。

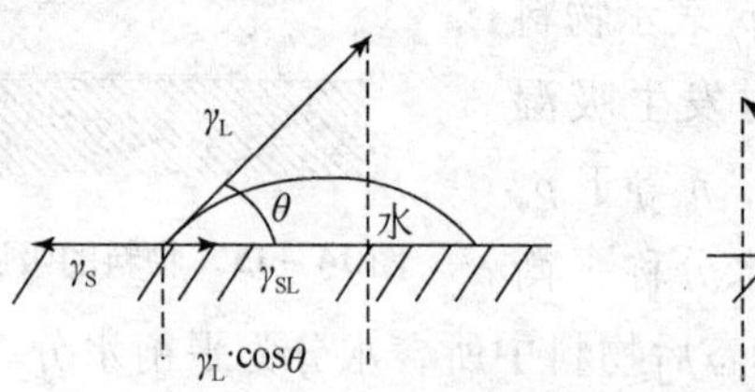

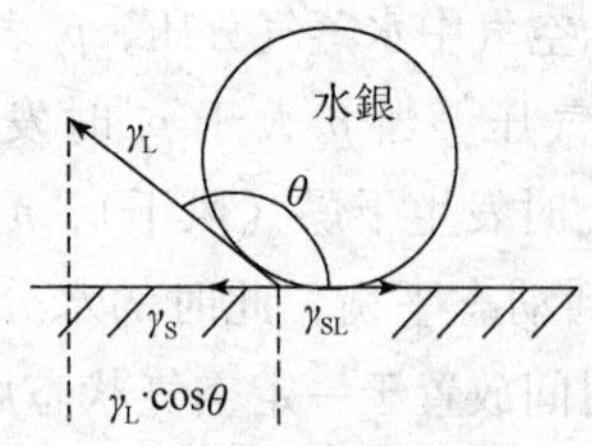

图 14－18　在物料表面上水和水银的润湿情况与接触角

水在玻璃板上的接触角约等于 0°，水银在玻璃板上的接触角约为 140°；这是因为水分子间的引力小于水和玻璃间的引力，而水银原子间的引力大于水银与玻璃间的引力所至。液滴在固体表面上受力达到平衡时接触角 θ 与各张力之间关系符合 Young's 式（14－29）。

$$\gamma_S = \gamma_{SL} + \gamma_L \cos\theta \qquad (14-29)$$

式中，γ_S，γ_L，γ_{SL}分别表示固－气、液－气、固－液间的界面张力。

常用的接触角测定方法包括液滴法和毛细管上升法。

2. 测定方法

（1）液滴法　将粉体压制成大片，水平放置后在其表面中心轻轻滴液滴，直接由量角器测定凸面和水平面的夹角。

（2）毛细管上升法　在圆筒管中精密充填粉体，在下端用滤纸轻轻堵住后浸入水中，如图 14－19 所示，计算水在粉体层上升速度，根据 Washburn 公式（14－30）计算接

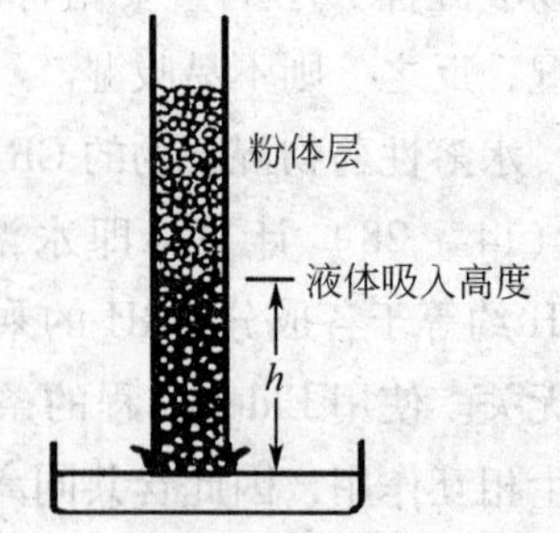

图 14－19　管式接触角测定仪

触角。

$$h^2 = \frac{r\gamma_1 \cos\theta}{2\eta} \tag{14-30}$$

式中，h 为 t 时间内液体上升的高度；γ_1，η 为分别为液体的表面张力和黏度；r 为粉体层内毛细管半径，毛细管的半径不好测定，常用于比较相对润湿性。

七、粉体的黏附与内聚

分子间作用力的存在使粉体颗粒产生聚集倾向。粉体的黏附（adhesion）与内聚（cohesion）可看作是相同现象的两个组成部分。黏附产生于不同分子之间，是指不同粉粒的结合或粉粒与固体表面的结合，如粉体与漏斗壁间产生的黏附；内聚产生于同分子之间，如由于粒子与粒子间的引力而发生的内聚。

粉体颗粒间的黏着力主要由短程非特异性范德华力组成，该作用力随着粒径的减小而增加，随相对湿度的变化而变化。产生黏着的其他吸引力包括：①在干燥状态下粒子的接触或摩擦产生的静电力；②在润湿状态下由于粒子表面吸附水分形成液体架桥，在水分的界面张力的作用下使粒子粘结在一起。内聚性是表征阻止粉体流动的摩擦力的有效方法。可采用剪切单元（shear cell）技术测量粉体的黏着性。

由于黏附和内聚都出现在粉体表面，粒径大小会影响粉体流动性。一般情况下，粒径越小的粉体越易发生黏附和内聚，通常粒径大于 250μm 的粒子流动性较好，当粒径小于 100μm 时颗粒间的内聚增强，可能出现流动性问题。当粉体的粒径小于 10μm 时，内聚性很强，在重力作用下很难流动。采用造粒方法加大粒径或加入助流剂等手段是防止黏附和内聚现象的有效措施。

八、粉体的压缩性质

（一）粉体的压缩特性

片剂的制备过程是利用粉体的压缩成型性将药物粉末或颗粒压缩成具有一定形状和大小的坚固聚集体的过程。如果处方设计或操作过程不当就会产生裂片、粘冲等不良现象以至影响正常操作。因此粉体的压缩特性，对于处方筛选与工艺选择具有重要意义。

1. 分段　粉体的压缩特性的研究主要通过施加压力带来的一系列变化得到信息。粉体的压缩过程中伴随着体积的减小，图 14－20 表示相对体积（$V\mathrm{r}$ = 堆体积 V/真体积 V_s）随压缩力（p）的变化。根据体积的变化将压缩过程分为如图 14－20 所示的 4 个阶段。

（1）ab 段　粉体层内粒子滑动或重新排列，形成新的充填结构，粒子形态不变。

（2）bc 段　在粒子接触点发生弹性变形，产生临时架桥。

（3）cd 段　粒子发生塑性变形或破碎，使空隙率显著减小，从而使粒子间的接触面积增大、增强架桥作用；粒子破碎而产生的新生界面增强结合力。

（4）de 段　固体晶格的压密过程，此时空隙率有限，体积变化不明显，主要以塑性变形为主，产生较大的结合力。

这 4 个阶段并无明显界线，有时可能同时或交叉发生，一般颗粒状物料比粉状物料表现更明显。

2. 变形方式　粉体颗粒在被压缩过程中，主要有三种变形方式，如弹性变形、塑性变形和脆性变形，如图 14－21 所示。

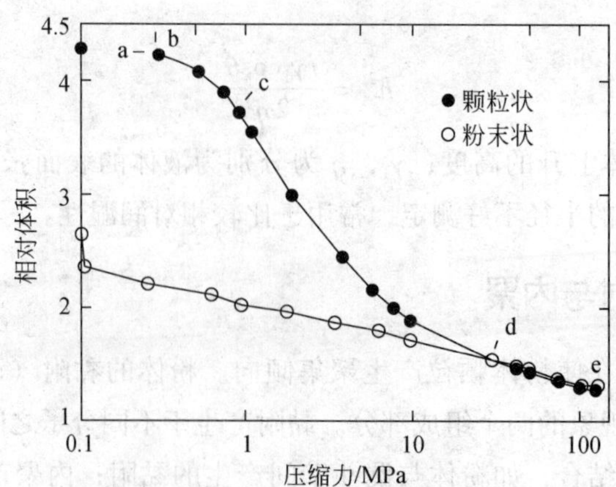

图 14-20　相对体积和压缩力的关系

（1）弹性变形（elastic deformation）　在施加压力时发生变形，但解除压力时恢复原样，如图 14-21(a)，弹性变形在压片过程中不产生结合力。

（2）塑性变形（plastic deformation）　在施加压力时一旦发生变形，尽管解除了压力也不能恢复原形，如图 14-21(b)，塑性变形在压片过程中产生结合力。

（3）脆性变形（brittle deformation）　颗粒在压力下破碎而产生的变形，解除压力后不能恢复原形，如图 14-21(c)，亦称破碎变形。颗粒破碎时产生的新生界面增加表面能，从而增强结合力。

粉体在压片过程中主要以哪种方式变形，主要根据物料的性质和工艺参数来决定。

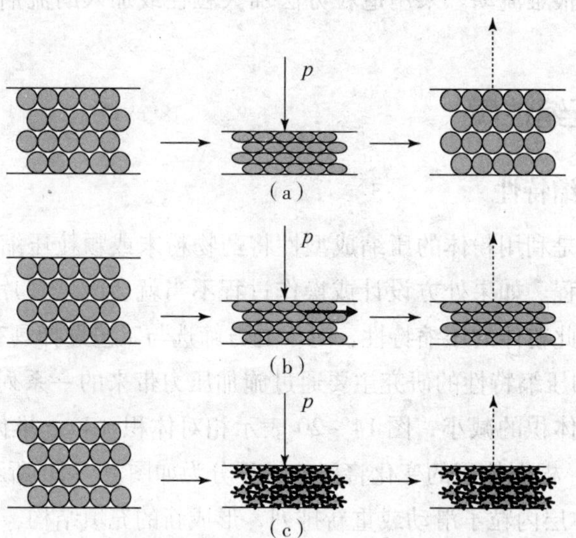

图 14-21　粒子的压缩行为

（a）弹性变形；（b）塑性变形；（c）脆性变形

（二）粉体的压缩方程

反映粉体压缩特性的方程有 20 多种，在药用粉体的压缩成形性研究中应用较多的为 Heckel 方程、Cooper-Eaton 方程和川北方程，其中 Heckel 方程最为常用。将 Heckel 方程中的体积换算为空隙率，其表达式如式（14-31）所示。

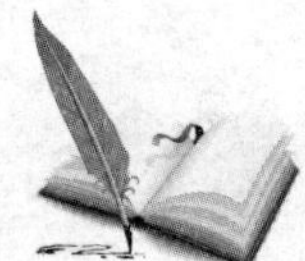

$$\ln\frac{1}{\varepsilon} = KP + \ln\frac{1}{\varepsilon_0} \qquad (14-31)$$

式中，P 为压力；ε 为压缩时粉体层的孔隙率；ε_0 为最初孔隙率；直线斜率 K 表示塑性变形引起的空隙率的变化，K 值越大，塑性变形越好。压片过程中以 Heckel 方程描述的信息对处方设计非常有用。

根据 Heckel 方程描绘的曲线中，直线部分反映由塑性变形产生的空隙率的变化；曲线部分反映由重新排列、破碎等引起的空隙率的变化。一般粉体在压力较小时表现为曲线关系，压力较大时符合 Heckel 方程的直线关系。根据 Heckel 压缩曲线，将粉体的压缩特性分为 3 种，如图 14 – 22 所示。

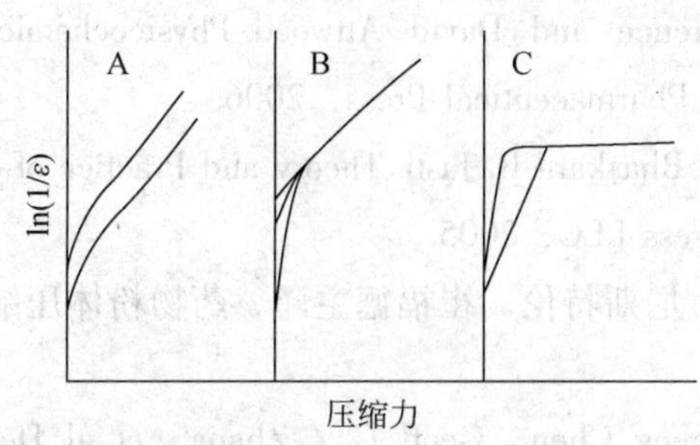

图 14 – 22　根据 Heckel 方程划分的压缩特性分类

A. 以塑性变形为主；B. 以颗粒的破碎为主；C. 粒子不发生重新排列，只有塑性变形

A 型：压缩过程以塑性变形为主，初期粒径不同而造成的充填状态的差异影响整个压缩过程，即压缩成形过程与粒径有关，如氯化钠等。

B 型：压缩过程以颗粒的破碎为主，初期不同的充填状态（粒径不同）被破坏后在某压力以上时压缩曲线按一条直线变化，即压缩成形过程与粒径无关，如乳糖、蔗糖等。

C 型：压缩过程中不发生粒子的重新排列，只靠塑性变形达到紧密的成形结构，一定压力后空隙率不发生变化，如乳糖和脂肪酸混合物的压缩过程。

压缩曲线的斜率反映塑性变形的程度，斜率越大，片剂的压缩成型性越好；一般 A 型物质的斜率大于 B 型物质。

思考题

1. 简述下列粉体粒径的含义：三轴径、Feret 径、Krummbein 径、Martin 径；Heywood 径、Stokes 径、Mode 径、筛分径、中位径以及 D_{50}、D_{90}、D_{10}。
2. 简述粉体粒径的不同测定方法及适用范围。
3. 简述粉体密度的分类及其测定方法。
4. 可用哪些参数表征粉体的流动性？
5. 可采用哪些方法改善粉体的流动性？
6. 简述久野方程、川北方程和 Heckel 方程在粉体学中的应用。
7. 影响粉体充填性的因素有哪些？
8. 简述粉体学性质对制剂处方设计的重要性。
9. 请解释下述概念：空隙率、休止角、压缩度、Hausner 比、临界相对湿度、振实密度、堆密度、粒密度。

（毛世瑞）

参考文献

［1］崔福德．药剂学［M］.6 版．北京：人民卫生出版社，2007.

［2］崔福德．药剂学［M］.2 版．北京：中国医药科技出版社，2010.

［3］Larry L. Augsburger，Stephen W. Hoag. Pharmaceutical dosage forms：Tablets［M］. 3rd edition. Informa Healthcare，2008.

［4］卢寿慈．粉体技术手册［M］．北京：化学工业出版社，2004.

［5］Alexander T Florence and David Attwood. Physicochemical Principles of Pharmacy［M］. 4th edition. London：Pharmaceutical Press，2006.

［6］Tapash K. Ghosh，Bhaskara R. Jasti. Theory and Practice of contemporary Pharmaceutics［M］. Boca Raton：CRC Press LLC，2005.

［7］G. 阿尔德勒，C. 尼斯特伦．崔福德主译．药物粉体压缩技术［M］．北京：化学工业出版社，2008.

［8］Yihong Qiu，Yisheng Chen，Geoff G. Z. Zhang，et al. Developing Solid Oral Dosage Forms. Pharmaceutical theory and practice［M］. London：Elservier，2009.

扫码“练一练”

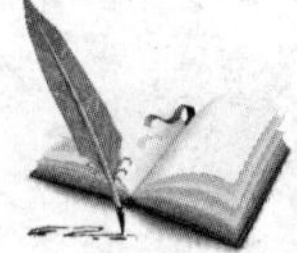

第十五章　固体制剂的单元操作

学习目标

1. **掌握**　粉碎、混合、制粒与干燥的概念与目的。
2. **熟悉**　粉碎、混合、制粒与干燥的影响因素。
3. **了解**　粉碎、混合、制粒与干燥的常用设备。

第一节　粉碎与分级

扫码"学一学"

一、粉碎

（一）粉碎目的

粉碎（crushing）系指借助机械外力将大块物料破碎成小颗粒或细粉的操作。粉碎操作作为粒子的加工过程，其主要目的是减少物料的粒径，增加比表面积。粒径的减少程度通常用粉碎度（degree of crushing，n）或粉碎比（milling ratio）表示。粉碎度是指粉碎前粒度 D_1 与粉碎后粒度 D_2 之比，如式（15－1）所示。当颗粒形状一定时，颗粒越小，其比表面积越大。对于正方体颗粒，粉碎后颗粒的总数是粉碎度的三次方（n^3），总表面积是原来的 n 倍。如边长为 1mm 的正方体颗粒被粉碎成边长为 10μm 的小正方体颗粒，则粉碎度为 $n=100$，粉碎后颗粒总数为 100^3，总表面积由原来的 6mm^2 增加到（6×100）mm^2。

$$n=\frac{D_1}{D_2} \tag{15-1}$$

粉碎获得的小粒径颗粒对制剂的意义有：①粒径小，有利于固体各成分的混合均匀；②粒径小，比表面积增大，有利于提高难溶性药物的溶出速度和生物利用度；③有利于制粒工艺的顺利进行；④有助于从天然药物中提取有效成分等。显然，粉碎对药品质量的影响很大。但必须注意粉碎过程可能带来的不良作用，如晶型转变（crystal transition）、热分解（thermal decomposition）、粘附与团聚（agglomeration）、堆密度的减小、空气在粉末表面的吸附对润湿性的影响、粉尘污染、爆炸等。

（二）粉碎机制

物质依靠分子间的内聚力而结合成一定形状的块状物。粉碎过程就是通过外加力破坏分子间的内聚力，以达到破碎物料的目的。被粉碎的物料受到外力的作用后在局部产生很大的应力或形变（deformation）。开始表现为弹性变形（elastic deformation），当施加应力超过物料的屈服力（yield force）时物料发生塑性变形（plastic deformation），当应力超过物料本身的分子间力时即可产生裂隙并发展成为裂缝，最后则破碎或开裂。塑性物质的破碎经过较长的塑性变形阶段，弹性物质的破碎几乎不经过塑性变形阶段，到屈服点后迅速破碎

成碎块。

常用的外加力有：冲击（impact）、压缩（compression）、剪切（cutting）、弯曲（bending）、研磨（attrition）等，如图 15-1 所示。因此被处理物料的性质不同、粉碎程度不同，所需施加的外力也不同。冲击、压碎和研磨作用对脆性物质有效，纤维状物料用剪切方法更有效。粗碎以冲击力和压缩力为主，细碎以剪切力、研磨力为主。实际上多数粉碎过程是上述几种力综合作用的结果。在大粒径时物料主要表现为弹性行为，小粒径时则主要表现为塑性行为，因此粉碎较大颗粒时，粒径受粉碎装置特性以及外力施加方式的影响较大；粉碎细粒时，粒径受物质本身性质的影响较大。被粉碎物料迅速恢复弹性变形时以热能释放能量，所以粉碎操作经常伴随温度上升。

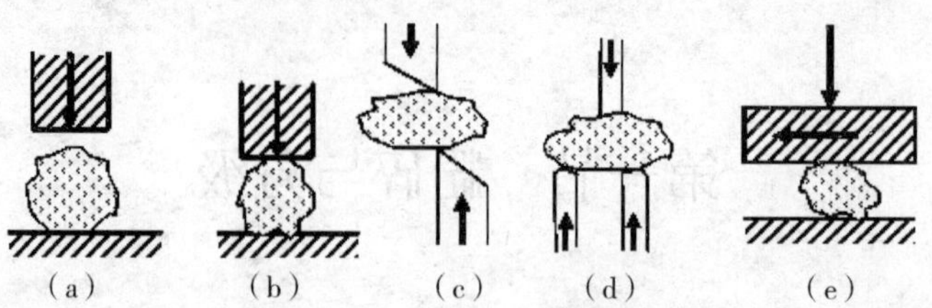

图 15-1 粉碎用各种外加力

(a) 冲击；(b) 压缩；(c) 剪切；(d) 弯曲；(e) 研磨

（三）粉碎的能量消耗

粉碎时消耗能量比较大，如新生表面所消耗的能量，粒子的变形、粒子的移动，粒子与粒子间、粒子与器壁间的摩擦，机械振动、噪音以及设备转动等多方面所消耗的能量。但粉碎操作的能量利用率非常低，消耗于产生新表面能量在总消耗能量中只占 0.1% ~1%。粉碎过程受物料的物性、形状、大小、设备、作用力、操作方式等复杂条件的影响，很难用精确的计算公式来描述能量的消耗。下面介绍著名的三个能量学说。

1. Rittinger 学说（1867 年）“粉碎所需的能量与新生的表面积成正比，而与粒径成反比”。由于细碎时表面积的增加比较显著，所以适用于数十微米到数百微米粒度范围的细碎。

2. Kick 学说（1885 年）“粉碎所需的能量与物料的粉碎比（D_1/D_2）的对数成正比”。由于粗碎时体积的变化较为显著，所以适用于数毫米到数十毫米粒度范围的粗碎。

3. Bond 学说（1952 年）“粉碎所需的能量与粉碎物料粒径的平方根成反比”。该理论介于 Rittinger 学说与 Kick 学说之间，适用于中等粉碎。

从上述理论可以看出，不同粉碎阶段有不同的能量消耗规律。即粉碎开始阶段由于体积的减少更为显著，从而遵循 Kick 学说；而最终细碎阶段表面积的增加更为突出，从而遵循 Rittinger 学说；中间阶段遵循 Bond 学说。

功指数（work index）是指将粒度为无穷大（$D_1=\infty$）的粒子粉碎成 $D_2=100\mu m$ 时所需的能量，一般由实验测定。功指数可用来衡量粉碎操作的难易程度，功指数越小的物料越易于粉碎。

（四）粉碎引起的变化、粉碎方法及影响因素

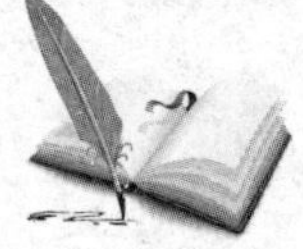

根据颗粒的大小或粒度，粉碎可分为粗粉碎、细粉碎、超细粉碎、超微粉碎四种。在机械粉碎过程中，颗粒在 Vander Waals 力、静电力、机械压力、摩擦力等作用下，可产生

颗粒的团聚。并且颗粒越小，表面积越大，越易于团聚。颗粒微细化过程与微细颗粒之间的团聚保持动态平衡时，粒度大小将不再发生变化。但在粒度减小的过程中，被粉碎物料因形变、缺陷和解离，从而诱发这些物质的结构、物理化学变化，称为粉碎过程机械力化学。

1. 粉碎引起的变化

（1）物理变化　颗粒和晶粒的微细化或超细化，材料内部微裂纹的产生和扩展、表面密度和真密度的变化以及比表面积的变化。

（2）结晶状态变化　产生晶格缺陷、发生晶格畸变、结晶程度降低甚至无定性化、晶型转变等。

①晶体中质点的排列部分失去其点阵结构周期性导致的晶面间距发生变化，晶格缺陷以及形成非晶态结构等；

②由于机械力反复作用，晶格内积聚的能量不断增加，使结构中某些结合键发生断裂并重新排列成新的结合键。

（3）化学变化　含结晶水或羟基物质的脱水、形成合金或者固溶体、降低体系的反应活化能并通过固相反应生成新相。

2. 粉碎方法　根据物料粉碎时的状态、组成、环境条件、分散方法不同，选择不同的粉碎方法，常见的有干法粉碎、湿法粉碎、低温粉碎等。比如樟脑、冰片等粉碎时加入少量挥发性液体，具有一定弹性的乳香、没药，在低温下粉碎；不溶于水的药物，利用颗粒不同的重量进行分离，水飞法。

（1）干法粉碎　指将药料经适当的干燥处理，使药料的水分含量降低至一定限度再行粉碎的方法。其中包括单独粉碎、混合粉碎和特殊处理后粉碎等。注意干燥过程，温度不易过高，易风化药物应避免失水。

①单独粉碎：贵细、毒性、刺激性药物适用于此法。

②混合粉碎：粉碎过程中混合，注意防止低共熔现象。

③特殊处理后粉碎：如油性或黏性成分较多的药材。

（2）湿法粉碎　以水或其他液体溶液为介质，粉碎固体物料的过程。

（3）低温粉碎　指将冷却到脆化点温度的物质在外力作用下破碎成粒径较小的颗粒或粉体的过程。低温粉碎技术可以保证被粉碎物质例如天然产物在粉碎过程中组织成分不受破坏。

（4）其他粉碎方法

①自由粉碎与闭路粉碎：达到规定粒度的细粉及时移出，即为自由粉碎，而细粉始终保持在系统中，则为闭路粉碎。

②开路粉碎与循环粉碎：药物仅通过粉碎设备一次即获得所需的粉体产品为开路粉碎，而粉体产品中含有尚未达到规定粒度的粗颗粒，则可通过筛分设备将粗颗粒分离出来，再将其送回粉碎设备粉碎，称为循环粉碎。

3. 影响因素　粉碎过程中，影响粉碎的因素很多，主要有物料因素、设备因素、操作因素。

（1）物料性能影响　物料的种类、含水量、强度、硬度与可磨性等存在显著差异，粉碎前应确定原料的性质（脆性、韧性、纤维性、糖性、油性等），然后对不同性质的物料采取不同的方法；此外若物料含水量较高，粒子易黏结，粉碎难度增大，同理，物料强度、硬度愈大，则动力消耗大，产量也越低。

（2）设备因素　粉碎机的不同类型（剪切粉碎、研磨粉碎及冲击粉碎等），不同尺寸，内部结构（如工作压力、分级装置等）等产生不同粉碎机制，因此应根据物料性质和用户的需求决定的适宜的粉碎设备。

（3）操作条件　设置不同的工艺参数（如粉碎时间和速率），控制介质填充率，进料速度与粒度，加入助磨剂、分散剂等操作条件都会影响物料的粉碎程度，同时做好设备的保养工作对粉碎机寿命以及粉碎细度产量提供保证。

总的来说，粉碎原则为保持药物的组成和药理作用不变；不过度粉碎至需要粒度即可；难以粉碎部分不随意丢弃；毒性或刺激性较强的药物粉碎中注意劳动保护与环境安全。

（五）粉碎设备

常见的粉碎类型的基本特征见表15－1。

表15－1　常见粉碎类型的基本特征

粉碎类型	作用力	粉碎后粒径（μm）	适用	不适用
切割	剪切力	830～180	纤维状、粗的动物或植物物料	脆性物料
旋转	研磨力和冲击力	830～75	耐磨物料的细粉	软物料
锤击	冲击力	4750～45	几乎所有物料	耐磨物料
滚筒	压力	830～75	软物料	耐磨物料
研磨	研磨力	830～75	软物料和纤维物料	耐磨物料
流体能	研磨力和冲击力	1～30	适当的硬物料和脆性物料	软的和黏性物料

1. 研钵　研钵（mortar）由研缽和研杵组成，常见的研钵是由陶瓷、玻璃、玛瑙和铜等材质制成，见图15－2，主要用于小剂量药物的粉碎。

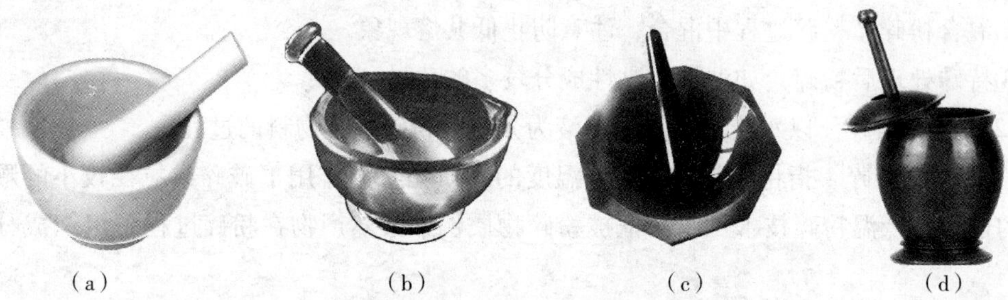

（a）　（b）　（c）　（d）

图15－2　各种材料的研钵

（a）陶瓷研钵；（b）玻璃研钵；（c）玛瑙研钵；（d）铜研钵

2. 球磨机　球磨机（ball mill）是由水平放置的不锈钢或陶瓷制成的圆筒（亦称球磨罐）和内装有一定数量不同大小的钢球或瓷球所组成［图15－3（a）］。其粉碎机制：当圆筒转动时带动内装球上升，当转速适宜时［图15－3（b）］，除小部分球往下滑落外，大部分球随罐体上升至一定高度，并在重力与惯性力作用下抛落下来，此时物料受到强烈的冲击力和研磨力的联合作用，粉碎效果最好。如果圆筒的转速过小时［图15－3（c）］，球随罐体上升至一定高度后往下滑落，这时物料的粉碎主要靠研磨作用，效果较差。如果转速过大时［图15－3（d）］，球与物料靠离心作用随罐体旋转，失去物料与球体的相对运动，从而影响粉碎效果。

球磨机粉碎的主要影响因素有：①圆筒的转速。适宜转速为临界转速的0.5～0.8倍。

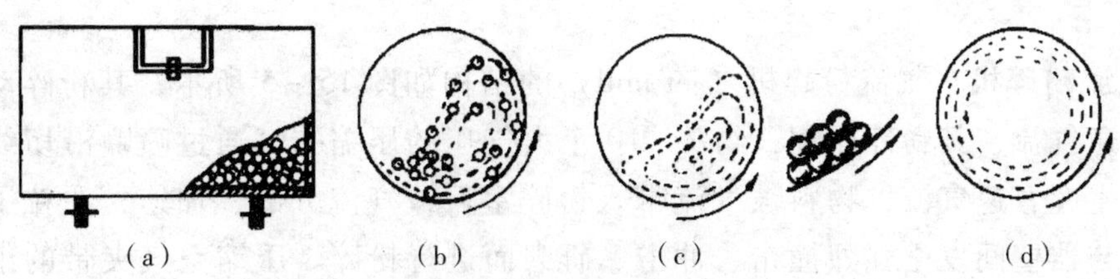

图 15-3　球磨机与球的运动状况

(a) 球磨机的结构；(b) 运动速度适宜；(c) 运动速度过慢；(d) 运动速度过快

临界转速（critical velocity，V_C）是使球体在离心力的作用下随圆筒做旋转运动的最小速度，可用式（15-2）表示。②球体大小与密度。一般球体的直径越小、密度越大，粉碎后物料的粒径越小，应根据物料的粉碎要求选择适宜的球体与密度。③球和粉碎物料的总装量。适宜装量为罐体总容积的 50% ~60%。

$$V_C = \sqrt{gr} \tag{15-2}$$

式中，r 为离心半径；g 为重力加速度。

球磨机适用于物料的微粉碎，而且由于密闭操作，可用于贵重物料的粉碎、无菌粉碎、干法粉碎、湿法粉碎、间歇粉碎，必要时可充入惰性气体。新型立式搅拌球磨机可粉碎到粒径 100nm ~5μm 的颗粒。缺点是粉碎时间较长，粉碎效率较低。

3. 冲击式粉碎机　冲击式粉碎机（impact mill）对物料的作用力以冲击力为主，适用于脆性、韧性物料的中碎、细碎、超细碎等，可粉碎到粒径 10μm 的颗粒，因此具有“万能粉碎机”（universal mill）之称［图 15-4（a）］。其典型结构有锤击式［图 15-4（b）］和冲击柱式［图 15-4（c）］。

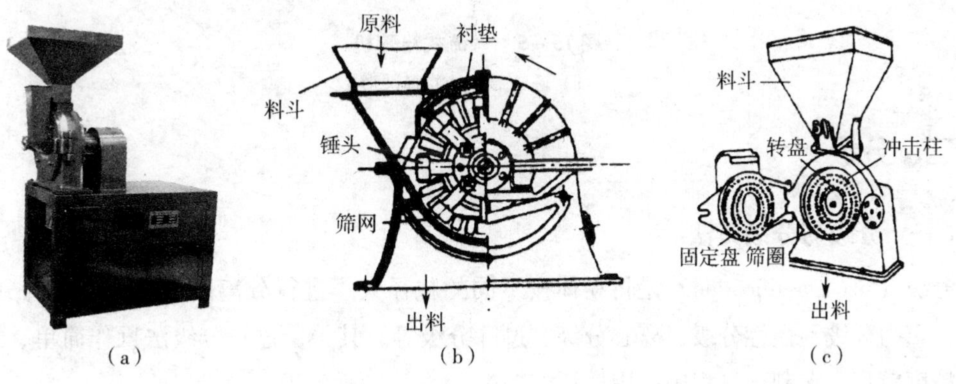

图 15-4　冲击式粉碎机

(a) 外观图；(b) 锤击式；(c) 冲击柱式

（1）锤击式粉碎机（hammer mill）　其结构特点：在高速旋转的轴上安装有数个锤头，机壳上装有衬板，下部装有筛板。当物料从加料斗进入到粉碎室时，由高速旋转的锤头的冲击和剪切作用以及被抛向衬板的撞击等作用而被粉碎，细料通过筛板出料，粗料继续被粉碎。粉碎粒度可由锤头的形状、大小、转速以及筛网的目数来调节。

（2）冲击柱式粉碎机（column mill）　又称转盘式粉碎机（roller mill），其结构特点：在高速旋转的转盘上固定有若干圈冲击柱，另一与转盘相对应的固定盖上也固定有若干圈冲击柱。物料从加料斗进入转盘中心，轴向进入粉碎室，物料受离心作用从中心部位被甩向外壁，在此过程中物料受到冲击柱的冲击作用而被粉碎，细粒从底部的筛孔出料，粗粉在机内再次粉碎。粉碎程度与盘上固定的冲击柱的排列方式、转速

等有关。

4. 气流粉碎机 气流粉碎机（jet mill）的结构如图15-5所示，其粉碎动力主要来源于高速气流，其粉碎原理：约7~10个大气压的压缩空气通过喷嘴沿切线进入粉碎室时产生超音速气流，物料被气流带入粉碎室后被气流分散、加速，在粒子与粒子间、粒子与器壁间发生强烈撞击、冲击、研磨而进行粉碎。压缩空气夹带的细粉由出料口进入旋风分离器或袋滤器进行分离，较大颗粒由于离心力的作用沿器壁外侧重新带入粉碎室，再次粉碎。粉碎程度与喷嘴的个数与角度、粉碎室的几何形状、气流的压缩压力以及进料量等有关。

气流粉碎机的特点有：①可进行粒度为3~20μm的超微粉碎；②由于高压空气从喷嘴喷出时产生焦耳-汤姆逊冷却效应，故适用于热敏性物料和低熔点物料粉碎；③设备简单，可适用于无菌粉末的粉碎；④粉碎费用高。

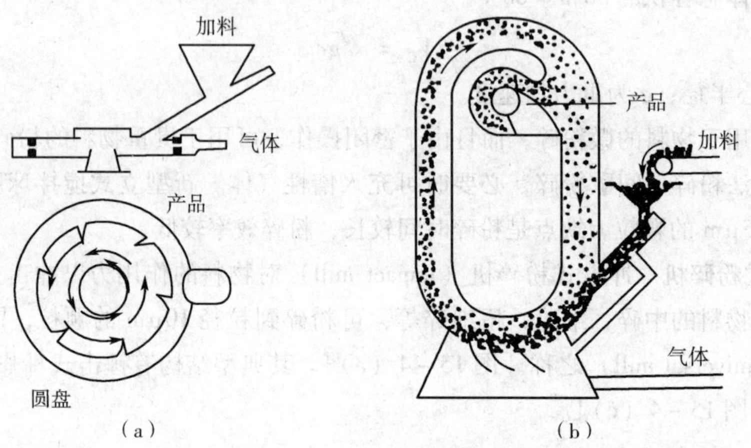

图15-5 气流式粉碎机

（a）圆盘形；（b）椭圆形

二、分级

（一）分级与分级方法

分级（size classification）是将粉体按不同的粒径大小进行分离的操作。常用的分级方法有：重力分级、惯性分级、离心分级、过筛分级等。其中，过筛分级法操作简单、经济，分级精度较高，在制剂过程中应用广泛。

过筛分级法（sieving method）亦称筛分法，是借助筛网孔径大小将物料进行分离的方法。经粉碎后，通常物料的粒径不均匀，筛分的目的是为了获得较均匀的粒子群，或筛除粗粉取细粉，或筛除细粉取粗粉，或筛除粗粉和细粉取中粉等。

（二）筛分设备

1. 药筛 分级用的药筛有两种，冲眼筛和编织筛，如图15-6所示。冲眼筛系在金属板上冲出圆形的筛孔而成，其结构坚固，不易变形，多用于粉碎机的筛板及药丸等粗颗粒的筛分。编织筛是用金属丝（如不锈钢、铜丝、铁丝等）或其他非金属丝（如尼龙丝、绢丝等）编织而成。编织筛的优点是单位面积上的筛孔多、筛分效率高，可用于细粉的筛分。尼龙筛具有一定的弹性，耐用，一般不影响药物的稳定性，因此在制剂生产中应用广泛，但筛线易于位移致使筛孔变形，使分离效率下降。

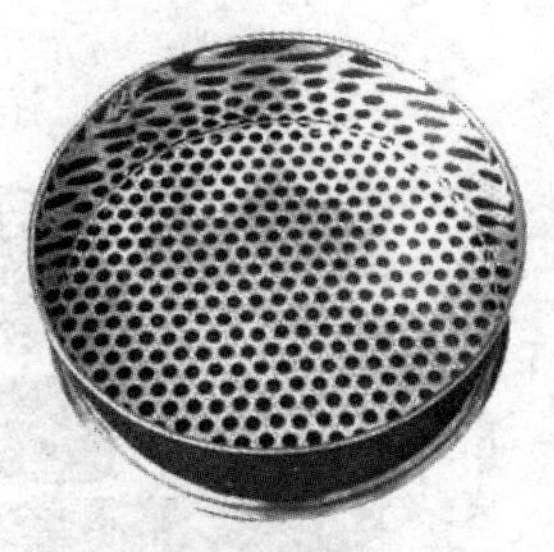

冲眼筛

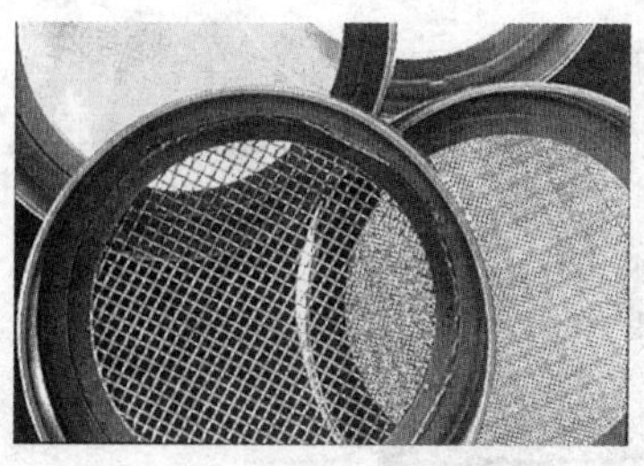

编织筛

图 15-6　冲眼筛和编织筛

药筛的孔径用筛号表示，我国有《中国药典》标准和工业标准。《中国药典》（2020 年版）规定的药筛选用国家标准 R40/3 系列。药筛分 9 个号，粉末分为 6 个等级，分别见表 15-2、15-3。

表 15-2　药筛号和筛孔内径

筛号	一号筛	二号筛	三号筛	四号筛	五号筛	六号筛	七号筛	八号筛	九号筛
目号	10 目	24 目	50 目	65 目	80 目	100 目	120 目	150 目	200 目
筛孔内径（μm）	2000±70	850±29	355±13	250±9.9	180±7.6	150±6.6	125±5.8	90±4.6	75±4.1

表 15-3　粉末的等级

粉末等级	能全部通过的筛号	补充规定
最粗粉	一号筛	混有能通过三号筛的粉末不超过 20%
粗粉	二号筛	混有能通过四号筛的粉末不超过 40%
中粉	四号筛	混有能通过五号筛的粉末不超过 60%
细粉	五号筛	含能通过六号筛的粉末不少于 95%
最细粉	六号筛	含能通过七号筛的粉末不少于 95%
极细粉	八号筛	含能通过九号筛的粉末不少于 95%

2. 筛分装置　常见的筛分设备有药筛、振荡筛分仪（analytical sieve shaker）、旋振筛、滚筒筛、多用振动筛等。

（1）振荡筛分仪　根据筛序，从大孔径到小孔径上下排列，最上为筛盖，最下为接受器，如图 15-7 所示。将物料放入最上部的筛上，盖上盖，固定在摇动台进行摇动和振荡数分钟，即可完成对物料的分级。常用于测定粒度分布。

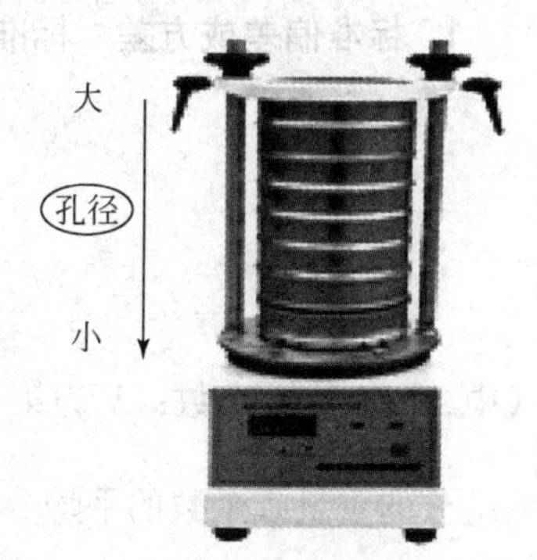

图 15-7　振荡筛分仪

（2）旋振筛　旋振筛（rotary vibrating sieve）是在电机的上轴和下轴各装有不平衡重锤，上部重锤使筛网产生水平圆周运动，下部重锤使筛网发生垂直方向运动，故筛网的运动方向有三维性。将物料加入于筛网中心部位，筛上的粗粉从上部排出口排出，筛下粗粉从下部排出口排出，中粉可经上部排出口排出，细粉经上部排出口和平均粒径更小的细粉下部排出口排出（图 15-8）。振荡筛具有分离效率高，单位筛面处理能力大，占地面积小，重量轻等优点，常用于批量生产的筛分中。

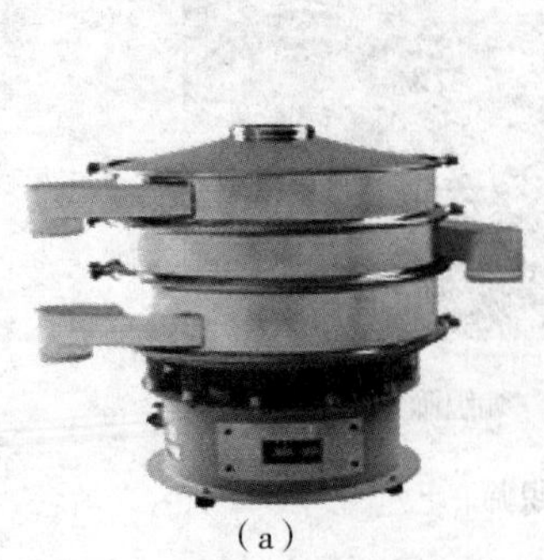

(a)

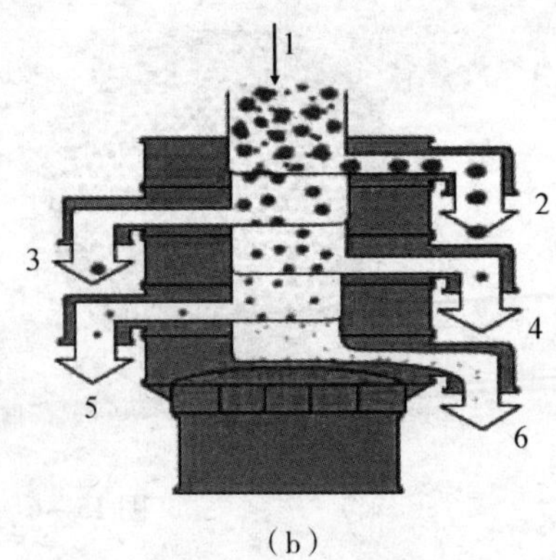

(b)

图 15-8　旋振筛

(a) 外观图；(b) 示意图

1. 筛网中心；2. 粗粉上部排出口；3. 粗料下部排出口；

4. 中粉上部排出口；5. 细粉上部排出口；6. 细粉下部排出口

第二节　混合与捏合

扫码"学一学"

一、混合

(一) 混合目的

混合（mixing）是指把两种以上的物质均匀混合的操作。混合的主要目的是使含量均匀一致，而在固体混合中，粒子是分散单元，不可能得到分子水平的完全混合，因此需尽量减少各成分的粒度，以满足固体混合样品的相对均匀性。

(二) 混合度的表示方法

固体间的混合只能达到宏观的均匀性，因此常常采用统计方法进行分析，以统计混合限度作为完全混合状态，并以此为基准表示实际混合程度。

1. 标准偏差或方差　标准偏差 σ 或方差 σ^2 是评价混合均匀度的常用方法。

$$\sigma = \sqrt{\frac{1}{n-1}\sum_{i=1}^{n}(X_i - \overline{X})^2} \tag{15-3}$$

$$\sigma^2 = \frac{1}{n-1}\sum_{i=1}^{n}(X_i - \overline{X})^2 \tag{15-4}$$

式中，n 为抽样次数；X_i 为第 i 次抽样的样品中某一组分的重量或个数分率；$\overline{X}$ 为样品中某一组分的重量或个数的平均分率，以 $\overline{X} = \frac{1}{n}\sum_{i=1}^{n}X_i$ 表示某一组分的理论分率。计算结果，σ 或 σ^2 值越小，越接近于平均值；这些值为 0 时，此混合物达到完全混合。

2. 混合度（degree of mixing）　能有效地反映混合物的均匀程度，常以统计学方法考虑的完全混合状态为基准求得。混合度（M）可用 Lacey 式表示。

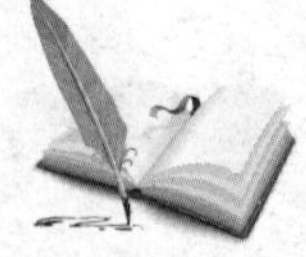

$$M = \frac{\sigma_0^2 - \sigma_t^2}{\sigma_0^2 - \sigma_\infty^2} \tag{15-5}$$

式中，σ_0^2 为两组分完全分离状态下的方差，即 $\sigma_0^2 = \overline{X}(1-\overline{X})$；$\sigma_\infty^2$ 为两组分完全均匀混合

状态下的方差，即 $\sigma_{\infty}^2 = \overline{X}(1-\overline{X})/n$，$n$ 为样品中固体粒子的总数；σ_t^2 为混合时间为 t 时的方差，即 $\sigma_t^2 = \sum_{i=1}^{N}(X_i - \overline{X})/N$，$N$ 为样品数。

完全分离状态时，有

$$M_0 = \frac{\sigma_0^2 - \sigma_t^2}{\sigma_0^2 - \sigma_{\infty}^2} = \frac{\sigma_0^2 - \sigma_0^2}{\sigma_0^2 - \sigma_{\infty}^2} = 0 \quad (15-6)$$

完全混合均匀时，有

$$M_{\infty} = \frac{\sigma_0^2 - \sigma_t^2}{\sigma_0^2 - \sigma_{\infty}^2} = \frac{\sigma_0^2 - \sigma_{\infty}^2}{\sigma_0^2 - \sigma_{\infty}^2} = 1 \quad (15-7)$$

一般混合状态下，混合度 M 介于 0 ~ 1 之间。在混合过程中，可以随时测定混合度，找出混合度随时间的变化关系，从而把握和研究各种混合操作的控制机制及混合速度等。

（三）混合机制

混合机内粒子经随机的相对运动完成混合，1954 年 Lacey 提出混合机制可描述为三种运动方式即对流混合（convective mixing）、剪切混合（shear mixing）和扩散混合（diffusive mixing）。

1. 对流混合　固体粒子群在机械力的作用下产生较大位移时进行的总体混合。

2. 剪切混合　在粒子群内应力的作用下产生滑动面，破坏粒子群团聚而进行的局部混合。

3. 扩散混合　由于粒子的无规则运动，使相邻粒子相互交换位置而进行的局部混合。

在实际的混合过程中，上述混合方式并不是独立发生，而是同时或先后交叉发生。在混合开始阶段以对流与剪切混合为主，达到初步混合，混合后期提高均匀度时必须伴随扩散。

（四）混合的影响因素

在混合机内多种固体物料进行混合时往往伴随着离析（segregation）现象。离析是与粒子混合相反的过程，可降低混合程度。影响混合速度及混合度的因素很多，主要有物料因素、设备因素、操作因素。

1. 物料性质　物料的粒径、粒子形态、密度等在各组分间存在显著差异时，不宜均匀混合，因为在混合或放置过程中容易发生离析现象。在一般情况下，在混合物料中含有少量水分可有效地防止离析。混合比越大，混合度越小。一般的混合过程中，粒径的影响最大，密度的影响在流态化操作中比粒径的影响更显著。

2. 设备因素　混合机的不同类型（搅拌混合、研磨混合、过筛混合等）、不同尺寸、内部结构（搅拌形状、挡板等）产生不同的混合机制，应根据物料的性质和混合要求选择适宜的混合器。

3. 操作条件　物料的装充填量容积比（即物料容积与混合机容积之比）、装料方式、混合比、混合机的转动速度及混合时间等操作条件都会影响物料的混合程度。

（五）混合设备

实验室规模的混合方法有搅拌混合、研磨混合、过筛混合，而工业大生产时多采用容器旋转型混合机和固定容器型混合机。

1. 容器旋转型混合机

（1）V 型混合机（V－shape blender）　如图 15－9（a）所示，由两个圆筒成 V 型交叉

结合而成。交叉角 α = 80°~81°。物料在圆筒内旋转时，分开与反复交替进行，这样，在较短时间内即能混合均匀，混合效率高。

物料在 V 型混合机内的运动轨迹如图 15-10 所示，操作中最适宜转速为临界转速的 30%~40%，最适宜充填量为 30%。

（2）双锥型混合机（double cone blender） 在短圆筒两端各与一个锥型圆筒结合而成，旋转轴与容器中心线垂直，如图 15-9（b）所示，也有斜式双锥型（slant cone blender），如图 15-9（c）所示；双锥三维运动型（3D motion blender），如图 15-9（d）所示，以及方锥型混合机（square-cone blender），如图 15-9（e）所示。双锥型混合机内物料的运动状态与混合效果类似于 V 型混合机。

（3）圆筒型混合机（drum mixer） 常见的圆筒型混合机有水平型［图 15-9（f）］和倾斜型［图 15-9（g）］两种。物料在水平圆筒型混合机内的运动轨迹如图 15-11 所示，最适宜转速为临界转速的 70%~90%，最适宜充填量或容积比（物料的体积/混合机总体积）约为 30%。倾斜圆筒型混合机改进了水平型的运动轨迹，不仅提高混合度，充填容积可达 70%。

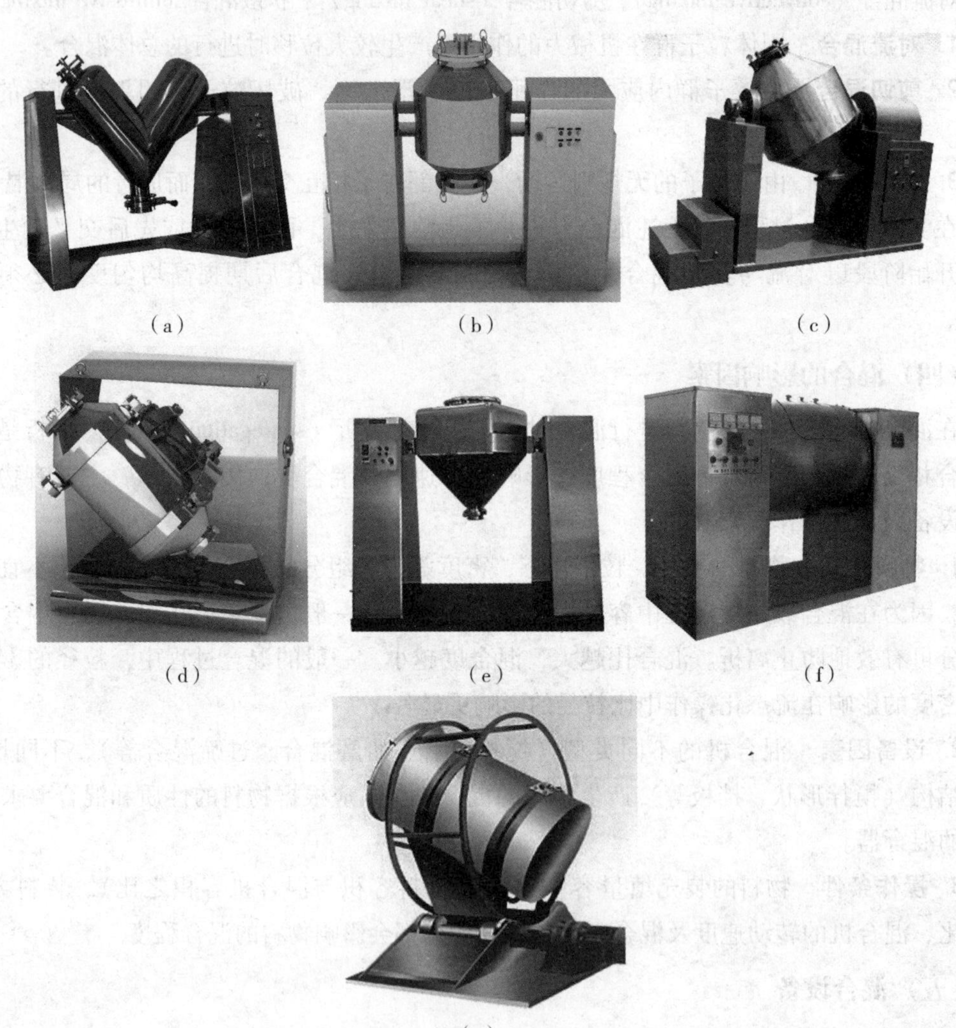

图 15-9 容器旋转型混合机

（a）V 型；（b）双锥型；（c）斜式双锥型；（d）双锥三维运动型；（e）方锥型；（f）水平圆筒型；（g）斜圆筒型

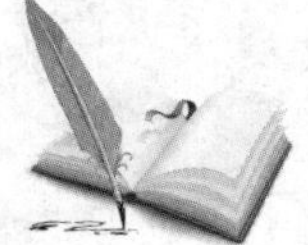

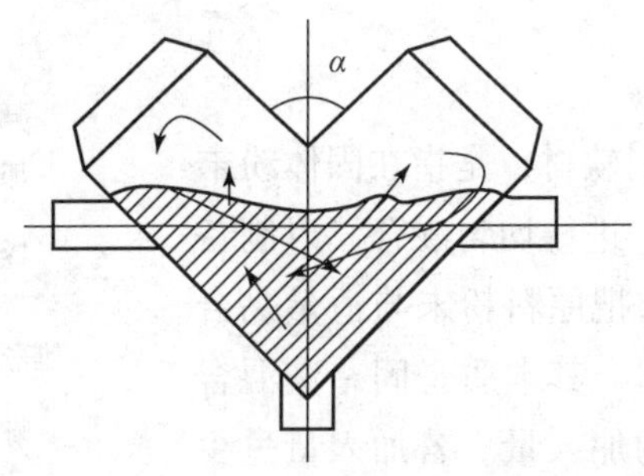

图 15-10　V 型混合机内物粒的运动轨迹

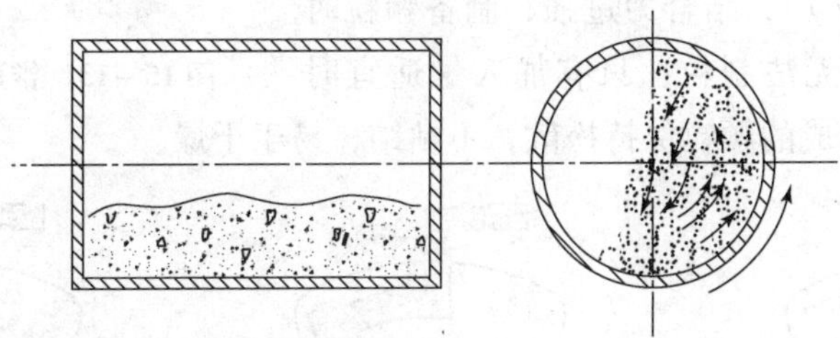

图 15-11　水平圆筒型混合机内物粒的运动轨迹

2. 容器固定型混合机

（1）带式搅拌混合机（ribbon blender）　亦称搅拌槽式混合机（slot mixer，tank mixer），是一种以机械方法对混合物料产生剪切力而达到混合目的的设备，适用于造粒前的捏合操作。由断面为 U 形的固定槽和螺旋状二重带式搅拌桨组成，又称为 U 型混合机（U-shaped mixer），如图 15-12 所示。物料在搅拌桨的作用下不停地上下、左右、内外的各个方向运动，从而达到均匀混合的目的。其混合曲线与 V 型混合机大致相似。

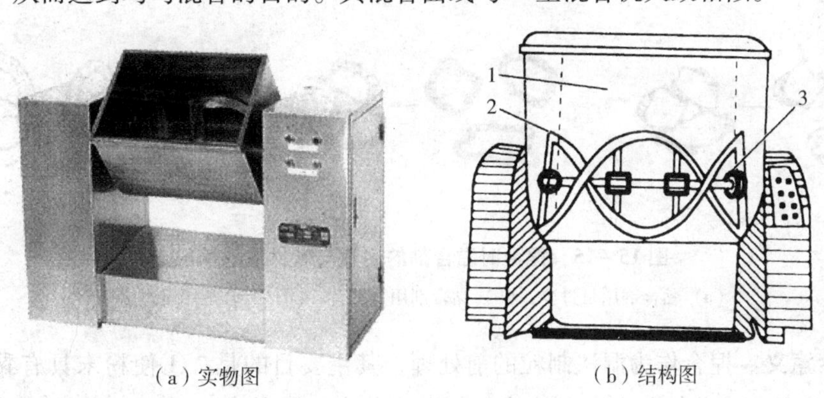

（a）实物图　　（b）结构图

图 15-12　带式搅拌混合机

1. 混合槽；2. 搅拌桨；3. 固定轴

（2）锥形螺旋搅拌混合机（conical screw mixer）　是由锥形容器和内装的一至两个螺旋推进器组成，如图 15-13 所示。锥形螺旋搅拌混合机容器的圆锥角约为 35°，螺旋推进器的轴线与容器锥体的斜线平行，螺旋推进器在容器内既有自转又有公转，充填量约为 30%。物料在推进器的作用下自底部上升，又在公转的作用下在全容器内旋转，从而产生旋涡和上下的循环运动，其运动为螺旋推进器自转的轴向混合［axial mixing，图 15-14（a）］、锥形容器的径向混合［radial mixing，图 15-14（b）］和螺旋推进器切向混合［tangential mixing，图 15-14（c）］三种混合的综合。其混合特点是：混合速度快，混合度高，混合量较大也能达到均匀混合，所需动力消耗较其他混合机少。

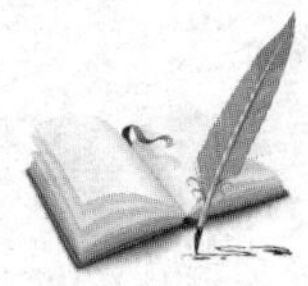

二、捏合

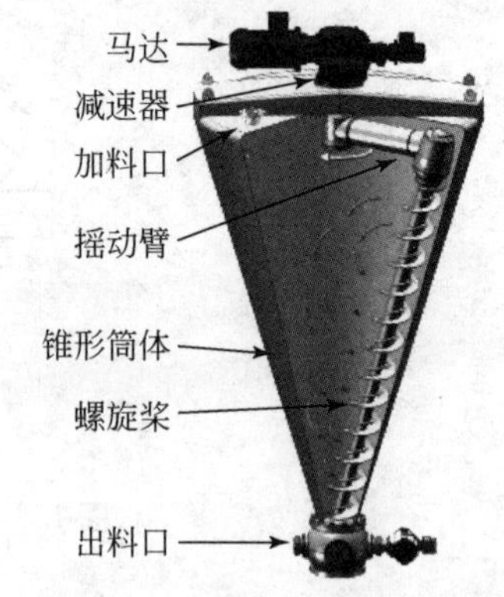

图 15－13 锥形螺旋搅拌混合机

捏合（kneading），亦称制软材，是指在固体粉末中加入少量液体（或黏合剂）进行均匀混合，以制备塑性物料的操作。该过程要求把原料粉末与适量黏合剂有效地、均匀地混合在一起，其本质是固－液混合操作，操作的关键是黏合剂的加入量。若加入量过少［图 15－15（a）］，则结合力弱，不易成粒；若加入量过多［图 15－15（c）］，结合力过强，制备颗粒时形成条状或粘在一起无法制粒；只有加入量适宜时［图 15－15（b）］，制成的颗粒保持松散，不粘结，易于干燥。

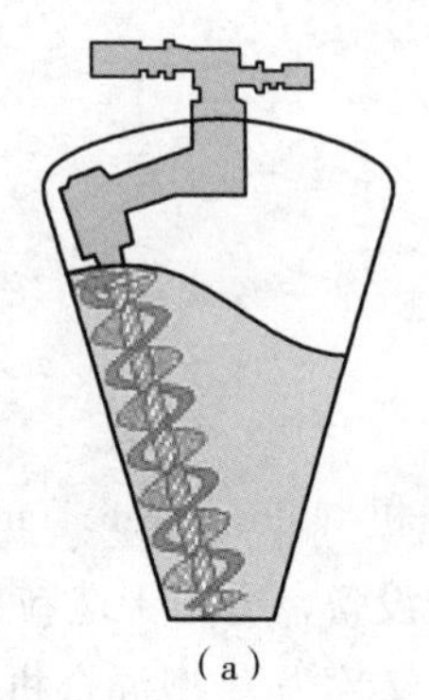
（a）

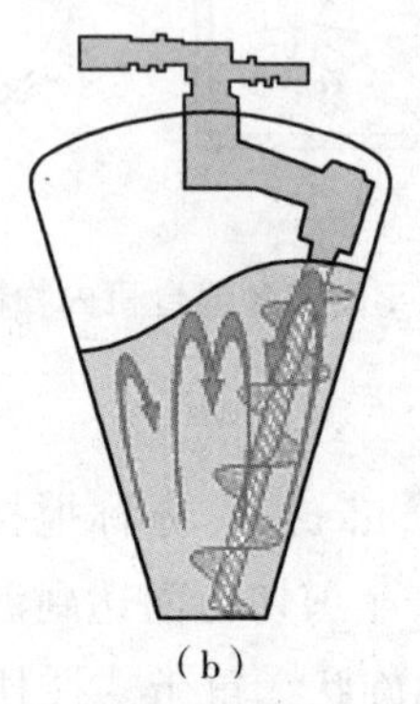
（b）

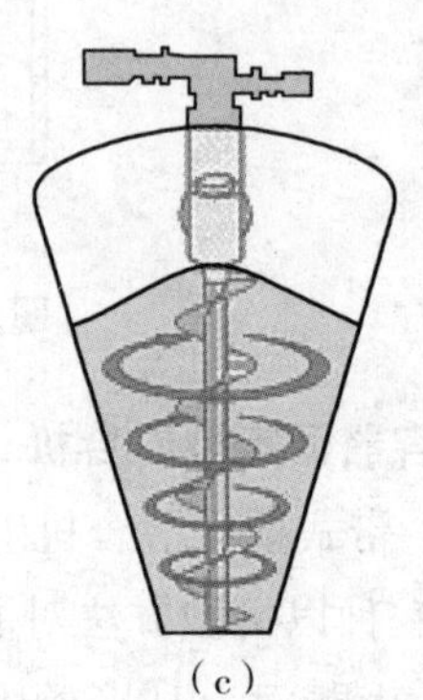
（c）

图 15－14 锥形螺旋搅拌混合机的混合形式

（a）轴向混合；（b）径向混合；（c）切向混合

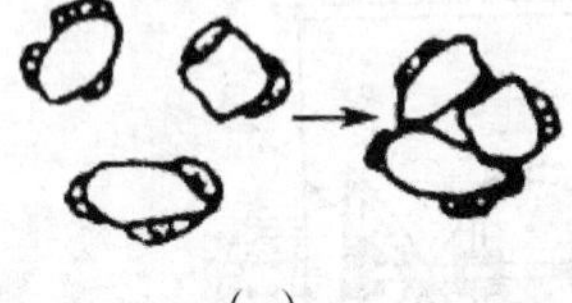
（a）

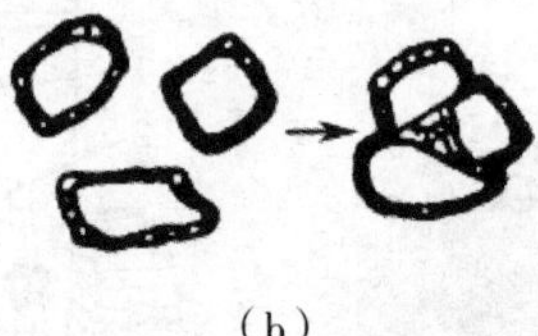
（b）

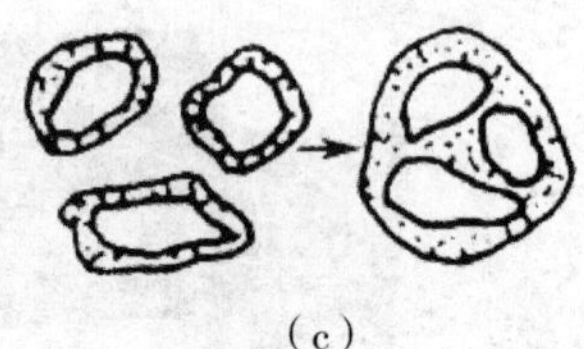
（c）

图 15－15 捏合时黏合剂的用量与软材成形情况

（a）黏合剂用量过少；（b）黏合剂用量适宜；（c）黏合剂用量过多

1. 捏合意义 捏合作为湿法制粒的前处理，其主要目的是：①使粉末具有黏性，易于制粒；②防止各种成分的分离，保持均匀的混合状态；③黏合剂均匀分布在颗粒表面，改善物料的压缩成形性。

适宜的软材，常常靠操作者的经验来判断，即“手握成团，轻压即散”。现代技术可采用科学方法，如测量黏合剂加入量对混合能量的变化来判断润湿程度是否适宜。

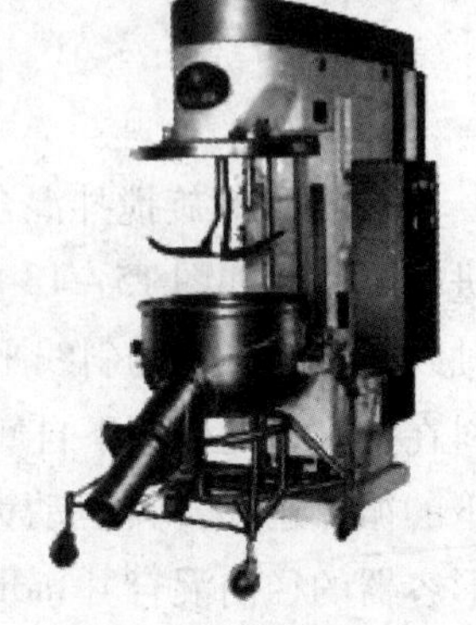
图 15－16 立式搅拌混合机

2. 捏合设备 常用的设备有带式搅拌混合机（图 15－12）和立式搅拌混合机（图 15－16）。改变带式混合机搅拌桨的形式（如 Z 型、Σ 型等），可改善对物料的作用力，适用于不同物料的不同要求。立式搅拌混合机由立式装料容器和搅拌桨组成，搅拌桨可上下调节，其运动为行星式，既有自转又有公

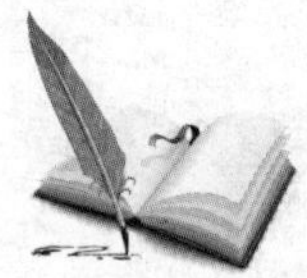

转，可搅动容器内的全部物料。该混合机不仅用于捏合操作，也可用于粉末的混合、液体的搅拌和乳化等。

扫码“学一学”

第三节　制　粒

一、制粒的目的

制粒（granulation）是将粉末、块状、熔融液、水溶液等状态的物料经过加工，制成具有一定形状与大小的粒状物的操作。制粒作为颗粒的加工过程，几乎在所有固体制剂中广泛应用，如散剂、颗粒剂、胶囊剂、片剂等。

制粒的目的有：①改善流动性；②防止各成分的离析，保持多成分的混合均匀性；③防止粉尘飞扬及器壁上的粘附；④调整堆密度，改善溶解性能；⑤改善片剂生产中压力的均匀传递。

制粒的物料可能是最终产品也可能是中间体，根据制粒的目的不同对颗粒的要求有所不同。如在颗粒剂中，颗粒是最终产品，不仅要求流动性好，而且要求外形美观、均匀。在片剂生产中，颗粒是中间体，不仅要求流动性好，而且要保证较好的压缩成形性。药物制粒的方法可归纳为三大类：湿法制粒、干法制粒、其他制粒方法，表 15－4 列出了各种制粒方法。

表 15－4　药物的制粒方法

制粒类别	制粒方法
湿法制粒	高速搅拌制粒、流化床制粒、转动制粒、挤出滚圆制粒、挤压制粒
干法制粒	滚压法、大片法
其他方法	喷雾制粒、熔融微丸化、液相中球晶制粒等

二、制粒的方法与设备

（一）湿法制粒

湿法制粒（wet granulation）是在粉状物料中加入适宜用量的液体黏合剂制备颗粒的方法，粉末靠黏合剂的架桥或粘结作用聚结在一起，并在机械力的作用下分离为具有一定大小和形状的颗粒。

1. 挤压制粒法（extrusion granulation）　是将混合后的物料先制软材，然后以强制挤出的方式通过孔板或筛网而制粒的方法。这类设备有螺旋挤压型、篮式叶片挤压型、环模式辊压挤压型、摇摆式挤压型等，如图 15－17 所示。挤压式制粒具体操作程序为：原、辅料的混合→制软材→挤出制粒→颗粒，制粒的关键在于制软材，必须选好适宜的黏合剂种类、浓度和用量。黏合剂用量多，挤出呈条状，用量少，则粉状多不能制成完整的颗粒。

挤压式制粒机具有以下特点：①颗粒的粒度由筛网的孔径大小调节，粒度分布较均匀，粒子形状以圆柱状、角柱状为主；②挤出压力不大时，可制成松软颗粒，适合压片。缺点：①制粒程序多（先混合、制软材）；②劳动强度大，不适合大批量和连续生产；③筛网的寿命短，需经常更新。

2. 转动制粒法（rolling granulation）　是将混合后的物料置于容器中，在容器或底盘

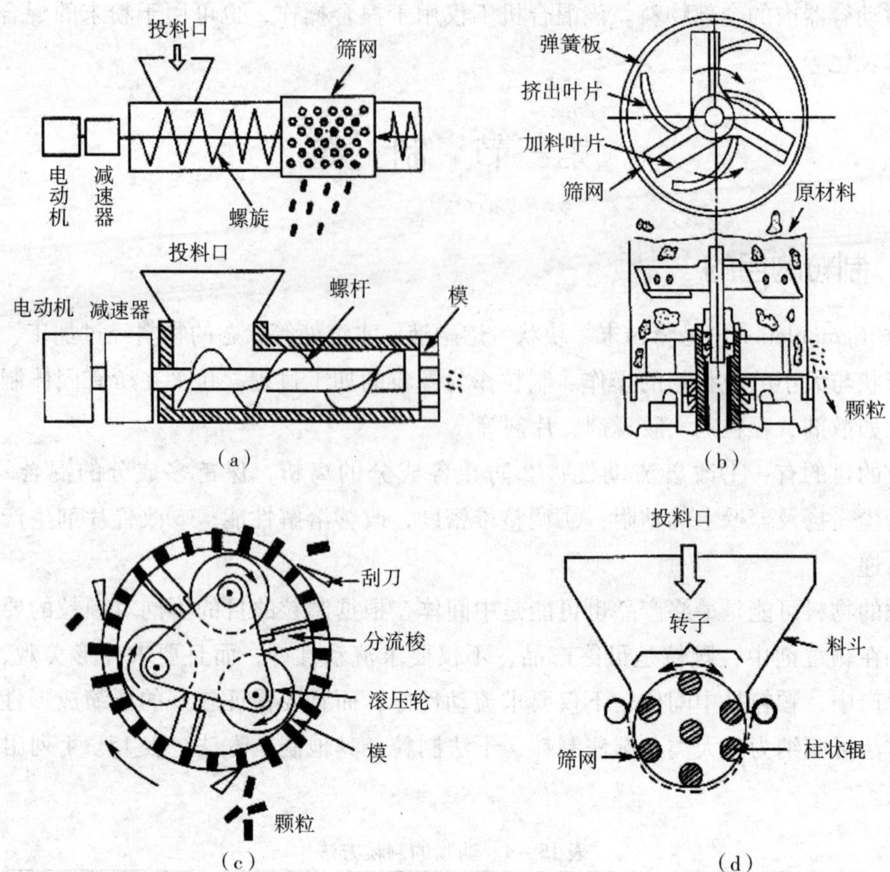

图 15－17　挤压式制粒机示意图

(a) 螺旋挤压型；(b) 篮式叶片挤压型；(c) 环模式辊压挤压型；(d) 摇摆式挤压型

的转动下喷洒黏合剂制备球形粒子的方法。

传统的容器转动型制粒锅是在倾斜锅内放入适量粉状物料，在转动时带动物料上下运动，适量的黏合剂均匀喷洒在物料层斜表面，使粉状物料黏结形成颗粒，颗粒受到重力的作用沿着倾斜面往下滑落而滚圆，反复喷洒黏合剂和药粉，使颗粒长大成所需大小的小丸，如图 15－18 所示。

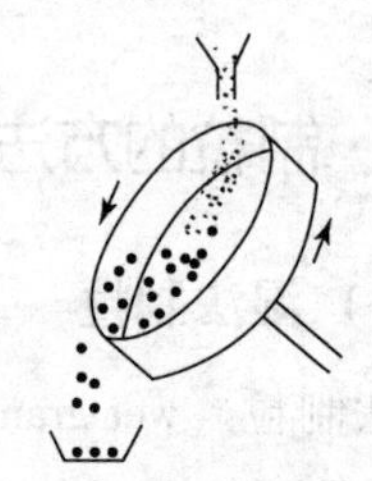

图 15－18　倾斜转动制粒锅的制粒示意图

近年来出现了转动圆盘型制粒机，亦称离心制粒机(centrifugal granulator)，外形如图 15－19 (a) 所示，制粒示意图如图 15－19 (b) 所示。本机由固定容器、转盘、喷头组成。物料在高速旋转的圆盘作用下受到离心作用而靠拢器壁旋转，如图 15－19 (c) 所示，从圆盘周边吹出的空气流使物料向上运动的同时，其在重力作用下往下滚落入圆盘中心，落下的粒子重新受到圆盘的离心作用，从而使物料不停地做类似麻花样滚转运动，如图15－19 (d) 所示，这有利于形成球形颗粒。黏合剂向物料层斜面上部的表面定量喷雾，由于颗粒的激烈运动颗粒表面均匀润湿，散布的药粉或辅料均匀附着在颗粒表面层层包裹，如此反复操作可得所需大小的球形颗粒。调整在圆盘周边上升的气流温度可对颗粒进行干燥。

转动制粒过程分为三个阶段：母核形成→母核长大→压实，如图 15－20 所示。

(1) 母核形成阶段　在粉末中喷入少量液体（黏合剂），以液滴为核心使粉末聚集在一起形成大量母核。在中药生产中叫起模。

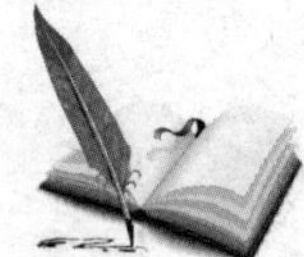

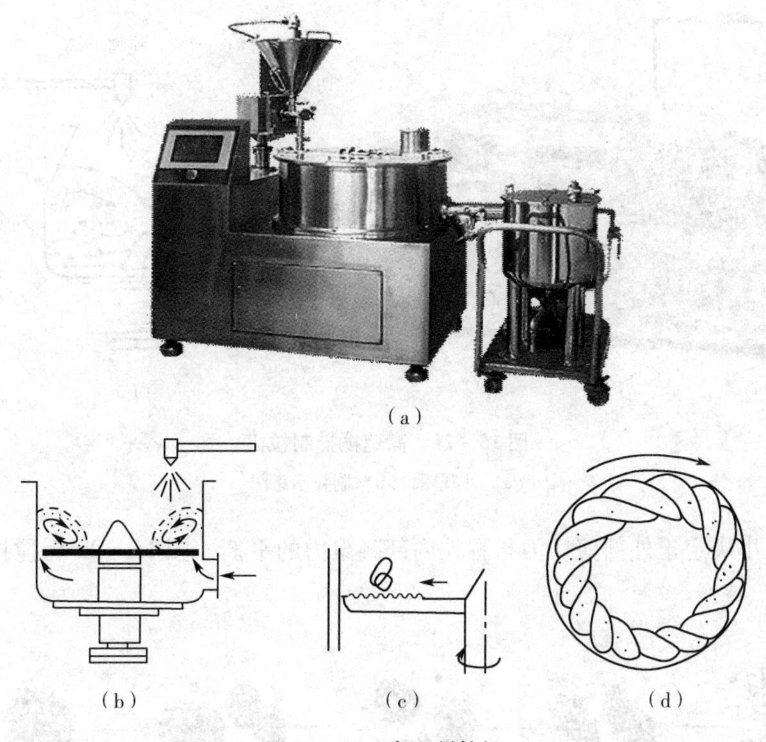

图 15－19　离心制粒机

(a) 外观图；(b) 制粒示意图；(c) 粒子的滚圆示意图；(d) 整体物料麻花样滚转运动

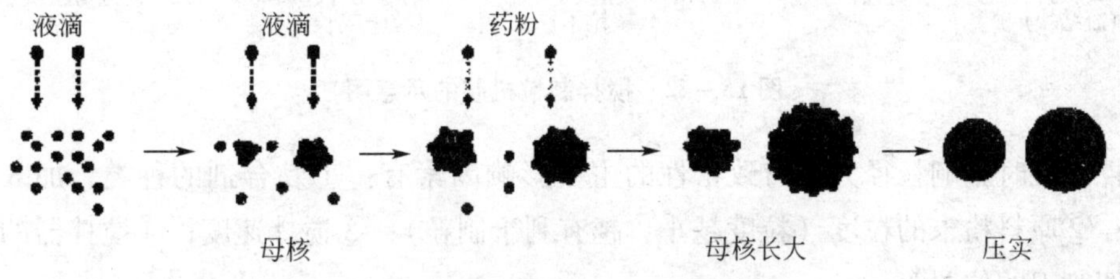

图 15－20　转动制粒机制示意图

(2) 母核长大阶段　母核在滚动时进一步压实，并在转动过程中向母核表面均匀喷撒一定量的液体（或水）和药粉，使药粉层积于母核表面，如此反复多次，可得一定大小的药丸。在中药生产中称此为泛制。

(3) 压实阶段　在此阶段停止加入液体和药粉，在继续转动过程中多余的液体被挤出表面或渗入未被充分润湿的层积层中，从而颗粒被压实形成具有一定机械强度的微丸。

为了得到均匀微丸，在起模后过筛，获得均匀母核后继续下面的泛制，或先制备空白丸芯，然后层积药物于丸芯表面。

3. 高速搅拌制粒法（high speed granulation）　高速搅拌制粒机的外观与制粒示意图如图 15－21 所示。其结构主要由容器、搅拌桨、切割刀组成。操作时先把药粉和各种辅料倒入容器中，盖上盖，把物料搅拌混合均匀后加入黏合剂，搅拌制粒。完成制粒后出料，进行干燥。

该制粒机的工作原理是：黏合剂在搅拌桨的作用下高度分散并与物料充分均匀混合，在旋转的离心作用下被甩向器壁后向上运动，形成较大颗粒；在切割刀的作用下将大块颗粒绞碎、切割，并与搅拌桨的作用相呼应，使颗粒得到强大的挤压和滚动，从而形成致密而均匀的颗粒。

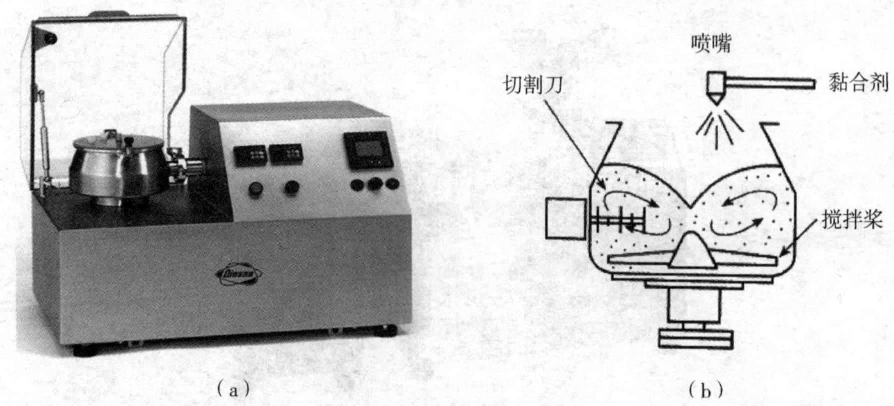

图 15－21　高速搅拌制粒机

（a）外观图；（b）制粒示意图

粒度的大小决定于外部剪切力与颗粒内部凝聚力的平衡。图 15－22 为搅拌制粒机制的示意图。

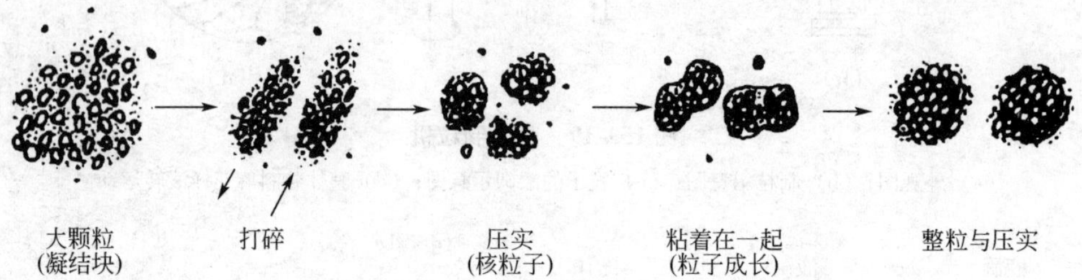

图 15－22　搅拌制粒机制的示意图

搅拌制粒时影响粒径大小与致密性的主要影响因素有：①黏合剂的种类、加入量、加入方式；②原料粉末的粒度（粒度越小，越有利于制粒）；③搅拌速度；④搅拌器的形状与角度，切割刀的位置等。

高速搅拌制粒的特点：①在一个容器内进行混合、制软材、制粒过程；②和传统的挤压制粒相比，具有省工序、操作简单、快速等优点；③改变操作条件可制备致密、强度高的适用于装胶囊的颗粒，也可制备松软的适合压片的颗粒，因此应用非常广泛。

4. 流化床制粒法（fluidized bed granulation）　流化床制粒又称为沸腾干燥制粒，该制粒机的外观与示意图如图 15－23 所示。本法由于在一台设备内可完成混合、制粒、干燥过程，又称一步制粒。其结构主要由容器、气体分布装置（如筛板等）、喷嘴、气固分离装置（袋滤器）、空气进口和出口、物料排出口组成。操作时，把物料装入容器中，从床层下部通过筛板吹入适宜温度的气流，使物料在流化状态下混合均匀，然后开始均匀喷入黏合剂液体，粉末开始聚结成粒，经过反复的喷雾和干燥，当颗粒的大小符合要求时停止喷雾，形成的颗粒继续在床层内送热风干燥，出料送至下一步工序。

流化床制粒的原理如图 15－24 所示，当黏合剂液体均匀喷于悬浮松散的粉体层时，首先，液滴使接触到的粉末润湿并聚结在液滴周围形成粒子核，继续喷入的液滴落在粒子核表面产生黏合架桥作用，使粒子核与粒子核之间、粒子核与粒子之间相互结合，逐渐长大成较大的颗粒。干燥后，粉末间的液体架桥干燥变为固体桥，形成多孔性、表面积较大的柔软颗粒。

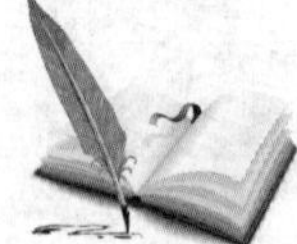

流化床制粒的影响因素除黏合剂的种类、物料的粒度外，操作条件的影响也较大。如：

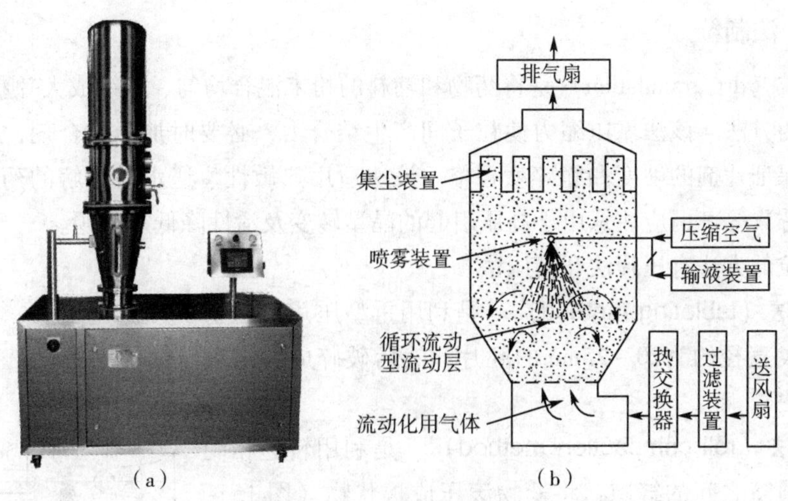

图 15-23　流化床制粒机

(a) 外观图；(b) 示意图

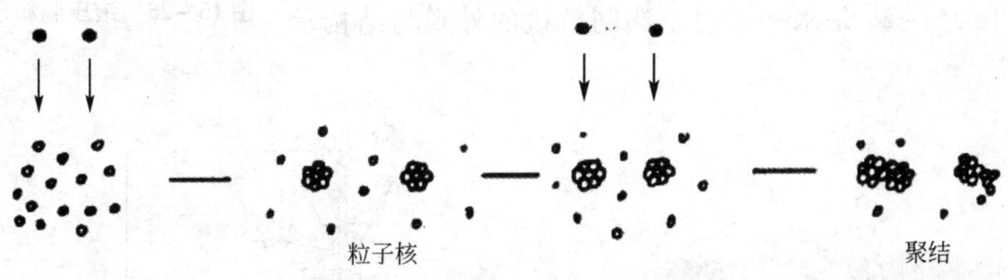

图 15-24　流化床制粒的原理示意图

①空气的进口速度，影响物料的流态化分散状态和干燥状态。②空气温度，影响物料表面润湿与干燥的平衡。③黏合剂的喷雾量，喷雾量增加，粒径变大。④喷雾速度，影响粒子间的结合速度及颗粒大小的均匀性。⑤喷嘴的高度，影响喷雾面积与润湿均匀性等。

流化床制粒的特点：①在一台设备内进行混合、制粒、干燥，甚至是包衣等操作，简化工艺、节约时间、劳动强度低；②制得的颗粒为多孔性软颗粒，密度小、强度小、粒度均匀、流动性、压缩成形性好。

目前，对制粒技术及产品的要求越来越高，为了发挥流化床制粒的优势，出现了一系列以流化床为母体的多功能的新型复合型制粒设备。表 15-5 比较了各种制粒方法的功能。

表 15-5　挤压、搅拌、转动、流化床、复合型制粒的功能比较

	方式	挤压制粒	搅拌制粒	转动制粒	流化床制粒	复合型制粒
单元操作的可行性	混合	×	++	+	+	++
	制粒	++	++	++	++	++
	干燥	×	+	+	++	++
	包衣	×	×	++	+	++
	冷却	×	+	+	++	++
特性	粒径（mm）	0.3~3	约0.1~2.0	约0.1~5.0	约0.1~2.0	0.05~2.0
	形状	柱状	接近球状	接近真球状	聚集体	真球状~聚集体
	堆密度	重质、轻质	重质	重质	轻质	重质~轻质

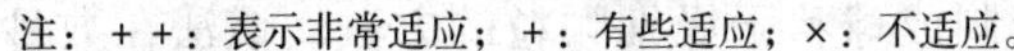
注：++：表示非常适应；+：有些适应；×：不适应。

（二）干法制粒

干法制粒（dry granulation）是将药物和辅料的粉末混合均匀、压缩成大片状或板状后，粉碎成颗粒的方法。该法靠压缩力使粒子间产生结合力，必要时加干黏合剂，以增加粒子间结合力，保证片剂的硬度和脆碎度合格。该法适用热敏性、遇水易分解的药物，如阿司匹林、克拉霉素等，但应注意由于高压引起的晶型转变及活性降低等问题。

干法制粒的方法有压片法和滚压法。

1. 压片法（tableting method） 是利用重型压片机将物料粉末压制成直径约为20～25mm的胚片，然后破碎成一定大小颗粒的方法。

2. 滚压法（roll compaction method） 是利用转速相同的两个滚动圆筒之间的缝隙，将药物滚压成板状物（图15－25），然后破碎成一定大小颗粒的方法。

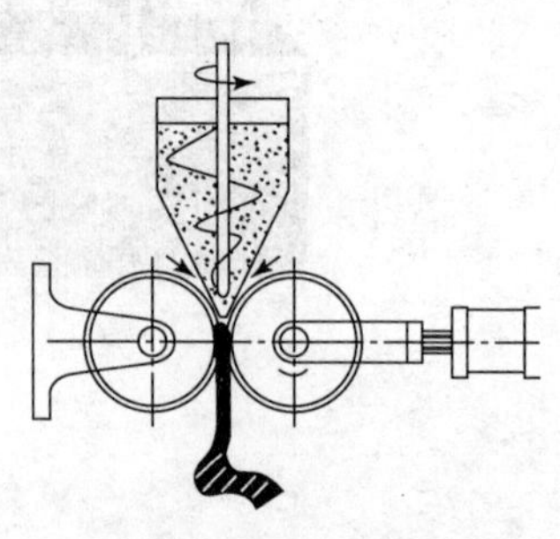

图15－25 滚压制粒示意图

滚压法采用干法制粒机实现，并可分为水平和垂直两种送料方式。图15－26是水平送料干法制粒机的外观与结构示意图。

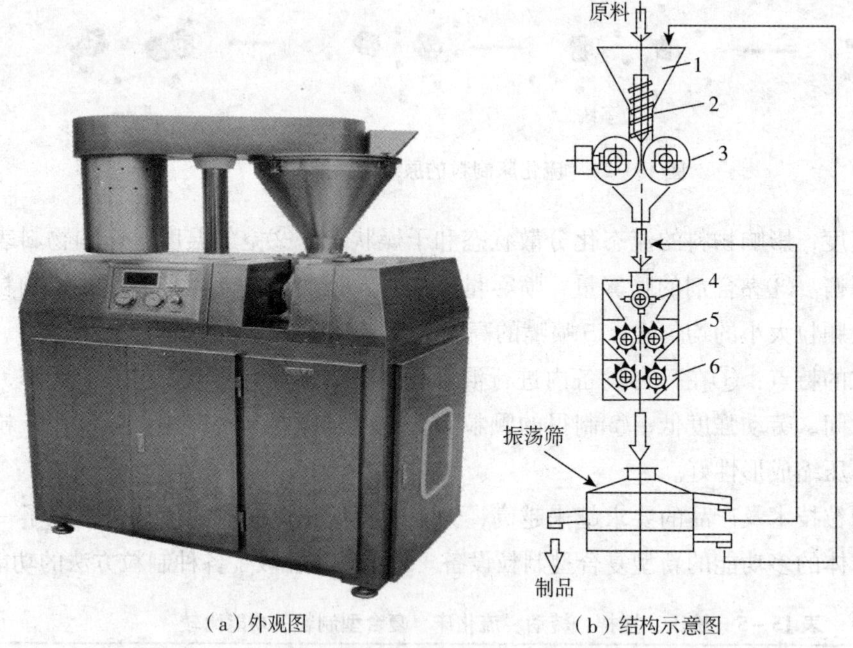

（a）外观图 （b）结构示意图

图15－26 干法制粒机的外观与结构示意图

1. 料斗；2. 加料器；3. 压轮；4. 粗碎轮；5. 中碎轮；6. 细碎轮

干法制粒机的操作流程：将药物粉末投入料斗中，用加料器将粉末送至压轮进行压缩，由压轮压出的固体胚片落入料斗，被粗碎轮破碎成块状物，然后依次进入具有较小凹槽的中碎轮和细碎轮进一步破碎制成粒度适宜的颗粒，最后进入振荡筛进行整粒。粗粒重新送入粗碎轮继续粉碎，过细粉末送入料斗与原料混合重复上述过程［图15－26（b）］。

（三）其他制粒法

1. 喷雾制粒法（spray granulation） 喷雾制粒是将药物溶液或混悬液用雾化器喷雾于干燥室内的热气流中，使水分迅速蒸发以直接制成球状干燥细颗粒的方法。该法在数秒钟

内即完成原料液的浓缩、干燥、制粒过程，原料液含水量可达70%～80%以上。以干燥为目的时称为喷雾干燥（spray drying）；以制粒为目的时称为喷雾制粒。

喷雾制粒的流程如图15－27所示：原料液由料液贮槽进入雾化器喷成液滴分散于热气流中，空气经蒸汽加热器及电加热器加热后沿切线方向进入干燥室与液滴接触，液滴中的水分迅速蒸发，液滴经干燥后形成固体粉末落于器底，干品可连续或间歇出料，废气由干燥室下方的出口流入旋风分离器，进一步分离固体粉末，然后经风机和袋滤器后放空。原料液的喷雾是由雾化器完成的，因此雾化器是喷雾干燥制粒机的关键部件。常用的雾化器有三种型式，即压力式雾化器、气流式雾化器和离心式雾化器，见图15－28。

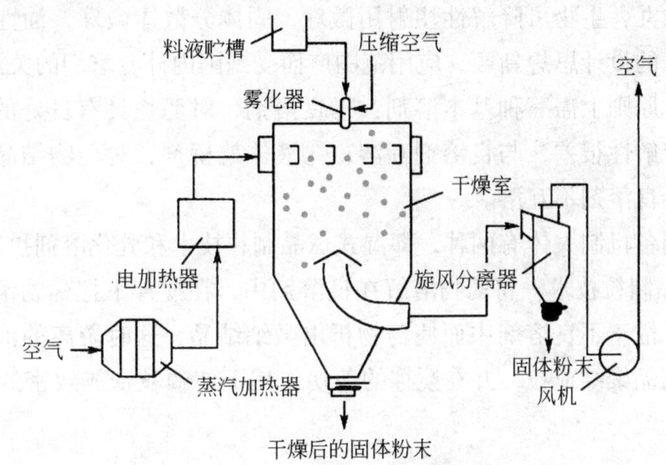

图15－27　喷雾制粒流程图

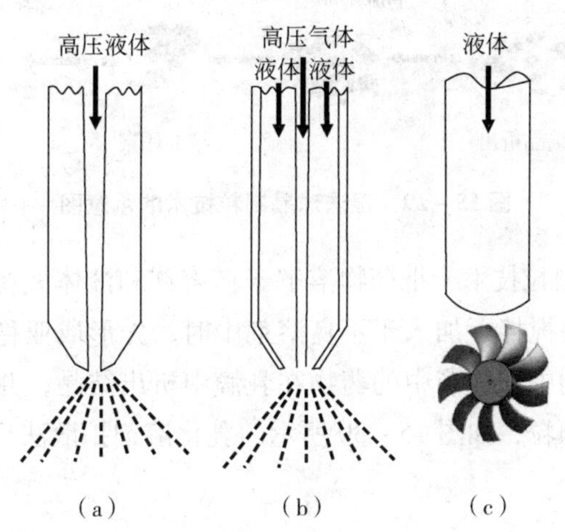

图15－28　雾化器示意图

（a）压力式；（b）气流式；（c）离心式

喷雾制粒法的特点：①从液体直接得到粉状固体颗粒；②雾滴比表面积较大，干燥速度快（通常需要数秒到数十秒）；③热风温度高，但物料的表面温度相对较低（湿球温度），且物料的受热时间较短，适合于热敏性物料的处理；④粒度范围约在30μm到数百微米，堆密度在0.2～0.6g/cm^{3}的中空球状粒子较多，具有良好的溶解性、分散性和流动性。

喷雾制粒法的缺点有：①设备高大、气化液体量大，因此设备费用高、能量消耗大、操作费用高；②黏性较大料液易粘壁，使其使用受到限制，需用特殊喷雾干燥设备。

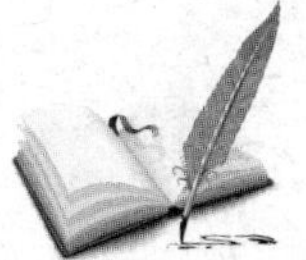

近年来开发出喷雾干燥与流化制粒结合在一体的新型制粒机。由顶部喷入的药液在干

燥室经干燥后落到流化制粒机上制粒，整个操作过程非常紧凑。

2. 液相中晶析制粒法（spherical crystallization） 液相中晶析制粒法是使药物在液相中析出结晶的同时借液体架桥剂和搅拌作用聚结成球形颗粒的方法。因为颗粒的形状为球形，所以也称为球形晶析制粒法，简称球晶制粒法。在 20 世纪 80 年代初，日本的川岛先生首次把结晶技术与聚结技术结合在一起开创了新的液相中制粒技术。球晶制粒物是纯药物结晶聚结在一起形成的球形颗粒，其流动性、充填性、压缩成形性好，因此可少用辅料或不用辅料进行直接压片。

近年来，该技术将药物与适宜高分子共沉，成功研制了缓释、速释、肠溶、胃溶性微丸，漂浮性中空微丸，生物可降解性注射用微球，固体分散体微球，油性药物的自乳化微球等。由于该技术的设计思想新颖、应用范围广而受到国内外专家们的关注。

球晶制粒技术原则上需三种基本溶剂：①良溶剂，对药物具有良好的溶解性；②不良溶剂，对药物的溶解性很差，与良溶剂互溶；③液体架桥剂，对药物结晶亲和性很强，与良溶剂互溶，与不良溶剂不互溶。

制备方法与制备机制大体有两种，即湿式球晶制粒技术和乳化溶剂扩散制粒技术。

（1）湿法球晶制粒技术　将药物溶解在良溶剂中，在搅拌下把药物溶液加入不良溶剂中，良溶剂立即扩散于不良溶剂中而使药物析出微细结晶，这时游离的液体架桥剂润湿结晶，结晶碰撞时结晶聚结成粒，并在搅拌的剪切作用下使颗粒变成致密的球状，如图 15－29 所示。

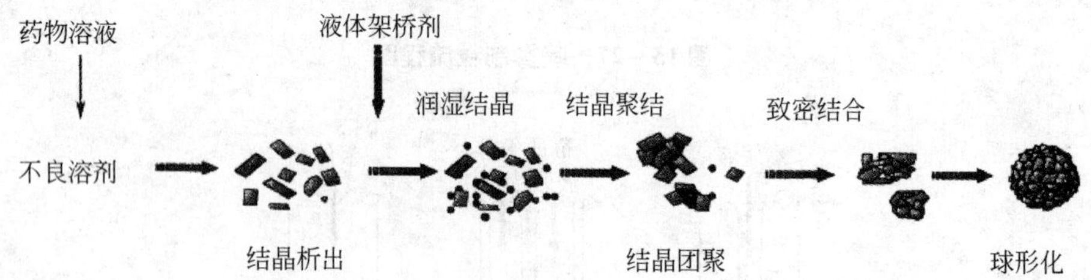

图 15－29　湿法球晶制粒技术的示意图

（2）乳化溶剂扩散制粒技术　把药物溶解于良溶剂和液体架桥剂的混合液中形成药物溶液，然后把药物溶液在搅拌下加入于不良溶剂中时，先形成亚稳态的乳滴，乳滴中的良溶剂不断扩散到不良溶剂中，乳滴中的药物在乳滴中析出结晶，并在乳滴中液体架桥剂的作用下结晶聚集成球形颗粒，如图 15－30 所示。乳化溶剂扩散法广泛应用于功能性颗粒的粒子设计上。

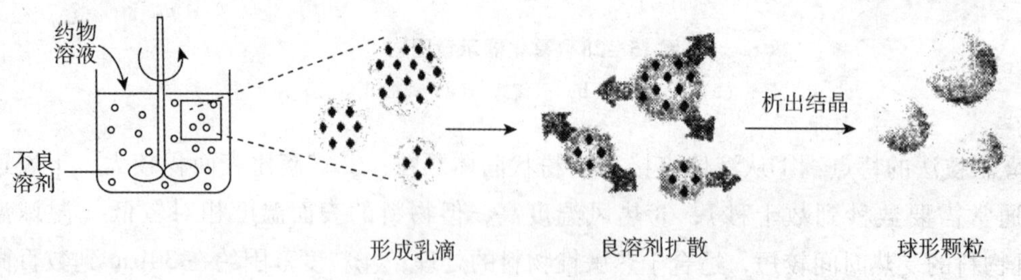

图 15－30　乳化溶剂扩散制粒技术示意图

球晶制粒的特点：①在一个过程中同时进行结晶、聚结、球形化过程；②制备的球形颗粒具有很好的流动性，接近于自由流动的粉体性质；③利用药物与高分子的共沉淀法，

可制备功能性球形颗粒，大大简化工程、重现性好。

三、制粒机制

粒子间的结合力（inter－particulate bonds）是在1958年由Rumpf提出的。多个粒子粘结形成颗粒时有以下五种形式。

1. 范德华力、静电力和磁力　是粒子与粒子间的引力（attraction forces between particles），这些作用力虽然很小，但粒径＜50μm时较大而易聚结粒子，而且随颗粒间距离的减少而增大。因此，对干法制粒的意义更大。

2. 界面张力和毛细管力（surface tension and capillary forces）　是液体在粒子之间形成液体架桥时产生的力，因此与液体的充填量有关。充填量可用饱和度S（degree of saturation）表示，即$S = V_L/V_T$（式中，V_L为液体体积；V_T为颗粒间空隙）。液体的充填状态与饱和度以及结合力之间的关系，参见图15－31和表15－6所示。

液体的加入量对湿法制粒起重要作用。一般液体以索带状存在时得到较好的颗粒；以钟摆状存在时，颗粒松散；以毛细管状存在时，颗粒发黏。

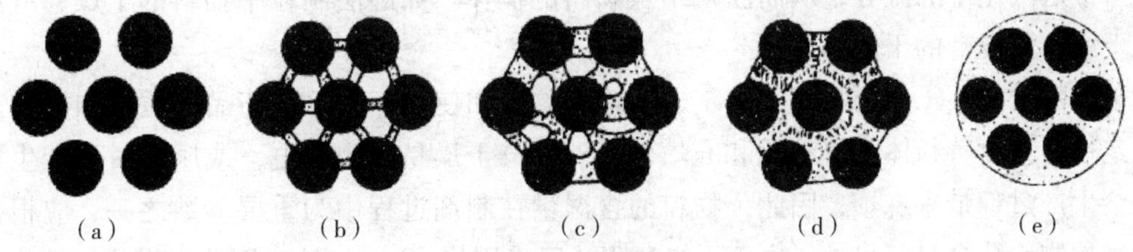

图15－31　液体的充填状态

表15－6　液体的充填状态与饱和度以及结合力之间关系

编号	液体充填状态	液体的饱和度S	连续相与不连续相	粒子间结合力
a	干粉 dry powder	$S = 0$	没有加入液体，空气连续相	无
b	钟摆状 pendular state	$S \leqslant 0.3$	液体分散相，空气连续相	弱
c	索带状 funicular state	$0.3 < S < 0.8$	液体连续相，空气分散相	较强
d	毛细管状 capillary state	$S \geqslant 0.8$	液体连续相，充满颗粒内部空隙	强
e	泥浆状 slurry state	$S \geqslant 1$	液体连续相，颗粒混悬于液体中	无

注：编号与图15－1相对应。

3. 附着力与粘着力（adhesion forces and cohesion forces）　高黏度流体产生的结合力，其表面张力小，易涂布于固体表面，产生较大的结合力，如图15－32（a）。淀粉糊制粒产生这种结合力。

4. 固体桥（solid bridges）　如图15－32（b）所示，固体桥的形成机制主要有：①可溶性物质经干燥后析出；②高黏度黏合剂干燥后形成；③熔融液体冷却后凝固形成；④化学反应产生。湿法制粒中常见的固体架桥是由黏合剂干燥或可溶性成分干燥后析出结晶。由液桥产生的结合力主要影响粒子的成长和粒度分布，而固体桥产生的结合力主要影响颗粒的强度和溶解度。

5. 机械镶嵌（mechanical interlocking bonds）　如图15－32（c）所示，多发生在搅拌和压缩操作中，结合强度较大，但一般制粒中所占比例不大。

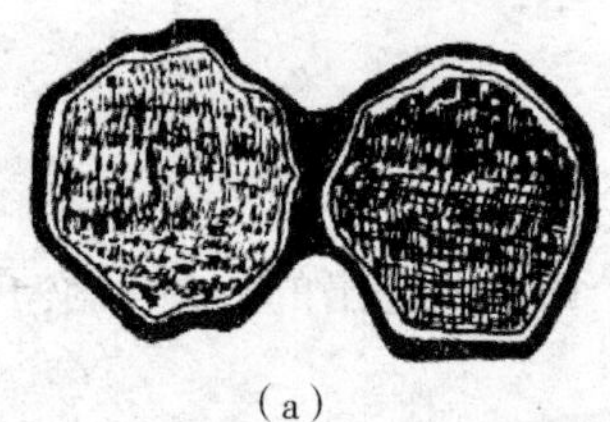
(a)

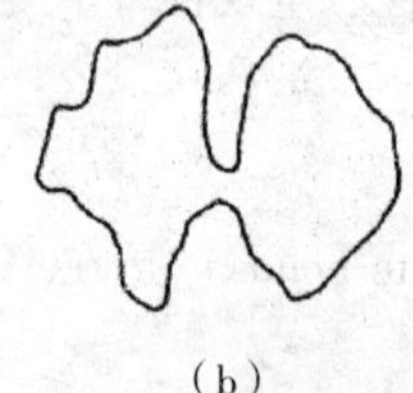
(b)

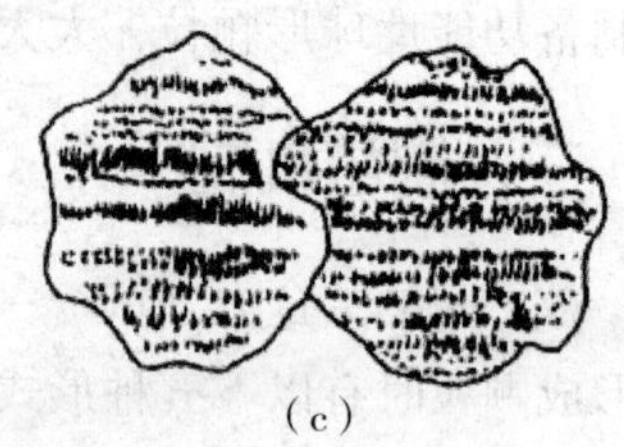
(c)

图 15-32　粒子间的架桥方式

(a) 固体粒子与流体间的液桥；(b) 固体粒子间的固体桥；(c) 固体粒子间的机械镶嵌

第四节　干　燥

扫码"学一学"

一、固体干燥的目的

干燥（drying）是利用热能使湿物料中的湿分（水分或其他溶剂）汽化，并利用气流或真空带走汽化了的湿分，从而获得干燥物料的操作。如湿法制粒中物料的干燥、溶液的喷雾干燥、流浸膏的干燥等。

干燥的目的：①使物料便于加工、运输、贮藏和使用；②保证药品的质量和提高药物的稳定性；③改善粉体的流动性和充填性等。过分干燥易产生静电，或压片时易产生裂片等，给生产过程带来麻烦；因此，物料的含湿量在制剂过程中为重要参数之一，应根据情况适当控制水分含量。另外，由于干燥过程一般采用热能（温度），因此干燥热敏性物料时必须注意化学稳定性问题。干燥后的含水量应根据药物的性质和工艺需要来控制，如阿司匹林片的含水量应低于0.3%～0.6%，而四环素片含水量则控制在10%～14%。

物料的干燥速度与干燥程度与空气的性质、湿物料中所含水分的性质、干燥器的类型、干燥时间等有关。首先了解一下湿空气的一些性质。

二、湿空气的性质

湿空气是绝对干空气和水蒸气的混合物。

1. 干球温度与湿球温度　干球温度 t（dry bulb temperature）是指用普通温度计直接在空气中测得的温度。湿球温度 t_w（wet bulb temperature）是指在温度计的感温球包以湿纱布放置在空气中传热和传质达到平衡时所测得的温度，见图 15-33。

湿球温度与空气状态有关，在饱和空气中，湿球温度与干球温度相等（$t_w = t$）；在未饱和空气中，湿球温度永远小于干球温度（$t_w < t$）；空气中相对湿度越小，干球温度与湿球温度的差值越大（$t_w << t$）。

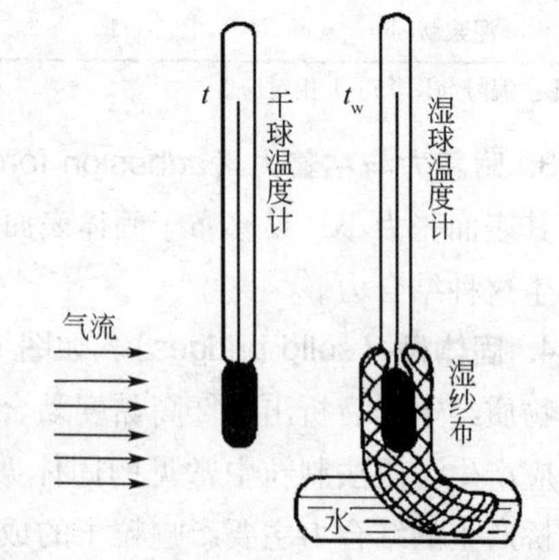

图 15-33　干球温度计和湿球温度计示意图

2. 湿度与相对湿度　空气中含有的水蒸气量可用湿度和相对湿度表示。

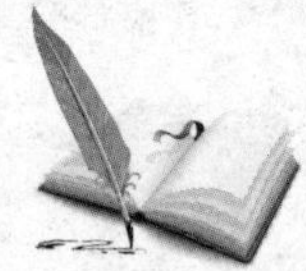

湿度（humidity，H）是指单位质量干空气带有的水蒸气质量（kg 水蒸气/kg 干空气）。

湿度（H）与水蒸气分压（p）之间有如式（15－8）所示的关系。

$$H = 0.622 \frac{p}{P - p} \tag{15-8}$$

式中，P 为湿空气的总压，Pa；0.622 是水分子量 18 与空气分子量 29 之比。

相对湿度（relative humidity，RH）是指在一定总压及温度下，空气中水蒸气分压 p 与饱和空气中水蒸气分压 p_s 之比的百分数，常用 RH 表示。即

$$\mathrm{RH} = \frac{p}{p_s} \times 100\% \tag{15-9}$$

饱和空气的 RH＝100%；未饱和空气的 RH＜100%；绝干空气的 RH＝0%。

空气的相对湿度直接反映空气中湿度的饱和程度，能用于干燥的空气必须是不饱和的空气，从而能继续容纳水分。根据式（15－9），提高空气温度，饱和空气中水蒸气分压 p_s 增大，相对湿度得到降低；因此，在干燥过程中采用热空气作为干燥介质，其目的不仅是为了提供水分汽化所需的热量，还是为了降低空气的相对湿度以提高空气的吸湿能力。

三、湿物料的水分性质

1. 平衡水分与自由水分　可用于判断物料中的水分是不是能干燥的水分。

平衡水分（equilibrium water）系指在一定空气状态下，当物料表面产生的水蒸气压与空气中水蒸气分压相等时物料中所含水分。平衡水分是干燥除不去的水分，与物料性质、空气状态有关。

自由水分（free water）亦称游离水分，系指在物料中所含水分中多于平衡水分的那一部分称为自由水分。自由水分是在干燥过程中能除去的水分。

2. 结合水分与非结合水分　可用于判断物料中水分干燥的难易程度。

结合水分（bound water）系指以物理化学方式结合的水分，数值上等于 RH＝100% 时物料的平衡水分。该水分与物料具有较强的结合力，干燥速度缓慢，如动植物物料细胞壁内的水分、物料内毛细管中水分等。

非结合水分（non－bound water）系指主要以物理方式结合的水分，与物料的结合力很弱，干燥速度较快，如物料表面润湿的水分。

图 15－34 表示非那西丁的平衡含水量曲线（20℃测定）。若非那西丁的含水量为 7%，在 RH 为 20%，t 为 20℃的空气条件下干燥，根据平衡曲线查到：①结合水分为 3%；②非结合水分为 4%；③平衡水分为 0.4%；④自由水分为 6.6%。

四、干燥机制与干燥速度

（一）干燥机制

物料的干燥是热量的传递和质量的传递同时进行的过程。当湿物料与热空气接触时，热空气将热能传递给湿物料，这是一个传热过程；湿物料得到热量后，物料中的水分汽化，并向空气中移动，这是一个传质过程。图 15－35 是对流干燥中热空气与湿物料之间的传热和传质示意图。其中，t_w 为物料表面温度；p_w 为湿物料表面充分润湿时 t_w 下的饱和水蒸气压；t 为热空气主体的温度；p 为物料表面产生的空气中水蒸气分压；$t - t_w$ 为温差，热能从空气传递到物料表面时传热的推动力；$p_w - p$ 为气压差，水蒸气从物料表面扩散到热空气时的传质推动力。

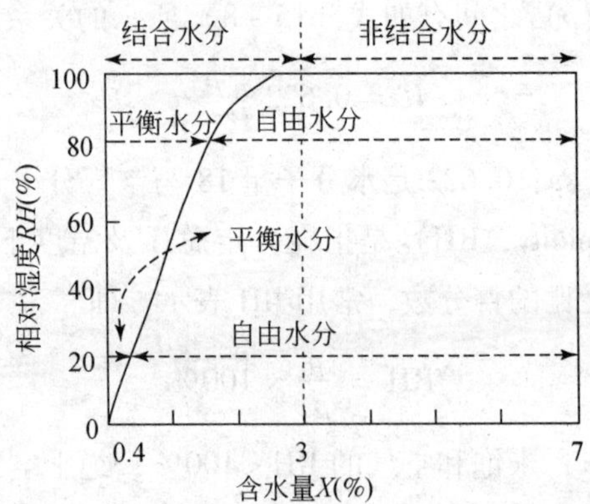

图 15－34　非那西非的平衡含水量曲线（20℃）

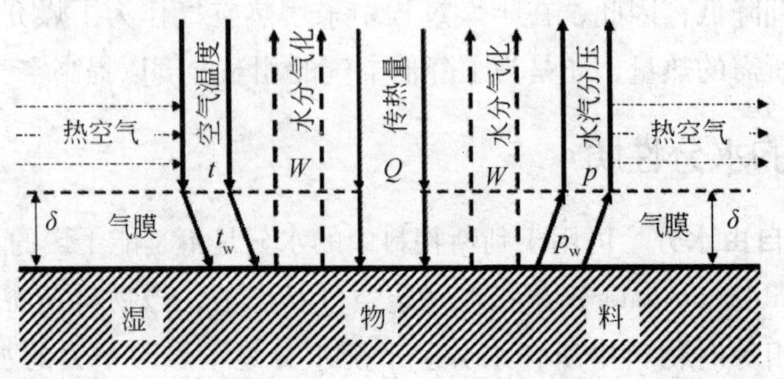

图 15－35　对流干燥中热空气与物料间的传热与传质示意图

当热空气不断地把热能传递给湿物料时，湿物料的水分不断地汽化，而物料内部的湿分又源源不断地以液态或气态扩散到物料表面，这样湿物料中的湿分不断减少而干燥。因此，干燥过程应是水分从物料内部向物料表面，从物料表面向空气主体扩散的过程。

干燥过程得以进行的必要条件是 $p_w - p > 0$；如果 $p_w - p = 0$，表明干燥介质与物料表面的水蒸气分压达到平衡，干燥即停止；如果 $p_w - p < 0$，物料不仅不能干燥，反而吸潮。

（二）干燥速度

干燥速率是在单位时间、单位干燥面积上被干物料所能汽化的水分量，其单位为 kg/(m² · s)。根据定义，有

$$U = \frac{dW}{Ad\tau} = -\frac{Gdx}{Ad\tau} \qquad (15-10)$$

式中，U 为干燥速率，kg/(m² · s)；dW 为在干燥时间 $d\tau$（单位 s）内水分的蒸发量，kg；A 为被干物料的干燥面积，m²；G 为湿物料中所含绝干物料的质量，kg；dx 为物料的干基含水量的变化，kg 水分/ kg 绝干料。负号表示物料中的含水量随干燥时间的增加而减少。可见，物料的干燥速率与空气的性质、物料内部水分的性质有关。

（三）干燥特性曲线

首先通过实验求得物料的含水量和表面温度随干燥时间所发生的变化，即干燥曲线，如图 15－36 所示。然后根据干燥曲线求得斜率之后整理绘出干燥速率曲线，如图 15－37 所示。

由图 15－37 可知：A－B 段，为物料的预热阶段。B－C 段，为物料的温度不变（t_w），含水量从 X' 降至 X_0，干燥速度保持恒定，称恒速干燥阶段（constant rate period）。C－D－E

段，物料的温度上升，含水量从 X_0 降至 X^*，干燥速度下降，称降速干燥阶段（falling rate period）。C 点，恒速干燥阶段与降速干燥阶段的分界点，称为临界点，该点对应的含水量称为临界含水量（critical moisture content）。

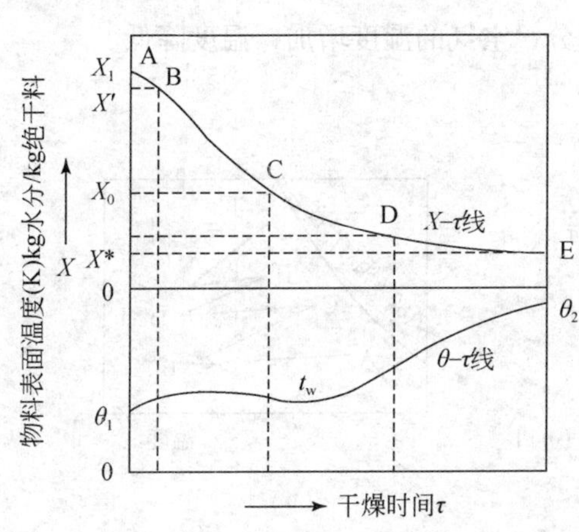

图 15－36　恒定干燥条件下某物料的干燥曲线

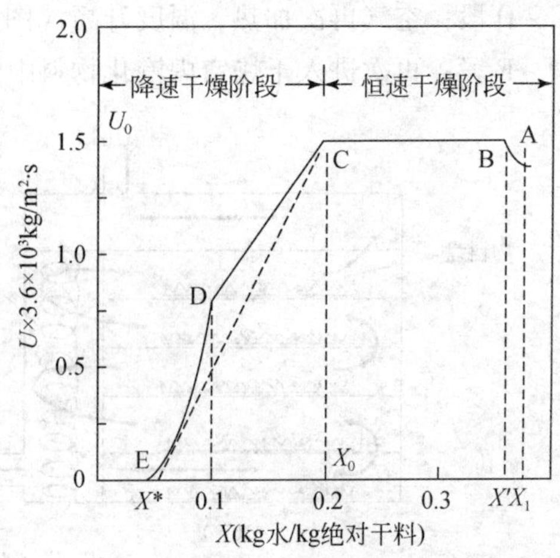

图 15－37　恒定干燥条件下的干燥速率曲线

物料的干燥由表面汽化和内部水分向表面迁移的两部分组成，根据干燥曲线可以看出在不同干燥阶段有着不同的干燥机制。

1. 恒速干燥阶段　物料中水分含量较多，物料表面的水分汽化并扩散到空气中，内部水分及时补充到表面，保持充分润湿的表面状态。此时物料表面温度为该空气条件下的湿球温度 t_w，物料表面产生的水蒸气压为该温度下的饱和蒸气压（p_w）。此时干燥推动力（$p_w - p$）保持不变，干燥速率取决于水分在表面的汽化速率，因此，恒速干燥阶段也称为表面汽化控制阶段。

2. 降速干燥阶段　当水分含量低于 x_0，物料内部水分向表面移动的速度小于表面水分汽化速度，因此随着干燥过程的进行，物料表面逐渐变干，温度上升（见图 15－36，$\theta \sim \tau$ 曲线）。物料表面的水蒸气压及传质推动力（$p_w - p$）下降，干燥速率也降低。此时速率主要由物料内部水分向表面扩散的速率所决定，因此把降速阶段也称内部水分扩散控制阶段。内部水分的扩散速率主要取决于物料本身的结构、形状、大小等。

3. 改善措施　由于两个干燥阶段的影响因素不同，改善干燥速度的措施也有所不同。

（1）在恒速干燥阶段　①提高空气温度或降低空气中湿度，以提高传热和传质的推动力；②改善物料与空气的接触面积，提高空气的流速，加快水分的汽化速度。

（2）在降速干燥阶段　①提高物料的温度；②改善物料的分散程度，以促进内部水分向表面扩散。改变空气的状态及流速对干燥的影响不大。

五、干燥设备

由于工业生产中被干燥物料的性质、干燥程度、生产能力的大小等不同，所采用的设备也不同。

1. 厢式干燥器　厢式干燥器（tray dryer）如图 15－38（a）所示，在干燥厢内设置多层支架，在支架上放入物料盘，空气的路径如图中箭头所示。

干燥器中热空气的温度和湿度变化过程见图 15－38（b）所示。

A－B 段：空气 A 进入干燥器经预热器后温度升高，湿度不变，相对湿度降低（图中 B

点）。

B－C段：空气经预热后进入干燥室内，以水平方向通过物料表面时水分蒸发进入空气中，因而空气中的湿度增加，温度降低（图中C点）。

C－D段：空气再次加热，温度升高（图中D点）。

D－E段：再次进入干燥室内汽化物料中的水分，空气的湿度增加，温度降低。

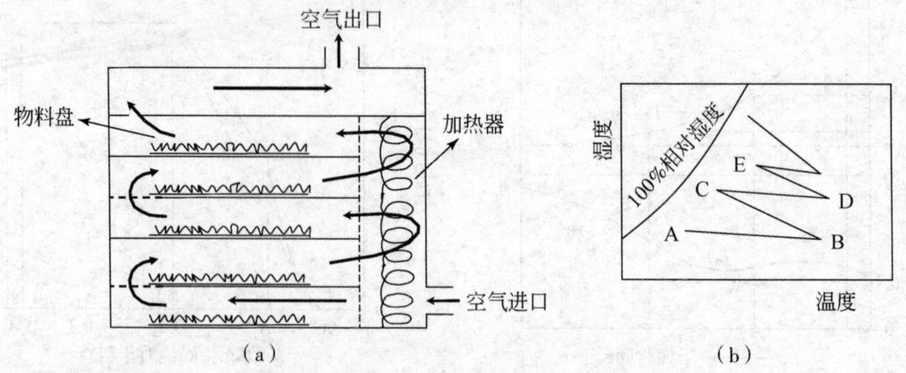

图15－38　厢式干燥器和干燥器中热空气的温度和湿度变化过程

（a）厢式干燥器；（b）干燥器中热空气的温度和湿度变化过程

依次类推，反复加热以降低空气的相对湿度，提高干燥速率。为了使干燥均匀，干燥盘内的物料层不宜过厚，必要时在干燥盘上开孔，或使用网状干燥盘以使空气透过物料层。

厢式干燥器多采用部分废气循环法和中间加热法，以提高设备的热效率。

厢式干燥器为间歇式干燥器，其设备简单，适应性强，适用于小批量生产或实验室小试中物料的干燥。缺点是劳动强度大、热量消耗大。

2. 流化床干燥器（fluidized bed dryer）　热空气以一定速度自下而上通过松散的物料层，使物料形成悬浮流化状态的同时进行干燥的操作。由于悬浮的流态化类似液体的沸腾，生产上也叫沸腾干燥器。流化床干燥器有立式和卧式，在制剂工业中常用卧式多室流化床干燥器，如图15－39所示。

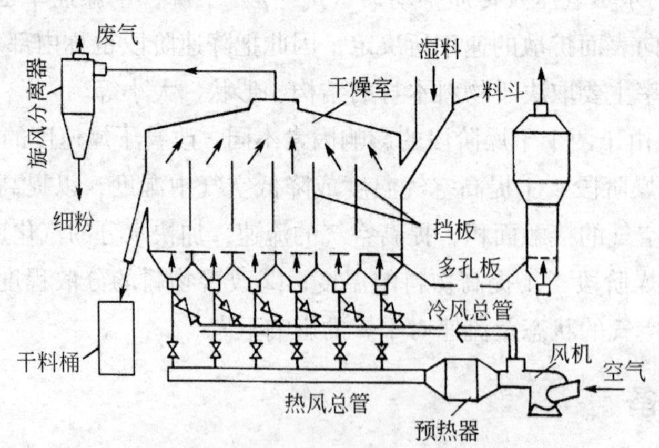

图15－39　卧式多室流化床干燥器示意图

流化床干燥器的特点：①在操作时颗粒与气流间的相对运动激烈，接触面积大，强化了传热、传质，提高了干燥速率；②物料温度均匀，干燥时间短，适用于热敏性物料的干燥；③不适用于含水量高，易粘结成团的物料，要求粒度适宜。流化床干燥器在片剂颗粒的干燥中得到广泛的应用。

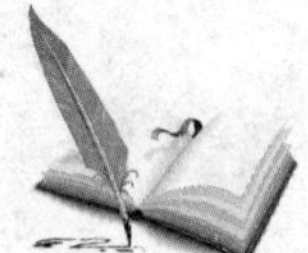

3. 喷雾干燥器（spray dryer） 直接把药物溶液喷入干燥室中进行干燥的方法。其设备结构与操作完全和喷雾造粒相同。喷雾干燥的特点：①由于喷雾的液滴蒸发面积大，雾滴的温度大致等于空气的湿球温度（一般为50℃左右），因此，干燥时间非常短（数秒到数十秒）；②适于热敏物料及无菌操作的干燥，如抗生素粉针剂的制备等；③干燥制品多为松脆的空心颗粒，溶解性好。

近年来，喷雾干燥法在微囊的制备、固体分散体的研究以及中药提取液的干燥中得到了广泛应用。

4. 红外干燥器（infrared dryer） 红外干燥器是利用红外线对物料直接照射而加热干燥的设备。红外线的波长在0.72～1000μm，是介于可见光和微波之间的一种电磁波。当红外线的发射频率与物料中分子运动的固有频率相匹配时产生物料分子的强烈振动和转动，这种分子间发生的激烈碰撞与摩擦，产生热，从而使水分汽化，物料得到干燥。

红外干燥器的特点：①由于物料表面和内部同时吸收红外线照射，故受热均匀、干燥快、干燥质量好；②缺点是电能消耗大。

5. 微波干燥器（microwave dryer） 是一种介电加热干燥器，使用频率为915 MHz或2450 MHz。微波干燥是把物料置于高频交变电场内进行干燥的方法。水分子在外加的强电场力的作用下极化，并与外加电场一致的方向整齐排列，若外加电场不断改变方向，水分子就会随着电场方向不断地迅速转动，在此过程中水分子间产生剧烈的碰撞和摩擦，部分能量转化为热能，从而使物料得到干燥。

微波干燥器的特点：①加热迅速、均匀、干燥速度快、热效率高；②适合于含水物料的干燥；③操作控制灵敏、方便；④缺点是成本高，对有些物料的稳定性有影响。

思考题

1. 粉碎操作的目的是什么？
2. 制粒的目的是什么？
3. 混合操作的影响因素有哪些？
4. 制粒的机制有哪些？
5. 流化床制粒的特点是什么？影响因素有哪些？
6. 什么是平衡水分与自由水分？何谓结合水分与非结合水分？

（翟光喜）

参考文献

[1] 崔福德．药剂学［M］.7版．北京：人民卫生出版社，2011.

[2] 潘卫三．工业药剂学［M］.2版．北京：中国医药科技出版社，2013.

[3] 方亮．药剂学［M］.8版．北京：人民卫生出版社，2016.

[4] 赵国巍，张晓辉，廖正根，等．中药超微粉碎的影响因素研究概况［J］．江西中医学院学报，2011，23（01）：98－100.

扫码“练一练”

第十六章　固体制剂

学习目标

1. **掌握**　片剂、散剂、颗粒剂、胶囊剂、滴丸剂、膜剂的定义和特点；各种剂型常用辅料与作用；各剂型的制备工艺和质量评价方法；固体制剂的崩解、溶出与吸收的关系。

2. **熟悉**　熟悉各剂型的分类方法；片剂成型性的影响因素、片剂包衣工艺。

3. **了解**　影响固体剂型质量的主要因素和解决方法。

扫码“学一学”

第一节　概　述

一、固体制剂的定义和特点

固体制剂（solid preparations）是形态为固体状态的一类制剂的总称，为药物剂型按形态分类的一种。主要包括散剂、颗粒剂、胶囊剂、片剂、丸剂等。常用于口服给药，产生全身作用，也可局部使用，产生局部作用，还可外用。目前，固体制剂是市场上最常见的剂型，因其有着相同的固体形态，其在制备方法、质量要求、稳定性等体内、外特性方面有相同之处。

与液体制剂相比，固体制剂以固态存在，药物的分散程度相对小，因此，固体制剂相比液体制剂具有良好的物理和化学稳定性。从患者的角度出发，携带片剂等固体剂型要比携带同等剂量的液体制剂方便，服用时不需要液体制剂分剂量所需的定量量具，还可避免口服液体制剂的味觉刺激，患者更易于接受，服用方便，剂量准确。对于生产厂商来说，固体剂型的机械化生产效率高，包装运输成本低，制剂稳定且贮存有效期长。

由此可见，与液体制剂相比，固体制剂具有以下特点：①良好的物理和化学稳定性；②机械化生产程度高，成本低；③包装、运输、贮存方便；④服用、携带方便；⑤可通过选择不同类型的固体剂型调节药物的释放速度，满足临床不同用药需求。固体制剂优势明显，目前已成为新药开发和患者用药的首选剂型。市场上 70% ~80% 的制剂为固体剂型，为第一大类药物剂型。

二、固体制剂的制备

固体制剂的制备过程就其实质是粉体的加工、处理过程，粉体通过不同的处理和加工，即可得到不同种类的固体剂型（图 16 -1）。如将药物颗粒与辅料进行粉碎、过筛、均匀混合、分剂量即得散剂；将混合均匀的物料进行制粒、干燥、分装即得颗粒剂；将颗粒或混合均匀的物料填装入空心胶囊即得胶囊剂；将颗粒或混合均匀的物料经过压片机压制即得片剂等。因此，不同种类的固体制剂的制备工艺有许多共同的工艺过程。而粉体是各种固体剂型的起始物料，故以研究粉体性质和应用为主要内容的粉体学则成为固体制剂的基础

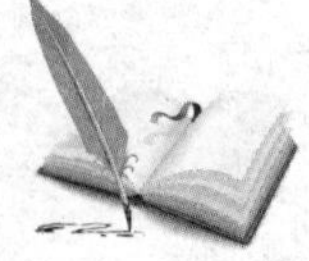

理论，其为固体制剂的处方设计、制备工艺等研究提供重要的理论依据和试验方法。

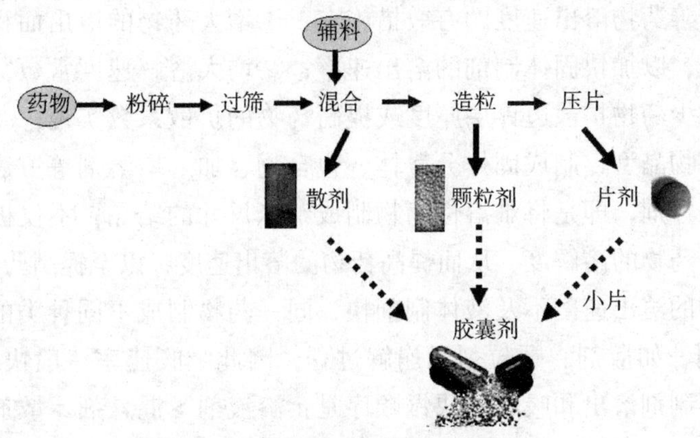

图 16－1　固体剂型制备流程示意图

三、口服固体制剂的体内吸收过程

固体制剂口服进入体内后，首先药物需从固体制剂溶出释放出来，并溶解于给药部位的体液中，然后通过生物膜吸收进入体循环而发挥疗效。其过程包括药物的溶出和药物的吸收两个阶段（图 16－2）。

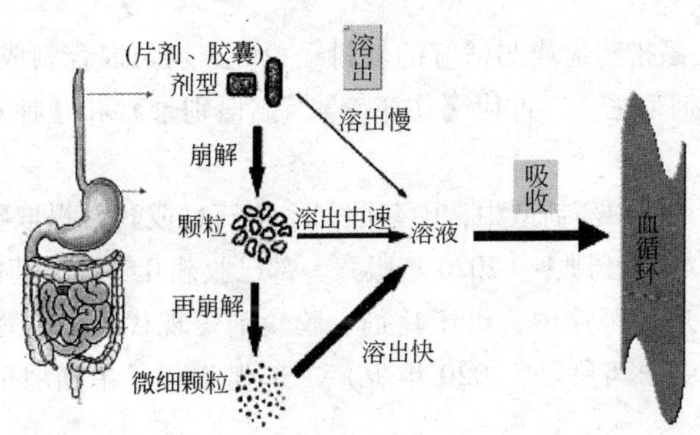

图 16－2　固体制剂的崩解、溶出、吸收过程示意图

由此可见，固体剂型中药物的溶出速率可影响药物的吸收、起效的快慢以及作用强度和疗效。特别是对于 BCS Ⅱ 药物（低溶解度、高渗透性的），药物从剂型中的溶出是吸收的限速过程。在这种情况下，药物的溶出速度直接决定药物的吸收程度、起效时间、作用强度和疗效。所以，对于难溶性的药物，溶出速度是控制其固体制剂质量的主要内容之一。而不同种类的固体制剂其溶出速率不同。

影响药物从固体剂型中的溶出速率因素可以根据 Noyes－Whitney 溶出速率方程阐明：

$$\frac{dC}{dt} = KA(C_S - C) \tag{16-1}$$

$$K = \frac{D}{V\delta} \tag{16-2}$$

式中，K 为溶出速度常数；A 为溶出面积，C_S为固体表面形成的饱和溶液浓度，即固体药物的溶解度；C 为时间 t 时主体溶液中药物的浓度；D 为药物的扩散系数；δ 为扩散边界层厚；V 为溶出介质的体积。

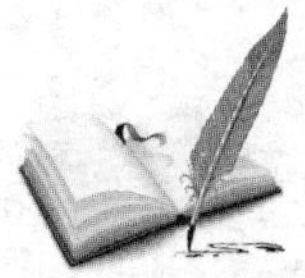

式（16－1）表明，药物的溶出速率与溶出速度常数 K、药物的溶出面积 A、药物的溶

解度 C_S成正比。其中药物的溶出速度常数 K 又与药物的扩散系数成正比，与边界层厚度成反比。由此可见改善药物溶出速度的有效措施有：①增大药物的溶出面积，如药物通过粉碎微粉化减小粒径，以加快固体制剂的溶出速率；②增大溶解速度常数，可以通过加快溶出搅拌速度，以减少药物扩散边界层厚度或提高药物的扩散系数实现；③提高药物的溶解度，可通过改变药物晶型，制成固体分散体、包合物、加入增溶剂等方法实现。如近年来研究开发的纳米晶片剂，即是将难溶性药物制成纳米尺寸的结晶；不仅极大地增加了溶出面积，而且提高了药物的溶解度，从而提高药物的溶出速度，以至提高药物的生物利用度。

固体制剂药物的溶出速度不及液体制剂快，同一药物制成不同种类的固体制剂，药物的溶出速率也不同。如散剂、颗粒剂无崩解过程，因此吸收速率一般快于胶囊剂和片剂。一般情况下，口服制剂溶出和吸收的快慢顺序是：溶液剂 > 混悬剂 > 散剂 > 颗粒剂 > 胶囊剂 > 片剂。

第二节 散 剂

扫码“学一学”

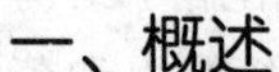

一、概述

（一）散剂的定义

散剂（powders）系指药物或与适宜的辅料经粉碎、均匀混合制成的干燥粉末状制剂。散剂是最古老的传统剂型之一，古代《伤寒论》《名医别录》和《神农本草经》中均有大量散剂的记载。

目前，散剂通常用在中药剂型中，中药散剂系指药材或药材提取物经粉碎、混合均匀制成的粉末状制剂。《中国药典》（2020 年版）一部已收载几十种中药散剂，如七厘散、八味清新沉香散等。在现代医疗中，由于片剂、胶囊剂等现代固体剂型的发展，化学药品的散剂已不常见，《中国药典》（2020 年版）二部仅收载了牛磺酸散、磷霉素氨丁三醇散等。

散剂除了可直接作为剂型，也是其他剂型如颗粒剂、胶囊剂、片剂、混悬剂、气雾剂、粉雾剂和喷雾剂等制备的中间体。因此，散剂的制备技术与要求在其他剂型中具有普遍意义。

（二）散剂的分类

散剂可分为口服散剂和局部用散剂。口服散剂一般溶于或分散于水、稀释液或其他液体中服用，也可直接用水送服。口服散剂可发挥全身治疗作用或局部作用，如小儿清肺散、六味安消散、蛇胆川贝散、蒙脱石散、聚乙二醇 4000 散剂等。局部用散剂可供皮肤、口腔、咽喉、腔道等处疾病的应用，如皮肤用散剂痱子粉、口腔溃疡散等。专供治疗、预防和润滑皮肤的散剂也称撒布剂或撒粉。

（三）散剂的特点

散剂是固体剂型中的分散程度最大的制剂，药物粒径小，比表面积大。古人曰“散者散也，去急病用之”，充分概括了散剂的特点：①较其他固体剂型相比，散剂易于分散、溶出快、吸收快、起效快。②制备工艺简单，易于控制剂量，便于婴幼儿服用。③对剂量大的药物，散剂是一种患者易于接受的固体剂型；如口服每剂量 1 ~ 5g 的三硅酸镁散剂，患

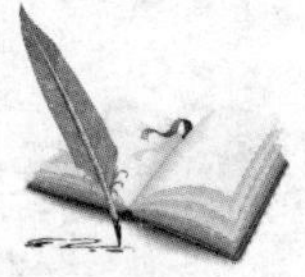

者对其要比片剂更易接受。④外用散剂覆盖面积大，对外伤可同时发挥保护、收敛，促进伤口愈合等作用；但散剂也同时因为分散度大，可使吸湿性、气味、刺激性、不稳定性等方面的不良影响增加。

（四）一般质量要求

散剂在生产和贮藏过程中，应符合以下质量要求：①制备散剂的药物均应粉碎成细粉，口服散剂为细粉，局部散剂应为最细粉。②散剂应干燥、松散、混合均匀，色泽一致。③散剂应密闭贮存，含挥发性或吸潮药物的散剂应密封贮存。④用于烧伤或创伤的局部用散剂应无菌。⑤散剂用于烧伤治疗如为非无菌制剂的，应在标签上标明“非无菌制剂”，在产品说明书中应注明“用于程度较轻的烧伤”。

二、散剂的制备

散剂中可含或不含辅料。口服散剂需要时也可加入矫味剂、芳香剂、着色剂等。散剂的制备工艺操作包括粉碎、过筛、混合、分剂量、包装等，其工艺流程如图 16－3 所示。其中混合是制备散剂的重要单元操作之一，它直接关系到剂量准确。

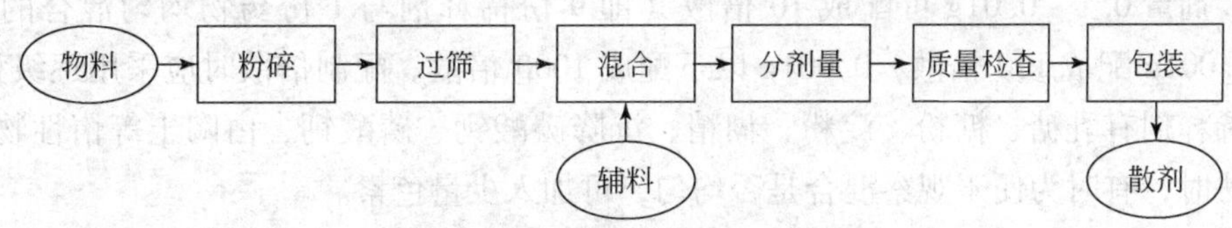

图 16－3　散剂的制备工艺流程图

（一）物料的前处理

原辅料进行充分干燥，以利于粉碎；中药材可根据处方中的各个药材的性状进行适当的处理，如洗净、干燥、切割或粗碎等供粉碎之用。

（二）粉碎与过筛

制备散剂的药物一般需经粉碎、过筛处理，以获得粒度及其分布满足预期要求的粉末。根据给药途径不同散剂的粒度要求不同。口服散剂应为细粉，即通过六号筛的细粉含量不少于 95%；难溶性药物、吸附散、儿科用散、外用散剂应为最细粉，即通过七号筛的细粉含量不少于 95%。眼用散剂应全部通过九号筛。表 16－1 是《中国药典》2020 版规定的粉末分级标准。

有关粉碎和过筛单元操作的原理、方法和设备见本书第十四章。

表 16－1　《中国药典》2020 版粉末分级标准

等级	标准
最粗粉	全部通过一号筛，但混有能通过三号筛不超过 20% 的粉末
粗　粉	全部通过二号筛，但混有能通过四号筛不超过 40% 的粉末
中　粉	全部通过四号筛，但混有能通过五号筛不超过 60% 的粉末
细　粉	全部通过五号筛，并含能通过六号筛不少于 95% 的粉末
最细粉	全部通过六号筛，并含能通过七号筛不少于 95% 的粉末
极细粉	全部通过八号筛，并含能通过九号筛不少于 95% 的粉末

（三）混合

混合是制备散剂的关键工序，其决定散剂含量的均匀度和剂量准确性。混合工序即是采取适宜的方法混合均匀散剂中的各组分。散剂中各组分的混合是以固体粒子作为分散单元的混合，完全混合均匀很难实现。为了满足散剂中各成分混合均匀，应尽量减小各成分的粒度。目前常用的混合方法实验室多用研磨混合法与过筛混合法，而工业生产采用容积旋转混合法和搅拌混合法。有关混合方法的原理、操作和设备，详见第十四章有关内容。

混合的均匀度与各组分量的比例、堆密度、混合时间及混合方法等有关，制备散剂时，应考虑以下因素对散剂混合均匀度的影响。

（1）各组分的比例　性状和大小相似的等量组分易混合均匀。各组分的混合比例相差较大时，不易混合均匀。此时，应采用等量递增混合法（又称配研法）混合，即在少量药粉中加入等体积的多量组分，混合均匀后，再如此倍量加入量大的组分，混匀均匀，如此倍量增加混合至全部混匀，再采用过筛混合即成。

一些毒剧药物或贵重药物剂量很小，为方便分剂量和使用，常加入稀释剂制备成“倍散”。“倍散”是指在小剂量的毒剧药中添加一定量的稀释剂制成的稀释散。稀释倍数由剂量而定：剂量0.1～0.01g可配成10倍散（即9份稀释剂与1份药物均匀混合的散剂），0.01～0.001g配成100倍散，0.001g以下配成1000倍散。配制倍散时应采用逐级稀释法。常用的稀释剂有乳糖、糖粉、淀粉、糊精、沉降碳酸钙、磷酸钙、白陶土等惰性物质。采用配研法时，有时为便于观察混合是否均匀，可加入少量色素。

（2）各组分的密度　各组分密度差异较大时，应采取措施避免密度小者浮于上面，密度大者沉于底部而不易混匀。常采用先放入轻质组分，再放入重质组分进行混合的方法。

（3）各组分的粘附性与带电性　粘附性大的组分，不仅影响均匀混合，而且易造成损失，一般应将量大或不易吸附的药粉或辅料先加，后加量少或易吸附的物料混合。混合时易摩擦起电的粉末，通常加少量表面活性剂或润滑剂作抗静电剂，如十二烷基硫酸钠、硬脂酸镁具有抗静电作用。

（4）含液体或易吸湿的组分　如在处方中有液体成分时，可用处方中其他固体成分作为液体吸附剂；若液体成分量较多时，另加吸附剂吸附液体至不润湿为止。常用吸附剂有：磷酸钙、白陶土、蔗糖和葡萄糖等。

若含有易吸湿性成分，则应针对吸湿原因加以解决，如：①结晶水在研磨时被释放，引起湿润，则可用等摩尔无水物代替；②含易吸湿性药物，如胃蛋白酶等，则可在低于其临界相对湿度（critical relative humidity，CRH）条件下，迅速混合，并密封防潮包装；③若混合物引起吸湿，则采用分别包装，临用时混合。

（5）含形成低共熔混合物的组分　应避免形成低共熔混合物，不宜直接混合，各组分分装，服用时混合。或使其充分形成低共熔混合物，用吸附剂吸附液化物料后，再混合。药剂调配中常发生低共熔现象的药物有：水合氯醛、樟脑、麝香草酚等。

（四）分剂量

分剂量是将上述混合均匀的物料，按剂量要求分装的过程。常用分装方法有：目测法、重量法、容量法。机械化生产多用容量法分剂量。待分装物料粉末的流动性、吸湿性、堆密度等理化特性的变化可影响散剂分剂量的准确性。

（五）包装储存

由于散剂分散度大，易吸潮或风化，从而影响散剂的质量和疗效。因此，选择适宜的

生产环境和包装材料、方式是保证散剂质量的一项重要措施。

为了防止水溶性药物散剂在生产和贮存过程中吸潮，环境的相对湿度应控制在药物的CRH以下，以避免吸湿。散剂的包装，重点在于防潮，除另有规定外，散剂应密闭贮存，含挥发油原料药物或易吸湿原料药物的散剂应密封贮存，生物制品应采取防潮材料包装。

常用的包装材料：包药纸（光纸、玻璃纸、蜡纸），易吸湿或风化的药物宜用透湿性小的蜡纸，含易挥发性药物的粉末应包装在蜡质或玻璃纸中，密闭贮藏。一般稳定的化学药品用普通光纸包装。还可以用塑料袋或玻璃瓶包装。

三、散剂的质量检查

（一）外观均匀度

取供试品适量，置光滑纸上，平铺约5cm^2，将其表面压平，在亮处观察，应色泽均匀，无花纹与色斑。

（二）粒度

除另有规定外，化学药品局部用散剂和用于烧伤或严重创伤的中药局部用散剂及儿科用散剂，照下法检测，应符合规定。

取供试品10g，精密称定，照粒度和粒度分布测定法［《中国药典》（2020年版）四部（通则0982）］测定，化学药散剂通过七号筛（中药通过六号筛）的粉末重量不应少于95%。

（三）干燥失重

化学药和生物制品散剂，除另有规定外，取供试品，照干燥失重测定法［《中国药典》（2020年版）四部（通则0831）］测定，在105℃干燥至恒重，减失重量不得过2.0%。

（四）水分

中药散剂照水分测定法［《中国药典》（2020年版）四部（通则0832）］依法测定，除另有规定外，不得过9.0%。

（五）装量

多剂量包装的散剂，照最低装量检查法检查，应符合规定。

（六）装量差异

单剂量包装的散剂，依法检查，装量差异限度应符合规定，见表16-2。

凡规定检查含量均匀度的散剂，一般不再进行装量差异检查。

表16-2 散剂装量差异限度要求

平均装量或标示装量（g）	装量差异限度（%）	
	中药、化学药	生物制品
0.1及0.1以下	±15	±15
0.1以上至0.5	±10	±10
0.5以上至1.5	±8	±7.5
1.5以上至6.0	±7	±5
6.0以上	±5	±3

（七）其他

1. 无菌 除另有规定外，用于烧伤（除轻度烧伤）或严重创伤的临床必须无菌的局部用散剂，照无菌检查法［《中国药典》（2020 年版）四部（通则 1101）］检查，应符合规定。

2. 微生物限度 除另有规定外，照非无菌产品微生物限度检查法检查：微生物计数法［《中国药典》（2020 年版）四部（通则 1105）］和控制菌检查法［《中国药典》（2020 年版）四部（通则 1106）］及非无菌药品微生物限度标准［《中国药典》（2020 年版）四部（通则 1107）］检查，应符合规定。凡规定进行杂菌检查的生物制品散剂，可不进行微生物限度检查。

四、散剂举例

例 16-1 安宫牛黄散

【处方】牛黄（或人工牛黄）100g，水牛角浓缩粉 200g，人工麝香 25g，珍珠 50g，朱砂 100g，雄黄 100g，黄连 100g，黄芩 100g，栀子 100g，郁金 100g，冰片 25g。

【制法】以上 11 味，珍珠水飞或粉碎成极细粉，朱砂、雄黄分别水飞成极细粉，黄连、黄芩、栀子、郁金粉碎成细粉，将牛黄（或人工牛黄）、水牛角浓缩粉、人工麝香、冰片研细，与上述粉末配研，过筛，混匀，即得。

【用法与用量】口服，一次，1.6g，一日一次；小儿 3 岁以内一次 0.4g，4~6 岁一次 0.8g，一日一次；或遵医嘱。

【注解】本品功能与主治：清热解毒，镇惊开窍。用于热病，邪入心包，高热惊厥，神昏谵语；中风昏迷及脑炎、脑膜炎、中毒性脑病、脑出血、败血症见上述症候者。

第三节 颗粒剂

扫码“学一学”

一、概述

（一）颗粒剂的定义

颗粒剂（granules）系指原料药物与适宜的辅料混合制成具有一定粒度的干燥颗粒状制剂。除另有规定外，颗粒剂中大于一号筛（2000μm）的粗粒和小于五号筛（180μm）的细粒的总和不能超过供试量的 15%。颗粒剂可直接吞服，也可冲入水中饮服。

颗粒剂是药物特别是中药常选用的一种固体剂型。一些抗生素遇水不稳定，将其制成颗粒剂，临用前加水溶解或混悬服用，如阿莫西林颗粒剂、头孢氨苄颗粒剂。颗粒剂也是小儿给药常选择的剂型之一，如匹多莫德颗粒剂、复方锌布颗粒剂等。中药颗粒剂是在汤剂基础上发展起来的剂型，它开始出现于 20 世纪 70 年代。中药颗粒剂既保持了汤剂吸收快、显效迅速等优点，又克服了汤剂服用前临时煎煮、费时耗能、久置易霉败变质等不足，如感冒清热颗粒剂、清开灵颗粒剂、板蓝根颗粒剂、参芪降糖颗粒剂等。

（二）颗粒剂的分类

颗粒剂的类型有：可溶颗粒（通称颗粒）、混悬颗粒、泡腾颗粒、肠溶颗粒、缓释颗粒和控释颗粒等。

1. 混悬颗粒 系指难溶性原料药物与适宜辅料混合制成的颗粒剂。临用前加水或其他

适宜的液体振摇即可分散成混悬液。混悬颗粒剂应进行溶出度检查。

2. 泡腾颗粒　系指含有碳酸氢钠和有机酸（枸橼酸或酒石酸等），遇水可放出大量气体而呈泡腾状的颗粒剂。泡腾颗粒剂应溶解或分散于水中后服用。

3. 肠溶颗粒　系指采用肠溶性材料包裹颗粒或其他适宜方法制成的颗粒剂。肠溶颗粒耐胃酸而在肠液中释放活性成分或控制药物在肠道内的定位释放，可防止药物在胃内分解失效，避免对胃的刺激。肠溶颗粒应进行释放度检查。

4. 缓释颗粒　系指在规定的释放介质中缓慢地非恒速释放药物的颗粒剂。缓释颗粒剂应符合缓释制剂的有关要求，并进行释放度检查。

5. 控释颗粒　系指在规定的释放介质中缓慢地恒速释放药物的颗粒剂。控释颗粒剂应符合控释制剂的有关要求，并应进行释放度检查。

（三）颗粒剂的特点

在固体制剂中颗粒剂的分散程度小于散剂，大于其他固体制剂。因此，与散剂相比具有以下特点：①因制成颗粒，其飞散性、附着性、团聚性、吸湿性等均较散剂相比降低；②颗粒剂中多种成分混合后，因用黏合剂制成粒，故避免了散剂中各种成分的离析现象；③贮存、运输方便；④颗粒可通过包衣改变功能，如可根据包衣材料的性质可使颗粒具有防潮性、缓释性或肠溶性等功能。

（四）颗粒剂的一般质量要求

颗粒剂在生产与贮藏期间，药物与辅料应混合均匀，颗粒剂应干燥，色泽一致，无吸潮、结块、潮解等现象，颗粒剂的溶出、释放度、含量均匀度、微生物限量应符合要求。

二、颗粒剂的制备

颗粒剂的组成除主药外，还可根据需求加入适宜的矫味剂、芳香剂、着色剂、分散剂和防腐剂等。肠溶、缓释、控释颗粒剂可通过加入功能性辅料或包衣制备。

颗粒剂的制备方法分为两大类，湿法制粒和干法制粒。湿法制粒是目前制备颗粒剂的主要方法，其工艺流程如图 16－4 所示。现代造粒技术，如流化床制粒、搅拌制粒、离心制粒等技术也可应用于颗粒剂的制备，而且特别适用于缓控释、肠溶颗粒剂的制备。详见本书第十四章。

普通的颗粒剂是片剂制备过程中的中间体，因此，其制备方法与片剂中制粒的方法完全相同，有关制粒的原理、操作和设备详见第十四章有关内容。

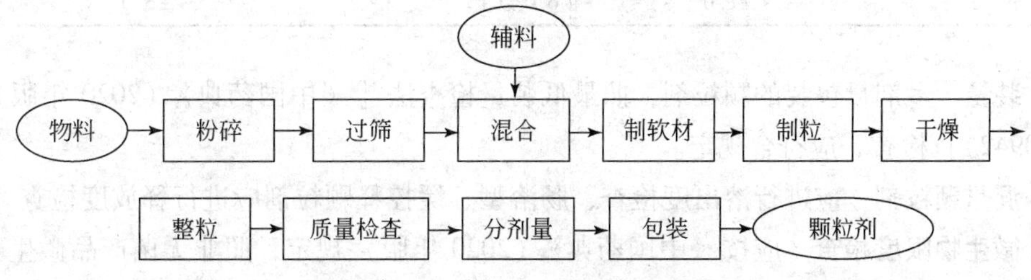

图 16－4　颗粒剂的湿法制备工艺流程图

1. 粉碎、过筛、混合　传统的湿法制粒中的粉碎、过筛、混合步骤与散剂相同。

2. 制软材　药物与辅料混合均匀，加入适量的黏合剂制软材。制软材是湿法制粒的关键技术，黏合剂过多，颗粒互相粘连；黏合剂少，不成颗粒。

3. 制备湿颗粒 将上述软材用机械挤压法通过筛网，即可制得湿颗粒，此法称为挤出制粒法。

4. 颗粒的干燥 利用热能从湿法制得的颗粒中除去水分，获得干燥颗粒。常用的干燥方法有厢式干燥法、流化床干燥法。

5. 整粒与分级 在干燥过程中，颗粒可能发生粘连，甚至结块。因此，对干燥后的颗粒需进行整粒和分级，使结块、粘连的颗粒散开，获得具有一定粒度范围的均匀颗粒。过筛法是常用的整粒方法。

6. 质量检查与分剂量 将制得的颗粒进行含量检查后，按剂量分装、包装。颗粒剂应密封，置于干燥处贮存，以避免吸潮等问题。

三、颗粒剂的质量检查

1. 粒度 除另有规定外，照粒度和粒度分布测定法检查［《中国药典》（2020 年版）四部（通则 0982）第二法双筛分法］，不能通过一号筛（2000μm）和能通过五号筛（180μm）的总和不得超过供试量的 15%。

2. 干燥失重 除另有规定外，化学药品和生物制品颗粒照干燥失重测定法测定，于 105℃干燥（含糖颗粒应在 80℃减压干燥）至恒重，减失重量不得过 2.0%。

3. 水分 中药颗粒照水分测定法测定，除另有规定外，不得过 8.0%。

4. 溶化性 颗粒剂依法检查，溶化性应符合规定。含中药原粉的颗粒剂不做溶化性检查。

可溶性颗粒检查法：取供试颗粒 10g（中药单剂量包装取 1 袋），加热水 200ml，搅拌 5 分钟，立即观察，可溶性颗粒应全部溶化或轻微浑浊。

泡腾性颗粒检查法：取供试品 3 袋，分别将内容物转移至盛有 200ml 水的烧杯中，水温为 15～25℃，应迅速产生气体而成泡腾状。5 分钟内颗粒均应完全分散或溶解在水中。

混悬颗粒以及已规定检查溶出或释放度的颗粒剂，可不进行溶化性检查。

5. 装量差异 单剂量包装的颗粒剂，其装量差异限度应符合规定（表 16－3）。检查方法参考《中国药典》（2020 年版）有关规定。凡规定检查含量均匀度的颗粒剂，一般不再进行装量差异的检查。

表 16－3 颗粒剂装量差异限度要求

平均装量或标示装量（g）	装量差异限度（%）	平均装量或标示装量（g）	装量差异限度（%）
1.0 及 1.0 以下	±10.0	1.5 以上至 6.0	±7.0
1.0 以上至 1.5	±8.0	6.0 以上	±5.0

6. 装量 多剂量包装的颗粒剂，照最低装量检查法［《中国药典》（2020 年版）四部（通则 0942）］检查，应符合规定。

7. 混悬颗粒剂 应进行溶出度检查，肠溶型、缓控释颗粒剂应进行释放度检查。

8. 微生物限度检查 应按《中国药典》（2020 年版）规定，照非无菌产品微生物限度检查法依法检查。

四、颗粒剂举例

例 16－2 感冒颗粒剂

【处方】金银花 33.4kg，大青叶 80kg，桔梗 43kg，连翘 33.4kg，苏叶 16.7kg，甘草

12.5kg，板蓝根 80kg，芦根 33.4kg，防风 25kg（万袋量）。

【制法】①连翘、苏叶加 4 倍水，提取挥发油备用。②其余 7 种药材与第①项残渣残液混合在一起，并加入 6 倍量水，浸泡 30 分钟，加热煎煮 2 小时；第 2 次加 4 倍量水，煎煮 1.5 小时；第 3 次加 2 倍量水，煎煮 45 分钟；合并 3 次煎煮液，静置 12 小时，上清液过 200 目筛，滤液待用。③滤液减压蒸发浓缩至稠膏状，停止加热，向稠膏中加入 2 倍量 75% 乙醇液，搅匀，静置过夜，上清液过滤，滤液待用。④滤液减压回收乙醇，并浓缩至稠膏状，加入 5 倍量的糖粉，混合均匀，加入 70% 乙醇少许，制成软材，过 14 目尼龙筛制粒，湿颗粒于 60℃干燥，干颗粒过 14 目筛整粒，再过 4 号筛（65 目）筛去细粉，在缓慢地搅拌下，将第①项挥发油和乙醇混合液（约 200ml）喷入干颗粒中，并封闭存放 30 分钟，然后分装，密封，包装即得。

【规格】10g。

【用途】本品为抗感冒药。用于治疗感冒、发烧、咳嗽、咽喉炎、急性扁桃体炎等症。

【用法与用量】开水冲服，一日 3 次，一次 1 袋。

【贮藏】密闭保存。

第四节　片　剂

扫码“学一学”

扫码“学一学”

一、概述

（一）片剂的定义

片剂（tablets）系指原料药物与适宜辅料制成的圆形或异形的片状固体制剂。形状以圆片状居多，还有异形片状，如橄榄形、三角形、方形、菱形、胶囊型等多种异形片状（图 16－5）。片剂以口服为主，另外还有用于口腔、舌下、外用等途径的片剂。

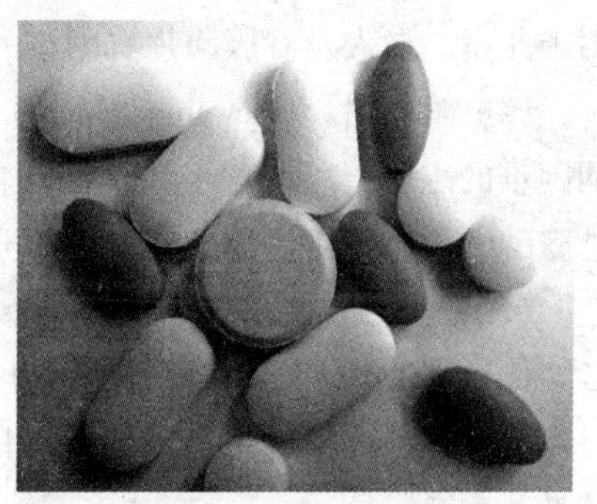

图 16－5　片剂的形状

片剂是各国药典中收载最多的一种剂型，是现代药物制剂中应用最为广泛，也是最重要的一类剂型。除非有明显的障碍不能成功开发为片剂外，片剂是药物剂型设计时的首选剂型。目前，国内外已有大量的药物开发为片剂上市。

（二）片剂的特点

片剂是将含原料药物的粉末（或颗粒）加压而制得的一种高密度、体积较小的固体制剂。其优点为：①以片分剂量，剂量准确，含量差异小。②片剂为固体制剂，还可包衣，受外界因素如光线、水分、空气等的影响相对小，化学稳定性好，因而贮存期间质量稳定，保存期长。③体积小，携带、贮存、运输和服用方便。④生产机械化、自动化程度高，成本低。⑤种类多，可适应医疗、预防的多种用药要求。

片剂也有不足之处：①婴幼儿及昏迷患者不易吞服；②固体制剂中，片剂的药物分散程度相对较小，故对难溶性药物有时会产生溶出度和生物利用度低的问题；③剂量调整的灵活性不如液体制剂灵活。

（三）片剂的分类

依据药物的临床需求、物理化学性质、药物胃肠道吸收的部位及程度、湿热稳定性、其与辅料的相容性、溶解度和剂量等因素，可以选择制备以下不同种类的片剂，满足多种临床用药需求。归纳起来有三大类，即口服用片剂、口腔用片剂、外用片剂。中药还有浸膏片、半浸膏片和全粉片等。

1. 口服用片剂 是指供口服的片剂。大多数口服片剂药物经胃肠道吸收而发挥作用，但也有药物在胃肠道发挥局部作用的口服片剂。口服片剂又分为以下若干种。

（1）普通片剂（tablets） 原料药物或与辅料混合压制而成的普通常释片剂，如阿奇霉素片剂。

（2）包衣片（coated tablets） 在普通压制片的表面包上衣膜的片剂。包衣的主要目的是阻止药物降解、掩盖不良味道、调整药物释放等。根据包衣材料不同可分为：

①糖衣片（sugar coated tablets）：以蔗糖为主要包衣材料进行包衣而制得的片剂，常用于保护药物或掩盖不良气味和味道。如小檗碱糖衣片。

②薄膜衣片（film coated tablets）：以高分子成膜材料进行包衣而制得的片剂，如头孢呋辛酯片等。其作用与糖包衣类同，有逐步取代糖衣片的趋势。

③肠溶衣片（enteric coated tablets）：用肠溶性包衣材料进行包衣而制得的片剂。此种片剂在胃液中不溶，在肠液中衣膜溶解释放药物。如阿司匹林、泮托拉唑肠溶片。

（3）泡腾片（effervescent tablets） 指含碳酸氢钠与有机酸，遇水可产生气体而呈泡腾状的片剂。泡腾片中的原料药物应是易溶性的，加水产生气泡后应能溶解。有机酸一般用枸橼酸、酒石酸、富马酸等。泡腾片使用时，应将片剂放入水杯中迅速崩解后饮用，适用于儿童、老人及吞服药片有困难的患者，如维生素C泡腾片。

（4）咀嚼片（chewable tablets） 系指于口腔中咀嚼后吞服的片剂。适合于小儿或吞咽困难的患者服用，对于崩解困难的药物制成咀嚼片可有利于吸收。咀嚼片应选择蔗糖、甘露醇、山梨醇等水溶性辅料做填充剂和黏合剂，硬度应适宜。如复方法莫替丁咀嚼片。

（5）分散片（dispersible tablets） 系指在水中能迅速崩解并均匀分散的片剂（在21℃±1℃的水中3分钟即可崩解分散，并通过180μm孔径的筛网），分散片中的原料药应是难溶性的。分散片可加水分散后口服，也可将分散片含于口中吮服或吞服。如阿奇霉素分散片。

（6）缓释片（sustained release tablets） 系指在规定的释放介质中缓慢地非恒速释放药物的片剂。具有服药次数少、治疗作用时间长等优点。

（7）控释片（controlled release tablets） 系指在规定的释放介质中缓慢地恒速释放药物的片剂。具有血药浓度平稳、服药次数少、治疗作用时间长等优点。如硝苯地平控释片。

（8）口崩片（orally disintegrating tablets） 系指在口腔中内不需要用水即能迅速崩解或溶解的片剂，也称为口腔速溶片（orally dissolving tablets）。特点是服药时不用水，特别适合于吞咽困难或不配合用药的患者，如老年人或儿童。一般适合小剂量的原料药物，常加入山梨醇、赤藓糖、甘露醇等作为调味剂和填充剂。可采用粉末直接压片法或冷冻干燥法制备。如法莫替丁口腔速溶片、硫酸沙丁胺醇口腔速崩片。

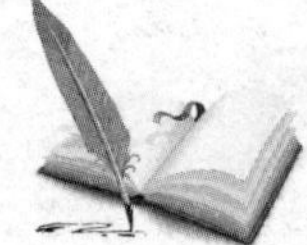

（9）多层片（multilayer tablets） 由两层或多层构成的片剂。一般由两次或多次加压而制成，每层含有不同的药物或辅料，这样可以避免复方制剂中不同药物之间的配伍变化，或者达到缓控释的效果。如胃仙-U（双层片）、马来酸曲美布汀多层片、茶碱硫酸沙丁胺

醇双层片。

2. 口腔用片剂

（1）舌下片（sublingual tablets）　系指置于舌下能迅速溶化，药物经舌下黏膜吸收发挥全身作用的片剂。舌下片可避免肝脏对药物的首过作用，主要适用于急症的治疗。如硝酸甘油舌下片用于心绞痛的急救。舌下片的原料药物应易于直接吸收。

（2）含片（troches）　系指含于口腔中缓缓溶化产生局部或全身作用的片剂。常用于口腔及咽喉疾病的治疗。如复方草珊瑚含片等。含片中的原料药物应为易溶性的，主要起局部消炎、杀菌、收敛、止痛或局部麻醉等作用。

（3）口腔贴片（buccal tablets）　指粘贴于口腔，经黏膜吸收后起局部或全身作用的片剂。可在口腔内缓慢释放药物，常用于口腔及咽喉疾病的治疗。如甲硝唑口腔贴片等。

3. 外用片剂

（1）可溶片（solution tablets）　指临用前能溶解于水的非包衣片或薄膜包衣片。一般供外用、含漱等用，也可供口服用，如复方硼砂漱口片。可溶性片应溶解于水中，溶液可呈轻微乳光。

（2）阴道片（vaginal tablets）与阴道泡腾片　系指置于阴道内使用的片剂。要求其形状应易于置于阴道内。阴道片在阴道内应易于溶化、溶散或融化、崩解而释放药物，主要起局部消炎杀菌作用，也可用于性激素类药物。如壬苯醇醚阴道片、克霉唑阴道片等。具有局部刺激性的药物不得制成阴道片。

（四）片剂的一般质量要求

《中国药典》（2020 年版）四部制剂通则要求片剂外观完整、光洁，色泽均匀，重量差异小、含量均匀，有适宜的硬度，崩解或溶出度符合规定，口服片剂符合卫生学要求，贮存期间物理、化学和微生物等方面的质量稳定，并有适宜的包装。

二、片剂的常用辅料

片剂由药物和各种辅料（excipients）组成。片剂的辅料主要包括稀释剂、黏合剂、崩解剂、润滑剂，有时根据需要还可加入着色剂和矫味剂、稳定剂等，以提高患者的顺应性和药物的稳定性。片剂中加入辅料的目的，一是使药物可通过压制的方法得以成型，且可使压片过程顺利进行；另一方面是使所制备的片剂能满足其要求（如崩解度、释放度等），同时辅料还对片剂的稳定性和药物的生物利用度产生影响。

表 16－4 列出了片剂中使用的辅料类型和作用，其中有些辅料本身兼有多种功能。

表 16－4　片剂中的功能辅料

辅料类型	功能、作用	举例
稀释剂（填充剂）	增大片剂的体积和重量，改善物料的可压性，对崩解和溶出有一定的影响	淀粉、微晶纤维素、乳糖、蔗糖、甘露醇、无机盐类
黏合剂（溶液）	黏结原、辅料粉末制成颗粒	淀粉浆；PVP；纤维素的衍生物：HPC、MC、EC、HPMC；CMC－Na 的溶液；明胶、蔗糖
润湿剂	本身不具有黏性，但可通过诱发原、辅料组分的黏性而制备颗粒	水、乙醇、不同浓度的乙醇溶液

续表

辅料类型		功能、作用	举例
崩解剂		瓦解片剂因黏合剂或高度压缩而产生的结合力，使片剂遇水崩散为颗粒或粉末 可加速片剂的崩解	干淀粉、L－HPC、CMS－Na、交联PVP、CCS、泡腾崩解剂
润滑剂	助流剂润滑剂	增加颗粒或混合物的流动性，使压片物料填充均匀，减少片重差异	微粉硅胶、滑石粉、硬脂酸镁
	狭义润滑剂	降低片剂与冲模间的摩擦力，增加流动性，有利于片剂制备过程中压力的传递和顺利推片，防止裂片，使压片顺利进行	硬脂酸镁、硬脂酸、液体石蜡、氢化植物油、十二烷基硫酸钠、聚乙二醇类
着色剂		片剂着色，易于辨别	氧化铁红、氧化铁黄等
抗氧剂		抗氧化作用	BHA、BHT、α－维生素E、维生素C
矫味剂		调味	甜味剂、香料、香精

（一）稀释剂

为便于片剂生产以及患者服用，片剂重量应至少在100mg以上。如果片剂中的主药只有几毫克或几十毫克时，则需加入适量的稀释剂（diluents）也称填充剂（fillers）才能顺利制成片剂；即使是片剂中主药含量在100mg以上，有时也需加入稀释剂。加入稀释剂的目的是增加片剂的体积，减少片剂的重量差异，保证剂量的准确。如加入的稀释剂具有良好的压缩成型性，则稀释剂还有改善物料可压性的作用。因此，稀释剂的加入不仅保证片剂具有一定的体积，而且对减少主药成分的剂量偏差、改善压缩成型性等具有较大的作用。

优良的稀释剂应满足以下条件：化学惰性、生物相容、吸湿性小、有良好的水溶性或亲水性、价格低廉、容纳量大。常用的稀释剂有以下几种。

1. 淀粉　淀粉（starch）是片剂中常用的稀释剂，价廉易得。常用玉米淀粉。玉米淀粉为白色粉末，无臭，无味，不溶于冷水与乙醇，其压缩成型性与含水量有关，含水量在10%左右时压缩成型性最好。淀粉的性质稳定，可与大多数药物配伍。淀粉单独使用时黏性较差，制成的片剂较疏松，与糊精或糖粉合用可提高黏性。

2. 蔗糖　蔗糖（sucrose）为无色结晶或白色结晶性粉末，味甜，水中极易溶解，在乙醇中微溶，在无水乙醇中几乎不溶。作为稀释剂其优点在于黏合力强，可用来增加片剂的硬度；其缺点是吸湿性较强，长期贮存会使片剂的硬度过大，崩解或溶出困难，除口含片或可溶性片剂外，一般不单独使用，常与糊精、淀粉配合使用。

3. 糊精　糊精（dextrin）是由淀粉或部分水解的淀粉在干燥状态下经加热改性制得的聚合物。本品为白色或类白色无定形粉末，无臭，味微甜，在沸水中易溶，在乙醇和乙醚中不溶，具有较强的聚集、结块趋势，使用不当会使片面出现麻点、水印及造成片剂崩解或溶出迟缓。糊精常与蔗糖粉、淀粉配合使用。

4. 乳糖　乳糖（lactose）由牛乳中提取制得，常为含1个结晶水的α－乳糖。本品为白色或类白色结晶性粉末，无臭，味微甜，在水中微溶，在乙醇、乙醚中几乎不溶，性质稳定，可与大多数药物配伍，无吸湿性。添加乳糖制备的药片光洁美观，释药快。由喷雾干燥法制得的乳糖为球形，流动性、可压性良好，可供粉末直接压片，是一种理想的片剂填充剂。

5. 预胶化淀粉　预胶化淀粉（pregelatinized starch）又称可压性淀粉，是将淀粉部分或

全部胶化而成，目前上市的品种是部分预胶化淀粉。本品为白色粉末状，无臭，无味，性质稳定，在冷水中可溶10%～20%，不溶于乙醇。预胶化淀粉本身具有良好的流动性、可压性，润滑性和干黏合性，并有较好的崩解作用。是一种多功能辅料，可用于粉末直接压片。

6. 微晶纤维素　微晶纤维素（microcrystalline cellulose，MCC）系纤维素部分水解而得到的结晶性纤维素。本品为白色或类白色粉末，无臭，无味。根据粒径和含水量不同分为若干规格。微晶纤维素具有较强的结合力与良好的可压性，亦有“干黏合剂”之称，片剂中含20%以上的微晶纤维素时崩解较好。因此，其也是一种多功能辅料，可用于粉末直接压片。

7. 无机盐类　无机钙盐类如硫酸钙、磷酸氢钙、碳酸钙、二水硫酸钙等也可作为片剂的稀释剂。其中二水硫酸钙比较常用，其性质稳定，无臭，无味，微溶于水，可与多种药物配伍，制成的片剂外观光洁，硬度、崩解均好，对药物也无吸附作用。

8. 糖醇类　甘露醇（mannitol）和山梨醇（sorbitol）是互为同分异构体的糖醇类。本品为白色、无臭、具有甜味的结晶性粉末或颗粒，性质稳定，在溶解时吸热，有凉爽感，因此适于咀嚼片、口腔溶解片等，常与蔗糖配合使用。

近年来开发的赤藓糖（erythritol），其甜度为蔗糖的80%，溶解速度快，有较强的凉爽感，口服后不产生热能，在口腔内pH不下降（有利于牙齿的保护）等，是制备口腔速溶片的最佳辅料。

（二）润湿剂与黏合剂

1. 润湿剂（moistening agents）　系指本身没有黏性，但能诱发待制粒物料的黏性，以利于制粒的液体。在制粒过程中常用的润湿剂是蒸馏水和乙醇。

（1）蒸馏水（distilled water）　适用于对水稳定的药物。在处方中水溶性成分较多时有湿润不均匀、结块、干燥后颗粒发硬等现象，此时最好选择适当浓度的乙醇－水溶液，以克服上述不足。

（2）乙醇（ethanol）　可用于遇水易分解的药物或遇水黏性太大的药物。中药浸膏的制粒常用乙醇－水溶液作润湿剂。随着乙醇浓度的增大，其润湿后产生的黏性降低。常用浓度为30%～70%，其浓度应根据物料的性质选择。

2. 黏合剂（binders）　系指本身具有黏性，能使无黏性或黏性不足的物料粘合成粒的辅料。常用的黏合剂有以下几种。

（1）淀粉浆　由淀粉在水中加热后糊化而得。淀粉的糊化温度为73℃。由于淀粉浆价廉易得，且黏合性良好，是制粒中首选的黏合剂。

淀粉浆的制法：淀粉浆的制备方法有两种——煮浆法和冲浆法。①煮浆法：将淀粉混悬于全量冷水中，边加热边搅拌，直至糊化；②冲浆法：将淀粉混悬于少量（1～1.5倍）水中，然后根据浓度要求冲入一定量的沸水，不断搅拌糊化而成。

（2）纤维素衍生物　纤维素的水溶性衍生物均可作为黏合剂使用。由于衍生化基团的取代度和纤维素的分子量不同，每一品种均有不同的规格；作为黏合剂使用时，应选择适宜的黏度规格。水不溶性的衍生物如乙基纤维素常作为缓控释片剂的黏合剂。

①甲基纤维素（methyl cellulose，MC）：为纤维素的甲基醚类水溶性衍生物。本品为无臭、无味、白色或类白色颗粒状粉末，在冷水中溶解，在热水及乙醇中几乎不溶。在水中可形成黏稠性的胶浆作为黏合剂使用。

②羟丙基纤维素（hydroxypropyl cellulose，HPC）：为纤维素的聚羟丙基醚的部分取代物。本品为无臭、无味白色或类白色粉末。在温度低于38℃的水中可混溶形成润滑透明的胶状溶液，加热至50℃形成高度溶胀的絮状沉淀。其可溶于甲醇、乙醇、异丙醇和丙二醇中。本品既可作湿法制粒的黏合剂，也可作粉末直接压片的干黏合剂。

③羟丙基甲基纤维素（hydroxypropyl methyl cellulose，HPMC）：系2-羟丙醚甲基纤维素。本品为无臭、无味的白色或类白色纤维状或颗粒状粉末，其溶于冷水，不溶于热水与乙醇，但在水和乙醇的混合液中可溶解。

④羧甲基纤维素钠（carboxymethyl cellulose sodium，CMC-Na）：系纤维素的聚羧甲基醚钠盐。本品为无味、白色至微黄色纤维状或颗粒状粉末，在水中易分散、溶解，形成透明的胶状溶液，但几乎不溶于乙醇。不同规格的CMC-Na具有不同的黏度。常用浓度为1%~2%的水溶液，黏性较强，常用作可压性较差的片剂的黏合剂。在高湿条件下可以吸收大量的水（>50%），这一性质在片剂的贮存过程中会改变片剂的硬度和崩解时间。

⑤乙基纤维素（ethyl cellulose，EC）：系乙基醚纤维素。本品为无臭、无味白色颗粒粉末，不溶于水，溶于乙醇、乙醚等有机溶剂中。乙基纤维素的乙醇溶液可作对水敏感性药物的黏合剂。本品的黏性较强，且在胃肠液中不溶解，会对片剂的崩解及药物的释放产生阻滞作用。目前常用作缓控释制剂的黏合剂。

（3）聚维酮（povidone，PVP） 为乙烯吡咯烷酮的聚合物。聚合度不同，其分子量、黏度均不同。根据分子量不同，PVP分为多种规格，如K30、K60、K90等，《中国药典》（2020年版）收载了聚维酮K30（平均分子量为3.8万）。本品为白色至乳白色粉末，无臭或稍有特臭，既溶于水，又溶于乙醇，有较强的引湿性。根据药物的性质选用本品的水溶液或乙醇溶液作为黏合剂。本品最大的缺点是吸湿性强，在片剂贮存期间可引起崩解和溶出迟缓。

（4）明胶（gelatin） 为动物胶原蛋白的水解产物。本品为无臭、无味、微黄色至黄色、透明或半透明微带光泽的薄片或粉粒。本品在水中膨胀和软化，在热水中可溶，冷却到35~40℃时就会形成胶冻或凝胶，故制粒时明胶溶液应保持较高温度。以明胶溶液作为黏合剂制粒的药物干燥后比较硬。适用于松散且不易制粒的药物，以及在水中不需崩解或延长作用时间的片剂（如口含片）等。

（5）聚乙二醇（polyethylene glycol，PEG） 为环氧乙烷与水或乙二醇聚合而成，根据分子量不同有多种规格，其中常用作黏合剂的型号为PEG4000、PEG6000。本品为白色或近白色蜡状固体薄片或颗粒状粉末，略有特臭。PEG溶于水和乙醇中，制备黏合剂时，可根据药物的性质选用不同浓度的水溶液或乙醇溶液作为溶剂，制得的颗粒压缩成型性好。

（6）其他黏合剂 50%~70%的蔗糖溶液、海藻酸钠溶液等。

在制粒时，根据物料的性质以及实践经验来选择适宜的黏合剂、浓度及用量，以确保颗粒与片剂的质量。表16-5列出了部分黏合剂的常用剂量。

表16-5 常用于湿法制粒的黏合剂与参考用量

黏合剂	溶剂中质量浓度（%，*W/V*）	溶剂
淀粉	5~20，常用10	水
预胶化淀粉	5~10	水
明胶	2~10	水
蔗糖	~50	水

续表

黏合剂	溶剂中质量浓度（%，W/V）	溶剂
聚维酮（PVP）	0.5～25	水或乙醇
甲基纤维素（MC）	1～5	水
羟丙基纤维素（HPC）	3～5	水或乙醇
羟丙甲纤维素（HPMC）	2～10，常用2	水
羧甲基纤维素钠（CMC－Na）	1～6	水
乙基纤维素（EC）	1～3	乙醇
聚乙二醇（4000，6000）	10～50	水或乙醇
聚乙烯醇（PVA）	5～20	水

（三）崩解剂

1. 定义　崩解剂（disintegrants）是使片剂在胃肠液中迅速裂碎成细小的颗粒，有利于药物溶出的物质。崩解剂的主要作用是瓦解因黏合剂或高度压缩而产生的结合力。除缓（控）释片、口含片、咀嚼片、舌下片等某些特殊要求的片剂不需要加入崩解剂外，一般片剂均需要加入崩解剂，使片剂进入体内遇体液快速崩解成细小的粒子，增加表面积有利于药物的溶出和吸收。

2. 崩解过程　崩解剂多为亲水性物质，而且具有良好的吸水膨胀性。崩解剂的崩解作用正是由于崩解剂具有很强的吸水体积膨胀性，能够瓦解片剂的结合力，使片剂裂碎成许多细小的颗粒。片剂的崩解过程如图16－6所示。

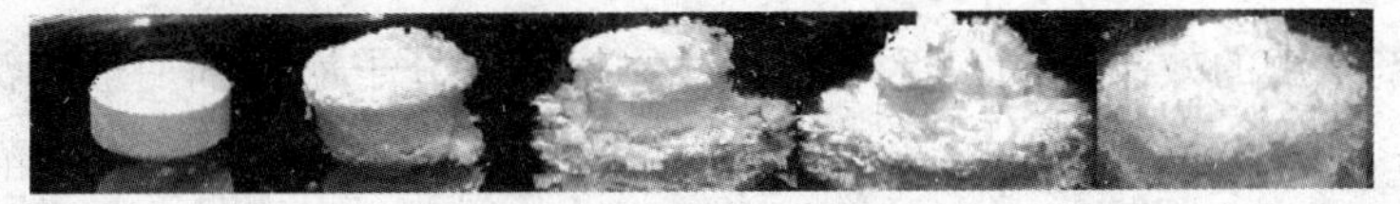

图16－6　片剂的崩解过程

片剂的崩解过程经历润湿、吸水膨胀、瓦解过程。崩解剂的作用机制有如下几种：

（1）毛细管作用　崩解剂在片剂中形成易于润湿的毛细管通道，当把片剂置于水中时，水能迅速地通过毛细管进入片剂内部，使整个片剂被水浸润而瓦解结合力。

（2）膨胀作用　崩解剂自身具有很强的吸水膨胀性，从而瓦解片剂的结合力。膨胀率是表示崩解剂的体积膨胀能力的重要指标，膨胀率越大，崩解效果越显著。

$$\text{膨胀率} = \frac{\text{膨胀后体积} - \text{膨胀前体积}}{\text{膨胀前体积}} \times 100\% \qquad (16-3)$$

（3）润湿热　有些物料在水中溶解时产热，致使片剂内部残存的空气膨胀，促使片剂崩解。

（4）产气作用　借助化学反应而产生气体，使片剂膨胀、崩解。如泡腾崩解剂。

3. 常用的崩解剂　常用的崩解剂及其用量见表16－6。

表16－6　常用的崩解剂及其用量

传统崩解剂	质量百分数（%，W/W）	超级崩解剂	质量分百数（%，W/W）
干淀粉（玉米、马铃薯）	5～20	羧甲基淀粉钠	1～8
微晶纤维素	5～20	交联羧甲基纤维素钠	1～10
海藻酸	1～5	交联聚维酮	2～5
海藻酸钠	2～10	羧甲基纤维素钙	1～15
泡腾崩解剂	3～20	低取代羟丙基纤维素	5～25

（1）羧甲基淀粉钠（sodium carboxymethyl starch，CMS－Na）　CMS－Na 吸水后可膨胀至原体积的300倍，吸水膨胀作用非常显著，使片剂由里至外发生细致入微的崩解，属于“超级崩解剂”。

（2）低取代羟丙纤维素（low－substituted hydroxypropyl cellulose，L－HPC）　L－HPC 由于表面积和孔隙率很大，具有可快速大量吸水的能力，其吸水膨胀率在500%～700%，也是“超级崩解剂”。是近年来在国内应用较多的一种优良崩解剂。

（3）交联聚维酮（crospovidone，PVPP）　PVPP 在水中表现出毛细管活性和优异的吸水能力，无胶凝倾向，崩解性能十分显著，属优良崩解剂。

（4）交联羧甲基纤维素钠（croscarmellose sodium，CCNa）　CCNa 能吸收数倍于本身重量的水而膨胀，膨胀体积为原体积的4～8倍，亦属于“超级崩解剂”。与羧甲基淀粉钠合用时崩解效果更好，但与干淀粉合用时崩解作用会降低。

（5）干淀粉（dry starch）　是指在100℃～105℃下干燥1小时，含水量在8%以下的淀粉。干淀粉的吸水膨胀率为186%左右，适用于作为水不溶性或微溶性药物片剂的崩解剂，而对易溶性药物片剂的崩解作用较差。这是因为易溶性药物遇水溶解，堵塞毛细管，不易使水分通过毛细管渗入片剂的内部，也就妨碍了片剂内部淀粉的吸水膨胀。

（6）泡腾崩解剂（effervescent disintegrants）　是由碳酸氢盐（如碳酸氢钠）与有机酸（枸橼酸或酒石酸）组成的混合物。遇水时，两种物质化学反应生成二氧化碳气体，使片剂在几分钟之内迅速崩解，是专用于泡腾片的特殊崩解剂。泡腾片应妥善包装，避免受潮造成崩解剂失效。

不同崩解剂崩解的效果不同，近年来开发的新型高分子崩解剂一般比淀粉的用量少，但崩解效果好，如表16－6所列的超级崩解剂；其崩解后的粒子比淀粉崩解剂细小，可实现片剂细致入微的崩解，使药物的溶出更快。

4. 崩解剂的加入方法　根据崩解剂是在颗粒内还是颗粒间，将崩解剂的加入方法分为3种：外加法、内加法和内外加法。

（1）外加法　将崩解剂加入压片前的干颗粒中，崩解剂位于颗粒间，片剂的崩解将发生在颗粒之间，可使片剂遇水后较快地崩解，但因颗粒内部无崩解剂，溶出稍差。

（2）内加法　将崩解剂加入制粒前的混合物料中一同制粒，崩解剂位于颗粒内部，崩解将发生在颗粒内部，可将片剂崩解成细小的粉末。

（3）内外加法　将崩解剂一部分内加，一部分外加，可以使片剂的崩解发生在颗粒之间和颗粒内部，使片剂达到良好的崩解效果。

在崩解剂用量相同时，一般崩解速度为：外加法＞内外加法＞内加法。溶出速率为：内外加法＞内加法＞外加法。

（四）润滑剂

压片时为改善物料的流动性，使其填充均匀、减少粘冲现象并顺利推片，常需要加入润滑剂（lubricants）。润滑剂是一个广义的概念，是助流剂、抗黏剂和润滑剂（狭义）的总称。其中，①助流剂（glidants）：是用于降低颗粒之间的摩擦力改善粉末流动性的物质，使压片时颗粒填充均匀、减少片剂的重量差异。②抗黏剂（antiadherents）：用于防止压片时物料黏附于冲头与模孔壁表面的物质，其不仅保证压片操作的顺利进行，还可使片剂表面光洁。③润滑剂（lubricants）：用于降低药片与模孔壁之间的摩擦力，以保证压片时应力分

布均匀，从模孔中推片顺利，防止裂片等。

润滑剂的作用机制比较复杂，概括起来有以下几种：①改善粒子表面的粗糙度，减少摩擦力等；②改善粒子表面的静电分布；③改善气体的选择性吸附，减弱粒子间的范德华力等。润滑剂的作用是改善颗粒的表面特性，因此，要求润滑剂应有较大的表面积。目前常用的润滑剂有以下几种。

1. 水不溶性润滑剂

（1）硬脂酸镁（magnesium stearate）　本品为白色轻质细粉，比表面积大（1.6 ~ 14.8m^2/g），易附着于颗粒表面，以减少颗粒与冲模之间的摩擦力，使片面光洁美观，为优良的润滑剂。一般用量为0.1% ~1%，使用量过大时，由于其为疏水性，可影响片剂的润湿性，从而使片剂的崩解（或溶出）迟缓。另外，镁离子的催化作用影响有些药物的稳定性，如阿司匹林片剂不能使用硬脂酸镁润滑剂等。

（2）滑石粉（talc）　本品为经过纯化的含水硅酸镁，为白色或灰白色结晶性粉末，比表面积大（2.41m^2/g），其助流作用大于润滑作用。本品不溶于水，但有亲水性，通常与硬脂酸镁合用，改善硬脂酸镁对片剂崩解的不良影响。常用量一般为0.1% ~3%，最多不要超过5%，过量反而降低流动性。

（3）氢化植物油（hydrogenated vegetable oil）　本品为白色至淡黄色块状物或粉末，加热熔融后呈透明、淡黄色液体。在水或乙醇中不溶，溶于石油或热的异丙醇。应用时，将其溶于轻质液状石蜡或已烷中，然后将此溶液喷于干颗粒上，以利于均匀分布。在片剂和胶囊剂中用作润滑剂，常用量为1% ~6%（*W/W*），常与滑石粉合用。

2. 水溶性润滑剂

（1）聚乙二醇类　常用PEG 4000和PEG 6000，具有良好的润滑效果，片剂的崩解与溶出不受影响。

（2）十二烷基硫酸钠（sodium lauryl sulfate）　本品系阴离子型表面活性剂，为无色至微黄色结晶或粉末。在水中易溶，在乙醚中几乎不溶。在片剂的制备中具有良好的润滑效果，不仅能增强片剂的机械强度，而且促进片剂的崩解和药物的溶出。十二烷基硫酸镁也具有同样效果。

3. 助流剂

（1）微粉硅胶（aerosil）　本品为轻质无水硅酸，白色粉末，比表面积大，为优良的助流剂和润滑剂。常用量为0.1% ~0.3%，可用于粉末直接压片。

（2）滑石粉　本品为纯化的含水硅酸镁，为优良的助流剂，与硬脂酸镁合用兼有助流与抗黏作用。常用量为0.1% ~3%。

（五）其他辅料

1. 着色剂（colorant）　片剂中加入着色剂可改善外观，便于识别。最大用量一般不超过0.05%。可溶性色素在干燥过程中易产生颜色的迁移，使片剂产生色斑，因此应选择水不溶性色素，或将可溶性色素吸附于硫酸钙、三磷酸钙、淀粉等主要辅料中，可有效地防止颜色的迁移。

2. 芳香剂和甜味剂　口含片和咀嚼片通常需加入芳香剂（flavours）和甜味剂（sweeteners）矫味。香精的加入方法是先将香精溶解于乙醇中，然后均匀喷洒在已经干燥的颗粒上。具体品种可参见液体制剂相关内容。

三、片剂的制备

（一）压片过程对物料性质的要求

片剂的制备过程即是将药物与辅料均匀混合，经适宜的处理后将粉末或颗粒物经过压片机压缩形成片状制剂的过程。片剂的制备工艺操作在很多情况下是处理物料使其具有可压片物料性质的过程。压片过程中要求物料具有哪些性质呢？为了便于理解，首先介绍压片机的压片过程。

1. 压片机的压片过程 包括3个步骤：①填充，待压缩物料通过料斗自动填满于压片机的冲模孔内；②压片，上、下冲做相对运动，将填充的物料压制在冲模腔内形成片剂；③推片，上冲抬起、下冲上升将压制的片剂推出模孔，如图16-7所示。

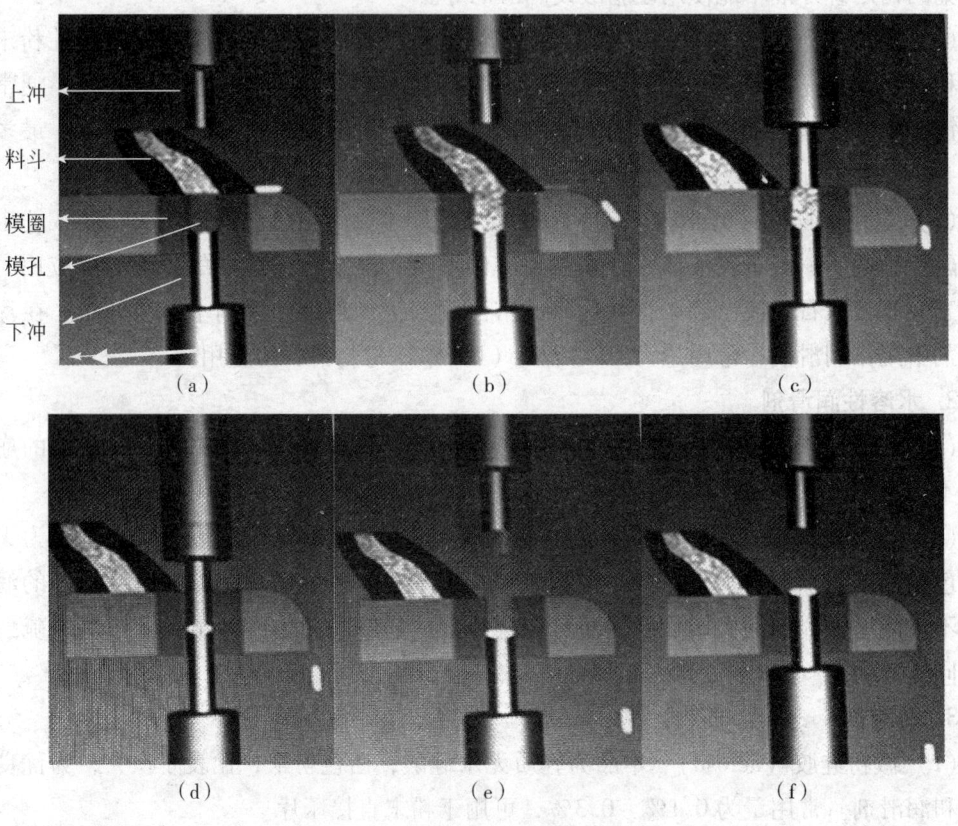

图16-7 压片过程（单冲压片机）

(a)、(b) 填充；(c)、(d) 压片；(e)、(f) 推片

2. 物料的性质 为制备出质量合格的片剂，压片过程要求物料满足以下性质：①通过料斗，物料能均匀地流动填充于冲模孔内；②在料斗内和整个填充过程中，物料不能发生离析；③物料具有良好的压缩成型性；④物料不能粘附于冲模或冲头上；⑤物料要求具有适宜的粘结性，以便形成硬度适宜的片剂。

概括以上要求，说明压片前的物料必须具备以下3个性质，即良好的流动性、压缩成型性和润滑性。

（1）良好的流动性 可使物料均匀地流入并充填于压片机的模孔，避免填充不均引起的片剂重量差异和强度变化大。因此，在片剂制备中应采取措施保证物料具有良好的流动性。常用的方法包括在处方中加入助流剂、采取制粒的方式等，其中造粒是提高粉末流动

性最常用的方法。

（2）良好的压缩成型性　可使物料压缩成具有一定形状的片剂，防止裂片、松片等不良现象；原料药的可压性可以通过选择与可压性好的辅料混合而得以改善，由于制粒时加入了黏合剂，制粒也可提高物料的可压性。

（3）良好的润滑性　可防止片剂粘冲，使片剂从冲模孔中顺利推出，可得到完整、光洁的片剂。

（二）片剂的制备方法

片剂的制备方法有3种：①湿法制粒压片法（wet granulation method）；②干法制粒压片法（dry granulation method）；③粉末直接压片法（direct compression method）。不论何种方法，大部分药物粉末粉碎过筛处理后，均需加入稀释剂、黏合剂、崩解剂和润滑剂等辅料，经过不同的处理，以使物料满足压片要求，保证片剂的质量。

1. 湿法制粒压片法　湿法制粒压片法是指压片前用湿法制备颗粒，然后再压片的方法。湿法制粒压片是制备片剂广泛使用的方法，其工艺流程如图16－8所示。

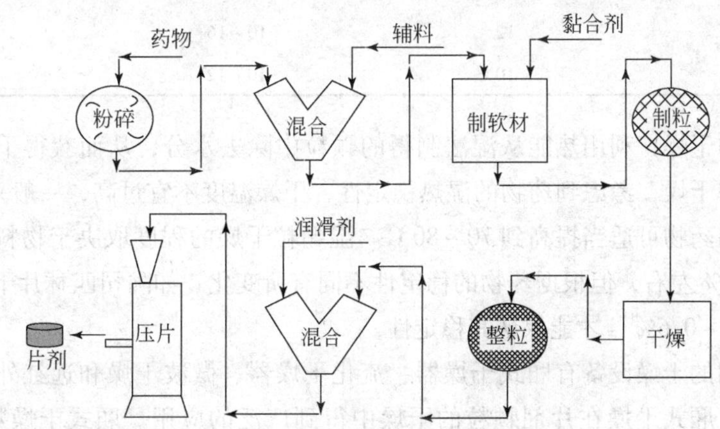

图16－8　湿法制粒压片法工艺流程

以下介绍湿法制粒压片的工艺步骤及各工艺过程的控制要点。

（1）原辅料的处理　原料药和辅料必要时需干燥、粉碎、过筛处理后，方可投料。一般要求粉末的粒度在80～100目，对于毒剧药、贵重药、有色药易更细些，以便混合均匀。原辅料处理后，称取处方量的原辅料，按照第十四章混合单元操作的方法和设备混合均匀物料。这里加入的辅料一般有稀释剂、内加崩解剂或一些稳定剂等。

（2）制粒　湿法制粒是在混合均匀的药物、辅料粉末中加入黏合剂，靠黏合剂的架桥或粘结作用使粉末聚结在一起而制备颗粒的方法。湿法制粒步骤包括制软材、过筛制备湿颗粒、干燥、整粒。

①制软材：在已混合均匀的原辅料中加入黏合剂或润湿剂，用手工或机械混合机混合均匀而制成具有一定塑性的团块，即为软材。软材的干湿程度应适宜，以用手紧握成团而不粘手、用手指轻压能裂开为适宜。软材的干湿程度与黏合剂或润湿剂的用量、混合时间、温度均有关。应根据药物的性质、制备工艺来选择适宜的黏合剂用量。一般质地疏松、黏性较差、粉末较细的难溶性药物，黏合剂应酌量多加。黏合剂用量多，则混合强度大，制软材时间长，制得的颗粒硬。软材的制备是湿法制粒的关键。

制备软材的生产设备有槽式混合机。详见本章第十四章混合设备中所述。

②过筛制备湿颗粒：是指将软材挤压通过适宜孔径的筛网制得湿颗粒。制粒设备有摇摆挤出式制粒机、螺旋挤出式制粒机、旋转挤出式制粒机等。详见本章第十四章制粒设备所述。

挤压式制粒机制备的颗粒，其粒度由筛网的孔径大小调节，筛网可用尼龙丝网或镀锌铁丝，现多用不锈钢丝网。对于遇金属离子不稳定的药物，可选择尼龙筛。筛网的孔径可根据片重和片剂的直径选择（表16－7），一般多用14～20目。如果挤出的物料呈条状，不成颗粒，则说明软材过湿，黏合剂用量过多；如呈粉末状，表明软材过干，应适宜增加黏合剂的用量。

表16－7　片重与筛网和冲直径的选择

片重（mg）	筛目数（制粒）	筛目数（干粒）	冲直径（mm）
50	18	16～20	5～5.6
100	16	14～20	6～6.5
150	16	14～20	7～8
200	14	12～16	8～8.5
300	12	10～16	9～10.5
500	10	10～12	12

③湿颗粒的干燥：利用热能从湿法制得的颗粒中除去水分，从而获得干燥颗粒。湿颗粒制成后应立即干燥，考虑到药物的湿热稳定性，干燥温度不宜过高，一般采用40～60℃，个别对热稳定的药物可适当提高到70～80℃。湿颗粒干燥的程度取决于物料的性质，一般控制含水量在3%左右，但根据药物的稳定性不同有所变化。如阿司匹林片干颗粒的含水量应控制在0.3%～0.6%，才能保证其稳定性。

生产中常用的干燥设备有厢式干燥器、流化干燥器、微波干燥和远红外干燥器等。其中流化床干燥、厢式干燥在片剂颗粒的干燥中得到广泛的应用。厢式干燥颗粒不易损坏，但易结块或受压变形，因此需要经常翻动。而流化床干燥法干燥速度很快，适用于热敏性物料。所用设备详见本章第十四章干燥中所述。

④整粒：干燥过程中颗粒可能发生粘连，甚至结块。因此，对干燥后的颗粒需进行过筛整粒，使结块、粘连的颗粒散开，获得大小均匀的颗粒，以利于压片。颗粒干燥后体积缩小，整理的筛孔径一般比制粒的更小些。但如干颗粒疏松易碎易用较粗的筛网整粒。整粒常用的筛网一般为12～20目。颗粒粒径的大小与选择的冲头直径有关，一般片重越小，颗粒的粒径应越小，颗粒过大时颗粒间空隙大或空气无法排出，从而使片重不均。

湿法制粒压片的优点：①通过制粒改善了原辅料粉末的流动性，提高了混合均匀度，有利于减少片重差异；②湿法制粒中加入了黏合剂，增加了物料的可压性；③通过制粒增大了物料的密度，使空气易溢出，减少裂片；④剂量小的药物通过制粒使含量准确。缺点是需先制软材、再制粒、干燥，工序多，费时费力，能源消耗大，生产效率相对较低，并对于热敏性、湿敏性、极易溶性物料不适合。

对于不宜直接采用湿颗粒压片法的湿热敏感性药物，可采用空白颗粒压片法，即是先用辅料制备成不含药物的空白干颗粒，然后将药物与空白颗粒混合、再压片。该方法不仅克服了物料粉末流动性差、压缩成型性差的问题，同时适合于对湿热敏感不宜湿法制粒压片以及主药含量较小的片剂的制备。

（3）新型制粒方法　除了以上介绍的传统的挤压湿法制粒方法，近些年来随着制粒设

备的发展，出现一些新型制粒方法，如高速搅拌制粒、流化床制粒、离心制粒、挤出滚圆制粒等；这些方法制粒工艺简单、周期短、耗能低，在片剂的制备中应用逐渐增多，有取代传统湿法挤压制粒的趋势。新型制粒方法的机制及设备介绍详见本书第十四章制粒中所述。

①流化床制粒：上述传统的挤压湿法制粒由混合、制软材、挤出制粒、干燥、整粒等步骤组成，存在工艺繁琐、劳动强度大、生产周期长、耗时耗能等不利因素。而流化床制粒法能将上述步骤合并为一，也称“一步制粒”，它将混合、制粒、干燥步骤合为一体。

流化床制粒的特点：在一台设备内进行混合、制粒、干燥，甚至是包衣等操作，简化工艺、节约时间、劳动强度低；制得的颗粒密度小、粒子强度小、粒度均匀、流动性与压缩成型性好。

②高速搅拌制粒：高速搅拌制粒是利用高速搅拌制粒机把原辅料搅拌混合均匀后加入黏合剂，高速搅拌制粒，成粒后出料，进行干燥。

高速搅拌制粒的特点是在一个容器内进行混合、捏合、制粒过程，与传统的挤压制粒相比，具有省工序、操作简单、快速等优点。改变操作条件可制备致密、强度高的适用于装胶囊的颗粒，也可制备松软的适合压片的颗粒，因此在制药工业中的应用非常广泛。

③离心制粒：利用离心制粒机完成物料的混合、层积制粒、干燥工序而将物料制成致密的球形颗粒。离心制粒所制备的粒子密度大，载药量高。

（4）压片　颗粒整粒后，将干颗粒与润滑剂、外加崩解剂或挥发性的物质等充分混合，混合均匀后进行主药含量测定，计算片重，进行压片。

1）片重的计算

①如果已测颗粒中的主药含量，则可根据片剂中主药的标示量，由式（16－3）计算欲制备片剂的重量。

$$片重 = \frac{每片含主药量(标示量)}{颗粒中主药的百分含量(实测值)} \qquad (16-3)$$

如马来酸曲美布汀片是胃功能调节剂，1 次口服剂量为 100mg，欲制备每片药物量（即标示量）为 100mg 的片剂。处方设计时，含药量为片重的 50%，但在压片前测定颗粒中药物的含量为 55%，则通过式（16－3）计算的片重为 182mg。若以每片的重量差异限度为 7.5%，则本品的片重上下限为 168.2mg 和 195.5mg。

②如果制备片剂中主药成分复杂、无含量测定方法时（如中草药片剂），可按干颗粒总重计算片重：

$$片重 = \frac{干颗粒重 + 压片前加入的辅料量}{预定的应压片数} \qquad (16-4)$$

片重确定后，即可进行压片。

2）压片　压片（tableting）是将粉末或颗粒压缩成各种形状的片剂的操作。压片使用的设备为压片机。压片机按其结构不同分为单冲压片机（single punch tablet machine）和旋转压片机（rotary tablet machine）。

①单冲压片机：单冲压片机如图 16－9 所示，主要由三部分组成：加料器、压缩部位（模圈，上、下冲）和调节器（重量调节、压力调节、推片位置调节）。

单冲压片机的压片过程如图 16－7 所示，包括：A. 填充，上冲抬起，饲粉器移动到模孔之上（饲粉）；同时下冲下降到最低深度（确定装填量），饲粉器在模上摆动，物料流动填满于模孔；饲粉器从膜孔上移开，使填装的颗粒与模孔的上缘相平。B. 压片，上冲下降

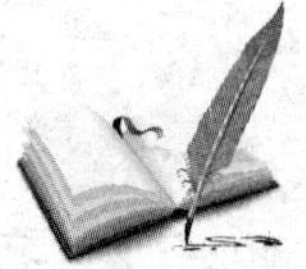

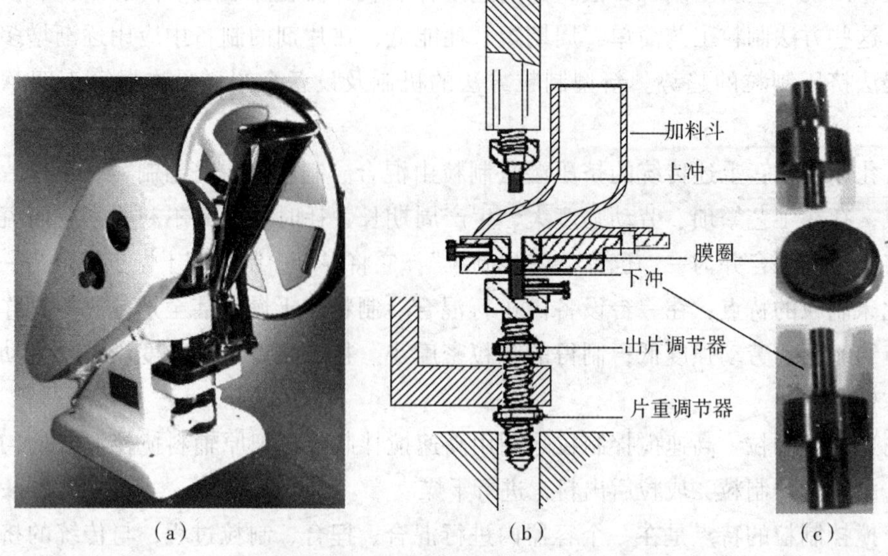

图 16－9　单冲压片机及其结构示意图

（a）实物图；（b）结构示意图；（c）冲及模圈

至膜孔中，压缩物料成片，此时下冲不移动。C. 推片，上冲升起，解除压力，下冲随之升起到与模孔上缘相平，将压缩成的片剂从模孔中推出；饲粉器再次移到模孔之上将片剂推出，同时进行第二次饲粉，如此反复操作。

单冲压片机的产量为 80～100 片/分，由于压片产量低，一般用于新产品的试制。现已有可调整压片速度的单冲压片机。片剂的形状和半径由压片机的冲头和模圈的形状和半径决定，如采用不同形状的膜孔和相应的冲头，就可制备不同形状的异形片剂，如椭圆形、三角形、长圆形、方形、菱形、圆环形等。

②旋转压片机：旋转压片机是由多副冲模（33 或 55 冲）均匀分布于一转台上，并按一定轨迹做圆周运动，通过压轮将颗粒状物料压制成片剂的一种连续操作的设备。其结构示意图与工作原理如图 16－10 所示。

旋转压片机的压片过程如下：a. 填充，当下冲转到饲粉器之下时，其位置最低，颗粒填入模孔中；当下冲行至片重调节器之上时略有上升，经刮粉器将多余的颗粒刮去。b. 压片，当上冲和下冲行至上、下压轮之间时，两个冲之间的距离最近，将颗粒压缩成片。c. 推片，上冲和下冲抬起，下冲抬到恰与模孔上缘相平，药片被刮粉器推开，如此反复进行。

旋转压片机有多种型号，按冲头数分有 16、19、27、33、55 和 75 冲等。按流程分为单流程和双流程两种。单流程仅有一套上、下压轮，旋转 1 周每个模孔仅压出 1 个药片；双流程有两套压轮、饲粉器、刮粉器、片重调节器和压力调节器等，均装于对称位置，中盘转动 1 周每副冲压制备两个药片。

旋转压片机和单冲压片剂相比，具有以下特点：a. 饲粉方式合理，片重差异小；b. 压缩时，上、下冲做相对运动，同时施加压力压缩成片剂，因此相对于单冲压片机的单方向施压，压力分布更均匀，不宜出现裂片等不良现象；c. 生产效率高，产量可达 80 万片/小时。

2. 干法制粒压片法　干法制粒压片法是用干法制粒的颗粒进行压片的方法。其工艺流程如图 16－11 所示。

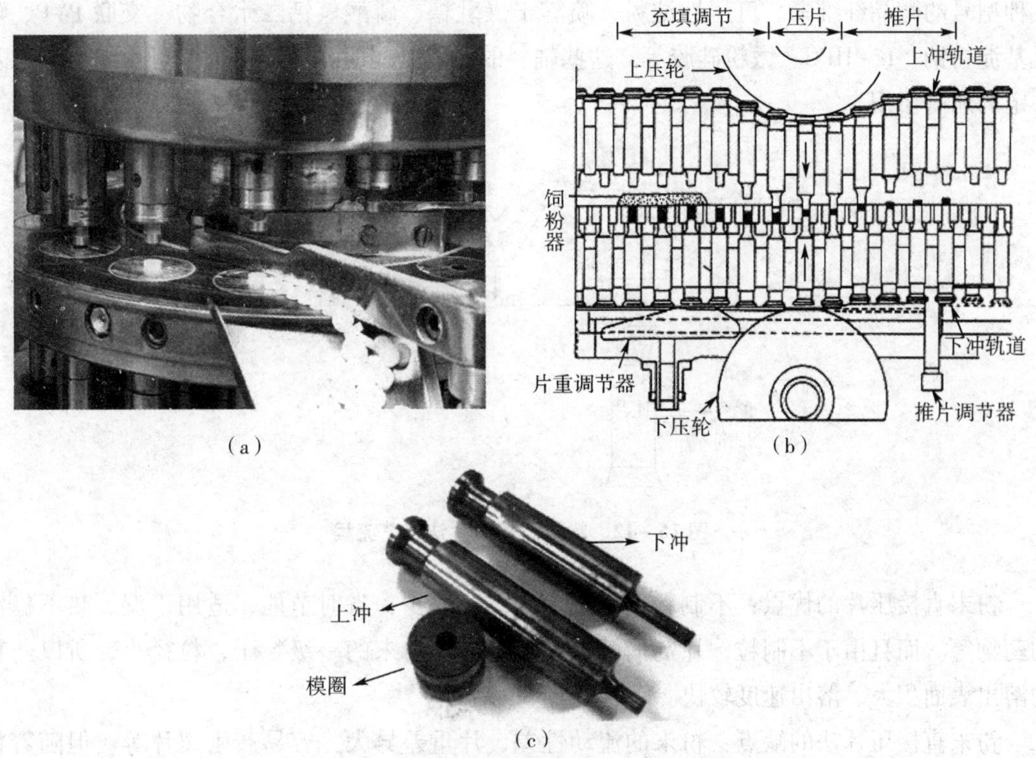

图 16-10　旋转式压片机结构图

（a）实物图；（b）结构示意图；（c）冲及冲膜

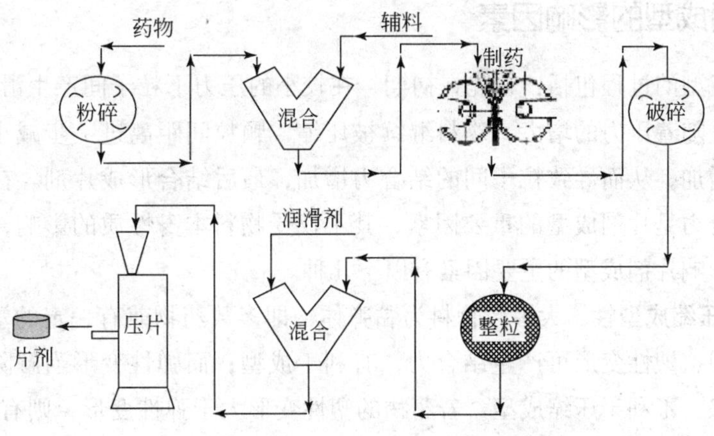

图 16-11　干法制粒压片法工艺流程

干法制粒是先将药物和辅料的粉末混合均匀，直接压缩成大片状或板状后，再通过粉碎机粉碎成所需大小颗粒的方法。该法靠压缩力使粉末粒子间产生结合力而制备成干颗粒，必要时可加入干黏合剂，以增强粒子之间的结合力。其过程中不遇湿和热，因此该法适合于湿热敏感性药物片剂的制备。如阿司匹林、洛伐他汀等药物。干法制粒的方法有压片法和滚压法，详细介绍见本书第十五章制粒一节中所述。

3. 粉末直接压片法　本身就具有良好的流动性和可压性的物料，则不需通过湿法或干法制粒就可直接压片。如氯化钾颗粒，只需将物料粉末混合均匀直接进行压片。粉末直接压片法的工艺流程如图 16-12 所示。对于某些不具有直接压片物料性质的药物，也可通过加入一些多功能辅料改善其流动性和可压性而可采用粉末直接压片法制片。这些辅料包括

各种型号的微晶纤维素、可压性淀粉、喷雾干燥乳糖、磷酸氢钙二水合物、交联 PVP、羧甲基淀粉钠、L－HPC、微粉硅胶等。这些辅料的特点是同时具有流动性、可压缩成型性及一定的崩解作用。

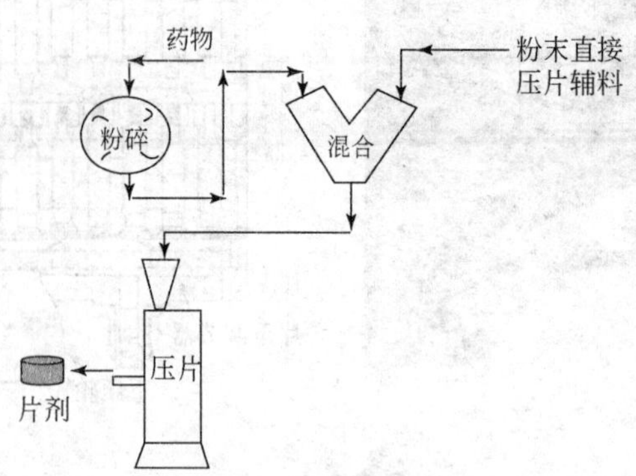

图 16－12　粉末直接压片法工艺流程

粉末直接压片的优点：不制粒，工艺简单、工序少，省时节能，适用于湿、热不稳定的药物等。而且由于不制粒，片剂崩解后颗粒基本为粉末的一级粒子，粒径小，所以药物的溶出表面积大、溶出速度较快。

粉末直接压片法的缺点：粉末的流动性差，片重差异大，容易产生裂片等。但随着粉末直接压片的优良药用辅料的不断开发与高效旋转压片机的出现，粉末直接压片的应用不断上升，部分国家可达60%以上。

四、片剂成型的影响因素

片剂压缩成型的过程包括：首先在初期，在较小的压力下粒子间产生滑动，充填紧密，体积变小；其次随着压力的增大，物料继续被压缩，颗粒间距离进一步减小，粒子发生破碎，新生表面增加，从而导致粒子间的结合力增加，最后结合形成片剂。在片剂的压缩过程中产生的结合力是片剂成型的重要因素，其不仅受物料本身性质的影响，而且还受压缩条件的影响。影响片剂成型的主要因素有以下几种。

1. 物料的压缩成型性　大多数物料为黏弹体，即多数药物兼有一定的塑性和弹性。物料在压缩过程中，塑性变形可产生结合力，有利于成型；而弹性变形当解除压力后，使物料趋于恢复原状，不利于压缩成型。若药物的塑性变形大于弹性变形，则有利于压缩成型；否则压缩成型性不佳。可压性差的物料可通常混入可压性好的辅料调节压缩成型性。

2. 药物的熔点及结晶形态　药物的熔点低，由于压缩熔融形成"固体桥"，有利于增大片剂的硬度；但熔点过低，压片时容易粘冲。立方晶系的结晶对称性好，表面积大，压缩时易于成型；鳞片状或针状结晶易形成层状排列，容易裂片；树枝状结晶易发生变形而且相互嵌接，可压性较好，易于成型，但流动性极差。

3. 黏合剂和润滑剂　一般而言，黏合剂的用量越大，颗粒间的结合力越大，但应避免硬度过大而造成片剂崩解和溶出困难。润滑剂覆盖在颗粒的表面，在常用的浓度范围内对片剂的成型影响不大；但用量过大时特别是疏水性润滑剂影响颗粒间的结合力，因而造成片剂的硬度降低。

4. 水分　适量的水分在压缩时被挤到颗粒的表面形成薄膜，起到一种润滑作用，使颗粒易于互相靠近，易于结合成型。另外，这些被挤压到颗粒表面的水分如含有可溶性成分，

当药片干燥后，可溶性成分可发生重结晶而在相邻颗粒间架起“固体桥”，具有使片剂硬度增大的趋势。但含水量也不能太多，否则会造成粘冲现象。

5. 压力　在一定压力范围内，压片压力愈大，颗粒间的距离愈近，结合力愈强，压成的片剂硬度也愈大。但压力超过一定范围后，压力对片剂硬度的影响减小，还有可能易出现裂片。此外，减小压缩速度，延长加压时间，也有利于片剂结合力的增大。

五、片剂制备可能出现的问题及解决方法

（一）裂片和顶裂

片剂发生裂开的现象称为裂片，裂开的位置在片顶部称为顶裂（capping），在片中部则称为腰裂（lamination），如图 16－13 所示。

1. 产生裂片的原因

（1）处方因素　①物料可压性差，结合力弱，不易成型；②颗粒过干，物料中细粉太多，压缩时空气来不及排出，解除压力后空气体积膨胀而导致裂片；③压力过大，也易裂片。

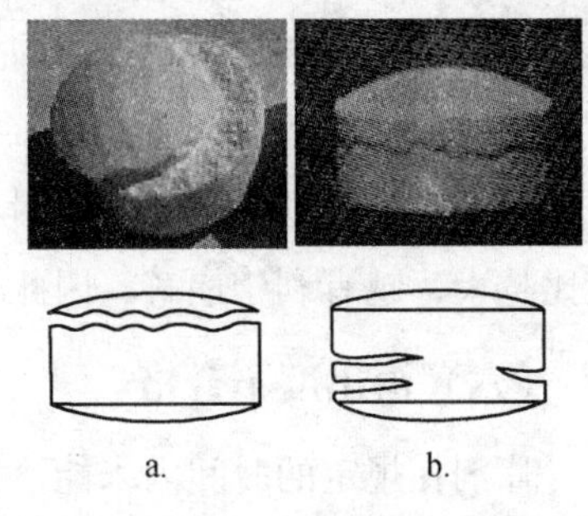

图 16－13　片剂的裂片现象

a. 顶裂；b. 腰裂

（2）工艺因素　①压片压力分布不均匀，如片剂过厚，单冲压片机压片时，由于单方向施压，较旋转压片机更易产生压力分布不均而易裂片；②加压过快，快速压片比慢速压片易裂片；③凸面片剂比平面片剂易裂片；④一次压缩比多次压缩（一般两次）易出现裂片等。

总之，物料的压缩成型性差、压片机的使用不适当可造成片剂内部压力分布不均匀，在应力集中处易于裂片。

2. 解决裂片的主要措施　①选用塑性好的辅料、增加黏合剂用量等方法改善物料可压性的问题；②选择适宜的制粒方法，如湿颗粒法；③使用旋转式压片机，并选择适宜的操作参数等在整体上提高物料的压缩成型性。

（二）松片

片剂硬度不够，稍加触动即松散的现象称为松片（loosing）。主要原因是黏合力差、颗粒含水量太少、压缩压力不足等处方和工艺因素。应采取相应的措施解决。

（三）黏冲

压片时片剂的表面被冲头黏去一薄层或一小部分，造成片面粗糙不平或有凹痕的现象，称为黏冲（sticking）。刻字冲头易发生粘冲。造成粘冲的主要原因有颗粒含水量过多、环境湿度较大、物料较易吸湿、润滑剂选用不当或用量不足、冲头表面锈蚀或刻字粗糙不光等。应根据实际情况，查找原因予以解决。

（四）重量差异超限

指片剂的重量差异超出《中国药典》规定限度。其主要原因有：①物料的流动性差，填充不均匀；②颗粒内的细粉太多，颗粒的大小相差悬殊；③加料斗内的颗粒时多时少，应控制在50%以内；④冲头与模孔吻合性不良，压片速度过快，填充不足等。应根据不同情况加以解决。

（五）崩解迟缓

1. 定义 崩解迟缓是指片剂不能在规定的时间内崩解，从而影响药物的溶出。根据片剂的崩解机制，水分渗入到片剂内部是片剂崩解的首要条件，片剂虽是一个高密度的压实体，但其仍是一个多孔体，内存空隙并构成一种毛细管的网络。水分正是通过这些孔隙而渗入片剂内部与崩解剂作用产生崩解。

2. 影响因素 影响片剂崩解的主要因素有以下几种。

（1）片剂内部的空隙率和空隙结构 足够的空隙率和毛细管网络影响片剂的崩解。如物料可压性好或压片压力大，则制备的片剂空隙率小，不利于水分的渗入。

（2）片剂的润湿性 疏水性润滑剂和辅料可增加片剂的疏水性，不利于水分的渗入而影响崩解，因此加入表面活性剂或选择水溶性的辅料改善片剂润湿性可改善崩解。

（3）片剂内部的结合力 黏合剂的黏性大、物料的塑性变形大，则片剂成型结合力大，不利于片剂的崩解。

（4）物料的吸水膨胀性 片剂中的物料如崩解剂吸水膨胀而瓦解片剂内部结合力，膨胀比越大，越有利于崩解，因此可以选择优良的崩解剂改善崩解。

（六）溶出度不合格

片剂在规定的时间内未能溶出规定量的药物，即称溶出度不合格。影响药物溶出度的主要原因是片剂不崩解、颗粒过硬、药物的溶解度差等，应根据实际情况予以解决。对于难溶性药物来说，药物的溶出度是影响吸收的限速过程，应予以重视。

改善片剂溶出度的措施主要从处方和工艺两个方面考虑：①处方因素，可选择亲水性辅料、加入优良的崩解剂和表面活性剂提高疏水性药物的崩解和溶出；②工艺因素，减小压片压力，对于难溶性药物采用减少粒径、微粉化处理、制备固体分散体或包合物提高药物的溶出度。

（七）含量均匀度不合格

系指片间的药物含量均匀程度不符合《中国药典》规定。小剂量的药物片剂易出现此问题。主要影响因素有：①所有能引起片重差异过大的因素均可造成含量均匀度不合格；②小剂量的药物，原辅料混合不均匀；③在湿颗粒干燥过程中发生了可溶性药物成分颗粒间的迁移，产生药物含量不均匀。采用流化（床）干燥法，由于湿颗粒各自处于流化运动状态，并不相互紧密接触，所以一般不会发生颗粒间的可溶性成分迁移，有利于改善片剂的含量均匀度。

六、片剂的包衣

（一）概述

片剂包衣是指在片剂的表面包裹上高分子材料或糖衣薄层。不是所有的片剂都需包衣。

1. 片剂包衣的目的 ①避光、防潮、隔绝空气以提高药物的稳定性；②掩盖苦味或不良气味，增加患者的顺应性；③控制药物在胃肠道的释放部位及释放速度，如实现片剂胃溶、肠溶、缓释、控释等；④改善片剂的外观；⑤不同颜色的包衣增加药物的识别能力，增加用药的安全性；⑥隔离配伍禁忌成分，防止药物的配伍变化。

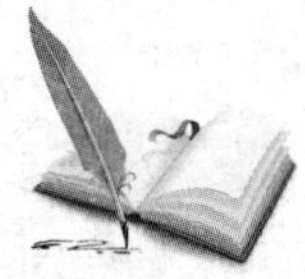

2. 包衣的类型　主要有糖包衣（sugar coating）和薄膜包衣（film coating）。糖衣由于可选择材料少，包衣增重大（50% ~100%），包衣工序复杂、繁琐、时间长，包衣技术要求高等原因，目前已逐渐被薄膜包衣所取代。

3. 包衣的方法　主要有包衣锅法（pan－pour methods）、包衣锅喷雾法（pan－spray methods）、流化床包衣法（fliudized bed process）、压制包衣法（compression coating）、静电包衣法（electrostatic coating）等。

（二）糖包衣工艺

糖包衣是使用蔗糖对片剂进行包衣，其生产工艺流程如图16－14所示。片剂的包衣可以在荸荠型包衣锅中进行。该包衣锅由铜、镀锌铁、不锈钢制成（其结构见图16－15所示）。包衣操作即是将片芯放于包衣锅中，选择适宜的包衣锅转速，使得片剂在包衣锅中翻滚，并与同时喷入或倒入的包衣材料充分混合，包衣液应少量多次加入，防止粘连，每次加入后用热风加速干燥，反复多次，直到形成完整的包衣膜。

包衣片的片芯应具有适当的硬度，以免在包衣过程中破碎或缺损；还应具有适宜的厚度与弧度，以免片剂互相粘连或衣层在边缘部断裂。

片芯
包隔离层
包粉衣层
包糖衣层
包有色糖衣层
打光

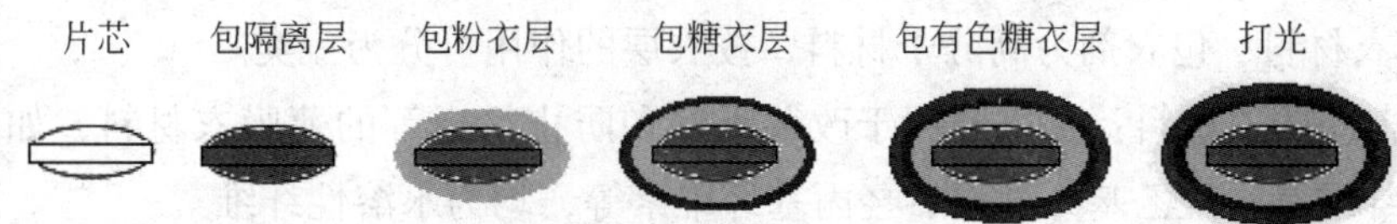

图16－14　糖包衣生产工艺流程

1. 包防水层（water proofing）　首先在片芯表面包上不透水的防水层（也称隔离层），以防止后续包衣糖浆中的水分浸入片芯。隔离层常用材料有10%的玉米朊乙醇溶液、15% ~20%的虫胶乙醇溶液、10%的邻苯二甲酸乙酸纤维素（CAP）乙醇溶液等。其中最常用的是玉米朊包制的隔离层。采用低温（40 ~50℃）干燥，一般包3 ~5层。

2. 包粉衣层（subcoating）　在隔离层（如需要）的基础上再包上一层较厚的粉衣层，以消除片芯的棱角，使糖衣容易包裹在片芯上。主要材料是糖浆和滑石粉。操作时一般采用洒一次糖浆液，撒一次粉（滑石粉），低温（40 ~50℃）干燥，重复以上操作5 ~10次，直到片剂的棱角消失。为了增加糖浆的黏度，也可在糖浆中加入10%的明胶或阿拉伯胶。粉衣层的增重可达片芯的30% ~50%。

3. 包糖衣层（smoothing）　在粉衣层上，用糖浆液包糖衣层使其表面光滑平整。操作要点是加入稍稀的糖浆，逐次减少用量（湿润片面即可），在低温（40℃）下缓缓吹风干燥，交替重复进行，一般包制10 ~15层。

4. 包有色糖衣层（coloration）　采用上述包糖衣层完全相同的工序包有色糖衣层，区别仅在于糖浆中添加了食用色素。其目的是为了片剂的美观和便于识别。每次加入的有色糖浆中色素的浓度应由浅到深，以免产生花斑，一般需包制8 ~15层。

5. 打光（polishing）　可用含巴西棕榈蜡或蜂蜡的帆布包衣锅或普通包衣锅给片剂打光，其目的是为了增加包衣片剂的光泽和表面的疏水性。

（三）薄膜包衣工艺

薄膜包衣即是在片剂表面包裹高分子薄膜材料的衣层。早在1954年Abbott药厂生产上市了第一个薄膜包衣片。与糖衣包衣相比，薄膜包衣具有包衣时间短、节省劳力，包衣增

重少（2%～3%）、包衣层很薄，片面上的印字不会被覆盖、美观，包衣操作可以自动化等优势。特别是近年来高分子分散体乳胶包衣技术的发展，使薄膜包衣得以广泛应用，有取代糖衣的趋势。

薄膜包衣工艺分为有机溶剂包衣法和水分散体乳胶包衣法。有机溶剂包衣法是将包衣成膜材料溶解于有机溶剂中进行包衣的过程。采用有机溶剂包衣，包衣材料用量较少，衣膜表面光滑、均匀。但缺点是包衣过程中有机溶剂的挥发对环境和人员造成污染和危害，必须严格控制，并存在片剂中有机溶剂残留的问题。水分散体乳胶包衣法是不使用有机溶剂包衣液，而在水系统中实施的包衣；其是将包衣材料以10～1000nm的固体粒子分散于水体系中形成乳液型混悬液，也称成乳胶（latexes）进行包衣的过程。水分散体包衣安全，且由于包衣材料不溶解于分散介质中，相比于有机溶剂包衣液，水分散体包衣液可以达到较高的固形物含量（30%）而黏度又较低。包衣材料高含量而低黏度的包衣液使得溶剂挥发得更快，减少了水分对片芯的影响，还使包衣液易渗透入片剂表面的刻痕中，不易产生包衣桥连。但与有机溶剂包衣法相比包衣增重相对较多。

1. 薄膜包衣用材料 薄膜包衣材料主要由包衣材料（film former）、增塑剂（plasticizer）、速度调节剂、增光剂、固体物料、色料和溶剂（分散剂）等组成。

（1）包衣材料 包衣剂为高分子材料，按衣层的作用可分为三类。

①普通薄膜包衣材料：系主要用于改善吸潮和防止粉尘等的薄膜衣材料，如羟丙甲纤维素、甲基纤维素、羟乙基纤维素、羟丙基纤维素等，均为水溶性纤维素。

②缓释用包衣材料：系不溶性包衣材料，具有溶胀性，对水及水溶性物质有通透性，因此可作为调节释放速度的包衣材料。常用渗透性的丙烯酸树脂（Eudragit RS，Eudragit RL）和乙基纤维素。

③肠溶包衣材料：系指包衣材料在胃液中不溶，而在肠液中溶解，从而定位释放药物至肠液中。常用乙酸纤维素酞酸酯（cellulose acetate phthalate，CAP）、聚乙烯醇酞酸酯（polyvinylalcohol phthalate，PVAP）、丙烯酸树脂（Eudragit S100和Eudragit L100）、羟丙基甲基纤维素酞酸酯（hydroxypropyl methyl cellulose phthalate，HPMCP）等。

（2）增塑剂 系指能降低薄膜包衣材料的玻璃化转变温度（glass transition temperature，T_g），增加其可塑性的物质。玻璃化转变温度是高分子聚合物的玻璃态与高弹态的互变温度。如温度低于聚合物的 T_g，聚合物处于玻璃态，质硬而脆，柔韧性差，衣膜容易破裂；温度高于聚合物的 T_g，高分子聚合物处于高弹态，衣膜柔韧，稳定性提高。因此，对于 T_g 较高的高分子成膜材料需加入增塑剂降低其 T_g，使其薄膜在室温下处于高弹态，提高膜的柔韧性。

常用的水溶性增塑剂有甘油、丙二醇，PEG类、吐温80等，水不溶性增塑剂有蓖麻油、精致椰子油、油酸、邻苯二甲酸二丁酯（二乙酯）、枸橼酸三乙酯、甘油三乙酸酯、癸二酸二丁酯等。增塑剂的常用量为聚合物的10%～20%。

选择增塑剂时应重点考虑：①配伍相容性，增塑剂与聚合物应有相似的分子间力，两者结构愈相似，降低玻璃化转变温度愈显著，其增塑作用愈好；②稳定性，增塑剂的相对分子质量较大时，其蒸气压和扩散速度较低，形成的薄膜也较稳定；③增塑剂的潮解性、水中溶解度，影响薄膜衣的吸水能力和防水能力，从而影响药物的稳定性。

（3）释放速度调节剂 释放速度调节剂又称溶出速度促进剂或致孔剂（pore－forming agents），包括低分子量的水溶性物质，如蔗糖、氯化钠、表面活性剂以及常用的PEG。含

这类调节剂的水不溶性薄膜衣一旦遇到水性液体，水溶性调节剂则迅速溶解，形成一个多孔膜作为扩散屏障。薄膜的材料不同，调节剂的选择也不同，如吐温、司盘、HPMC 常作为乙基纤维素薄膜衣的致孔剂；黄原胶作为甲基丙烯酸酯薄膜衣的致孔剂。

（4）抗粘剂及色料　在包衣过程中有些聚合物的黏性过大，可加入抗粘剂防止颗粒或片剂的粘连。如聚丙烯酸酯中加入滑石粉、硬脂酸镁；乙基纤维素中加入胶态二氧化硅等固体粉末。抗粘剂的用量一般为包衣液体积的1% ~3%。

色料是有色衣包衣材料的必要组分，大多数薄膜包衣都包含色素和避光剂（如二氧化钛）。有色衣不仅便于鉴别，增加产品的美观，还有遮光作用；但色料的加入有时可降低薄膜衣的拉伸强度，增加其弹性模量更会降低薄膜的柔性。

2. 预混包衣材料　薄膜包衣材料通常是由多组分组成的，为获得良好的包衣质量，需对包衣材料的组分和用量进行筛选和优化。为简化包衣工序、缩短时间、提高包衣质量，近些年市场上出现了预混包衣材料。即预混包衣材料中含有所需的各种配比最优化的包衣材料组分，使用时，只需根据用量称取薄膜包衣预混剂，将其直接分散于溶剂中，搅拌均匀后即可包衣。表 16 - 8 为常见的市售包衣预混剂。

表 16 - 8　片剂预混包衣材料

商品名	成分	注释
苏丽斯（Surelease）	乙基纤维素水分散体、EC、椰子油、癸二酸二丁酯、油酸、微粉硅胶、氨水。固含量 25%，EC 粒径 0.2μm	使用时用水稀释至 15%，在 38 ~ 45℃ 即可包衣。无污染
雅克宜（Acryl - EZE）	以 Eudragit L100 - 55 为主要成膜材料，为含色素的可分散于水中的干性丙烯酸树脂包衣系统	全水型彩色肠溶包衣材料
欧巴代（Opaday）	以 HPMC、HPC、EC、PVAP 为成膜材料，加入 PEG、丙二醇、枸橼酸三乙酯等增塑剂	非 pH 依赖性薄膜包衣材料
Aquacoat ECD 30	以 EC、十六醇、十二烷基硫酸钠、聚二氧甲基硅氧烷和水主要成膜材料。固含量 30%，EC 粒径 0.1 ~ 0.3μm	一种全水基薄膜包衣材料，为 30% 的固体聚合物的微乳分散液。可防潮、掩味和控制药物释放

3. 薄膜包衣工艺流程　包薄膜衣的基本生产工艺过程：在包衣锅内将薄膜包衣液喷雾在滚动的片剂表面，加热，使溶剂挥发，包衣材料很快粘附在片剂表面，如此反复，形成薄膜衣。其包衣过程简述如下。

（1）将筛除细粉的片芯放入包衣锅内，包衣锅以一定转速旋转，带动片芯滚动，再喷入一定量的薄膜衣溶液，使片芯表面均匀湿润。

（2）吹入热风使溶剂蒸发，温度一般不要超过 40℃，以免干燥过快，出现“皱皮（rugged film）”或“起泡（blistering）”现象；也不能干燥过慢，否则会出现“粘连（aggregation）”或“剥落（peeling）”现象。

（3）如此重复上述操作若干次，但重复操作时的薄膜衣溶液的用量要逐次减少，直至达到一定的厚度为止。

（4）固化。大多数的薄膜需要一个固化期，一般是在室温（或略高于室温）下自然放置 6 ~ 8 小时使之固化完全，其时间长短因材料、方法、厚度而异。

（5）使残余的有机溶剂完全除尽，一般还要在 50℃下干燥 12 ~ 24 小时。

4. 包衣设备　包衣设备分为三大类，即传统包衣锅、高效包衣锅、流化包衣装置。锅

包衣装置主要用于片剂的包衣，流化床包衣适合用于微丸的包衣。

（1）传统包衣锅　传统的包衣锅如图 16－15 所示。包衣锅的轴与水平面的夹角为 30°～50°，转速为 30～32r/min。物料在包衣锅内能随锅的转动方向做反复、均匀而有效的翻转，使包衣液均匀涂布于物料表面进行包衣。但传统的包衣锅干燥空气只存在于片芯层的表面，锅内空气交换效率低，干燥慢；因此常用改良方式，如在片芯层内插进喷头和空气入口，称埋管包衣锅，见图 16－16。这种包衣方法使包衣液的喷雾在物料层内进行，热气通过物料层，不仅能防止喷液的飞扬，而且加快物料的运动速度和干燥速度。

滚转包衣锅和埋管包衣锅可用于片剂的糖包衣、薄膜包衣等。

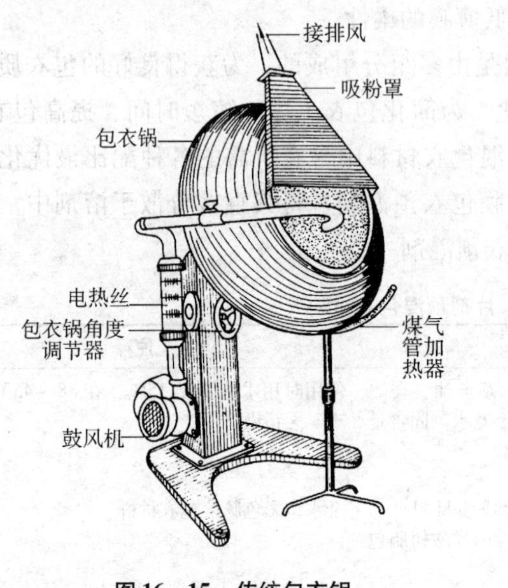

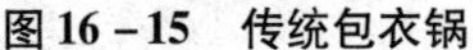
图 16－15　传统包衣锅

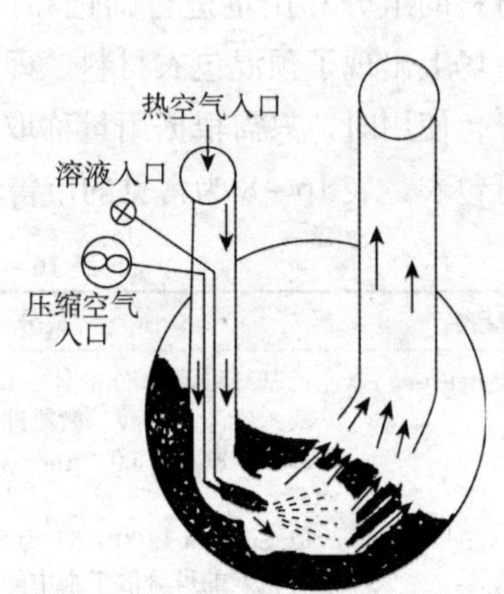

图 16－16　埋管包衣锅

（2）高效包衣锅　如图 16－17 所示。高效包衣锅由于锅壁上增加了排气孔，使热空气可以从上而下或由下而上穿透物料床，形成通路，因此干燥速率较传统包衣锅大大提高。包衣液可以自动喷雾；且其为全封闭结构，有利于对环境和操作者的保护，为目前常用的薄膜包衣设备。

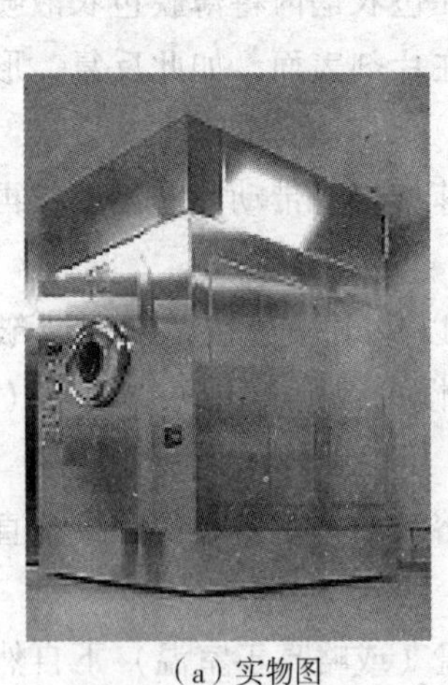
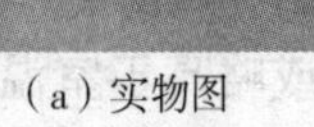
（a）实物图

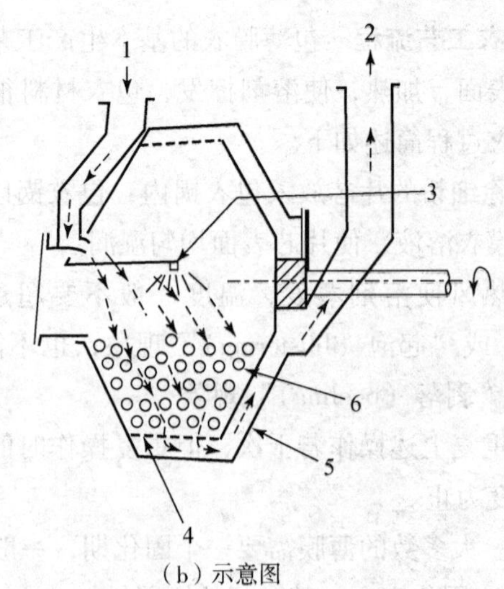

（b）示意图

图 16－17　高效包衣锅

1. 给气；2. 排气；3. 自动喷雾器；4. 多孔板；5. 空气夹套；6. 片子

（3）流化包衣装置　如图 16－18 所示。把包衣液喷在气流流化的粉末、颗粒、小球、小丸或小片上。包衣液的喷雾方向有 3 种：顶喷、底喷、切线喷雾包衣法。

以上 3 种方法均已广泛应用于有机溶剂包衣和水性薄膜包衣。顶喷包衣法特别适用于颗粒或片剂的包衣，采用水分散体乳液包衣时该法最有效；底喷包衣适合于缓释包衣和肠溶包衣；切线喷雾包衣适于多层包衣、缓释包衣和肠溶包衣。

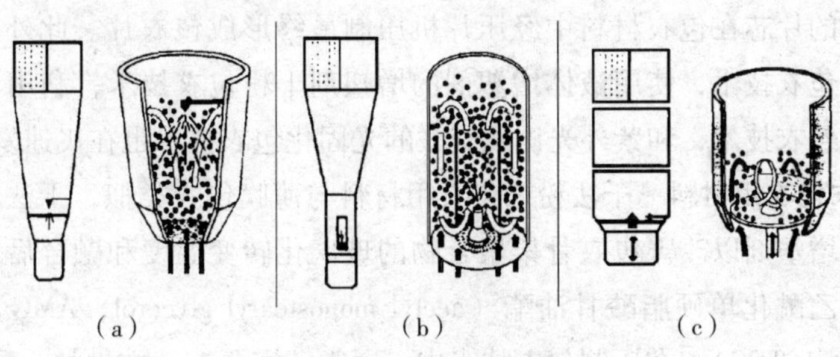

图 16－18　流化包衣装置

（a）顶喷；（b）底喷；（c）切线喷雾

5. 薄膜包衣液处方

例 16－3　胃溶性包衣液

【处方】

	W/W	作用
羟丙甲纤维素（5mPa·S）	7.5	包衣材料
聚乙二醇 400	0.8	增塑剂
黄色氧化铁	0.6	色料、遮光剂
钛白粉	3.1	色料、遮光剂
水	88	聚合物溶剂

例 16－4　肠溶性有机溶剂包衣处方

【处方】

	150kg 片剂用量	作用
乙酸纤维素酞酸酯	5.4kg	包衣聚合物
酞酸二乙酯	1.34kg	增塑剂
二氯甲烷	54L	有机溶剂
丙酮	19L	有机溶剂
乙醇	2.7L	有机溶剂

例 16－5　水分散体包衣液

【处方】

	用量（%，W/W）	作用
Eudragit RL30D	5.5	聚合物
色淀混悬液（30%，W/W）	16.4	色料、遮光剂
枸橼酸三乙酯	1.1	增塑剂
水	77.0	水介质

（四）干法粉末包衣工艺

目前工业化生产的包衣操作通常采用液体包衣技术，然而使用有机溶剂或水进行包衣

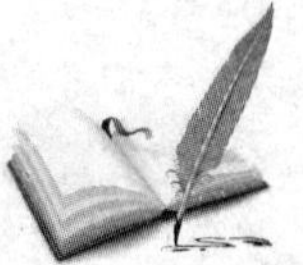

所带来的问题不容忽视。干粉包衣几乎不需要任何溶剂，干燥时间较薄膜包衣技术大大缩短，可避免水和高温对药物的不良影响，具有生产流程短，过程简单且自动化程度高，能耗低，以及包衣时间可调节等优势。但本方法同时也对压片机械等包衣设备的精度有较高的要求。

发展时间最长且工艺最为成熟的干法粉末包衣技术为压制包衣技术，其过程与压片过程类似，压制好的片芯在包衣材料中经压片机压制最终形成包衣片。此外，基于静电吸附原理的静电干法包衣技术，使用液体增塑剂的增塑剂干粉包衣技术，利用可在较低温度熔融的材料的热熔包衣技术，和紫外光诱发交联的光固化包衣技术也在飞速发展。

1. 干法粉末包衣用材料 干法粉末包衣用材料与薄膜包衣类似，干法粉末包衣处方中通常加一定量的增塑剂以改善包衣骨架聚合物的玻璃化转变温度和融合后黏度，尤其是液体增塑剂，例如乙酰化单硬脂酸甘油酯（acetyl monostearyl glycerol，AMG）和枸橼酸三乙酯（triethyl citrate，TEC）。在压制包衣技术中，通常还需要在处方中加入稀释剂、崩解剂、润湿剂和润滑剂等压片时常用辅料。为了防止产品在生成和储存过程中发生黏连，通常还需要向成品中加入微粉硅胶等抗黏剂。

2. 干法粉末包衣工艺流程

（1）压制包衣技术 一般采用两台压片机联合，一台压制一台包衣。常用的压制包衣设备是由单传动轴连接的两台旋转式压片机组成的，包衣时，片芯和衣膜采用分别的压制过程。其中一台压片机压成片芯后，由传递设备将片芯传递到另一台压片机的模孔中，模孔中预先填入部分包衣物料作为底层，然后片芯置于其上，再加入包衣物料填满模孔，进行第二次压制，形成包衣片。压制包衣制剂的表面较为粗糙，但可以用油性附加物来解决。例如拜耳公司出品的市售制剂 Adalat® - CR40（硝苯地平缓释片）即采用了压制包衣技术，以羟丙基纤维素、硬脂酸镁、三氧化二铁、尤特奇 RS、羟丙甲纤维素、聚氧乙烯 4000 和乳糖为辅料，硝苯地平为药物，在含硝苯地平的片芯外进行压制包衣，包衣层中含有崩解抑制剂，最终获得了速释片芯与缓释包衣层相结合的片剂。

（2）静电干粉包衣技术 一般采用高压静电喷枪将包衣材料荷电，在电场力和气流的作用下包衣粉末附着在固体制剂表面，通过调节喷枪电压和包衣材料的电阻来控制包衣厚度，加热熟化后形成包衣膜。但此法所需的设备比较精密、复杂，且包衣材料的成膜需要在加热条件下进行，不利于药物的稳定，限制了其发展。

（3）增塑剂干粉包衣技术 粉末包衣材料与增塑剂通过不同的喷嘴喷向固体制剂表面，从而达到包衣的目的。由于干粉包衣过程无需额外的溶剂和水，包衣材料需要在高于玻璃化转变温度的条件下进行熟化处理，才可以形成致密、完整的衣膜。液体增塑剂通过松弛聚合物包衣材料分子链之间的作用力来降低包衣材料的玻璃化转变温度，最终辅助包衣膜的形成。

七、片剂的包装和贮存

片剂的包装与贮存应当做到密封防潮、防高温以及使用方便等。

（一）多剂量包装

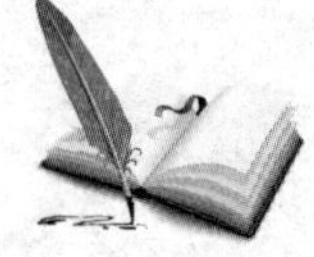

几十片甚至几百片包装在一个容器中为多剂量包装，容器多为玻璃瓶和塑料瓶，也有用软性薄膜、纸塑复合膜、金属箔复合膜等制成的药袋。

（二）单剂量包装

将片剂单个包装，使每个药片均处于密封状态，提高了对产品的保护作用，也可防止交叉污染，亦使患者使用起来更为方便。目前应用较多，分为泡罩式（亦称水泡眼）包装和窄条式包装两种形式，

泡罩式包装的底层材料（背衬材料）为无毒铝箔与聚氯乙烯的复合薄膜，形成水泡眼的材料为硬质 PVC。

窄条式包装是由两层膜片（铝塑复合膜、双纸塑料复合膜）经粘合或热压而形成的带状包装，成本较低、工序简便。

按《中国药典》规定片剂应密封贮存，防止受潮、发霉、变质。应存放在阴凉、通风、干燥处贮存。光敏感的片剂应避光保存；受潮后易分解的片剂应在包装容器内放入干燥剂（如氢氧化钙的小袋）。

八、片剂的质量评价

（一）外观性状

片剂外观应完整光洁，表面应色泽均匀，无杂斑，无异物，有适宜的硬度和耐磨性，以免包装、运输过程中发生磨损或破碎。

（二）重量差异

应符合《中国药典》（2020 年版）对片重差异限度的要求，见表 16－9。

表 16－9 《中国药典》（2020 年版）规定的片剂的重量差异限度

平均片重或标示片重	重量差异限度
0.30g 以下	±7.5%
0.30g 及 0.30g 以上	±5.0%

片重差异过大，则每片中主药含量不一，对治疗可能产生不利影响，具体的检查方法参见《中国药典》（2020 年版）四部（通则 0101）。

糖衣片应在包衣前检查片芯的重量差异，并符合规定后方可包衣；包糖衣后不再检查片重量差异。薄膜衣片应在包衣后检查重量差异并符合规定。另外，凡规定检查含量均匀度的片剂，一般不再进行重量差异检查。

（三）硬度和脆碎度

片剂应有适宜的硬度（hardness），以免在包装和运输过程中损坏。硬度是片剂的径向破碎力，可用孟山都硬度仪（Monsanto hardness tester）测定（图 16－19）。常用的经验方法是将片剂置于中指与食指之间，以拇指轻压，根据片剂的抗压能力，判断片剂的硬度。一般合格的片剂的硬度至少在 4kg 以上，抗张强度在 1.5～3.0MPa。

脆碎度（friability）反映片剂的抗磨损、抗振动能力。《中国药典》（2020 年版）规定脆碎度的测定是采用脆碎仪（friability testers）测定片剂在转动的装置中翻滚和降落引起的片剂的破碎程度（图 16－20）。脆碎度＜1% 为合格片剂。具体方法详见《中国药典》（2020 年版）四部（通则 0923）。

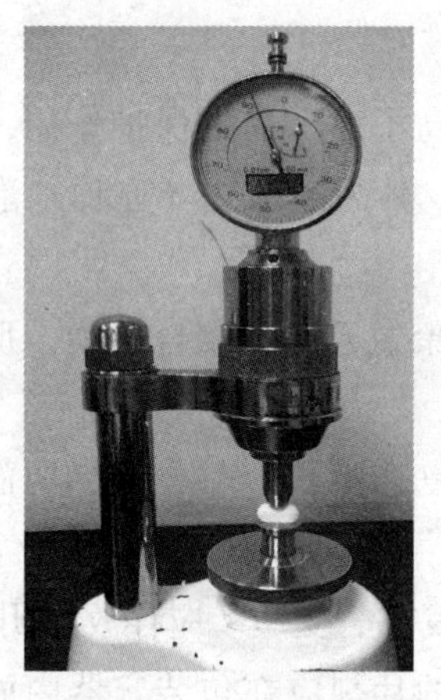

图16-19 孟山都硬度测定仪

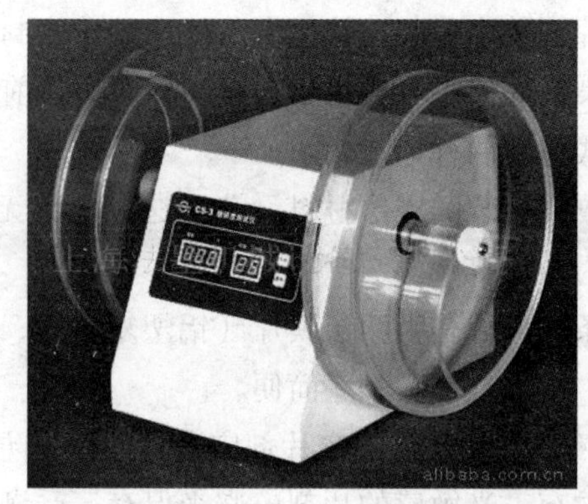

图16-20 脆碎度测定仪

（四）崩解时限

崩解（disintegration）系指口服固体制剂在规定的条件下全部崩解溶散或成碎粒，除不溶性的包衣材料，应全部通过筛网（筛孔内径2mm）。药物能被有效吸收的前提是片剂必须崩解，然后溶出释放药物到体液中。因此片剂的崩解是片剂质量控制的重要指标。凡《中国药典》规定检查溶出度或释放度或分散均匀性的片剂、口含片、咀嚼片等不再进行崩解时限的检查。

崩解度检查采用升降式崩解仪，主要结构为能升降的金属支架与下端镶有筛网（内径2.0mm）的吊篮。将供试品6片分别置于吊篮管中，放于水中（37℃±1℃），启动崩解仪，检查崩散粒子全部通过筛网的时间。具体检查方法详见《中国药典》（2020年版）四部（通则0921）。不同片剂的崩解时限要求见表16-10。

表16-10 《中国药典》规定的片剂的崩解时限

片剂类型	普通片	30min 60min	分散片 可溶片	舌下片 泡腾片	薄膜衣片	肠溶衣片	结肠定位肠溶片
崩解时限（分钟）	15	60	3	5	30	在盐酸溶液（9→1000）中：2小时内不裂缝、崩解或软化； 在磷酸盐缓冲液（pH 6.8）中：1小时内全部崩解	在盐酸溶液（9→1000）及pH 6.8的磷酸盐缓冲液中：无裂缝、崩解或软化； 在pH 7.5~8.0的磷酸盐缓冲液中：1小时内完全崩解

（五）溶出度或释放度

溶出度（dissolution）系指活性药物从片剂、胶囊剂或颗粒剂等普通制剂在规定条件下溶出的速率和程度。在缓释制剂、控释制剂、肠溶制剂、透皮贴剂等制剂中也称释放度。凡检查溶出度的制剂，不再进行崩解时限的检查。

对于难溶性药物而言，片剂的崩解时限合格，并不一定能保证药物快速而完全地溶解出来。因此，《中国药典》（2020年版）分别规定了普通片剂的溶出度测定法和缓控释制剂的释放度测定法（通则0931）。

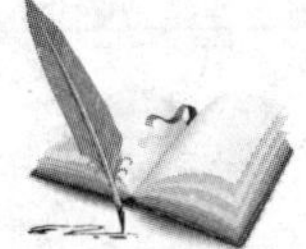

溶出度检查采用溶出度测定仪，测定制剂在一定的时间内，在一定体积的37℃±0.5℃的溶出介质中和一定转速条件下溶出的药物累积量。对普通片剂，取6片进行溶出度实验，

依法操作，每片的溶出量按标示量计算，均不低于规定限度。如尼莫地平片剂，30 分钟溶出限量为标示量的85%。

固体制剂的体外溶出检查是研究药物从固体制剂中释放的最重要的方法，也是评价固体制剂药物生物利用度影响因素的重要手段。体外溶出度检查的目的是为了预测药物制剂的体内生物利用度，用体外溶出指标控制产品批与批之间的体内生物等效性。因此，溶出度或释放度的检查结果只有在与体内吸收有良好的相关性时，才能达到控制片剂质量的目的。对于生物药剂学分类系统（biopharmaceutics classification system，BCS）中的四类药物，Ⅰ和Ⅱ类药物在适宜条件下的体外溶出结果与体内吸收具有良好的相关性，但Ⅲ类药物体内外的相关性较差。

（六）含量均匀度

含量均匀度（content uniformity）系指小剂量片剂每片含量符合标示量的程度。对于片剂每片标示量不大于25mg 或每片主药含量不大于 25% 时，均应检查含量均匀度。均匀度的检查方法详见《中国药典》（2020 年版）四部（通则 0941）。一般片剂的含量测定只是平均含量，易掩盖小剂量药物由于混合不匀而造成的每片含量差异。为此，《中国药典》皆规定了含量均匀度的检查方法及其判断标准。凡检查含量均匀度的制剂，一般不再检查重（装）量差异。

九、片剂的处方设计和举例

（一）化学性质稳定、易压缩成型药物的片剂

这类药物片剂的处方设计及制备工艺相对简单，处方设计按片剂处方设计的基本原则进行。首先根据剂量确定是否需要加入稀释剂；另一个需要考虑的问题是粉末流动性如何，是否可满足粉末直接压片的工艺参数要求，决定采用哪种制备工艺；药物的润湿性如何决定是否采取解决崩解或溶出迟缓的有效措施。

下面以复方磺胺甲噁唑片剂为例，介绍这类药物片剂的设计。

复方磺胺甲噁唑中的主药为磺胺甲噁唑（sulfamethoxazole，SMZ）甲氧苄啶（trimethoprim，TMP）为抗菌增效剂，两者联合应用使药物对革兰阴性杆菌（如痢疾杆菌、大肠埃希菌等）有更强的抑菌作用。两者均较稳定，且可压性良好。可以选择常用稀释剂淀粉、崩解剂干淀粉、黏合剂淀粉浆、润滑剂硬质酸镁来制备片剂。设计处方如下：

例 16－6　复方磺胺甲噁唑

【处方】 磺胺甲噁唑 400g，甲氧苄啶 80g，淀粉 40g，10% 淀粉浆 24g 干淀粉 23g（4%左右），硬脂酸镁 3g（0.5% 左右），共制成 1000 片（每片含 SMZ 0.4g）。

【制法】 湿法制粒压片：将 SMZ、TMP 过 80 目筛，与淀粉混匀，加淀粉浆制软材，用 14 目筛制粒，置 70～80℃ 干燥，用 12 目筛整粒，加入干淀粉及硬脂酸镁混匀，压片，即得。

（二）化学性质不稳定药物的片剂

常见的化学药物不稳定性包括水解、氧化、光解等。制备这类药物的片剂时应采取有针对性的措施，通过选择适宜的辅料和制备工艺、添加稳定剂、包衣等手段以提高药物片剂的稳定性。下面以 3 种不稳定药物的处方设计和制备工艺为例进行说明。

1. 阿司匹林（乙酰水杨酸）　阿司匹林易水解，水解产物水杨酸和乙酸可刺激胃黏膜，

长期使用可导致胃溃疡。根据水解反应的机制可知，反应体系中加入酸可抑制水解反应，因此，处方中可通过加入酸（如酒石酸）增加药物稳定性；硬脂酸镁可加速阿司匹林的水解，则不易选择其作润滑剂；阿司匹林因遇金属离子易变色，制粒时应避免使用金属筛，需使用尼龙筛；阿司匹林的可压性极差，因而可采用较高浓度的淀粉浆（15% ~17%）或HPMC水溶液作为黏合剂；阿司匹林的润湿性较差（接触角 $\theta=73°\sim75°$），可加入适宜的表面活性剂（如吐温80），以提高片剂的润湿性、崩解和溶出（0.1%即可有显著改善）；另外还可以改变制备方法，选择干法制粒压片法，避免水分的接触以提高药物的稳定性。制备工艺方面应控制操作环境的湿度不易过大，如采用湿法制粒，干燥温度不易过高（50~60℃）。阿司匹林、对乙酰氨基酚（扑热息痛）、咖啡因三者直接混合时，易产生低共熔现象，因此如制备复方阿司匹林片应采用分别制粒的方法，不仅避免了低共熔物的生成，而且避免了阿司匹林与水（淀粉浆）的直接接触，保证制剂的稳定性。

例16－7　复方阿司匹林片

【处方】阿司匹林（乙酰水杨酸）268g，对乙酰氨基酚（扑热息痛）136g，咖啡因33.4g，淀粉266g，淀粉浆（15% ~17%）85g，滑石粉25g 5%，轻质液状石蜡2.5g，酒石酸2.7g，共制成1000片。

【制法】将咖啡因、对乙酰氨基酚与1/3量的淀粉混匀，加淀粉浆（15% ~17%）制软材，过14目或16目尼龙筛制湿颗粒，于70℃干燥，干颗粒过12目尼龙筛整粒，然后将此颗粒与阿司匹林混合均匀，最后加剩余的淀粉（预先在100~105℃干燥）及吸附有液状石蜡的滑石粉，共同混匀后，再过12目尼龙筛，颗粒经含量测定合格后，用12mm冲压片，即得。

【注解】处方中液状石蜡的量为滑石粉的10%，可使滑石粉更易于粘附在颗粒的表面上，在压片振动时不易脱落。淀粉的剩余部分作为崩解剂而加入，但要注意混合均匀。

2. 辛伐他汀　他汀类药物是一种调降血脂药物，化学性质极不稳定。辛伐他汀（simvastatin）易水解产生辛伐他汀酸和氧化产生多聚物。采用湿法制粒工艺、选择辅料不当，容易引起辛伐他汀降解，导致含量下降、有关物质增加。粉末直接压片工艺省时节能、操作简单，特别对湿热不稳定的药物是一种比较实用的压片技术。粉末直接压片处方设计的重点在于解决物料的可压性和流动性方面的问题。应选用粉末直接压片的优良辅料，如选择微晶纤维素、乳糖作为稀释剂。微晶纤维素还可同时兼作润滑剂和干黏合剂，其流动性、可压性、润滑性均较好，可解决粉末直接压片工艺中的问题；乳糖的流动性也较好。主药辛伐他汀本身润滑性较差，选用微粉硅胶、硬脂酸镁联合作为润滑剂使用。同时处方中还需加入抗氧剂，如BHA或BHT解决主药辛伐他汀易氧化的问题。此外，辛伐他汀临床剂量小，常用规格为5、10mg，为小剂量片剂，故其片剂制备过程中，还应注意解决含量均匀度的问题，如物料混合易采用配研法；为直接观察物料是否混合均匀，还可加入色素共混。实践证明采用粉末直接压片制备辛伐他汀片，质量稳定，操作简单，可以解决辛伐他汀片的降解问题。

例16－8　辛伐他汀片

【处方】辛伐他汀（80目）5g，微晶纤维素41g，乳糖50g，微粉硅胶2g，硬脂酸镁2g，BHA0.1g，共制成1000片。

【制法】将BHA加5g乳糖研磨，过6号筛，再与辛伐他汀混合均匀。然后与剩余的乳糖、微晶纤维素、微粉硅胶、硬脂酸镁采用等量递增稀释法混合，粉碎，过5号筛。采用

冲模为7mm浅凹冲冲头，压片。

3. 头孢呋辛酯　头孢呋辛酯（cefuroxime axetil）系第二代半合成头孢菌素，口服经胃肠道吸收后，在酯酶作用下迅速水解释放出头孢呋辛而发挥抗菌作用。其具有广谱、杀菌力强、对β-内酰胺酶有内在稳定性等特点；并有良好的人体药动学等特点，可口服给药。

头孢呋辛酯属β-内酰胺类抗生素，结构中存在不稳定的β-内酰胺环，遇水、醇、高热、湿热均有降解的可能。在生产中如采用湿法制粒工艺，头孢呋辛酯遇水或乙醇会产生非常强的黏性，主药在制粒和干燥过程中受湿热影响较大，极易引起含量下降和有关物质超标。一般采用干法制粒法制粒。

例16-9　头孢呋辛酯片

【处方】头孢呋辛酯620g，微晶纤维素240g，乳糖60g，低取代羟丙基纤维素118g，羧甲基淀粉钠100g，硬脂酸镁14g，滑石粉20g，微粉硅胶28g，共制成4000片。

【制法】按处方称取主药与辅料，混合均匀，加80目筛网粉碎，固定液压压力为3.0MPa，挤压速度为15~20r/min，加料速度为300g/min，干法制粒机通冷却水，开机制粒，控制压饼厚度为1~2mm，三元旋振筛上、下分别安装16目和30目网，对筛出的细粉循环加入制粒，粗头经粉碎后循环制粒至无粗头结束。采用10mm浅凹冲压片，理论片重300mg。

【注解】处方中的微晶纤维素、乳糖为稀释剂，并有良好的可压性，有利于干法制粒；低取代羟丙基纤维素和羧甲基淀粉钠为超级崩解剂；硬脂酸镁、滑石粉、微粉硅胶在处方中起润滑、助流作用。

（三）小剂量药物的片剂

小剂量药物的片剂处方设计与工艺应特别注意片剂的药物含量均匀度，物料混合应采用等量递加混合法或溶解分散法。水溶性小剂量片剂药物采用湿法制粒压片时，应防止湿颗粒干燥过程中可溶性成分的迁移而致含量不均，宜采用流化床干燥，选用有机溶剂溶解分散，也应防止有机溶剂挥散产生的药物迁移。对于剂量小又难溶的药物，可采用与辅料共同研磨混合，用干法或湿法制粒压片，既提高均匀度又改善溶出度。还可采用粉末直接压片工艺提高溶出度。

例16-10　硝酸甘油片

【处方】乳糖88.8g，糖粉38.0g，17%淀粉浆适量，10%硝酸甘油乙醇溶液0.6g（硝酸甘油量），硬脂酸镁1.0g，共制成1000片（每片含硝酸甘油0.5mg）。

【制法】采用空白颗粒法压片工艺：首先制备空白颗粒，然后将硝酸甘油制成10%的乙醇溶液（按120%投料）拌于空白颗粒的细粉中（30目以下），过10目筛两次后，于40℃以下干燥50~60分钟，再与事先制成的空白颗粒及硬脂酸镁混匀，压片，即得。

【注解】这是一种通过舌下吸收治疗心绞痛的小剂量药物的片剂，不宜加入不溶性的辅料（除微量的硬脂酸镁作为润滑剂以外）；为防止混合不匀造成含量均匀度不合格，采用主药溶于乙醇再加入（当然也可喷入）空白颗粒中的方法。在制备中还应注意防止振动、受热和吸入，以免造成爆炸以及操作者的剧烈头痛。另外，本品属于急救药，片剂不宜过硬，以免影响其舌下的速溶性。

（四）肠溶片剂

药物在酸性条件下不稳定，或对胃有刺激性的药物，均适宜设计制备肠溶型包衣片剂。

选择肠溶型包衣材料 CAP、HPMCP、肠溶性Ⅱ号或Ⅲ号丙烯酸树脂等包衣。其处方设计包括两部分：片芯和包衣层。片芯的处方设计同普通片基本相同，需要注意的是包衣片剂宜选择弧形的片形，并适当增大硬度，以避免包衣过程中破裂。包衣层的处方设计首先确定选择的包衣体系（有机溶剂或水分散体体系），选择适宜的包衣材料（肠溶或缓控释型）、附加剂（增塑剂、分散体、色料等）和溶剂（或分散介质）配制包衣液，进行包衣，包衣层的厚度应满足包衣的要求，如肠溶衣太薄，耐酸性不合格，太厚又可能造成崩解、释放迟缓，溶出度不合格，因此应通过试验确定适宜的包衣厚度。

泮托拉唑钠（pantoprazole sodium）是胃质子泵抑制剂，具有抑制胃酸分泌的作用，临床常用于治疗消化道溃疡及出血。泮托拉唑钠在酸性环境下不稳定，导致杂质增加，故不宜开发成口服常释制剂，宜制备成肠溶制剂，避免胃酸对药物的破坏，提高生物利用度。泮托拉唑结构中存在亚磺酸基苯并咪唑的化学结构，易受光线、重金属离子、氧化性和还原性成分等多种因素的影响。泮托拉唑钠在酸性条件下易出现变色和聚合，其水溶液的不稳定性更为明显；在碱性条件下（pH 10 ~ 11）相对稳定。基于上述信息，确定采用干法制粒压片工艺制备片剂，避免水分对其稳定性的影响，并在片芯中加入碱性物质调节环境pH，提高药物稳定性。

例 16－11　泮托拉唑肠溶片剂

【处方】片芯：左旋泮托拉唑钠（以泮托拉唑计）40g，无水碳酸钠 10g，交联聚乙烯吡咯烷酮 20g，微晶纤维素 188g，胶体二氧化硅 2g，共制成 2000 片。

肠溶衣层：欧巴代 25g，水性丙烯酸树脂干粉包衣材料（Acryl－EZE®）28.6g。

【制法】片芯的制备：将原辅料分别过 80 目筛，取处方量的泮托拉唑钠、无水碳酸钠、交联聚乙烯吡咯烷酮 10g，混匀，再按等量递加法与微晶纤维素混合均匀，干法制粒，加入交联聚乙烯吡咯烷酮 10g 和胶体二氧化硅，混合均匀，压片，即得片芯。

隔离层包衣液的制备：将 25g 欧巴代分散于 8 倍量的水中，搅拌 45 分钟后过 80 目筛，即得。

肠溶衣包衣液的制备：将 28.6g 的 Acryl－EZE®（雅克宜，预混包衣材料）分散于 4 倍量的水中，搅拌均匀后过 80 目筛，即得。

肠溶片的制备：将制备的片芯置于包衣锅内，转动预热片芯使温度达 40 ~ 50℃，调整适宜转速，将隔离衣液雾化喷入包衣，控制流量，以片间不粘连为宜。包衣至片芯增重约为 5% 为止，继续热风干燥后，喷入肠溶衣包衣液包衣，至片芯增重约 11% 为止，继续热风干燥 10 分钟，即得泮托拉唑钠肠溶衣片剂。

【注解】处方中无水碳酸钠为片芯 pH 调节剂，调节片芯为碱性环境，与药物的质量比为 0.25∶1 ~ 0.3∶1 适宜；微晶纤维素为赋形剂；交联聚乙烯吡咯烷酮为崩解剂，加入方法采取内外加法；微粉硅胶为润滑剂。采用欧巴代作为隔离衣衣膜，可直接分散于水中进行包衣。以水性丙烯酸树脂干粉肠溶包衣材料（Acryl－EZE®）包衣，其是一种以 Eudragit L100－55 为主要成膜材料的全水型彩色包衣材料，为预混包衣材料。

（五）其他

1. 易光解的药物　注意在制备过程中避光操作，采用遮光包衣材料包衣（如二氧化钛）、遮光材料包装。

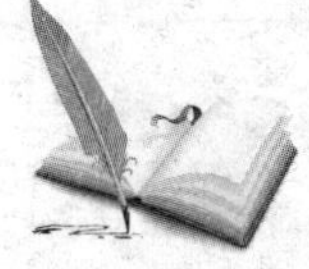

2. 易松片、裂片的药物　如对乙酰氨基酚，压缩成型性差，弹性强，可通过加入可塑性好的辅料如微晶纤维素、可压性淀粉等辅料；选用微粉硅胶等助流效果强的助流剂，改

善压片过程中力的分布。

3. 有不良嗅味、易吸湿的药物　制备成包衣片，可使用 HPMC 或Ⅳ号丙烯酸树脂等材料包衣。

扫码“学一学”

第五节　胶囊剂

一、概述

（一）定义

胶囊剂（capsules）系指原料药物或与适宜辅料充填于空心胶囊或密封于软质囊材中制成的固体制剂，主要供口服用。胶囊剂是临床常用的剂型之一，品种数仅次于片剂和注射剂。

（二）分类

胶囊剂分为硬胶囊（hard capsules）、软胶囊（soft capsules）、缓释胶囊（sustained release capsules）、控释胶囊（controlled release capsules）和肠溶胶囊（enteric capules）。见图 16－21。

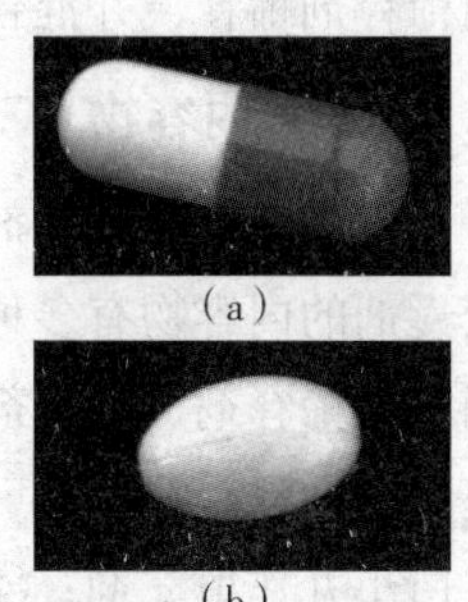

图 16－21　胶囊剂

（a）硬胶囊；（b）软胶囊

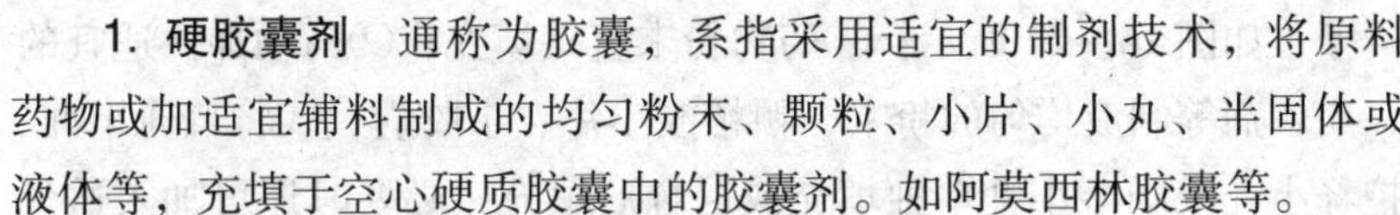

1. 硬胶囊剂　通称为胶囊，系指采用适宜的制剂技术，将原料药物或加适宜辅料制成的均匀粉末、颗粒、小片、小丸、半固体或液体等，充填于空心硬质胶囊中的胶囊剂。如阿莫西林胶囊等。

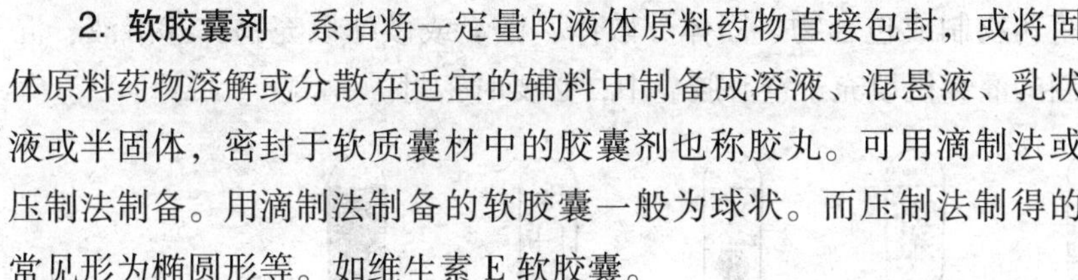

2. 软胶囊剂　系指将一定量的液体原料药物直接包封，或将固体原料药物溶解或分散在适宜的辅料中制备成溶液、混悬液、乳状液或半固体，密封于软质囊材中的胶囊剂也称胶丸。可用滴制法或压制法制备。用滴制法制备的软胶囊一般为球状。而压制法制得的常见形为椭圆形等。如维生素 E 软胶囊。

3. 缓释胶囊　系指在规定的释放介质中缓慢地非恒速释放药物的胶囊剂。可用缓释材料包裹小丸或微球后装填于胶囊而制成，如康泰克缓释胶囊。缓释胶囊应符合缓释制剂的有关要求并应进行释放度检查。

4. 控释胶囊　系指在规定的释放介质中缓慢地恒速或接近恒速释放药物的胶囊剂。可将控释小丸或微球装填于胶囊而制成。控释胶囊应符合控释制剂的有关要求并应进行释放度检查。

5. 肠溶胶囊　系指硬胶囊壳或软胶囊壳是用适宜的肠溶材料制备而得，或用经肠溶材料包衣的颗粒或小丸填充胶囊壳而制成的胶囊剂。肠溶胶囊不溶于胃液，但能在肠液中崩解而释放活性成分。如奥美拉唑肠溶胶囊。

（三）胶囊剂的特点

胶囊剂的特点：①能掩盖药物的不良臭味，提高患者的顺应性；②提高药物的稳定性；③药物的生物利用度较高，相对于片剂，胶囊剂的内容物为粉末或颗粒状，分散度大，药物溶出快；④油性药物可制成软胶囊剂，以个数计量液体药物，剂量准确；⑤通过改变囊壳的性质，可制成小肠、结肠定位释药系统，亦可制成直肠给药或阴道给药的胶囊剂；⑥缓释颗粒装于胶囊，可达到稳定的缓释长效作用。

胶囊剂的内容物无论是药物还是辅料，均不应造成胶囊壳的变质。由于胶囊剂的囊壳主要成分为明胶（属蛋白类），因此与蛋白质有相互作用的药物不宜制成胶囊剂。包括：①水溶液或稀乙醇溶液，因其会使囊壁溶胀或溶解；②易风化药物或吸湿性强的药物，可使囊壁软化或脆裂；③易溶性和小剂量刺激性药物，由于胶囊壳溶解后，迅速释药，产生局部高浓度药物对胃黏膜刺激性加剧，如氯化物、溴化物、碘化物等。

（四）胶囊剂的质量要求

胶囊剂在生产和贮藏过程中，应整洁，不得有粘连、变形、渗漏、囊壳破裂现象，并应无异臭；胶囊剂囊壳不应变质；胶囊剂的溶出度、释放度、含量均匀度、微生物限量均应符合要求。

二、硬胶囊剂

硬胶囊剂由空心胶囊和填充内容物组成。功能性胶囊剂根据需要，可以对囊材进行处理，也可对内容物进行处理，使其具有各种功能（肠溶、缓释、控释等）。小剂量药物应先用稀释剂稀释，并混合均匀。

（一）内容物

硬胶囊可通过制剂技术制备成不同形式和功能的填充内容物，填充于空心胶囊中。硬胶囊剂的内容物有多种类型，如图 16－22 所示：①药物粉末直接填充；②药物加入适宜的辅料如稀释剂、助流剂、崩解剂等制成均匀的粉末、颗粒或小片、小胶囊；③将普通小丸、速释小丸、缓释小丸、控释小丸或肠溶小丸单独填充或混合后填充，必要时还可加入适量空白小丸作填充剂；④将药物制成包合物、固体分散体、微囊或微球填充物；⑤溶液、混悬液、乳状液等采取特制的灌囊机填充于空心胶囊中，必要时密封。

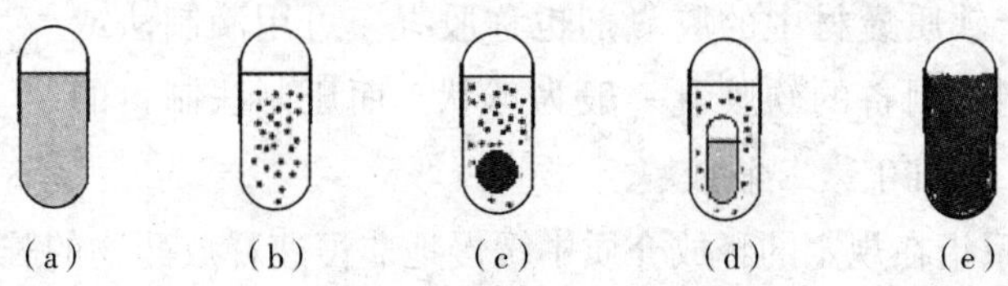

图 16－22　硬胶囊剂不同形式的填充物

（a）粉末状；（b）颗粒或小丸；（c）颗粒＋片剂；（d）颗粒＋胶囊；（e）溶液

内容物为液体的硬胶囊是近年来发展起来的新的填充形式。与传统胶囊剂比较，液体胶囊由于采用液体形式而不是固体形式的内容物，使其具有以下特点：可提高难溶性药物的生物利用度；适用于室温下呈液态的低熔点药物制成胶囊剂；对于低剂量强效药物和吸湿性药物也均适合。如将难溶性药物溶解在 PEG400 等液体基质中，装入硬胶囊，即可提高其药物的生物利用度，不需再采用微粉化或制备固体分散体的复杂方法。

（二）空心胶囊的组成与规格

1. 空心胶囊的组成　空心胶囊或软质胶囊的囊材主要由明胶、增塑剂和水以不同比例组成。其中明胶是主要成分。近年来，为满足多方面的需求，用非动物来源的高分子成分取代明胶开发的非明胶胶囊壳也有较大的发展。如以 HPMC 或海藻多糖等高分子材料替代明胶制备的药用空心胶囊已有上市。空心胶囊是硬胶囊的重要组成部分，一般由空胶囊壳的专业制备厂商生产。

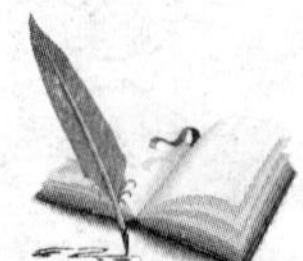

（1）明胶　是胶原蛋白温和水解的产物，是胶囊的主要材料。由动物的骨、皮水解而

得，分A型、B型两种明胶。A型明胶是以猪皮为原料，用酸水解法制得。B型明胶是用动物的骨骼和皮以碱水解制得。以骨骼为原料制得的骨明胶，质地坚硬，脆，而且透明度差；以猪皮为原料制得的猪皮明胶，富有可塑性，透明度好。为兼顾囊壳的强度和塑性，常采用骨、皮混合明胶。明胶按用途不同可分为药用明胶、食用明胶、工业明胶和照相明胶等，制备空心胶囊的明胶需采用药用明胶。

（2）增塑剂　为增加明胶的韧性与可塑性，需加入增塑剂。常用的有甘油、山梨醇、CMC-Na、HPC、油酸酰胺磺酸钠等。

（3）其他附加剂　囊壳中还可以根据需要选择性地加入其他的附加剂。①遮光剂，如二氧化钛（2%~3%）等，制成不透明的空心胶囊，适于对光敏感的药物填充；②色素，可增加美观，便于识别；③防腐剂，如尼泊金酯类等，可防止霉变；④增稠剂，如琼脂等，为使蘸模后减小明胶的流动性、增加胶冻力；⑤肠溶材料，在明胶中加入肠溶性材料和适宜的辅料可制成肠溶空心胶囊，分为普通肠溶胶囊和结肠肠溶胶囊。

2. 空心胶囊的制备工艺　空心胶囊呈圆筒形，分上下配套的两节即囊体和囊帽两部分组成，分别有凹槽和楔形，填囊心物后，能将囊帽紧密套合在囊体上制备胶囊剂。空心胶囊的主要制备流程为：溶胶→配液→蘸胶（制坯）→干燥→拔壳→切割→整理。

目前生产用硬胶囊都由自动化生产线完成，生产环境洁净度应达B级，温度为10~25℃，相对湿度为35%~45%。自动化胶囊机生产囊体和囊帽，生产能力为每小时30000个胶囊。

3. 空心胶囊的规格　空心胶囊有8种规格，不同规格之间在长度、直径和容量方面存在差异，常用的为0号~5号，000号~00号常用于动物用药品。随着号数的增加，容积由大到小变化，见表16-11。

表16-11　空胶囊的号数与容积

胶囊号数	000	00	0	1	2	3	4	5
容积（ml）	1.40	0.95	0.68	0.50	0.37	0.30	0.21	0.13

（三）硬胶囊剂的制备

大规模或小量生产硬胶囊剂的工艺步骤包括：①处方筛选和空胶囊规格的选择；②填充药物；③胶囊套合；④胶囊的清洁和上光。

1. 处方筛选　将纯药物粉碎至适宜粒度到能满足硬胶囊剂的填充要求，即可直接填充，但多数药物由于流动性差、剂量小等方面的原因，需加一定的稀释剂、润滑剂、表面活性剂等辅料或制粒后填充。常用的稀释剂有乳糖、微晶纤维素和淀粉，润滑剂有滑石粉、硬脂酸镁和微粉硅胶等。处方中加入表面活性剂如十二烷基硫酸钠易于制剂被胃液所润湿，有利于药物的溶出。

普通小丸、速释小丸、缓释小丸、控释小丸或肠溶小丸单独填充或混合后填充，必要时还可加入适量空白小丸作填充剂。

2. 空心胶囊规格及其选择　空心胶囊的体积是装量的计量标准，空心胶囊通常可填充65mg~1g的粉末。应根据药物的填充量，选择硬胶囊的规格，其步骤如下：①根据药物的剂量（标示量）和内容物中药物的含量，计算内容物装量；②测定内容物的堆密度，计算内容物应填充的容积；③根据内容物的容积大小选择容积近似的胶囊规格，一般情况下，此时计算的内容物的容积不一定恰好等于已有胶囊的容积，此时先选择容积最接近的胶囊

号；④微调处方，根据所选空胶囊体积微调处方，恰好使内容物的填充体积等于所选胶囊的容积为止。填充适当的胶囊应该是囊体被内容物充满，而不包括囊帽；囊帽是用于封闭胶囊以防内容物外泄。

3. 装填、套合 硬胶囊的填充方式有手工填充和机器填充两种。实验室少量制备采用手工填充。工业化生产多采用全自动胶囊填充机（图 16－23），其能自动分离胶囊帽，然后填充内容物，除去过多的粉末，套合囊帽，必要时密封胶囊、清除胶囊外的粉末。每小时可生产 16.5 万个胶囊。将物料装填于胶囊体后套合胶囊帽。目前多使用锁口式胶囊（snap fit capsules），密闭性良好，不必封口。

硬胶囊的填充操作车间环境应保持温度 20～30℃，相对湿度 30%～45%，以保持胶囊壳的含水量无较大变化。

4. 胶囊剂的清洁和上光 胶囊填充后，会有少量粉末黏附于胶囊表面，少量制备可用布擦拭去除，胶囊填充机多采用真空吸尘器除去。

5. 检查质量、印字包装 上光后进行质量检查合格后可进行印字包装。

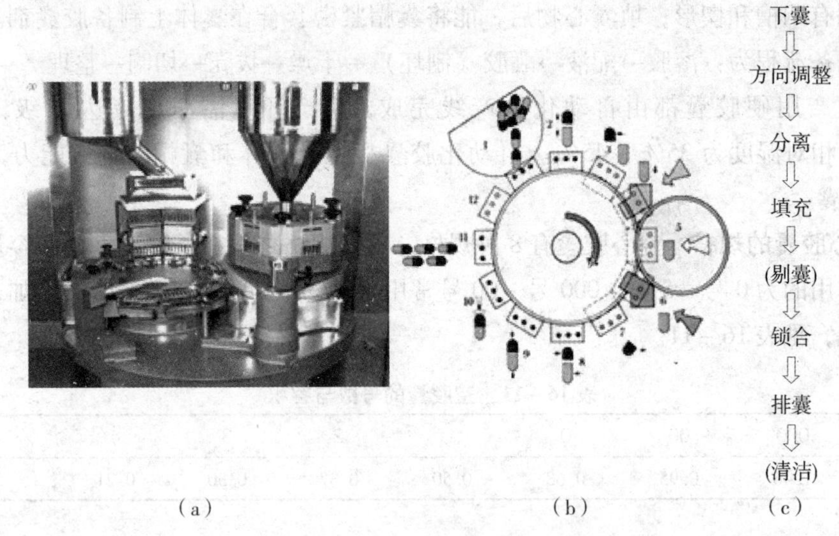

图 16－23　全自动胶囊填充机

（a）实物图；（b）结构图；（c）流程

三、软胶囊剂

软胶囊又称胶丸剂，系将油类或对明胶等囊材无溶解作用的液体药物或混悬液封闭于软胶囊中而成的制剂。囊壁具有可塑性与弹性是软胶囊剂的特点，也是该剂型成立的基础。软胶囊供口服，也有外用软胶囊，也可制成直肠或阴道用软胶囊。

（一）软胶囊剂的组成

软胶囊剂由软质囊材和内容物组成。

1. 软胶囊的囊材 软胶囊的囊材主要由明胶、增塑剂、水组成。其重量比例通常是明胶：增塑剂：水为 1：(0.4～0.6)：1。其中增塑剂所占的比例大于硬胶囊中的比例。常用增塑剂为甘油、山梨醇或二者的混合物。增塑剂的作用是一方面调节软胶囊囊壁的可塑性与弹性，另一方面防止囊壁在放置过程中水分的损失。若增塑剂用量过低或过高，则会造成囊壁过硬或过软，因此，明胶与增塑剂的比例对软胶囊剂的制备及质量保证有着十分重

要的意义。软胶囊的囊材含水量较大，还应加入防腐剂，如羟苯甲酯或羟苯丙酯。

2. 软胶囊的内容物　软胶囊的内容物多数是液体状组分，如油性药物、药物溶液、混悬液或乳剂等。近年来，也出现了固体内容物的软胶囊剂。除少数药物如鱼肝油、维生素E为液体外，大多数药物需溶解或分散于液体组分后填充。由于软胶囊材料是以明胶为主，而明胶的本质是蛋白质，因此填充的液体成分不应影响囊材的性质，应对明胶等囊材无溶解或变性作用。

可填充软胶囊的液体包括：①与水不溶的挥发性或非挥发性液体，如植物油和芳香油等；②水溶性的不挥发性液体，如聚乙二醇400、甘油、聚山梨酯－80；③水溶性的挥发性小分子的化合物，如丙二醇、异丙醇等。

不易填充软胶囊的液体包括：①含水量5%以上的内容物，可使囊材溶解，液体渗漏；②含水溶性、挥发性的小分子有机物，如乙醇、丙酮、酸、酯等能使明胶软化或溶解；③醛，可使明胶变性；④ pH以2.5～7.5为宜，否则会使明胶水解或变性。

3. 软胶囊的形状和大小选择　软胶囊有球形、橄榄形、管型、滴型、茄型、圆柱形等多种形状，并有多种容量可以选择。软胶囊填充容积一般要求尽量小。填充液体药物时，其容积可根据剂量和比重计算而得。填充固体药物粉末混悬于油性或非油性（PEG400等）液体介质形成的混悬液时，软胶囊的大小可用基质吸附率（base adsorption）来计算。

基质吸附率是指1g固体药物所需液体基质的克数，其计算公式如式（16－6）所示。

$$\text{基质吸附率}=\frac{\text{液体基质质量}}{\text{固体药物质量}} \tag{16-6}$$

根据基质吸附率，称取基质与固体药物，确认可否沉淀，测定其密度，便可确定混悬液所需模具的大小。固体药物粒子的形态、大小、密度、含水量等均对基质吸附率有影响，从而影响软胶囊的大小。

（二）软胶囊剂的制备方法

软胶囊的制备方法有滴制法和压制法。软胶囊生产中，成型与填充药物同时进行。

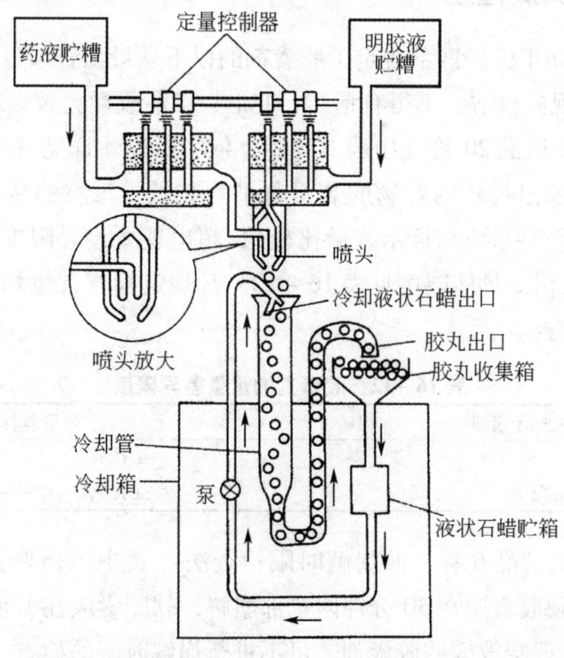

图16－24　软胶囊（胶丸）滴制法生产流程示意图

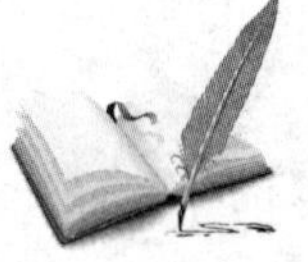

1. **滴制法** 滴制法是通过具有双层喷头的滴丸机来制备软胶囊。如图16-24所示，以明胶为主的囊材胶液与药液，分别在双层喷头的外层与内层以不同速度流出，使定量的胶液将定量的药液包裹后，滴入冷却液中，冷却液与胶液不相混溶。由于表面张力作用使之在滴制过程中形成球形，并逐渐冷却、凝固成软胶囊。如常见的鱼肝油胶丸即是采用滴制法制备。在滴制工艺中，胶液、药液的温度、喷头的大小、滴制速度、冷却液的温度等因素均会影响软胶囊的质量，应通过实验考查筛选适宜的工艺条件。

2. **压制法** 压制法是先将胶液制成厚薄均匀的胶片，将药液置于两个胶片之间，用钢模子或旋转模子压制成胶囊的一种方法。目前生产上主要采用旋转模压法，自动旋转轧囊机及模压过程参见图16-25所示。模具的形状可为椭圆形、球形或其他形状。

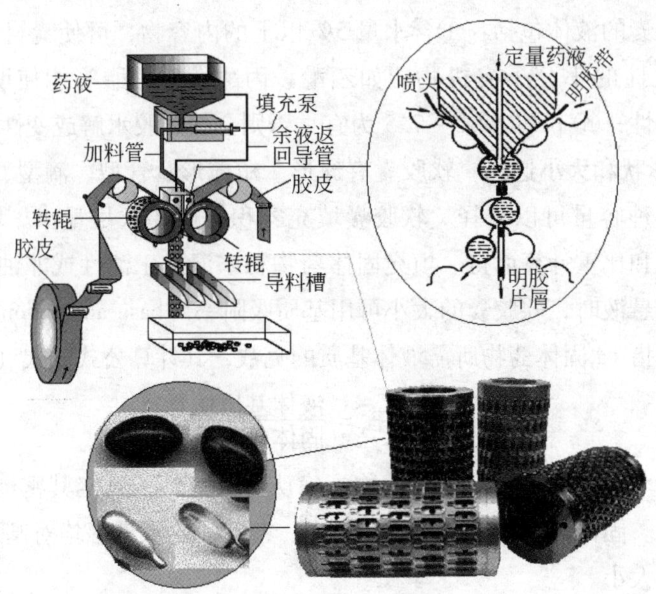

图16-25 自动旋转轧囊机示意图

四、胶囊剂的质量检查

《中国药典》(2020年版)四部规定了胶囊剂的以下质量检查项目。

1. **外观** 胶囊外观应整洁，不得有粘结、变形、渗漏或囊壳破裂现象，并应无异臭。

2. **装量差异** 取供试品20粒(中药10粒)，依法操作[详见《中国药典》(2020版)四部(通则0103)]，求出每粒内容物的装量与平均装量。每粒的装量与平均装量相比较(有标示量的胶囊，每粒装量应与标示装量比较)，超出装量差异限度的不得多于2粒，并不得有一粒超出限度1倍。具体限度见表16-12。凡规定检查含量均匀度的胶囊剂，一般不再进行装量差异的检查。

表16-12 胶囊剂的重量差异限度

平均装量或标示装量	装量差异限度
0.3g以下	±10%
0.30g及0.30g以上	±7.5%（中药±10%）

3. **崩解时限** 取供试品6粒，照崩解时限检查法[《中国药典》(2020年版)四部(通则0921)]检查，硬胶囊应在30分钟内全部崩解，软胶囊应在1小时内全部崩解。

凡规定检查溶出度或释放度的胶囊剂，可不进行崩解时限的检查。

4. **其他** 溶出度、释放度、含量均匀度、微生物限度等应符合要求。必要时，内容物

包衣的胶囊剂应检查残留溶剂。

五、胶囊剂的包装与贮存

胶囊剂应使用透湿系数较小的泡罩式包装或玻璃等容器包装，密封贮存，其存放环境温度不高于 30℃，湿度适宜，防止受潮、发霉、变质。一般高温、高湿（相对湿度 > 60%）对胶囊剂可产生不良的影响，不仅会使胶囊吸湿、软化、粘连、膨胀、内容物团聚，而且会造成微生物滋生。因此，必须选择适当的包装容器与贮藏条件。

六、胶囊剂的处方设计和举例

例 16－12　速效感冒胶囊（硬胶囊剂）

【处方】对乙酰氨基酚 300g，维生素 C 100g，胆汁粉 100g，咖啡因 3g，氯苯那敏 3g，10% 淀粉浆适量，食用色素适量，共制成硬胶囊剂 1000 粒。

【制法】①上述各药物，分别粉碎，过 80 目筛；②将 10% 淀粉浆分为 A、B、C 三份，A 加入食用胭脂红少量制成红糊，B 加入食用橘黄少量（最大用量为万分之一）制成黄糊，C 不加色素为白糊；③将对乙酰氨基酚分为三份，一份与氯苯那敏混匀后加入红糊，一份与胆汁粉、维生素 C 混匀后加入黄糊，一份与咖啡因混匀后加入白糊，分别制成软材后，过 14 目尼龙筛制粒，于 70℃ 干燥至含水量在 3% 以下；④将上述三种颜色的颗粒混合均匀后，填入空胶囊中，即得。

【注解】本品为一种复方制剂，所含成分的性质、数量各不相同，为防止混合不均匀和填充不均匀，采用制粒的方法首先制得流动性良好的颗粒，均匀混合后再进行填充，这是一种常用的方法；另外，加入食用色素可使颗粒呈现不同的颜色，三种不同颜色的颗粒混合，便于直接肉眼观察混合是否均匀。

例 16－13　维生素 AD 胶丸（软胶囊剂）

【处方】

药液：维生素 A 3000 单位，维生素 D 300 单位。

胶液：明胶 100 份，甘油 55～66 份，水 120 份，鱼肝油或精炼食用植物油适量。

【制法】取维生素 A 与维生素 D_2 或 D_3，加鱼肝油或精炼食用植物油（在 0℃ 左右脱去固体脂肪），溶解，并调整浓度至每丸含维生素 A 为标示量的 90.0%～120.0%，含维生素 D 应为标示量的 85.0% 以上，作为药液待用；另取甘油及水加热至 70～80℃，加入明胶，搅拌溶化，保温 1～2 小时，除去上浮的泡沫，滤过（维持温度），加入滴丸机滴制，以液状石蜡为冷却液，收集冷凝的胶丸，用纱布拭去粘附的冷却液，在室温下吹冷风 4 小时，放于 25～35℃ 下烘 4 小时，再经石油醚洗涤两次（每次 3～5 分钟），除去胶丸外层液状石蜡，再用 95% 乙醇洗涤一次，最后在 30～35℃ 烘干约 2 小时，筛选，质检，包装，即得。

【注解】在制备胶液的“保温 1～2 小时”过程中，可采取适当的抽真空的方法，以便尽快除去胶液中的气泡以及泡沫。

扫码“学一学”

第六节　丸　剂

一、概述

（一）定义和分类

丸剂（pills）系指药物与适宜的辅料以适当方法制成的球状或类球状固体制剂，分为

中药丸剂和化学药丸剂。中药丸剂系指饮片细粉或提取物加适宜的黏合剂或其他辅料制成的球形或类球形制剂，分为蜜丸、水蜜丸、水丸、糊丸、蜡丸和浓缩丸和滴丸等。化学药丸剂包括滴丸、糖丸等。

滴丸（dripping pills）系指固体或液体药物与适宜的基质加热熔融后溶解、乳化或混悬于基质中，再滴入不相混溶、互不作用的冷凝液中，由于表面张力的作用使液滴收缩冷却成小丸状的制剂。主要供口服使用。

糖丸系指以适宜大小的糖粒或基丸为核心，用糖粉和其他辅料的混合物作为撒粉材料，选用适宜的黏合剂或润湿剂制丸，并将主药以适宜的方法分次包裹在糖丸中而制成的制剂。

丸剂历史悠久，起源于传统中药制剂，因此，中药丸剂的应用非常广泛，仅在《中国药典》（2020 年版）一部收载的中药丸剂就多达数百个品种，如安宫牛黄丸、安宫降压丸、牛黄解毒丸等。西药丸剂较少，《中国药典》（2020 年版）二部只收载了几个滴丸品种。

（二）丸剂的特点

丸剂的特点：传统的丸剂溶散、释放药物缓慢，可延长药效，降低毒副作用，减少不良反应；制备方法简单，便于携带，是中药制剂的主要剂型之一；应用现代制剂技术制备的丸剂如滴丸剂、缓控释微丸剂，也可实现药物的快速释放或缓控释释放。

有关中药丸剂的制备方法请参阅有关书籍。本节重点介绍滴丸剂的制备。

二、滴丸剂的制备

滴丸剂始于 1933 年丹麦药厂制备的维生素 A、D 丸。《中国药典》（1977 年版）首次收载滴丸剂。近年来，由于合成、半合成基质及固体分散技术的应用使滴丸剂有了迅速的发展。

滴丸剂有以下特点：①制备方法简单、工艺周期短；②质量稳定，剂量准确；③基质容纳液态药物量大，可使液态药物固体化；④药物可直接制备难溶性药物固体分散滴丸，具有吸收迅速、生物利用度高的特点；⑤可通过选择不同功能性基质，实现药物缓控释释放和肠溶释放等功能。

（一）滴丸剂的基质

滴丸剂所用的基质有两大类：水溶性基质和脂溶性基质。

1. 水溶性基质 水溶性基质主要有聚乙二醇类（PEG6000、PEG4000 等）、聚维酮（PVP）、硬脂酸钠、泊洛沙姆、硬脂酸聚烃氧（40）酯、明胶等。

2. 脂溶性基质 脂溶性基质主要有硬脂酸、单硬脂酸甘油酯、硬脂醇、半合成脂肪酸酯、氢化植物油等。

（二）滴丸剂的制备工艺与设备

1. 滴丸的制备工艺 首先将基质加热熔融，滴丸剂的基质一般能在较低的温度下熔融，然后将药物溶解、混悬或乳化于熔融的基质中，保温下再滴入不相混溶的冷却液里，在表面张力的作用下，熔融基质收缩成球状，冷却固化成丸。

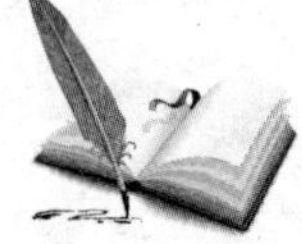

常用的冷却液有液状石蜡、植物油、二甲硅油、水和不同浓度的乙醇等，应根据基质的性质选用互不相溶的冷却液。

供口服用的滴丸剂还可以根据原料药的性质与使用、贮藏的要求，包糖衣或薄膜衣。

滴丸剂的制备工艺流程见图 16－26。

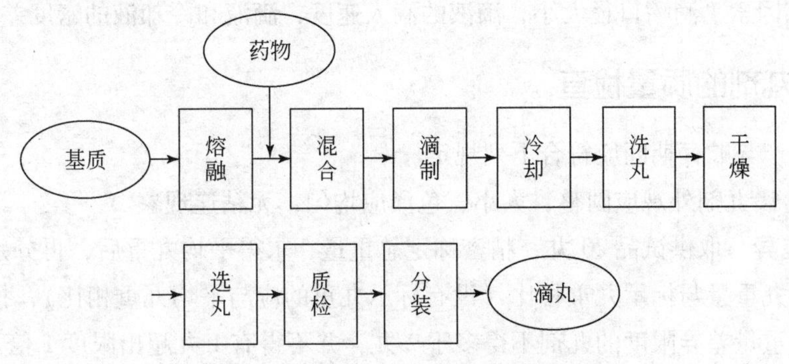

图 16－26　滴丸剂的制备工艺流程

2. 设备和工作原理　大型自动化滴丸生产设备（图 16－27）主要由以下几个部分组成：药物调剂供应系统、动态滴制收集系统、循环制冷系统、触摸屏控制系统、在线清洗系统、集丸离心机、筛选干燥机。

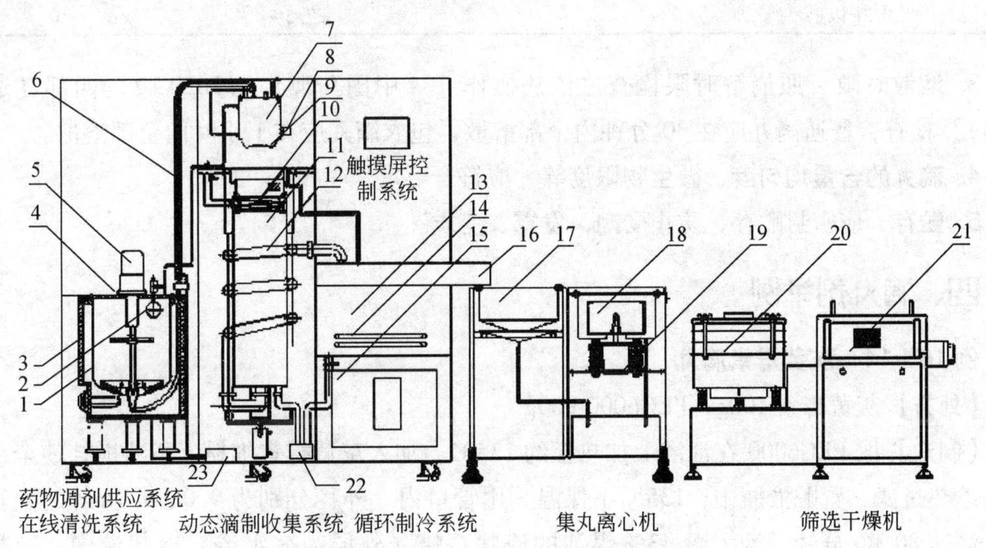

图 16－27　滴丸自动化生产线示意图

1. 加热层；2. 自动喷淋清洗装置；3. 保温层；4. 调料罐；5. 电机减速搅拌机；6. 送料管；7. 滴罐；8. 滴嘴开关；9. 滴嘴；10. 管口加热器；11. 冷却柱；12. 钢丝螺旋管；13. 制冷箱；14. 蒸发器；15. 制冷机；16. 传送带；17. 集丸斗；18. 离心机；19. 离心电机；20. 振动筛；21. 干燥转笼；22. 磁力泵；23. 油浴循环加热泵

将中药或西药原料与基质放入调料罐内，通过加热、搅拌制成滴丸的混合药液，经送料管道输送到滴嘴。当温度满足设定值后，打开滴嘴开关，药液由滴嘴小孔流出，在端口形成液滴后，滴入冷却柱内的冷却液中，药滴在表面张力作用下成型，冷却液在磁力泵的作用下，从冷却柱内的上部向下部流动，滴丸在冷却液中坠落，并随着冷却液的循环，从冷却柱下端流入塑料钢丝螺旋管，并在流动中继续降温冷却变成球体，最后在螺旋冷却管的上端出口落到传送带上，滴丸被传送带送出，冷却液经过传送带和过滤装置流回到制冷箱中。滴丸经离心机甩油，再由振动筛或旋转筛分级筛选后包装出厂。

3. 制备滴丸的影响因素

（1）处方因素　基质的性质、基质与药物的相溶性，如药物在基质中混悬还是溶解、

混悬粒子径的大小、混悬粒子和熔融基质的密度差等。

（2）工艺因素　滴嘴口径大小，滴液的滴入速度，滴液和冷却液的密度差、温度差等。

三、滴丸剂的质量检查

滴丸的生产与贮存期间应符合下列规定。

1. 外观　滴丸剂外观应圆整，大小、色泽应均匀，无粘连现象。

2. 重量差异　取供试品20丸，精密称定总重量，求得平均丸重后，再分别精密称定各丸的重量。每丸重量与标示丸重相比（没有标示丸重的应与平均丸重相比），按表16－13中的规定，超出重量差异限度的丸剂不得多于2丸，并不得有1丸超出限度1倍。

表16－13　滴丸剂重量差异限度

标示丸重或平均丸重	重量差异限度
0.03g及0.03g以下	±15%
0.03g以上至0.1g	±12%
0.1g以上至0.3g	±10%
0.3g以上	±7.5%

3. 溶散时限　照崩解时限检查法依法操作［《中国药典》（2020版）四部（通则0108）］检查，普通滴丸应在30分钟内全部溶散，包衣滴丸应在1小时内全部溶散。

4. 滴丸的含量均匀度、微生物限度等　应符合要求。

5. 贮存　应密封贮存，防止受潮、发霉、变质。

四、滴丸剂举例

例16－14　灰黄霉素滴丸

【处方】灰黄霉素100g，PEG6000 900g。

【制法】取PEG6000在油浴上加热至约135℃，加入灰黄霉素细粉，不断搅拌使全部熔融，趁热过滤，置贮液瓶中，135℃下保温，用管口内、外径分别为9.0、9.8mm的滴管滴制，滴速80滴/分钟，滴入含43%煤油的液状石蜡（外层为冰水浴）冷却液中，冷凝成丸，以液状石蜡洗丸，至无煤油味，用毛边纸吸去粘附的液状石蜡，即得。

【注解】①灰黄霉素极微溶于水，对热稳定，熔点为218～224℃；PEG6000的熔点为60℃，以1∶9比例混合，在135℃时可以成为两者的固态溶液。因此，在135℃下保温、滴制、骤冷，可形成简单的低共熔混合物，使95%灰黄霉素均以粒径2μm以下的微晶分散，因而有较高的生物利用度，其剂量仅为微粉的1/2。②灰黄霉素系口服抗真菌药，对头癣等疗效明显，但不良反应较多，制成滴丸，可以提高其生物利用度，降低剂量，从而减弱其不良反应、提高疗效。

扫码“学一学”

第七节　膜　剂

一、概述

1. 定义　膜剂（films）系指原料药物与适宜的成膜材料经加工制成的薄膜状制剂。可用于口服或黏膜用药，以发挥局部或全身作用，如口服、口含、舌下、眼结膜囊、鼻腔、

阴道、体内植入、皮肤和黏膜创伤、烧伤或炎症表面的覆盖等多种途径。膜剂的厚度和面积视用药部位的特点和含药量而定，厚度一般为0.1~0.2mm；面积为$1cm^2$者供口服和黏膜用，$0.5cm^2$者供眼用，$5cm^2$者供阴道用。

膜剂是20世纪40年代初问世的剂型，近10年，随着膜剂成膜材料、包装工业及制剂技术的发展，已将其制成局部黏膜附着型膜剂、控释透皮给药型膜剂等。

2. 膜剂的特点　①药物含量准确、质量稳定，适合多种给药途径和用途。②体积小、重量轻，应用、携带和运输方便。③多层复方膜剂便于解决药物间的配伍禁忌和分析上的干扰。选用不同的成膜材料，可制成不同释药速度的膜剂。④生产工艺简单，大量生产可用制膜机，易于实现生产自动化和无菌操作。⑤生产时无粉尘飞扬，有利于劳动保护，尤适用于有毒药品的生产。⑥但膜剂载药量小，只适合于小剂量药物的应用，因此在药物的选择上受到一定限制。

3. 分类

（1）膜剂按结构特点分为　①单层膜剂：可分为可溶性膜剂和水不溶性膜剂两类；②多层膜剂：又称复合膜，为复方膜剂，系由多层药膜叠合而成，可避免药物配伍禁忌，也可分别为缓释或控释膜和速释膜；③夹心膜剂：即两层不溶性的高分子膜分别作为背衬膜和控释膜，中间夹着含药膜，以零级速度释放药物，属于控释膜剂。如毛果芸香碱眼用缓释膜疗效可维持7天。

（2）按给药途径分为　①口服膜剂：通过口服经胃肠道吸收的膜剂，如地西泮口服膜；②口腔用膜剂：包括口含膜、舌下膜和口腔贴膜等，如硝酸甘油膜、甲硝唑牙用膜、医用高分子口腔溃疡保护膜等；③眼用膜剂：用于眼结膜囊内，可延长药物在眼部的停留时间，并维持一定的浓度；④阴道膜剂：主要用于局部治疗、阴道疾患或避孕，如阴道溃疡膜等；⑤皮肤、黏膜用膜剂：用于皮肤或黏膜的创伤、烧伤或炎症表面的覆盖，膜剂既可起治疗作用又可起保护作用，有利于创面愈合，如止血消炎药膜等；⑥植入膜剂：指埋植于皮下产生持久药效的膜剂，如盐酸麻黄碱植入膜剂。

3. 膜剂的质量要求　①外观应完整光洁，色泽均匀，厚度一致，无明显气泡；多剂量的膜剂分格压痕应均匀清晰，并能按压痕撕开。②成膜材料及辅料应无毒、无刺激性，性质稳定，与药物不起作用，不影响药物的含量测定。③药物如为水溶性，应与成膜材料制成具有一定黏度的溶液；如为水不溶性，应粉碎成极细粉，并与成膜材料等均匀混合。④膜剂所用的包装材料应无毒性，易于防止污染，方便使用，并不能与药物或成膜材料发生理化作用。

二、成膜材料及附加剂

（一）成膜材料

理想的成膜材料应为无毒、无刺激性，性质稳定，与原料药物兼容性好，成膜与脱模性能良好。常用的成膜材料主要有天然的或合成的高分子材料。

1. 天然高分子材料　有虫胶、明胶、阿拉伯胶、琼脂、淀粉、玉米朊、白及胶、海藻酸及其盐、糊精、壳聚糖等。此类成膜材料多数可生物降解或溶解，但成膜性与脱膜性较差，故常与合成高分子材料合用。

2. 合成高分子成膜材料　有聚乙烯醇类化合物、丙烯酸类共聚物、纤维素衍生物类等。合成的高分子材料成膜性能良好。

（1）聚乙烯醇（polyvinyl alcohol，PVA） 为白色到类白色的颗粒状粉末，系由聚乙酸乙烯酯醇解而成的。其性质和规格主要由聚合度和醇解度决定，聚合度越大，水溶性降低，水溶液的黏度相应增大，成膜性能越好；通常醇解度为88%时，水溶性最好。目前，国内常采用PVA 05 - 88、PVA 17 - 88规格，醇解度均为88% ±2%，平均聚合度（n）分别为500～600和1700～1800。两者常以合适的比例（如1∶3）混合使用。

（2）乙烯 - 乙酸乙烯共聚物（ethylene vinylacetate copolymer，EVA） 为无色粉末或颗粒，是乙烯和乙酸乙烯共聚而成的水不溶性高分子材料。其相对分子质量及乙酸乙烯含量决定EVA的性能，相对分子量增加，聚合物玻璃化温度和机械强度增大；相对分子量相同时，乙酸乙烯含量大，聚合物的溶解性、柔韧性和透明度则越好。

（3）羟丙基甲基纤维素（hydroxypropyl methylcellulose，HPMC） 为白色粉末，溶于水等大多数极性溶剂，具有很好的成膜性。

（4）其他 还有聚乙烯吡咯烷酮、聚乙烯醇缩醛、甲基丙烯酸酯 - 甲基丙烯酸共聚物、羟丙基纤维素、甲基纤维素、羧甲基纤维素、乙基纤维素等。

3. 其他 膜剂除成膜材料外还可以选择性地加入其他附加剂，如增塑剂和矫味剂。

（1）增塑剂 具有改善成膜材料的成膜性能，增加其柔韧性的作用。常用的增塑剂可分为水溶性和脂溶性两大类。水溶性增塑剂主要是低分子的多元醇类，如丙二醇、甘油、山梨醇、PEG400、PEG600等；脂溶性增塑剂主要是有机酸酯类化合物，如三乙酸甘油酯、邻苯二甲酸酯。

（2）矫味剂 可对膜剂中的苦味成分须进行掩味或矫味。常用的方法是加入芳香剂、甜味剂或苦味抑制剂等，也可使用颗粒包衣、离子交换树脂等技术进行掩味。矫味剂的最大用量为10%。

（3）着色剂 为增加膜剂的美观及识别度，常添加着色剂，如二氧化钛和食用色素等。

（4）其他 有时加入少量表面活性剂，可使不溶性药物、脱膜剂等易均匀分散，并增加药物的生物有效性。根据需要，还可添加稳定剂、增稠剂及乳化剂等辅料。

三、膜剂的制备

1. 膜剂的一般组成（*W/W*型） 主药，成膜材料（PVA等）大于45%，增塑剂（丙二醇、甘油等）0～20%，表面活性剂（聚山梨醇80、十二烷基硫酸钠等）1%～2%，填充剂（$CaCO_3$、淀粉等）0～20%，着色剂（色素、TiO_2等）0～2%，脱模剂（液状石蜡等）适量。

2. 药物加入的方法 水溶性药物可先溶于水中后再加入；水不溶性药物可先溶于少量乙醇中，然后再混合；不溶于水的药物可粉碎成细粉加入，或加少量聚山梨酯80或甘油研匀加入。

3. 制备方法 膜剂的制备方法有匀浆制膜法、热塑制膜法和复合制膜法。

（1）匀浆制膜法（又称涂膜法、流延法） 是常用的制膜技术。膜剂的制备工艺流程如图16 - 28所示。

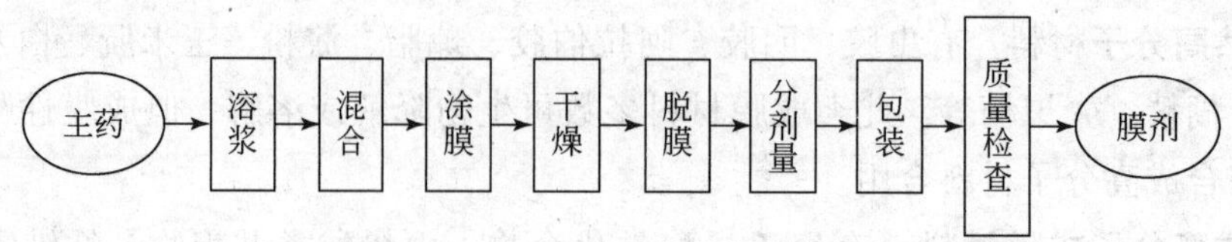

图16 - 28 膜剂的制备工艺流程图

小量制备时，可将药浆倾于洁净的平板玻璃上涂成宽厚一致的涂层即可；大量生产采用先用真空乳化均质设备制备浆液，然后采用涂膜机将药物胶浆加入流涎嘴中，通过调节流涎嘴中浆液的液面和控制板的高度来控制浆液涂布在不锈钢循环带上的量，浆液随同由主动轮带动的不锈钢带进入热空气干燥箱干燥后，从钢带上剥下，卷集在盘上。按剂量裁剪分割成适宜大小的小片，包装。

常用的成膜材料有 PVA、HPMC、HPC、海藻酸钠、果胶、羧甲基纤维素钠（CMC－Na）及支链淀粉等。

（2）热塑制膜法　取药物细粉及成膜材料混合，用橡皮滚筒辊炼，热压成膜；或将热熔的成膜材料在热熔的状态下加入药物细粉，使其溶解或混合均匀，加热挤出，在冷却过程中成膜，又称热熔挤出法。

常用的成膜材料有 EVA、HPMC、HPC、聚氧乙烯（PEO）、乙基纤维素（EC）、丙烯酸树脂及聚维酮－乙酸乙烯共聚物等。

本法溶剂用量少，机械生产效率高，难溶性药物分散好，但高温环境可能会造成某些活性成分的降解。

（3）复合制膜法　不溶性的热塑成膜材料（如 EVA）为外膜，分别制成具有凹穴的下外膜带和上外膜带。另用水溶性的成膜材料（如 PVA 或海藻酸钠）用匀浆制膜法制成含药的内膜带，剪切后置于底外膜带的凹穴中。也可用易挥发性溶剂制成含药匀浆，以间隙定量注入的方法注入底外膜带的凹穴中。经吹风干燥后，盖上外膜带，热封即可。此法一般用于缓释膜的制备，如眼用毛果芸香碱膜剂用此法制成，与单用匀浆制膜法制得的毛果芸香碱眼用膜剂相比具有更好的控释作用。

除另有规定外，膜剂应密封保存，防止受潮、发霉或变质。

四、膜剂的质量评价

1. 性状　外观应完整光洁，色泽均匀，厚度一致，无明显气泡；多剂量的膜剂分格压痕应均匀清晰，并能按压痕撕开。

2. 重量差异　照《中国药典》（2020 年版）四部（通则 0125）方法检查，应符合规定。

除另有规定外，取供试品 20 片，精密称定总重量，求得平均重量，再分别精密称定各片的重量。每片重量与平均重量相比较，应符合表 16－14 的规定，超出重量差异限度的不得多于 2 片，并不得有 1 片超出限度的 1 倍。

表 16－14　膜剂的重量差异限度

平均重量	重量差异限度
0.02g 及 0.02g 以下	±15%
0.02g 以上至 0.2g	±10%
0.2g 以上	±7.5%

凡进行含量均匀度检查的膜剂，一般不再进行重量差异检查。

五、膜剂举例

例 16－15　毛果芸香碱膜剂

【处方】 硝酸（或盐酸）毛果芸香碱 15g，聚乙烯醇 05－88 28g，甘油 2g，纯化

水30ml。

【制法】取聚乙烯醇，加纯化水、甘油，搅拌溶胀后于90℃水浴上加热溶解，趁热将溶液用80目筛网滤过，滤液放冷后加入硝酸（或盐酸）毛果芸香碱，搅拌使溶解，脱泡，涂膜，干燥，分剂量，包装，即得。每格内含硝酸（或盐酸）毛果芸香碱2.5mg。

毛果芸香碱缓释膜剂是先将PVA制成空白覆盖膜后，将覆盖膜与药膜用50%乙醇粘贴，加压，60℃±2℃烘干，即得。

例16－16　硝酸甘油膜剂

【处方】硝酸甘油10g，聚乙烯醇17－88 82g，聚山梨酯80 5g，甘油5g，二氧化钛3g，乙醇适量，蒸馏水适量。

【制法】取聚乙烯醇，加5～7倍量蒸馏水，浸泡溶胀后水浴加热，使其全部溶解，过滤，得成膜材料浆液；取二氧化钛用胶体磨粉碎后过80目筛，加至浆液中搅匀，然后在搅拌下逐渐加入聚山梨酯80、甘油，搅匀，备用；另取硝酸甘油制成10%乙醇溶液，搅拌下缓缓加入到上述浆液中，搅匀，脱泡，涂膜，干燥，分剂量，包装，即得。每张药膜含硝酸甘油0.5mg。

【注解】硝酸甘油为无色或淡黄色油状液体，微溶于水，易溶于乙醇，故配成10%乙醇溶液缓缓加至成膜材料等的浆液中，当乙醇溶液被稀释时，硝酸甘油以极细的液滴分散，聚乙烯醇将其包覆，因而硝酸甘油膜剂较其片剂更稳定；聚山梨酯80及甘油为稳定剂和增塑剂；二氧化钛为遮光剂，可增加硝酸甘油的稳定性。

思考题

1. 简述固体制剂口服的吸收过程。
2. 简述散剂的制备工艺流程。
3. 何为CRH？测定CRH有何意义？
4. 简述颗粒剂的制备工艺流程。
5. 简述片剂中崩解剂的作用机制。
6. 片剂常用的辅料有哪几类，各起什么作用，并各举2例。
7. 片剂的制备方法有哪些？各种方法的适用条件是什么？
8. 简述湿法制粒压片的工艺流程。
9. 压片过程的三要素是什么？
10. 简述对片剂进行包衣的目的，包衣的种类和方法有哪些？
11. 简述糖衣片包衣的工序，各工序的作用及使用的材料。
12. 片剂的质量检查有哪些项目？
13. 哪些药物不宜制成胶囊剂？
14. 简述滴丸的制备工艺流程。
15. 简述匀浆制膜法制备膜剂的工艺流程。

（杨　丽）

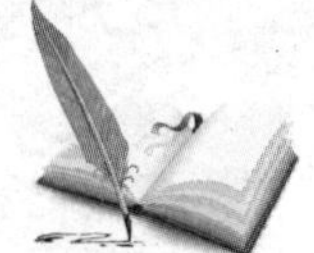

参考文献

［1］杨丽．药剂学［M］．北京：人民卫生出版社，2014.

［2］崔福德．药剂学［M］．2版．北京：中国医药科技出版社，2011.

［3］Mahato RI，Narang AS. Pharmaceutical Dosage Forms and Delivery［M］．2nd. Boca Raton：CRS Press，2011.

［4］Aulton ME. Taylor KMG. Aulton's Pharmaceutics －The Design and Manufacture of Medicines［M］．4th. London：Elsevier，2013.

［5］平其能，屠锡德，张钧寿，等．药剂学［M］．4版．北京：人民卫生出版社，2013.

扫码"练一练"

第十七章　口服缓控释制剂

学习目标

1. **掌握**　缓释和控释制剂的基本概念及释药原理；择时定位释药制剂的概念与释药原理。

2. **熟悉**　缓控释制剂和择时定位释药制剂的类型、制备工艺和体内外评价方法。

3. **了解**　缓控释制剂的处方设计、体内外相关性；择时定位释药制剂的制备。

扫码"学一学"

第一节　概　述

普通制剂需频繁给药，血药浓度峰谷波动大，因此使用不方便，毒副作用大。缓控释制剂最初发展的起因正是为克服普通制剂的弊端。缓释制剂（sustained－release preparation）系指能够缓慢释放药物，并能维持相当长时间的有效血药浓度的制剂。控释制剂（controlled－release preparation）系指按设计好的程序控制释药的制剂，其释药速度仅受给药系统本身的控制，而不受外界条件如pH、酶、胃肠蠕动等因素的影响。广义地讲，控释的概念包括对药物释放在空间和时间上的控制。因此，渗透泵制剂、控释微丸制剂、脉冲释放制剂、择时释放制剂、肠溶制剂、结肠定位制剂、靶向制剂、透皮吸收制剂等都属于控释制剂的范畴。其中，肠溶制剂、结肠定位制剂和脉冲制剂等又被称为迟释制剂（delayed－release preparation）。在《中国药典》（2020年版）中对于缓释、控释、迟释制剂制订了详细的指导原则。在文献中常见的英文表述还有modified－release、extended－release、prolonged－release、retarded－release等。本章主要介绍口服缓控释制剂以及择时和定位释放制剂。

缓控释制剂与普通制剂相比，其主要特点在于活性药物释放缓慢，吸收入血后可维持较长时间的有效治疗血药浓度。典型的血药浓度经时曲线如图17－1所示。概括缓控释制剂的优点如下：① 对半衰期短的或需要频繁给药的药物，可以减少服药次数，大大提高了患者的顺应性，使用方便。② 使血药浓度平稳，避免峰谷现象。③ 毒副作用小。④可实现某些特殊的释药需求，如定时、定位释药。

然而，缓控释制剂也有其局限性，主要体现在临床应用中其剂量调节的灵活性较差。如遇到特殊情况（比如出现较大副反应时），往往不能立刻中止给药；缓控释制剂往往是基于健康人群的群体药动学参数来设计的，当药动学受疾病状态的影响而有显著改变时，往往难以灵活调节给药方案；另外，缓控释制剂生产工艺较为复杂，成本较高。

目前，国内外已上市的缓控释制剂达数百种，其剂型包括片剂、胶囊剂、栓剂、透皮贴剂、植入剂、注射剂等，可通过多种途径给药，其中以口服缓控释制剂发展最快。

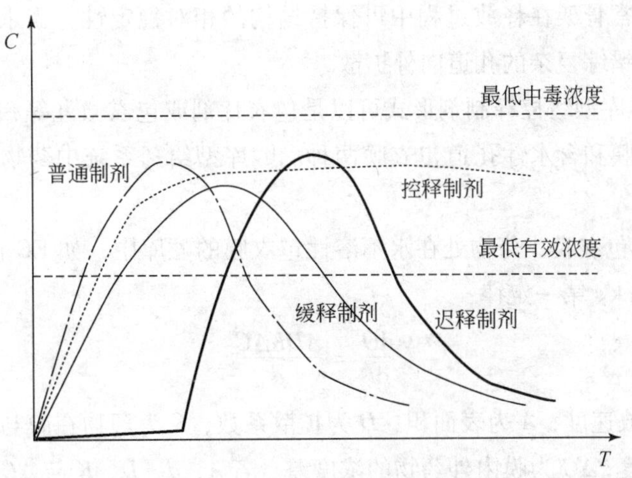

图 17-1　缓释、控释、迟释和普通制剂的血药浓度经时曲线比较

扫码"学一学"

第二节　缓控释制剂释药原理

一、控制溶出

根据溶出速度公式 Noyes-Whitney 溶出速率方程：

$$\frac{dC}{dt} = kA(C_S - C) \qquad (17-1)$$

式中，$\frac{dC}{dt}$ 为溶出速度；k 为溶出速度常数；C_S 为药物的饱和溶解度；C 为在溶出介质中药物的浓度。

从式（17-1）中可以看出，溶出速度与比表面积 A、浓度差（C_S-C）有关。常用的控制方法如下。

1. 制成溶解度小的盐或酯　通过化学反应使药物成盐或成酯，从而达到减小其溶解度与溶出速度的目的。例如青霉素普鲁卡因盐的药效比青霉素钾（钠）盐显著延长。醇类药物经酯化后水溶性减小，药效延长，如睾丸素丙酸酯、环戊丙酸酯等。

2. 与高分子化合物形成难溶性的盐　通过与高分子化合物形成难溶性的盐控制药物的溶出速度，例如胰岛素与鱼精蛋白结合成溶解度小的鱼精蛋白胰岛素，加入锌盐成为鱼精蛋白锌胰岛素，药效可维持 18~24 小时或更长。鞣酸与许多生物碱类药物可形成难溶性的盐，使其药效明显延长，如 N-甲基阿托品鞣酸盐、丙咪嗪鞣酸盐等。

3. 控制粒子大小　根据 Noyes-Whitney 方程，药物的比表面积减小，溶出速度减慢，故增大难溶性药物的颗粒直径，可使其溶出减慢，这种方法最容易实现。例如超慢性胰岛素中所含胰岛素锌晶粒较大（$>10\mu m$），故其作用可长达 30 小时；而含晶粒较小（$<2\mu m$）的半慢性胰岛素锌，作用时间只有 12~14 小时。

二、控制扩散

以控制扩散为主的缓控释制剂可分为贮库型和骨架型。贮库型主要是依赖于半透膜的控释作用，药物首先溶解成溶液后，再通过扩散释放出来。骨架型则主要依赖骨架本身的

控制释放作用，通常骨架在释放过程中可保持结构的相对稳定性，当水进入骨架后，药物溶解并通过骨架中错综复杂的孔道向外扩散。

1. 贮库型 贮库型缓控释制剂形式可以是包衣片剂或包衣微丸等，根据包衣膜的特性又分为水溶性包衣膜和含水性孔道包衣膜两种。贮库型给药系统中药物的释放主要取决于包衣膜的性质。

（1）水不溶性包衣膜 药物处在水不溶性包衣膜的贮库中，如 EC 包衣的片剂或小丸，其释放速度符合 Fick's 第一定律：

$$\frac{dQ}{dt} = \frac{ADK\Delta C}{d} \tag{17-2}$$

式中，dQ/dt 为释放速度；A 为表面积；D 为扩散系数；K 为药物在膜与囊心之间的分配系数；d 为包衣层厚度；ΔC 为膜内外药物的浓度差。若 A、d、D、K 与 ΔC 保持恒定，则释放速度就是常数，系零级释放过程。若其中一个或多个参数改变，就是非零级过程。

（2）含水性孔道包衣膜 在包衣液中掺入致孔剂（如可溶性盐类、糖类、可溶性高分子聚合物 PEG 类等），当包衣制剂进入胃肠液中，由于致孔剂的迅速溶解，会在包衣膜表面形成大量的细小水性孔道。其释放速率可表示为：

$$\frac{dQ}{dt} = \frac{AD\Delta C}{d} \tag{17-3}$$

式中，各项参数的意义同前。与式（17－2）比较，少了 K，其释放接近零级释放过程。

2. 骨架型 骨架型缓控释制剂是指药物均匀地分散在骨架材料中所形成的制剂。释放介质向骨架内扩散，骨架最外层的药物暴露在释放介质中，会首先溶解，然后扩散到骨架外面。这个过程不断地进行，骨架内的药物逐渐向外扩散，直至释放完毕。随着扩散路径的不断增大，药物的释放速率呈递减趋势。

药物释放的量和时间的平方根成正比，这就是 Higuchi 方程：

$$Q = \left[D_s C_a \frac{p}{\lambda}(2C_0 - pC_a)t\right]^{1/2} \tag{17-4}$$

式中，Q 为单位面积释放药物的变化量；C_0 为单位体积骨架内含药物的总量；C_s 为在骨架内药物的饱和浓度；p 为骨架的孔隙率；λ 为骨架中的弯曲因素；C_a 为药物在释放介质中的溶解度；D_s 为药物在溶出介质中的扩散系数。当方程（17－4）中右边除 t 外都保持恒定，上式就可以简化为：

$$Q = k_H t^{1/2} \tag{17-5}$$

式中，k_H 为常数，即药物释放量与时间的平方根成正比。通常可以通过改变下列几种参数来控制骨架中药物的释放：骨架中药物的初始浓度；孔隙率；骨架中的弯曲因素；形成骨架的聚合物系统组成；药物的溶解度。

3. 操作方法 利用扩散原理实现缓控释作用的具体方法如下。

（1）包衣 将药物片剂或小丸用阻滞材料包衣，通过采用不同性质的衣膜材料、调节包衣厚度、多层包衣等来调节释药速度。

（2）微囊化 将药物微囊化（microencapsulation），囊膜是一种半透膜，囊膜的厚度、微孔的孔径和弯曲度等决定了药物的释放速度。

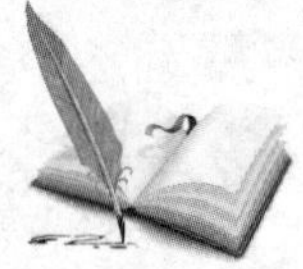

（3）不溶性骨架片 以水不溶性材料，如聚乙烯、聚甲基丙烯酸酯、硅橡胶等为骨架制备片剂。这类制剂适用于水溶性药物的缓释，对于难溶性药物来讲释放速度太慢。

三、渗透泵

以渗透压作为驱动力，可以均匀恒速地释放药物，实现零级释放。在渗透压系统中，片芯由药物和水溶性聚合物或其他辅料制成，外面用水不溶性的聚合物包衣，成为半透膜，水可通过半透膜深入片芯中，而药物不能通过半透膜，然后在半透膜壳顶用适当方法（如激光）打一细孔。当渗透泵片与水接触时，水即可通过半透膜深入片芯，使药物溶解成饱和溶液，加之高渗透压辅料的溶解，渗透压可达4～5MPa，而体液渗透压仅为0.7MPa。由于膜内外的渗透压差，药物饱和溶液由细孔持续流出，其流出量与渗透进膜内的水量相等，直到片芯内的药物完全溶解为止。

药物的释放与小孔中流出溶液的速度有很大的关系，而小孔中流出的溶液与通过半透膜的水量相等，半透膜的吸水速度取决于膜的渗透性能和片芯的渗透压。水渗透进入膜内的流速（dV/dt）可用式（17-6）表示。

$$\frac{dV}{dt}=\frac{kA}{h}(\Delta\pi-\Delta P) \tag{17-6}$$

式中，k为膜的渗透系数；A为膜的面积；h为膜的厚度；$\Delta\pi$为渗透压差；ΔP为流体静压差。当小孔的孔径足够大，$\Delta\pi>>\Delta P$，则流体静压差可以忽略，式（17-6）可简化为：

$$\frac{dV}{dt}=\frac{kA}{h}\Delta\pi \tag{17-7}$$

如以dQ/dt表示药物通过小孔的释放速率，C_s为膜内药物饱和溶液的浓度，则：

$$\frac{dQ}{dt}=\frac{dV}{dt}C_s=\frac{kA}{h}\Delta\pi C_s \tag{17-8}$$

如k、A、h和$\Delta\pi$不变的情况下，只要膜内药物维持饱和状态（即C_s保持不变），释药速率恒定，即以零级速率释放药物。当片芯中药物逐渐低于饱和浓度，释药速率逐渐以抛物线式缓慢下降。由于胃肠液中的离子不会渗入半透膜，故渗透泵片的释药速率与pH无关，在胃与肠中释药速率相等。而片芯的处方组成、包衣膜的渗透性、厚度以及释药小孔的大小是制备渗透泵片的关键因素。

渗透泵系统有三种类型（图17-2），A型为片芯中含有固体药物和电解质，遇水即溶解，电解质可形成高渗透压差；而B型为药物以溶液形式存在于不含药渗透芯的弹性囊中，此囊膜外周围为电解质，高渗透压差使内膜产生压力而将药物溶液排出；C型为推拉型，属于多室渗透泵（multi-compartment osmotic pump），片芯上层由药物、具渗透压活性的亲水聚合物和其他辅料组成；下层由亲水膨胀聚合物、其他渗透压活性物质和片剂辅料组成，在外层包衣并打孔，它的释放是由上层的渗透压推动力和下层聚合物吸水膨胀后产生的推动力同时作用的结果。三种类型的释药孔都可为单孔或多孔。

此类系统的优点是理论上可以实现零级释放，且释放与药物的性质和环境无关，对于不同的药物不需要进行重新设计处方。缺点在于其造价高，而且对于它的质控指标也要更加严格。

四、离子交换

离子交换树脂是由水不溶性交联聚合物组成的，其聚合物链的重复单元上含有成盐基团，药物可结合于树脂上，当带有适当电荷的离子与离子交换基团接触时，通过交换将药物游离释放出来。

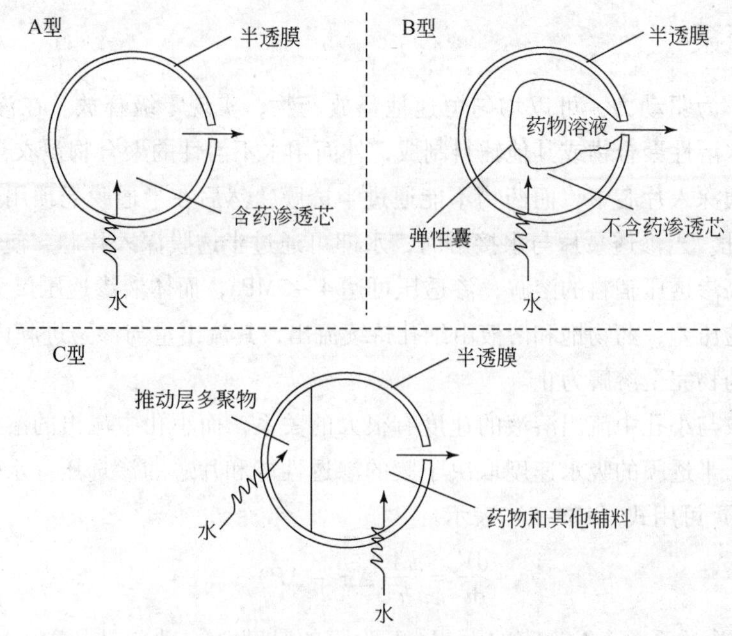

图 17－2　三种类型的渗透泵系统示意图

$$树脂^{+}－药物^{-} + X^{-} \rightarrow 树脂^{+}—X^{-} + 药物^{-}$$

$$树脂^{-}－药物^{+} + Y^{+} \rightarrow 树脂^{-}Y^{+} + 药物^{+}$$

药物与离子交换树脂通过离子键结合形成药物－树脂复合物，X^{-}和Y^{+}都是消化道中的离子，交换后，药物从树脂中扩散出来而释放到胃肠液中。药物从树脂中扩散的速度不仅受扩散面积、扩散路径长度和树脂的刚性所控制，而且还受释药环境中离子种类、强度和温度的综合影响。阳离子交换树脂与有机胺类药物的盐交换，或阴离子交换树脂与有机羧酸盐或磺酸盐交换，即成药物树脂。只有解离型的药物才适用于制成药物树脂复合物，离子交换树脂的交换容量甚少，故剂量大的药物不适合制备药物树脂复合物。药物与树脂结合的方法主要有静态交换法（static exchange method）和动态交换法（dynamic exchange method）。药物树脂外面，还可以包裹一些疏水性的包衣膜来进一步控制药物的释放速度，如用 EC 或蜡质类材料包衣。

扫码“学一学”

第三节　缓控释制剂的设计

一、药物的理化性质与制剂设计

1. 剂量　一般认为 0.5～1.0g 是普通口服制剂单次给药的极限剂量，这同样适用于缓控释制剂。通常认为，这类药物不宜设计成缓控释制剂，但随着制剂技术的发展和异形片的出现，目前上市的口服片剂中已有很多超过此限。有时可采用一次服用多片的方法降低每片含药量。

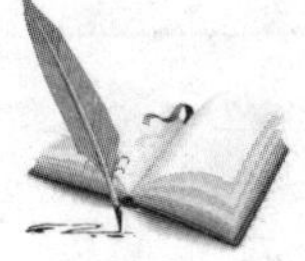

2. 理化参数　口服药物进入胃肠道后，首先要溶出，才能被吸收。一般来讲，溶解状态的分子型药物比较容易通过脂质生物膜被吸收。因此，药物的溶解度、pK_a 和分配系数均是剂型设计时必须充分考虑的因素。在根据临床需要设计缓控释制剂时，需同时兼顾药物

的溶出和吸收，尤其是对于在胃肠道中难溶的药物，根据具体情况常常采取一定的方法促进药物的释放，使之既达到缓释目的，又不降低生物利用度。

3. 胃肠道稳定性　口服药物受胃肠道酸碱水解、酶促降解以及细菌分解的影响。在胃中不稳定的药物，宜将其制成肠溶型制剂。对于在小肠中不稳定的药物，制成缓释制剂后，其生物利用度可能会降低，这是因为有较多的药物长时间暴露在小肠段，增加了其降解机会。

二、生物因素与制剂设计

1. 生物半衰期　口服缓控释制剂设计的主要目标是要在较长时间内使血药浓度维持在有效范围之内；因此，最理想的缓控释制剂应保持药物进入血液循环的速度与其在体内的消除速度相同，以维持体内稳定的血药浓度水平。拟制成缓控释制剂的候选药物通常为半衰期相对较短的药物，制成缓控释制剂可以减少给药次数。但是半衰期过短的药物，较难维持长时间的有效血药浓度。一般半衰期小于 1 小时的药物不适宜制成缓释制剂；对于半衰期较长的药物，药物本身在体内可保持较长时间的有效血药浓度，没必要设计成缓控释制剂。

2. 吸收　一般来讲，缓控释制剂中药物的释放速度实际上相当于其吸收速度。本身吸收速度常数非常低的药物，不太适宜制成缓控释制剂。如果药物在胃肠道内有特定吸收部位，制成缓释制剂则不利于药物的吸收。例如维生素 B_2 只在十二指肠上部主动吸收，设计成缓控释制剂将会降低其生物利用度。对于这类药物，制剂设计时应设法延长其在吸收部位前的停留时间，如胃部滞留制剂和生物黏附制剂等。对于吸收较差的药物，除了延长其在胃肠道的滞留时间外，还必须促进其吸收，比如使用吸收促进剂，吸收促进剂的作用原理在于短暂地干扰或改变生物膜的性质，促进药物的跨膜吸收。

3. 代谢　在吸收前有代谢作用的药物制成缓控释制剂，生物利用度一般都会降低。大多数肠壁酶系统对药物的代谢作用具有饱和性，当药物缓慢释放时，代谢酶难以被饱和，药物的代谢比例较高。例如，多巴脱羧酶在肠壁浓度高，可代谢左旋多巴，必须与多巴脱羧酶抑制剂如卡比多巴一起制成缓释制剂，既能增加吸收，又能延长其治疗作用。

三、缓控释制剂的处方设计

1. 药物的选择　缓控释制剂一般适用于半衰期较短的药物（$t_{1/2}=2\sim8$ 小时），可以降低血药浓度的波动性，如盐酸普萘洛尔（$t_{1/2}=3.1\sim4.5$ 小时）、茶碱（$t_{1/2}=3\sim8$ 小时）以及吗啡（$t_{1/2}=2.28$ 小时）均适合制成缓控释制剂。

以往对口服缓控释制剂中药物的选择有许多限制，现在随着制剂技术的发展，这些限制已经被打破。如：① 半衰期很短（小于 1 小时，如硝酸甘油）或很长（大于 12 小时，如地西泮）的药物也已被制成缓控释制剂；② 以前认为抗生素制成缓控释制剂后容易导致细菌的耐药性，而现在已有多种抗生素的缓释制剂上市，如头孢氨苄缓释胶囊和克拉霉素缓释片等；③ 一般认为肝首过作用强的药物宜制成速释剂型，以提高吸收速率，饱和肝药酶，如美托洛尔和普罗帕酮，然而许多这种药物也被研发成缓控释制剂；④ 一些成瘾性的药物也被制成缓释制剂以适应特殊医疗的需要。

2. 药物剂量　缓控释制剂的剂量，一般根据普通制剂的用法和剂量来设定。如某药物普通制剂每日两次，每次 5mg；若改为 24 小时缓释制剂，则每次 10mg。剂量也可根据特定

药物的药动学参数进行精确计算；但由于涉及因素太多，药动学参数受性别、年龄、种族、生理状态等的影响，剂量计算结果仅作为参考，相关计算方法可参考相关文献，在此不予详述。

3. 辅料 缓控释制剂主要是通过一些高分子化合物作为药物释放的阻滞剂来控制药物的释放速度。阻滞剂主要包括骨架型、包衣型和增稠型等。

骨架型缓释材料根据其性质不同又分为亲水凝胶骨架、不溶性骨架和生物溶蚀性骨架材料：① 亲水凝胶骨架材料，是指遇水或消化液后能够膨胀，形成凝胶屏障，从而控制药物释放的材料。主要包括天然胶类（海藻酸钠、琼脂和西黄蓍胶等）、纤维素类（HPMC、MC、HEC 等）、非纤维素多糖（壳聚糖、半乳糖甘露聚糖等）、乙烯聚合物和丙烯酸树脂（卡波普、聚乙烯醇、Eudragit®等）。② 不溶性骨架材料，是指不溶于水或水溶性极小的高分子聚合物或无毒塑料等。胃肠液渗入骨架孔隙后，药物溶解并通过骨架中错综复杂的孔道，缓慢向外扩散。在药物整个释放过程中，骨架几乎不变，最终粪便排出体外。常见的有纤维素类（EC）、聚烯烃类（聚乙烯、聚丙烯和 EVA 等）、聚丙烯酸酯类（聚甲基丙烯酸甲酯等）。③ 生物溶蚀性骨架材料，指本身不溶解，但是在胃肠液环境下可以逐渐溶蚀的惰性蜡质、脂肪酸及其酯类物质，主要有蜡质类（蜂蜡、巴西棕榈蜡、蓖麻蜡、硬脂醇等）、脂肪酸及其酯类（硬脂酸、氢化植物油、聚乙二醇单硬脂酸酯、单硬脂酸甘油酯、甘油三酯等）。这类骨架片主要通过溶蚀机制控制药物的释放。

缓释包衣材料主要包括：① 不溶性材料，是一类不溶于水或难溶于水的高分子聚合物，但水可以穿透，无毒，不受胃肠液的干扰，具有良好的成膜性能和机械强度。主要有 EC、乙酸纤维素 AC 以及丙烯酸树脂类（如 Eudragit® RS30D、RL30D 和 NE30D）。② 肠溶性材料，是指在胃中不溶，在小肠偏碱性的环境下溶解的高分子材料。常用的有：纤维素酯类，如乙酸纤维素酞酸酯（CAP，pH 5.8 ~6.0 溶解）、羟丙甲纤维素酞酸酯（HPMCP，pH 5 ~6 溶解）、羟丙甲纤维素琥珀酸酯（HPMCAS，三种规格 L、M、H，分别在pH 5.0、5.5、7.0 溶解）等；丙烯酸树脂类，如丙烯酸树脂 L 型（pH >5.5 溶解）、丙烯酸树脂 S 型（pH >7.0 溶解）等。可以根据具体的设计要求，选择合适的材料，使其在适当的胃肠部位溶解而释放药物。

增稠剂主要指一类水溶性高分子材料，溶于水后，其溶液黏度随浓度增大而增加，黏度增加可以减慢扩散速率，延缓其吸收，从而达到维持药效的目的，主要用于液体缓控释制剂。常用的有明胶、PVP、CMC、PVA、右旋糖酐等。

第四节　典型缓控释制剂简介

扫码"学一学"

一、骨架型缓释制剂

骨架型制剂是指药物和一种或多种惰性骨架材料通过压制、融合等技术制成的片状、粒状、团块状或其他形式的制剂，它们在水或生理体液中能够维持或转变成整体式骨架结构。药物以分子或微细结晶状态均匀分散在骨架中，骨架起贮库作用。

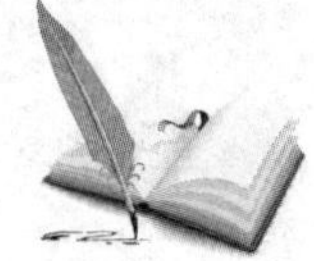

1. 亲水性凝胶骨架片 最常用的材料为 HPMC，根据其甲氧基和羟丙基两种取代基含量的不同，可分为多种型号，如 HPMC K、F 和 E 系列，均可用于骨架型制剂，但是以 K 和 E 型应用较多。常用的 HPMC K4M 和 K15M 黏度分别为4000mPa · s 和 15000mPa · s。影

响亲水性凝胶骨架片药物释放速率的因素很多，如骨架材料（理化性质、用量及其黏度、粒径等）、药物的性质及其在处方中的含量、辅料如稀释剂的用量等、片剂大小及制备工艺等。HPMC 骨架片遇水后，表面水化形成凝胶层，此时表面药物释放，随着水分进一步向内部渗透，凝胶层不断增厚，从而阻滞了药物从骨架中释出，因此控制骨架片凝胶层的形成是控制药物释放的首要条件。骨架材料的用量必须在一定含量以上才能达到控制药物释放的目的；对于水溶性的药物，其释放机制主要是扩散和凝胶层的不断溶蚀，释放速度取决于药物通过凝胶层的扩散速度；而对于水中溶解度小的药物，其释放机制主要表现在凝胶层的溶蚀过程；因此，药物在水中的溶解性影响骨架片的整个释药过程。除 HPMC 外，还有 MC（400cPa·s，4000cPa·s）、HEC、CMC - Na 和海藻酸钠等亦可用于亲水凝胶骨架片。

2. 蜡质类骨架片 蜡质类骨架片也叫溶蚀型骨架片（erodible matrix tablets）。这类骨架片是由溶蚀性材料，如蜂蜡、巴西棕榈蜡、硬脂酸等制成，随着蜡质的逐渐溶蚀药物缓慢释放。释放机制以溶蚀为主。此类物质不能够被水化，因此不能使片芯的药物溶解、溶出，但可被胃肠液溶蚀，并逐渐分散为小颗粒，从而释放出其所含的药物，符合一级动力学过程。影响蜡质骨架片中药物释放速率的因素有骨架材料的性质、用量、药物的性质及其在处方中的含量、药物颗粒的大小、辅料如致孔剂等的性质和用量等、片剂大小、工艺过程等。

3. 不溶性骨架片 不溶性骨架片由水不溶材料，如聚乙烯、EC、甲基丙烯酸 - 丙烯酸甲酯共聚物等制成，其释药过程主要分为三步：消化液渗入骨架，药物溶解，药物自骨架孔道扩散释出，符合 Higuchi 方程。可以将缓释材料粉末与药物混匀后直接压片，如用 EC 则可用乙醇溶解，然后按湿法制粒，压制而成。

亦可以先制成缓控释颗粒，再压制成片剂，在胃中崩解后释放出多个单位的缓控释颗粒，主要有以下三种形式：① 将不同释放速度的颗粒混合压片，如以明胶、乙酸乙烯和虫胶分别制成三种缓释颗粒，以明胶颗粒释放最快，乙酸乙烯次之，虫胶最慢。通过调节比例，混合压片后可达到理想的释放速度。② 微囊或微球压片，以缓控释材料为囊材或微球载体制成药物的微囊或微球，再压制成片。③ 小丸压片，近几年来，小丸压片备受重视，药物和骨架材料混合均匀，以一定方式制备成小丸，压片后可包衣，或者将小丸包衣后再压片。如将双氯芬酸钠制备成小丸后，用 Eudragit ® L30D - 55 包衣，包衣小丸和缓冲小丸（空白小丸，用来在压片过程中保护包衣小丸）按比例混合均匀后压片。

4. 骨架型小丸 采用骨架型材料和药物混合，或再加入一些其他成形辅料，如乳糖等，调节释药速率的辅料有 PEG 类、表面活性剂等，经用适当方法制成光滑圆整、硬度适当、大小均一的小丸，即为骨架型小丸。骨架型小丸与骨架片所采用的材料相同，常可通过包衣获得更好的缓控释效果。制备骨架型小丸可采用旋转滚动制丸法（泛丸法）、挤压 - 滚圆制丸法和离心 - 流化制丸法。

二、膜包衣缓控释制剂

膜控型缓控释制剂是指用一种或多种包衣材料对颗粒、片剂和小丸等进行包衣处理，通过扩散机制控制药物释放的制剂。控释膜通常为半透膜或微孔膜，释放动力来源于膜内外的渗透压，或者药物分子在聚合物中的扩散行为。

缓控释包衣可用包衣材料的溶液（常用有机溶剂如乙醇、异丙醇）或水分散体，目前

市场上有两种类型的缓释包衣水分散体，一类是EC水分散体，商品名为Aquacoat®和Surelease®；另一类是聚丙烯酸树脂水分散体，商品名为Eudragit® L30D-55和Eudragit® RL30D。膜控型缓控释制剂大致有以下几类。

1. 微孔膜包衣片 微孔膜控释制剂通常是用胃肠道不溶的聚合物如乙酸纤维素、乙基纤维素、乙烯-乙酸乙烯共聚物、丙烯酸树脂等作为衣膜材料，在其包衣液中加入少量致孔剂如PEG类、PVP、PVA、十二烷基硫酸钠、糖和盐等水溶性物质，亦有加入一些水不溶性的粉末如滑石粉、二氧化硅等，甚至将药物加在包衣膜内既作致孔剂又作速释部分，用这样的包衣液对片剂包衣即成微孔膜包衣膜片。水溶性药物的片芯应具有一定硬度和较快的溶出速率，以使药物的释放速率完全由微孔包衣膜来控制。微孔膜包衣片与胃肠液接触时，膜上存在的致孔剂遇水部分溶解或脱落，在包衣膜上产生无数的微孔或弯曲小道，使衣膜具有通透性（图17-3）。胃肠道中的液体通过这些微孔渗入膜内，溶解片芯内的药物到一定程度，此时片芯内药物溶液便产生一定渗透压，阻止水分继续渗入，由于膜内外浓度差的存在，药物分子便通过这些微孔向膜外扩散释放。药物向膜外扩散的结果使片内的渗透压下降，水分又得以进入膜内溶解药物，如此反复，只要膜内药物维持饱和浓度且膜外存在漏槽状态，则可获得零级或接近零级速率的药物释放。

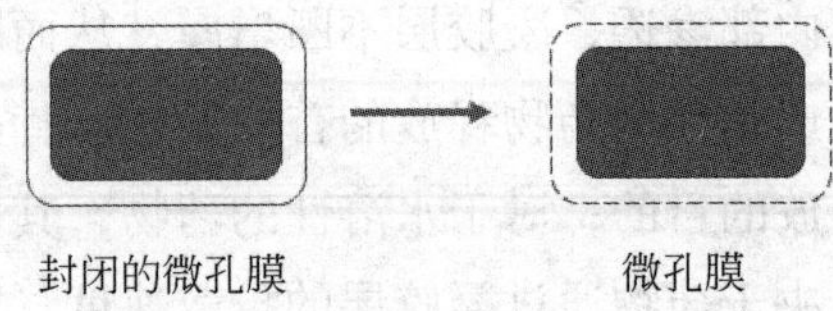

图17-3 微孔膜包衣片示意图

2. 膜控释小片 膜控释小片是将药物和辅料按常规方法制粒，压制成小片，用缓释膜包衣后装入硬胶囊使用。每粒胶囊可装入几片至十余片不等，在同一胶囊的小片可包上不同缓释作用的包衣。其优点在于：① 释药速率恒定，可根据需要调节装入胶囊的片剂的包衣材料和厚度；② 是一种剂量分散型控释制剂，具有包衣颗粒剂的优点，但又能克服包衣颗粒很难达到理想的零级释药的缺点；③ 制成小片使包衣个体在大小、形状和包衣厚度上整齐一致，故质量均匀，释药恒定，克服了颗粒剂形状大小各异，而导致包衣厚度上的不规则，进而影响释药速率的缺点；④ 生产工艺上较小丸简便，易于大生产，易于质量控制。

3. 膜控释小丸 膜控释小丸近年来发展很迅速，主要由丸芯与控释薄膜衣两部分组成，丸芯含药物和稀释剂、黏合剂等辅料，包衣膜与片剂相同，亦有亲水性薄膜衣、不溶性薄膜衣、微孔膜衣和肠溶衣。

三、渗透泵控释制剂

渗透泵控释制剂主要由药物、半透膜材料、渗透压活性物质和推动剂组成。渗透泵片是在片芯外包被一层半透性的聚合物衣膜，用激光在片剂衣膜层上开一个或一个以上适宜大小的释药小孔制成。口服后胃肠道的水分通过半透膜进入片芯，使药物溶解成饱和溶液，因渗透压活性物质使膜内溶液呈高渗，膜内外存在的渗透压差使水分继续进入膜内，从而使药物溶液从小孔泵出。常用的半透膜材料有乙酸纤维素、乙基纤维素等。渗透压活性物质（osmotic pressure active ingredients）起调节药室内渗透压的作用，其用量与零级释药时间长短有关，常用乳糖、果糖、葡萄糖、甘露糖的混合物。推动剂亦称为促渗透聚合物或助渗剂，能吸水膨胀，产生推动力，将药物层的药物推出释药小孔，常用分子量为3万~500万的聚羟甲基丙烯酸烷基酯，相对分子质量为1万~36万的PVP等。除上述组成外，渗透泵片中还可加入助悬剂、黏合剂、润滑剂、润湿剂等。

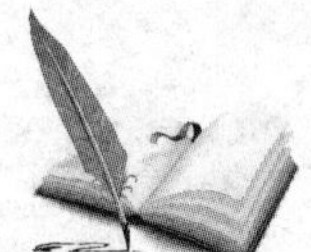

口服渗透泵制剂是目前应用最为广泛的渗透泵制剂，一般可分为单室渗透泵和多室渗

透泵，还有一种液体渗透泵系统，如图 17－4 所示。双室渗透泵片适于制备水溶性过大或难溶于水的药物的渗透泵片，而液体渗透泵系统适合于软胶囊制备渗透泵系统。它是在一层坚实的不透性衣壳内，设置一个受压可塌瘪的含液体药库，药库外包一层吸水可膨胀的亲水交联聚合物（如聚羟基烷基甲基丙烯酸酯）作为渗透推动层，在体内通过吸收消化液，引起推动层膨胀产生流体压力，压缩药库内药液从释药孔输送出去。

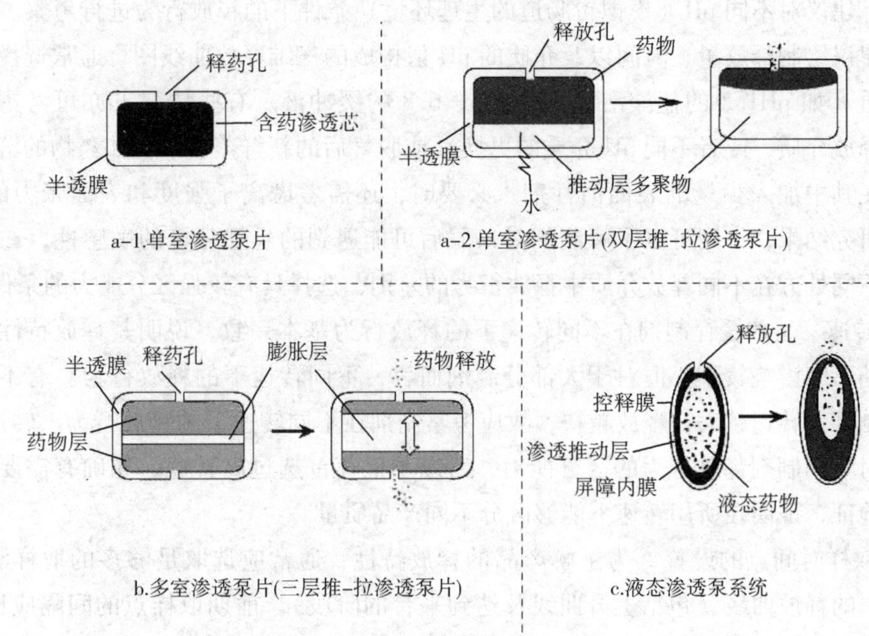

图 17－4　渗透泵片结构和释药示意图

第五节　缓控释制剂质量评价

扫码“学一学”

一、体外评价

释放度是缓控释制剂体外评价最重要指标之一，根据《中国药典》（2020 年版）四部缓释控释制剂指导原则（通则 9013）规定，缓控释制剂的药物释放度试验可采用溶出度仪测定，目前有桨法、转篮法、小杯法及转筒法四种测定法；而《美国药典》还有往复吊桶法（reciprocating cylinder）和流通池法（flow－through cell）。方法的选择以操作简便、质量可控、体内外相关性佳为原则。

1. 释放度研究方法的建立　释放度研究方法的建立包括测定条件的选择及释放量测定方法的建立。药物的体外释放行为受制剂本身因素和外界因素的影响，制剂因素系指主药的性质、处方、工艺，外界因素系指释放度测定的仪器装置、释放介质、转速等条件。释放度测定条件的选择关系到最终确定的释放度检查方法能否切实反映制剂的释放特点。若释放条件过于剧烈，则可能无法区分因处方或工艺不同产生的释放行为的变化，故一般建议选择较为温和的条件，以加强方法的区分能力。研究过程中，需要综合考虑各种外界条件对释放行为的影响，通常需对仪器、释放介质、转速等进行详细的考察。

（1）仪器装置　对于仪器装置的选择，应考虑具体的剂型及可能的释药机制。通常情况下，建议选择药典收载的仪器装置进行释放度检查。片剂一般倾向于选择桨法，转篮法

多用于胶囊及可能会漂浮的制剂。如采用其他特殊仪器装置，需提供充分的依据。

（2）释放介质　释放介质的选择依赖于药物的理化性质（溶解性、稳定性、油水分配系数等）、生物药剂学性质（吸收部位等）及口服后可能遇到的生理环境。在研究过程中，一般推荐选用水性介质，介质的体积需使药物符合漏槽条件。

由于不同pH下药物的溶解度、控制药物释放行为的关键辅料的水化、溶胀、溶蚀速度可能不同，建议对不同pH（模拟胃肠道的生理环境）条件下的释放行为进行考察。为了便于比较，建议绘制释放量、时间以及介质的pH值构成的三维释放曲线图。通常选择类似胃肠液的介质（如pH1.2的盐酸溶液、pH4.5、6.8的缓冲液。有些情况下亦可考虑pH7.8及以上的释放介质，或者不同pH介质的更换）或脱气后的新鲜蒸馏水。如药物的溶解性很差，也可在其中加入少量的表面活性剂。必要时，还需考虑离子强度和表面张力的影响。根据以上研究结果，一则可以了解制剂对口服后可能遇到的生理环境的敏感性，二则可以通过考察不同处方在不同释放介质中释放行为的差别，选择具有较强区分能力的条件。

（3）转速　某些缓释制剂在不同转速下的释放行为基本一致，说明其释放特性受释放介质的流动形态影响较小。但对于大部分制剂而言，不同转速下的释放行为会有不同，例如溶蚀型制剂，转速越大，释放越快，故应考察制剂在不同转速下的释放行为。转速过快，可能削弱对不同制剂释放行为的区分能力，所以不推荐首选过高转速。如确有需要，应进行充分的验证，证明在所用转速下能够区分不同产品质量。

（4）取样时间点的设置　为了解产品的释放特性，通常应选取足够多的取样测试点，以绘制完整的释放曲线（包括上升曲线及达到平台的阶段）。前期取样点的间隔应比较短，后期取样点间隔可相对延长，直至90%以上的药物释放或达到平台期。释放度整体考察时间要根据制剂释放时间长短不同而异，一般不宜短于给药间隔。

（5）释放量测定方法　释放量的测定，即已释放入介质中药物的定量测定，其技术要求应符合测定药物含量的一般原则。常用的方法有UV法和HPLC法。方法学验证过程中除常规考虑外，尚应关注：主药在释放介质中的稳定性；最佳取样量，以保证测定简便，尽量减小误差；滤器的性质，考证有效成分在滤器上是否有吸附。

（6）复方制剂　复方缓释制剂中每个成份的释放行为均需进行研究和控制。如在同一种方法下不能有效测定每个成份的释放行为，则需针对不同成份，选择建立不同的测定方法。

在以上研究基础上建立的体外释放度检查方法，如未进行体内外相关性的验证，则只能作为处方筛选的指标之一及控制产品质量的一种手段，不能预测产品体内的释药行为。建议在临床研究阶段加强体内外相关性的研究，为进一步改进处方工艺、优化体外释放度测定条件、预测体内吸收行为提供依据。

2. 制剂体外释药行为的研究　缓释制剂体外释放行为的研究一般应考察不同条件下的释放特性，并进行释药模型分析，同时还要考察产品批间重现性及批内均一性。

（1）不同条件下释药特性的考察　虽然缓释制剂质量标准中通常采用一种条件测定释放度，但在制剂的处方筛选及质量研究过程中，应当考察其在不同条件下的释放度，以充分了解所研发制剂的释药特性，同时为确定质量标准中采用的释放度测定条件提供依据。

（2）释药模型研究　通过释药模型的研究，可以在一定程度上量化释放特性。可考虑采用适宜的模型进行拟合（如零级释放、一级释放、Higuchi模型等）。在释药模型研究的基础上，建议结合制剂处方工艺研究中采用的控制释放方法、所用辅料的特性等信息，对

释药机制进行探讨。

（3）释药重现性和均一性的考察　为考证生产工艺的重现性及稳定性，需对同一批次内制剂的释放行为及连续三批的释放行为进行考察，其中每批制剂至少要选择 6 个测试样品。

（4）取样点设计　除肠溶制剂外，体外释放速率试验应能反映出受试制剂释药速率的变化特征，且能满足统计学处理的需要，释药全过程的时间应不低于给药的时间间隔，且累积释放率要求达到90%以上。制剂的质量研究中，应将释药全过程的数据做累计释放率-时间的释药速率曲线图，制定出合理的释放度取样时间点。除另有规定外，从释药速率曲线图中至少选出 3 个取样时间点（表 17-1）。

表 17-1　缓控释制剂释放度考察取样时间点设计

取样时间点	累积释放率	作用
0.5～2 小时	约 30%	考察是否有突释
中间取样时间点	约 50%	确定释药特性
最后取样时间点	>75%	考察释药量是否基本完全

3. 溶出曲线相似性的比较　溶出曲线相似性的比较，多采用非模型依赖法中的相似因子（f_2）法。该法溶出曲线相似性的比较是将受试样品的平均溶出量与参比样品的平均溶出量进行比较。平均溶出量应为 12 片（粒）的均值。

计算公式：

$$f_2 = 50 \cdot lg\{[1 + (1/n)\sum_{t=1}^{n}(R_t - T_t)^2]^{-0.5} \cdot 100\} \qquad (17-9)$$

式中，R_t为 t 时间参比样品平均溶出量；T_t为 t 时间受试样品平均溶出量；n 为取样时间点的个数。

相似因子（f_2）法最适合采用 3～4 个或更多取样点且应满足下列条件。

（1）应在完全相同的条件下对受试样品和参比样品的溶出曲线进行测定。

（2）两条溶出曲线的取样点应相同。时间点的选取应尽可能以溶出量等分为原则，并兼顾整数时间点，且溶出量超过 85% 的时间点不超过 1 个。

（3）第 1 个时间点溶出结果的相对标准偏差不得过 20%，自第 2 个时间点至最后时间点溶出结果的相对标准偏差不得过 10%。

溶出曲线相似性判定标准如下。

（1）采用相似因子（f_2）法比较溶出曲线相似性时，一般情况下，当两条溶出曲线相似因子（f_2）数值不小于 50 时，可认为溶出曲线相似。

（2）当受试样品和参比样品在 15 分钟的平均溶出量均不低于 85% 时，可认为溶出曲线相似。

二、体内评价

缓控释制剂体内评价的主要意义在于用动物或人体验证该制剂在体内的控释性能的优劣，评价体外试验方法的可靠性，计算各动力学参数，为临床用药提供可靠的依据。主要包括生物利用度和生物等效性评价。

生物利用度（bioavailability）是指剂型中的药物吸收进入人体血液循环的速度和程度。生物等效性（bioequivalence）是指一种药物的不同制剂在相同实验条件下，给以相同剂量，

其吸收速度和程度没有明显差异。《中国药典》规定缓控释制剂的生物利用度与生物等效性实验应在单次给药与多次给药两种条件下进行。

单次给药（双周期交叉）实验目的在于比较受试者于空腹状态下服用缓控释受试制剂与参比制剂的吸收速度和吸收程度的生物等效性，并确认受试制剂的缓控释药物动力学特征。多次给药是比较受试制剂与参比制剂多次连续用药达稳态时，药物的吸收程度、稳态血浓和波动情况。参比制剂一般应选用国内外上市的同类缓控释制剂主导产品，若系创新的缓控释制剂，则应选择国内外上市的同类普通制剂主导产品。其他要求可参考《中国药典》（2020 年版）四部（通则 9011）。

三、体内外相关性

体内外相关性是将制剂的生物学性质或由此衍生的参数（如 t_{max}、C_{max} 或 AUC），与同一制剂的物理化学性质（如体外释放行为）之间，建立合理的定量关系。缓控释制剂要求进行体内外相关性试验，它应反映整个体外释放曲线与血药浓度 - 时间曲线之间的关系。只有当体内外具有相关性时，才能通过体外释放曲线预测体内情况。

《中国药典》（2020 年版）将体内外相关性归纳为三种：①体外释放曲线与体内吸收曲线（即由血药浓度数据去卷积而得到的曲线）上对应的各个时间点应分别相关，这种相关简称为点对点相关，表明两条曲线可以重合。②应用统计矩分析原理建立体外释放的平均时间与体内平均滞留时间之间的相关。由于能产生相似的平均滞留时间可有很多不同的体内曲线，因此平均滞留时间不能代表体内完整的血药浓度 - 时间曲线。③将一个释放时间点（t_{50}，t_{90} 等）与一个药代动力学参数（如 AUC，C_{max} 或 t_{max}）之间单点相关，但它只说明部分相关。

《中国药典》（2020 年版）缓释、控释和迟释制剂指导原则规定，缓释控释和迟释制剂体内外相关性，系指体内吸收相的吸收曲线与体外释放曲线之间对应的各个时间点回归，得到直线回归方程的相关系数符合要求，即可认为具有相关性。

1. 体内 - 体外相关性的建立

（1）体外累积释放率 - 时间的释放曲线　如果缓控释制剂的释放行为随外界条件变化而变化，就应该制备两种供试品（一种比原制剂释放更慢，一种更快），研究影响其释放快慢的外界条件，并按体外释放度试验的最佳条件，得到体外累积释放率 - 时间的释放曲线。

（2）体内吸收率 - 时间的吸收曲线　根据单剂量交叉试验所得血药浓度 - 时间曲线的数据，对在体内吸收呈现单室模型的药物，可换算成吸收率 - 时间的体内吸收曲线，体内任一时间药物的吸收率 F_a（%）可按 Wangner - Nelson 方程计算：

$$F_a = (C_t + k\mathrm{AUC}_{0\sim t}) / (k\mathrm{AUC}_{0\sim\infty}) \times 100\% \qquad (17-10)$$

式中，C_t 为 t 时间的血药浓度；k 为消除速度常数。

双室模型药物可用简化的 Loo - Regelman 方程计算各时间点的吸收率。

2. 体内 - 体外相关性检验　当体外药物释放为体内药物吸收的限速因素时，可利用线性最小二乘法回归原理，将同批试样体外释放曲线和体内吸收曲线上对应的各时间点的释放率和吸收率回归，得直线回归方程。如果直线的相关系数大于临界相关系数（$P < 0.001$），可确定体内外相关。

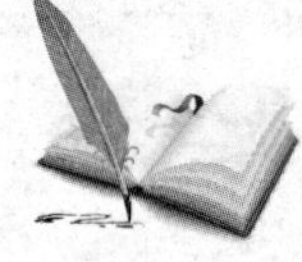

当血药浓度（或主要代谢物浓度）与临床治疗浓度（或有害浓度）之间的线性关系明确或可预计时，可用血药浓度测定法，否则可用药理效应法评价缓、控释制剂的安全性与有效性。

扫码“学一学”

第六节 择时与定位制剂

一、概述

大多数治疗药物都被设计为等间隔、等剂量多次给药的剂型，或是缓控释剂型，以实现体内平稳的血药浓度，获得理想的治疗效果。然而，时辰生物学（chronobiology）、时辰病理学（chronopathology）、时辰药理学（chronopharmacology）和时辰治疗学（chronotherapy）等方面的研究进展表明许多疾病的发作存在着明显的周期性节律变化，如哮喘患者的呼吸困难、最大气流量的降低在深夜最严重，溃疡患者胃酸分泌在夜间增多，牙痛等疼痛在夜间到凌晨时更为明显，凌晨睡醒时血压和心率急剧升高，最易出现心脏病发作和局部缺血现象。这些情况下，以达成平稳的血药浓度的缓控释制剂已不能满足对这些节律性变化疾病的临床治疗要求。

择时治疗是根据疾病发病时间规律及治疗药物时辰药理学特性设计不同的给药时间和剂量方案，选用合适的剂型，从而降低药物的毒副作用，达到最佳疗效的治疗方法。而口服择时释药系统（oral chronopharmacologic drug delivery system）就是根据人体的这些生物节律变化特点，按照生理和治疗的需要而定时定量释药的一种新型给药系统，已成为药物新剂型研究开发热点之一。择时与定位释药系统又可称为脉冲释药系统（pulsatile drug delivery system），有单脉冲和多脉冲。目前口服择时给药系统主要有渗透泵脉冲释药制剂、包衣脉冲释药制剂和定时脉冲塞胶囊剂等。

口服定位释药系统（oral site - specific drug delivery system）是指口服后能将药物选择性地输送到胃肠道某一特定部位，以达到速释或缓控释目的的药物剂型。其主要目的是：①改善药物在胃肠道的吸收，避免其在胃肠生理环境下失活，如蛋白质、肽类药物制成结肠定位释药系统；②治疗胃肠道的局部疾病，可提高疗效，减少剂量，降低全身性副作用；③改善缓控释制剂因受胃肠运动影响而造成的药物吸收不完全、个体差异大等现象。根据药物在胃肠道的释药部位不同可分为胃定位释药系统、小肠定位释药系统和结肠定位释药系统。

二、择时与定位释放原理

实现脉冲释放的方法有多种，通常的策略是在释药系统中设计时滞机制，以达到延时或脉冲释放的目的，或者利用胃肠道的生理特性触发释放。一般来说，择时释药系统是通过时滞机制实现的，而定位释药系统则是依赖胃肠道的生理特点实现的。但由于小肠的转运时间相对固定，亦可利用生理触发释放机制设计择时释药系统；反之，亦可以通过时滞机制设计定位释药系统。通常，为达到较佳的择时或定位释放效果，可采用多种机制联合应用的手段。

（一）时滞型脉冲释放

时滞型脉冲释药系统其基本结构为含药物的核芯，包被具有一定时滞的包衣层。实现时滞脉冲释放的基本单元可以是片剂、胶囊剂、小丸剂等。实现时滞的原理有多种，最常见的包括溶蚀包衣原理、压力爆破原理、胃肠转运时滞原理。

1. 溶蚀包衣原理 在药物核芯外包被溶蚀性的衣膜，该包衣层在胃肠道中可通过水解

或酶解缓慢溶蚀，待包衣层溶蚀完全后，核芯中的药物释放。通过调节衣膜的组成及厚度，可调节衣膜的溶蚀速率，从而达到特定的释放时滞。为达到较长的释放时滞，溶蚀性包衣层往往较厚，通常通过压制包衣的方法进行包衣，制得的制剂称为“包芯片”。溶蚀包衣层常采用固体脂质类材料来实现时滞。维拉帕米脉冲释放片（包芯片）即为该类型制剂的典型代表，目前已上市。

2. **压力爆破原理** 药物混合其他功能性辅料制得含药核芯，外面包被半透性的衣膜，水透过该包衣膜进入药物核芯，溶解药物，同时使核芯的压力和体积不断增大，直至撑破包衣膜，从而爆破释放药物。核芯中常加入吸水膨胀高分子物质如崩解剂使其体积迅速增大；或加入渗透活性物质使吸收水的体积不断增大。

3. **胃肠转运时滞原理** 通常药物制剂在胃部的转运时间由于受胃排空的影响较大，不易达成较为稳定的时滞，但小肠的转运时间较为稳定，成人一般在3～4小时，可利用该生理特点设计时滞型脉冲释放系统。该类释药系统往往利用pH触发或菌群触发释放原理，为避免胃排空的影响，往往在制剂外面包被肠溶衣膜。该系统的时滞为制剂经过小肠的转运时间。

（二）pH触发定位释放

人类机体的胃肠道pH具有十分典型的梯度，可利用该生理特点设计在胃肠道特定部位释放的药物制剂。一般认为，胃部pH约为1.0～1.2，在餐后或病理状态下可升至3～5，由于药物制剂首先要经过胃，再到达小肠和结肠，设计胃部pH触发释放的制剂并无实际意义；但为避免在口腔的不良臭味设计胃部pH触发释放制剂具有一定的现实意义。常用的pH敏感材料有胃溶型丙烯酸树脂Ⅳ号。十二指肠部位pH约为5.0～5.5，为避免胃部刺激或胃酸的影响，可设计十二指肠释放的肠溶制剂。常用肠溶材料有虫胶、CAP、HP－55等。小肠的pH向下逐渐增高，在回肠远端逐渐升高至7.0左右；据此可设计结肠定位释放系统。常用的包衣材料有Eudragit L、S、RS等。治疗结肠炎的5－氨基水杨酸pH敏感型结肠定位释放系统已上市，但临床观察表明由于患者个体差异较大，其结肠定位性能并不可靠。

（三）菌群触发定位释放

在结肠的始段回盲部，菌群逐渐增加，其主要生理功能在于分解食物中的多糖物质。如果以多糖类物质作为阻滞剂，制成包芯片或骨架型制剂，则可能很好地保护药物在结肠部位前不释放，而在回盲部由菌群触发释放，从而达到结肠定位释放给药的目的。

（四）胃内滞留定位释放

胃内滞留定位释放系统（gastric retention site－specific drug delivery system）适用于主要在胃内发挥药效的药物。对于大部分药物来讲，其吸收部位主要在小肠，由于制剂在胃内滞留，可以充分保证药物在吸收部位前释放，可以提高某些药物的生物利用度。胃内滞留可通过胃内漂浮与胃内粘附来实现。

三、择时与定位制剂简介

（一）渗透泵脉冲释药递送系统

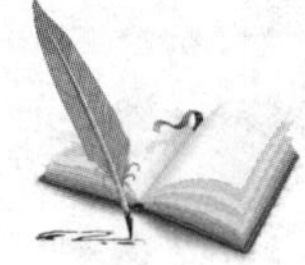

渗透泵型择时释药系统是利用将药物与渗透压活性物质（崩解剂、溶胀剂、泡腾剂）组成片芯，并用含致孔剂和聚合物的混合包衣液对丸芯或片芯外层包衣来获得脉冲效果的

释药系统。当该制剂进入胃或小肠后，消化液通过外层衣膜的微孔渗入膜内，产生较强的渗透压，促使丸芯或片芯不断膨胀直至撑破外层衣膜，从而使药物快速释放出来。

传统渗透泵定时释药系统的基本组成为片芯、半渗透膜包衣层和释药小孔。片芯可为单层或双层。以双层片芯为例：其中一层是接近释药小孔的渗透物质和含药物的聚合物材料层，另一层是远离释药小孔的渗透物质层，提供推动药物释放的渗透压。水通过半透膜及渗透物质吸水产生足够的渗透压的过程需要一定时间；因此，包衣材料种类、配比及药物层中聚合物材料种类和用量都是控制药物释放时间的重要因素，必要时还可以在渗透泵片的外面包衣，以延长释药的时间间隔。如在美国上市的产品 Covera - HS，其主药为盐酸维拉帕米，片芯药物层选用聚氧乙烯（相对分子质量 30 万）、PVP K 29 - 32 等作促渗剂；渗透物质层则包括聚氧乙烯（分子量 700 万）、氯化钠、HPMC E - 5 等；外层包衣用乙酸纤维素、HPMC 和 PEG 3350。用激光在靠近药物层的半透膜上打释药小孔，这样制备的维拉帕米定时控释片在服药后间隔特定时间（5 小时）以零级形式释放药物。治疗实践表明高血压患者最佳给药时间为清晨 3 点左右，当患者醒来时体内的儿茶酚胺水平增高，因而收缩压、舒张压、心率增高，因此心血管意外事件（心肌梗死、心血管猝死）多发生于清晨。晚上临睡前服用 Covera - HS，次日清晨可释放出一个脉冲剂量的药物，十分符合该病节律变化的需要。

（二）包衣脉冲释药递送系统

该种制剂包括含活性药物成分的制剂核心（可以是片剂或微丸）和包衣层（可以是一层或多层），外包衣层可阻滞药物从核心中释放，阻滞时间由衣层的组成、厚度来决定。某些制剂核心中还含有崩解剂，当衣层溶蚀或破裂后，崩解剂可促使核心中的药物快速释放。

膜包衣定时爆释系统（time - controlled explosion system）是用外层膜和膜内崩解物质控制水进入膜，使崩解物质崩解而胀破膜的时间来控制药物的释放时间。如用 EC 制备的胶囊用作结肠定时释药，首先在明胶胶囊壳外包 EC，胶囊底部含有大量用机械方法制成的小孔（400μm），胶囊内下部由 L - HPC 组成膨胀层，膨胀层上是药物贮库，内含药物和填充剂，最后，胶囊用 EC 盖帽和封口（图 17 - 5）。给药后，水分子通过底部小孔进入，L - HPC 水化、膨胀，使内部渗透压增加，胶囊胀破，药物爆炸式释放。改变胶壳包衣厚度，可控制药物释放的时滞。厚度为 44.1μm 时，时滞为 2 小时；厚度为 76.7μm 时，时滞为 6 小时。用 Beagle 犬进行体内试验，通过口服不同厚度的胶囊后，体内药物释放揭示时控型释放与包衣厚度相关。

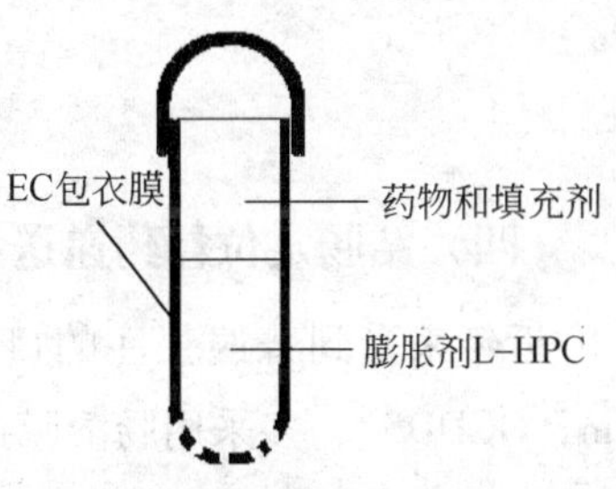

图 17 - 5　定时爆释胶囊示意图

（三）定时脉冲塞胶囊递送系统

定时脉冲胶囊由水不溶性胶囊壳体、药物贮库、定时塞和水溶性胶囊帽组成。目前有脉冲胶囊和异形脉冲塞等几种形式。

脉冲胶囊根据定时塞的性质，可分为膨胀型、溶蚀型和酶可降解型等（图 17 - 6）。当定时脉冲胶囊与水性液体接触时，水溶性胶囊帽溶解，定时塞遇水即膨胀，脱离胶囊体，或溶蚀，或在酶作用下降解，使贮库中药物快速释放。膨胀型塞由亲水凝胶组成，可采用 HPMC 与聚氧乙烯（PEO），柱塞用柔性膜包衣，水可渗入，不影响膨胀，材料可用 Eudragit RS100、

RL100、NE30D，胶壳体由聚丙烯组成，水中不溶，水也不能渗入。溶出过程是水溶性帽盖在接触胃液后溶解，水凝胶柱塞即吸水溶胀，一定时间胶壳容纳不下时，柱塞脱离胶囊，释药间隔时间由水凝胶柱塞的厚度和体积决定。溶蚀型塞可用 L-HPMC、PVP、PEO 等压制而成，也可以将聚乙烯甘油酯烧熔浇铸而成。酶可降解型有单层和双层两种，单层柱塞由底物和酶混合组成，如果胶和果胶酶；而双层柱塞由底物层和酶层组成，遇水时，底物在酶的作用下分解，使贮库中药物释放。也可以采用渗透压原理制备半渗透型胶囊。

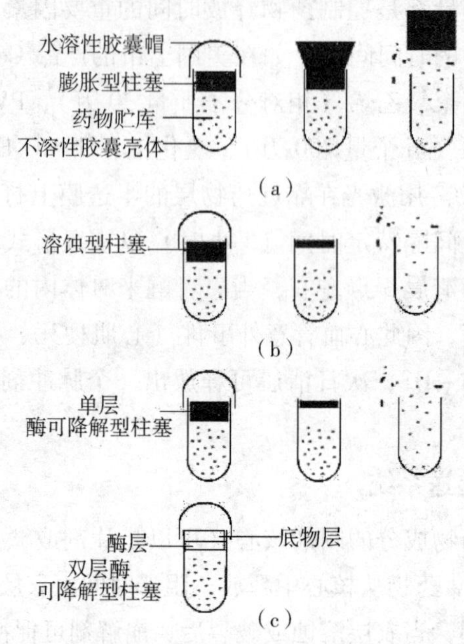

图 17-6　定时柱塞型胶囊

(a) 膨胀型；(b) 溶蚀型；(c) 酶可降解型

（四）结肠定位释药递送系统

近年来受到普遍关注的口服结肠定位给药系统（oral colon-specific drug delivery system，OCDDS），多采用肠溶膜控释技术。所谓 OCDDS 系指用适当方法，使药物避免在胃、十二指肠、空肠和回肠前端释放，运送到人体回盲部后释放而发挥局部或全身治疗作用的一种给药系统，是一种定位在结肠释药的制剂。与胃和小肠的生理环境比较，结肠的转运时间较长，而且酶活性较低，因此药物的吸收增加；这种生理环境对结肠定位释药很有利，而且结肠定位释药可延迟药物吸收时间，对于受时间节律性影响的疾病，如哮喘、高血压等有一定的意义。

结肠定位释药的优点有：①提高结肠局部药物浓度，提高药效，有利于治疗结肠局部病变，如 Crohn's 病、溃疡性结肠炎、结肠癌和便秘等；②结肠给药可避免首过效应；③结肠部位酶活性低，有利于多肽和蛋白质类大分子药物的吸收；④固体制剂在结肠中的转运时间很长，可达 20~30 小时，因此 OCDDS 的研究对缓控释制剂，特别是日服一次制剂的开发具有指导意义。

根据释药原理可将 OCDDS 分为以下几种类型：

1. 时控型　药物经口服后到达结肠的时间约为 6 小时，用适当方法制备具有一定时滞的时间控制型制剂，使药物在胃、小肠不释放，而到达结肠开始释放达到结肠定位给药的目的。大多数此类 OCDDS 由药物贮库和外面包衣层或控制塞组成，此包衣层或控制塞可在一定时间

后溶解、溶蚀或破裂，使药物从贮库内芯中迅速释放发挥疗效。时控型 OCDDS 受食物的影响，因此必须控制食物的类型，做到个体化给药，否则可能影响药物的生物利用度。

2. pH 依赖型　结肠的 pH 约为 6.5 ~ 7.5，比胃和小肠的 pH 略高，所以采用在结肠 pH 环境下溶解的 pH 依赖性高分子聚合物，如聚丙烯酸树脂（Eudragit S100，pH > 7.0 溶解）、乙酸纤维素酞酸酯等，使药物在结肠部位释放发挥疗效。目前有对壳聚糖进行人工改造后表现出良好的结肠定位作用，如半合成的琥珀酰 - 壳聚糖及邻苯二甲酸 - 壳聚糖等。

3. 压力控制型　由于结肠内大量的水分和电解质被重吸收，导致肠内容物的黏度增大，当肠道蠕动时对物体产生较大的直接压力，使物体破裂。依此原理设计了压力控制型胶囊，即将药物用聚乙二醇（PEG）溶解后注入在内表面涂有 EC 的明胶胶囊内，口服后明胶层立即溶解，内层的 EC 此刻呈球状（含有药物），到达结肠后由于肠压的增大引起其崩解，药物随之释放出来。

4. 酶解或细菌降解型　此类给药系统是根据结肠内含有大量的细菌及独特的酶系如偶氮降解酶、糖苷酶等达到结肠定位给药的目的，有以下几种类型：①前体药物 OCDDS，将药物与能被结肠糖苷酶或细菌降解的高分子载体结合，口服后由于胃、小肠缺乏降解高分子材料的酶，因此保证了药物只在结肠定位释放，常见的有偶氮双键前体药物、偶氮双键靶向黏附前体药物、葡聚糖前体药物等。② 包衣型 OCDDS，选用能被结肠酶或细菌降解的包衣材料对药物进行包衣，以达到结肠定位给药的目的。较为常用的包衣材料是多糖类，如壳聚糖、环糊精、直链淀粉、果胶；另外还有偶氮聚合物、二硫化物聚合物等。③ 骨架片型 OCDDS，将药物与可被结肠酶或细菌降解的载体制成骨架片也可达到结肠靶向给药的目的。

思考题

1. 简述缓控释制剂的优缺点。
2. 简述利用溶出原理实现缓释作用的具体方法。
3. 简述利用扩散原理实现缓释作用的具体方法。
4. 简述影响口服缓控释制剂设计的因素。
5. 简述膜控型和骨架型缓控释制剂的区别。
6. 与骨架片比较，小丸剂在缓控释制剂上有哪些特点？
7. 简述口服择时与定位递药系统的类型及特点。
8. 简述结肠定位释药系统的优点及类型。

（吴　伟　戚建平）

参考文献

［1］ Prinderre P，Sauzet C，Fuxen C. Advances in gastro retentive drug - delivery systems［J］. Expert Opinion on Drug Delivery，2011，8（9）：1189.

［2］ Xiao B，Merlin D. Oral colon - specific therapeutic approaches toward treatment of inflammatory bowel disease［J］. Expert Opinion on Drug Delivery，2012，9（11）：1393.

扫码“练一练”

第十八章　黏膜递药制剂

学习目标

1. **掌握**　气雾剂的定义、组成、制备及质量评价；喷雾剂和粉雾剂的定义、组成和质量评价；栓剂的常用基质、栓剂的置换价、栓剂的制备及质量评价；滴眼剂、眼膏剂的制备及质量评价。

2. **熟悉**　药物肺部吸收机制及特点；影响药物直肠吸收的因素；药物眼部吸收途径及特点，影响药物眼部吸收的因素；药物鼻腔吸收特点和鼻黏膜递药系统的质量评价；药物口腔黏膜吸收途径及特点。

3. **了解**　影响药物肺部沉积和肺部吸收的因素；喷雾剂和粉雾剂的给药装置；眼部生理结构及提高药物眼黏膜吸收的策略；影响药物经鼻吸收的因素；影响药物口腔黏膜吸收的因素；阴道吸收途径及影响药物阴道黏膜吸收的因素。

对于发挥全身作用而言，口服是最适宜的给药途径。但很多药物口服给药时会在胃肠道中降解或有严重的肝脏首过效应。利用人体腔道的可吸收黏膜递药，如肺黏膜、直肠黏膜、眼黏膜、口腔黏膜、鼻黏膜、阴道黏膜，可有效避免药物的首过效应，实现药物的定位给药或发挥全身治疗作用，在减少药物剂量、降低药物副作用的同时可提高药物的治疗效果。

第一节　肺黏膜递药制剂

扫码“学一学”

近年来，肺部作为药物的非注射给药途径受到极大关注。肺部吸入制剂系指原料药物溶解或分散于合适介质中，以蒸气或气溶胶形式递送至肺部发挥局部或全身作用的液体或固体制剂。应用肺部吸入制剂可减少药物剂量及全身毒副作用，是治疗呼吸系统疾病，如哮喘、肺囊性纤维化和肺气肿最理想的给药途径。用于全身治疗的药物亦可通过肺部给药传递到肺泡区域，从而通过很薄的上皮细胞层吸收进入全身循环。肺部吸入制剂包括吸入气雾剂、吸入粉雾剂、供雾化器用的液体制剂和可转变成蒸气的制剂。本节将重点介绍吸入气雾剂和吸入粉雾剂。

一、肺部生理结构

呼吸系统包括鼻、咽、喉、气管、支气管及肺等器官，分为上呼吸道（upper respiratory tract）和下呼吸道（lower respiratory tract），从口腔/鼻至喉为上呼吸道，气管及以下为下呼吸道。下呼吸道根据功能可分为两个截然不同的区域：传导性气道和呼吸性气道。传导性气道为气体通道，始于口鼻部，由气管、支气管、细支气管、终末细支气管所组成，在到达呼吸性气道前气管形成大约16级分叉，使得气道表面积递增的同时空气流速也相应减小（图18－1）。除输送气体外，传导性气道调节吸入气体湿度和温度与呼吸性气道一致。

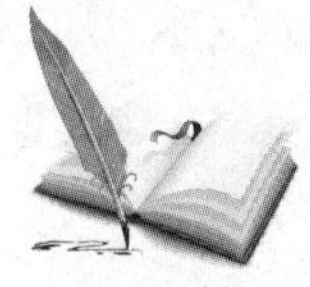

从第17级呼吸性细支气管开始，有部分肺泡参与气体交换，至肺泡囊整个表面均有气体交换功能，属于呼吸性气道。该部分由呼吸性细支气管、肺泡管、肺泡囊组成。肺泡管长约1mm，由连接着的成团肺泡组成。呼吸性气道的表面积约为$102m^2$，能更大程度地与吸入气体或具治疗作用的药物颗粒接触。与此同时，肺泡上皮细胞和毛细血管的总厚度仅为0.5～1μm，这是肺具有良好吸收能力的重要原因。另一方面，肺部的生物代谢酶主要分布在肺泡Ⅱ型细胞中，其活性低，无肝脏首过效应，因此肺部给药可提高药物的生物利用度。

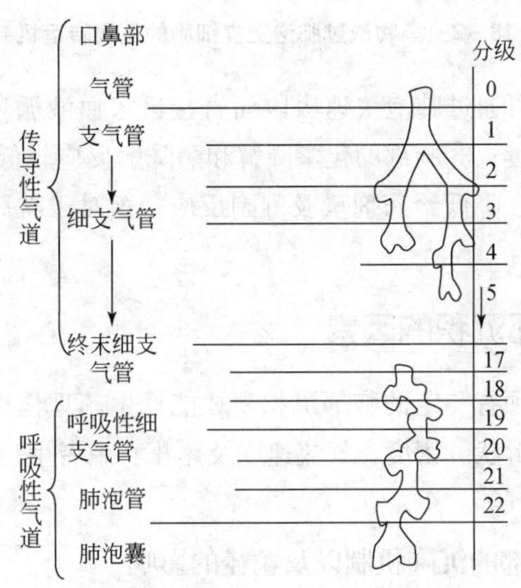

图18－1　呼吸系统生理结构示意简图

二、药物肺部吸收机制及特点

（一）药物肺部吸收机制

对于发挥局部治疗作用的药物而言，肺部吸收过程意味着药效的清除及全身不良反应的开始，而用于全身治疗的药物其肺部吸收则决定着药效的发挥。

药物在肺部的吸收必须跨越气血屏障（air－blood barrier）才能进入血液循环。到达肺部的粒子首先与肺泡表面活性物质发生作用，然后穿过其下方的衬液层扩散至上皮细胞处。一般认为，上皮细胞是药物转运的主要屏障，药物以被动扩散或主动转运的机制穿越该屏障。上皮细胞附着于基底膜上，之后药物再穿过肺间质以及毛细血管内皮细胞层进入血液循环。亲脂性药物一般以跨胞扩散形式吸收，而亲水性药物通过细胞旁路途径扩散。研究发现，相对分子质量在100～1000Da的药物其肺部吸收速率与其在生理pH条件下的水溶性相关，亲脂性药物能迅速吸收，而亲水性药物吸收较慢。另一方面，被动扩散性较差的药物，溶质载体家族（solute carrier family）的转运子能促进其入胞过程；相反，ATP结合盒家族（ATP－binding cassette family）的转运子对其出胞过程起促进作用，两者共同决定着细胞内的药物浓度。而对于大分子药物，一般以囊泡转运的方式跨越上皮细胞层（图18－2）。

（二）肺部吸收特点

肺部吸入给药的主要优点：①肺部具有较大的吸收面积，总面积可达$70～100m^2$；②肺泡表皮薄，肺泡壁或肺泡隔内有丰富的毛细血管，肺泡与周围的毛细血管衔接紧密（仅

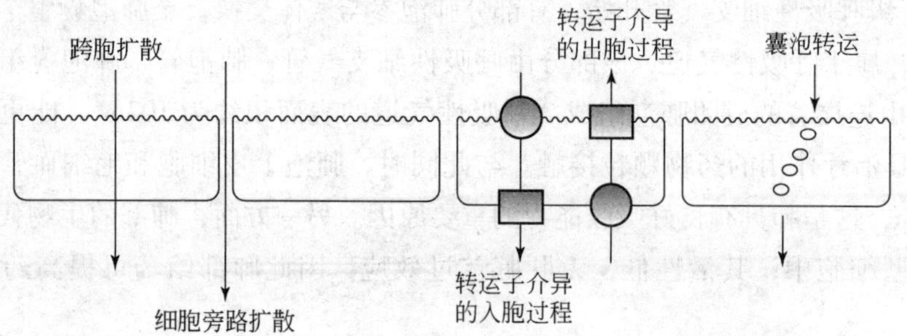

图 18-2　药物透过肺泡上皮细胞的主要转运机制

0.5～1μm)，因此，药物可通过肺泡快速吸收而直接进入血液循环，避免了肝脏的首过效应，提高药物的生物利用度；③肺部的化学降解和酶降解反应较低，药物被破坏的程度小；④药物可直接到达靶部位，降低给药剂量及毒副反应，这对于需局部长期治疗的疾病极其重要。

三、影响药物肺部沉积的因素

药物粒子在吸入后必须有一定的肺部沉积率才能产生药理作用。影响粒子沉积的因素有很多，包括粒子大小、形状、密度、气流速度及体积、患者生理变化、吸气的间隔时间、吸入后的屏气时间以及呼气等。

（一）吸入颗粒在肺部的沉降机制以及粒径的影响

惯性碰撞（inertial impaction）、重力沉降（gravitational sedimentation）和布朗扩散（Brownian diffusion）是人们普遍接受的三种沉降机制，如图 18-3 所示。

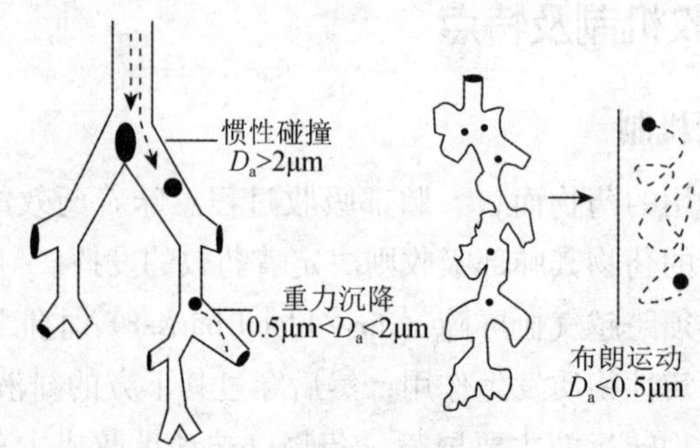

图 18-3　粒子大小（D_a值）与沉降机制、部位的关系

肺黏膜递药系统中一般用空气动力学直径（aerodynamic diameter，D_a）对药物粒子大小进行表征。空气动力学直径系指在静息状态下与该粒子具有相同沉降速度的单位密度 ρ_0（1g/cm^3）球体的直径，其计算公式为：

$$D_a = D_v\ (\rho/\rho_0\chi)^{1/2}$$

式中，ρ 为粒子的密度，χ 为粒子的动态形态因子（球形时，$\chi=1$）；D_v为粒子的几何学粒径。当粒径符合对数正态分布时，可用几何标准差（geometric standard deviation，GSD）表征粒径分布情况。

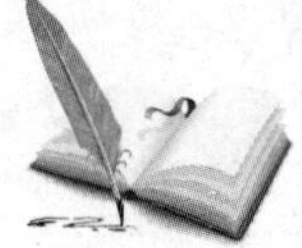

空气动力学直径和吸入气流情况共同决定了颗粒沉降的机制。如图 18-3 所示，D_a大于 5μm 的粒子主要受惯性碰撞机制影响而沉降在口咽部和大的传导性气道处，D_a在 1～5μm 之间的粒子主要受重力影响沉降在呼吸性细支气管和肺泡处，而小于或等于 0.5μm 的

粒子主要受布朗运动的影响而随处扩散，因其惯性小很容易被呼出；因此一般认为供肺部给药合适的粒子 D_a 值为 0.5 ~5μm。

（二）患者自身因素的影响

患者自身因素，如吸入方式和肺部生理变化也会对粒子沉降产生影响。吸气体积越大，药物在肺呼吸性气道的沉降越多。增加吸入气流速度可增加药物颗粒通过惯性碰撞机制在大气道的沉降。吸入后屏住呼吸可通过沉降和扩散机制增加粒子的沉积。通过采用缓慢的深吸入并在呼气前屏住呼吸的方式可有效增加肺部沉积率。但患者的疾病状态会影响肺部沉积，如气管部位的阻塞性疾病会影响药物向肺部的传递。

四、影响药物肺部吸收的因素

（一）生理因素

呼吸道的解剖结构、气流速度、屏气时间等生理因素会影响药物的肺部吸收。覆盖在呼吸道黏膜上的黏液层会影响药物的溶解及扩散过程，从而影响药物的吸收。此外，呼吸道黏膜中的代谢酶可使药物失活。处于上呼吸道中的不溶性粒子会被纤毛清除，位于肺泡的不溶性粒子会被巨噬细胞清除。

（二）药物理化性质的影响

1. 药物的相对分子质量　药物的相对分子质量大小是影响其肺部吸收的主要因素之一，大分子的药物很难通过。同其他黏膜类似，加入渗透促进剂可有效增加药物的肺部吸收。

2. 药物的脂溶性　呼吸道上皮细胞膜为类脂膜，因此脂溶性药物易通过脂膜而被吸收。水溶性药物主要通过细胞旁路吸收，吸收速度较脂溶性药物慢。

3. 药物的溶解度与溶出速度　药物在肺部被吸收前必须先溶出，因此药物在肺黏液中的溶解度是影响药物吸收的一个重要因素。药物的表面性质对溶出也有一定的影响。通常，热力学不稳定的多晶形或无定型的化合物相比于高度结晶的化合物，溶出速率更大。理论上，低溶出速率能延长药物的滞留时间，但过低的溶出速率会增加药物被黏膜纤毛清除和细胞吞噬的机率。

4. 药物的吸湿性　吸湿性强的药物在呼吸道运行时，会从呼吸道吸湿而聚集增大，妨碍药物进入肺深部，因而，吸湿性小的药物更适合肺部给药。

（三）其他

制剂的处方组成、给药装置会影响药物粒子大小、形态和速度，进而影响药物在肺内的沉积部位，从而影响药物的吸收。

五、气雾剂

气雾剂（aerosols）系指原料药物或原料药物和附加剂与适宜的抛射剂共同装封于具有特制阀门系统的耐压容器中，使用时借助抛射剂的压力将内容物呈雾状物喷出，用于肺部吸入或直接喷至腔道黏膜、皮肤的制剂。用于肺部吸入的称为吸入气雾剂，为本节重点介绍内容。

（一）气雾剂的分类

气雾剂按分散系统可分为溶液型气雾剂、混悬型气雾剂和乳剂型气雾剂；按处方组成可分为二相气雾剂和三相气雾剂；按给药定量与否，可分为定量气雾剂和非定量气雾剂；按用药途径可分为吸入气雾剂、非吸入气雾剂。

1. 按分散系统分类

（1）溶液型气雾剂　指液体或固体药物溶解在抛射剂中形成溶液，在喷射时抛射剂挥发，药物以液体或固体微粒形式释放到作用部位。

（2）混悬型气雾剂　指药物的固体微粒分散在抛射剂中形成混悬液，喷射时随着抛射剂挥发药物的固体微粒以烟雾状喷出。

（3）乳剂型气雾剂　指液体药物或药物溶液与抛射剂形成W/O型或O/W型乳液，O/W型乳液在喷射时随着内相抛射剂的气化而以泡沫形式喷出，因此也称泡沫气雾剂；W/O型在喷射时随着外相抛射剂的气化而形成液流。内容物喷出后呈泡沫状或半固体状，则称之为泡沫气雾剂或凝胶/乳膏气雾剂。

2. 按相组成分类

（1）二相气雾剂　即溶液型气雾剂，由药物与抛射剂形成的均匀液相与液面上部由部分抛射剂气化的蒸气所组成。

（2）三相气雾剂　乳剂型气雾剂和混悬型气雾剂具有三相，即在液相中已经形成二相（液－液，或液－固），加上液面上部由部分抛射剂气化的蒸气。由于乳剂型有W/O型和O/W型，故三相气雾剂有三种类型，即W/O型乳剂加抛射剂蒸气，O/W型乳剂加抛射剂蒸气和S/O混悬剂加抛射剂蒸气。这三种类型的气雾剂喷射后形成不同的喷雾状态。

3. 按用药途径分类

（1）吸入气雾剂　系指含药溶液、混悬液或乳液，与合适抛射剂或液化混合抛射剂共同装封于具有定量阀门系统和一定压力的耐压容器中，使用时借助抛射剂的压力，将内容物呈雾状物喷出，经口吸入沉积于肺部的制剂，通常也被称为压力定量吸入剂。揿压阀门可定量释放活性物质，药物分散成微粒或雾滴，经呼吸道吸入发挥局部或全身治疗作用。

（2）非吸入气雾剂　如皮肤和黏膜用气雾剂。皮肤用气雾剂主要起保护创面、清洁消毒、局部麻醉及止血等作用。鼻用气雾剂系指经鼻吸入沉积于鼻腔的制剂。鼻黏膜用气雾剂，用于一些蛋白多肽类药物的给药方式，可发挥全身作用。阴道黏膜用的气雾剂，常用O/W型泡沫气雾剂，主要用于治疗微生物、寄生虫等引起的阴道炎，也可用于节制生育。

（二）气雾剂的组成

气雾剂是由抛射剂、药物与附加剂、耐压容器和阀门系统所组成。

1. 抛射剂　抛射剂（propellants）是气雾剂的动力系统，是喷射压力的来源，同时可兼作药物的溶剂或稀释剂。由于抛射剂是在高压下液化的液体，当阀门开启时，外部压力突然降低（小于1个大气压），抛射剂带着药物以雾状喷射，并急剧气化，同时将药物分散成微粒。理想的抛射剂应具备以下条件：①在常温下饱和蒸气压高于大气压；②无毒、无致敏反应和刺激性；③惰性，不与药物等发生反应；④不易燃、不易爆炸；⑤无色、无臭、无味；⑥价廉易得。

（1）分类

①氟氯烷烃类：又称氟利昂（Freon，CFC），其特点是沸点低，常温下饱和蒸气压略高于大气压，易控制，性质稳定，不易燃烧，液化后密度大，无味，基本无臭，毒性较小，不溶于水，可作脂溶性药物的溶剂。由于氟利昂对大气臭氧层的破坏，国际组织已要求停用。

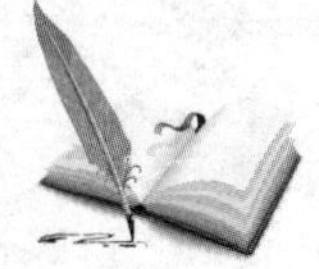

②氟氯烷烃代用品：目前国际上采用的替代抛射剂主要为氢氟烷（hydrofluoroalkane，HFA），如四氟乙烷（HFA－134a）和七氟丙烷（HFA－227）。最早的替代产品是3M公司于1996年上市的Airomir和1999年葛兰素威康公司推出的Ventolin Evohaler，均是以HFA－134a为抛射剂的沙丁胺醇（舒喘灵）制剂。HFA分子中不含氯原子，仅含碳氢氟3种原子，因而不会与大气层中的臭氧发生反应，不会破坏臭氧层。HFA与CFC的理化性质存在较大差异。从表18－1可见，CFC_{11}的沸点为23.7℃，在室温下可为混悬型气雾剂的分散介质，而HFA类抛射剂均在低温下才能呈现出液体状态，在常温下HFA饱和蒸气压较高，对容器也提出了更高耐压要求。HFA与CFC一样，在结构上均为饱和烷烃，在一般条件下化学性质稳定，几乎不与任何物质产生化学反应，也不具可燃性，室温及正常压力下以任何比例与空气混合不会形成爆炸性混合物。

表18－1　HFA和CFC的理化性质比较

参数	CFC_{11}	CFC_{12}	CFC_{114}	HFA_{134a}	HFA_{227}
沸点（℃）	23.7	－29.8	3.6	－26.1	－15.6
饱和蒸气压（kPa）	89	566	182	572	390
密度（$kg \cdot L^{-1}$）	1.49	1.33	1.47	1.23	1.41
黏度（mPa·s）	0.425	0.201	0.295	0.211	0.261
介电常数（25℃）	2.33	2.04	2.13	9.51	3.94
偶极矩	0.45	0.51	0.66	2.08	1.46
水溶解度（$\mu g \cdot g^{-1}$，25℃）	130	120	110	2200	610

注：如无特殊标明，均在20℃、液态条件下测定。

（2）抛射剂的用量　气雾剂喷射能力的强弱决定于抛射剂的用量及自身蒸气压。在一般情况下，用量大，蒸气压高，喷射能力强；反之则弱。根据气雾剂所需压力，可将两种或几种抛射剂以适宜比例混合使用。

根据Raoult定律，在一定温度下，溶质的加入导致溶剂蒸气压下降，蒸气压下降与溶液中的溶质摩尔分数成正比；根据Dalton气体分压定律，系统的总蒸气压等于系统中各不同组分的分压之和，由此可计算混合抛射剂的蒸气压：

$$P = P_A + P_B + \cdots + P_N, P_A = X_A P_A^0 \quad (18-1)$$

式中，P为混合抛射剂的总蒸气压；P_A、P_B为分别表示抛射剂A和B的分压；$P_A{}^0$、$P_B{}^0$分别为纯抛射剂A、B的饱和蒸气压；X_A表示抛射剂摩尔分数。

CFC作为抛射剂时常混合使用；而HFA134a和HFA227均具有较高的蒸气压，不适合混合使用。至今所有HFA产品均采用单一抛射剂（HFA134a为主），并且对灌装容器也提出了更高耐压性要求。

2. 药物与附加剂　液体、固体药物均可制备气雾剂，目前应用较多的药物有呼吸道系统用药、心血管系统用药、解痉药及烧伤用药等，对多肽类药物气雾剂给药系统的研究也有报道。

根据需要可加入溶剂、助溶剂、抗氧剂、抑菌剂、表面活性剂、稳定剂等附加剂。吸入气雾剂中所有附加剂均应对呼吸道黏膜和纤毛无刺激性、无毒性。非吸入气雾剂中所有附加剂均应对皮肤或黏膜无刺激性。在HFA处方中，无水乙醇广泛用作潜溶剂，以增加表面活性剂和活性药物在HFA中的溶解度。表面活性剂有助于药物和辅料的分散或溶解及阀门的润滑。常用的表面活性剂有油酸、磷脂和司盘－85。

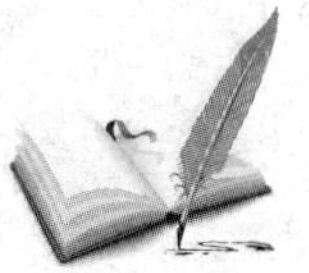

3. 耐压容器 气雾剂的容器，应能耐受气雾剂所需的压力，各组成部件均不得与药物或附加剂发生理化作用，其尺寸精度与溶胀性必须符合要求。其最基本的质量要求为安全性，而安全性的最基本指标为耐压性能。国家标准规定变形压力不小于1.2MPa，爆破压力不小于1.4MPa。目前用作气雾剂容器的材料有：马口铁、镀锌铁、玻璃、铝、树脂、橡胶等以及复合材料等。国内生产的气雾罐以传统的铝、不锈钢和马口铁为材料，内涂保护层，涂层无毒并不能变软、溶解和脱落。

4. 阀门系统 阀门系统对气雾剂产品发挥其功能起着十分关键的作用，气雾阀必须既能有效地使内容物定量喷出，又能在关闭状态时有良好的密封性能，使气雾剂内容物不渗漏出来。同时，气雾阀要有承受各种配方液的侵蚀和适应生产线上高速高压的灌装性能。此外，气雾阀必须具有一定的牢固度和强度，以承受罐内高压。阀门系统一般由推动钮、阀门杆、橡胶封圈、弹簧、定量室和浸入管组成，如图18-4所示。

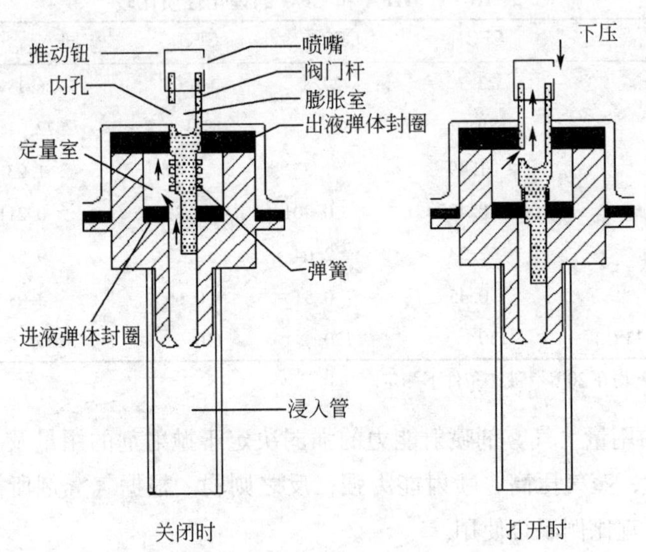

图18-4 气雾剂阀门系统结构示意图

（三）气雾剂的制备

1. 药物的配制与分装 首先根据药物性质和所需的气雾剂类型将药物分散于液状抛射剂中，溶于抛射剂的药物可形成澄清药液；不溶于抛射剂的药物可制备成混悬型或乳剂型液体。配制好合格的药物分散系统后，在特定的分装机中定量分装于气雾剂容器内。

（1）溶液型气雾剂 是将药物溶于抛射剂中形成的均相分散体系。为配制澄明的溶液，经常把乙醇或丙二醇加入抛射剂中形成潜溶剂，以增加药物在抛射剂中的溶解度，药物溶液喷射后形成极细的雾滴，抛射剂迅速气化，使药物雾化用于吸入治疗。

例18-1 丙酸倍氯米松气雾剂

【处方】 丙酸倍氯米松1.67g，乙醇160g，HFA-134a 1839g，共制2000g。

【制法】 将丙酸倍氯米松与冷乙醇（-65℃）混合并匀质化，得到的混悬液中加入冷HFA-134a（-65℃），搅拌混合，冷灌法装于气雾剂容器中，加盖阀门，即得溶液型丙酸倍氯米松气雾剂。

（2）混悬型气雾剂 药物在混悬型气雾剂中通常具有较好的化学稳定性，可传递更大的剂量。但混悬微粒在抛射剂中常存在相分离、絮凝和凝聚等物理稳定性问题。常需加入表面活性剂作为润湿剂、分散剂和助悬剂。主要需控制以下几个环节：①水分含量要极低，

应在0.03%以下，通常控制在0.005%以下，以免药物微粒遇水聚结；②药物的粒度极小，应在5μm以下，不得超过10μm；③在不影响生理活性的前提下，选用在抛射剂中溶解度最小的药物衍生物，以免在储存过程中药物微晶粒变大；④调节抛射剂和（或）混悬固体的密度，尽量使二者密度相等；⑤添加适当的助悬剂。

例18-2　硫酸沙丁胺醇混悬型气雾剂

【处方】 PEG-300 200mg，HFA-134a 12.5ml，硫酸沙丁胺醇25mg，卵磷脂16mg，去离子水适量，乙酸乙酯150ml，2，3-氢全氟丙烷适量。

【制法】 将16mg卵磷脂溶解于0.8ml水中，再取25mg硫酸沙丁胺醇和200mg PEG 300溶解于以上卵磷脂水溶液中，并加入一定量的乙酸乙酯，超声（180W，15分钟）使之形成初乳，再将该初乳转入150ml乙酸乙酯中。由于水在乙酸乙酯中有一定的溶解性，水从乳滴中扩散到大量的乙酸乙酯中，形成药物的小颗粒，离心收集药物粒子。再用适量2，3-氢全氟丙烷分两次将残留的卵磷脂洗去，室温下干燥得药物颗粒。分剂量灌装，封接剂量阀门系统，在每25mg药物粒子中分别压入12.5ml HFA-134a，该组分在180W、室温下超声处理10分钟即得。

【注解】 PEG是FDA批准的可用于喷雾的辅料，PEG 300可包裹药物颗粒，提高药物颗粒分散性和在抛射剂中的稳定性。本处方中PEG 300的应用避免了表面活性剂的使用，降低了该制剂的毒性。

（3）乳剂型气雾剂　是由药物、水相、油相（抛射剂）与乳化剂等组成的非均相分散体系。药物主要溶解在水相中，形成O/W型或W/O型。如外相为药物水溶液，内相为抛射剂，则可形成O/W型乳剂；如内相为药物水溶液，外相为抛射剂，则形成W/O型乳剂。乳化剂是乳剂型气雾剂必需的组成部分，其选择原则是：在振摇时应完全乳化成很细的乳滴，外观白色，较稠厚，至少在1~2分钟内不分离，并能保证抛射剂与药液同时喷出。

例18-3　咖啡因乳剂型气雾剂

【处方】 HFA-227 150ml，F_8H_{11}DMP 1.5g，PFOB 95ml，咖啡因一水合物46.9mg，NaCl（0.9%）5ml。

【制法】 取1.5g F_8H_{11}DMP在缓慢搅拌下溶解于95ml PFOB（全氟辛基溴）得油相，将46.9mg咖啡因一水合物溶于5ml 0.9%的NaCl溶液中，将该溶液加到油相中后，依次用低压和高压进行均匀化加工处理，温度保持在40℃，得W/O型乳剂。分剂量灌装，封接剂量阀门系统，每100ml药物乳剂分别压入150ml HFA-227，即得咖啡因乳剂型气雾剂。

【注解】 ①PFOB为该喷雾剂的外油相。②由于HFA-227抛射剂的水溶性不好，故若要使形成的乳剂均匀稳定，必须制备成W/O型乳剂，外层的PFOB油相可与HFA-227抛射剂互溶。③F_8H_{11}DMP是氟化的表面活性剂，为乳剂型气雾剂的稳定剂、乳化剂。

2. 抛射剂的填充方法　抛射剂的填充方法主要有压灌法和冷灌法二种，其中压灌法更常用。

（1）压灌法　压灌法是在完成药液的分装后，先将阀门系统安装在耐压容器上，并用封帽扎紧，然后用压装机进行抛射剂的填充。灌装时，压装机上的灌装针头插入气雾剂阀门杆的膨胀室内，阀门杆向下移动，压装机与气雾剂的阀门同时打开，过滤后的液化抛射剂在压缩气体的较大压力下定量地进入气雾剂的耐压容器内。

压灌法在室温下操作，设备简单；由于是在安装阀门系统后高压灌装，故抛射剂的损耗较少；如用旋转式多头灌装设备，可达160灌/分的速度；对水不稳定的药物（如舒喘

宁）也可用此法。

（2）冷灌法　冷灌法首先将药液冷却至低温（－20℃左右）后进行分装，然后将冷却至低温（－30～60℃）的液化抛射剂灌装到气雾剂的耐压容器中；也可将冷却的药液和液化抛射剂同时进行灌装，再立即安装阀门系统，并用封帽扎紧。最后在阀门上再安装推动钮和保护盖，完成整个气雾剂的制备。

冷灌法是利用抛射剂在常压、低温下为液体的性质，可以在低温下开口的容器中进行灌装，对阀门系统没有特殊要求；但由于是开口灌装，抛射剂可能有一定损失，因此操作必须迅速。由于在低温下水分会结冰，所以含乳状液或水分的气雾剂不适于用此法进行灌装。

（四）气雾剂的装置

加压定量吸入器（pressurized metered－dose inhalers，pMDIs）一般由耐压容器、定量阀与驱动装置三部分组成，含药溶液、乳状液或混悬液与适宜的抛射剂共同封装于耐压容器中。患者揿压驱动装置，药物溶解或分散在抛射剂形成的小液滴中被释放出来，抛射剂的迅速挥发使含有药物粒子的气雾剂随后被吸入肺中。但药物在口咽部大量沉积，以及药物与抛射剂接触时容易变性等缺点，使 pMDIs 不符合蛋白、多肽类药物肺部给药的要求，应用上受到了一定限制。

（五）气雾剂的质量评价

《中国药典》（2020 年版）四部规定定量气雾剂释出的主药含量应准确，喷出的雾滴（粒）应均匀，吸入气雾剂应保证每揿含量的均匀性；制成的气雾剂应进行泄漏检查，确保使用安全；气雾剂应置凉暗处贮存，并避免曝晒、受热、敲打、撞击。定量气雾剂应标明：①每瓶总揿次；②每揿从阀门释出的主药含量和每揿从口接器释出的主药含量。吸入气雾剂除符合气雾剂项下要求外，还应符合吸入制剂（通则 0111）相关项下要求；鼻用气雾剂除符合气雾剂项下要求外，还应符合鼻用制剂（通则 0106）相关项下要求。

除另有规定外，吸入气雾剂应进行以下相关检查。

1. 递送剂量均一性　定量气雾剂照《中国药典》吸入制剂相关项下方法检查，取 10 瓶供试品测试，递送剂量均一性应符合规定。多剂量吸入制剂应评价罐内和罐间的递送剂量均一性。

2. 每瓶总揿次　定量气雾剂取供试品 1 瓶照《中国药典》吸入制剂相关项下方法检查，每瓶总揿次应不少于标示总揿次。本测试可与递送剂量均一性测试结合。

3. 微细粒子剂量　除另有规定外，吸入气雾剂应检查微细粒子剂量。照吸入制剂微细粒子空气动力学特性测定法（通则 0951）检查，照各品种项下规定的装置与方法，依法测定，计算微细粒子剂量，应符合各品种项下的规定。除另有规定外，微细药物粒子百分比不少于每揿主药含量标示量的 15%。呼吸驱动的吸入气雾剂应对以上检查项的操作按各品种使用说明书进行相应调整。

《中国药典》（2020 年版）中，对于吸入制剂微细粒子的空气动力学特性测定法，设定了第一法装置双级撞击器（twin impinger，TI），第二法安德森级联撞击器（Anderson cascade impactor，ACI），第三法新一代撞击器（next generation impactor，NGI），对药物的空气动力学粒径分布进行测定。通过不同层级粒子的收集和含量的分析测定，能够较好地反应微粒的粒径分布情况。

4. 微生物限度　除另有规定外，照非无菌产品微生物限度检查微生物计数法（通则1105）和控制菌检查（通则1106）及非无菌药品微生物限度标准（通则1107）检查，应符合规定。

5. 每揿主药含量　按《中国药典》（2020年版）气雾剂相关项下方法检查，定量气雾剂每揿主药含量应为每揿主药含量标示量的80%～120%。

6. 喷射速率　非定量气雾剂取供试品4瓶照《中国药典》方法检查，喷射速率应符合各品种项下的规定。

7. 喷出总量　非定量气雾剂取供试品4瓶照《中国药典》方法检查，每瓶喷出量均不得少于标示装量的85%。

8. 每揿喷量　定量气雾剂取供试品4瓶照《中国药典》方法检查，除另有规定外，应为标示喷量的80%～120%。凡进行每揿递送剂量均一性检查的气雾剂，不再进行每揿喷量检查。

9. 粒度　除另有规定外，吸入用混悬型气雾剂若不进行递送剂量均一性测定，应作粒度检查。检查25个视野，计数，平均药物粒径应在5μm以下，粒径大于10μm的粒子不得过10粒。

10. 装量　除另有规定外，非定量气雾剂作最低装量检查（通则0942），应符合规定。

11. 无菌　除另有规定外，用于烧伤［除程度较轻的烧伤（Ⅰ°或浅Ⅱ°）外］、严重创伤或临床必须无菌的气雾剂，照无菌检查法（通则1101）检查，应符合规定。

六、喷雾剂

（一）概述

喷雾剂（sprays）系指原料药物或适宜辅料填充于特制的装置中，使用时借助手动泵的压力、高压气体、超声振动或其他方法将内容物呈雾状物释出，用于肺部吸入或直接喷至腔道黏膜及皮肤等的制剂。喷雾剂按内容物组成分为溶液型、乳状液型或混悬型。按用药途径可分为吸入喷雾剂、鼻用喷雾剂及用于皮肤、黏膜的非吸入喷雾剂。吸入喷雾剂系指通过预定量或定量雾化器产生供吸入用气溶胶的溶液、混悬液或乳液。使用时借助手动泵的压力、高压气体、超声振动或其他方法将内容物呈雾状物释出，可使一定量的雾化液体以气溶胶的形式在一次呼吸状态下被吸入。按给药定量与否，喷雾剂还可分为定量喷雾剂和非定量喷雾剂。供雾化器用的吸入喷雾剂系指通过连续型雾化器产生供吸入用气溶胶的溶液、混悬液或乳液。定量吸入喷雾剂系指通过定量雾化器产生供吸入用气溶胶的溶液、混悬液或乳液。

喷雾剂的特点：①一般以局部应用为主，喷射的雾滴比较粗，但可以满足临床需要；②由于不是加压包装，喷雾剂制备方便，成本低；③喷雾剂既有雾化给药的特点，又可避免使用抛射剂，安全可靠。

喷雾剂在生产与贮藏期间应符合下列有关规定：①喷雾剂应在相关品种要求的环境配制，如一定的洁净度、灭菌条件和低温环境等。②根据需要可加入溶剂、助溶剂、抗氧剂、抑菌剂、表面活性剂等附加剂。所加附加剂对皮肤或黏膜应无刺激性。③喷雾剂装置中各组成部件均应采用无毒、无刺激性、性质稳定、与原料药物不起作用的材料制备。④溶液型喷雾剂的药液应澄清；乳状液型喷雾剂的液滴在液体介质中应分散均匀；混悬型喷雾剂应将原料药物细粉和附加剂充分混匀、研细，制成稳定的混悬液。经雾化器雾化后供吸入

用的雾滴（粒）大小应控制在10μm以下，其中大多数应为5μm以下。⑤除另有规定外，喷雾剂应置凉暗处贮存。

喷雾剂用于烧伤如为非无菌制剂的，应在标签上标明“非无菌制剂”；产品说明书中应注明“本品为非无菌制剂”，同时在适应证下应明确“用于程度较轻的烧伤（Ⅰ°或浅Ⅱ°）”；注意事项下规定“应遵医嘱使用”。

（二）喷雾剂的装置

喷雾给药装置通常由两部分构成，即容器和雾化器。常用的容器有塑料瓶和玻璃瓶两种，前者一般由不透明的白色塑料制成，质轻但强度较高，便于携带；后者一般由透明的棕色玻璃制成，强度差些。

雾化器（nebulizers）使用氧气、加压空气、超声振动或其他方法将药物溶液、乳状液或混悬液分散为小雾滴喷出，患者可以通过该装置的入口端直接吸入药物。由于处方设计及制备过程相对简单，喷雾剂在制剂研发过程中能较快地进入临床阶段。

（三）喷雾剂的质量评价

《中国药典》（2020年版）四部通则指出，除另有规定外，喷雾剂应进行以下相应检查。

1. 每瓶总喷次　多剂量定量喷雾剂取供试品4瓶检查，每瓶总喷次均不得少于其标示总喷次。

2. 每喷喷量　除另有规定外，定量喷雾剂照下述方法检查应符合规定。

检查法　取供试品1瓶，按产品说明书规定，弃去若干喷次，擦净，精密称定，喷射1次，擦净，再精密称定。前后两次重量之差为1个喷量。分别测定标示喷次前（初始3个喷量）、中（*n*/2喷起4个喷量，*n*为标示总喷次）、后（最后3个喷量），共10个喷量。计算上述10个喷量的平均值。再重复测试3瓶。除另有规定外，均应为标示喷量的80%～120%。凡规定测定每喷主药含量或递送剂量均一性的喷雾剂，不再进行每喷喷量的测定。

3. 每喷主药含量　除另有规定外，定量喷雾剂取供试品1瓶检查，每喷主药含量应为标示含量的80%～120%。凡规定测定递送剂量均一性的喷雾剂，一般不再进行每喷主药含量的测定。

4. 递送剂量均一性　除另有规定外，定量吸入喷雾剂、混悬型和乳液型定量鼻用喷雾剂应检查递送剂量均一性，照吸入制剂（通则0111）或鼻用制剂（通则0106）相关项下方法检查，应符合规定。吸入喷雾剂应检查罐内和罐间的递送剂量均一性，应符合吸入气雾剂项下的规定。

5. 微细粒子剂量　除另有规定外，定量吸入喷雾剂应检查微细粒子剂量，照吸入制剂微细粒子空气动力学特性测定法（通则0951）检查，照各品种项下规定的方法，依法测定，计算微细粒子剂量，应符合规定。除另有规定外，微细粒子百分比应不少于标示递送剂量的15%。

6. 装量差异　除另有规定外，单剂量喷雾剂照下述方法检查，应符合规定（表18－2）。

检查法　除另有规定外，取供试品20个，照各品种项下规定的方法，求出每个内容物的装量与平均装量。每个的装量与平均装量相比较，超出装量差异限度的不得多于2个，并不得有1个超出限度1倍。

表 18-2　喷雾剂装量差异限度要求

平均装量	装量差异限度
0.30g 以下	±10%
0.30g 及 0.30g 以上	±7.5%

凡规定检查递送剂量均一性的单剂量喷雾剂，一般不再进行装量差异的检查。

7. **装量**　非定量喷雾剂照最低装量检查法（通则0942）检查，应符合规定。

8. **无菌**　除另有规定外，用于烧伤［除程度较轻的烧伤（Ⅰ°或浅Ⅱ°）外］、严重创伤或临床必须无菌的喷雾剂，照无菌检查法（通则1101）检查，应符合规定。

9. **微生物限度**　除另有规定外，照非无菌产品微生物限度检查微生物计数法（通则1105）和控制菌检查（通则1106）及非无菌药品微生物限度标准（通则1107）检查，应符合规定。

七、粉雾剂

（一）概述

粉雾剂（powder aerosols）按用途可分为吸入粉雾剂、非吸入粉雾剂和外用粉雾剂。

吸入粉雾剂（inspirable powder aerosols）系指固体微粉化原料药物单独或与合适载体混合后，以胶囊、泡囊或多剂量贮库形式，采用特制的干粉吸入装置，由患者吸入雾化药物至肺部的制剂。吸入粉雾剂又称干粉吸入剂（dry powder inhalation，DPI），是粉雾剂的一种。非吸入粉雾剂系指原料药物或与载体以胶囊或泡囊形式，采用特制的干粉给药装置，将雾化药物喷至腔道黏膜的制剂。外用粉雾剂系指药物或与适宜的附加剂灌装于特制的干粉给药器具中，使用时借助外力将药物喷至皮肤或黏膜的制剂。本节重点介绍吸入粉雾剂。

吸入粉雾剂与气雾剂及雾化剂相比具有以下优点：①患者主动吸入药粉，易于使用；②无抛射剂，可避免对大气环境的污染；③药物可以胶囊或泡囊形式给药，剂量准确；④不含防腐剂及乙醇等溶剂，对病变黏膜无刺激性；⑤药物呈干粉状，稳定性好，干扰因素少，尤其适用于多肽和蛋白类药物的给药。

近十几年来，吸入粉雾剂发展迅速，药物品种从最初的色甘酸钠发展到能有效治疗哮喘、肺囊性纤维化等多种疾病的制剂，并由单方制剂发展为复方制剂。目前对吸入粉雾剂的研究已从小分子肺局部病变治疗药物拓展到发挥全身作用的药物，如蛋白多肽类药物、基因药物、疫苗等。

肺部的生理结构要求进入肺部的药物粒子非常微细，一般认为，药物粒径应在 0.5～5μm，大于此范围的药物粒子不能进入细支气管，而更小的粒子则易随着呼吸呼出。《中国药典》（2020 年版）规定吸入粉雾剂中药物微粒大小应控制在 10μm 以下，其中大多数应在 5μm 以下。

根据药物与辅料的组成，粉雾剂的处方可分为：①仅含微粉化药物的粉雾剂。②药物加适量的附加剂，以改善粉末流动性。粉雾剂的附加剂主要包括表面活性剂、分散剂、润滑剂和抗静电剂等，其主要作用是提高粉末的流动性。③一定比例的药物和载体的均匀混合体。载体在粉雾剂中起稀释剂和改善微粉药物流动性的作用。粉末因具有较大的表面自由能和聚集倾向，流动性差，贮存后易聚结，故一般需用载体将其分散；常用粒径 50～100μm 的载体与粒径 0.5～5μm 药物微粉混合，使药物微粉吸附于载体表面，载体的最佳粒径是 70～100μm。理想的载体应是：在加工和填充时与药物粒子具有一定的内聚力，混

合物不分离，而在经吸入器吸入时，药物可最大限度地从载体表面分离，混悬于吸入气流中。乳糖是较常用的载体，也是目前 FDA 批准的唯一粉雾剂载体。④药物、适当的润滑剂、助流剂以及抗静电剂和载体应为均匀混合体。由于吸入制剂直接将药物吸入到呼吸道和肺部，所以上述处方中加入的载体、辅料应对呼吸道黏膜和纤毛无刺激性、无毒性。粉雾剂的不同处方组成示意图见图 18－5。

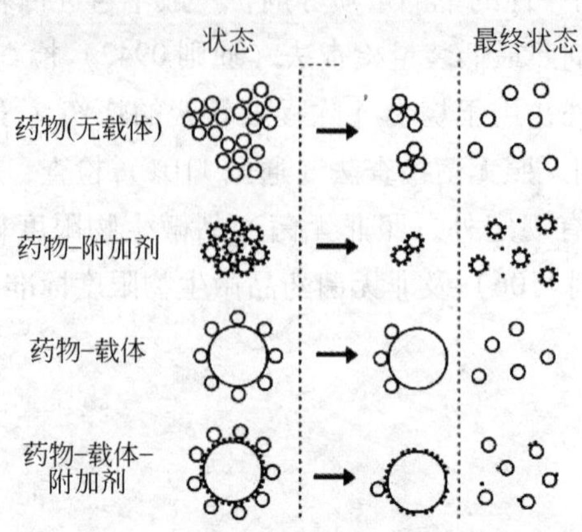

图 18－5　粉雾剂不同处方组成示意图

（二）吸入粉雾剂的装置

粉雾剂由干粉吸入装置（dry powder inhalers，DPIs）和供吸入用的干粉组成。干粉吸入器种类众多，按剂量可分为单剂量、多重单元剂量、贮库型多剂量；按药物的储存方式可分为胶囊型、囊泡型、贮库型；按装置的动力来源可分为被动型和主动型。

自 1971 年 Spinhaler®问世以来，干粉吸入器经历了三代的衍变发展，目前已有 20 多种产品在市场上广泛使用（表 18－3）。第一代 DPIs 设计较简单，如 Spinhaler、Rotahaler、ISF Haler、Berotec Haler 等，多采用被动、单剂量方式。每个剂量的药物与载体粉末被灌封在胶囊中，吸入时采用特殊的装置，通过挤压、滑动、旋转或穿刺的方式将药物与载体从胶囊中释放到装置里，再利用患者吸气时产生的气流将药物吸出。一般药物在被吸出时需先通过一个筛网使颗粒分散后再传递至肺部。第二代 DPIs 普遍采用了多剂量设计，在分剂量方式上分为储库型多剂量给药装置和单元型多剂量给药装置，前者每次从药物储库中分散出一定剂量的药粉给予患者，可方便地调节每次给药剂量，也免除了反复装填药物的麻烦，但存在着分剂量的准确性、均一性以及储库中药物稳定性的问题。单元型多剂量给药装置则通过将多个单剂量分装在独立的泡罩、碟、凹槽或条带上并整合至吸入装置中，这样可保证每次给药剂量的均一性，同时也可避免药物粉末在储库中发生吸潮。第三代 DPIs 在设计时采用了主动吸入技术，并不借助呼吸气流，而是利用外加能量，如压缩空气或马达驱动的涡轮，或利用电压来分散和传递药物。由于借助了外力，这类主动吸入装置可达到与呼吸气流和频率无关的、准确定量的药物传递，且重现性良好。

表 18－3　已上市干粉吸入器及肺部吸入药物

装置名称	装置类型	生产厂家	传递方式	药物	治疗疾病
第一代					
Spinhaler®	单剂量	Aventis	胶囊	色氨酸钠	哮喘
Rotahaler®	单剂量	GSK	胶囊	硫酸沙丁胺醇，二丙酸氯地米松，及两者的复方	哮喘

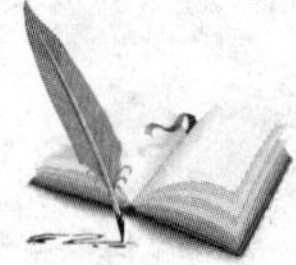

续表

装置名称	装置类型	生产厂家	传递方式	药物	治疗疾病
Inhalator®	单剂量	Boehringer - Ingeheim	胶囊	非诺特罗	哮喘
Cyclohaler®	单剂量	Pharmachemie	胶囊	二丙酸氯地米松，异丙托溴铵，布地奈德	哮喘
Handihaler®	单剂量	Boehringer - Ingeheim	胶囊	噻托溴铵	慢性阻塞性肺疾病（COPD）
Aerolizer®	单剂量	Novartis	胶囊	福莫特罗	哮喘
FlowCaps®	单剂量	Hovione	胶囊	布地奈德	哮喘
TwinCaps®	单剂量	Hovious	胶囊	唾液酸苷酶抑制剂	流感
第二代					
Turbuhaler®	多剂量	AstraZeneca	储库型	二丙酸氯地米松，硫酸特布他林，布地奈德	哮喘
Diskhaler®	多剂量单元	GSK	双铝泡罩	沙美特罗昔萘酸酯，二丙酸氯地米松，丙酸氟替卡松，扎那米韦	哮喘，流感
Diskus/Accuhaler®	多剂量单元	GSK	条带包装	硫酸沙丁胺醇，沙美特罗昔萘酸酯，丙酸氟替卡松，及后两者的复方	哮喘
Easyhale®	多剂量	Orion Pharma	储库型	硫酸沙丁胺醇，二丙酸氯地米松	哮喘
Ultrahaler®	多剂量	Aventis	储库型		
Pulvinal®	多剂量	Chiesi	储库型	硫酸沙丁胺醇，二丙酸氯地米松	哮喘
Novolizer®	多剂量	ASTA	片盒式储库	二丙酸氯地米松	哮喘，COPD
MAGhaler®	多剂量	Boehringer - Ingeheim	储库型	硫酸沙丁胺醇	哮喘
Taifun®	多剂量单元	LAB Pharma	储库型	硫酸沙丁胺醇	哮喘
Eclipse®	多剂量单元	Aventis	胶囊	色氨酸钠	哮喘
Clickhaler®	多剂量	Innovata Biomed	储库型	硫酸沙丁胺醇，二丙酸氯地米松	哮喘
Asmanex® Twishaler®	多剂量	Schering - Plough	储库型	糠酸莫米松	哮喘
第三代					
Exubera®	单剂量	Pfizer	泡罩	胰岛素	糖尿病
Arimax®	多剂量	Norton Healthcare	储库型	福莫特罗，布地奈德	哮喘，COPD

应根据主药特性选择适宜的给药装置：需长期给药的宜选用多剂量贮库型装置，主药性质不稳定的则宜选择单剂量给药装置。几种不同剂量的干粉吸入装置示意图见图 18 - 6。

胶囊型、泡囊型吸入粉雾剂说明书应标明：①每粒胶囊或泡囊中药物含量；②胶囊应置于吸入装置中吸入，而非吞服；③有效期；④贮藏条件。

（三）吸入粉雾剂的质量评价

除另有规定外，吸入粉雾剂应进行如下检查。

1. 递送剂量均一性　吸入粉雾剂照《中国药典》吸入制剂相关项下方法检查，应符合

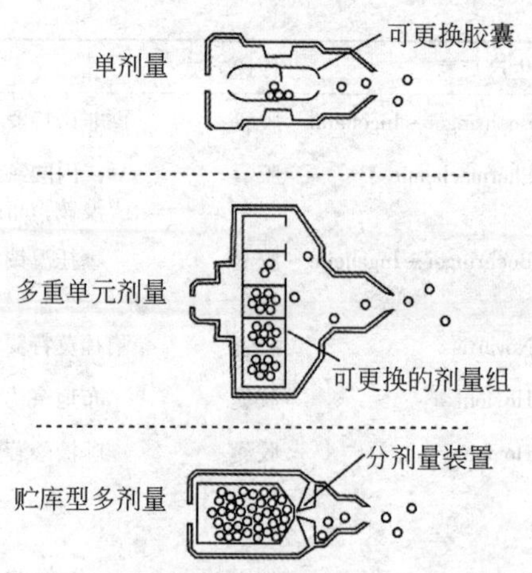

图 18-6　几种不同剂量的干粉吸入装置示意图

规定。胶囊或泡囊型粉雾剂测定 10 个剂量。贮库型粉雾剂分别测定标示揿次前（初始 3 个剂量）、中（$n/2$ 吸起 4 个剂量，n 为标示总揿次）、后（最后 3 个剂量），共 10 个递送剂量。

2. 微细粒子剂量　照吸入制剂微细粒子空气动力学特性测定法（通则 0951）检查，照各品种项下规定的装置与方法，依法测定，计算微细粒子剂量，应符合规定。除另有规定外，微细药物粒子百分比应不少于每吸主药含量标示量的 10%。

最常用于 DPI 的多级撞击器为 Anderson 八级级联撞击器 ACI 及新一代药用撞击器 NGI。不同的吸入装置在不同流速下获得的沉积效果不同。用上述仪器可测定的参数包括中位空气动力学直径（mass median aerodynamic diameter，MMAD）和几何标准差（geometric standard deviation，GSD），细小颗粒组分（fine particle dose，FPD）（指粒径小于 5μm 的包含药物成分的粒子），细小颗粒组分分数（fine particle fraction，FPF）（是 FPD 占 NGI 中各处所能收集到的微粒总量的百分数），装置对干粉喷出百分数（emitted fraction，EF%），可吸入组分分数（respirable fraction，RF%）等。

3. 多剂量吸入粉雾剂总吸次　在设定的气流下，将吸入剂揿空，记录揿次，不得低于标示的总揿次（该检查可与递送剂量均一性测定结合）。

4. 微生物限度　除另有规定外，照非无菌产品微生物限度检查：微生物计数法（通则 1105）和控制菌检查（通则 1106）及非无菌药品微生物限度标准（通则 1107）检查，应符合规定。

例 18-4　布地奈德粉雾剂

【处方】 布地奈德 200mg，乳糖 25g，制成 1000 粒。

【制备】 将布地奈德用适当方法微粉化，采用等量递加稀释法与处方量乳糖充分混合均匀，分装到硬明胶胶囊中，使每粒含布地奈德 0.2mg，即得。

【适应证】 本品为肾上腺皮质激素类平喘药，可用于非激素依赖性或激素依赖性哮喘和哮喘性慢性支气管炎患者。

【注解】 本品为胶囊型粉雾剂，用时需装入相应的装置中，供患者吸入使用。吸入该药后，10% ~15% 在肺部吸收，约 10 分钟后血药浓度达峰。处方中的乳糖为载体。

八、吸入液体制剂

吸入液体制剂系指供雾化器用的液体制剂，即通过雾化器产生连续供吸入用气溶胶的溶液、混悬液或乳液，吸入液体制剂包括吸入溶液、吸入混悬液、吸入用溶液（需稀释后使用的浓溶液）或吸入用粉末（需溶解后使用的粉末）。

吸入用溶液使用前采用说明书规定溶剂稀释至一定体积。吸入液体制剂使用前其pH应在3～10范围内；混悬液和乳液振摇后应具备良好的分散性，可保证递送剂量的准确性；除非制剂本身具有足够的抗菌活性，多剂量水性雾化溶液中可加入合适浓度的抑菌剂，除另有规定外，在制剂确定处方时，该处方的抑菌效力应符合抑菌效力检查法（通则1121）的规定。

除另有规定外，吸入液体制剂应进行以下检查：递送速率和递送总量、微细粒子剂量、无菌检查，应符合规定。

九、可转变成蒸汽的制剂

可转变成蒸气的制剂系指可转变成蒸气的溶液、混悬液或固体制剂。通常将其加入到热水中，产生供吸入用的蒸汽。

除另有规定外，照非无菌产品微生物限度检查：微生物计数法（通则1105）和控制菌检查法（通则1106）及非无菌药品微生物限度标准（通则1107）检查，应符合规定。

第二节　直肠黏膜递药制剂

扫码“学一学”

一、直肠的生理结构及药物吸收途径

直肠在大肠的末端，是从乙状结肠到肛门的长约20cm的笔直部分，最大直径5～6cm。直肠黏膜基本与小肠的结构相同，即由圆柱状单层上皮细胞组成，只有肛门附近为多层扁平上皮组成。但直肠黏膜上细胞间的结合比小肠部分更紧密。直肠的皱褶较少，单位长度上的表面积比小肠小很多。直肠中的pH接近中性或微偏碱性，缓冲能力比消化道弱。直肠中的静脉系统分为直肠上静脉、直肠中静脉和直肠下静脉，其生理结构如图18－7所示。

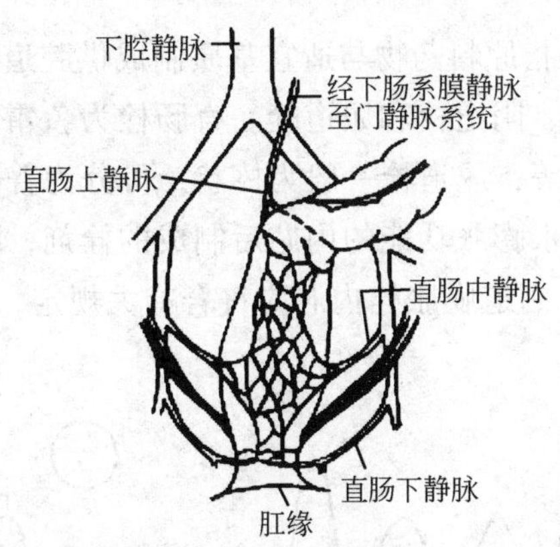

图18－7　直肠生理结构示意图

根据栓剂在直肠吸收的特点，药物的吸收途径有：①药物经直肠上静脉、门静脉进入肝脏，在肝脏代谢后转运至全身；②通过直肠中静脉和直肠下静脉及肛管静脉进入下腔静脉，绕过肝脏而直接进入体循环。因此栓剂在应用时塞入距肛门口约2cm处为宜，这样给药总量的50%～75%的药物不经过肝脏直接进入血液循环。

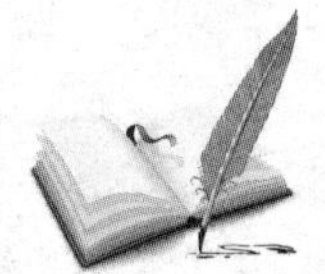

二、影响药物直肠吸收的因素

1. 生理因素 包括：①直肠中内容物会影响药物的扩散，阻碍药物与直肠黏膜的接触面积和接触时间，使用栓剂前排便有助于药物的吸收；②根据直肠部位的血液循环特征，通过控制栓剂的使用深度在2cm左右，可使大部分药物避免肝脏首过效应（为避免塞入的栓剂逐渐自动进入深部，可设计延长在直肠下部停留时间的双层栓剂）；③直肠液pH一般为7.5，几乎无缓冲能力，药物进入直肠后的pH取决于溶解的药物，pH可影响药物的解离程度从而影响吸收；④正常生理条件下直肠内液体量较少，但在一些病理状态下如腹泻、组织脱水等，直肠内液体量会发生较大改变进而影响药物吸收的速度和程度。

2. 药物的物化性质 包括：①药物的解离度。非解离型药物易透过直肠黏膜吸收入血，而完全解离的药物则吸收较差；pK_a 值大于4.3的弱酸性药物、pK_a 值小于8.5的弱碱性药物可被直肠黏膜迅速吸收。用缓冲剂改变直肠部位的pH，可增加非解离药物的比例，从而提高药物的生物利用度。②药物的溶解度。溶解度大的药物更易于吸收。③药物的粒度。难溶性药物在基质中呈混悬分散状态时，其粒度会影响药物从栓剂中释放的速度，从而影响吸收。

3. 基质和附加剂的物化性质 可根据栓剂的临床治疗作用选择适宜的基质。对于发挥全身作用的栓剂，要求药物释放迅速。一般应选择与药物溶解性相反的基质。如药物是脂溶性的则应选择水溶性基质；如药物是水溶性的则选择脂溶性基质，以提高溶出和吸收速度。对于发挥局部作用的栓剂如痔疮药、局部抗真菌药等，通常药物不需吸收，用于这些药物的基质应缓慢熔化以延缓药物释放速度。局部作用通常在半小时内开始起效，至少要持续4小时。表面活性剂的加入可增加直肠内难以吸收药物的吸收量，提高临床治疗效果；但也可能抑制药物的吸收。

三、栓剂

（一）概述

栓剂（suppositories）系指原料药物与适宜基质制成供腔道给药的固体制剂。栓剂因施用腔道的不同可分为直肠栓、阴道栓和尿道栓。直肠栓为鱼雷形、圆锥形或圆柱形等；阴道栓为鸭嘴形、球形或卵形等；尿道栓一般为棒状，可分为普通栓和膨胀栓。阴道膨胀栓系指含药基质中插入具有吸水膨胀功能的内芯后制成的栓剂；膨胀内芯系以脱脂棉或黏胶纤维等经加工、灭菌制成 。阴道膨胀栓内芯应符合有关规定，以保证其安全性。图18－8为常用栓剂的形状。

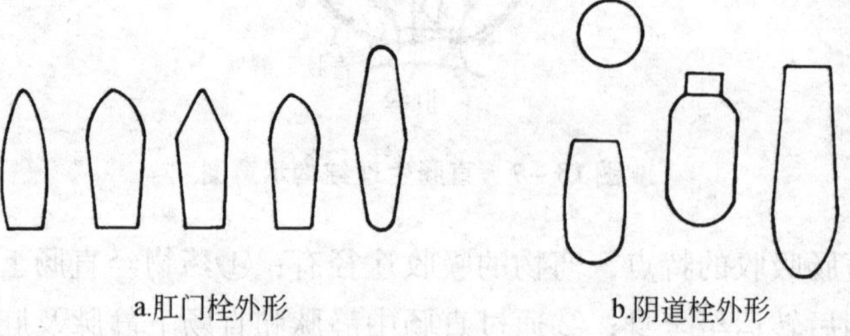

图18－8 常用栓剂的形状

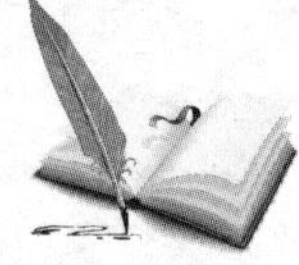

栓剂是一种传统剂型，亦称塞药或坐药。栓剂传统应用主要起局部作用。1954年以后，

人们逐渐开始了栓剂全身作用的研究，开发了以速释、缓释或控释为目的的新型栓剂，大大拓展了栓剂的应用范围。我国近年来在栓剂基质试制及品种创新方面，都取得了新进展，研发了双层栓剂、微囊栓剂、中空栓剂、渗透泵栓剂、凝胶栓剂等。

（二）栓剂的基质

栓剂主要由药物与基质组成。栓剂中药物加入后可溶于基质中，也可混悬于基质中。除另有规定外，供制备栓剂用的固体药物，应预先用适宜方法制成细粉，并全部通过六号筛。

优良栓剂基质应符合以下要求：①在室温下应有适当的硬度，塞入腔道时不致变形或碎裂，在直肠温度36℃下易软化、熔化或溶解；②本身性质稳定，与药物混合后没有相互作用，亦不妨碍主药的作用与含量测定；③对黏膜无刺激性、毒性和过敏性；④释药速率应符合治疗要求，需产生局部作用者一般要求释药缓慢而持久；⑤具有润湿或乳化的能力，能混入较多的水；⑥适用于热熔法及冷压法制备栓剂，遇冷收缩可自动脱模，无需使用润滑剂；⑦油脂性基质还应要求酸价在0.2以下，皂化价约200～245，碘价低于7，熔点与凝点之差要小。

常用的栓剂基质有油脂性基质和水溶性基质两大类。

1. 油脂性基质

（1）可可豆脂　系指从梧桐科植物可可树种仁中得到的一种固体脂肪。主要是含硬脂酸、棕榈酸、油酸、亚油酸和月桂酸的甘油酯，是最早应用的栓剂基质，于1852年首次由Taylor推荐给美国的药剂师。本品为天然产物，产量少，为白色或淡黄色脆性蜡状固体。有α、β、β′、γ 4种晶型，其中以β型最稳定，熔点为34℃左右。

（2）半合成脂肪酸甘油酯　系由脂肪酸与甘油酯化而成的一类基质，经酯化后的熔点较适于用作栓剂基质。由于所含的不饱和碳链较少，不易酸败，因此，已逐渐代替天然的油脂性基质，是目前较理想的栓剂基质。该类基质具有不同的熔点，熔距较短，抗热性能好，贮存较稳定。目前主要产品有半合成椰油酯、半合成脂肪酸酯和混合脂肪酸甘油酯、硬脂酸丙二醇酯等。

2. 水溶性基质

（1）甘油明胶　系用明胶、甘油与水制成，有弹性，不易折断，但塞入腔道后可缓慢溶于分泌液中，延长药物的疗效。其溶出速度可随水、明胶、甘油三者比例的改变而变化，甘油与水的含量越高越易溶解。甘油能防止栓剂干燥，通常用水：明胶：甘油＝10：20：70的配比。以本品为基质的栓剂贮存时应注意在干燥环境中的失水性。本品也易滋长真菌等微生物，故需加抑菌剂。

（2）聚乙二醇　为由环氧乙烷聚合而成的杂链聚合物。通常将两种不同相对分子质量的聚乙二醇熔融混合，可得到理想稠度及特性的基质。本类基质不需冷藏，贮存方便。但吸湿性强，受潮易变形，对直肠黏膜有刺激性，需加水润湿使用或涂层鲸蜡醇、硬脂醇膜。

（3）泊洛沙姆　是由乙烯氧化物和丙烯氧化物组成的嵌段聚合物（聚醚），易溶于水。本品型号有多种，随聚合度增大，物态从液体、半固体至蜡状固体，均易溶于水，可用作栓剂基质。较常用的型号为188型，商品名为Pluronic F68，熔点为52℃。本品能促进药物的吸收并起到缓释与延效的作用。

（4）聚氧乙烯（40）硬脂酸酯　系聚乙二醇的单硬脂酸酯和二硬脂酸酯的混合物，为蜡状固体。熔点为39～45℃；可溶于水、乙醇、丙酮等，不溶于液体石蜡。商品名Myri52，商品代号为S－40。

(5) 聚山梨酯-61　系聚氧乙烯脱水山梨醇单硬脂酸酯，为淡琥珀色可塑性固体，熔程为35~39℃，有润滑性。与水性溶液可形成稳定的水包油乳剂基质。本品可与多数药物配伍，且无毒性、无刺激性，在水中能自行乳化，贮藏时不易变质。

此外，聚氧乙烯山梨聚糖脂肪酸酯，氢化植物油亦常作为栓剂基质。

(三) 栓剂的附加剂

为了改变栓剂的物理性状或改善药物的吸收和提高稳定性，栓剂中往往要加入一些附加剂，如表面活性剂、稀释剂、润滑剂和抑菌剂等。

起全身治疗作用的栓剂，为增加药物的吸收，可加入吸收促进剂。目前常用的直肠黏膜吸收促进剂有非离子型表面活性剂、脂肪酸、脂肪醇和脂肪酸酯类及尿素、水杨酸钠、苯甲酸钠、羧甲基纤维素钠、环糊精类衍生物等。

在栓剂基质中加入少量聚山梨酯-80、聚山梨酯-85、脂肪酸甘油酯、蓖麻油、甘油或丙二醇作为增塑剂能降低脂肪的脆性，增加弹性，防止栓剂破裂。脂肪性基质的栓剂常加入抗氧剂，如间苯二酚、没食子酸、维生素C等；鲸蜡醇、硬脂醇等能改善基质的黏性。

(四) 栓剂的制备

栓剂常用制备方法有两种，即挤压成型与模制成型法。制备栓剂用的固体原料药物，除另有规定外，应预先用适宜方法制成细粉或最细粉。可根据施用腔道和使用需要，制成各种适宜的形状。用油脂性基质制栓可采用任何一种方法，但用水溶性基质制栓多采用热熔法。

1. 挤压成型法　也称冷压法（cold compressing method），系用制栓机制备。先将药物与基质粉末置于冷容器内，混合均匀，然后装于制栓机的圆筒内，通过模型挤压成一定的形状。为保证压出栓剂的数量，需按计划多加10%~20%的量，所施压力亦需要一致。

2. 模制成型法　也称热熔法（fusion method），其应用最为广泛。将计算量的基质锉末在水浴上加热熔化（勿使温度过高），然后将药物加入研磨混合，使药物均匀分散于基质中。然后倾入已冷却并涂有润滑剂的栓模中，至稍有溢出模口为度，冷却，待完全凝固后，用刀削去溢出部分。开启模型，推出栓剂，晾干，包装即得。为了避免过热，一般在基质熔融达2/3时即应停止加热，适当搅拌。熔融的混合物在注模时应迅速，并应一次注完，以免发生液层凝固。

制备小量栓剂一般使用不同规格和形状的栓剂模具。大量生产主要采用热熔法并用自动化模制机。热熔法制备栓剂过程（灌注、冷却、取出）均由机器完成，清洁模具等操作亦均自动化。典型的旋转式制栓机的产量为每小时3500~6000粒。栓剂制备常用模具如图18-9所示。

栓孔内涂的润滑剂一般有两类：①水溶性或亲水性基质的栓剂，常用油性润滑剂，如液体石蜡或植物油等；②油脂性基质的栓剂，常用软肥皂、甘油各一份与95%乙醇五份混合使用。有的基质不粘模，如可可豆脂或聚乙二醇类，可不用润滑剂。

(五) 栓剂的置换价

药物在栓剂基质中占有一定的体积，药物的重量与相同体积的栓剂基质的重量之比称为置换价（displacement value）。不同的栓剂处方，用同一模型所制得栓剂容积是相同的，但其重量则随基质与药物的密度不同而有区别。根据置换价定义，置换价的计算见式(18-2)。

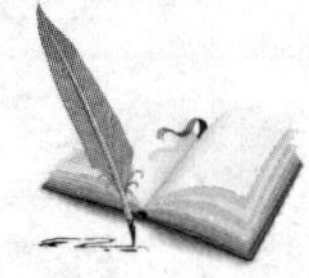

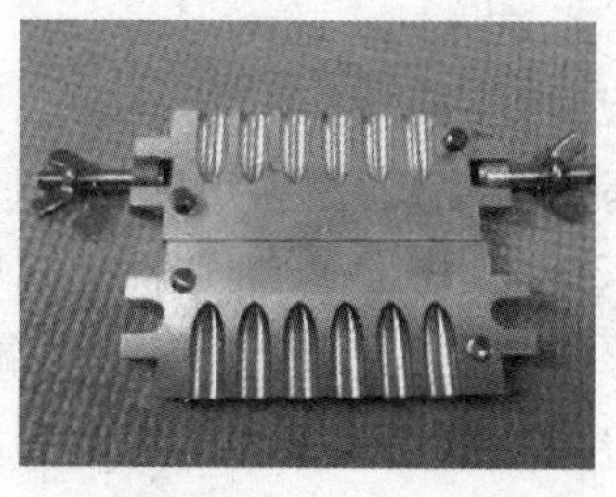
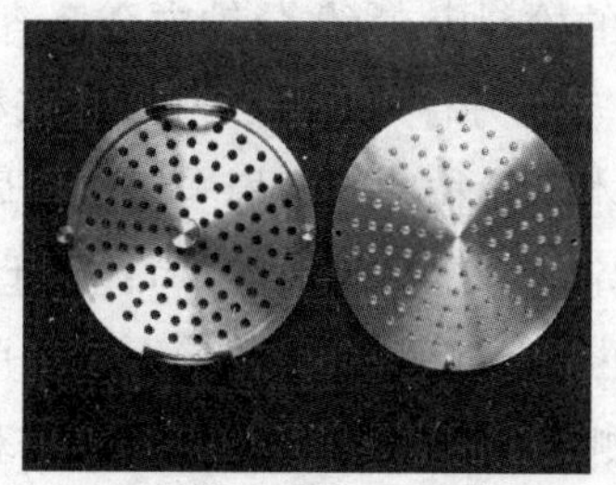
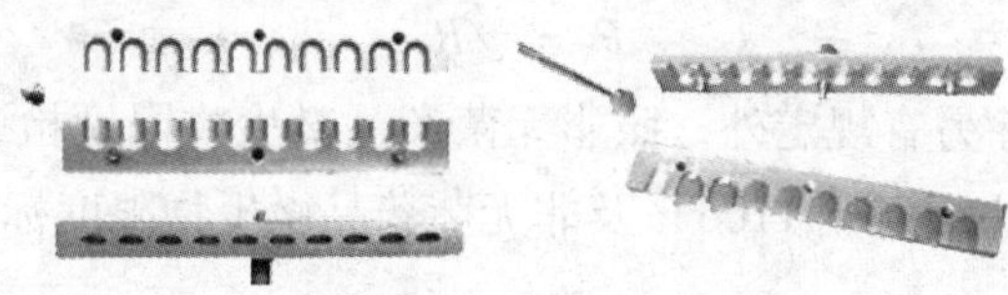

图 18－9　栓剂制备常用模具

$$DV = \frac{W}{G-(M-W)} \quad (18-2)$$

式中，G 为纯基质栓的平均栓重；M 为含药栓的平均栓重；W 为含药栓的平均含药量。可知，$(M-W)$ 为含药栓中基质的重量；$G-(M-W)$ 为纯基质栓剂与含药栓剂中基质的重量之差，即与药物同容积的基质重量。

用测定的置换价可计算出制备含药栓需要基质重量 x：

$$x = \left(G - \frac{y}{DV}\right) \cdot n \quad (18-3)$$

式中，y 为处方中药物剂量；n 为拟制备栓剂的枚数。

例 18－5　酮康唑栓

【处方】酮康唑 10g，甘油 100ml，S－40 200g，共制成 100 粒。

【制法】取 S－40 在水浴溶化后，依次加入酮康唑细粉（过 100 目筛）和甘油，边加边搅拌，搅匀，稍冷后灌注于事先已涂有润滑剂的栓模中，冷却后刮去溢出部分，启模，包装，即得。

【注解】酮康唑为咪唑类广谱高效的抗真菌药，主要用于真菌感染引起的体癣、股癣、手足癣、花斑癣和头癣等的治疗。

（六）栓剂的质量评价

栓剂中的原料药物与基质应混合均匀，其外形应完整光滑，放入腔道后应无刺激性，应能融化、软化或溶化，并与分泌液混合，逐渐释放出药物，产生局部或全身作用。除另有规定外，栓剂应进行以下相应检查。

（1）重量差异　取栓剂 10 粒，精密称定总重量，求得平均粒重后，再分别精密称定每粒的重量。每粒重量与平均粒重（有标示粒重的中药栓剂，每粒重量应与标示粒重比较），超出重量差异限度的不得多于 1 粒，并不得超出限度 1 倍。具体规定如下：平均粒重或标示粒重≤1.0g，重量差异限度 ±10%；平均粒重或标示粒重 1.0～3.0g，重量差异限度 ±7.5%；平均粒重或标示粒重 >3.0g，重量差异限度 ±5%。凡规定检查含量均匀度的栓剂，一般不再进行重量差异检查。

（2）融变时限　除另有规定外，照融变时限检查法（通则 0922）检查，应符合规定。取栓剂 3 粒，在室温放置 1 小时后，脂肪性基质的栓剂应在 30 分钟内全部融化或软化变

形，水溶性基质的栓剂应在60分钟内全部溶解。

（3）膨胀值　除另有规定外，阴道膨胀栓应检查膨胀值，并符合规定。

检查法　取本品3粒，用游标卡尺测其尾部棉条直径，滚动约90°再测一次，每粒测两次，求出每粒测定的2次平均值（R_i）；将上述3粒栓用于融变时限测定结束后，立即取出剩余棉条，待水断滴，均轻置于玻璃板上，用游标卡尺测定每个棉条的两端及中间三部位，滚动约90°后再测定三个部位，每个棉条共获得六个数据，求出测定的6次平均值（r_i），计算每粒的膨胀值（P_i），三粒栓的膨胀值均应大于1.5。

$$P_i = r_i / R_i$$

（4）微生物限度　除另有规定外，照非无菌产品微生物限度检查：微生物计数法（通则1105）和控制菌检查法（通则1106）及非无菌药品微生物限度标准（通则1107）检查，应符合规定。

此外，可根据需要测定药物从栓剂中的溶出速度、栓剂的体内吸收行为、栓剂的黏膜刺激性，并将栓剂在室温25℃±2℃或6℃下贮存，定期检查外观和融变时限、主药含量及有关物质，评价其稳定性。

（七）栓剂的包装与贮存

栓剂所用内包装材料应无毒性，并不得与原料药物或基质发生理化作用。

除另有规定外，栓剂应在30℃以下密闭贮存或运输，防止因受热、受潮而变形、发霉、变质。环境湿度对栓剂贮存亦很重要。高湿度时栓剂易吸潮，干燥时可使之失水而变脆。对光敏感药物的栓剂一般用不透光材料如锡箔等包装。

扫码“学一学”

第三节　眼黏膜递药制剂

眼黏膜递药制剂系指直接作用于眼部发挥局部治疗作用或经眼部吸收进入体循环，发挥全身治疗作用的制剂。眼用制剂主要用于消炎、杀菌、散瞳、治疗青光眼、降低眼压等。目前，眼用制剂中90%以上是溶液型滴眼剂。滴眼剂滴入眼部后，药液滞留于泪膜中的时间很短，大约只有5%的药物能够被吸收进入角膜。如何增加药物的眼部吸收是该递药系统目前所面临的主要挑战。

一、眼部生理结构

人的眼球包括眼球壁、内容物、神经、血管等组织。眼球壁主要分为外、中、内三层。外层由角膜、巩膜组成；中层具有丰富的色素和血管，包括虹膜、睫状体和脉络膜三部分；内层为视网膜。眼内容物包括房水、晶状体和玻璃体。房水由睫状突产生，有营养角膜、晶体及玻璃体，维持眼压的作用。晶状体为富有弹性的透明体，形如双凸透镜，位于虹膜、瞳孔之后、玻璃体之前。眼部生理结构如图18-10所示。

1. 角膜　角膜直径约为11.7mm，前表面曲率半径约为7.8mm，厚0.5~0.7mm且中间比边缘厚。角膜由上皮、基质及内膜构成。和其他上皮组织（小肠、鼻黏膜、支气管、气管）相比，角膜上皮细胞的透过性很差，但高于皮肤角质层。角膜上皮是由亲脂性细胞构成，是水溶性药物吸收的主要障碍。角膜上皮紧密连接只能选择性地透过小分子物质，并能够完全阻止微米级的物质通过细胞旁途径进入眼部。角膜基质是脂溶性药物吸收的主要障碍。人类的角膜基质主要由平均直径25~35nm的胶原纤维构成，其主要细胞成分为角

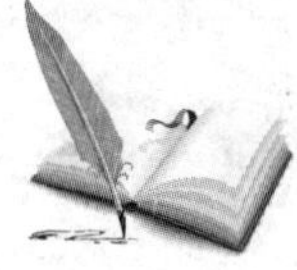

膜成纤维细胞，占角膜基质总体积的2%～3%。角膜内皮仅由一层脂质细胞构成，非药物吸收的主要障碍。

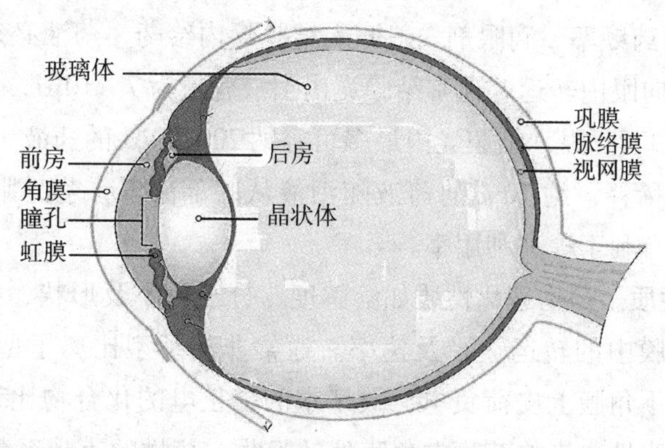

图18-10　眼部生理结构示意图

2. 结膜　眼睑和眼球上的结膜是一层薄薄的血管化的薄膜，其表面积为18cm^2。结膜上皮的紧密连接是药物透过结膜的主要障碍。但结膜上皮的细胞间隙比角膜上皮的细胞间隙大得多。因此，和角膜相比，亲水性药物更容易透过结膜被吸收。

3. 巩膜　巩膜覆盖眼球表面的六分之五，并保持眼部结构的完整性。巩膜有三层：巩膜外层、巩膜基质和棕黑层。巩膜主要由黏多糖和胶原纤维束构成。药物可通过血管周围间隙、凝胶样黏多糖水性介质以及胶原网状系统的间隙透过巩膜。

二、药物眼部吸收途径和特点及影响药物眼部吸收的因素

用于眼部的药物，以发挥局部作用为主，亦可发挥全身治疗作用。

（一）药物眼部吸收途径

1. 角膜途径　绝大部分药物主要通过角膜途径被吸收进入眼部。脂溶性药物通过跨细胞途径进入角膜；亲水性药物则通过细胞旁途径进入角膜。而肽类及氨基酸类药物以角膜上皮的Na^+，K^+-ATP酶为载体通过主动转运的方式进入眼部。

2. 非角膜途径　药物也可通过非角膜途径吸收，主要有结膜吸收和巩膜吸收。结膜和巩膜上皮的细胞间隙比角膜上皮的细胞间隙大得多，有利于亲水性分子通过细胞旁途径吸收进入眼部。这种非角膜途径吸收对于亲水性分子及大分子等角膜透过性差的药物具有重要意义。

药物通过滴眼的方式给药很难到达眼后部的作用靶点，通常采用玻璃体内注射及系统给药等方式。目前靶向眼后部的眼部递药系统研究已取得重要进展。

（二）药物眼部吸收特点

眼黏膜递药具有以下优点：①眼部给药简单经济，有些药物通过眼黏膜吸收效果与静脉注射相似；②可避开肝脏首过效应；③与其他组织或器官相比，眼部组织对于免疫反应不敏感，适用于蛋白多肽类等口服不吸收的药物。

同时，眼黏膜递药尚存在以下问题：如药液有刺激性，不仅会损伤眼组织，且分泌的泪液会稀释药液；眼部容量小，药物剂量损失大；常用的液体制剂在眼部滞留时间短，影响药效，眼膏剂虽延长了滞留时间但影响视力。

理想的眼黏膜递药系统应具备下述性质：角膜和结膜透过性好，在角膜前停留时间延

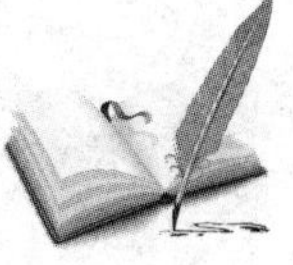

长，无刺激、使用舒适，具有适宜的流变学性质。

（三）影响药物眼部吸收的因素

1. 生理因素及用药频率 滴眼剂一般滴入结膜囊内给药，药液必须先与泪液混合才能到达眼球表面，然后向眼内转运。通常结膜囊内泪液容量为7~10μl，正常状态下，泪液的分泌量为1μl/min。如不眨眼，结膜囊内最多可容纳20~30μl的药液。一滴药液约为50μl，考虑到泪液对药液的稀释，约70%的药液随泪液从眼部溢出，若眨眼则有90%的药液损失。增加滴药次数，有利于提高利用率。

2. 药物的理化性质 药物理化性质如溶解度、分子大小及形状、荷电量及离子化程度等均可影响药物在角膜中的转运途径及速率。通常非离子型比离子型更容易透过脂质膜。此外，由于生理条件下角膜上皮荷负电，故亲水的带正电的化合物比带负电的更容易渗透通过角膜。药物的亲脂性也影响药物在角膜处的吸收。药物的表观系数（P_{app}，正辛醇/pH 7.4磷酸缓冲液）在100~1000（$\log P_{app}$为2~3）范围内时，药物具有良好的亲脂性，有利于药物在角膜处的吸收。

3. 剂型因素 对于溶液型滴眼剂，溶液的pH、浓度、黏度、表面张力等均可影响药物透过角膜的量和作用时间。滴眼剂的pH可影响有机弱酸或有机弱碱类药物的解离程度，其角膜通透性取决于药物的未解离型比例。在滴眼剂中加入适当的辅料增加药液的黏度，可延长药物在眼部的滞留时间，增加药物对角膜的通透性。

通过使用能延长药物眼部滞留时间的剂型，如眼用即型凝胶、离子交换树脂、眼膜剂、眼用植入剂、眼内插入剂、纳米粒、脂质体、微乳的贮库剂型等都能增加药物的角膜透过率，提高治疗效果。

4. 前药 对于一些具有良好疗效但由于亲脂性差或亲水性差而很难渗透进入眼部的药物，可通过将其制成前药来增加药物的眼部吸收。此外一些容易被眼部的酶代谢而迅速消除的药物及因全身吸收而副作用较大的药物也可通过将其制成前药的方法来增加眼部吸收。

三、常用的眼用制剂

眼用制剂（ophthalmic preparation）系指直接用于眼部发挥治疗作用的无菌制剂。《中国药典》（2020年版）将眼用制剂分为眼用液体制剂（滴眼剂、洗眼剂、眼内注射溶液等）、眼用半固体制剂（眼膏剂、眼用乳膏剂、眼用凝胶剂等）、眼用固体制剂（眼膜剂、眼丸剂、眼内插入剂等）。眼用液体制剂也可以固态形式包装，另备溶剂，在临用前配成溶液或混悬液。所有眼用制剂在启用后最多可使用4周。

多剂量眼用制剂一般应加适当抑菌剂，尽量选用安全风险小的抑菌剂，产品标签应标明抑菌剂种类和标示量。除另有规定外，在制剂确定处方时，该处方的抑菌效力应符合抑菌效力检查法（通则1121）的规定。

（一）滴眼剂

滴眼剂（eye drops）系指由原料药物与适宜辅料制成的供滴入眼内的无菌液体制剂。可分为溶液、混悬液或乳状液。滴眼剂中可加入调节渗透压、pH、黏度以及增加原料药物溶解度和制剂稳定的辅料，所用辅料不应降低药效或产生局部刺激。适当增加滴眼剂的黏度，可增大药物在眼部的滞留时间，延长药效。常用的增稠剂有甲基纤维素、卡波姆、羟丙甲基纤维素等。

滴眼剂一般有下列三种生产工艺。

1. 滴眼剂的生产工艺

（1）药物性质稳定的滴眼剂的工艺流程如图 18－11 所示。

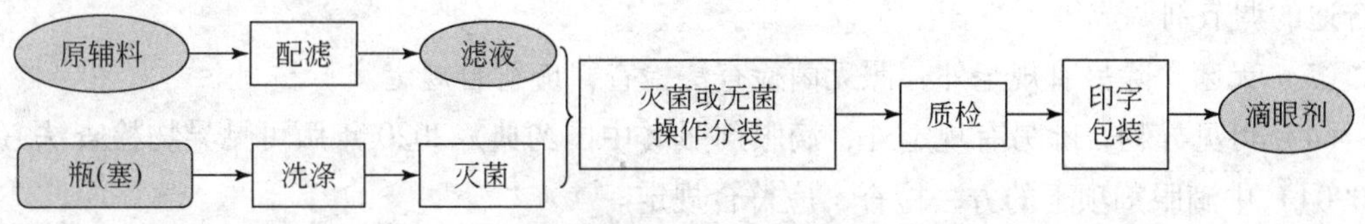

图 18－11　药物性质稳定的滴眼剂的工艺流程图

（2）主药不耐热的品种，全部采用无菌操作法制备。

（3）对用于眼部手术或眼外伤的制剂，应制成单剂量包装，保证完全无菌，如聚乙二醇滴眼液。洗眼液用输液瓶包装，按输液工艺处理。

2. 滴眼剂的制备

（1）容器及附件的处理　目前用于滴眼剂灌装的材料有玻璃瓶和塑料瓶两种。

①玻璃瓶一般为中性玻璃，配有滴管和铝盖。中性玻璃对药液的影响小，透明度高、耐热；遇光不稳定者可选用棕色瓶，可使滴眼剂保存时间较长。玻璃瓶洗涤方法与注射剂容器相同，可用干热灭菌。

②塑料瓶有软塑料瓶与硬塑料瓶两种，后者常配有带滴管的密封瓶盖，使用方便。塑料瓶体软而有弹性、不易破裂、容易加工，包装价廉，轻便，为目前最常用的滴眼剂瓶。但应注意塑料与药液间的相互作用。塑料瓶具有一定的透气性，不适宜盛装对氧敏感的药物溶液；塑料中的增塑剂或其他成分也会溶入药液中，使药液不纯。因此通过试验后才能确定能否选用。塑料瓶可用气体灭菌。

③橡胶塞、橡皮帽的处理方法与输液橡胶塞的处理方法类似。

（2）药液的配滤　滴眼剂要求无菌，小量配制可在无菌操作柜中进行；大量生产时要按注射剂生产工艺要求进行。所用器具需洗净后干热灭菌，或用杀菌剂（用 75% 乙醇配制的 0.5% 度米芬溶液）浸泡灭菌，用前再用新鲜蒸馏水洗净。操作者双手宜用 75% 乙醇消毒，或戴灭菌手套，以避免细菌污染。

滴眼剂的配制与注射剂工艺过程几乎相同。对热稳定的药物，配滤后装入适宜的容器中，灌装灭菌。对热不稳定的药物可用已灭菌的溶剂和用具在无菌柜中配制，操作中应避免细菌的污染。药物、附加剂用适量溶剂溶解，必要时加活性炭（0.05% ~0.3%）处理，经滤棒、垂熔滤球或微孔滤膜过滤至澄明，加溶剂至足量，灭菌后做半成品检查。眼用混悬剂的配制，先将微粉化药物灭菌，另取表面活性剂、助悬剂加少量灭菌蒸馏水配成黏稠液，再与主药用乳匀机搅匀，添加无菌蒸馏水至全量。

（3）无菌灌封　目前生产上均采用减压灌装。灌装方法随瓶的类型和生产量的大小而改变。

（4）质量检查　详见滴眼剂质量要求部分。

（5）印字包装　印字同注射剂。滴眼剂包装形式很多，可根据具体条件选用。

3. 滴眼剂的质量评价及要求

（1）pH　正常眼睛可耐受的 pH 范围为 5.0 ~9.0，pH 6 ~8 时无不适感，小于 5.0 或大于 11.4 有明显的刺激性。滴眼剂的 pH 调节应兼顾药物的溶解度、稳定性、刺激性的要

求，同时亦应考虑 pH 对药物吸收及药效的影响。

（2）渗透压摩尔浓度　滴眼剂的渗透压除另有规定外，应与泪液等渗。照《中国药典》（2020 年版）渗透压摩尔浓度测定法（通则 0632）检查，应符合规定。眼球能耐受的渗透压范围相当于 0.6% ~1.5% 的氯化钠溶液，超过 2% 就会有明显不适。低渗溶液应该用合适的调节剂调成等渗。

（3）无菌　除另有规定外，照无菌检查法检查，应符合规定。

（4）可见异物　除另有规定外，滴眼剂照《中国药典》2020 年版可见异物检查法（通则 0904）中滴眼剂项下的方法检查，应符合规定。

（5）粒度　混悬型滴眼剂应进行药物颗粒的粒度检查。取供试品强烈振摇，立即量取适量（或相对于主药 10μg）置于载玻片上，共涂 3 片。照《中国药典》（2020 年版）粒度和粒度分布测定法（通则 0982 第一法）测定，每个涂片中大于 50μm 的粒子不得过 2 个（含饮片原粉的除外），且不得检出大于 90μm 的粒子。

（6）沉降体积比　混悬型滴眼剂（含饮片细粉的除外）不应结块或聚集，经振摇应易再分散。其沉降体积比应不低于 0.9。

（7）装量　每一容器的装量，除另有规定外，应不超过 10ml。

（8）装量差异　取供试品 20 个，分别称定内容物重量，计算平均装量，每个装量与平均装量相比较（有标示装量的应与标示装量相比较），超过平均重量 ±10% 者不得过 2 个，并不得有超过平均重量 ±20% 者。凡规定检查含量均匀度的眼用制剂，一般不再进行装量差异检查。

例 18－6　氯霉素滴眼液

【处方】 氯霉素 0.25g，氯化钠 0.9g，羟苯甲酯 0.023g，羟苯丙酯 0.011g，蒸馏水加至 100ml。

【用途】 本品用于治疗沙眼、急慢性结膜炎、眼睑缘炎、角膜溃烂、睑腺炎（麦粒肿）、角膜炎等。

【制法】 取羟苯甲酯和羟苯丙酯，加沸蒸馏水溶解，于 60℃ 时溶入氯霉素和氯化钠，过滤，加蒸馏水至足量，灌装，100℃、30 分钟灭菌。

【注解】 氯霉素对热稳定，配液时加热以加速溶解，用 100℃ 流通蒸汽灭菌。处方中氯化钠为渗透压调节剂，羟苯甲酯和羟苯丙酯为抑菌剂。处方中可加硼砂、硼酸做缓冲剂，亦可调节渗透压，同时还可增加氯霉素的溶解度，但此处不如用生理盐水为溶剂者稳定且刺激性小。

（二）眼膏剂

眼膏剂是一个广义的概念，包括狭义的眼膏剂、眼用乳膏剂、眼用凝胶剂。狭义的眼膏剂系指由原料药物与适宜基质均匀混合，制成溶液型或混悬型膏状的无菌眼用半固体制剂。眼用乳膏剂是由原料药物与适宜基质均匀混合，制成的乳膏状的无菌眼用半固体制剂。眼用凝胶剂是由原料药物与适宜辅料制成的凝胶状无菌眼用半固体制剂。

眼膏剂的特点：①基质具有无水和化学惰性的特点，宜于配制遇水不稳定的眼用制剂，如某些抗生素；②与滴眼剂相比眼膏剂在结膜囊内保留时间长，可起到长效作用；③能减轻眼睑对眼球的摩擦，有助于角膜损伤的愈合，常用于眼科术后用药；④夜晚使用可减少给药次数，延长眼内滞留时间。眼膏剂的缺点是有油腻感并使视力模糊。

1. 眼膏剂的制备　一般先制备眼膏基质，然后采用适宜方法加入药物，制成眼膏剂。

眼膏剂的基质应过滤并灭菌，不溶性原料药物应预先制成极细粉。

（1）眼用基质的制备　以眼膏剂基质的制备为例。

例 18－7　眼膏剂基质

【处方】黄凡士林 80g，灭菌液状石蜡 10g，无水羊毛脂 10g。

【制法】取无水羊毛脂、液状石蜡及黄凡士林置适宜容器内，加热熔化后，趁热过滤，滤液于 150℃ 干热灭菌 1 小时，即得。于密闭、阴凉处保存。

【注解】凡士林有黄、白两种，后者是前者漂白而成，白凡士林对眼黏膜有刺激性，不宜选用。

眼用乳膏剂、眼用凝胶剂基质的制备可参考本书第十八章软膏剂部分。

（2）含药眼膏剂的制备　如主药溶于水且性质稳定，可用适量的注射用水溶解，加灭菌眼膏基质，研和至水吸尽，再以倍量加入其余基质，研匀。如药物不溶于水或不宜用水溶解，须在无菌条件下将药物研细并通过 9 号筛，再与基质研匀，无菌分装，质量检查合格后，包装。

2. 眼膏剂的质量检查

（1）粒度　混悬型眼膏剂需进行粒度检查。取供试品 10 个，将内容物全部挤于合适的容器中，搅拌均匀，取适量（相当于主药 10μg）置于载玻片上，涂成薄层，薄层面积相当于盖玻片面积，共涂 3 片，每个涂片中大于 50μm 的粒子不得过 2 个，且不得检出大于 90μm 的粒子。

（2）金属性异物　取供试品 10 个，分别将全部内容物置于底部平整光滑、无可见异物和气泡、直径为 6cm 的平底培养皿中，加盖。在 10 个供试品中，含金属性异物超过 8 粒者，不得过 1 个，且其总数不得过 50 粒。具体检测方法参见《中国药典》（2020 年版）。

（3）无菌　照《中国药典》（2020 年版）四部无菌检查法检查，应符合规定。

（4）装量　除另有规定外，每个容器的装量应不超过 5g。

（5）装量差异　取供试品 20 个，分别称定（或称定内容物），超过平均重量 ±10% 者不得过 2 个，并不得有超过平均重量 ±20% 者。

（6）局部刺激性　眼膏剂、眼用乳膏剂、眼用凝胶剂应均匀、细腻、无刺激性，并易涂布于眼部，便于原料药物分散和吸收。

（三）洗眼剂

洗眼剂（eye lotions）系指由原料药物制成的无菌澄明水溶液，供冲洗眼部异物或分泌液、中和外来化学物质的眼用液体制剂。如生理盐水、2% 硼酸溶液等。

洗眼剂属用量较大的眼用制剂，应基本与泪液等渗并具有相近的 pH。多剂量的洗眼剂一般应加适当抑菌剂，并在使用期间内均能发挥抑菌作用。除另有规定外，每个容器的装量应不超过 200ml。

扫码“学一学”

第四节　口腔黏膜递药制剂

口腔黏膜递药系统（buccal and sublingual drug delivery system）是指药物经口腔黏膜吸收后发挥局部或全身治疗作用。口腔黏膜给药可以分为三类：舌下黏膜给药、颊黏膜给药和局部给药。与传统的口服给药相比，口腔黏膜给药方便且可随时停止，尤其适用于小儿和吞咽困难的患者或缺水条件下的患者服用。自 1874 年 Sobrero 报道了硝酸甘油口腔黏膜

吸收制剂以来，该给药方式发展迅速，已广泛用于心血管药物、止痛剂、镇静剂、止吐剂、激素、糖尿病等各类药物。部分已上市口腔黏膜给药制剂见表 18－4。

表 18－4　部分已上市的口腔黏膜给药制剂

商品名	活性成分	剂型	公司	用途
Buccastem®	丙氯拉嗪	片剂	Reckitt Benkiser Plc	镇静
Striant™	睾酮	片剂	Columbia Laboratories, Inc.	睾酮替代治疗
Nitrogard®	硝酸甘油	片剂	Forest Laboratories	心绞痛
Fentora™	芬太尼	片剂	Cephalon, Inc.	镇痛
Actiq®	芬太尼	锭剂	Teva Pharmaceuticals	镇痛
Onsolis®	芬太尼	膜剂	Meda Pharmaceuticals Inc.	镇痛
Oral－lyn™	胰岛素	喷雾剂	Generex Biotechnology	Ⅰ型和Ⅱ型糖尿病
Glytrin®	硝酸甘油	喷雾剂	Multiple international companies	心绞痛
Periogard®	氯己定	漱口剂	Procter and Gamble	牙龈炎
Decadron®	地塞米松	漱口剂	G&W Laboratories, Inc.	口腔炎症性疾病
Aphthasol®	氨来占诺	贴剂	Discus Dental, Inc.	口腔溃疡
Orabase®	曲安奈德	贴剂	Bristol－Myers Squibb Co.	抗炎

一、口腔黏膜生理结构

口腔黏膜被覆于口腔表面，由上皮层和黏膜固有层构成，中间由一基底膜相隔，如图 18－12 所示。其上皮为复层鳞状上皮，由外到内依次为角质层、颗粒层、棘层和基底层。基底层起连接和支持作用，具有选择通透性。固有层为致密结缔组织，有丰富的毛细血管和神经末梢。口腔黏膜面积约 200cm^2，不同部位的结构和功能不同，具体可分为三种类型，如图 18－13 所示：①咀嚼黏膜（masticatory mucosa）。覆盖在齿龈和硬腭表面，由角质化上皮组成，占口腔黏膜总面积的 25%。②被覆黏膜（lining mucosa）。覆盖在颊、舌下及软腭，上皮未角质化，渗透性能强，其中包括颊黏膜和舌下黏膜，占总面积的 60%。③特殊分化黏膜（specialized mucosa）。兼有上述两种黏膜的性质，覆盖舌背，占总面积的 15%。黏膜的部位、结构、厚度、面积及角质化程度决定了各种口腔黏膜对药物的透过性差异。

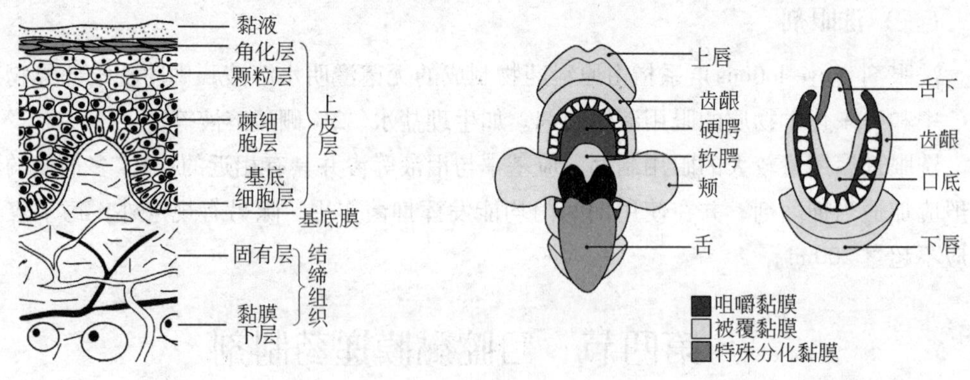

图 18－12　口腔黏膜生理结构示意图　　**图 18－13　口腔不同部位黏膜示意图**

人口腔各部位黏膜的解剖生理学特征见表 18－5，硬腭黏膜（palatal）和齿龈黏膜（gingival）为角质化上皮，构成口腔保护屏障；而颊黏膜（buccal mucosa）和舌下黏膜（sublingual mucosa）上皮均未角质化，利于吸收，是用于全身给药的主要部位。

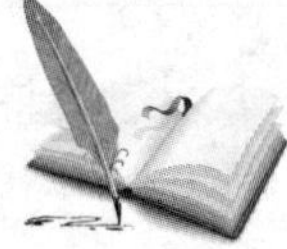

表 18－5　人口腔各部位黏膜的解剖生理学特征

类型	表面积（cm^2）	厚度（μm）	是否角质化
颊黏膜	50.2	500～600	否
舌下黏膜	26.5	100～200	否
齿龈黏膜	—	200	是
硬腭黏膜	20.1	250	是

二、药物口腔黏膜吸收途径及特点

（一）药物口腔黏膜吸收途径

药物在口腔黏膜的吸收主要通过两种途径：跨细胞途径（paracellular route，极性通道）和细胞旁路途径（transcellular route，非极性通道）。

1. 跨细胞途径　小分子和非离子型药物主要由被动扩散通过细胞膜，吸收符合 Fick 扩散定律。其透过黏膜层的速度很大程度上取决于药物分子大小及其脂溶性。一般情况下，分子越小，疏水性越强，其扩散通过黏膜层的速率越快。细胞膜对于一些分子量较小的水溶性分子如糖和氨基酸也具有渗透性。

2. 细胞旁路途径　极性或水溶性药物通常经细胞旁路途径（上皮细胞间的紧密连接和水性孔道）透过生物膜。紧密连接孔道的平均大小只有 1nm（10Å），因此分子量小于 1000 的极性药物可顺利通过细胞膜，而分子量大于 2000 的极性药物的透膜转运受到明显抑制。此外，细胞外间隙的脂质是药物、尤其是水溶性大分子药物透过的主要屏障。

（二）药物口腔黏膜吸收特点

口腔黏膜递药具有以下优点：①颊黏膜和舌下黏膜几乎无角质化，血管密集，血流丰富，黏膜组织的通透性好，药物可通过毛细血管直接进入体循环，可避开肝脏首过效应及胃肠道的破坏；②起效快，适用于急症的治疗，如冠心病、心绞痛等；③口腔黏膜处酶活性较低，可减少药物的酶降解；④口腔黏膜具有较强的对外界刺激的耐受性，与鼻黏膜相比，口腔黏膜不易损伤，修复功能强；⑤给药方便，可根据组织通透情况进行局部调整，减少药物毒副作用发生机率；⑥既可治疗局部病变，又可发挥全身治疗作用。

同时，口腔黏膜递药系统存在以下不足：①口腔黏膜的可渗透吸收面积较小，药物释放系统体积不能过大；②不自主的唾液分泌以及咀嚼、吞咽等口腔活动会加速药物离开作用部位而影响吸收；③该途径对药物制剂的味觉要求较高；④受药物在口腔内滞留时间限制，只有具有较高药理活性的药物适合该系统。

三、影响药物口腔黏膜吸收的因素

（一）生理因素

1. 口腔黏膜渗透性　角质化上皮外层约 20%～25% 的组织由复层扁平细胞构成，排列较紧密，为药物经口腔黏膜吸收的主要屏障；而颊黏膜和舌下黏膜上皮均未角质化，具有较好的渗透性。口腔黏膜渗透性的顺序为：舌下黏膜＞颊黏膜＞牙龈黏膜≈硬腭黏膜。舌下黏膜上皮层相对较薄，合适的药物在该部位可被快速吸收，适于速释给药，但由于唾液分泌及舌部活动的影响，药物难与黏膜保持长时间接触。颊黏膜较舌下黏膜厚，渗透性相对较低，但吸收面积大，表面平滑，且相对不活动，受唾液影响小，药物可保留较长时间，

适于缓控释给药。硬腭黏膜和齿龈黏膜虽也较薄，但由于其为角质化上皮，面积也较小，药物透过性较差，主要用于局部用药。

2. 唾液的影响 口腔中的唾液是由三大唾液腺（腮腺、舌下腺和下颚腺）以及黏膜下的颊腺和小唾液腺分泌的。唾液的流速影响其 pH 和组成，唾液 pH 的改变会影响药物的解离状态，因而影响药物的渗透性。同时，唾液的流速会影响药物在口腔给药部位的滞留时间，或在药物还没有被黏膜吸收之前就被吞咽了。另外，唾液分泌量有时间差异性，一般清晨唾液分泌最多，熟睡时分泌最少。

3. 口腔黏膜酶系统的影响 口腔中除唾液中的淀粉酶外，在黏膜中还含有一些降解酶，如酯酶、氨基肽酶、羧基肽酶、内肽酶等，这些酶会导致药物的代谢，妨碍药物的吸收。但与胃肠道相比，口腔中代谢酶活性要低得多。

此外，口腔运动对药物在黏膜处的停留时间有较大影响，如进食、说话、不自主吞咽等均会导致药物的快速流失。睡眠可显著延长口腔贴片的停留时间。

（二）药物理化性质

1. 溶解度 药物在渗透通过黏膜前必须先溶解于口腔黏液，因此药物在黏液中的溶解度会影响药物的吸收；某些药物由于在口腔黏液中溶解度极低，不适宜制成口腔制剂。

2. 相对分子质量 亲水性物质主要经细胞旁路途径吸收，因此其吸收速度与分子量大小有关，小分子药物能迅速透过口腔黏膜；而分子量大于 2000 的药物，其口腔黏膜渗透性急剧下降；大分子药物在无吸收促进剂的存在下，生物利用度很低。

3. 油水分配系数 对于未解离的化合物，它们的相对通透性与其油水分配系数有关。脂溶性较大和分子体积较小的药物更易透过口腔黏膜。舌下给药时非离子型药物油水分配系数在40～2000之间较好（$\log P$ 为 1.6～3.3）；$\log P$ 大于 3.3 的药物脂溶性过高则不溶于唾液；$\log P$ 小于 1.0 的药物则亲水性强，跨膜通透性差，需要增加给药剂量。具有适宜油水分配系数的分子型小分子药物可通过被动扩散机制吸收。

4. 解离度 口腔黏膜属于脂质膜，大部分弱酸和弱碱类药物的口腔黏膜吸收遵循 pH 分配学说，即分子型的药物易于透过，离子型药物难于透过，而分子型与离子型药物的比例则由环境的 pH 和药物的解离常数 pK_a 决定。

5. 药物与黏膜相互作用 药物所带电荷会影响药物经口腔黏膜的吸收。带正电荷的药物能与口腔黏膜中带负电荷的组分相结合，因此当分子量增加时，电荷也随之增加而有利于吸收。对于多肽和蛋白质药物，其易与膜组分形成氢键，从而影响药物吸收；有时其影响程度比药物脂溶性或电离状态的影响更大。

（三）剂型因素

口腔给药常用的剂型有贴剂、膜剂、喷雾剂、散剂、凝胶剂、软膏剂等。贴剂、膜剂比喷雾剂、散剂停留时间长，可以增加药物的吸收，而将药物制成单向多层贴片或膜剂可减少其黏膜外消除，增加药物吸收。目前研究最多的是生物粘附制剂，其可与黏膜层接触，通过疏水键、氢键、静电吸引力、范德华力等综合作用而产生粘附特性，延长药物在口腔的作用时间，利于药物吸收，并具有缓释作用。

四、口腔黏膜常用剂型

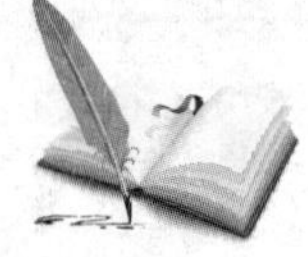

（一）液体制剂

液体制剂包括溶液剂、混悬剂等，一般起局部作用。普通液体制剂不易在口腔中滞留或靶向作用于颊黏膜，疗效不佳。应用新型口腔液体制剂——喷雾剂及亚微乳，疗效显著提高。加拿大 Generex 生物技术公司开发的胰岛素口腔喷雾剂（Oral - Lyn）已在多个国家上市，其中的胰岛素可通过口腔黏膜快速吸收。

（二）半固体制剂

半固体制剂包括凝胶剂、糊剂、乳膏剂、软膏剂等，可通过局部给药治疗口腔局部病变或通过口腔黏膜吸收发挥全身治疗作用。目前已上市的有含 0.1% 曲安奈德的生物粘附型糊剂（康宁乐口内膏）。

（三）固体制剂

口腔黏膜固体剂型主要包括口腔贴剂、口腔膜剂、口腔贴片、口腔黏附片、舌下片等，其中口腔贴片系指粘贴于口腔，经黏膜吸收后起局部或全身作用的片剂。因其能延长与黏膜的接触时间，且不影响患者进食和讲话而备受关注。

五、口腔黏膜递药系统的质量评价

口腔黏膜递药系统不仅需满足各剂型下的质量要求，还须考虑口腔黏膜给药的特点，建立黏膜给药系统的质量评价体系。表 18 - 6 为不同口腔黏膜剂型所需满足的质量评价指标。

表 18 - 6　口腔黏膜常用剂型及质量评价指标

检查项	片剂	膜剂/贴剂	凝胶剂/膏剂/乳剂	喷雾剂
重量差异	√	√		
含量均匀度	√	√	√	√
脆碎度	√			
抗压碎性	√			
抗张强度	√	√		
黏度			√	
雾粒粒径				√
崩解时限	√	√		
溶出度	√	√	√	
粘附时间	√	√	√	
粘附力	√	√	√	
渗透性	√	√	√	√
口腔吸收实验	√	√	√	√
滞留时间	√	√	√	√
药动学研究	√	√	√	√
药效学研究	√	√	√	√

例 18 - 8　硫酸吗啡颊膜片

【处方】硫酸吗啡 3g，羟丙甲纤维素 12g，卡波姆 934 9g，硬脂酸镁 1%，制成 100 片。

【制备】将羟丙甲纤维素和卡波姆 934 的混合物 21g，加硫酸吗啡 3g 与 1% 硬脂酸镁，混匀，直接压片，在药片背衬上涂上不透水的聚丙烯酸树脂。

【注解】本品为黏附片，使用时贴于口颊内。

扫码"学一学"

第五节　鼻黏膜递药制剂

鼻用制剂系指直接用于鼻腔，药物经鼻黏膜吸收而发挥局部或全身治疗作用的制剂。鼻腔给药历史悠久，但过去大多用于治疗鼻炎、鼻塞等局部疾病，近年来，发挥全身治疗作用的鼻腔给药制剂受到人们的广泛关注。

一、鼻腔的生理结构及药物吸收途径

根据功能及组织结构的不同，可将鼻腔分为3个区域：鼻前庭、嗅区和呼吸区。鼻前庭（nasal vestibule）位于鼻子的最外部，为从鼻孔到鼻瓣膜区（nasal valve）15mm的范围，几乎无吸收功能，只是空气流通过的第一道屏障。鼻腔位于鼻瓣膜后，长约6cm，总容积约为20ml。鼻中隔将鼻腔分为左右两个腔。

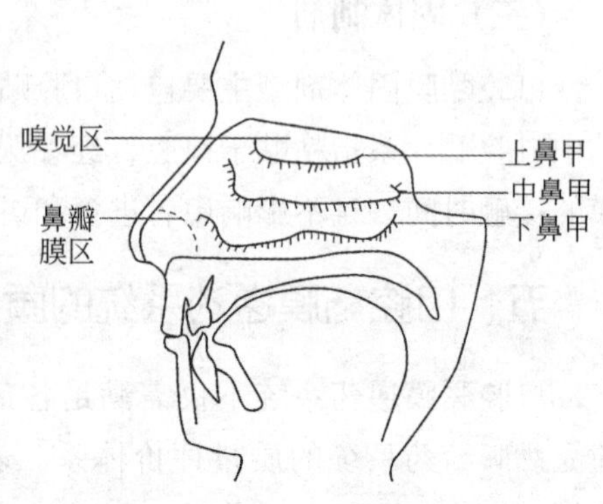

图18－14　人体鼻腔横截面示意图

如图18－14所示，鼻前庭和呈褶皱状的上、中、下鼻甲使鼻腔的空气通道呈弯曲状，空气流入鼻腔受到阻力而改变方向，伴随空气流进入鼻腔的大粒子大部分沉积在鼻前庭，很难被鼻腔吸收。嗅觉区位于鼻腔的顶部，紧贴筛板之下，面积约10cm^2。嗅觉区分布着无纤毛的嗅神经上皮细胞，其穿过薄薄的颅底筛板进入颅内；有些药物通过鼻腔给药后可通过嗅区转运，绕过血－脑脊液屏障直接进入脑脊液，从而进入中枢神经系统。呼吸区是鼻腔中最大的部分，也是鼻腔的主要吸收部位，药物由此吸收进入体循环。鼻腔壁上覆盖有黏膜，人鼻黏膜总面积约为160cm^2，其黏膜表面上皮细胞遍布微纤毛，这些微纤毛结构大大增加了鼻腔的有效吸收面积，同时鼻黏膜上皮细胞下还含有许多大而多孔的毛细血管和丰富的淋巴毛细管，能使药液迅速通过血管壁。

根据药物性质不同，同其他黏膜相似，药物经鼻黏膜的吸收主要通过两种途径：细胞旁路途径和跨细胞途径。细胞间的水性通道为水溶性药物的主要吸收途径，其吸收程度受限于药物的分子量；其他药物主要通过被动扩散跨细胞途径吸收。

二、药物鼻腔吸收特点

药物鼻腔吸收主要优点包括：①相对较大的吸收表面积，约150cm^2；②皮下血管丰富，血流量大，药物吸收迅速，起效快；③药物吸收后直接进入体循环，可避免肝脏首过效应；④给药方便，患者顺应性好，适于急救、自救；⑤酶活性相对较低；⑥鼻腔组织的渗透性相对较高；⑦鼻黏膜给药后，一部分药物可经嗅觉神经绕过血－脑屏障直接进入脑组织，有利于中枢神经系统疾病的治疗。

同其他给药途径一样，鼻腔递药亦存在一些缺点：①相对分子质量大于1000Da的药物，其透过性受到限制；②沉积在鼻腔的药物能被黏膜纤毛快速清除；③鼻腔黏膜中的酶可能将药物代谢失活；④鼻黏膜给药具有较大的种属差异；⑤制剂可能会对鼻黏膜造成刺激；⑥鼻腔的有限容积限制了单次用药剂量。

三、影响药物鼻腔吸收的因素

（一）生理学因素

生理学因素（年龄、性别、姿势、睡眠、运动等）和病理学因素均会影响药物的吸收。鼻黏膜中含有多种酶，这些酶会导致药物在鼻腔的代谢，妨碍药物的吸收。

（二）药物的理化性质

药物必须穿过或克服各种生理屏障到达黏膜层下的毛细血管才能发挥全身作用，药物的理化性质影响药物通过这些屏障的能力及速率。

1. 相对分子质量　药物相对分子质量大小与药物吸收有密切关系，通常相对分子质量小于1000Da的化合物易被吸收。应用吸收促进剂后，相对分子质量6000Da的药物经鼻给药后也可获得很好的生物利用度。

2. 脂溶性　药物透过鼻黏膜的吸收受其疏水/亲水平衡值的影响，药物亲脂性增强，其鼻黏膜吸收增加。药物从鼻腔向脑脊液中的递送也与药物的脂溶性有关。

3. pH　对于有机弱酸或有机弱碱性药物，其解离程度取决于环境pH。非解离分子比例越大，其鼻黏膜吸收量越大。

4. 药物与膜相互作用　对于多肽和蛋白质药物，其易于与膜组分形成氢键，从而影响药物的吸收。

（三）剂型因素

药物的鼻腔吸收不仅受传递途径内在特性的影响，而且受剂型影响。鼻腔气雾剂、喷雾剂和吸入剂在鼻腔中弥散度和分布面较广泛，药物吸收快，但易被黏膜纤毛清除。凝胶剂及生物粘附性微球因黏性较大，能降低鼻腔纤毛的清除作用，延长药物与鼻黏膜接触时间，改善药物的吸收。一些新的药物传递系统，如微球、脂质体、前体脂质体、纳米粒等，能保证药物在鼻腔的长时间滞留及与鼻黏膜的充分接触，因此更能提高药物的跨膜转运。

四、常用鼻腔给药剂型及质量要求

1. 常用剂型　鼻用制剂可分为鼻用液体制剂（滴鼻剂、洗鼻剂、喷雾剂等）、鼻用半固体制剂（鼻用软膏剂、鼻用乳膏剂、鼻用凝胶剂等）、鼻用固体制剂（鼻用散剂、鼻用粉雾剂和鼻用棒剂等）。鼻用液体制剂也可以固态形式包装，配套专用溶剂，在临用前配成溶液或混悬液。

2. 质量要求　鼻用制剂在生产及贮藏期间应符合下列规定：

（1）鼻用制剂可根据主要原料药物的性质和剂型要求选用适宜的辅料。通常含有调节黏度、控制pH、增加原料药物、提高制剂稳定性或能够赋型的辅料。除另有规定外，多剂量水性介质鼻用制剂应当添加适宜浓度的抑菌剂。在制剂确定处方时，该处方的抑菌效力应符合抑菌效力法（通则1121）的规定，制剂本身如有足够的抑菌性能，可不加抑菌剂。

（2）鼻用制剂多剂量包装容器应配有完整和适宜的给药装置。容器应无毒并洁净，不应与原料药物或辅料发生理化作用，容器的瓶壁要有一定的厚度且均匀。除另有规定外，装量应不超过10ml或5g。

（3）鼻用溶液剂应澄清，不得有沉淀或异物；鼻用混悬液若出现沉淀物，经振摇应易分散；鼻用乳状液若出现油相与水相分层，经振摇应易恢复成乳状液；鼻用半固体制剂应

柔软细腻，易涂布。

（4）鼻用粉雾剂中原料药物与适宜辅料的粉末粒径一般应为 30～150μm，鼻用气雾剂和鼻用喷雾剂喷出后的雾滴粒子绝大多数应大于 10μm。

（5）鼻用制剂应无刺激性，对鼻黏膜及其纤毛不应产生毒副作用。如为水性介质的鼻用制剂应调节 pH 与渗透压。

（6）除另有规定外，鼻用制剂还应符合相应制剂通则项下有关规定。

（7）除另有规定外，鼻用制剂应密闭贮存。

（8）除另有规定外，多剂量包装的鼻用制剂在开启后使用期最多一般不超过 4 周。

（9）鼻用制剂若为无菌制剂，应在标签或说明书中标明；如有抑菌剂还应标明抑菌剂的种类及浓度。

五、鼻用制剂的质量评价

鼻用制剂应无刺激性，对鼻黏膜及其纤毛不应产生毒副作用。除另有规定外，鼻用制剂还应符合相应制剂项下有关规定。鼻用制剂应密闭贮存。多剂量包装的鼻用制剂在启用后一般不超过 4 周。除另有规定外，鼻用制剂还应进行以下相应检查：

（1）沉降容积比　混悬型滴鼻剂沉降容积比应不低于 0.9。

（2）递送剂量均一性　定量鼻用气雾剂、混悬型和乳液型定量鼻用喷雾剂及多剂量储库型鼻用粉雾剂照《中国药典》（2020 年版）方法测定 10 瓶，测定收集液中的药量，应符合规定。

（3）装量差异　除另有规定外，单剂量包装的鼻用固体制剂或半固体制剂，取供试品 20 个，分别称定内容物重量，计算平均装量，超过平均装量 ±10% 者，不得过 2 个，并不得有超过平均装量 ±20% 者。凡规定检查含量均匀度的鼻用制剂，一般不再进行装量差异检查。

（4）装量　除另有规定外，单剂量包装的鼻用液体制剂，取供试品 10 个，将内容物分别倒入经标化的量入式量筒内，在室温下检视，每个装量与标示装量相比较，均不得少于其标示量。多剂量包装的鼻用制剂，照最低装量检查法（通则 0942）检查，应符合规定。

（5）无菌　除另有规定外，用于手术或创伤的，或临床必须无菌的鼻用制剂，照无菌检查法（通则 1101）检查，应符合规定。

（6）微生物限度　除另有规定外，照非无菌产品微生物限度检查微生物计数法（通则 1105）和控制菌检查（通则 1106）及非无菌药品微生物限度标准（通则 1107）检查，应符合规定。

例 18－9　芬太尼鼻腔喷雾剂（商品名 Lazanda）

【处方】枸橼酸芬太尼 314mg，果胶 2g，苯乙基醇 1ml，羟苯丙酯 40mg，甘露醇 8.3g，去离子水加至 200ml。

【制备】将 2g 果胶加入 180ml 水中，搅拌使溶解。向溶液中加入 1ml 苯乙基醇和 40mg 羟苯丙酯，再加入 314mg 枸橼酸芬太尼和 8.3g 甘露醇，完全溶解后补加去离子水定容至 200ml。溶液的 pH 为 4.2，渗透压为 330 mOsmol/L。

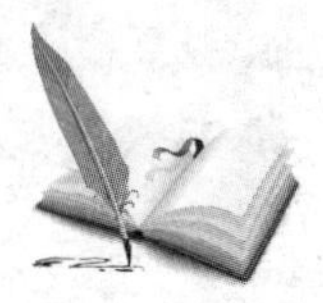

第六节　阴道黏膜递药制剂

阴道黏膜递药系统（vaginal drug delivery system）是指将药物置于阴道内，通过阴道黏膜吸收发挥局部或全身作用的一类制剂，可用于杀菌消毒、避孕、引产、流产、治疗癌症，甚至可实现蛋白、多肽类药物的全身吸收。

一、阴道的生理结构及吸收途径

（一）阴道的生理结构

人体阴道位于盆骨腔内，前邻尿道，后邻直肠，为管状腔道，长约 10～15cm，如图 18－15 所示。阴道是由黏膜和肌肉组织构成的富有弹性的管状器官，能收缩、扩张，通常呈紧缩褶皱。阴道壁由三层组织构成：外层为疏松结缔组织；中层为肌层，内含平滑肌；内层为黏膜层。阴道黏膜为复层鳞状上皮，表层细胞含有透明胶质颗粒但无角化层。阴道黏膜形成黏性横向褶皱，并存在少量分泌物以保持湿润。阴道黏膜黏液中存在多种肽代谢酶、过氧化酶和磷酸酯酶，以及能够代谢药物的微生物群。正常生理条件下，阴道呈酸性环境（pH 4～5），绝经期后，阴道黏液变为碱性。阴道血管分布丰富，血流经会阴静脉丛流向会阴静脉，最终流向腔静脉，可绕过肝的首过效应。

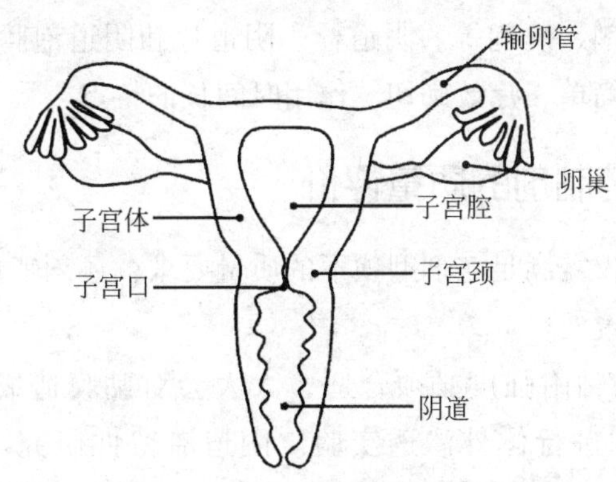

图 18－15　阴道生理结构示意图

（二）药物吸收途径

药物通过阴道黏膜吸收的途径主要有两种，一是通过细胞转运通道，另一种是通过细胞外转运通道。前者为脂溶性通道，后者为水性通道；阴道黏膜对药物转运以前者为主。药物在阴道黏膜的吸收除与其脂溶性及剂型有关外，还可能随月经周期而变化。

二、影响药物阴道黏膜吸收的因素

阴道黏膜吸收药物包含两个重要的步骤：药物从给药系统中释放并溶解于阴道液中和药物透过阴道黏膜。任何影响药物释放、溶解和药物膜转运的生理或制剂因素都能影响药物在阴道内的吸收。

（一）生理因素

阴道分泌液量、阴道壁厚度、宫颈黏液、pH 及特异的胞浆受体会影响药物吸收。同时，排卵周期、妊娠和绝经期时阴道上皮及阴道内 pH 的变化会导致阴道壁厚度随之发生变化，进而影响药物的吸收。

（二）药物理化性质

药物理化性质如分子量、亲脂性、电离性、表面电荷、化学性质等都会影响药物在阴

道的吸收。药物必须具有足够的亲脂性，以扩散形式通过脂质膜，但也要求有一定程度的水溶性以保证能溶于阴道液体。对于阴道膜渗透性高的药物（如黄体酮、雌甾醇等），吸收主要受阴道黏膜表面的流体静压扩散层通透性的影响。对于低阴道膜渗透性的药物（睾酮、氢化可的松等），吸收主要受阴道上皮渗透性的限制。

（三）剂型因素

选择何种剂型取决于临床用药需求。如要求发挥局部疗效，一般选用半固体或能快速溶化的固体系统；如要求发挥全身作用，一般优先考虑阴道粘附系统或阴道环。例如女性生殖器炎性反应的急性发作期需使用速效剂型；而慢性炎性反应、长效避孕药、提高局部或全身免疫力的抗原、抗体给药，则往往制成长效制剂。另外，制剂中所用材料的粘附性会影响药物在黏膜处的滞留时间，进而影响药物的吸收。

三、常用阴道给药剂型

阴道常用剂型包括阴道栓、阴道片、阴道泡腾片、阴道胶囊、阴用凝胶剂、阴用膜剂、阴道环、阴道黏膜粘附制剂、洗剂等。阴道栓、阴道片和阴道泡腾片是现阶段应用最多的阴道给药剂型，具有剂型简单、疗效确切、作用时间长的特点。

四、阴道黏膜递药制剂的质量评价

阴道黏膜递药制剂不仅需满足各剂型项下的质量要求，还须考虑阴道黏膜给药的特点，开展相关的质量评价。

阴道黏附制剂的生物粘附强度必须合适，太大会对黏膜造成损害，太小则易脱落。通常选用动物的黏膜组织进行体外渗透实验。阴道滞留性研究可通过将药物制剂给予动物阴道后，分别于不同时间用阴道模拟液冲洗阴道，合并冲洗液，测定药物滞留量。多采用家兔模型研究阴道制剂对黏膜的刺激性；这是因为家兔阴道黏膜上皮由单层柱状细胞覆盖构成，人类阴道黏膜上皮则由复层扁平细胞构成，前者对外界黏膜刺激物具有更高敏感性。

思考题

1. 简述药物肺部吸收的特点及途径。
2. 简述吸入颗粒在肺部的沉积机制。
3. 影响药物肺部沉积和吸收的因素有哪些？
4. 简述气雾剂的分类及组成，以及制备方法及质量评价。
5. 简述喷雾剂和雾化剂的特点。
6. 简述吸入粉雾剂的处方组成及质量评价方法。
7. 简述药物的直肠黏膜吸收途径。
8. 栓剂的常用基质有哪些？何为栓剂的置换价？如何制备栓剂？
9. 影响药物直肠吸收的因素有哪些？
10. 影响药物眼部吸收的因素有哪些？
11. 简述药物口腔黏膜吸收的特点，以及影响药物口腔黏膜吸收的因素。
12. 简述药物鼻腔吸收特点，以及影响药物鼻腔吸收的因素。

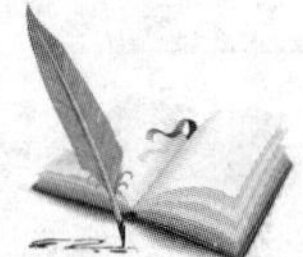

13. 简述影响药物阴道黏膜吸收的因素，常用阴道给药剂型有哪些？

（毛世瑞）

参考文献

［1］Hugh DCS，Anthony JH. Controlled pulmonary drug delivery［M］. 2nd. New York：Springer – Verlag，2011.

［2］Patel VF，Liu F，Brown MB. Advances in oral transmucosal drug delivery［J］. J Controlled Rel，2011，153：106 – 116.

［3］Hearnden V，Sankar V，Hull K，et al. New developments and opportunities in oral mucosal drug delivery for local and systemic disease［J］. Adv Drug Deliv Rev，2012，64：16 – 28.

［4］孟博宇，许向阳，王青松. 干粉吸入给药装置的研究进展［J］. 中国医药工业杂志，2010，41：698 – 703.

扫码“练一练”

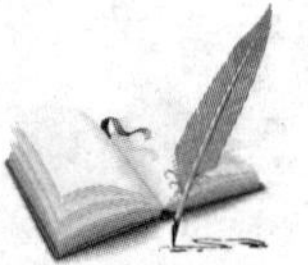

第十九章　皮肤递药制剂

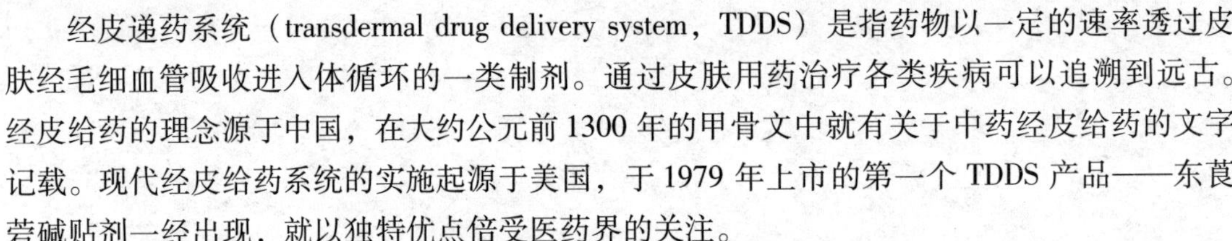
学习目标

1. 掌握　经皮吸收的影响因素；皮肤递药制剂的处方组成；常用基质和添加剂。
2. 熟悉　药物经皮吸收的途径；皮肤递药制剂的质量检查方法。
3. 了解　经皮吸收促进方法；制剂的制备方法。

第一节　概　述

扫码“学一学”

一、分类

经皮递药系统（transdermal drug delivery system，TDDS）是指药物以一定的速率透过皮肤经毛细血管吸收进入体循环的一类制剂。通过皮肤用药治疗各类疾病可以追溯到远古。经皮给药的理念源于中国，在大约公元前1300年的甲骨文中就有关于中药经皮给药的文字记载。现代经皮给药系统的实施起源于美国，于1979年上市的第一个TDDS产品——东莨菪碱贴剂一经出现，就以独特优点倍受医药界的关注。

皮肤递药制剂分为局部作用的传统制剂和现代经皮递药系统。前者包括软膏剂（ointments）、乳膏剂（creams）、糊剂（pastes）、凝胶剂（gels）、涂膜剂（paints）、硬膏剂（plasters）、巴布剂（cataplasms）、气雾剂（aerosols）、喷雾剂（sprays）、泡沫剂（foams）和微型海绵剂（microsponges）等；后者一般指贴剂（patches）。

二、特点

TDDS具有如下独特优点：①直接作用于靶部位发挥药效；②避免肝脏的首过效应和胃肠因素的干扰；③避免药物对胃肠道的副作用；④长时间维持恒定的血药浓度，避免峰谷现象，降低药物毒副反应；⑤减少给药次数，而且患者可以自主用药，特别适合于婴幼儿、老人及不宜口服给药的患者，提高患者的用药依从性；⑥发现副作用时，可随时中断给药。

如同其他给药途径，经皮给药亦存在一些缺点：①不适合剂量大或对皮肤产生刺激的药物；②由于起效较慢，不适合要求快速起效的药物；③药物吸收的个体差异和给药部位的差异较大等。

扫码“学一学”

第二节　药物经皮吸收

一、皮肤的构造及药物经皮吸收途径

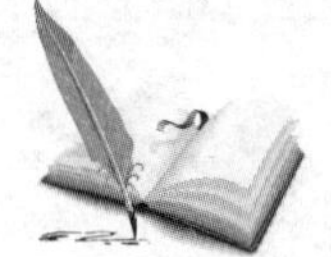

（一）皮肤的构造

对皮肤解剖学结构及其屏障功能的了解对于经皮吸收制剂的研究很有必要。简要地说，

皮肤可被分为两层：表皮层和真皮层，如图 19－1 所示。表皮（epidermis）层包括角质层、透明层、颗粒层、有棘层和基底层。真皮层主要由结缔组织构成，与皮下组织层无明显界限。真皮中还包含大量的毛细血管、淋巴及神经丛。皮肤的附属物包括毛囊和腺体（皮脂腺及汗腺）。这些附属器由表皮的管状开口延伸到真皮。

角质层（stratum corneum）是表皮的最外层，它是大多数物质经皮吸收的最主要屏障。角质层中的细胞间脂质主要由神经酰胺、胆固醇及脂肪酸组成，以多重薄片状双分子膜的形式存在。角质层中的蛋白质多数是由角化细胞浓缩而成的角蛋白纤维。

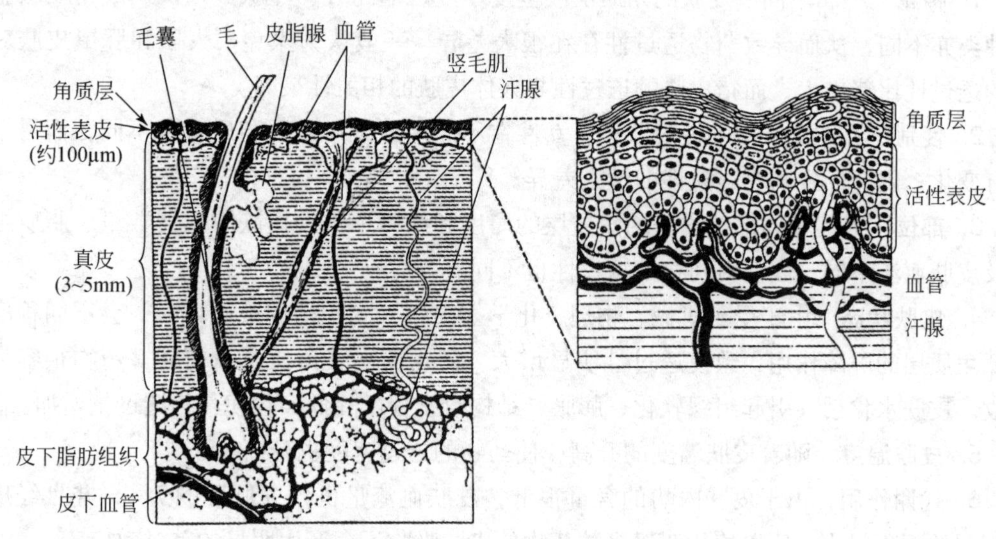

图 19－1　人体皮肤基本结构示意图

（二）药物经皮吸收途径

药物经皮吸收进入体循环的路径有两条，即经表皮途径和经附属器途径（图 19－2）。

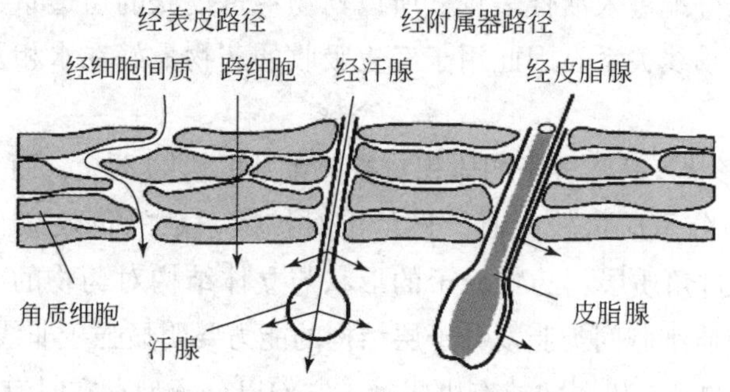

图 19－2　药物经皮吸收的途径示意图

1. 经表皮途径（transepidermal route）　是指药物透过表皮角质层进入活性表皮，扩散至真皮被毛细血管吸收进入体循环的途径。此途径是药物经皮吸收的主要途径。经表皮途径又分为细胞途径（transcellular route）和细胞间质途径（intercellular route）；前者系指药物穿过角质细胞达到活性表皮，而后者系指药物通过角质细胞间类脂双分子层到活性表皮。由于药物通过细胞途径时经多次亲水/亲脂环境的分配过程，所以药物的跨细胞途径占极小的一部分。药物分子主要通过细胞间质途径进入活性表皮，继而吸收进入体循环。

2. 经附属器途径（appendageal route）　另一条途径是经附属器途径，即药物通过毛囊、皮脂腺和汗腺吸收。药物通过附属器的渗透速度比经表皮途径快，但皮肤附属器仅占

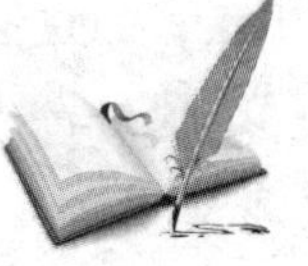

角质层面积的1%左右，因此该途径不是药物经皮吸收的主要途径。对于一些离子型药物或极性较强的药物，由于难以通过富含类脂的角质层，因此经皮肤附属器途径就成为其透过皮肤的主要途径。

二、影响药物经皮吸收的因素

（一）生理因素

1. 种属 种属不同，皮肤的角质层或全皮厚度、毛孔数、汗腺数以及构成角质层脂质的种类亦不同，从而导致药物透过性存在很大差异。一般认为家兔、大鼠和豚鼠皮肤对药物的透过性比猪皮大，而猪皮肤的透过性与人体皮肤的相关性最好。

2. 性别 男性皮肤比女性皮肤厚；女性在不同年龄段角质层脂质含量不同，而男性则没有变化；因此导致药物透过性的性别差异。

3. 部位 人体不同部位皮肤的角质层的厚度和细胞个数、皮肤附属器数量、脂质组成以及皮肤血流不同，因而对药物的透过性也不同。

4. 皮肤状态 由于受到机械、物理、化学等损伤，皮肤结构被破坏时，会不同程度地降低角质层的屏障作用，致使透过性明显增大。烫伤的皮肤角质层被破坏，药物很容易被吸收。皮肤水化后，引起组织软化、膨胀、结构致密程度降低，致使药物透过量增加。

5. 皮肤温度 随着皮肤温度的升高，使药物的透过速度也升高。

6. 代谢作用 由于皮肤内酶的含量很低，皮肤血流量也仅为肝脏的7%，并且经皮吸收制剂的面积很小，所以酶代谢对多数药物的皮肤吸收不会产生明显的首过效应。

（二）药物理化性质

1. 分配系数与溶解度 药物的油水分配系数是影响药物经皮吸收的主要的因素之一。脂溶性适宜的药物易通过角质层，进入活性表皮继而被吸收。因活性表皮是水性组织，脂溶性太大的药物难以分配进入活性表皮，所以药物穿过皮肤的通透系数的对数与油水分配系数的对数往往呈抛物线关系。因此用于经皮吸收的药物最好在水相及油相中均有较大溶解度。

2. 分子大小与形状 药物分子的体积对扩散系数的影响不大，而分子体积与分子质量有线性关系，因此当分子质量较大时，显示出对扩散系数的负效应。相对分子质量大于500Da的物质较难透过角质层。药物分子的形状与立体结构对药物的经皮吸收的影响也很大，线性分子通过角质细胞间类脂双分子层结构的能力要明显强于非线性分子。

3. pK_a 很多药物是有机弱酸或有机弱碱，它们以分子型存在时有较大的透过性，而离子型药物难以通过皮肤。表皮内pH为4.2～5.6，真皮内pH为7.4左右。经皮吸收过程中药物溶解在皮肤表皮的液体中，可能发生解离。

4. 熔点 一般情况下，低熔点药物易于透过皮肤，这是因为低熔点的药物晶格能较小，在介质（或基质）中的热力学活度较大。

5. 分子结构 药物分子具有氢键供体或受体，会与角质层的类脂形成氢键，这对药物经皮吸收起负效应。药物分子具有手性，其左旋体和右旋体显示不同的经皮透过性。

（三）剂型因素

1. 剂型 剂型能够影响药物的释放性能，进而影响药物的经皮吸收。药物从制剂中释放越快，越有利于经皮吸收。一般半固体制剂中药物的释放较快，骨架型贴剂中药物的释

放较慢。

2. **基质**　药物与基质的亲和力不同，会影响药物在基质和皮肤间的分配。一般基质和药物亲和力不应太大，否则药物难以从基质中释放并转移到皮肤。基质和药物的亲和力也不能太弱，否则载药量无法达到设计要求。

3. pH　给药系统内的 pH 能影响有机酸或有机碱类药物的解离程度，因为离子型药物的渗透系数小，而分子型药物的渗透系数大，因而影响药物的经皮吸收。

4. **药物浓度与给药面积**　大部分药物的稳态透过量与膜两侧的浓度梯度成正比，因此基质中药物浓度越大，药物经皮吸收量越大。但当浓度超过一定范围，吸收量不再增加。给药面积越大，经皮吸收的量亦越大，因此一般贴剂都有几种规格，但面积太大，则患者的用药依从性差，实际经验证明，贴剂面积不宜超过 $60cm^2$。

5. **透皮吸收促进剂**　一般制剂中添加透皮吸收促进剂，以提高药物的吸收速率，这有利于减少给药面积和时滞。促进剂的添加量对促透效果也有影响，添加量过少，起不到促进作用；添加量过多，则会对皮肤会产生刺激性。

三、药物经皮吸收的促进方法

皮肤是人体的天然屏障，阻碍药物进入体内。即使是有效剂量较低的一些药物，经皮透过速率也难以满足治疗需要，已成为 TDDS 开发的最大障碍。目前常用的促透方法包括：化学方法、物理方法和药剂学方法等。

（一）化学方法

常用的化学促透方法包括应用透皮吸收促进剂和离子对。

1. **透皮吸收促进剂（percutaneous penetration enhancers）**　是增强药物经皮透过性的一类物质。透皮吸收促进剂的应用是改善药物经皮吸收的首选方法。下面介绍目前已上市制剂中常用的几种透皮吸收促进剂。

（1）月桂氮䓬酮　月桂氮䓬酮是强亲脂性物质，其油水分配系数为 6.21，常用浓度为 1%～5%，促透作用广泛。月桂氮䓬酮常与丙二醇合用，产生协同作用。

（2）油酸　反式构型不饱和脂肪酸具有很强的打乱双分子层脂质有序排列的作用。油酸常与丙二醇合用产生协同作用，常用浓度小于 10%，浓度超过 20% 会引起皮肤红斑和水肿。

（3）肉豆蔻酸异丙酯　刺激性小，具有很好的皮肤相容性。肉豆蔻酸异丙酯与其他促进剂合用产生协同作用，如肉豆蔻酸异丙酯和 *N*－甲基吡咯烷酮合用可以大大降低起效浓度，减少毒性。

（4）*N*－甲基吡咯烷酮　具有较广泛的促透作用，对极性、半极性和非极性药物均有一定的促透作用。*N*－甲基吡咯烷酮具有用量低、毒性小、促进作用强等特点，但会引起人体皮肤红斑和其他刺激性现象，因而使其应用受到一定限制。

（5）醇类　低级醇类可以增加药物的溶解度，改善其在组织中的溶解性，促进药物的经皮透过。在外用制剂中，常用丙二醇作保湿剂，乙醇作药物溶剂。

（6）薄荷醇　具有清凉和止痛作用，具有起效快、毒副作用小等优点，常与丙二醇合用产生协同作用。

（7）二甲亚砜　二甲亚砜可被皮肤吸收，促透作用需要高浓度，对皮肤产生较严重的刺激性，因此其使用受到限制。

（8）表面活性剂　阳离子表面活性剂的促透作用优于阴离子和非离子表面活性剂，但对皮肤产生刺激作用，因此一般选择非离子表面活性剂。常用的表面活性剂有蔗糖脂肪酸酯类、聚氧乙烯脂肪醇醚类和失水山梨醇脂肪酸酯类等。

2. 离子对　离子型药物难以透过角质层，通过加入与药物带有相反电荷的物质，形成离子对（ion pairs），使之容易分配进入角质层类脂。当它们扩散到水性的活性表皮内，解离成带电荷的分子继续扩散到真皮。双氯芬酸、氟比洛芬等强脂溶性药物与有机胺形成离子对后，可显著增加其经皮透过量。

（二）物理方法

透皮吸收促进剂在 TDDS 的开发中，在减少贴剂的使用面积方面起到了积极作用，但是未能扩大 TDDS 候选药物范围。近年来，通过物理方法促进药物经皮吸收受到越来越多的关注。物理促透技术有效地扩大了可用于经皮给药的药物范围，特别是蛋白质类和肽类药物。物理促透方法可以通过控制外部能量，达到精密控制经皮吸收的目的。物理促透法包括离子导入（iontophoresis）、电致孔（electroporation）、超声导入（sonophoresis）、微针（microneedles）、无针注射递药系统（needle - free drug delivery system）等。这里仅介绍离子导入和微针技术。

1. 离子导入　离子导入是利用电流将离子型药物经由电极定位导入皮肤，进入局部组织或血液循环的一种生物物理方法，其原理如图 19－3 所示。药物离子从基质中通过皮肤进入组织，阳离子在阳极，阴离子在阴极通过静电排斥作用进入皮肤。药物的透过量与电流强度成正比，但从安全角度考虑，临床上电流强度应控制在 0.5mA/cm^{2}以下。离子导入经皮给药系统适用于离子型和大分子多肽类药物的经皮给药；可通过调节电流的大小来控制药物经皮导入的速率。除电流强度之外影响离子导入的因素还有电场持续时间、介质的 pH、药物解离性质和电极等。

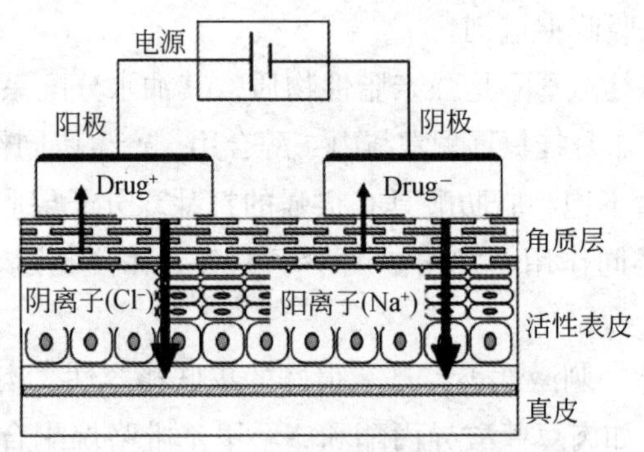

图 19－3　离子导入原理示意图

2. 微针　微针是通过微制造技术制成的极为精巧的微细针簇，一般高 10～2000μm、宽 10～50μm。微针刚好能穿破表皮。微针的经皮吸收促进机制是通过微针的穿刺作用对皮肤角质层造成轻度的物理损伤。通过微针的机械作用，在皮肤角质层上形成直径为微米级的空洞，并在微针移走后仍然存在，从而实现导入药物。微针贴片是将微针阵列敷于贴剂一侧的给药系统（图 19－4），具有注射器与经皮给药贴剂的双重优点，特别适合核酸类、多肽类和蛋白疫苗等生物技术药物的给药。

（三）药剂学方法

药剂学方法主要借助于微米或纳米药物载体，包括微乳（microemulsion）、脂质体（li-

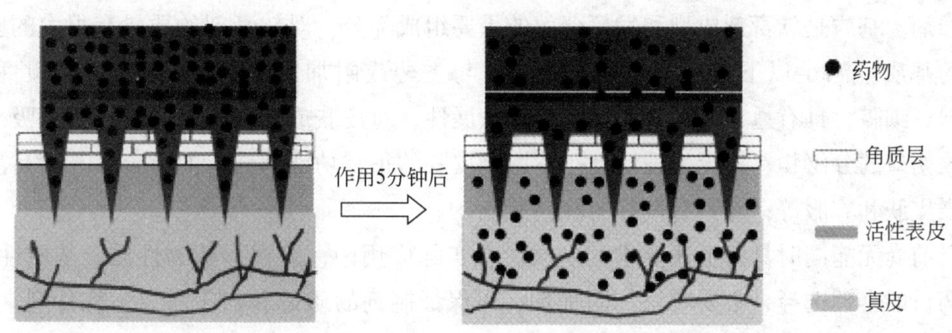

图 19－4　微针贴片作用示意图

posomes）、传递体（transfersomes）、醇脂体（ethosomes）、囊泡（niosomes）、纳米粒（nanoparticles）等，以改善药物透过皮肤的能力。

第三节　软膏剂、乳膏剂、糊剂

扫码“学一学”

一、概述

软膏剂（ointments）系指药物与油脂性或水溶性基质混合制成的均匀半固体外用制剂。根据药物在基质中分散状态不同，软膏剂可分为溶液型软膏剂和混悬型软膏剂。溶液型软膏剂是药物溶解（或共熔）于基质或基质组分中制成的软膏剂。混悬型软膏剂是药物细粉均匀分散于基质中制成的软膏剂。药物溶解或分散于乳状液型基质中形成的均匀的半固体外用制剂称为乳膏剂（creams）。根据基质不同，分为水包油型乳膏剂和油包水型乳膏剂。软膏剂、乳膏剂可长时间粘附或铺展于用药部位，主要使药物在局部发挥润滑皮肤、保护创面和治疗作用，如抗感染、止痒、消毒、麻醉等；也可吸收后发挥全身治疗作用，如硝酸甘油软膏。糊剂（pastes）系指大量的药物固体粉末（一般25%以上）均匀地分散在适宜的基质中所组成的半固体外用制剂。根据基质的不同，糊剂可分为含水凝胶性糊剂（如皮炎糊）和脂肪糊剂（如复方锌糊）。糊剂的稠度较软膏剂高，吸水能力较强，一般不妨碍皮肤的正常功能，具收敛、消毒、吸收分泌液作用。

软膏剂在我国具有久远的历史，是一种古老的剂型。随着科学的发展，许多新的基质、新型吸收促进剂、新型药物载体不断涌现，以及生产的机械化和自动化程度不断提高，推动了软膏剂的进一步发展。

软膏剂、乳膏剂、糊剂应符合以下规定：①均匀、细腻，涂于皮肤或黏膜上无刺激性；混悬型软膏剂中不溶性固体药物及糊剂的固体成分应预先粉碎成细粉，确保粒度符合规定。②具有适当的黏稠度，易涂布于皮肤或黏膜上，不融化，黏稠度随季节变化小。③性质稳定，软膏剂、乳膏剂、糊剂应无酸败、异臭、变色、变硬，乳膏剂不得有油水分离和胀气现象。④软膏剂、乳膏剂根据需要可添加保湿剂、抑菌剂、增稠剂、抗氧剂及透皮促进剂。⑤软膏剂应遮光密闭贮存；乳膏剂、糊剂应遮光密封，置于25℃以下贮存，不得冷冻。

二、软膏剂

（一）常用的基质

软膏剂主要由药物和基质组成，此外还常添加抗氧剂、抑菌剂、保湿剂、吸收促进剂

等附加剂。基质是软膏剂成型和发挥药效的重要组成部分，对软膏剂的质量有很大的影响。理想的基质应满足以下条件：①性质稳定，与主药或附加剂等无配伍禁忌，久贮稳定；②均匀、细腻，具有适宜的稠度、润滑性和涂展性，对皮肤或黏膜无刺激性；③有吸水性，能吸收伤口的分泌物；④无生理活性，不影响皮肤的正常功能与伤口的愈合；⑤容易洗除，不污染皮肤和衣服等；⑥具有良好的释药性能。

目前尚无能同时具备上述要求的基质。在实际应用中，应根据药物性质、基质性质以及用药目的合理选择，必要时添加附加剂，以保证制剂的质量和临床需要。软膏剂常用的基质有油脂性基质和水溶性基质。

1. 油脂性基质 该类基质的特点是对皮肤的润滑、保护作用较其他基质强，性质稳定，不易霉变，涂于皮肤上能形成封闭性的油膜，促进皮肤的水合作用，使皮肤柔润，防止干裂；但释药性能较差，疏水性强，不易用水洗除，不易与水性液体混合，因此，不适于有渗出液的创面、脂溢性皮炎、痤疮等。此类基质主要用于遇水不稳定的药物制备软膏剂。

（1）油脂类基质　系从动物或植物中得到的高级脂肪酸甘油酯及其混合物。动物油脂（如豚脂、羊脂、牛脂等）易酸败，现已很少用。植物油脂由于分子结构中存在不饱和键，易氧化，需添加抗氧剂。常用芝麻油、棉籽油、大豆油、花生油、橄榄油等。常与熔点较高的蜡类合用以制成稠度适宜的基质。

氢化植物油系植物油在催化作用下加氢而成的饱和或近饱和的脂肪酸甘油酯，比植物油稳定，稠度大。

（2）烃类基质　系从石油中得到的各种烃的混合物，大多数为饱和烃，性质稳定，不易酸败。此类基质较少单独使用，多与其他基质合用。

①凡士林（vaselin）：又称为软石蜡，有黄、白两种。凡士林是由分子量不同的烃类组成的半固体混合物，熔程为38～60℃。化学性质稳定，能与大多数药物配伍，特别适于遇水不稳定的药物。凡士林可单独用作软膏基质，对皮肤具有较强的软化、保护作用，但油腻性大、吸水性差，不适于急性且有多量渗出液的创面。可通过加入适量羊毛脂、胆固醇或某些高级醇类等改善其吸水性能。

②液体石蜡（liquid paraffin）：为液体饱和烃混合物，主要用于调节软膏的稠度；还可作为加液研磨的液体，与药物粉末一起研磨，以利于药物与基质混合。

③固体石蜡（paraffin）：为固体饱和烃混合物，熔程为50～65℃，主要用于调节软膏的稠度。

④微晶石蜡：为高沸点的长链烃类，熔程为60～85℃。粘附性能好，与其他液体油混合时具有防止油分分离等特性。用作膏状产品的上光剂。

⑤地蜡（ceresin）：主要为C_{29}～C_{35}直链烃，与石蜡相比分子量较大，相对密度、硬度和熔点（61～95℃）也高。主要用于调节软膏的稠度。

（3）类脂类基质　系高级脂肪酸与高级脂肪醇化合形成的酯类，具有一定的表面活性作用和吸水性能，多与其他油脂性基质合用，也可用于乳膏剂基质中增加稳定性。

①羊毛脂（lanolin）：通常指无水羊毛脂。为淡黄色黏稠半固体，稍有异臭，主要为胆固醇棕榈酸酯及游离的胆固醇类，熔程为36～42℃。具有优良的吸水性能，可吸收2倍的水形成W/O型乳剂。羊毛脂的性质与皮脂接近，利于药物渗透进入皮肤，但黏性太大，很少单用使用，常与凡士林合用，以改善凡士林的吸水性与渗透性。常用含30%水分的羊毛

脂（称为含水羊毛脂）。

②蜂蜡（bees wax）：主要为棕榈酸蜂蜡醇酯，含有少量游离醇及游离酸，熔程为62～67℃。属于弱的W/O型乳化剂，常用于O/W型乳膏剂基质中增加稳定性。

③鲸蜡（spermaceti wax）：主要为棕榈酸鲸蜡醇酯，还含有少量游离醇类，熔程为42～50℃。属于弱的W/O型乳化剂，常用于O/W型乳膏剂基质中增加稳定性。

（4）合成（半合成）油脂性基质　系由各种油脂或原料加工合成，不仅组成和原料油脂相似，保持其优点，而且在稳定性、皮肤刺激性和皮肤吸收性等方面都有明显的改善。常用的有角鲨烷、羊毛脂衍生物、硅酮、脂肪酸、脂肪醇、脂肪酸酯等。

①角鲨烷（squalene）：由鲨鱼肝中取得的角鲨烯加氢反应制得。为无色、无臭的油状液体，主要成分为六甲基二十四烷（异三十烷）及其纯度较高的侧链烷烃。具有良好的皮肤渗透性、润滑性和安全性。

②羊毛脂衍生物：为克服羊毛脂存在的缺陷（色泽及气味不佳，贮存过久出现色泽、气味及黏着性发生改变等），对羊毛脂进行改性，制得羊毛醇、氢化羊毛脂、乙酰化羊毛脂、聚氧乙烯羊毛脂等。

羊毛醇（lanosterol）由羊毛脂皂化后，分离含醇和胆固醇的部分而得，熔程为45～58℃。具有颜色浅、气味低、不黏等优点。具有良好的乳化能力，制成的W/O型乳剂稳定。在凡士林中加入5%的羊毛醇后可吸收3倍的水，且使乳剂具有抵抗弱酸破坏的能力，加鲸蜡醇和硬脂醇可进一步提高乳剂的稳定性。

乙酰化羊毛脂由羊毛脂与乙酐反应制得，熔程为30～40℃。具有羊毛脂的所有优点，有较好的抗水性能和油溶性，能形成抗水薄膜，保持皮肤水分。

聚氧乙烯羊毛脂由羊毛脂醇与环氧乙烷加成而得，为非离子表面活性剂，对皮肤无刺激、无毒，可作为乳化剂、分散剂。

氢化羊毛脂由羊毛脂经氢化钠还原而得，熔程为48～54℃。具有颜色浅、气味低、不黏、稳定性高、吸水性好的特点，可代替天然羊毛脂。

③硅酮（silicones）：又称为硅油，是一系列不同分子量的聚二甲基硅氧烷的总称。常用二甲基硅油（dimethicone）和甲苯基硅油，均为无色或淡黄色透明油状液体，无臭、无味。化学性质稳定，疏水性强，表面张力很小，易于涂布，润滑性好，对皮肤无刺激、无毒。常用于乳膏剂中作润滑剂，且可提高药物对皮肤的渗透能力。常与其他油脂性基质合用制成保护性软膏，用于防止亲水性物质如酸、碱液等对皮肤的刺激或腐蚀。

④脂肪酸、脂肪醇及其酯：脂肪酸主要和氢氧化钾或三乙醇胺等合并作用，生成肥皂作为乳化剂，常用的有棕榈酸、硬脂酸、异硬脂酸等。脂肪醇主要为C_{12}～C_{18}的高级脂肪醇，常用的有鲸蜡醇（十六醇）、硬脂醇（十八醇）等。脂肪酸酯多为高级脂肪酸与低分子量的一元醇酯化而成，与油脂可互溶，黏度低，延展性好，对皮肤渗透性好。

例19-1　白软膏

【处方】白蜂蜡50g，白凡士林950g。

【制法】取黄蜂蜡于水浴上加热熔化，加入白凡士林，保温使之液化，搅拌混匀，撤离水浴，不断搅拌至冷凝，即得。

【注解】本品为油膏基质。若使用黄蜂蜡与黄（或白）凡士林，则制得黄软膏。

2. 水溶性基质　水溶性基质通常释药较快，无刺激性，易洗除，可吸收组织分泌液，适用于湿润或糜烂的创面。但对皮肤润滑、软化作用较差，且其中的水分易蒸发而使软膏

变硬，易霉败，常需添加抑菌剂和保湿剂。常用的有聚乙二醇、甘油明胶、卡波姆、纤维素衍生物（后二者见水性凝胶基质）。

聚乙二醇（polyethylene glycol，PEG）常用适当比例的 PEG 4000 与 PEG 400 混合得到稠度适宜的软膏基质。PEG 易溶于水，能与渗出液混合，易洗除，化学性质稳定，不易霉败。但因吸水性强，常使皮肤有刺激感。一些含羟基、羧基的药物（如苯酚、水杨酸、苯甲酸、鞣酸等）可与 PEG 络合，导致基质过度软化；PEG 还会降低酚类、季胺盐类、羟苯酯类的抑菌活性。目前 PEG 基质已逐渐被水凝胶基质代替。

FAPG（fatty alcohol - propylene glycol）基质是一种无水无油基质，国外用的较多。主要由硬脂醇和丙二醇组成，还可含有少量聚乙二醇（增塑剂）、甘油或硬脂酸（增黏剂）、透皮吸收促进剂。其基本处方中硬脂醇含量为 15% ~45%，丙二醇为 45% ~85%，聚乙二醇为 0 ~15%。FAPG 基质的制品润滑、白皙、柔软，带有珠光。该基质具有以下特点：①无水，适于易水解的药物；②在皮肤上的铺展性好，粘附性好，可形成封闭性的薄膜；③不易水解，不易酸败，易洗除。

3. 软膏剂的附加剂 除了药物和基质外，软膏剂还常添加抗氧剂、抑菌剂、保湿剂、吸收促进剂等附加剂。常用的抗氧剂、抑菌剂、保湿剂见表 19 - 1。

表 19 - 1 软膏剂中常用的抗氧剂、螯合剂、抑菌剂与保湿剂

种类		举例
抗氧剂	水溶性抗氧剂	亚硫酸氢钠、焦亚硫酸钠、硫代硫酸钠、亚硫酸钠、维生素 C、半胱氨酸、蛋氨酸等
	油溶性抗氧剂	叔丁基对羟基茴香醚（BHA）、二丁基羟基甲苯（BHT）、没食子酸丙酯（PG）、维生素 E 等
	抗氧增效剂	枸橼酸、酒石酸等
螯合剂		依地酸二钠等
抑菌剂	醇	三氯叔丁醇等
	酸	苯甲酸、山梨酸等
	酚	苯酚、苯甲酚等
	酯	羟苯甲酯、羟苯乙酯等
	季铵盐	苯扎氯铵、苯扎溴铵
保湿剂	多元醇	甘油、丙二醇、山梨醇等

（二）制备

软膏剂的制备方法有研合法、熔合法。应根据药物与基质的性质、制备量以及设备条件选择具体方法。软膏剂的制备工艺流程如图 19 - 5 所示。

1. 基质的处理 对于油脂性基质，使用前需加热熔融后趁热过滤，除去杂质，再加热至 150℃ 灭菌 1 小时以上，并除去水分。

2. 药物的处理

（1）不溶性固体药物 需研成细粉后使用，药物细粉先与少量基质研匀或与液体成分研成糊状，再与其余基质研匀；或将药物细粉在不断搅拌下加到熔化的基质中，不停搅拌至冷凝。

（2）可溶于基质的药物 应先用适宜的溶剂溶解，再与基质混匀；例如生物碱盐类可先溶于少量水中，用羊毛脂吸收后再与其余基质混匀。若药物可溶于基质，则将油溶性药

物（如樟脑、薄荷油、松节油等）溶于熔化的基质中制成油脂性溶液型软膏；水溶性药物溶于少量水后，与水溶性基质混匀制成水溶性溶液型软膏。

（3）半固体黏稠性药物　如鱼石脂，可直接与基质混合，必要时可先与少量羊毛脂或蓖麻油混匀，再与凡士林等油脂性基质混匀。

（4）中药浸出物　当为液体（如煎剂、流浸膏等）时，先浓缩至稠浸膏再加入基质中混匀。固体浸膏可与少量水或稀醇等先研成糊状，再与基质混匀。

（5）共熔组分　如樟脑、薄荷、麝香等挥发性低共熔成分，可先使其共熔，再与冷却至40℃以下的基质混匀。

（6）对热敏感药物或挥发性药物　应在基质温度降至40℃左右时添加。

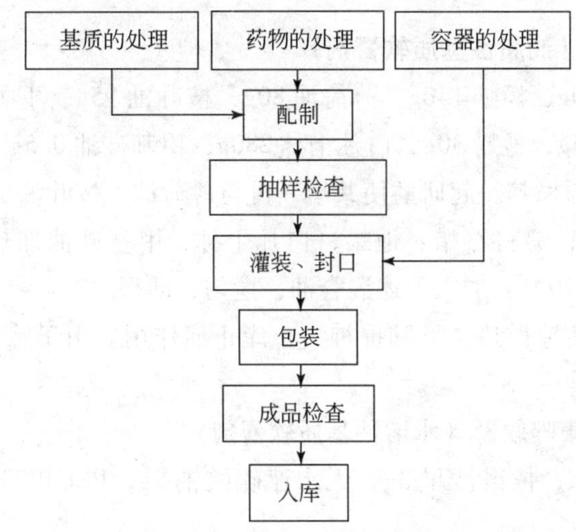

图 19－5　软膏剂制备工艺流程图

3. 制备方法

（1）研合法　由半固体和液体组分组成的软膏基质可用此法。该法适用于对热不稳定且不溶于基质的药物。先将药物粉末与适量基质研成糊状，再按等量递加法与其余基质混匀。大量生产时常用三辊研磨机（图 19－6）。

（2）熔合法　由熔点较高的组分组成的基质，常温下不能均匀混合，须用该法制备。先将高熔点的基质加热熔化，然后将其余基质依熔点高低顺序逐一加入，最后加入液体成分，熔合成均匀基质，再经过灭菌、过滤，称量后，加入药物（溶解或混悬其中），不断搅拌，均匀冷却至膏状即可。生产含不溶性固体药物的软膏剂时多使用搅拌机进行混合，并且通过齿轮泵回流数次，使软膏均匀。若不够细腻，通常用三辊研磨机进一步研磨使软膏更细腻均匀。

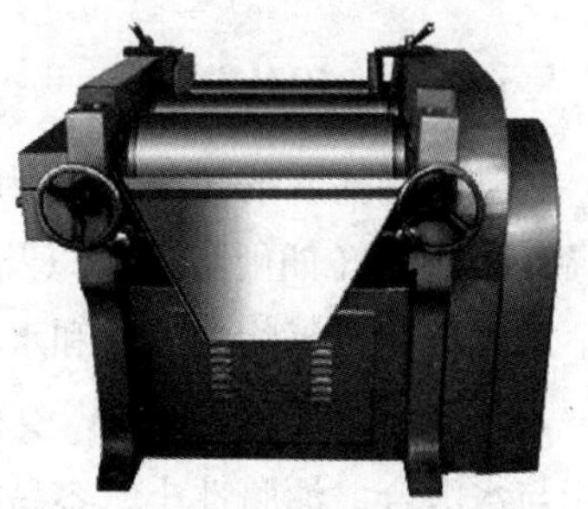

图 19－6　三辊研磨机

熔合法制备软膏剂时还须注意：①冷却速度不能太快，以免基质中高熔点组分呈块状析出；②冷却过程中需不断搅拌，以防不溶性药粉下沉，造成分散不均匀；③对热不稳定或挥发性成分应待冷至接近室温时加入；④冷凝成膏状后应停止搅拌，以免带入过多气泡。

4. 灌封与包装　大生产时使用软膏管（锡管、铝管或塑料管），采用软膏自动灌装、轧尾、装盒联动机进行灌封与包装［图 19－7（a）］。

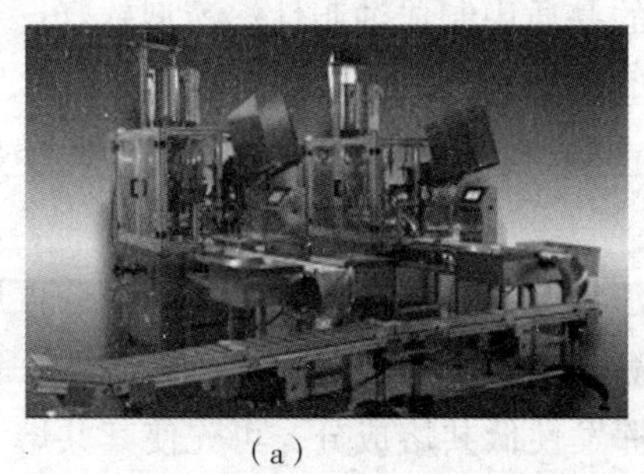
（a）

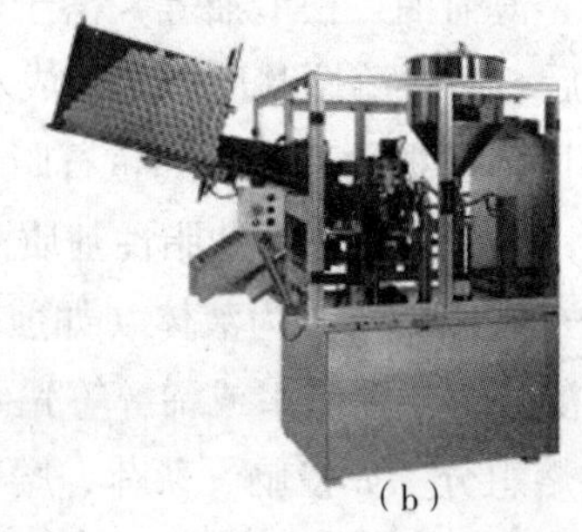
（b）

图 19-7　软膏灌封包装设备

（a）全自动软膏灌装、封尾、装盒联动机；（b）全自动软膏灌装、封尾机

例 19-2　清凉油（油脂性基质软膏剂）

【处方】 薄荷脑 140g，樟脑 140g，薄荷油 80g，桉叶油 95g，丁香油 38g，樟脑油 10g，肉桂油 10g，石蜡 176.5g，地蜡 30g，白凡士林 280g，甲基硅油 0.5g。

【制法】 将薄荷脑与樟脑一起研磨使共熔，再与薄荷油、桉叶油、丁香油、樟脑油、肉桂油混匀制成混合油料；另将石蜡、地蜡、白凡士林、甲基硅油加热至 110℃，以除去水分，过滤，放冷至 60～70℃，加入上述混合油，搅匀，即得。

【注解】 本品具有清凉散热、醒脑提神、止痒止痛作用。用于感冒头痛、中暑、晕车、蚊虫叮咬等。

例 19-3　复方酮康唑软膏（水溶性基质软膏剂）

【处方】 酮康唑 20g，依诺沙星 3g，无水亚硫酸钠 2g，PEG4000 300g，PEG400 605g，丙二醇 50g，蒸馏水 20g。

【制法】 用丙二醇将酮康唑、依诺沙星调成糊状，备用；将无水亚硫酸钠溶于蒸馏水中，备用。将 PEG 4000 和 PEG 400 在水浴上加热至 85℃使熔化，待冷至 40℃以下时，加入上述糊状物和亚硫酸钠溶液，搅匀即得。

【注解】 本品用于治疗浅表及深部真菌、细菌引起的各种皮肤感染和各种皮炎。

三、乳膏剂

（一）常用的基质

乳剂型基质的主要组分为油相、水相和乳化剂。常用的油相有硬脂酸、石蜡、蜂蜡、高级脂肪醇（如硬脂醇）以及用于调节稠度的凡士林、液状石蜡或植物油等。乳剂型基质不妨碍皮肤分泌物的分泌和水分蒸发，对皮肤的正常功能影响较小。

乳剂型基质分为 O/W 型和 W/O 型两类。O/W 型基质俗称“雪花膏”，含水量较高，能与水混合，油腻性小，容易涂布和洗除，药物的释放和透皮吸收较快。在贮存过程中易霉变，水分也易蒸发而使软膏变硬，故常需添加抑菌剂和保湿剂。需注意的是，O/W 型基质用于分泌物较多的皮肤（如湿疹）时，分泌物可重新透入皮肤而使炎症恶化。通常乳剂型基质适用于亚急性、慢性、无渗出液的皮肤破损和皮肤瘙痒症，忌用于糜烂、溃疡、水疱和化脓性创面。遇水不稳定的药物不宜制成乳膏剂。W/O 型基质俗称“冷霜”，油腻性较油脂性基质小，容易涂布，且水分从皮肤表面蒸发时有和缓的冷却作用。

乳剂型基质常用的乳化剂见表 19-2。

表 19－2　乳剂型基质常用乳化剂

<table>
<tr><th>类型</th><th colspan="2">名称</th><th>常用品种</th><th>作用</th></tr>
<tr><td rowspan="4">阴离子型</td><td rowspan="2">肥皂类</td><td>一价皂</td><td>一价金属（钠、钾、铵）氢氧化物或三乙醇胺等有机碱与脂肪酸生成的皂</td><td>O/W 型乳化剂</td></tr>
<tr><td>多价皂</td><td>二、三价金属（钙、镁、锌、铝）氢氧化物与脂肪酸生成的皂</td><td>W/O 型乳化剂</td></tr>
<tr><td colspan="2">脂肪醇硫酸酯</td><td>十二烷基硫酸钠</td><td>O/W 型乳化剂</td></tr>
<tr><td colspan="2">磷酸酯</td><td>十二烷基聚氧乙烯醚磷酸单乙醇胺</td><td>O/W 型乳化剂</td></tr>
<tr><td rowspan="8">非离子型</td><td colspan="2">高级脂肪醇</td><td>鲸蜡醇、硬脂醇</td><td>弱 W/O 型乳化剂，可增加乳剂稳定性和稠度</td></tr>
<tr><td rowspan="5">多元醇酯类</td><td>聚乙二醇脂肪酸酯</td><td>聚乙二醇－7－硬脂酸酯、聚乙二醇－20－硬脂酸酯</td><td>O/W 型乳化剂</td></tr>
<tr><td rowspan="2">脂肪酸甘油酯</td><td>硬脂酸甘油酯</td><td>弱 W/O 型乳化剂，不能用作主要乳化剂；与 O/W 型乳化剂合用，增加乳剂稳定性和稠度</td></tr>
<tr><td>聚乙二醇－7－氢化蓖麻油</td><td>W/O 型乳化剂</td></tr>
<tr><td>脂肪酸山梨坦类</td><td>油酸山梨坦（司盘 80）、硬脂酸山梨坦（司盘 60）</td><td>W/O 型乳化剂，很少单独作乳化剂，常与 O/W 型乳化剂合用，以取得良好乳化效果</td></tr>
<tr><td>聚山梨酯类</td><td>聚山梨酯 80、聚山梨酯 20</td><td>O/W 型乳化剂</td></tr>
<tr><td rowspan="2">聚氧乙烯醚衍生物</td><td>脂肪醇聚氧乙烯醚</td><td>硬脂醇聚氧乙烯醚（平平加 O）、山嵛醇氧乙烯醚</td><td>O/W 型乳化剂</td></tr>
<tr><td>烷基酚聚氧乙烯醚</td><td>乳化剂 OP</td><td>O/W 型乳化剂</td></tr>
</table>

例 19－4　含有机铵皂的乳剂型基质（一价皂）（O/W 型）

【处方】 硬脂酸 170.0g，羊毛脂 20.0g，液体石蜡 100.0ml，三乙醇胺 20.0g，甘油 50.0ml，羟苯乙酯 1.0g，蒸馏水加至 1000.0g。

【制法】 将硬脂酸、羊毛脂、液体石蜡在水浴上加热至 75～80℃使熔化（油相）；另将羟苯乙酯、甘油、三乙醇胺与水混匀，加热至与油相相同温度，然后缓缓加入油相中，边加边搅拌，直至冷凝，即得。

【注解】 处方中部分硬脂酸与三乙醇胺生成有机铵皂作为 O/W 型乳化剂。羊毛脂起辅助乳化作用，可增加油相的吸水性和乳剂稳定性；液体石蜡用于调节基质稠度，并具润滑作用；羟苯乙酯为抑菌剂；甘油为保湿剂。

例 19－5　含钙皂的乳剂型基质（多价皂）（W/O 型）

【处方】 硬脂酸 12.5g，蜂蜡 5.0g，单硬脂酸甘油酯 17.0g，地蜡 75.0g，白凡士林 67.0g，双硬脂酸铝 10.0g，液体石蜡 410.0ml，氢氧化钙 1.0g，羟苯乙酯 1.0g，蒸馏水加至 1000g。

【制法】 将硬脂酸、蜂蜡、地蜡和单硬脂酸甘油酯在水浴上加热熔化，加入白凡士林、

液体石蜡和双硬脂酸铝，加热至85℃（油相）；另将氢氧化钙、羟苯乙酯溶于蒸馏水中，加热至85℃（水相），缓缓加入油相中，边加边搅拌，直至冷凝，即得。

【注解】处方中部分硬脂酸与氢氧化钙生成的钙皂、双硬脂酸铝为W/O型乳化剂。单硬脂酸甘油酯起辅助乳化和稳定作用；液体石蜡用于调节基质稠度；羟苯乙酯为抑菌剂。

例19-6　含十二烷基硫酸钠的乳剂型基质（O/W型）

【处方】硬脂醇250g，白凡士林250g，十二烷基硫酸钠10g，丙二醇120g，羟苯甲酯0.25g，羟苯丙酯0.15g，蒸馏水加至1000g。

【制法】将硬脂醇与白凡士林在水浴上加热至75℃使熔化（油相）；另将羟苯乙酯和羟苯丙酯溶于蒸馏水中，加热至75℃（水相），逐渐加入油相中，边加边搅拌，直至冷凝，即得。

【注解】处方中的十二烷基硫酸钠为主要乳化剂，硬脂醇起辅助乳化及稳定作用；丙二醇为保湿剂；羟苯甲酯、羟苯丙酯为抑菌剂。

例19-7　油酸山梨坦为主要乳化剂的乳剂型基质（W/O型）

【处方】单硬脂酸甘油酯120g，蜂蜡50g，石蜡50g，白凡士林50g，液体石蜡250g，油酸山梨坦20g，聚山梨酯80 10g，山梨酸2g，蒸馏水加至1000g。

【制法】将单硬脂酸甘油酯、蜂蜡、石蜡、白凡士林、液体石蜡、油酸山梨坦在水浴上加热至80℃使熔化（油相）；另将聚山梨酯80、山梨酸溶于蒸馏水中，加热至相同温度（水相），逐渐加入油相中，边加边搅拌，直至冷凝，即得。

【注解】处方中油酸山梨坦为主要W/O型乳化剂，单硬脂酸甘油酯为较弱的W/O型乳化剂，起稳定与增稠作用。聚山梨酯80用以调节适宜的HLB值，形成稳定的W/O型乳剂型基质。

例19-8　聚山梨酯为乳化剂的乳剂型基质（O/W型）

【处方】硬脂酸150g，单硬脂酸甘油酯85g，白凡士林100g，聚山梨酯80 30g，甘油75g，山梨酸2g，蒸馏水加至1000g。

【制法】将硬脂酸、单硬脂酸甘油酯、白凡士林在水浴上加热至80℃使熔化（油相）；另将聚山梨酯80、甘油、山梨酸溶于蒸馏水中，混匀，加热至相同温度，将油相缓缓加入水相中，边加边搅拌，直至冷凝，即得。

【注解】处方中聚山梨酯80为O/W型乳化剂。硬脂酸、单硬脂酸甘油酯、白凡士林为油相，单硬脂酸甘油酯还起辅助乳化及稳定作用；甘油为保湿剂；山梨酸为抑菌剂。

例19-9　含平平加O的乳剂型基质（O/W型）

【处方】鲸蜡醇100g，白凡士林100g，液体石蜡100g，平平加O 25g，甘油50g，羟苯乙酯1g，蒸馏水加至1000g。

【制法】将鲸蜡醇、白凡士林、液体石蜡于水浴上加热至80℃使熔化（油相）；另将平平加O、甘油、羟苯乙酯溶于蒸馏水中，加热至相同温度（水相）；将油相加入水相，边加边搅拌，直至冷凝，即得。

【注解】处方中平平加O为O/W型乳化剂，鲸蜡醇、白凡士林、液体石蜡为油相，鲸蜡醇还起辅助乳化及稳定作用，液体石蜡用于调节稠度；甘油为保湿剂；羟苯乙酯为抑菌剂。

（二）制备

乳膏剂的制备采用乳化法，通常包括熔化过程和乳化过程，生产工艺流程如图19-8所示。

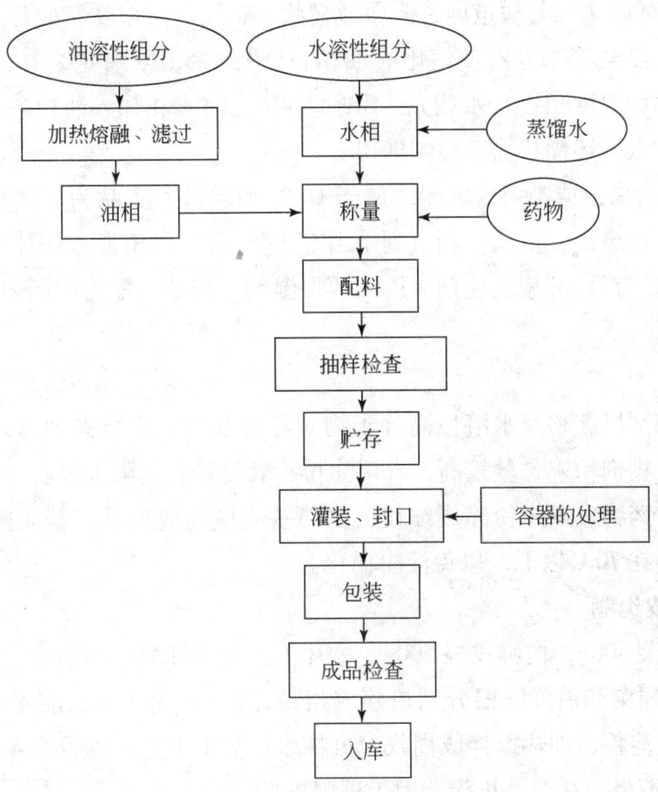

图 19－8　乳化法生产工艺流程图

将处方中的油脂性和油溶性组分一起加热至 80℃左右使熔化，过滤后得到油相；另将水溶性组分溶于水后一起加热至 80℃左右（略高于油相温度，以防止两相混合时油相中的组分过早析出或凝结）得到水相，将水相溶液慢慢加入油相中，边加边搅至冷凝。生产中主要使用真空乳化机（图 19－9），还可在温度冷凝至约 30℃时再通过胶体磨或软膏研磨机使产品更加细腻均匀。

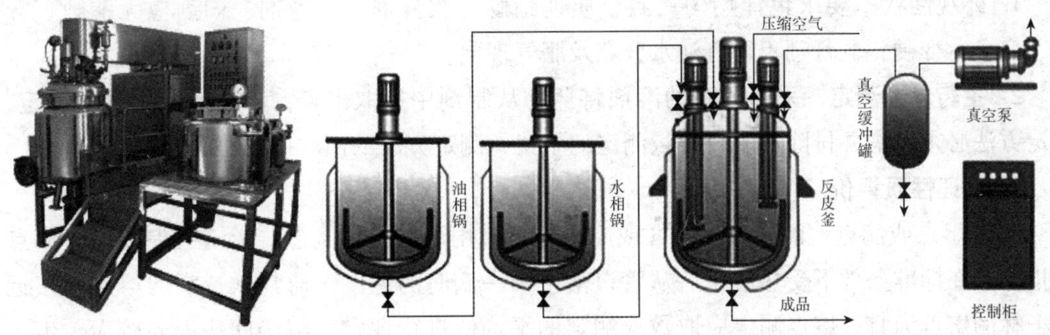

图 19－9　真空乳化机

乳化法中油、水两相的混合方法有三种：①两相同时混合，适用于大量生产的机械操作；②分散相加到连续相中，适用于含小体积分散相的乳剂系统；③连续相加到分散相中，适用于多数乳剂系统，在混合过程中乳剂发生转型，使分散相的粒子更细。

例 19－10　硝酸咪康唑乳膏

【处方】 硝酸咪康唑 2g，单硬脂酸甘油酯 12g，硬脂醇 5g，液体石蜡 5g，聚山梨酯 80 3g，羟苯乙酯 0.1g，丙二醇 15g，蒸馏水加至 100g。

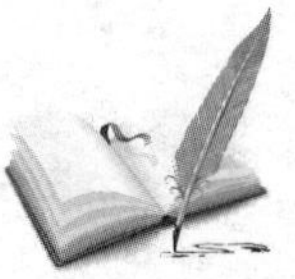

【制法】将硝酸咪康唑与适量丙二醇研成糊状，备用。将单硬脂酸甘油酯、硬脂醇、液体石蜡在水浴上加热至75℃左右使熔化（油相）；另将聚山梨酯80、丙二醇、羟苯乙酯溶于水，加热至与油相温度相近（水相），不断搅拌下，将水相加入油相中，搅拌冷凝，待膏体成半固体时，加入上述糊状物，搅匀即得。

【注解】本品为白色或类白色乳膏，属于O/W型乳膏。本品为广谱抗真菌药，适用于体股癣、手足癣、花斑癣，皮肤、指（趾）甲念珠菌病，口角炎、外耳炎，念珠菌性的阴道炎。聚山梨酯80为O/W型乳化剂，丙二醇保湿剂，羟苯乙酯为抑菌剂。

四、糊剂

含水凝胶性糊剂以淀粉及水溶性高分子物质等为基质；脂肪糊剂以凡士林、羊毛脂或其混合物为基质；糊剂粉末含量较高，常用淀粉、氧化锌、白陶土等。

制备糊剂时，药物应事先粉碎成细粉，再与基质搅匀成糊状。基质需要加热时，温度不能过高，应控制在70℃以下，以免淀粉糊化。

例19－11　皮炎糊

【处方】白屈菜500g，白鲜皮根500g，冰片1g，淀粉100g。

【制法】将白屈菜和白鲜皮根分别粉碎成粗粉，用pH 4.0的乙酸水和70%乙醇渗漉，制成流浸膏，加入淀粉，加热搅拌成糊状。再将冰片溶于少量乙醇后加入搅匀，即得。

【注解】本品消炎，祛湿，止痒。用于稻田皮炎、脚气等。

五、质量检查

《中国药典》（2020年版）四部（通则0109和0110）规定软膏剂、乳膏剂、糊剂应检查粒度、装量、微生物限度等，用于烧伤［除程度较轻的烧伤（Ⅰ°或浅Ⅱ°）外］、严重创伤或临床必须无菌的软膏剂和乳膏剂还应进行无菌检查。此外，质量评价还应包括外观性状、主药含量、物理性质、刺激性、稳定性以及软膏中药物的释放、穿透及吸收。

1. 外观性状　要求色泽均匀一致，质地细腻；软膏剂、乳膏剂、糊剂应无酸败、异臭、变色、变硬，乳膏剂不得有油水分离及胀气现象。

2. 主药含量测定　采用适宜的溶剂将药物从制剂中提取出来，再进行药物含量测定，测定方法必须考虑并排除基质对含量测定的干扰，测定方法的回收率要符合要求。

3. 物理性质评价

（1）熔点或滴点　油脂性基质（或原料）可应用熔点（或滴点）检查控制质量。滴点系指样品在标准条件下受热熔化后从管口落下第一滴时的温度。通常软膏剂的熔点以接近凡士林的熔点为宜。熔点测定应取数次测定的平均值进行评定。由于此法误差较大，生产上多采用滴点为45～55℃的标准。

（2）黏度和流变性测定　对于牛顿流体（如液状石蜡、二甲基硅油等）测定黏度即可。大多数软膏剂和乳膏剂属于非牛顿流体，除黏度外，还有屈服值、触变指数等流变性。流变性是软膏剂和乳膏剂基质的最基本物理性质，考察半固体制剂的流变学性质，对剂型设计、处方组成及制备、制剂质量控制等具有重要意义。

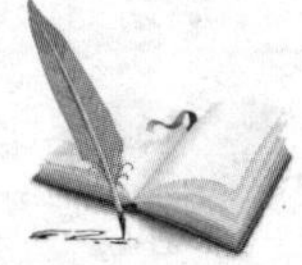

常用的测定软膏剂黏度和流变性的仪器有旋转黏度计（适用范围为10^2～10^{14} mPa·s），落球黏度计（适用范围为10^{-2}～10^6mPa·s）和插度计等。

（3）酸碱度　软膏剂的酸碱度以近中性为宜。可取样品加适当的溶剂（水或乙醇）振摇后，测定所得溶液的 pH。O/W 型乳膏剂的 pH 应不大于 8.3，W/O 型乳膏剂的 pH 应不大于 8.5。

4. 刺激性（软膏剂、乳膏剂） 涂于皮肤时，不得引起疼痛、红肿或产生斑疹等不良反应。皮肤用软膏剂和乳膏剂的刺激性试验一般将供试品涂在已剃毛的家兔背部皮肤上至少 4 小时。在去除药物后 30 ~ 60 分钟、24 小时、48 小时和 72 小时肉眼观察并记录涂敷部位有无红斑、水肿等情况，评价皮肤刺激强度。

5. 稳定性（软膏剂、乳膏剂） 加速试验在温度 30℃ ±2℃、相对湿度 65% ±5% 的条件进行 6 个月。定时取样检查性状、均匀性、含量、粒度、有关物质，乳膏剂还须检查分层现象，应符合规定。

乳膏剂还应进行耐热、耐寒试验。将供试品分别置于 55℃ 恒温 6 小时及 -15℃ 放置 24 小时，应无油水分离。一般 W/O 型乳膏剂耐热性差，油水易分层；O/W 型乳膏剂耐寒性差，易变粗。

6. 粒度 除另有规定外，混悬型软膏剂取适量供试品，置于载玻片上涂成薄层，薄层面积相当于盖玻片面积，共涂 3 片，照粒度和粒度分布法检查，均不得检出大于 180μm 的粒子。

7. 装量 按照最低装量检查法检查，应符合规定。

8. 无菌 用于烧伤［除程度较轻的烧伤（Ⅰ°或浅Ⅱ°）外］、严重创伤或临床必须无菌的软膏剂和乳膏剂，按照无菌检查法检查，应符合规定。

9. 微生物 限度除另有规定外，照非无菌产品微生物限度检查：微生物计数法和控制菌检查法及非无菌药品微生物限度标准检查，应符合规定。

10. 药物释放、穿透及吸收性的测定方法

（1）释放度检查法　释放度检查方法有很多，如表玻片法、渗析池法、圆盘法等。这些方法不能完全反映制剂中药物的吸收情况，但可作为企业的内控标准。表玻片法是在表玻片（直径 50mm）与不锈钢网（18 目）之间装有一个铝塑的软膏池，可将半固体的制剂装入其中，用 3 个夹子将这三层固定在一起，有效释药面积为 46 cm^2，然后采用桨法进行测定。

（2）体外试验法　包括离体皮肤法、半透膜扩散法、凝胶扩散法和微生物扩散法等，离体皮肤法与实际情况较为接近。离体皮肤法是剥离的动物皮肤固定在扩散池中，测定不同时间从供给池穿透皮肤进入到接受池溶液中的药物量，以此计算药物对皮肤的渗透率。

（3）体内试验法　将制剂涂于人或动物皮肤上，一定时间后进行测定。测定方法可采用体液与组织器官中药物含量测定法、生理反应法、放射性示踪原子法等。

第四节　凝胶剂

扫码“学一学”

一、概述

凝胶剂（gels）系指药物与能形成凝胶的辅料制成的具有凝胶特性的稠厚液体或半固体制剂。通常凝胶剂限局部用于皮肤及体腔（如鼻腔、阴道和直肠）。乳状液型凝胶剂又称为乳胶剂（emulgels）。由高分子基质（如西黄蓍胶等）制成的凝胶剂也可称为胶浆剂。小分子无机药物（如氢氧化铝）的小粒子以网状结构存在于液体中形成的凝胶剂，属两相分散

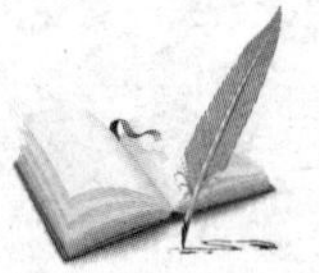

系统，也称为混悬型凝胶剂。混悬型凝胶剂可具有触变性，静止时为半固体而搅拌或振摇时则成为液体。

凝胶剂的基质属于单相分散系统，可分为水性基质与油性基质。水性凝胶基质一般由水、甘油或丙二醇与纤维素衍生物、卡波姆和海藻酸盐、西黄蓍胶、明胶、淀粉等构成；油性凝胶基质由液状石蜡与聚乙烯或脂肪油与胶体硅或铝皂、锌皂等构成。临床上应用较多的为水性基质凝胶剂。

近年来，随着制剂新技术以及凝胶材料的发展，出现了一些新型凝胶剂，如脂质体凝胶剂、微乳凝胶剂等复合凝胶剂以及温度敏感凝胶剂、pH 敏感凝胶剂等环境敏感型凝胶剂，成为近年研究热点。

凝胶剂应符合以下要求：①凝胶剂应均匀、细腻，常温时保持胶状，不干涸或液化；②混悬型凝胶剂中的胶粒应分散均匀，不应下沉结块；③根据需要，凝胶剂中可加入保湿剂、抑菌剂、抗氧剂、乳化剂、增稠剂和透皮吸收促进剂等；④凝胶剂基质不应与药物发生相互作用；⑤除另有规定外，凝胶剂应遮光密闭贮存，并应防冻。

二、水性凝胶基质

水性凝胶基质具有以下优点：①无油腻感，易于涂展，易于洗除；②能吸收组织渗出液，不妨碍皮肤正常功能；③稠度小，利于药物释放，特别是水溶性药物的释放。缺点是润滑性较差，容易失水和霉变，常需加入较大量的保湿剂和抑菌剂。

水性凝胶基质可使用天然、半合成及合成高分子材料，常用的海藻酸盐、明胶、果胶、纤维素衍生物、淀粉及其衍生物、聚维酮、聚乙烯醇、聚丙烯酸类（如卡波姆、聚丙烯酸、聚卡波菲等）。

环境敏感水凝胶（environmental sensitive hydrogel）也称为智能水凝胶（smart hydrogels），可对物理刺激（温度、光、电场、压力等）、化学刺激（pH 等）和生化刺激（特异的识别分子）等外界刺激产生响应，发生体积变化、凝胶－溶胶转变等物理结构和化学性质的突变。如聚丙烯酸类、壳聚糖衍生物、海藻酸、改性纤维素、结冷胶等 pH 敏感型水凝胶，泊洛沙姆 407、聚 *N*－异丙基丙烯酰胺等温度敏感型水凝胶。

1. 卡波姆（carbomer） 为丙烯酸与烯丙基蔗糖或烯丙基季戊四醇交联的高分子聚合物，按黏度不同分为卡波姆 934、卡波姆 940、卡波姆 941 等。本品为白色疏松性粉末，引湿性强。可在水中迅速溶胀，但不溶解，水分散液呈酸性，黏度较低。当用碱中和时，在水中逐渐溶解，黏度迅速增大，浓度较大时形成具有一定强度和弹性的半透明状凝胶。在 pH 6～11 之间达到最大黏度或稠度。卡波姆凝胶具有显著的塑性流变性质。以卡波姆为基质的凝胶剂具有释药快、无油腻性、易于涂展、润滑舒适、对皮肤和黏膜无刺激性等优点，特别适于治疗脂溢性皮肤病。盐类电解质、强酸可使卡波姆凝胶的黏度下降，碱土金属离子以及阳离子聚合物等可与之结合成不溶性盐。

例 19－12　卡波姆为基质水凝胶

【处方】 卡波姆 940 10g，甘油 50g，聚山梨酯 80 2g，氢氧化钠 4g，乙醇 50g，羟苯乙酯 0.5g，蒸馏水加至 1000g。

【制法】 取卡波姆 940、甘油、聚山梨酯 80 与 800ml 蒸馏水混合，使卡波姆溶胀，将氢氧化钠溶于适量蒸馏水中后加入上述液体中搅拌，将羟苯乙酯溶于乙醇后逐渐加入搅匀，再加入余量的蒸馏水，搅匀，即得透明凝胶。

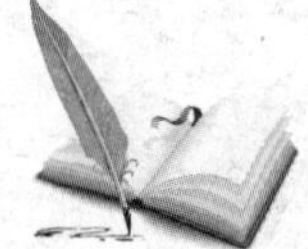

【注解】 氢氧化钠为pH调节剂，使形成凝胶；甘油为保湿剂，羟苯乙酯为抑菌剂。

2. 纤维素衍生物　常用的有羧甲基纤维素钠（CMC－Na）、甲基纤维素（MC）、羟丙甲纤维素（HPMC）等。常用浓度为2%～6%。CMC－Na易分散于水中形成透明胶状溶液，在乙醇等有机溶剂中不溶。CMC－Na在pH低于2时产生沉淀，大于10时黏度迅速下降。CMC－Na遇强酸、多价金属离子和阳离子型药物均可形成沉淀，应予以避免。MC溶于冷水，不溶于热水、无水乙醇、乙醚、丙酮等。MC在冷水中膨胀形成澄明及乳白色的黏稠胶体溶液，在pH 2～12时稳定。MC与氯甲酚、鞣酸及硝酸银有配伍禁忌。HPMC溶于冷水，不溶于热水、无水乙醇、乙醚等。HPMC溶于冷水成黏性溶液，在pH 3.0～11.0时稳定。该类基质粘附性较强，较易失水干燥而有不适感，常需加入保湿剂。

例19－13　羧甲基纤维素钠为基质水凝胶

【处方】 羧甲基纤维素钠50g，甘油150g，三氯叔丁醇5g，蒸馏水加至1000g。

【制法】 取羧甲基纤维素钠与甘油研匀，加入热蒸馏水中，放置使溶胀形成凝胶，然后加三氯叔丁醇水溶液，并加水至1000g，搅匀，即得。

3. 泊洛沙姆（poloxamer）　泊洛沙姆为聚氧乙烯－聚氧丙烯嵌段共聚物，具有一系列不同相对分子量和聚氧乙烯/聚氧丙烯比例的品种。泊洛沙姆407中氧乙烯（EO）含量为71.5%～74.9%，平均分子量为9840～14600。高浓度的泊洛沙姆407水溶液具有温度敏感性，在冷藏温度下为自由流动的液体，而在室温或体温时形成凝胶。胶凝温度与聚合物中聚氧乙烯/聚氧丙烯比例、聚合物浓度、聚合物分子量等有关。

三、制备工艺

水凝胶剂制备时，通常将处方中的水溶性药物先溶于部分水或甘油中，必要时加热；处方中其余成分按基质配制方法先制成水凝胶基质，再与药物溶液混匀，然后加水至足量搅匀即得。水不溶性的药物可先用少量水或甘油研细、分散，再与基质搅匀。

例19－14　双氯芬酸钠凝胶剂

【处方】 双氯芬酸钠5.0g，卡波姆940 5.0g，丙二醇50g，三乙醇胺7.5g，乙醇150ml，羟苯乙酯0.5g，蒸馏水加至500g。

【制法】 将卡波姆940加入适量蒸馏水中，放置过夜，使其充分溶胀，于搅拌下加入三乙醇胺，制成凝胶基质。另将双氯芬酸钠、羟苯乙酯溶于丙二醇及乙醇中，于搅拌下加入凝胶基质中，再加蒸馏水至足量，搅匀，即得。

【注解】 本品为透明状半固体凝胶。本品用于缓解肌肉、软组织和关节的轻至中度疼痛，也可用于骨关节炎的对症治疗。

四、质量检查

《中国药典》（2020年版）四部（通则0114）相关规定，凝胶剂应检查以下项目。

1. 粒度　除另有规定外，混悬型凝胶剂取适量供试品，置于载玻片上涂成薄层，薄层面积相当于盖玻片面积，共涂3片，按照粒度和粒度分布测定法检查，均不得检出大于180μm的粒子。

2. 装量　按照最低装量检查法检查，应符合规定。

3. 无菌　用于烧伤［除程度较轻的烧伤（Ⅰ°或浅Ⅱ°）外］、严重创伤或临床必须无菌的凝胶剂，按照无菌检查法检查，应符合规定。

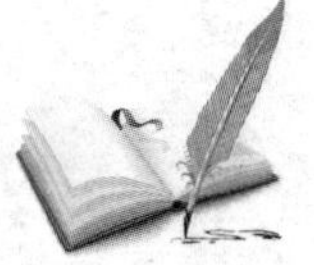

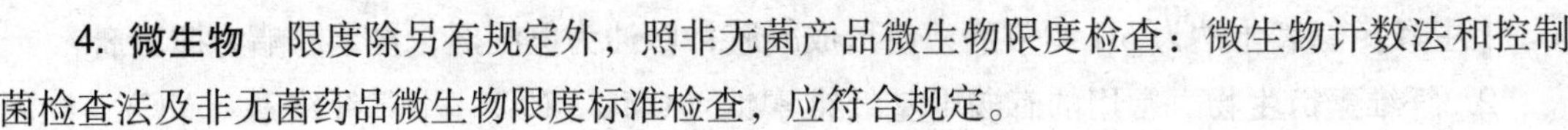

4. **微生物** 限度除另有规定外，照非无菌产品微生物限度检查：微生物计数法和控制菌检查法及非无菌药品微生物限度标准检查，应符合规定。

扫码“学一学”

第五节 涂膜剂

一、概述

涂膜剂（paints）系指药物溶解或分散在含成膜材料的溶剂中，涂搽患处后形成薄膜的外用液体制剂。用时涂于患处，有机溶剂迅速挥发，形成薄膜保护患处，并缓慢释放药物发挥治疗作用。一般用于无渗出液的损害性皮肤病等。涂膜剂具有制备工艺简单，不需要特殊的机械设备，使用方便，不易脱落，易洗除等特点。

涂膜剂应符合以下规定：无毒、无局部刺激性；无酸败、变色现象，根据需要可加入抑菌剂或抗氧剂；应采用非渗透性容器和包装，遮光、密闭贮存；通常在启用后最多可使用4周；标签上应注明“不可口服”。

二、处方组成

涂膜剂由药物、成膜材料和挥发性有机溶剂组成。常用的成膜材料有聚乙烯醇（PVA）、聚维酮、乙基纤维素、聚乙烯醇缩甲乙醛等。挥发性溶剂常用乙醇、丙酮或两者的混合液。涂膜剂中还需加入增塑剂，常用三乙酸甘油酯、甘油、丙二醇等；必要时还可加入其他附加剂。

三、制备工艺

涂膜剂通常用溶解法制备，若药物可溶于溶剂中，则直接加入溶解；若药物不溶于溶剂中，则先用少量溶剂充分研磨后再加入；若为中药，则应先制成乙醇提取液或提取物的乙醇－丙酮溶液，再加到成膜材料溶液中。

例19－15 复方酮康唑涂膜剂

【处方】酮康唑10g，丙酸氯倍他索0.25g，硫酸新霉素500万U，PVA 124 30g，氮酮15ml，丙二醇10ml，亚硫酸钠2g，EDTA 0.5g，丙酮100ml，无水乙醇550ml，蒸馏水加至1000ml。

【制法】将PVA 124、丙二醇和蒸馏水适量在水浴上加热溶解，再加入硫酸新霉素、亚硫酸钠、EDTA，搅拌使溶解，得水溶液；另将酮康唑、丙酸氯倍他索加入无水乙醇和丙酮的混合液中使溶解，再加入氮酮，得乙醇混合液。在搅拌下，将乙醇混合液加入上述水溶液中，最后加水至全量，搅匀，即得。

【注解】本品具有抗真菌、止痒作用，用于手足癣、体癣、股癣等。处方中PVA 124为成膜材料；酮康唑易氧化，加入亚硫酸钠作为抗氧剂，EDTA作为金属离子络合剂；氮酮、丙二醇为透皮促进剂。

四、质量检查

《中国药典》（2020年版）四部（通则0119）规定，涂膜剂应检查以下项目。

1. **装量** 除另有规定外，照最低装量检查法检查，应符合规定。

2. **无菌** 除另有规定外，用于烧伤［除程度较轻的烧伤（Ⅰ°或浅Ⅱ°）外］、严重创伤或临床必须无菌的涂膜剂，按照无菌检查法检查，应符合规定。

3. **微生物限度** 除另有规定外，照非无菌产品微生物限度检查：微生物计数法和控制菌检查法及非无菌药品微生物限度标准检查，应符合规定。

扫码“学一学”

第六节 贴膏剂

贴膏剂（plasters）系指药物与适宜的基质制成膏状物，涂布于背衬材料上供皮肤贴敷，可产生局部或全身性作用的一种薄片状柔性外用制剂。包括橡胶贴膏和凝胶贴膏。

贴膏剂应符合以下要求：①所用材料及辅料应符合国家标准的规定，且应考虑到对贴膏剂局部刺激性和药物性质的影响。②膏料应涂布均匀，膏面应光洁，色泽一致，无脱膏、失黏现象；背衬面应平整、洁净、无漏膏现象。③必要时可加入透皮促进剂、表面活性剂、保湿剂、抑菌剂或抗氧剂等。④涂布中若使用有机溶剂，必要时应检查残留溶剂。⑤采用乙醇等溶剂应在包装中注明过敏者慎用。⑥除另有规定外，贴膏剂应密封贮存。

一、凝胶贴膏

（一）概述

凝胶贴膏（gel plasters），原名凝胶膏剂或巴布膏剂（cataplasm），系指药物与适宜的亲水性基质混匀后，涂布于背衬材料上制成的贴膏剂。常用基质有聚丙烯酸钠、羧甲基纤维素钠、明胶、甘油和微粉硅胶等。

凝胶贴膏由古代的泥罨剂发展而来，20 世纪 70 年代首先在日本开发成功，现在已在欧、美、日、韩等地大量使用。我国凝胶贴膏的研究起步于 20 世纪 80 年代初期，90 年代初开始规模生产。

与橡胶贴膏相比，凝胶贴膏具有以下特点：①与皮肤生物相容性好，亲水性高分子基质具有透气性、耐汗性、无致敏性以及无刺激性的特点；②载药量大，尤其适合中药浸膏；③释药性能好，与皮肤亲和性强，能提高角质层的水化作用，有利于药物透皮吸收；④应用透皮吸收控释技术，使血药浓度平稳，药效持久；⑤使用方便，不污染衣物，易洗除，可反复粘贴；⑥生产过程中不使用汽油及其他有机溶剂，避免了对环境的污染。

（二）组成

凝胶贴膏的结构包括以下三部分：① 背衬层，主要作为膏体的载体，常用无纺布、棉布等。②膏体层，即基质和主药部分，在贴敷中产生一定的黏附性使之与皮肤紧密接触，以达到治疗的目的。③防黏层，起保护膏体的作用，常用防粘纸、塑料薄膜、硬质纱布等。

基质的配方是凝胶贴膏研究的核心内容。基质原料的选择，是凝胶贴膏基质配方的重要环节，对凝胶贴膏基质的成型有很大影响。基质的选择应具备以下条件：①对主药的稳定性无影响，无不良反应；②有适当的弹性和黏性；③对皮肤无刺激和过敏性；④不在皮肤上残存，能保持凝胶贴膏的形状；⑤不因汗水作用而软化，在一定时间内具有稳定性和保湿性。

凝胶贴膏的基质主要由黏着剂、保湿剂、填充剂和透皮吸收促进剂组成（表 19－3），还可加入软化剂、表面活性剂、抑菌剂、抗氧剂等其他成分。

表 19－3　凝胶贴膏基质的组成及作用

成分	作用	常用材料
黏着剂	基质骨架材料，也是产生黏性的主要物质	天然高分子材料：明胶、阿拉伯胶、海藻酸钠、西黄蓍胶等 半合成高分子材料：羧甲基纤维素及其钠盐、甲基纤维素、羟丙基纤维素等 合成高分子材料：聚丙烯酸及其钠盐，聚乙烯醇、聚维酮、丙烯酸酯共聚物等
保湿剂	保湿，凝胶贴膏的含水量很大程度上决定着基质的黏附性、赋形性、释放度的好坏	甘油、丙二醇、山梨醇、聚乙二醇等
填充剂	影响膏体成型性	微粉硅胶、高岭土、氧化锌、碳酸钙、白陶土、硅藻土、二氧化钛等

（三）制备

凝胶贴膏的制备工艺流程如图 19－10 所示。

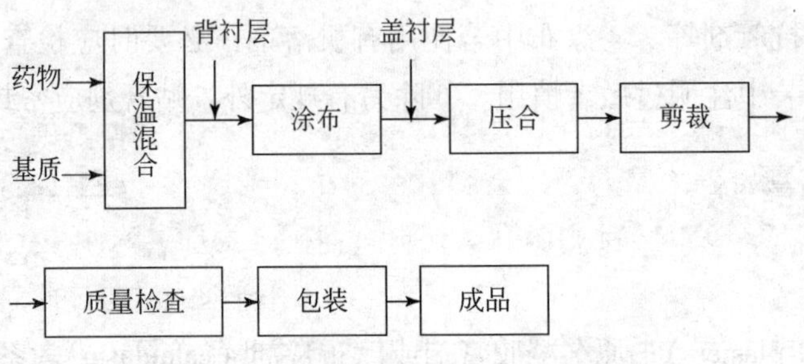

图 19－10　凝胶贴膏的制备工艺流程图

凝胶贴膏的制备工艺主要包括基质原料和药物的前处理、基质成型和制剂成型三部分。基质原料类型及其配比、基质与药物的比例、配制程序等均影响凝胶贴膏的成型。基质的性能是决定凝胶贴膏质量优劣的重要因素，黏附性与赋形性是基质处方筛选的重要评价指标。

例 19－16　骨友灵巴布膏

【处方】红花 180g，威灵仙 180g，防风 180g，延胡索 310g，续断 180g，鸡血藤 180g，蝉蜕 130g，何首乌 30g，川乌 180g，樟脑 30g，薄荷脑 37.5g，冰片 30g，水杨酸甲酯 15g，颠茄流浸膏 60g，马来酸氯苯那敏 5g，陈醋 350ml，明胶 91g，甘油 1365g，制成 1000 片。

【制法】以上 15 味药，除樟脑、薄荷脑、冰片、水杨酸甲酯、颠茄流浸膏、马来酸氯苯那敏外，其余红花等 9 味药，加 75% 乙醇回流提取 2 次，每次 4 小时，滤过，合并滤液，回收乙醇并减压浓缩至相对密度为 1.30～1.40（60～80℃）的稠膏；取颠茄流浸膏，加陈醋混匀，浓缩至相对密度为 1.30～1.40（60～80℃）的清膏。取上述清膏及樟脑、薄荷脑、冰片、水杨酸甲酯、马来酸氯苯那敏，依次加入由明胶甘油制成的基质中，搅拌均匀后，涂布，盖衬，切片，即得。

【注解】本品活血化瘀，消肿止痛。用于骨质增生引起的功能性障碍，软组织损伤以及大骨节病所引起的肿胀疼痛。

（四）质量检查

《中国药典》（2020 年版）四部（通则 0122）规定，凝胶贴膏应检查以下项目。

1. 外观检查　膏料应涂布均匀，膏面应光洁，色泽一致，无脱膏、失黏现象；背衬面应平整、洁净、无漏膏现象。

2. **含膏量**　取供试品1片，按规定方法检查，应符合规定。

3. **赋形性**　取供试品1片，置于37℃、相对湿度64%的恒温恒湿箱中30分钟，取出，用夹子将供试品固定在一平整钢板上，钢板与水平面的倾斜角为60°，放置24小时，膏面应无流淌现象。

4. **黏附性**　除另有规定外，按规定方法检查，应符合规定。

5. **含量均匀度**　除另有规定或来源于动、植物多组分且难以建立测定方法的，照含量均匀度检查法，应符合规定。

6. **微生物限度**　除另有规定外，照非无菌产品微生物限度检查：微生物计数法和控制菌检查法及非无菌药品微生物限度标准检查，应符合规定。

二、橡胶贴膏

（一）概述

橡胶贴膏（rubber plasters）系指药物与橡胶等基质混匀后，涂布于背衬材料上制成的贴膏剂。橡胶贴膏可直接贴于皮肤应用，不污染皮肤或衣物，基质化学惰性。但膏层较薄，载药量较小，维持时间较短，且有刺激性、过敏性、易老化等缺点。

（二）组成

橡胶贴膏的结构包括以下三部分：①背衬层，一般采用漂白细布，也可用无纺布等。②膏料层，由基质和药物组成，为橡胶贴膏的主要成分。③膏面覆盖层，常用硬质纱布、塑料薄膜、防粘纸等。

橡胶贴膏的基质主要由生橡胶、增黏剂、软化剂、填充剂组成（表19－4）。

表19－4　橡胶贴膏基质的组成及作用

成分	作用	常用材料
基质	具有良好的黏性和弹性，不透气，不透水	生橡胶
增黏剂	增加膏体的黏性。松香中含有的松香酸可加速橡胶贴膏老化	松香（软化点70～75℃、酸价170～175）、甘油松香酯、氢化松香、β－蒎烯等
软化剂	使生胶软化，增加其可塑性，增加制品的柔软性、耐寒性及黏性	凡士林、羊毛脂、液状石蜡、植物油等
填充剂	与松香酸生成松香酸锌盐，增加膏料黏性，增加膏料与裱背材料间的黏着性；降低松香酸对皮肤的刺激性；缓和的收敛作用	氧化锌

（三）制备

橡胶膏剂的制备方法常用的有溶剂法和热压法。

1. **溶剂法**　常用的溶剂为汽油、正己烷。其制备工艺流程如图19－11所示。

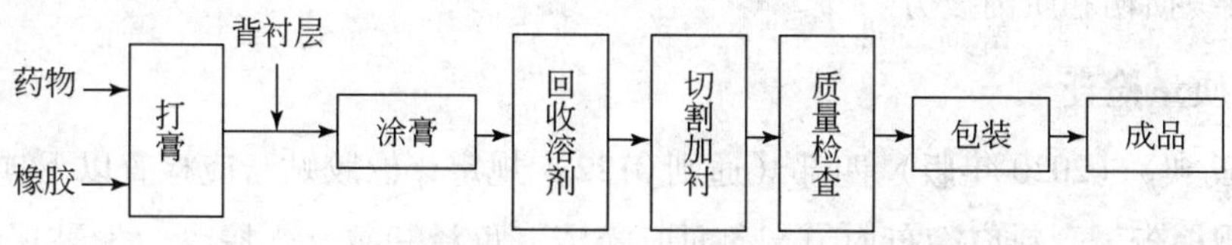

图19－11　溶剂法制备橡胶贴膏工艺流程图

（1）药料处理　药材用适当的有机溶剂和方法提取、滤过、浓缩后备用，化学药物则粉碎成细粉或溶于溶剂中。

（2）制膏料　取生橡胶洗净，在50～60℃干燥或晾干后，切成大小适宜的条块，在炼胶机中塑炼成网状薄片，摊开放冷，消除静电后，于适量汽油中浸泡18～24小时，待完全溶胀成凝胶状后移入打膏机中，搅拌3～4小时后，分次加入凡士林、羊毛脂、氧化锌和松香等制成基质，再加入药物浸膏或细分，继续搅拌成均匀胶浆，经滤胶机过滤后的膏浆即为膏料。

（3）涂膏　将膏料置于装好布裱褙的涂膏机（图19－12）上涂膏。

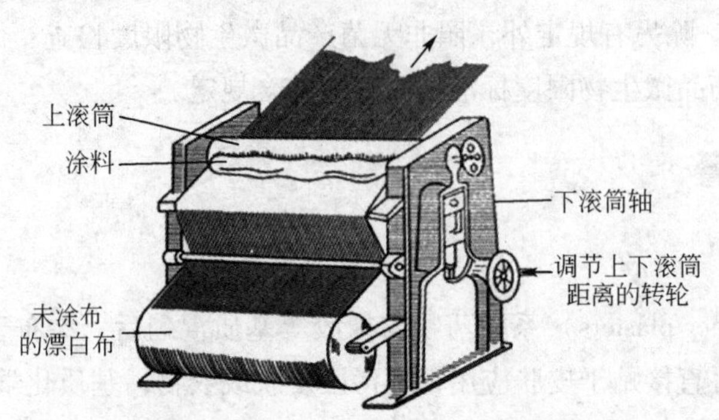

图19－12　橡胶贴膏涂膏机的涂布部分

（4）回收溶剂　已涂布膏料的胶布以一定的速度经过封闭的加热干燥和溶剂回收装置，进行干燥后卷于滚筒上。

（5）加衬、切割及包装　先将膏布在切割机上切成一定宽度，再移至纱布卷筒装置上，使膏面上覆盖一层硬质纱布或塑料薄膜，再切割成小块后包装。

2. 热压法　取橡胶洗净，在50～60℃干燥或晾干后，切成大小适宜的条块，在炼胶机中塑炼成网状薄片，加入处方中油脂性药物使溶胀，再加入其他药物和锌钡白、松香等，炼压均匀，放入烘箱（60℃以上）20～30分钟，即可保温涂膏，切割，加衬，包装。该法在制膏工艺中省去了汽油，且制成的膏药黏性小而持久，剥离时不伤皮肤，成品香味也较好。

例19－17　麝香镇痛膏

【处方】人工麝香0.125g，生川乌50g，水杨酸甲酯50g，颠茄流浸膏96g，辣椒100g，红茴香根200g，樟脑140g。

【制法】以上七味，人工麝香研成细粉，分别用乙醚适量和无水乙醇适量浸渍，倾取上清液，静置，滤过，滤液备用；辣椒、生川乌、红茴香根粉碎成粗粉，用90%乙醇作溶剂进行渗漉，收集漉液，待有效成分完全漉出，回收乙醇，浓缩成稠膏；另取橡胶410g、氧化锌440g、松香380g、凡士林80g、羊毛脂60g，搅匀，制成基质，再加入颠茄流浸膏、樟脑、水杨酸甲酯和上述滤液、稠膏，制成涂料。进行涂膏，切段，盖衬，切成小块，即得。

【注解】本品为淡棕色的片状橡胶贴膏，气芳香。本品活血散瘀，消肿止痛。用于闭合性新旧软组织损伤和肌肉疲劳。

（四）质量检查

《中国药典》（2020年版）四部（通则0122）规定，橡胶贴膏应检查以下项目。

1. 外观检查　膏料应涂布均匀，膏面应光洁，色泽一致，无脱膏、失黏现象；背衬面应平整、洁净、无漏膏现象。

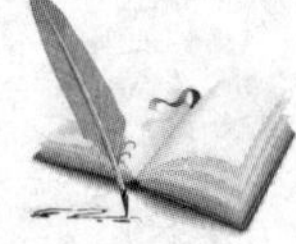

2. 含膏量　取供试品2片，按规定方法检查，应符合规定。

3. **耐热性**　除另有规定外，取供试品 2 片，除去盖衬，在 60℃加热 2 小时，放冷后，膏背面应无渗油现象；膏面应有光泽，用手指触试应仍有黏性。

4. **黏附性**　除另有规定外，按规定方法检查，应符合规定。

5. **微生物限度**　除另有规定外，照非无菌产品微生物限度检查：微生物计数法和控制菌检查法及非无菌药品微生物限度标准检查，每 $10cm^2$ 不得检出金黄色葡萄球菌和铜绿假单胞菌。

涂布中若使用有机溶剂的，必要时应检查残留溶剂。

第七节　贴　剂

扫码“学一学”

贴剂（patches）系指原料药物与适宜的材料制成的，供贴敷在皮肤上的，可产生全身性和局部作用的一种薄片状柔性制剂。现代经皮给药系统的实施起源于美国，于 1979 年上市的第一个贴剂产品—东莨菪碱贴剂一经出现，就以独特优点倍受医药界的关注。由于皮肤强大的屏障作用，截至 2019 年，只有 20 余种药物的 TDDS 已经获准使用。

一、选择药物的原则

（一）剂量

给药剂量小、日剂量小于 10mg 的药物为宜，药理作用强。

（二）物理化学性质

药物的相对分子质量小于 500Da；油水分配系数的对数值介于 1 ~ 2；熔点一般小于 200℃；药物在液体石蜡与水中的溶解度应大于 1mg/ml；饱和水溶液的 pH 为 5 ~ 9；分子中的氢键受体或供体小于 2 个为宜。

（三）生物学性质

药物的生物半衰期短，对皮肤无刺激，不发生过敏反应。

二、贴剂的种类

贴剂一般由背衬膜、含药基质、压敏胶和防粘层等数层组成。贴剂可分为 4 种，即黏胶分散型（drug in adhesive）、骨架型（drug in matrix）、储库型（drug in reservoir）和周边黏胶型（peripheral adhesive）（图 19 – 13）。

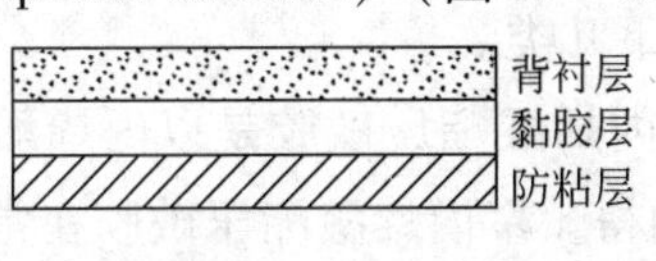

黏胶分散型贴剂

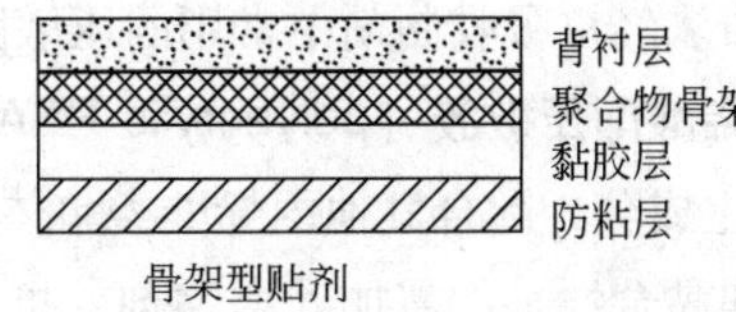

骨架型贴剂

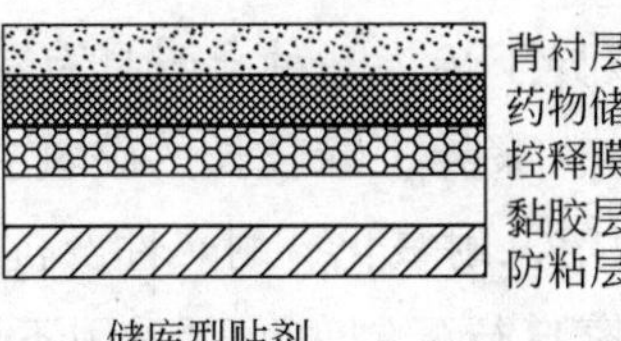

储库型贴剂

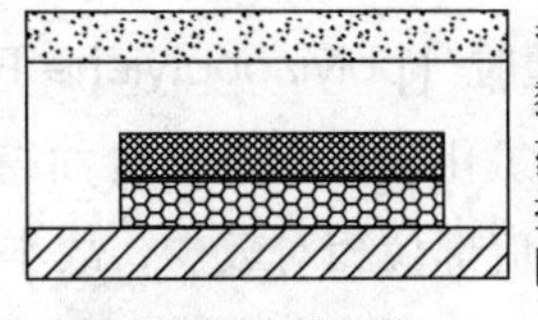

周边黏胶型贴剂

图 19 – 13　典型贴剂模式图

（一）黏胶分散型贴剂

黏胶分散型贴剂是将药物分散在压敏胶中，铺于背衬材料上，加防粘层而成，与皮肤接触的表面都可以输出药物。该系统具有生产方便、顺应性好、成本低等特点。这种系统的不足之处是药物的释放随给药时间延长而减慢，导致剂量不足而影响疗效。

（二）骨架型贴剂

骨架型贴剂是将药物溶解或分散在聚合物骨架中，由聚合物骨架控制药物的释放。通常使用亲水性聚合物材料作骨架，如聚乙烯醇、聚乙烯吡咯烷酮、聚丙烯酸酯和聚丙烯酰胺等；骨架中还含有一些润湿剂如水、丙二醇和聚乙二醇等；含药的骨架粘贴在背衬材料上，在骨架层上涂压敏胶，加防粘层即成。

（三）储库型贴剂

储库型贴剂是利用高分子包裹材料将药物和透皮吸收促进剂包裹成储库，主要利用包裹材料的性质控制药物的释放速率。一般由背衬膜、药物储库、控释膜、黏胶层、保护膜组成。药物分散或溶解在半固体基质中组成药物储库。该系统在控释膜表面涂加一定剂量的药物作为冲击剂量，缩短用药后的时滞。如果该系统控释膜损坏，会造成大量药物释放，引发严重毒副反应，甚至死亡。储库型贴剂生产工艺复杂，顺应性较差，贴剂面积较大。

（四）周边黏胶型贴剂

在含药的骨架周围涂上压敏胶，贴在背衬材料上，加防粘层即成。亲水性骨架能与皮肤紧密贴合，通过润湿皮肤促进药物吸收。这类系统的药物释放速率受骨架组成与药物浓度影响。

三、贴剂的辅助材料

（一）压敏胶

压敏胶（pressure－sensitive adhesive，PSA）是对压力敏感的胶黏剂，它是一类无需借助溶剂、热或其他手段，只需施加轻度指压，即可与被粘物牢固粘合的胶黏剂。压敏胶在TDDS 中起着多重作用：①使贴剂与皮肤紧密贴合；②作为药物贮库或载体材料；③调节药物的释放速度等。作为药用辅料的压敏胶应具有良好的生物相容性，对皮肤无刺激性，不引起过敏反应，具有足够的黏附力和内聚强度，化学稳定良好，对温度和湿气稳定，且有能粘结不同类型的皮肤的适应性，能容纳一定量的药物与经皮吸收促进剂而不影响化学稳定性和黏附力。经皮吸收制剂中常用的压敏胶有如下几类。

1. 聚丙烯酸酯压敏胶（polyacrylic PSA） 聚丙烯酸酯压敏胶是以丙烯酸高级酯（碳数4～8）为主成分，配合其他丙烯酸类单体共聚制得。聚丙烯酸酯压敏胶在常温下具有优良的压敏性和黏合性，不需加入增黏剂、抗氧化剂等，很少引起过敏反应和刺激，同时又具有优良的耐老化性、耐光性和耐水性，长期贮放压敏性能不会明显下降。

2. 聚异丁烯压敏胶（polyisobutylene PSA） 聚异丁烯为一种自身具有黏性的合成橡胶，系由异丁烯在三氯化铝催化下聚合而得的均聚物。聚异丁烯较长的碳氢主链上，仅在端基含不饱和键，反应部位相对较少，故本品非常稳定，耐氧化、耐热性及抗老化性良好，但对水的通透性很低。聚异丁烯压敏胶多由生产厂家自行配制，可以采用不同配比的高、低分子量聚异丁烯为原料，通常添加适当的增黏剂、增塑剂、填料、软化剂和稳定剂等。

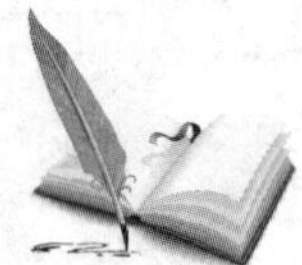

3. 硅酮压敏胶（silicone PSA） 硅酮压敏胶是低黏度聚二甲基硅氧烷与硅树脂经缩聚反应形成的聚合物。硅酮压敏胶具有耐热氧化性、耐低温、疏水性和内聚强度较低等特点。硅酮压敏胶的软化点较接近于皮肤温度，故在正常体温下具有较好的流动性、柔软性以及黏附性。

4. 热熔压敏胶 苯乙烯-异戊二烯-苯乙烯嵌段共聚物（styrene - isoprene - styrene，SIS）可以作为热熔压敏胶（hot - melt PSA）的原料。加热到100℃左右时，SIS呈热可塑性。采用热熔压敏胶时，在贴剂的生产过程中不需有机溶剂和干燥设备，贴剂表面不出现气泡，生产过程安全、节能、环保。SIS热熔压敏胶的皮肤黏附性与药物混合性好，过敏性和刺激性低于天然橡胶。

（二）系统组件材料

1. 背衬材料 一般采用着色的铝-聚酯膜、聚乙烯、聚酯-聚乙烯复合膜、着色的聚乙烯-铝-聚酯/乙烯-乙酸乙烯复合膜、多层聚酯膜、聚酯-EVA复合膜、无纺布、弹力布等。

2. 控释膜 一般采用多孔聚丙烯膜、EVA（ethylene vinyl acetate）控释膜、聚乙烯膜、多孔聚乙烯膜等。

3. 骨架和储库材料 一般采用压敏胶、EVA、胶态二氧化硅、肉豆蔻酸异丙酯、月桂酸甘油酯、月桂酸甲酯、油酸乙酯、羟丙甲纤维素、轻质液体石蜡、乙醇、乳糖、硅油、聚乙二醇、卡波姆、甘油等。

4. 防粘层材料 一般采用硅化聚酯薄膜、氟聚合物涂覆聚酯薄膜、铝箔-硅纸复合物、硅化铝箔、硅纸等。

四、贴剂的生产工艺

TDDS的类型与结构不同，其生产工艺也不同，下面介绍已上市两大类型贴剂的生产工艺。

（一）黏胶分散型贴剂生产工艺

其生产工艺流程如图19-14所示。黏胶分散型贴剂涂布设备如图19-15所示。

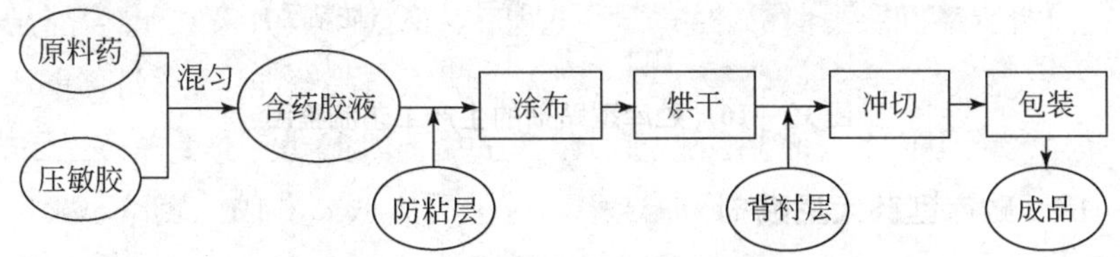

图19-14　黏胶分散型贴剂的生产工艺流程图

例19-17　黏胶分散型奥昔布宁贴剂

【处方】 奥昔布宁游离碱15.4%，甘油三乙酸酯9.0%，聚丙烯酸酯压敏胶（Duro Tak® 87-2888）75.6%。

【制法】 将奥昔布宁游离碱、甘油三乙酸酯和Duro Tak® 87-2888聚丙烯酸酯黏合剂混合到均匀的溶液中，并以6mg/cm^2（干重）的涂覆率涂覆到用硅酮处理的聚酯纺黏衬底上得到奥昔布宁黏性基质。随后将厚度为15μm的聚乙烯衬背膜层压到含有奥昔布宁黏性基体的干燥黏性表面上，冲切，得到尺寸范围为13~39cm^{2}的贴剂。

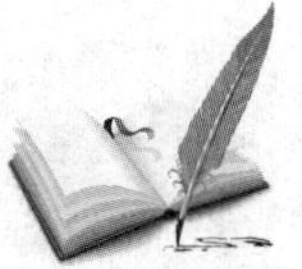

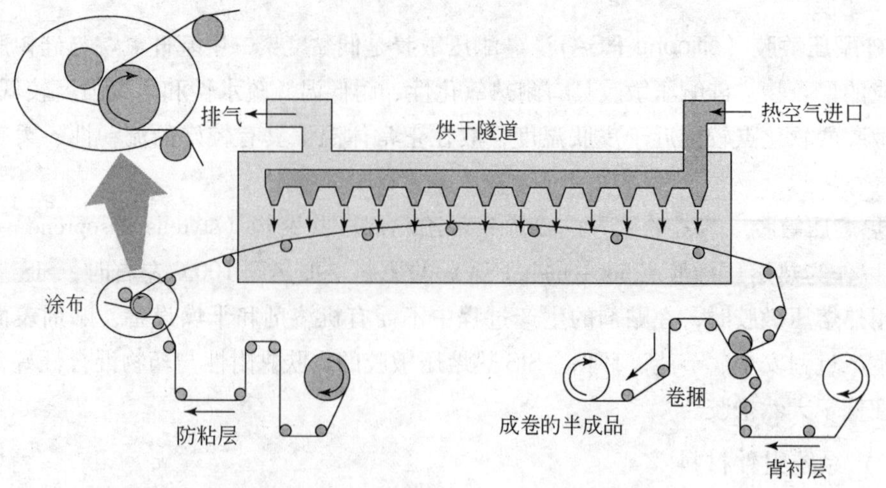

图 19－15　黏胶分散型贴剂涂布机示意图

【注解】（1）该贴剂可贴在腹部、髋部或臀部，每周用药 2 次，每天经皮肤持续递送 3.9 mg 药物入血。奥昔布宁经皮给药制剂可克服口服制剂及膀胱给药的不足和局限性，减少不良反应的发生频率和严重程度。

（2）甘油三乙酸酯是促透剂，对 pK_a 为约 8 或更大的碱性药物或其加酸成盐后的药物具有经皮吸收促进剂作用。奥昔布宁的 pK_a 值为 10.3，经研究表明，甘油三乙酸酯是奥昔布宁的优良透皮吸收促进剂，而熟知的其他促进剂，如脱水山梨醇单油酸酯、N－甲基吡咯烷酮、月桂醇、肉豆蔻酸异丙酯或单油酸甘油酯，没有一种能够增加基质系统中奥昔布宁游离碱的经皮肤吸收量。

（二）贮库型贴剂生产工艺

其生产工艺流程如图 19－16 所示。

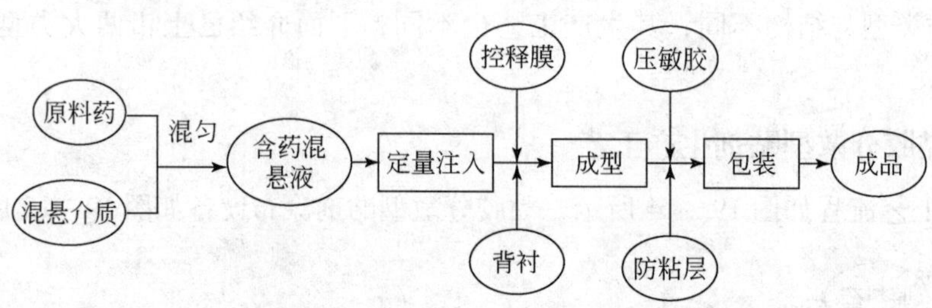

图 19－16　贮库型贴剂的生产工艺流程图

例 19－18　贮库型芬太尼贴剂

【处方】

储库层：芬太尼 14.7mg/g，乙醇 30%，水适量，羟乙基纤维素 2.0%，甲苯适量。

背衬层：复合膜。

限速膜：乙烯－乙酸乙烯共聚物。

压敏胶层：聚硅氧烷压敏胶。

防粘层：硅化纸。

【制法】将芬太尼加入到 95% 乙醇中，搅拌使药物溶解。向芬太尼乙醇溶液中加入足够量的纯化水，制得含有 14.7 mg/g 芬太尼的 30% 乙醇－水溶液。将 2% 羟乙基纤维素缓慢加入到上述溶液中，并不断搅拌，直至形成光滑的凝胶。在聚酯膜上展开聚硅氧烷压敏胶

溶液，并挥发溶剂，得到0.05 mm厚的压敏胶层。将0.05 mm厚的乙烯－乙酸乙烯共聚物（乙酸乙烯含量为9%）限速膜层压在压敏胶层上。背衬层是由聚乙烯、铝、聚酯、乙烯－乙酸乙烯共聚物组成的多层结构复合膜。使用旋转热封机将含药凝胶封装到背衬层和限速膜/压敏胶层之间，并使得每平方厘米面积上含有15 mg凝胶，然后切割成规定尺寸的单个贴剂，注意切割封装要迅速，以防止乙醇泄露。该贴剂需要平衡至少2个星期，使得药物和乙醇在限速膜和压敏胶层中达到平衡浓度。

【注解】（1）芬太尼的正辛醇/水分配系数为860，分子量是336.46Da，熔点为84℃，对皮肤刺激性小，非常适合制成透皮贴剂。

（2）经过平衡时间后，药物储库中将不存在过量药物，储库中的药物浓度下降至8.8mg/g（芬太尼在30%乙醇中的饱和浓度）。

五、贴剂的质量控制

（一）体外评价方法

体外经皮透过性研究的目的是预测药物经皮吸收特性，揭示经皮吸收的影响因素，为处方设计、选择经皮吸收促进剂及压敏胶提供实验依据。

体外经皮吸收研究通常是将剥离的皮肤或高分子材料膜夹在扩散池中，药物给予皮肤角质层一侧，在一定的时间间隔测定皮肤另一侧接收介质中的药物浓度，分析药物经皮透过动力学行为，求算药物经皮透过的稳态速率、扩散系数、透过系数、时滞等参数。

1. 试验装置　体外经皮吸收试验一般采用扩散池，根据研究目的可以选用不同类型的扩散池。常用的扩散池由供给池（donor cell）和接收池（receptor cell）组成，分为卧式和立式两种（图19－17），前者主要用于药物溶液的经皮透过的基本性质的研究，而后者主要用于贴剂、软膏剂、凝胶剂等制剂的体外透过性的研究。接收池应有很好的搅拌装置，避免在皮肤表面存在扩散边界层，一般采用星型搅拌子配合进行磁力搅拌。

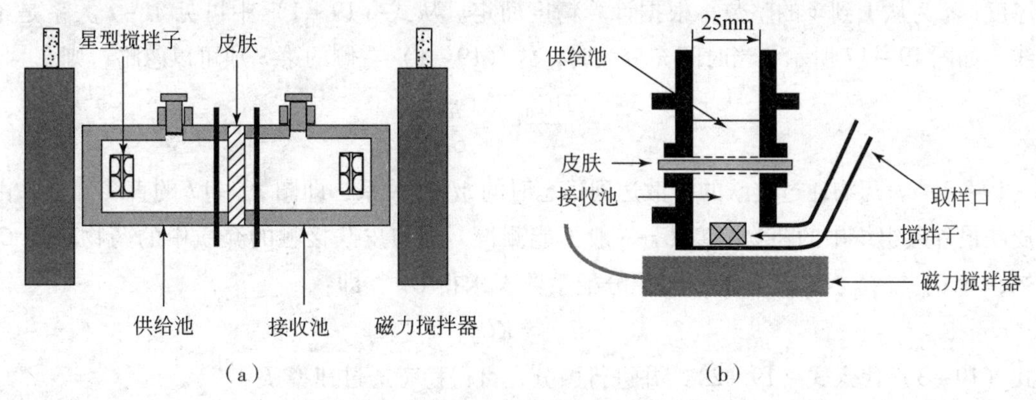

图19－17　经皮吸收实验用双室扩散池示意图

（a）卧式双室扩散池；（b）立式双室扩散池

2. 离体皮肤的制备及保管方法　体外经皮透过试验用皮肤，以取自临床上给药部位的离体人皮为佳。但人体皮肤不但不易得到，而且很难使条件保持一致，因此常需用动物皮肤代替。一般认为兔、大鼠和豚鼠等皮肤透过性大于人体皮肤，而猪的皮肤与人体皮肤透过性的相关性最好。

有毛动物的皮肤用前需去毛，否则影响制剂与皮肤的接触效果，带来实验误差。通常

采用宠物剪毛器剪去毛发后进一步用电剃须刀处理短毛发。药理试验中常用的硫化钠溶液等脱毛剂具有较强的碱性，会破坏皮肤角质层，改变皮肤的药物透过性，故经皮透过试验中的皮肤处理一般不推荐使用脱毛剂。

经皮透过试验最好采用新鲜皮肤，然而常需要保存部分皮肤供后期试验使用。一般真空封闭包装后在 -70℃下保存，最好在一个月内使用，冷冻存放时间过长或储存温度过高易增加离体皮肤的透过性，给试验带来误差。

3. 接收液的选择 在体药物经皮吸收能很快被皮肤血流移去，形成漏槽条件（sink condition），因此体外试验时接收液应满足漏槽条件。接收液应有适宜的 pH（7.2 ~7.3）和一定的渗透压。常用的接收液有生理盐水、等渗磷酸盐缓冲液等。对于一些脂溶性强的药物，如油水分配系数大于 1000 的药物，由于它们在水中溶解度小，为了满足漏槽条件，接收液中加入适量的醇类（乙醇除外）和非离子表面活性剂等，其中 20% ~40% 聚乙二醇 400 生理盐水较为常用。接收液中的气泡会影响药物透过，因此接收液预先需要脱气处理。

4. 温度的控制 为了减少药物经皮透过试验的误差，必须控制试验温度。一般扩散池夹层水浴温度应接近于皮肤表面温度 32℃。

5. 数据处理 在药物经皮透过试验中，为了描述药物透过特性，需要从累积通透量 - 时间数据中求算出特征参数。常用的参数有药物稳态透过速率（flux，J_s）、扩散系数（diffusion coefficient，D）、经皮透过系数（permeation coefficient，P）与时滞（lag time，t_L）。一般认为药物透过是一个被动扩散过程，常用 Fick 扩散定律描述。

若给予皮肤表面的药物是饱和系统，扩散过程中药物浓度保持不变，将皮肤看作一个均质膜，则药物累积经皮透过量 M 与时间 t 的关系为：

$$M = \frac{DC'_0 t}{h} - \frac{hC'_0}{6} - \frac{2hC'_0}{\pi^2}\sum_{n=1}^{\infty}\frac{(-1)^n}{n^2}\exp\left(-\frac{Dn^2\pi^2 t}{h^2}\right) \qquad (19-1)$$

式中，D 为药物在皮肤中的扩散系数，cm^2/s；C'_0 为皮肤最外层组织中的药物浓度；h 为皮肤厚度；n 为从 1 到∞的整数，根据计算精度而定。从式（19 -1）中可见 $M-t$ 关系是条曲线，如图 19 -17 所示。当时间充分大时，式（19 -1）右侧的第 3 项可以忽略，则：

$$M = \frac{DC'_0}{h}\left(t - \frac{h^2}{6D}\right) \qquad (19-2)$$

式（19 -2）为药物通过皮肤的扩散达到稳态时的 $M-t$ 关系，即图 19 -17 的直线部分。由于皮肤最外层组织中的药物浓度 C'_0 一般不能测得，而与皮肤接触的介质中的药物浓度 C_0 可知，当 C'_0 与 C_0 达到平衡后，可由分配系数 K 求得 C'_0，即：

$$C'_0 = KC_0 \qquad (19-3)$$

将式（19 -3）代入式（19 -2），并进行微分，可得稳态透过速率 J：

$$J = \frac{dM}{dt} = \frac{DKC_0}{h} \qquad (19-4)$$

J 就是药物累积透过量 - 时间曲线的直线部分的斜率。式（19 -4）中的 DK/h 称作通透系数 P，单位是 cm/s 或 cm/h，它表示透过速率与药物浓度之间的关系，即：

$$J = PC_0 \qquad (19-5)$$

如果皮肤内表面所接触的不是“漏槽”，则透过速率与皮肤两侧的浓度差 ΔC 成正比，即：

$$J = P\Delta C \qquad (19-6)$$

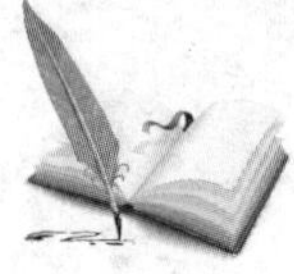

图 19 -17 中曲线的直线部分延伸与时间轴相交，得截距，即 $M = 0$ 的时间，称为时滞 t_L：

$$t_L = \frac{h^2}{6D} \tag{19-7}$$

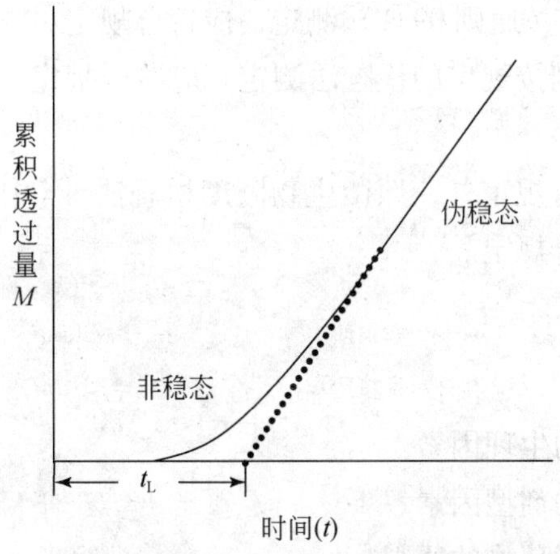

图 19-17　药物经皮透过累积透过量-时间曲线

（二）体内药物动力学评价方法

经皮给药制剂的生物利用度 F 测定方法有血药法、尿药法和血药加尿药法，这里仅介绍血药法。

血药法是对受试者分别给予经皮给药制剂和静脉注射剂，测定相应血药浓度，根据血药浓度-时间曲线求算的 AUC 计算生物利用度。

$$经皮吸收量 = CL \cdot AUC_{TDDS} \tag{19-8}$$

式中，AUC_{TDDS}是经皮给药后测得的血药浓度-时间曲线下面积；CL 为药物的总清除率，它由静脉注射一个剂量 D_{iv}后测得的 AUC_{iv}计算。

$$CL = \frac{D_{iv}}{AUC_{iv}} \tag{19-9}$$

$$F = \frac{CL \cdot AUC_{TDDS}}{D_{TDDS}} = \frac{AUC_{TDDS}}{D_{TDDS}} \cdot \frac{D_{iv}}{AUC_{iv}} \tag{19-10}$$

式中，D_{TDDS}为经皮给药制剂的剂量。

（三）贴剂的质量要求

《中国药典》（2020 年版）四部（通则 0121）规定，贴剂应检查以下项目。

1. 外观　贴剂外观应完整光洁，有均一的应用面积，冲切口应光滑，无锋利的边缘。

2. 残留溶剂　使用有机溶剂涂布的贴剂应照残留溶剂测定方法（通则 0861）检查，应符合规定。

3. 黏附力　贴剂为贴覆于皮肤表面的制剂，首先要求对皮肤具有足够的黏附力，以利于将药物通过皮肤输送到体内循环系统中。通则 0952 中规定贴剂的压敏胶与皮肤作用的黏附力可用四个参数来衡量，即初黏力、持黏力、剥离强度和黏着力。

初黏力表示压敏胶与皮肤轻轻地快速接触时表现出对皮肤的粘接能力，即通常所谓的手感黏性；持黏力表示压敏胶内聚力的大小，即压敏胶抵抗持久性剪切外力所引起蠕变破坏的能力；剥离强度表示压敏胶黏结力的大小；黏着力限值反应贴剂在用药期间能否独立附着于皮肤并且在人体体感可接受范围内。

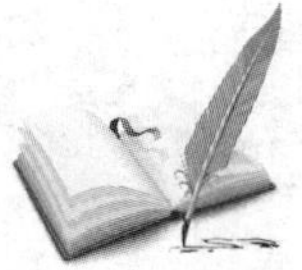

4. 释放度　除另有规定或来源于动、植物多组分且难以建立测定方法的贴剂外，按照

溶出度与释放度测定法（通则0931第四、五法）测定，应符合规定。

5. 含量均匀度 除另有规定或来源于动、植物多组分且难以建立测定方法的贴剂外，贴剂照含量均匀度测定方法（通则0941）测定，应符合规定。

6. 重量差异 中药贴剂按规定的检查法测定，应符合规定（进行含量均匀度检查的品种，可不进行重量差异）。

7. 微生物限度 除另有规定外，照微生物限度检查法［《中国药典》（2020年版）四部附录1105］检查，应符合规定。

思考题

1. 简述影响经皮吸收的生理因素。
2. 简述影响经皮吸收的剂型因素。
3. 简述贴剂设计时选择药物的原则。
4. 软膏剂的基质如何分类？举例说明。
5. 简述乳膏剂的类型和应用。
6. 何谓凝胶剂？常有的水凝胶基质有哪些？
7. 简述贴膏剂的分类及特点。
8. 简述软膏剂、乳膏剂、凝胶剂、贴剂的质量要求。

（胡巧红　刘　超）

参考文献

［1］方亮．药剂学［M］．3版，北京：中国医药科技出版社，2014.

［2］潘卫三．工业药剂学［M］．3版，北京：中国医药科技出版社，2015.

［3］崔福德．药剂学［M］．2版，北京：中国医药科技出版社，2011.

［4］森本雍憲．图解药剂学［M］．5版．东京：南山堂，2012.

［5］梁秉文，刘淑芝，梁文权．中药经皮给药制剂技术［M］．2版．北京：化学工业出版社，2013.

［6］方亮，龙晓英．药物剂型与递药系统［M］．北京：人民卫生出版社，2014.

［7］Liang Fang，Honglei Xi，Dongmei Cun. Formation of Ion Pairs and Complex Coacevates. in Nina Dragicevic and Howard I Maibach. Percutaneous Penetration Enhancers Chemical Methods in Penetration Enhancement. Drug Manipulation Strategies and Vehicle Effects［M］. New York：Springer，2015.

［8］Heather AE Benson，Adam C Watkinson. Transdermal and Topical Drug Delivery：Principles and Practice［M］. New York：John Wiley & Sons，Inc.，2012.

［9］Michael N Pastore，Yogeshvar N Kalia，Michael Horstmann. Transdermal patches：history，developmentand pharmacology［J］. British JPharmacology，2015，172：2179－2209.

［10］唐冬雁，董银卯．化妆品——原料类型·配方组成·制备工艺［M］．北京：化学工业出版社，2011.

扫码“练一练”

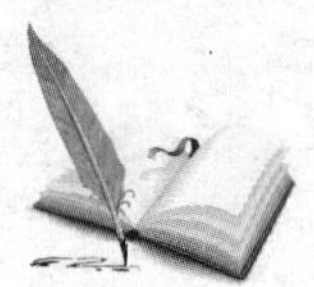

第二十章 靶向制剂

学习目标

1. **掌握** 靶向制剂的基本概念，类型。
2. **熟悉** 脂质体制剂的质量要求。
3. **了解** 典型的纳米药物制剂及其作用机制。

扫码“学一学”

第一节 概 述

靶向递药系统（targeted drug delivery system，TDDS）亦称靶向制剂，系指载体将药物通过局部给药或全身血液循环而选择性地浓集定位于靶组织、靶器官、靶细胞或细胞内结构的给药系统。

对于口服给药，许多药物往往受到胃肠道上皮细胞及肝中各酶系的降解、代谢而失活，如多肽、蛋白类药物、β-受体阻滞剂等。因此，往往改用注射或其他途径给药，以获得理想的治疗效果。但是，若以常规的剂型给药，药物往往自由地被细胞、组织或器官摄取，分布于全身循环中，经过蛋白结合、排泄、代谢、分解等步骤，只有少部分药物才能达到靶组织、靶器官、靶细胞。为了增加靶区分布的药物浓度，势必提高剂量以增加全身循环系统的药物浓度，这也增大了药物毒副作用的可能性。特别是对于肿瘤化疗药物，对于正常细胞也具有较大的毒性，有必要将药物制成靶向制剂，以增加疗效，降低毒性。

实际上，靶向制剂的概念早于1906年就由德国免疫学家Paul Ehlrich提出。Paul Ehrlich是化学疗法的奠基者之一，正是这位免疫学和化学疗法的创始人提出了“魔弹”（magic bullet）的构想，期望采用对器官有亲和性的载体物质将药物或毒物带到病灶上去，进而减少对正常组织或细胞的损伤。但是，受到当时技术条件的限制，这一划时代的天才设想在将近半个世纪里一直未能实现。直到1948年，Pressman和Keightley重新明确提出“用抗体作为细胞生长抑制剂和放射性同位素的载体”，“魔弹”的研究才正式进入实践阶段。如，1951年Beierwaltes用^{131}I标记的抗体治疗黑色素细胞瘤；1953年Pressman和Korngold用^{131}I标记的抗体检测大鼠肿瘤；1958年Mathe等将抗体连接到甲氨蝶呤上用以治疗白血病，等。由于当时所用的多克隆抗体的专一性并不理想，其效果有限，但是，这些工作论证了“魔弹”的设想。直到1975年，随着单克隆抗体技术的实现，导向药物进入了以单抗为主流的时代，可以利用单抗识别肿瘤细胞表面特异性的抗原，将它们与正常细胞区分开来，达到像军用导弹一样的靶向精度。随着分子生物学、细胞生物学、药物化学、材料科学等学科的飞速发展，靶向制剂的研究获得了迅速的发展。

总体来讲，靶向制剂具有提高药品的安全性、有效性、可靠性和患者顺应性的优点。具体来说，靶向制剂可以解决其他制剂给药时可能遇到的下列问题：药剂学方面的稳定性低或溶解度小，如采用脂质体包载阿霉素；生物药剂学方面的吸收性差或生物学不稳定性（酶、pH等），如制备胰岛素口服结肠靶向给药系统，以避免胃肠道上部酸性环境和酶对胰

岛素的降解；药物动力学方面的半衰期短和分布面广而缺乏特异性；临床方面的治疗指数低和解剖屏障或者细胞屏障，如采用靶向制剂突破血-脑屏障治疗脑部疾病等。

靶向制剂根据所到达的部位，可以分为三级，第一级指到达特定的靶组织或靶器官，第二级到达特定的靶细胞，第三级到达细胞内的特定部位。当然，除了要求药物到达特定的靶组织、靶器官、靶细胞甚至细胞内结构，靶向制剂还应在相应部位滞留一定时间，以发挥疗效。对于一个成功的靶向制剂，应同时具备靶向浓集、控制释放以及无毒可生物降解三个要素。

根据所采用的靶向策略，靶向制剂可分为被动靶向制剂、主动靶向制剂和物理化学靶向制剂三类。被动靶向制剂（passive targeting preparations）又称为自然靶向制剂，通过进入体内的微粒被巨噬细胞作为外界异物吞噬的自然倾向而产生的体内分布特征而实现药效。这类靶向制剂往往利用脂质、类脂质、蛋白质、生物降解高分子物质作为载体将药物包裹或嵌入其中制成载药微粒而实现。其经静脉注射给药后，在体内的分布首先取决于微粒的粒径大小，微粒表面性质对分布也起着重要作用。主动靶向制剂（active targeting preparations）是用修饰的药物载体作为"导弹"，将药物定向地运送到靶区浓集发挥药效。最常用的即为配体或单克隆抗体修饰的载药微粒，也可采用前药策略达到肿瘤靶向、脑靶向、结肠靶向或肝靶向的效果。物理化学靶向制剂（physicochemical targeting preparations）是用某些物理化学方法将药物传输到特定部位发挥药效。较为常用的物理化学方法包括磁、温度和 pH 等，如，应用磁性微球、磁性纳米囊等载带药物给药后，可通过体外磁场导向到特定部位；使用对温度敏感的材料制备热敏制剂，在局部热疗作用下，使热敏制剂在靶部位释放药物；采用 pH 敏感材料制备 pH 敏感制剂，使药物在特定的 pH 靶区内释药；用栓塞微球阻断靶区的血供与营养，同时释放药物起到栓塞和化疗的双重作用，也属于物理化学靶向制剂。

第二节　被动靶向原理

扫码"学一学"

一、循环系统基本生理

药物的体内分布主要包括两个步骤：①从血液通过毛细血管壁向组织间液转运；②由组织间液通过细胞膜向细胞内转运。因此，毛细血管流量、通透性以及组织细胞亲和力等生理学和解剖学屏障均会影响药物的体内分布。

（一）体循环基本生理

体循环包括血液循环和淋巴循环，但由于血流速度比淋巴流速快 200～500 倍，药物主要通过血液循环转运，但药物的淋巴转运有时也十分重要。

血液循环对分布的影响主要取决于组织的血流速率。一般情况下，血流量大、血液循环好的器官和组织，药物的转运速度和转运量较大；反之，药物的转运速度和转运量较小。比如，肝脏和肾脏即为循环较快的脏器，其血流量可分别达到 165 和 450 ml/(100g 组织·分钟)；而结缔组织则为循环较慢的组织，血流量仅为 1 ml/(100g 组织·分钟)。毛细血管的通透性也会影响到药物的分布，其通透性由管壁的类脂质屏障和微孔的大小决定。不同脏器毛细血管的通透性并不一致，如肝窦中分布着不连续性毛细血管，管壁缺口较多，即使大分子药物也能透过；而脑和脊髓的毛细血管内壁则较为致密。

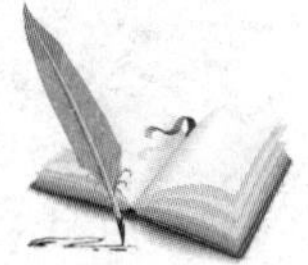

淋巴循环是静脉循环的辅助组成部分，起始于毛细淋巴管，淋巴管中有防止淋巴液倒流的瓣膜，可保从组织间隙经淋巴管向静脉的单向流动。毛细淋巴管存在于组织间隙，直径约为毛细血管的2～3倍，甚至10倍；其内皮细胞上有允许小分子通过的小孔，细胞间有缺口，有的甚至大至数微米。因此，毛细淋巴管通透性非常大，组织间隙中的大分子往往因难以进入毛细血管而进入淋巴系统进行转运。而组织间隙中的水和小分子物质，由于毛细血管的血流速度较快，则主要通过毛细血管转运。

正常组织中的微血管内皮间隙致密、结构完整，大分子和微粒不易透过血管壁，即使透过的物质也可通过淋巴循环回流。但是，肿瘤部位为满足快速生长的需求，血管生成较快，导致血管壁间隙较宽、结构完整性差，因而纳米微粒能穿透肿瘤部位的毛细血管间隙进入肿瘤组织，而肿瘤组织的淋巴回流功能并不完善，造成大分子类物质和微粒具有选择性的高通透性和滞留性，这种现象被称作实体瘤组织的高通透性和滞留效应，简称EPR（enhanced permeability and retention）效应（图20－1）。人们常常利用肿瘤的EPR效应设计靶向制剂。

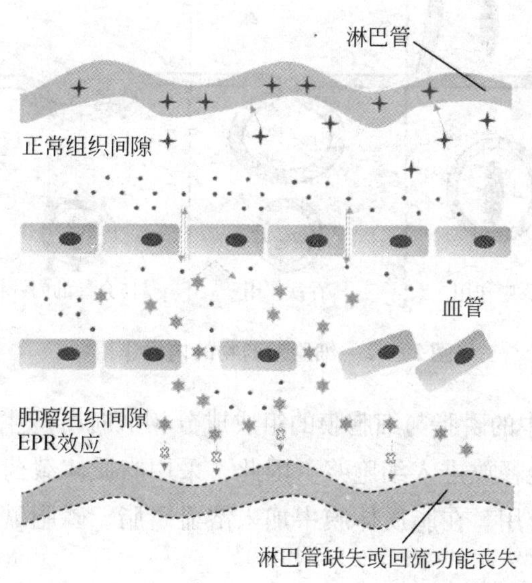

图20－1　正常组织外渗和淋巴通路以及肿瘤组织EPR效应

（二）细胞摄取

在组织间液的药物，通过细胞膜向细胞内的转运不仅影响到药物的分布，也是其发挥作用的关键。小分子药物可通过简单扩散进入或经过各种细胞。而靶向制剂通常由大分子集合体组成，主要通过细胞的内化作用进入胞内，具体的内化方式可包括内吞（endocytosis）和融合（fusion）等。

1. 内吞　内吞是通过质膜的变形运动将细胞外物质转运入细胞内的过程。一般情况下，血液中的微粒大多首先被调理素（血液中的特殊物质，如免疫球蛋白IgG和补体C3b）调理，被吞噬细胞识别后结合到细胞膜上，并通过细胞的内吞作用进入细胞形成内吞体。该内吞体在细胞浆中可能进入溶酶体，在溶酶体酶的作用下释放药物。

根据入胞物质的不同大小，以及入胞机制的不同可将内吞作用分为三种类型：吞噬作用、吞饮作用、受体介导的内吞作用（图20－2）。

（1）吞噬作用　吞噬作用（phagocytosis）是指摄入直径大于1μm的颗粒物质的过程。在摄入颗粒物质时，细胞部分变形，使质膜凹陷或形成伪足将颗粒包裹摄入细胞。

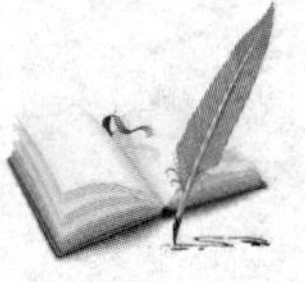

(2) 吞饮作用　吞饮作用（pinocytosis）是细胞摄入溶质或液体的过程。与吞噬作用相比，吞饮作用更普遍，几乎存在于所有细胞中，且不需要任何外部刺激。细胞吞饮时局部质膜下陷形成一小窝，包围液体物质，然后小窝离开质膜形成小泡，进入细胞。吞饮作用又可分为液相内吞和吸附内吞。液相吞饮是非特异性的连续过程，可把细胞外液及其内溶物摄入细胞内。吸附吞饮则是细胞外大分子或颗粒物质以某种方式吸附在细胞膜表面被内化的过程。如阳离子铁蛋白以静电作用先吸附在带负电荷的细胞表面，然后再被细胞摄入。

(3) 受体介导的内吞作用　受体介导的内吞作用（receptor mediated endocytosis）是细胞依靠细胞表面的受体特异性地摄取细胞外蛋白或其他化合物的过程。细胞表面的受体与相应配体（被内吞的分子）具有高度特异性，可结合形成复合物，继而此部分质膜凹陷形成有被小窝，与质膜脱离后形成有被小泡，进而将细胞外物质摄入细胞内。

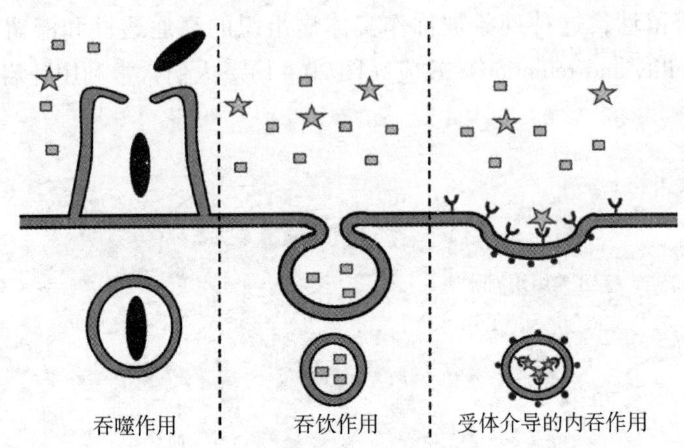

图 20-2　细胞对药物的内吞作用

2. 融合　脂质体膜中的磷脂与细胞膜的组成成分相似时可产生完全混合作用，进而使脂质体中包裹的药物完全释放进入细胞浆。因此，采用脂质体载药可显著提高对耐药菌株或癌细胞的抗菌或抗癌作用。在脂质体膜中加入溶血磷脂、磷脂酰丝氨酸或表面活性剂等融合因子可促进融合。

二、被动靶向原理

被动靶向制剂经静脉注射后，被单核-吞噬细胞系统巨噬细胞（尤其是肝的 Kupffer 细胞）摄取，通过正常生理过程运送至肝、脾等器官。微粒系统在体内的分布首先由其粒径大小决定。粒径较大的微粒，主要通过机械性栓塞作用分布到相应的部位。如大于 7μm 的微粒通常被肺的最小毛细血管床以机械滤过的方式截留，被单核白细胞摄取进入肺组织或肺气泡。小于 7μm 时，一般由肝、脾中的吞噬细胞摄取；200~400nm 的微粒集中于肝后迅速被肝清除；而 100~200nm 的微粒很快被巨噬细胞吞噬从血液中清除，最终到达肝 Kupffer 细胞溶酶体中；50~100nm 的微粒可进入肝实质细胞中。小于 50nm 的微粒可通过肝内皮细胞或通过淋巴传递到脾和骨髓中。

除粒径外，微粒表面性质对分布也起着重要作用。单核-吞噬细胞系统对微粒的摄取主要由微粒吸附调理素和巨噬细胞上有关受体完成。微粒的表面性质决定了吸附调理素的种类和程度，进而决定了微粒以何种方式被内吞。例如，用戊二醛处理的红细胞易受 IgG 的调理，从而通过 Fc 受体被迅速吞噬；而用 *N*-乙基马来酰亚胺处理过的红细胞可被 Cb3 因子调理，以最少的膜受体接触被吞噬。带负电荷的微粒，ζ 电位绝对值越大，越易为肝的

单核－吞噬细胞系统滞留而聚集于肝；带正电荷的微粒则易被肺部的毛细管截留，靶向于肺部。

三、隐形化原理

常规设计的被动靶向制剂在体内很快被单核－巨噬细胞吞噬，血中消除很快，临床应用受到极大限制，要到达其他靶部位也较为困难。微粒与调理素的结合是巨噬细胞识别的先决条件，若能避免微粒被巨噬细胞的识别，则可在循环系统中稳定存在并使半衰期延长，增加肿瘤组织对它的摄取。研究表明，改善微粒表面的亲水性、增加微粒的柔韧性及其空间位阻，则可避免巨噬细胞的吞噬。目前最常用的方式就是采用表面修饰技术，将聚乙二醇（PEG）以共价结合的方式引入到微粒表面，使微粒具有隐形效果，不易被巨噬细胞识别和吞噬。

长循环脂质体即为一典型的隐形纳米粒，该脂质体制备时加入聚乙二醇－二硬脂酰基磷脂酰乙醇胺（PEG－DSPE），它们在脂质体表面呈部分延展的构象，形成致密的构象云，组成较厚的立体位阻层，可将靠近的大分子或脂蛋白复合物推离脂质体，从而减弱血中各成分的作用，特别是血浆蛋白的调理作用以及随后的巨噬细胞摄取作用，同时脂蛋白的交换、磷脂酶的水解等均受到有效抑制。另外，PEG－DSPE 有较长的极性基团，增加了脂质体的表面亲水性，有效阻止其表面的血白蛋白调理作用，并降低了脂质体的巨噬细胞亲和作用。除脂质体外，其他微球、微乳、纳米粒等微粒给药系统都可以采取类似的策略进行有效修饰，产生隐形作用。具有隐形设计的纳米粒，长期在血管中循环，则可能通过 EPR 效应更多地分布到肿瘤部位。

第三节　主动靶向原理

扫码“学一学”

近几十年来，随着分子生物学、细胞生物学、材料学、免疫学及药物化学等学科的飞速发展，靶向制剂的发展也获得了新的活力。主动靶向制剂的研究已成为药剂学研究的热点领域之一，其靶向策略主要包括修饰的药物载体和前药（prodrugs）两大类。

根据所采用的修饰物的不同，修饰的药物载体又可分为两大类，抗体介导的主动靶向制剂和配体介导的主动靶向制剂。但需注意，单纯采用靶向修饰的微粒尚不能达到理想的主动靶向效果，其静脉注射给药后，大部分仍然会被单核－巨噬细胞作为异物识别而转运至肝、脾等器官。为了达到理想的主动靶向效果，需联合隐形原理，在载体表面修饰亲水性聚合物以抵抗调理素的调理作用，使其长期在体循环中循环，从而更加有效地分布至实体瘤部位，发挥主动靶向的效果。

前药主要是将抗癌药物通过化学键合与其他化学基团、片段或分子合成新的化学实体，其本身无活性或其活性低于母体药物，但是可在体内经酶作用或化学反应裂解掉修饰的部分，释放出母体药物发挥作用。若裂解所需的酶仅在靶部位所特有；或前体药物改变了母体药物的极性或大小，使其能够进入某些特殊部位；抑或修饰分子对某些组织或器官具有特殊的亲和性，则可达到肿瘤靶向、脑靶向、结肠靶向或肝靶向的效果。

本节将详细介绍基于抗体和基于配体的主动靶向原理。

一、基于抗体的主动靶向原理

抗体介导的主动靶向是指利用抗体与抗原的特异性结合，使携带抗体的药物或载体在

体内主动寻找和识别作为抗原的病灶组织，从而将药物导向特定的组织或器官，从而实现靶向给药的目的。单克隆抗体具有靶点特异性高、不良反应较低、患者治疗依从性好等优点，以单抗药物治疗肿瘤被认为将引领未来市场，作为抗肿瘤药物的载体亦具有较好的应用前景。抗体介导的主动靶向可分为载体－抗体结合物和药物－抗体结合物两种形式，前者包括免疫脂质体、免疫纳米粒、免疫微球等，后者又称为免疫复合物。

（一）免疫脂质体

免疫脂质体（immunoliposomes）是表面链接有抗体的脂质体，借助抗体与抗原的特异性结合作用，达到对靶细胞分子水平上的识别作用，可提高脂质体的靶向专一性。该技术已经历了三代发展：第一代免疫脂质体是指连有单克隆抗体的脂质体；第二代免疫脂质体包括含有 PEG 的长循环脂质体，以增加脂质体在体内的循环时间；第三代免疫脂质体则将抗体连接于长效脂质体表面上的聚合物（如 PEG）链的末端上，从而避免了 PEG 链对靶位识别的干扰。

（二）免疫纳米粒

免疫纳米粒是在偶联剂的作用下，将天然或修饰的单抗分子偶联到含有适宜功能基团的纳米粒上，具有靶向性强、毒副作用小、半衰期长、运载量大等优点。如将人肝癌单克隆抗体 HAb18 与白蛋白纳米粒偶联，能很好地与人肝癌细胞 SMMC－7721 特异性结合，对靶细胞产生剂量依赖性与选择性杀伤作用。

单抗与纳米粒的偶联主要包括非共价吸附与共价偶联两种方式。非共价吸附需要提供适合的吸附条件：静电或疏水性相互作用。可通过控制基质的离子强度达到合适的 pH 或带电情况来调节吸附行为。非共价吸附是可逆的非特异性反应，其缺点是抗体必须具有较高的浓度才能产生理想的吸附量；且由于非共价吸附的不稳定性，单抗可能被其他生物分子所取代。单抗也可以采用共价偶联的方式不可逆地偶联到纳米粒上，形成的共价键稳定且重现性好，也可组织单抗被血液中竞争性成分所取代。但是共价偶联需要单抗和纳米粒表面具有适合偶联的基团，且必须确保单抗的生物活性不被影响或改变。如乙基－二甲氨基－丙基碳化二亚胺［1－ethyl－3－（3－dimethylaminopropyl）carbodiimide hydrochloride，EDC］既是常用的化学偶联物。EDC 是一种可溶于水的碳二亚胺，可在水性环境中发生偶联反应，有利于保持单抗的活性。EDC 可以与一个羧酸基团反应形成高活性中间体，继续和亲核基团如伯胺基发生反应生成酰胺键，完成偶联。两种偶联方式各有其优缺点，具体用哪种方法需视具体情况而定。

（三）免疫微球

免疫微球是表面偶联有抗体的微球。其特点及偶联方式与免疫纳米粒类似，但是，此类微球不但能用于抗癌药的靶向治疗，还可用于标记和分离细胞做诊断和治疗。后者常常通过免疫磁性微球的方式来实现。这是表面结合有单克隆抗体的磁性微球，它能通过抗原抗体反应选择性地与靶物质结合并使之具有磁响应性，因此将免疫磁性微球与含有靶物质（欲分离的物质）的复杂混合物共同培养后，通过磁场装置即可将与免疫磁性微球结合的靶物质滞留，从而与其他杂质分离开来。

（四）免疫复合物

免疫复合物（immunoconjugates）系将抗体直接或间接与药物连接而构成的复合物。Genentech（已被罗氏收购）公司研发的 Kadcyla 即为曲妥珠单抗和小分子微管抑制剂 DM1

偶联而成。曲妥珠单抗可靶向作用于乳腺癌和胃癌人表皮生长因子受体 2（HER2），已被批准用于 HER2 阳性的癌症；但曲妥珠单抗并非能够促使所有的 HER2 阳性细胞凋亡。Kadcyla 结合了选择性地靶向 HER2 受体的曲妥珠单抗与强效的细胞毒性剂 DM1 而杀死肿瘤细胞（不管 HER2 是否诱导凋亡反应）。即 Kadcyla 抗体与 HER2 受体结合，引起偶联物释放 DM1，进而杀死肿瘤细胞。体内外研究显示，与曲妥珠单抗相比，Kadcyla 具有较好的整体疗效和药代动力学特性，并且毒性较低。

二、基于配体的主动靶向原理

随着对肿瘤分子水平研究的深入，发现在肿瘤细胞表面或肿瘤相关血管表面的系列受体与肿瘤生长增殖密切相关，并在肿瘤组织中过度表达。而受体与其配体的结合具有特异性、选择性和饱和性，且亲和力强、生物效应明显。因此，将药物或药物载体与配体结合，通过受体的介导作用，可增加病灶区的药物浓度、提高疗效、降低毒副作用，从而达到靶向治疗的目的。目前研究较多的受体主要有表皮生长因子受体、唾液酸糖蛋白受体、低密度脂蛋白受体、转铁蛋白受体、叶酸受体、白介素受体等，有些受体已证实可作为特定肿瘤靶向的靶点，提高主动靶向效率。

第四节　纳米药物制剂简介

扫码“学一学”

一、紫杉醇白蛋白纳米粒（Abraxane®）

紫杉醇是从红豆杉属植物中提取出来的一种具有高效抗肿瘤活性的天然物质，它是一种微管稳定剂，具有独特的抗癌活性。自 1992 年 12 月美国 FDA 批准紫杉醇用于治疗晚期卵巢癌以来，其在临床上的应用范围逐渐扩展，可用于转移性乳腺癌、晚期卵巢癌和非小细胞肺癌的治疗。紫杉醇几乎不溶于水，因此，其注射液（Taxol®）以聚氧乙烯蓖麻油（Cremophor EL）/乙醇（1：1）为混合溶剂，将紫杉醇溶解。但是，大量研究显示聚氧乙烯蓖麻油在体内可促使大量组织胺释放，产生过敏反应，而且该制剂不能用聚氧乙烯（PVC）塑料容器或注射容器盛装，以避免 Cremophor EL 和 PVC 反应生成焦碳酸二乙酯等致敏物，极大地限制了其临床使用。

基于上述原因，国内外众多科学家对紫杉醇的剂型改造进行了大量研究。纳米粒子白蛋白结合（nab®）技术是基于白蛋白的纳米粒药物递送平台，其优先将白蛋白结合的疏水性药物递送至肿瘤，从而避免有毒溶剂的使用。其中，Abraxane®（nab-paclitaxel，白蛋白结合型注射用紫杉醇）是由美国 Celgene 公司研发的第一个基于 nab® 技术的上市产品，于 2005 年首次被 FDA 批准用于乳腺癌的治疗。与 Taxol® 相比，Abraxane® 的抗肿瘤效果明显增强且安全性得以极大的改善。目前，Abraxane® 已被批准用于治疗肿瘤学中的多种适应证，包括转移性乳腺癌，局部晚期或转移性非小细胞肺癌，胰腺转移性腺癌和晚期胃癌。

1. Abraxane® 简介　Abraxane® 研发的初衷是为了避免 Taxol® 中与 Cremophor EL 相关的毒性。与 Taxol® 有所不同，Abraxane® 制剂通过高压均质制备，使白蛋白和紫杉醇结合，形成平均直径为 130 nm 的纳米粒。该制剂采用冻干粉的形式，生理盐水分散均匀后静脉滴注。由于不含有 Cremophor EL，该药给药前无需使用类固醇或抗组胺药以避免超敏反

应，而且，相对于 Taxol®，不仅滴注时间大大缩短（Abraxane®：30 分钟，Taxol®：>3 小时），也可以给予更高的剂量。

2. Abraxane® 作用机制 相对于 Taxol®，Abraxane® 具有更好的疗效，这与其独特的体内作用机制有关。经静脉滴注后，Abraxane® 迅速分散形成 8～30 nm 的小颗粒，大部分为白蛋白结合的紫杉醇复合物，也有一小部分未结合的紫杉醇。在实体瘤患者的随机交叉药代动力学研究中，结果显示白蛋白结合的紫杉醇约占给药剂量的 94%，游离的紫杉醇占 6.3%，比 Taxol® 给药后游离紫杉醇高 2.6 倍。血液循环中的白蛋白紫杉醇复合物，一部分可能经 EPR 效应进入肿瘤组织，大多数则利用白蛋白激活血管内皮细胞表面的 GP－60 受体，使细胞膜内陷形成窝，将复合物摄取并转运通过内皮细胞至肿瘤细胞间隙。肿瘤间质中富含半胱氨酸的酸性分泌蛋白抗原（secreted protein acidic and rich in cysteine，SPARC）的过度表达，而白蛋白可以与 SPARC 高度结合。因此，肿瘤细胞间隙的紫杉醇复合物经由 SPARC 进一步富集于肿瘤组织，提高抗肿瘤效果。

二、肿瘤靶向阿霉素脂质体

（一）脂质体简介

脂质体（liposomes）系指将药物包封于类脂质双分子层内而形成的微型泡囊。由于脂质体具有组织相容性好、靶向性和淋巴定向性、缓释作用和降低药物毒性等优点，得到了广泛的研究与发展。脂质体作为药物载体是临床应用较早，发展最为成熟的一类新型靶向制剂。到目前已有多种脂质体药物工业化生产并上市销售，如阿霉素脂质体、柔红霉素脂质体、两性霉素脂质体、甲肝疫苗脂质体和乙肝疫苗脂质体等。

（二）肿瘤靶向阿霉素脂质体

阿霉素是临床常用的蒽环类抗肿瘤药物，是治疗卵巢癌的一线用药之一。然而该药具有明显的全身不良反应，如：骨髓抑制、心脏损害等，临床应用受到限制。目前临床上采用脂质体制剂降低阿霉素的毒副作用，有 Doxil 和 Myocet 两种产品，但两者各方面差异较大。

Doxil 于 1995 年最先在美国上市，目前欧美、亚洲等多个国家上市。Doxil 采用了隐形技术，采用合成磷脂制备 PEG 包覆脂质体，具有较高稳定性。更为重要的是，Doxil 血循环时间长，可通过 EPR 效应实现对肿瘤组织的被动靶向性，极大增强抗肿瘤活性，显著降低心脏毒性、脱发、骨髓抑制等不良反应。

Myocet 于 2001 年欧洲上市，目前在欧洲及加拿大被批准与环磷酰胺联合治疗转移性乳腺癌，但尚未被 FDA 批准在美国使用。Myocet 采用蛋黄卵磷脂为膜材制备空白脂质体，制剂中尚含有 pH 缓冲剂及药物冻干粉，临用前将药物包载入脂质体后使用，对医务人员的要求较高。此外，Myocet 为小单室脂质体，粒径 180nm 左右，输液后迅速被单核－巨噬细胞系统捕获，然后缓慢释放游离药物，可避免较高血药浓度产生的副作用，又能同时保证合适的 AUC 值。

扫码“学一学”

第五节 质量检查

本节就《中国药典》（2020 年版）“微粒制剂指导原则”和 FDA “脂质体制剂指导原

则”中与质量检查相关的内容介绍如下。

一、《中国药典》（2020 年版）“微粒制剂指导原则”中检查项目

（一）有害有机溶剂的限度检查

在生产过程中引入有害有机溶剂时，应按残留溶剂测定法（通则 0861）测定，凡未测定限度者，可参考 ICH，否则应制定有害有机溶剂残留量的测定方法与限度。

（二）形态、粒径及分布检查

应提供粒径的平均值及其分布的数据或图形。测定粒径有多种方法，如光学显微镜法、电感应法、光感应法或激光衍射法等。

微粒制剂粒径分布数据，常用各粒径范围内的粒子数或百分率表示；有时也可用跨距表示，跨距愈小分布愈窄，即粒子大小愈均匀。

$$跨距 = (D_{90} - D_{10}) / D_{50}$$

式中，D_{10}、D_{50}、D_{90}分别指粒径累积分布图中 10%、50%、90% 处所对应的粒径。

如需作图，将所测得的粒径分布数据，以粒径为横坐标，以频率（每一粒径范围的粒子个数除以粒子总数所得的百分率）为纵坐标，即得粒径分布直方图；以各粒径范围的频率对各粒径范围的平均值可作粒径分布曲线。

（三）载药量和包封率检查

微粒制剂应提供载药量和包封率的数据。

载药量是指微粒制剂中所含药物的重量百分率，即

载药量 =（微粒制剂中所含的药物重/微粒制剂的总重）×100%

若得到的是分散在液体介质中的微粒制剂，应通过适当方法（如凝胶柱色谱法、离心法或透析法）进行分离后测定，按下式计算包封率：

包封率 =（微粒制剂中包封的药量/微粒制剂中包封与未包封的总药量）×100%

=（1 - 液体介质中未包封的药量/微粒制剂中包封与未包封的总药量）×100%

包封率一般不得低于 80%。

（四）突释或渗漏率检查

药物在微粒制剂中的情况一般有三种，即吸附、包入和嵌入。在体外释放试验时，表面吸附的药物会快速释放，称为突释效应。开始 0.5 小时内的释放量要求低于 40%。

若微粒制剂产品分散在液体介质中贮存，应检查渗漏率，可由下式计算。

渗透率 =（产品在贮存一定时间后渗透到介质中的药量/产品在贮存前包封的药量）×100%

（五）氧化程度的检查

含有磷脂、植物油等容易被氧化载体辅料的微粒制剂，需进行氧化程度的检查。在含有不饱和脂肪酸的脂质混合物中，磷脂的氧化分三个阶段：单个双键的偶合、氧化产物的形成、乙醛的形成及键断裂。因为各阶段产物不同，氧化程度很难用一种试验方法评价。

磷脂、植物油或其他易氧化载体辅料应采用适当的方法测定其氧化程度，并提出控制指标。

（六）靶向性评价

具有靶向作用的微粒制剂应提供靶向性的数据，如药物体内分布数据及体内分布动力学数据等。

二、FDA“脂质体制剂指导原则”中与质量相关要求

（一）质量控制相关要求

1. 理化性质 脂质体的结构和完整性是重要的理化性质，它们反映了脂质体制剂容纳药物并将药物保留在适当的脂质体结构内的能力。如下性质常用于脂质体制剂的表征，这些性质的变化会导致包括药物泄漏等脂质体产品的质量改变。可根据具体的脂质体产品考察下列性质。

（1）脂质体的形态，如适用，包括片层状结构测定。

（2）脂质体表面性质，如适用，如表面 PEG。

（3）静电荷，通常可测量脂质体的 zeta 电位。

（4）黏度。

（5）与药物有关的参数（如，包封率，载药量）。

（6）粒径（即平均粒径和粒径分布曲线），如果粒子密度未知，最好用数均或质均粒径。

（7）相变温度。

（8）体外释放。

（9）储存期内的药物泄漏率。

（10）由盐浓度、pH、温度或其他物质等改变引起的脂质体完整性变化（如，药物释放，包封率，载药量和粒径）。

（11）光谱或其他分析方法支持的脂质体结构。

2. 脂质组分的控制 脂质组分（包括修饰的脂质，如，PEG 化脂质）的质量可以影响脂质体产品的质量和作用。对于一个全新的脂质组分（如，并未收载于非活性成分数据库中的脂质材料），或者超出了非活性成分数据库中标明的拟用给药途径对应用量范围的脂质组分，应该提交与药物详细程度相当的申报文件，这些信息应在申请表或Ⅳ类药物主文件（DMF）中提供。此外，尚需提供如下信息。

（1）脂质组分的描述与表征　对于合成或半合成（如，DPPC，DSPC 和 DMPC）的脂质，需要提供结构证明，包括脂肪酸组成和位置特异性。应具体说明脂质成分，比如，每种脂质和脂肪酸的百分比、酰基侧链的位置特异性和脂肪酸不饱和度。

对于天然来源的脂质混合物，如蛋磷脂，应提供混合物中所含每种脂质及其脂肪酸组成的百分比范围的脂质组成。

（2）脂质成分的制备　所提供的信息取决于脂质的来源，即合成、半合成或天然来源。

对于合成、半合成的脂质，需要提供：①合成和纯化过程的详细描述；②起始物质，原料，溶剂和试剂的特别说明；③关键步骤、中间体的控制，若适用，包括确保酰基侧链位置特异性的制造控制。

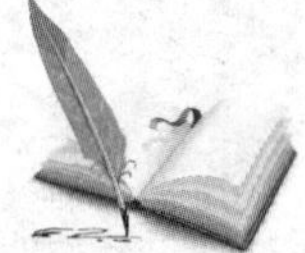

对于天然来源脂质，以及任何用于启动半合成过程合成部分的天然来源材料，需提供：①生物来源，如鸡蛋；②动物源性材料原产国；③供应商；④若适用，需描述提取与纯化

过程。

（3）脂质组分的特别说明　包括：①具有区别力的鉴别试验；②基于稳定性指示分析程序的测试；③经验证的分析程序和验证数据；④杂质检测（反式脂肪酸、游离脂肪酸、过氧化物、溶血磷脂、合成或纯化过程中使用的溶剂和催化剂）；⑤其他，反离子含量和二价阳离子的限度（如适用），脂肪酸侧链不饱和度。

（4）脂质成分稳定性　对于脂质体制备的每个脂质成分，应提供稳定性研究和影响因素实验的结果，以确定降解曲线，制定适当的稳定性指示分析程序，以及建立适当的贮存条件和复验期。当 DMF 中引用的稳定性研究使用的脂质（来源、等级、供应商）与药品中拟使用的脂质相同时，可接受 DMF 的引用。稳定性研究和分析程序的验证应根据 ICH 指南进行。

脂质成分的储存超过制造商规定的“复测期”，或者，当脂质成分暴露在非标记的储存温度时，均应对其重新测试，以确保在制剂生产前符合规范。

3. 稳定性　稳定性研究应涉及脂质体药物产品的微生物、物理和化学稳定性，包括药品中脂质体的完整性。脂质体的物理稳定性受很多因素影响，如，脂质体完整性，脂质载体的粒径分布，脂肪酸基团的不饱和度。某些脂质体在储存时易于融合、聚集或发生药物泄漏。这些现象可能受脂质体中脂质成分或药物的影响。稳定性测试应该包括脂质体粒径分布和完整性。

脂质体中脂质成分和药物的化学稳定性也应该考察。含有不包含脂肪酸的脂质易于氧化降解，而饱和或不饱和脂质均可能水解形成溶血脂质和游离脂肪酸。对未负载药物的脂质体进行影响因素实验以评估脂质体可能的降解或其他独特的反应是合适的。

当设计影响因素实验或加速实验时，应该意识到脂质体药品在相变温度附近或之上的行为是不同的。

如果脂质体药品以试剂盒形式销售，在单独的容器中包含空白脂质体和药物，稳定性实验计划应包括在上市包装中的空白脂质体和药物的测试。

如果脂质体产品标明使用联合包装中的或其他指定稀释剂重新分散后使用，或者标明与其他获批药物混合，应在申请材料中提交产品在储存和使用的条件下的稳定性支持数据。这些材料包括物理、化学和微生物研究，以支持使用期。指定的使用或储存间隔（在此之后必须丢弃已混合和/或未使用的脂质体产品）可通过药品使用期间稳定性研究确定。说明书中应包含对重分散/混合的药品使用期的说明，以及重分散或混合的说明。

4. 批准后生产的变化　脂质体药品是复杂而敏感的制剂，相对于传统制剂，其对 CMC 更改的响应不太可预测。因此，处方、包装、生产地点或工艺（包括设备或批量的实质性改变）的改变一般需要事先批准补充。也可能需要体内实验评估这些改变对药品作用的影响。如果对所产生的信息类型或审批后更改的适当报告机制有疑问，可以联系与申请相关联的相应审查部门。

（二）人体药代动力学和生物利用度

由于脂质体中药物释放与组织/细胞对药物/脂质体摄取之间的联系较为复杂，血浆中药物总浓度的简单测量并不能反映药物在靶器官（即作用部位）的生物利用度。因此，对于新药申请，有关脂质体药品生物利用度测定的建议，请咨询相应的 CDER 审查部门。

1. 临床药理学研究

（1）脂质体药品的药动学与物质平衡研究　药动学研究的信息有助于确定给药方案和

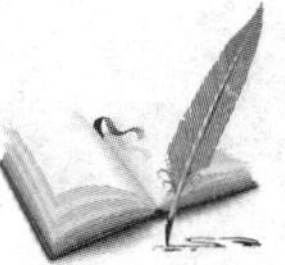

建立剂量－浓度－反应关系。研究方案应基于预期患者群体中的预期给药方案。建议在适当的情况下使用人群药代动力学方法。药动学参数应包括药时曲线下面积（AUC）、峰浓度、达峰时间、消除半衰期、分布容积、总体清除率和肾清除，若可行，应提供游离药物和总药物的累积。对于物质平衡，应该收集和测定血液（即血浆或血清）、尿液、粪便样品的放射性标记部分。这些研究中，视情况应该监测和定量母体药物和任何代谢产物的存在。

应该测量主要代谢物，及这些物质的治疗或毒性作用。并建议开展如下的体内研究：①脂质体制剂给药后药物动力学的多剂量研究；②脂质体药物预期治疗剂量范围内的剂量均衡研究；③若可能，开展暴露－反应研究。

根据目标人群和药物的治疗适应证，应该考虑在特定人群中进行药物相互作用的研究。

如果对于这些研究的实施和设计有任何疑问，请咨询相关的 CDER 审查部门。

（2）与非脂质体药品临床药理学研究的比较　与非脂质体药品相比，即使给药途径相同，脂质体制剂的药物处置、消除途径（包括分布、代谢和排泄）以及重要的药动学参数（如，C_{max}、AUC、清除率、分布容积、半衰期）并不相同。比如，脂质体制剂可能展现出缓释特征。

如果非脂质体制剂已经获批，建议以之为参比，以揭示脂质体制剂在吸收、分布、代谢和排泄上的差异。对脂质体制剂和非脂质体制剂中药物进行放射性同位素（例如^{14}C、^{3}H）标记后进行物质平衡研究，有助于比较药物在感兴趣器官中的分布。

当下列条件适用时，应该进行比较研究，以确定和评估脂质体和非脂质体药物产品中活性成分的 ADME 差异：①两个制剂有相同的活性成分；②两个制剂采用相同的给药途径；③非脂质体制剂已经获批并可获得。

在单剂量药动学研究中，应采用交叉或平行研究设计比较脂质体和非脂质体药物产品，这些设计应考虑到所研究的药物、治疗的疾病、在特定人群中的使用以及其他适用因素，而采用适当数量的受试者。根据所研究的药物，不同剂量的脂质体和非脂质体药品可能是合适的。

2. 生物药剂学

（1）药物释放特征　应证明脂质体产品的释放特性符合标签要求，并描述具有相同活性成分的脂质体产品与非脂质体产品之间的任何释放差异。

（2）体内/体外相关（IVIVC）　尽管为脂质体产品建立 IVIVC 具有挑战性，仍然鼓励尝试将其用于脂质体产品。即使一个完整的 IVIVC 不可行，也可以建立一些体外/体内关系（IVIVRs）。

（3）生物分析方法　在评估脂质体包封药物和游离药物（脂质体释放的药物）的药动学和生物利用度时，应使用经验证的生物分析方法。

（4）脂质体－蛋白相互作用　根据脂质体处方中使用的脂质类型，脂质体表面与血液蛋白质之间的相互作用可能影响脂质体药物产品在体内的药物释放和药理学特性。由于“剂量倾倒”，这种相互作用可能会产生安全影响。满足以下条件时，先前蛋白质－脂质体相互作用的研究中获得的信息足以支持新的脂质体药品：①制剂中脂质组成与先前研究的脂质体药品相同；②两种脂质体药物的理化性质相似。

思考题

1. 简述靶向制剂的概念及被动靶向制剂和主动靶向制剂的结构特点。

2. 何谓物理化学靶向制剂？举例说明。

（吴　伟　卢　懿）

参考文献

［1］崔福德．药剂学［M］．7 版．北京：人民卫生出版社，2011.

［2］FDA Guidance for Industry，Liposome Drug Products：Chemistry，Manufacturing，and Controls；Human Pharmacokinetics and Bioavailability；and Labeling Documentation［R/OL］．2018．https：//www. fda. gov/media/70837/download.

扫码“练一练”

第二十一章　生物技术药物制剂

学习目标

1. **掌握**　生物技术药物的概念和特点；蛋白多肽药物液体和固体制剂的处方组成、制备方法。

2. **熟悉**　蛋白多肽类药物的结构及其不稳定性的表现；生物技术药物制剂的质量评价。

3. **了解**　蛋白多肽类药物的新型给药系统；寡核苷酸及基因类药物的输送。

扫码"学一学"

第一节　概　述

一、生物技术药物的概念

生物技术药物（biotechnology drugs，biologics）系采用现代生物技术人为地创造条件，借助生物体（微生物、动物和植物等）或其组成部分（器官、组织、细胞、酶等）来产生所需要的医药产品。生物技术药物的经典定义是指利用重组 DNA 技术获得的蛋白质多肽类药物。随着生物技术的快速发展和日臻成熟，生物技术药物的定义更加广泛。

自 1982 年美国 Lily 公司开发的世界上第一个基因工程药物——重组人胰岛素获准上市以来，至今已有 100 多个生物技术药物上市。近年来，生物技术药品占批准上市新药总数的 20% 以上，显示出其前所未有的生命力，也影响整个医药工业发展的方向，正在给制药行业带来巨大的革命。

二、生物技术药物的分类

生物技术药物可分为两类：重组蛋白质多肽药物和重组 DNA 药物。重组蛋白质或多肽药物包括重组细胞因子类药物、重组激素类药物、重组溶栓药物、单克隆抗体制剂、重组疫苗和菌苗制剂；重组 DNA 药物包括基因药物、反义核苷酸、DNA 疫苗、细胞治疗制剂等。已上市的部分有代表性的生物技术药物见表 21 - 1。

表 21 - 1　已上市的部分生物技术药物

药品名	英文或缩写	适应证
1. 重组细胞因子药物		
α 干扰素	IFN - α	白血病、肝炎、癌症、AIDS 等
γ 干扰素	IFN - γ	慢性肉芽肿、过敏性皮炎等
β 干扰素	IFN - β	多发性硬化症
粒细胞 - 集落刺激因子	G - CSF	骨髓移植、粒细胞减少、AIDS、再生障碍性贫血等
粒细胞巨噬细胞 - 集落刺激因子	GM - CSF	骨髓移植、粒细胞减少、AIDS、再生障碍性贫血等

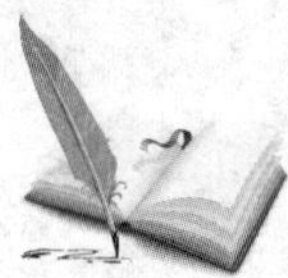

续表

药品名	英文或缩写	适应证
人促红细胞生成素	EPO	各种贫血症
白细胞介素 -2	IL-2	癌症、免疫缺陷、免疫佐剂
白细胞介素 -11	IL-11	放化疗所致的血小板减少
表皮生长因子	EGF	外用治疗烧伤与溃疡
碱性成纤维细胞生长因子	BFGF	外用治疗烧伤、外周神经炎
2. 重组激素类药物		
人胰岛素	insulin	糖尿病
人生长激素	rhGH	促进身体长高
3. 治疗性抗体		
曲妥珠单抗	trastuzumab	转移性乳腺癌
利妥昔单抗	rituximab	复发性或耐药的滤泡性中央型淋巴瘤
英夫利昔单抗	infliximab	瘘管性克罗恩病、类风湿关节炎等
阿达木单抗	adalimumab	类风湿关节炎和强直性脊椎炎
贝伐珠单抗	bevacizumab	转移性结直肠癌
4. 反义药物		
依非韦伦	efavirenz	抗 HIV 药物
福米韦生钠	fomivirsen sodium	局部治疗携带巨细胞病毒的艾滋病患者
5. 其他类		
组织纤溶酶原激活素	t-PA	治疗急性心肌梗死
重组乙型肝炎疫苗	HBV 疫苗	预防乙型肝炎
肿瘤坏死因子受体	TNF 受体	治疗顽固性类风湿关节炎
重组葡激酶	rSak	溶栓
重组链激酶	rSK	溶栓
戈舍瑞林	goserelin	治疗前列腺癌
乙酸亮丙瑞林	leuprolide	治疗前列腺癌

三、生物技术药物的特点及生物药剂学特性

1. 特点　生物技术药物大多为蛋白、多肽和核酸类药物。药物的物理化学性质、稳定性、药理活性以及体内吸收、转运、制备等过程中与小分子化学药物有着不同特性。

(1) 药理活性强，安全性高。生物技术药物大多为人体中存在的蛋白或多肽，微量就有很强的药理活性，给药剂量小，副作用少，安全性相对较高。

(2) 生产工艺复杂，对生产工艺稳定性的要求较高。其产品的同源性、批次间的一致性及安全性的变化大于小分子化学产品。所以生产过程的检测、GMP 步骤的要求和质量控制的要求更为重要和严格。

(3) 物理化学稳定性差，易变性、酶解、失活，也易被微生物污染。如蛋白质药物分子结构中一般具有特殊的活性部位，以严格的空间构象维持其生物活性。

(4) 体内快速降解、清除，生物半衰期短。

(5) 相对分子质量较大，生物膜透过性差，很难透过胃肠道上皮细胞层，口服不易吸收。

（6）注射给药是其主要给药途径，而该类药物体内半衰期短，普遍需长期频繁注射给药，给患者带来痛苦和不便。

（7）具有种属特异性。许多生物技术药物的药理学活性与动物种属及组织特异性有关，主要是药物自身以及药物作用受体和代谢酶的基因序列存在着动物种属的差异。

2. 生物药剂学特性 多肽蛋白质类药与小分子化学药物有着不同的生物药剂学特性，主要表现在其相对分子质量较大，脂溶性差，致使膜渗透性差，吸收困难，口服给药生物利用度极低，一般仅为百分之几。而吸收进入体循环的药物，体内稳定性差，易于降解失活，生物半衰期短，又易于与血浆蛋白结合，血浆蛋白结合率高，表观分布容积小（0.04～0.2L/kg），体内转运困难，一般需借助特异的受体或转运蛋白的作用透过细胞膜，体内分布具有特异性。多肽蛋白类药物主要在肝脏代谢，相对分子质量较小的该类药物经肾脏排泄，分子量较大的药物及其代谢产物经胆汁排泄。

由此可见，现代生物技术的发展使得大量获得生物技术药物已不成困难，但将生物技术药物制成稳定、安全、有效的制剂则是一项艰巨任务。这是因为这类药物固有的不稳定性、多变的代谢性质和胃肠道吸收的限制，使其制剂产品的开发将面临独一无二的挑战。这些问题还包括由于其分子大小不同产生的组织渗透性的变化，与免疫或变态反应相关的毒性。因此，应用制剂学的手段，研究开发出新的此类药物的给药系统，制备安全、有效、稳定、适合多途径给药的生物技术药物制剂是一项迫切而十分艰巨的任务，生物技术药物给药新技术和新剂型的研究开发也将充满新的发展机遇。

第二节 多肽蛋白质类药物的结构与稳定性

扫码“学一学”

生物技术药物大多数是多肽、蛋白类药物。生物活性高，但稳定性差。在调剂生物技术药物制剂时，保持其生物活性和良好的稳定性是各种生物技术药物制剂开发和生产首先要解决的问题。蛋白质类药物的活性与其结构，特别是高级结构密切相关；因此，有必要了解蛋白质类药物的结构与不稳定的表现及影响因素，为其药物制剂的研究开发奠定基础。

一、蛋白质与多肽类药物的组成和结构

与小分子相比，蛋白质的化学结构较复杂，相对分子质量较大，一般在 5×10^3 ～ 5×10^6。其基本结构单元是氨基酸，有 20 多种。氨基酸按一定的排列顺序，通过肽键相连接而成肽链。不同种类的蛋白质氨基酸在肽链上的序列不同，蛋白质的生理功能常取决于氨基酸在肽链中的序列。蛋白质结构中的化学键包括共价键和非共价键，其中共价键包括肽键和二硫键，非共价键包括氢键、疏水键、离子键、范德华力和配位键等。

蛋白质的结构可分为一、二、三和四级结构。一级结构（primary structure）为初级结构，指蛋白质多肽链中的氨基酸排列顺序，包括肽链数目和二硫键的位置。二级结构（secondary structure）指蛋白质多肽链的折叠（folding）方式，即肽链主链有规律的空间排布，一般有 α－螺旋结构与 β－折叠结构。蛋白质折叠结构中的主要作用力有氢键、疏水作用力（指两个疏水基为避开水相而群集在一起的作用力）、离子键和范德华力。其中氢键对稳定蛋白质的二级结构至关重要。三级结构是指已折叠的肽链分子中的空间排列组合方式，每条多肽链都具固有的三级结构，也称为亚基；三级结构（tertiary structure）控制着蛋白质的生物功能。四级结构（quarternary structure）是指多亚基蛋白质中各个亚基的空间排布、亚

基间的相互作用与其接触部位的布局。范德华力对稳定和维持三、四级结构十分重要，离子键对维持蛋白质的四级结构也是必不可少的。

蛋白质只有在立体结构是特定构象时才有生物活性。稳定蛋白质构象的作用力有氢键、疏水键、离子键、二硫键与配位键等，除二硫键外其余均为非共价键，说明维持蛋白质构象的作用力较弱，这些弱的作用力一旦被破坏，就会引起蛋白质构象的变化，由此伴随蛋白质生理活性的破坏，这也是蛋白质药物稳定性差的主要原因。

二、蛋白质的不稳定性

蛋白质的稳定性对于蛋白质类药物制剂研究、生产、贮存都极为重要。研制开发蛋白质类药物制剂的困难之一就是处理蛋白质类药物的不稳定性。蛋白质的不稳定性表现有两种：化学不稳定和物理不稳定。化学不稳定主要指蛋白质分子通过共价键的形成和断裂形成了新的化学实体，如水解、氧化、β-消除等。物理不稳定指蛋白质分子的高级结构的物理转变，无共价键改变，包括变性、聚集、沉淀和表面吸附等。

（一）化学不稳定

1. 水解（hydrolyse）　肽和蛋白质的水解反应主要是肽链的水解，一般肽键在 pH 6.0~8.0 的生理条件下是相当稳定的，但如长时间置于极端的 pH 或高温下或置于蛋白水解酶中，则易发生水解。蛋白质的水解速度取决于氨基酸的序列，大侧链氨基酸如亮氨酸和缬氨酸由于空间位阻效应，水解速度降低；同时，残基的电荷也极大地影响水解速率。

蛋白水解酶对蛋白的水解作用不容忽视。蛋白水解酶可由以下几条途径引入：最常见的来源是细菌污染，这可通过蛋白质低温灭菌、贮藏来避免；还可能由重组蛋白的纯化和分离过程中引入，纯化过程中可通过溶剂的选择、加入蛋白水解酶抑制剂来减少此类问题。还应注意一些蛋白质具有自动蛋白水解活性，虽然这对控制体内蛋白质的水平和功能是必要的，但对制剂是极不希望的。因此，必须选择制剂条件，减少蛋白质自动水解，以保持蛋白质的完整及其功能。

2. 氧化（oxidation）　多肽和蛋白质易发生氧化降解反应，其中很多反应在大气氧的温和条件下即可发生（自氧化）。影响氧化反应速率的因素有 pH、温度、金属离子、缓冲液等。典型的氧化反应如硫醇基（甲硫氨酸、谷氨酸等）氧化成磺酸。

含有组氨酸、甲硫氨酸、半胱氨酸和酪氨酸侧链的蛋白质易于发生氧化降解，其中甲硫氨酸尤其敏感，在酸性介质中甲硫氨酸氧化成甲硫氨酸-亚砜，由此导致生物活性的损失或丧失。据报道很多肽激素（如促肾上腺皮质激素、甲状旁腺激素和促肾上腺皮质激素释放因子）由于甲硫氨酸的氧化，活性丧失，而甲硫氨酸-亚砜还原成硫醇，则活性可以恢复。肽类激素在分离、合成、贮存时发生氧化反应已有很多报道。

3. 外消旋化（racemization）　旋光性物质在化学反应中，由于不对称碳原子上的基团在空间位置上发生了转移，使 *D*-或 *L*-氨基酸转变成 *D*，*L*-混合物，旋光性消失。蛋白质在碱性水解时往往会使某些氨基酸产生消旋作用。外消旋作用一般使氨基酸成为非代谢形式，产生易于受蛋白水解酶破坏的肽键，还可改变蛋白质的生物活性。影响氨基酸消旋作用的因素有温度、pH、离子强度和金属离子螯合作用。

二硫键交换（exchange disulfide bond）：二硫键（—S—S—）是由两个半胱氨酸侧链上的巯基脱氢相连而成的，是很强的化学键，二硫键可把同一肽链和不同肽链的不同部分相连接，其具有稳定蛋白质三级结构的作用。因此，二硫键的交换能导致蛋白质不正确的配

合，从而导致活性快速丧失。

β－消除（β－elimination）：β－消除是指氨基酸残基中β碳原子上基团的消除，可引起蛋白质失活。碱性条件下β－消除的速度增大；含有半胱氨酸、丝氨酸、苏氨酸、赖氨酸的蛋白质在碱性条件下易于发生β－消除。

（二）物理不稳定

蛋白质可经历各种无化学键改变的结构变化，这是由于蛋白质具有聚合物的性质及其选定高级结构的能力（如二、三和四级结构）。由于伸展、非天然的重新折叠、氢键的变化和疏水相互作用力的改变所引起的蛋白质的物理不稳定性，可使蛋白质的三维结构发生变化。

1. 变性（denaturation） 变性是蛋白质不稳定性研究最多的方面。它是指天然分子球状折叠的改变，如三级结构，通常是二级结构的破坏。球状蛋白以减少疏水基团暴露的方式折叠，当蛋白质伸展时，球状结构松散，而且伸展的分子可进一步通过表面吸附与其他蛋白质分子聚集或通过一些化学反应而失活。变性使蛋白质球状结构丧失。变性可分为可逆和不可逆变性，可逆变性定义为除去变性剂后可恢复肽链的伸展；不可逆变性定义为原有结构不可能恢复的任何伸展过程。变性蛋白质一般溶解度降低，在水溶液中不溶，可引起丧失活性、结晶能力下降、分子形状改变、对酶水解敏感和组分基团反应活性的改变等。影响蛋白质变性的因素包括温度、pH和有机溶质（如尿素、胍盐、乙酰胺、甲酰胺）或有机溶剂（如乙醇、丙酮）的加入。

2. 表面吸附（surface adsorption） 蛋白质表面吸附是指蛋白质粘附于与其接触的界面，如聚乙烯、聚氯乙烯、玻璃和橡胶密闭容器上。蛋白质在分离、纯化、调剂及生产过程中与很多种表面相接触，如空气、玻璃、橡胶和其他合成材料，蛋白质的构象可能会由于与这些表面发生相互作用而改变。例如空气－水界面能使一些血浆蛋白构象改变，同时外加作用力（如搅拌）可加速这种构象的改变，这种相互作用则使蛋白质吸附于这些表面上。蛋白质和这些材料表面的物理化学性质决定这一作用的性质和大小。蛋白质容易吸附于粗糙的表面。不同温度、不同种类的蛋白质以不同速度吸附于合成材料上，而且这种吸附通常不可逆。已有研究报道了胰岛素可吸附于释放泵、玻璃和塑料容器表面及静脉输液袋的内部。

一些材料如玻璃、塑料经常被用来贮存或释放蛋白质药物，蛋白质对其可能有较大的吸附性。各种材料中，聚乙烯尤其是聚四氟乙烯（特氟龙）的吸附性较低。如果在生产中药液浓度大，则由吸附引起的损失不是很严重，因为表面的吸附很快被饱和；但如果是少量蛋白质，低浓度，则损失不可忽视。使用表面活性剂、加入载体蛋白如血清白蛋白可减少吸附。

3. 聚集（aggregation） 蛋白质分子在水溶液中会自缔合形成二聚体、三聚体、六聚体以及更大分子的聚集体；自缔合与溶剂组成、pH、离子强度和溶剂的介电常数有关。加入适量的变性剂也可引起蛋白质的聚集，变性剂引起的聚集被认为是形成了有很大聚集趋势的部分伸展中间体。已有研究表明，牛生长激素（bGH）和γ－干扰素的失活是由聚集引起，适量的变性剂可产生部分伸展的bGH中间体，其溶解度低于折叠和伸展态形式。

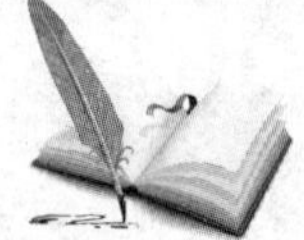

4. 沉淀（precipitation） 沉淀是宏观量的聚集，通常与变性同时发生。如胰岛素长期放于输液袋装置或容器中时可在装置或容器壁上沉淀，容器内的空间可加速沉淀。这是因为胰岛素在空气－水界面发生变性，继而加速沉淀。影响胰岛素沉淀的因素有离子浓度、

pH、附加剂等。胰岛素的释放系统经常由于蛋白质沉淀而阻塞，因此要求经常清洗和灌流，胰岛素与环糊精的复合物可减少沉淀量。

第三节　蛋白质与多肽类药物注射给药剂型的设计

扫码“学一学”

蛋白质药物因非注射途径给药存在生物利用度低等问题，目前多以注射途径给药。剂型包括液体剂型（溶液型和混悬型）和注射用冷冻干燥粉针剂。液体剂型具有制备简便、易于应用等特点；但从稳定性角度来说，冻干固体蛋白质制剂一般有利于稳定性的解决，尽管冷冻干燥过程也经常引起蛋白质类药物的不稳定。液体制剂虽然也可加入稳定剂和采取特殊工艺降低反应速率，但其物理稳定性很难控制。因此，稳定性问题是蛋白质药物制剂开发过程中的巨大挑战。选择何种剂型主要取决于蛋白多肽类药物的稳定性。

在蛋白质药物剂型的处方设计中，过去一直以经验为主，近几年来虽有明显的进步，但仍无通用方法；这主要是因为蛋白质的多样性和复杂性。以下就蛋白多肽类药物液体剂型及固体剂型的处方设计和制备工艺介绍一些经验性的原则和方法。

一、液体剂型的处方设计和制备工艺

蛋白质药物制剂研究可分为两个阶段：根据药物性质确定给药途径，其次进行制剂研究。包括：①纯化药物，确保药物纯度，处方前研究要求药物纯度在95%以上，无有害物质存在，工艺稳定可重复。②处方前研究，在此阶段进行药物的物理化学性质的考察，如等电点、溶解度、吸附性、聚集、离子强度、辅料相容性和降解途径等。③制剂研究，选择缓冲液，确定稳定pH、稳定剂和其他辅料；选择稳定性的考察方法；确定最终产品的贮存条件等，蛋白质药物通常要低温或冷冻保存。蛋白多肽类药物因其固有的不稳定性质，使得液体剂型的处方设计首先要解决其稳定性的问题。

（一）液体剂型蛋白质类药物的稳定化方法

液体剂型蛋白质类药物的稳定化方法分两类：①改造其结构；②加入辅料而改变与其接触的溶剂性质。改变蛋白质结构，如改变蛋白质一级序列或取代反应官能团或化学修饰蛋白质的方法，其主要原理是提高蛋白质的伸展自由能。该方法不属制剂范畴，为此本章不加以详细讨论。通过加入辅料改变液体蛋白类药物的溶剂性质是药物制剂中常用的稳定化方法。其稳定化的机制有两种：①加强蛋白质的稳定作用力；②使其变性状态不稳定。

任何能提高维持蛋白质天然状态的作用力或干扰非天然状态作用力的溶剂性质，都有利于提高蛋白质的稳定性。也就是在非天然条件下，只要有利于非共价键等尤其是疏水键的加强，蛋白质便可稳定存在。这些非天然的条件可以是一定浓度的盐、多元醇溶液或某些有机溶剂。最广泛被接受的辅料稳定蛋白质的机制是“优先相互作用”机制，即蛋白质优先与水或辅料（如共溶质、共溶剂）相互作用。优先水化是由于空间作用（如聚乙二醇）、表面张力作用（如糖、盐和氨基酸）或者化学不相容的一些形式（如电荷效应）使辅料被排除在蛋白质表面外，即在蛋白质分子的表面有较高的水分子和较少的辅料，蛋白质被完全水化。共溶剂可通过与蛋白质表面的非特异性或特异性部位结合来稳定蛋白质。

稳定蛋白质类药物常加入的辅料有以下几类：糖和多元醇、氨基酸、盐、大分子化合物、表面活性剂等。这些辅料提高蛋白质的稳定化程度与其浓度和蛋白质的种类有关。

1. 缓冲液　选择缓冲液是蛋白质液体制剂调剂的重要一步，这是因为pH与蛋白质的

物理化学稳定性均相关。一般蛋白质的稳定 pH 范围很窄，准确控制制剂 pH 是蛋白质稳定化的第一步。常用的缓冲液有磷酸盐、乙酸盐和枸橼酸盐缓冲液，最常用的是磷酸盐。如 α－N3 干扰素、α－2b 干扰素、rhGH、乙肝疫苗等均选择磷酸盐缓冲体系。缓冲盐的种类和浓度均对蛋白质的稳定性有影响。

2. 糖和多元醇 糖和多元醇属于非特异性蛋白质稳定剂。常用的糖类有蔗糖和海藻糖，避免选用还原糖，因其与氨基酸有相互作用的可能。常用的多元醇有甘油、甘露醇、山梨醇（浓度为 1%～10%），其中甘油最为常用。糖和多元醇类的稳定作用与其使用浓度密切相关，一般认为 0.3mol/L（或 5%）的浓度是其作为稳定剂使用的最小量，提取分离时糖的浓度可达 1mol/L、多元醇可达 10%。

3. 表面活性剂 表面活性剂可降低蛋白质溶液的表面张力，抑制蛋白质在疏水性表面的聚集、沉淀和吸附，或阻止蛋白质的化学降解。可以选择的表面活性剂有两类：非离子型表面活性剂（如聚山梨酯类、泊洛沙姆等）和阴离子型表面活性剂（如十二烷基硫酸钠）。其中非离子型表面活性剂较为常用，因其临界胶团浓度低，使用少量足以起到作用。如吐温 80 已被用于重组人干扰素 α－2b、G－CSF 和组织纤溶酶原激活剂等制剂中，用于抑制蛋白聚集。在调剂疏水性蛋白质时应避免使用表面活性剂。

4. 盐类 盐对蛋白质的稳定性和溶解度的影响比较复杂。盐可以起到稳定蛋白质的作用，也可以破坏蛋白质的稳定性，还可能无影响。这主要取决于盐的种类、浓度、离子相互作用的性质及蛋白质的电荷。低浓度的盐通过非特异性静电作用提高蛋白质的稳定性和溶解度，而高浓度下有可能发生盐析。常用盐 NaCl 在稳定蛋白质中起关键作用，它能提高牛血清白蛋白（BSA）的变性温度和热焓，NaCl 在提高白介素－1（IL－1）的热稳定性方面是最有效的；其次，KCl 也是蛋白质有效的稳定剂。

5. 聚乙二醇类 高浓度的聚乙二醇（PEG）类常作为蛋白质的低温保护剂和沉淀/结晶剂。不同分子量的 PEG 作用不同，如 0.5% 或 2% 的 PEG300 可抑制重组人角化细胞生长因子（recombinant human keratinocyte growth factor，rhKGF）的聚集，PEG200、400、600 和 1000 可稳定 BSA 和溶菌酶。

6. 大分子化合物 很多大分子化合物已表明具有稳定蛋白质的作用。其稳定机制可能是大分子的表面活性、优先排除、大分子－蛋白质相互作用的空间隐蔽、高黏度限制蛋白质运动及优先吸附作用等。人血白蛋白（HSA）是稳定蛋白质常用的大分子物质。如细胞生成素（erythropoietin，EPO）、rhIFN－α 的组方中都以白蛋白作为稳定剂，其稳定蛋白质的机制是白蛋白量大，优先被吸附而保护蛋白质药物免遭吸附，但白蛋白由于来源及有可能存在的病原菌污染问题而限制了其使用。

7. 羟丙基－β－环糊精（hydroxypropyl－β－cyclodextrin，HP－β－CD） 系良好的蛋白质稳定剂，其本身是增溶剂，且可静脉注射。HP－β－CD 可抑制人生长激素（human growth hormone，hGH）的由温度和界面吸附引起的变性、抑制 rhKGF 的聚集和稳定牛胰岛素等。右旋糖酐、肝素、羟乙基淀粉和聚乙烯吡咯烷酮也表现有稳定蛋白质的作用。大分子的蛋白质的稳定作用与蛋白质的种类关系极大，选择不当可破坏蛋白质药物。此外，还应注意蛋白质药物中污染的少量酶，有可能使大分子稳定剂降解，破坏其稳定作用。

8. 金属离子 一些金属离子如钙、镁、锌与蛋白质结合，使整个蛋白质结构更加紧密、结实、稳定，从而使蛋白质稳定。不同金属离子起稳定作用的浓度不同，而且种类具有特异性。应通过稳定性试验选择金属离子稳定剂及其浓度。

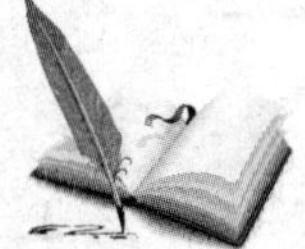

9. **氨基酸** 一些氨基酸单独或与其他辅料合用，通过优先排除机制稳定蛋白质。如组氨酸、甘氨酸、天冬氨酸钠、谷氨酸及赖氨酸盐酸盐，可不同程度抑制45℃ 10mmol/L磷酸钾缓冲液中rhKGF的聚集。某些氨基酸也可抑制蛋白质的化学降解，如甲硫氨酸是一种有效的抗氧剂。

（二）蛋白质液体制剂的处方组成

蛋白质液体制剂的处方组成一般包括活性组分、增溶剂、抗吸附、抗聚集剂、缓冲液、防腐剂（多剂量）、抗氧剂、等渗调节剂和剂型载体材料。根据药物性质及给药途径，可选择性加入附加剂。

1. **增溶剂** 蛋白质特别是非糖基化蛋白质易于聚集和沉淀，提高其溶解度的方法包括选择合适的pH和离子强度、加入氨基酸（如赖氨酸、精氨酸）、表面活性剂（如十二烷基硫酸钠增溶IL-2）和HP-β-CD等。如碱性氨基酸精氨酸可显著增加组织纤溶酶原激活物（tissue type plasminogen activator，tPA）的表观溶解度。

2. **抗吸附和抗聚集剂** 选择表面活性剂如聚山梨酯80和白蛋白（1%）。

3. **缓冲液** 选择合适的缓冲液是蛋白质药物制剂中的一个重要环节，因蛋白质的溶解度、物理和化学稳定性都依赖于pH。选择时首先考虑维持产品稳定pH的缓冲能力，其次应考虑离子强度，因离子强度影响液体制剂的稳定性和等渗。常用的有磷酸盐、枸橼酸盐和乙酸盐缓冲液等。

4. **抗氧剂** 常用抗氧剂有维生素C、亚硫酸氢钠、单巯基甘油、半胱氨酸和α-生育酚，常用浓度为0.1%以上。此外，还可采取在容器内填充惰性气体的方法。

5. **防腐剂** 蛋白类药物相对于小分子更易染菌，特别是对多剂量注射剂需加入防腐剂。常用的防腐剂有苯酚、苯甲醇、氯丁醇、间甲酚、尼泊金类等。选择防腐剂时应特别注意以下问题：抗菌活性、药物的失活、使用浓度、稳定性、溶解度及相容性。

6. **等渗调节剂** 常用的等渗调节剂有葡萄糖、氯化钠、氯化钾，糖比盐的效果更好。

表21-2列出了蛋白质制剂中常用的稳定剂的作用或用途。

表21-2 蛋白质制剂中常用的稳定剂的作用或用途

稳定剂	作用、用途
蛋白质	
人血清白蛋白	抑制表面吸附；结构稳定剂、络合剂、冷冻保护剂
氨基酸	
甘氨酸	稳定剂
丙氨酸	增溶剂
精氨酸	缓冲剂、增溶剂
亮氨酸	抑制聚集
谷氨酸	热稳定剂
天冬氨酸	异构抑制剂
表面活性剂	
聚山梨酯20或80	阻止聚集
泊洛沙姆407	防止变性，澄明度稳定剂
磷脂酰胆碱、磷脂酰乙醇胺	稳定剂
聚合物	
PEG	稳定剂
PVP10、24、40	防止聚集
多元醇	
山梨醇、甘露醇、甘油、蔗糖、葡萄糖、丙二醇、聚乙二醇、乳糖、海藻糖	防止变性、聚集、冷冻干燥添加剂、稳定构象、防止聚集

续表

稳定剂	作用、用途
抗氧剂	
维生素 C、盐酸半胱氨酸、单巯基甘油醇、单巯基乙醇酸、单巯基山梨醇、谷胱甘肽	防止氧化
还原剂	
硫醇类	抑制二硫键形成、阻止聚集
络合物	
EDTA 盐、谷氨酸、天冬氨酸	除去金属离子、抑制氧化
金属离子	
Ca^{2+}，Ni^{2+}，Mg^{2+}，Mn^{2+}	稳定蛋白质构象

（三）蛋白质液体制剂制备工艺的特殊性

1. 制备工艺临界参数的控制 蛋白多肽类药物液体制剂（注射液）的制备工艺与小分子化学药品注射液的制备工艺基本相同。但需要特殊关注的是能使蛋白质变性的各种工艺参数的筛选和控制。由于生产工艺条件的变化可能影响蛋白多肽类药物最终产品质量的工艺参数有：①温度；②pH；③搅拌、振荡、剪切应力、超声分散；④配料的顺序；⑤容器等。这些工艺参数在产品小试、中试和放大生产的不同阶段可能有明显的变化，这种变化就可能引起蛋白质变性、吸附、聚集等，导致蛋白质稳定性的明显改变。如在制备蛋白质液体制剂的过程中，难免会遇到搅拌、振荡、过滤、填充等操作，这些操作的速率即可影响蛋白质的构象和可溶性，速率变大，蛋白质构象变化，疏水基团暴露，引起蛋白聚集、溶解度下降等。因此对于这些操作的速率应进行控制。

2. 膜过滤 膜过滤是现行蛋白质药物制剂除菌的常用方法，过滤对蛋白质药物有可能产生的不良影响有：①过滤膜或过滤器吸附蛋白药物，含量下降；②过滤膜的多聚疏水表面与蛋白质发生相互作用，导致蛋白质药物聚集、失活。市售的膜材吸附蛋白质的强弱顺序是硝酸纤维素和尼龙膜吸附量最高，以后依次为聚砜、二乙酸纤维素和聚偏氟乙烯。

蛋白质、多肽类药物还易于吸附于容器、输液器材料表面，由于蛋白质类药物给药剂量低，由此引起的药物吸附损失不可忽视，应选择吸附性较小的容器作为包装容器和配液容器。一般由硅处理的玻璃和聚丙烯材料制成的容器吸附量较小，由硫处理的玻璃和聚酯的吸附量较高。

3. 稳定性研究 对于蛋白质、多肽类药物其生物活性和分子构象的保持依赖于分子中各种共价键和非共价键，但这些作用力对于温度、光照、氧化、离子强度和机械剪切等环境因素都特别敏感，因此对其稳定性应严格控制。目前仍未有一种简单的稳定性试验或参数能够完全反映此类药物的稳定性。而且由于蛋白质的结构十分复杂，可能同时存在多种降解途径，其降解过程往往不符合 Arrhenius 动力学方程；因此，通过加速试验来预测该类药物的有效期并不十分可靠。必须在实际条件下长期观测稳定性，才能确定其有效期。

二、固体剂型中蛋白质类药物的稳定化与制备工艺

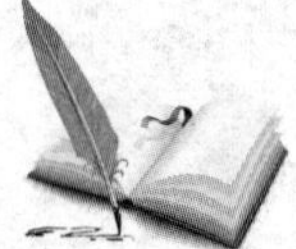

蛋白质药物液体制剂虽然有很多优点，但因其稳定性较差，特别是物理稳定性难以控制，往往还需低温保存。因此，不是所有蛋白质类药物都能制成液体制剂。选择固体剂型可提高蛋白质类药物的稳定性。常用蛋白质类药物的干燥方法有冷冻干燥与喷雾干燥，这

两种工艺均可用于热敏感药物的脱水，以延缓溶液中常见的分解作用。关于冷冻干燥及喷雾干燥的工艺，本书其他有关章节已有详细论述。下面仅就蛋白质类药物的特殊问题做一论述。

1. 冷冻干燥　冷冻干燥制备蛋白质类药物主要考虑以下两个问题：①选择适宜的辅料，提高蛋白质类药物在干燥过程和贮藏中的稳定性；②冷冻干燥工艺参数的优化，如最低、最高干燥温度，干燥时间，真空度等。冷冻干燥方法虽然可以改善蛋白质类药物制剂的稳定性，但如果没有适宜辅料的蛋白质溶液进行冷冻干燥仍能引起蛋白质不可逆的破坏，这是因为从液态到固体的相变过程中，蛋白质由于失去周围的水分而失活。再者，在此过程中高浓度的盐、缓冲组分的结晶或缓冲液 pH 的改变、蛋白质浓缩溶解度有限等原因均能导致蛋白质药物的失活。冷冻干燥蛋白质制剂中加入的典型辅料如甘露醇、甘氨酸作为填充剂，右旋糖酐、白蛋白、明胶等改善坍塌温度，糖和蛋白质作为冻干保护剂。

冻干保护剂的稳定作用机制可能有以下几个方面：冻干保护剂代替水作为稳定剂，满足干燥蛋白质极性基团对氢键的需要；冻干保护剂提高冷冻物的玻璃化转变温度；吸收瓶塞的水分；减慢二次干燥过程，降低蛋白质过度干燥。干燥过度可能使蛋白质多肽药物的非极性基团暴露，而使冻干制剂加水溶解出现混浊，因此，含水量应控制在3%左右。

此外，在选择冻干制剂缓冲体系时应考虑到温度对缓冲体系 pH 和溶解度的影响。例如三羟甲基甲胺（Tris）缓冲体系，温度改变1℃，pK_a有0.028单位的改变。结果使 pH 在冻干过程中漂移或离子强度改变，从而使蛋白质变性。冷冻干燥过程中，工艺参数的选择也是必不可少的，如冻干箱温度、压力、干燥温度、时间的选择对蛋白质稳定性、最终产品的外观、含水量等质量方面及经济成本均有较大的影响。

2. 喷雾干燥　喷雾干燥工艺是将液体经雾化后，与热空气接触，由于表面积很大，水分迅速气化，干燥时间短，所得产品粒子大小可控制且流动性较好。因此，该方法制得的蛋白质干燥粉末已广泛用于吸入途径给药的蛋白质制剂中，在制备蛋白质类药物的控释制剂、开发新的给药系统中该方法极为有用。例如用喷雾干燥方法可以将牛生长激素包埋于脂肪或蜡质材料中制成缓释微球。喷雾干燥过程中也需加入稳定剂。喷雾干燥的缺点是损失大，回收率不高，水分含量高。

三、应用实例

以下是已上市的部分生物技术药物的处方组成。

（一）液体剂型（溶液型注射液）

1. 粒细胞集落刺激因子（granulocyte colony stimulating facto，G－CSF）（300μg/ml）

辅料：乙酸钠10mmol/L，0.004%聚山梨酯80，甘露醇50mg。

2. 促红细胞生长素（EPO）（200～10 000IU/瓶）

辅料：枸橼酸钠5.8mg，枸橼酸0.06mg，HSA 2.5mg，NaCl 5.8mg。

3. 干扰素 α－n3（500万U/ml）

辅料：Na_2HPO_4 1.74mg，KH_2PO_4 0.2mg，NaCl 8mg，KCl 0.2mg，HSA 1mg，苯酚适量。

4. 干扰素 γ－1b（100μg/0.5ml）

辅料：含枸橼酸钠0.36mg，聚山梨酯20 0.5mg，甘露醇20mg。

5. 小鼠抗人 CD_3 单克隆抗体（0.015 ~0.24mg/5ml）

辅料：含 Na_2HPO_4 2.3mg，NaH_2PO_4 0.55mg，HSA 1mg，甘氨酸 20mg。

6. 乙肝疫苗/Al（OH）$_3$（20μg HBS – Ag/ml）

辅料：含 Na_2HPO_4、KH_2PO_4、NaCl 各 9mg，硫柳汞适量。

（二）注射用无菌粉末

1. 粒细胞巨噬细胞刺激因子（granulocyte – macrophage colony stimulating factor, GM – CSF）（每瓶 250μg）

辅料：氨丁三醇 1.2mg，甘露醇 40mg，蔗糖 10mg。

2. 人生长激素（hGH）（每瓶 5mg）

辅料：Na_2HPO_4 1.13mg，甘露醇 25mg，甘氨酸 5mg。

3. 干扰素 α – 2b（每瓶 5mg）

辅料：Na_2HPO_4 9mg，NaH_2PO_4 2.25mg，NaCl 43mg，聚山梨酯 80 1mg。

4. 组织纤溶酶原激活剂（t – PA）（每瓶 20mg）

辅料：H_3PO_4 0.2g，L – 精氨酸 0.7g，聚山梨酯 80 1.6mg。

蛋白质药物通常要低温或冷冻保存。

扫码"学一学"

第四节　蛋白质多肽类药物新型给药系统

蛋白多肽类药物由于作用特殊，药理活性强，在较低的浓度下即可起效，在很多作用方面都是一个理想的候选药物，然而这些有利的性质有可能最终被其给药传递系统的设计困难所限制。这类药物由于口服和透皮等非注射给药途径的生物利用度极低，目前只有通过注射给药，而这些药物的体内半衰期较短，通常只有几分钟到几个小时，临床需要频繁给药，从患者的顺应性和经济角度考虑都是不利的。所以，研究开发生物技术药物的缓控释给药系统和非注射给药系统具有重要的意义。现已成为药剂学领域研究的热点，目前已有缓释微球等产品上市。以下就蛋白多肽类药物新型给药系统做一介绍。

一、注射给药系统

蛋白多肽类药物可通过静脉注射、肌内注射、皮下注射、腹腔注射途径给药。该类药物一般体内血浆半衰期较短，清除率高，因此，注射途径给药往往需通过其他方法延长药物在体内作用时间。

最简单的延长药物在体内作用时间的方法是静脉注射给药改为肌内注射或皮下注射。采取此法时应注意随之引起的蛋白质降解和体内处置的变化。因为肌内注射和皮下注射较静脉注射相比延长了药物在给药部位的滞留时间，同时也增加了药物降解的概率。通过肌内注射和皮下注射给药，蛋白质、多肽类药物由于分子量较大，常通过淋巴管进入血液循环，而不是通过注射部位的毛细血管进入血液循环。通过淋巴管吸收的比率与蛋白质药物的分子量成正比。延长蛋白质体内半衰期的另一种方法是采取新的给药系统延缓药物释放，如输入泵、生物降解微球、植入剂、脂质体和聚合物结合物等。第三种方法是对蛋白质的分子进行化学修饰以抑制其清除，如目前比较成功的 PEG 修饰。

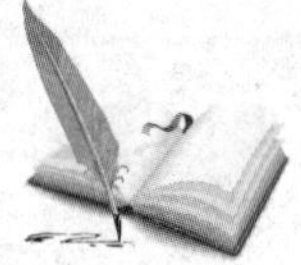

在设计蛋白多肽类的给药体系时，应注意治疗性蛋白质药物的药动学特征相差很大。

这些物质治疗成功的关键因素是到达靶细胞、滞留在靶细胞、释放时间合理；特别是旁分泌和自动分泌的蛋白质治疗剂最需要定位释放，否则在靶区外则发生副作用，如细胞因子、白介素-2、肿瘤坏死因子的副作用已见报道。因此，蛋白质定位释放、控速释放在设计和开发蛋白质作为治疗剂时至关重要。

开发可注射缓释蛋白给药系统的困难，主要是在制备过程中和给药后蛋白质的不稳定。对于小分子药物采取的缓释剂型的处方和制备工艺通常不适于蛋白质类。此外，还要求蛋白质在生理条件下必须以水合形式存在。

（一）控释微球剂

微球剂是目前开发的蛋白质类药物最成熟的缓控释新剂型。采用生物降解型材料制备蛋白质类药物微球制剂，通过皮下或肌内注射使药物缓慢释放，延长药物在体内的作用时间。微球作为蛋白缓释的载体应用可有以下4个方面：作为系统传递、局部传递、有屏障保护部位的传递（如脑、眼）和疫苗传递的载体。

表21-3是FDA已批准的可注射微球及可植入的蛋白质类缓释产品的特点。由表21-3可见所用微球骨架材料多为可生物降解型材料，如聚乳酸（PLA）或聚丙交酯-乙交酯共聚物（PLGA），又称聚乳酸-羟基乙酸共聚物（PLGA），通过改变丙交酯与乙交酯的比例或分子量，可得到不同降解周期的微球。

表21-3　可注射微球及可植入的蛋白质药物缓释产品的特点

药物（氨基酸数）	聚合物（相对分子量）	制备方法	大小（含药量）	体内释放时间
乙酸戈舍瑞林（10）	PLGA（50/50）（20000）	熔融挤出法	圆柱状（21%）	28天
乙酸那法瑞林（10）	PLGA（50/50）（0.38dl/g） PLGA（53/47）（0.7dl/g）	—	20~50μm（1%）	24天
曲普瑞林（10）	PLGA（75/25）（14000）	—	50μm（2%）	30天
乙酸亮丙瑞林（9）	PLA（15500） PLGA（75/25）（14000）	W/O/W W/O/W	20~30μm（8%） 20~30μm（8%）	4周 28天
甲状腺释放激素（3）	PLGA（50/50）	W/O/W	30μm（7%）	4周
布舍瑞林（9）	—	—	—	28天

影响药物从微球中的释放速度的因素包括骨架材料的种类和比例、制备工艺、微球的性质（形态、粒径及粒度分布、包封率、载药量和药物分散状态等）；另还需特别关注的是以聚乳酸类生物降解型材料为骨架制备的微球体内生物降解后可生成乳酸等酸性物质，可改变注射部位微环境的pH，还可能会影响蛋白质多肽类药物的稳定性和产生注射部位的刺激性等。

蛋白多肽类药物微球的制备技术有复乳-液中干燥法、低温喷雾提取法、乳化蒸发法、相分离凝聚法、喷雾干燥法和超临界流体法等。较常用的是复乳-液中干燥法和低温喷雾提取法。

（二）疫苗给药系统

疫苗抗原蛋白具有独特的性质，即单剂量或多剂量（通常2~3个剂量）给药后可诱发长期的免疫应答，对于多剂量接种的疫苗，需多次接种，如破伤风疫苗全程免疫需要3次注射，且每次接种间隔时间较长，因此缀种率较高。脉冲式给药系统在疫苗类抗原蛋白的

传递给药中有明显优势，如将多剂量疫苗（如肝炎、破伤风等）发展为单剂量控释疫苗，其中之一就是研制成脉冲式给药系统。例如将破伤风类毒素制成 PLGA 脉冲式控释微球制剂，由于是采用不同降解速率的 PLGA 组成的微球，一次注射该微球可产生两次脉冲释药：一次即开始的释药，二次是注射后的 3 或 7 周的脉冲式释药，达到全程免疫的目的。

疫苗微球的制备也通常采用乳化过程包囊制得，乳化过程也经常会破坏所包囊疫苗蛋白的完整性。然而，与前所述的治疗蛋白不同，对于疫苗抗原蛋白保持其完整性并不重要，由于其给药目的是要产生抗体，只要保持其主要的抗原决定簇是完整的即可。因此，疫苗微球的制备工艺可耐受较大程度的变性操作。除此之外，乳剂、脂质体、聚合物纳米粒和微粒也已用于疫苗的传递研究中，但疫苗的缓释传递系统中在许多方面还存在着困难，在产品开发方面仍稍落后于蛋白质传递系统。

（三）植入剂

植入剂（implants）分为两种：非注射植入剂和可注射植入剂。非注射植入剂是指通过手术方式植入体内的制剂，主要用于需长期用药的慢性病治疗，一般可持续释药达数月或几年。现已有产品上市，如左炔诺酮植入剂（与硅橡胶混合制成）和卡莫司汀植入剂（聚苯丙生物降解型材料制成的薄片），前者植入前臂皮下，可持续释药 5 年，是一种较好的避孕制剂。由于非注射植入剂需手术植入或取出，使患者的给药顺应性降低。近年来，开发了可注射植入剂，并已有产品上市。如戈舍瑞林可注射植入剂是一种用 D，L－乳酸－羟基乙酸共聚物为载体制成的可生物降解型植入剂。形状为白色或奶白色的直径 2mm 的小柱，装入一个特殊的装有 16 号针头的注射器中，使用无菌技术在上腹部皮下注射，缓慢释药长达 28 天。

（四）PEG 化修饰的蛋白质注射给药系统

蛋白多肽类药物的 PEG 化修饰是指聚乙二醇与蛋白多肽分子的非必需基团的共价结合而修饰药物。其目的是 PEG 修饰到蛋白的表面，增加蛋白在水溶液中的溶解度和稳定性，改变体内生物分配行为，增大相对分子质量，产生空间屏障，减少药物的酶解，避免在肾脏的代谢和消除，并使药物不被免疫体系细胞所识别，从而产生延长蛋白类药物体循环时间的作用。除此之外，PEG 还可以作为一种屏障掩蔽蛋白质分子表面的抗原决定簇，避免抗体的产生，或阻止抗原与抗体的结合从而抑制免疫反应。总之，PEG 修饰后的蛋白质具有以下优点：免疫原性大大降低，难以激发抗体产生，不会通过免疫反应被清除，体内半衰期延长；修饰后蛋白分子量增加，使其不被肾脏代谢，血液循环时间延长。

研究表明修饰 PEG 分子的大小、结构（直链或支化结构）、连接方式与连接部位都可以影响最终产物的体内药动学行为、药效学和稳定性。一般情况下 PEG 相对分子质量越大，修饰后的蛋白药物的相对分子质量越大，降低或躲避肾小球过滤的能力越强，使消除半衰期延长。但相对分子质量越大，可能对药物分子结构的影响越大，由于空间位阻的增大，降低了药物与受体结合，生物活性降低越大。因此，蛋白 PEG 化修饰时，应综合平衡 PEG 的相对分子质量、生物学活性和体内半衰期的关系。腺苷脱氨酶的 PEG 化产品和干扰素的 PEG 化产品已获准上市。

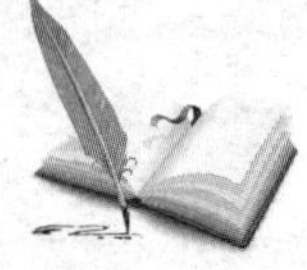

PEG 修饰蛋白多肽类药物也存在一些问题：①PEG 修饰后的蛋白活性降低。其原因可能为 PEG 为长链大分子，与蛋白修饰结合后破坏了蛋白多肽药物的活性位点，或引起空间结构的变化，影响蛋白质与受体的结合。②PEG 修饰后，蛋白多肽药物的相对分子质量变

大，体内扩散速度降低，可能影响药物向组织的转运而影响药效。③目标修饰产物不纯，副产物不易分离等。

二、口服给药系统

口服给药途径方便、简单、易于被患者所接受，但蛋白质类药物的口服给药存在以下限制：①蛋白质类药物的胃肠道降解；②相对分子质量大，胃肠黏膜的穿透性差；③形成多聚体；④肝脏的首过代谢作用。蛋白质药物口服在胃中首先受到胃蛋白酶及肽酶的水解生成小肽，小肽进一步受肠肽酶水解，在肠黏膜上的肽酶有亮氨酸氨基肽酶、氨基多肽酶、氨基三肽酶、丝氨酸羧肽酶及一些蛋白酶，最终将蛋白质分解成氨基酸或小肽（二肽或三肽）。这种机制对人体完全吸收利用蛋白质是积极的，但对蛋白质类药物的吸收是一个天然障碍。除此之外大分子透过完整的胃肠道黏膜的能力极差，肠黏膜的孔径约0.4nm，氨基酸、二肽和三肽可以穿透肠壁，较大的肽则不易穿透。因此，一般蛋白、多肽类药物的口服吸收率都小于2%，生物利用度极低，使得口服给药成为生物技术药物难度最大的给药途径。目前，蛋白多肽类药物口服制剂研究的重点主要集中在寻找促进吸收、提高生物利用度方面。常采用的促进吸收、提高生物利用度的方法如下。

（1）提高吸收屏障的通透性　加入吸收促进剂如脂肪酸、磷脂、胆盐、苯基甘氨酸烯胺衍生物、酯和醚型（非）离子型表面活性剂、皂角苷类、水杨酸酯衍生物、甘草酸衍生物或甲基-β-环糊精；使用脂质体、微球、微乳和纳米粒等载体。如多肽类药物环孢素即是使用自乳化给药系统，体内形成自发微乳后有较好的吸收，其是目前已上市的口服多肽类药物制剂。

（2）降低吸收途径和吸收部位肽酶的活性　加入抑肽酶、杆菌肽、大豆酪氨酸抑制剂、硼酸亮氨酸、硼酸缬氨酸等酶抑制剂。

（3）分子结构修饰　防止降解。

（4）延长作用时间　如采用生物粘附技术延长给药制剂在吸收部位的滞留，延长吸收时间。

三、其他给药途径释放系统

蛋白多肽类药物的其他途径给药系统包括鼻黏膜、肺部、直肠、口腔黏膜、皮肤给药系统等。蛋白多肽类药物其他途径给药系统的优缺点见表21-4。各途径给药系统主要解决的问题仍是生物利用度过低的问题。

表21-4　蛋白多肽类药物其他途径给药系统的优缺点

给药途径	优点	缺点
鼻黏膜	容易接受，吸收快，低蛋白酶活性，避免肝首过效应	重复性差（特别是在病理条件下）；安全性差（纤毛毒性）；生物利用度低
肺给药	相对易于接受，吸收快，低蛋白酶活性，有胰岛素吸收实例	重复性差（有病理、吸烟/不吸烟条件的影响）；安全性差（免疫原性）；存在巨噬细胞
直肠给药	易接受，部分避免肝首过效应，可能低的蛋白水解酶活性，有吸收促进剂	生物利用度低
颊黏膜给药	易接受，避免肝首过效应，可能低的蛋白水解酶活性，随时终止给药	生物利用度低
经皮给药	易接受，避免肝首过效应，随时终止给药，缓控释放药物	生物利用度低

第五节　蛋白质类药物制剂的质量评价

一、蛋白质类药物制剂质量评价的特点

绝大多数化学药品可以通过对最终产品的质量检测实现对产品的质量控制，因为：①化学药品一般纯度很高；②终产品中的杂质可以分析、确定且可制订限量。而生物技术药物目前尚不可能做到这些。所以要保证生物技术药物产品的安全、有效、可控，必须从原料（包括菌、毒种）、生产工艺、原液、半成品到成品进行全程质量控制。原材料和工艺不同，将直接影响产品的性质和可能的杂质污染范围。同时，由于生物技术药物性质的不稳定性，在整个生产环节中都需注重各种处理和环境条件的影响。如纯化的原液，一般性质都不太稳定，易于聚合、分解或失活，所以需尽快加入保护剂进行分装（冻干）。因此，生物技术药物有中间半成品形式，并有相应的质量控制标准，但一般不以原料药的形式批准上市。目前唯一例外的是胰岛素，因其可形成晶态，在一定条件下可稳定保存。因此，生物技术药物产品的质量控制必须从原料到产品及制备全过程的每一环节都要严格控制和鉴定质量，以确保产品安全、有效和稳定。

一般生物技术药物制剂的研究是从原液开始，经半成品到成品。三种研究对象的含义分别为：原液是指最后一步纯化的收集液，已经调整到合适的浓度，还没有配制成成品的液体；半成品是指已经加入了赋形剂或保护剂等，还没有分装或冻干的液体；成品是指已经完成分装或冻干的制成品。蛋白质多肽类药物可制备成各种剂型，其剂型的质量控制方面及标准同化学药品基本一致。

二、应用实例

下面以基因工程药物注射用重组人干扰素 α-1b 的质量控制标准为例加以说明。

关于原材料的质量控制、培养过程控制、纯化过程的质量控制请参阅有关专著，以下仅对目标产品的质量控制项目加以简述。

1. 原液的检定

（1）生物活性测定　用细胞病变抑制法，以 WISH 细胞、VSV 病毒为基准检测系统。测定中必须用国家或国际参考品校准为国际单位。

（2）蛋白含量测定　用 Lowry 法，以中国食品药品检定研究院提供的标准蛋白质作对照。

（3）比活性　干扰素生物活性与蛋白质含量之比即为比活性。每 1mg 蛋白应不低于 1.0×10^{7}IU。

（4）纯度测定　①电泳法：用非还原型 SDS-聚丙烯酰胺凝胶电泳法测定，纯度应不低于 95%；②高效液相色谱法：按面积归一化法计算，干扰素主峰面积应不低于总面积的 95.0%。

（5）相对分子质量测定　用还原型 SDS-聚丙烯酰胺电泳法测定，制品的相对分子质量应为 19.4kD ±1.9kD。

（6）外源性 DNA 残留量　应用 DNA 探针杂交法测定，每一次人用剂量应不高于 10ng。

（7）鼠 IgG 残留量　如采用单克隆抗体亲和色谱法纯化，应进行此项检定。酶联免疫法测定，每一次人用剂量鼠 IgG 残留量应不高于 100ng。

（8）残余抗生素活性测定　依法测定［《中国药典》（2020 年版）四部（通则 1201）］，不应有残余氨苄西林或其他抗生素活性。

（9）宿主菌蛋白残存量　应用酶联免疫法测定大肠埃希菌表达系统生产的重组制品中菌体蛋白质残留量，应不高于总蛋白质的 0.10%。

（10）紫外光谱　最大吸收波长应为 278nm ± 3nm。

（11）肽图测定　通过蛋白酶或化学物质裂解蛋白质后，采用适宜的分析方法鉴定蛋白质一级结构的完整性和准确性，应与对照品图形一致。

（12）等电点测定　用等电点聚焦电泳法测定，主区带应为 4.0 ~ 6.5，且供试品的等电点图谱应与对照品的一致。

（13）细菌内毒素检查　凝胶限度试验法检测，每 30 万 IU 应小于 10EU。

（14）N – 末端氨基酸序列（每年至少测定 1 次）　应用氨基酸序列分析仪测定，N – 末端序列应为 Met – Cys – Asp – Leu – Pro – Glu – Thr – His – Ser – Leu – Asp – Asn – Arg – Arg – Thr – Leu。

2. 半成品检定

（1）细菌内毒素检查　凝胶限度试验法检测，每 30 万 IU 应小于 10EU。

（2）无菌检查　按照无菌检查法检测，应符合规定。

3. 成品检定　除水分测定、装量差异检查外，应按标示量加入灭菌注射用水，复溶后进行其余各项检查。

（1）鉴别试验　按免疫印迹法或免疫斑点法测定，应为阳性。

（2）物理检查

①外观：冻干制品外观应为白色薄壳状疏松体，按标示量加入灭菌注射用水后应迅速复溶为澄明液体。

②可见异物：灯检法检测，应符合规定。

③装量差异：应符合规定。

（3）化学检定

①水分测定：用费休法，水分含量应不高于 3.0%。

②pH：应为 6.5 ~ 7.5。

③渗透压摩尔浓度：依法测定［《中国药典》（2020 年版）四部（通则 0632）］，应符合批准的要求。

④生物活性：同原液检定，应为标示量的 80% ~ 150%。

⑤无菌试验：无菌检查法检测，应符合规定。

⑥细菌内毒素检查：凝胶限度试验法检测，每 1 支应小于 10EU。

⑦异常毒性：小鼠试验法。取体重 18 ~ 22g 的小鼠 5 只，每只小鼠腹腔注射供试品 0.5ml，观察 7 天，观察期内小鼠应全部健存，且无异常反应，到期时每只小鼠体重应增加，供试品判为合格。

扫码“学一学”

第六节　寡核苷酸及基因类药物输送

一、寡核苷酸及基因类药物的分类、结构和性质

寡核苷酸（oligonucleotides）是指 20 个以下的核苷酸通过 3′，5 – 磷酸二酯键连接而成

的化合物。根据作用方式不同，寡核苷酸可分为三种类型：①反义寡核苷酸；②三股螺旋寡核苷酸；③配合体。其中，反义寡核苷酸是目前该领域研究中最为普遍的一类，故一般所讲的寡核苷酸泛指反义寡核苷酸。反义核苷酸是指能与特定的DNA或RNA以碱基互补配对的方式结合，并阻止其转录和翻译的短核酸片段，称为反义寡核苷酸（antisense oligonucleotide）。寡核苷酸作为药物治疗疾病的概念最早是在20世纪70年代提出并尝试的，被应用于基因治疗。

广义的基因药物包括各种cDNA表达系统（包括plasmid DNA等各种表达系统）、反义寡核苷酸、核酶（ribozyme）、小干扰RNA（small interfering RNA，siRNA）以及小RNA（microRNA）等，都是以聚核苷酸结构为骨架，以基因或基因表达通路为作用靶点，通过调节靶细胞中基因表达，而实现药效作用。

DNA表达的质粒、siRNA、反义寡核苷酸的结构都非常相似。其化学组成为聚核苷酸结构，包括聚脱氧核糖核酸、聚核糖核酸和硫代聚核苷酸。其中DNA表达的质粒分子常包含有几千个碱基对，相对分子质量非常大，可能达到百万以上；而siRNA和反义寡核苷酸等的相对分子质量相对小，一般在2000～10000，但都属于生物大分子药物范畴。

基因治疗（gene therapy）是将目的基因导入人体的特定组织和细胞内，并进行适当的表达，以纠正或补偿因基因缺陷或异常而引起的疾病，从而达到治疗疾病的目的。基因治疗需将基因治疗药物运送到特定的靶细胞，而裸露的基因治疗药物存在以下问题：①稳定性差，在组织或细胞中易被核酶降解；②细胞靶向能力差；③基因治疗药物相对分子质量大，又自身带有负电荷，与带有负电荷的细胞膜之间存在排斥作用，导致其细胞内吞和内涵体逃逸能力差。以上原因造成基因治疗效果不佳。因此，基因治疗药物需要寻找合适的载体，以克服基因治疗药物传递过程中遇到的问题，将其传递到靶细胞内，有效逃逸内涵体，释放基因治疗药物进入细胞质，实现高效表达。基因药物输送载体的研究是基因药物成功的关键。

二、寡核苷酸及基因类药物的输送载体

目前基因治疗领域主要有3类不同的药物输送技术体系，即物理转染技术、病毒载体系统和非病毒载体系统。

（1）物理转染技术　主要是通过物理作用将核酸导入细胞和组织中，包括显微注射、电穿孔和基因枪等，其转染效率较高，但不适于大量转染，一般局限于体表组织使用。

（2）病毒载体系统　即以病毒为载体，将基因治疗药物通过基因重组技术组装于病毒上，通过这种重组病毒去感染宿主细胞，从而使基因治疗药物在宿主细胞内表达，达到治疗疾病的目的。病毒载体系统包括反转录病毒、腺病毒、腺相关病毒和单纯疱疹病毒等。病毒载体的转染效率高，一般可达到90%以上。我国上市的首个基因治疗药物即是由正常人肿瘤抑制基因*p*53和改构的5型腺病毒基因重组而成的，其利用腺病毒载体将基因治疗药物*p*53传递进入靶细胞发挥治疗作用。但病毒载体存在很多弊病，如负载量低，特异性和靶向性不强；安全性差，可能因随机插入宿主细胞基因而引起基因失活、重组以及癌基因激活；很难实现大规模生产。以上缺点给病毒载体的实际应用带来困难。

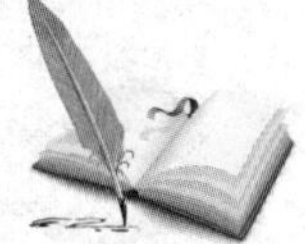

（3）非病毒载体系统　即采用高分子聚合物、脂质分子等一系列药用材料，以微球、囊泡或胶束等形式装载基因治疗药物，并将其输送到体内病灶或药物作用靶部位。非病毒载体主要包括脂质体、聚合物以及树状大分子（dendrimers）等。

以下重点介绍非病毒载体。

（一）常用的非病毒载体

理想的非病毒载体应具有以下特点：①保护 DNA 不被细胞外 DNA 降解酶降解；②携带 DNA 穿透细胞膜；③可生物降解，从细胞中清除；④无细胞毒性；⑤具有良好的靶向性。

由于 DNA、RNA 分子等带有大量的负电荷，所以能够与带正电的载体材料相互复合，形成电荷相互作用复合物。利用基因药物的此特点，阳离子脂质体和大分子聚合物已被应用于基因治疗的载体。

1. 阳离子脂质体　利用静电相互作用，与带有负电荷的基因治疗药物相互作用，有效压缩基因治疗药物由伸展结构成为体积较小的粒子，形成负载基因治疗药物的阳离子脂质体复合物（lipoplexes）。

2. 阳离子聚合物载体材料　主要包括合成性高分子材料和天然高分子材料，这些聚合物载体材料利用静电作用有效压缩基因治疗药物，将基因治疗药物传递到靶组织或细胞，进行基因治疗。合成性高分子聚合物多是带有大量氨基基团的高分子，如聚 - *L* - 赖氨酸（poly - *L* - lysine，PLL）、聚 - *L* - 谷氨酸（poly - *L* - glutamic acid，PGA）和聚乙烯亚胺（polyethyleneimine，PEI）等。

3. 树状大分子　由于表面正电荷密度高，利用静电相互作用可以有效地压缩基因治疗药物。常用的树状大分子主要包括聚酰胺树枝状聚合物（polyamidoamine dendrimers）、聚丙烯亚胺树枝状合物（polypropylenimine dendrimers）及聚赖氨酸树枝状聚合物（poly - *L* - lysine dendrimers）等。树状大分子载体通过胞吞作用进入细胞，由于树状高分子含有大量的氨基基团，在内涵体中具有极强的质子缓冲能力，促进了基因治疗药物的内涵体逃逸，所以树状高分子具有很高的基因转染效率。

（二）非病毒载体的体内输送特点

除了部分局部给药的应用外，大部分基因药物采用静脉注射给药，所以载体在输送过程中的稳定性尤为关键。一些研究表明，很多非病毒载体系统在体内环境中不稳定。为了保证较好的 DNA 装载效率，一般大部分载体带有过量正电荷，而血浆中蛋白大多带有一定的表面负电荷，经静脉注射后，很快被血浆清除并在肺组织中积蓄，或者激活补体系统而被免疫细胞清除。

（三）非病毒载体的结构修饰

为了提高基因药物的摄取率，需针对非病毒载体的结构进行一定的修饰，以达到良好的给药效果。最常见的方法是在载体分子表面用 PEG 修饰，以改善载体的水溶性并屏蔽其表面电荷，高相对分子质量的 PEG 化载体在体内正常细胞中有最小的亲和力，但是过多的 PEG 修饰会影响基因药物在载体中的载药量，且在细胞中的摄取率较低，这在很大程度上限制了 PEG 在非病毒载体上的应用。为了克服低转染效率的问题，可以考虑运用低聚 PEG 修饰载体，这样可以减小空间位阻，有利于细胞的摄取。

此外，为了将基因药物导入特定的靶细胞中，就要提高基因药物的细胞靶向性，增强与细胞膜的作用，所以在研究中常常需要在载体表面连接靶向分子，与相应的细胞表面受体特异性结合。例如，在载体上接入转铁蛋白可提高复合物的癌细胞靶向性，增加细胞对复合物的摄取率，从而增强基因的表达。但在体内复杂的环境中，靶向作用不仅取决于靶

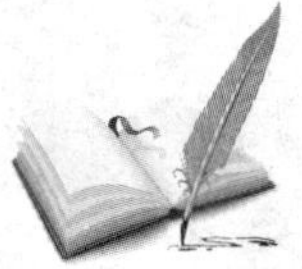

向分子和靶细胞间的相互作用，其他条件如载体复合物的稳定性、分子大小以及表面电荷等皆会影响载体的转染效率。

（四）细胞转染和基因药物的释放

几乎所有基因药物的作用靶点都在细胞内（细胞质或细胞核中），所以基因载体的作用还包括将药物送入细胞，并从内吞小体中释放出来。阳离子脂质分子与内吞小体中的阴离子脂质分子相互作用，影响了内吞物的膜结构，将 DNA、RNA 分子释放到细胞质中。阳离子聚合物的最高效作用机制则是依靠阳离子的“质子海绵”作用，最终导致内吞小体破裂，载体进入细胞质。但对于 DNA 质粒等，由于其作用靶点在细胞核，还需要进一步增强跨核酶进入细胞核的效率。目前对于细胞核的转运研究尚不明确。现研究认为，DNA、蛋白等大分子不能够透过核膜，其核转运是通过核孔，即形成核孔复合物。转运机制是载体介导的主动转运，这一过程需要有特定的信号参与。因此，近来提出了核定位序列的概念，在非病毒类载体的设计中可以将信号分子直接构建于 DNA 质粒载体中，或通过化学键合将这些信号分子所表达的多肽修饰至 DNA，也可以直接先与 DNA 混合，再通过静电的作用与阳离子载体复合。

非病毒载体安全性高、毒性小，但是转染效率与病毒载体相比还不理想。还有待于通过研究更好地改进运送载体的性质，达到运送效率与生物相容性兼顾，最终能实现其临床应用价值。

思考题

1. 简述生物技术药物的特征。
2. 用喷雾干燥法制得蛋白质干燥粉末有何优点？
3. 简述对于 PLGA 多肽药物微球，影响药物从微球中的释放速度因素。
4. 简述 PEG 修饰蛋白质的优点及存在的问题。
5. 简述液体制剂中蛋白质类药物稳定化的方法。
6. 简述冷冻干燥过程中使蛋白质类药物失活的主要原因。
7. 简述生物技术药物稳定性研究内容。

（杨　丽）

扫码“练一练”

参考文献

［1］杨丽．药剂学［M］．北京：人民卫生出版社，2014.

［2］崔福德．药剂学［M］．2 版．北京：中国医药科技出版社，2011.

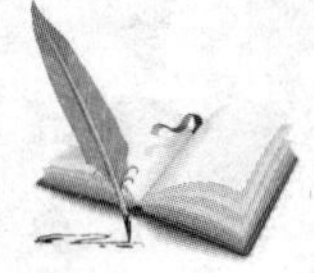

第二十二章　现代中药制剂

学习目标

1. **掌握**　中药制剂的基本术语；中药制剂的特点；常用中药制剂的类型和概念。

2. **熟悉**　中药制剂的基本理论；中药粉碎、筛分及混合的操作要点；常用浸提方法、影响浸提的主要因素；中药制剂质量控制的要点。

3. **了解**　常用精制和分离、浓缩与干燥方法的适用范围。

第一节　概　述

扫码“学一学”

一、中药制剂常用的术语

1. **中药**（traditional Chinese medicine，TCM）　是指在传统中医理论指导下应用的药物。

2. **炮制**（processing）　根据中医药理论，依照辨证施治用药的需要和药物自身性质，以及调剂、制剂的不同要求，所采取的一项制药技术。

3. **饮片**（decoction pieces）　是中药根据需要，经过炮制处理而形成的供配方用的中药，或可直接用于中医临床的中药。

4. **中药制剂**（Chinese material medica preparation）　是根据法定处方或其他有规定依据的中药处方，将中药加工制成具有一定质量标准，可以直接用于防病治病的药品，包括成方制剂和医院制剂。

5. **中成药**（Chinese patent medicine）　为中药成方制剂的简称，是指以中药饮片为原料，在中医药理论指导下，按法定处方和标准大量生产的药品，包括处方药和非处方药。

6. **中药调剂**（dispensing）　在中医药理论指导下，按照医师处方为患者配制的，并注明其用法、用量的药剂调配操作。

二、中药制剂的特点

中药具有特殊的理论体系和应用形式，与中医基础理论相互依存，互相促进，密不可分。中医传统理论的主要精髓之一是整体观念和辨证论治思想，中药制剂具备与中医药理论体系基本内容相适应的特征。中药制剂的特点主要体现在整体观指导下的多成分综合疗效；辨证论治思想指导下的个体化用药原则，以及中药炮制等方面。

1. **发挥多成分综合疗效**　中医药整体观认为，人是一个有机的整体，以五脏为中心，通过经络系统，把五脏、六腑、九窍、四肢百骸等全身器官有机地联系起来，并通过气、血、精、津的作用，来完成机体统一的机能活动。中医治疗疾病时，是以在人体整体层面上的辨证诊断结果为依据，制定组方用药的具体方案。现代研究表明，无论是单味药制剂，还是中药复方制剂，都含有多种成分，具有多种功效。中药制剂针对的是人体内的多个作

用靶点，通过多种渠道协同作用，发挥整体疗效。

2. 个体化用药原则 在中医辨证论治思想指导下的用药方案，是以具体病证和人的个体特征为依据，实现了人的个体差异化用药。用药对证，方可获得预期的疗效，同病可异治，异病可同治。如以感冒为例，由于外感“病邪”性质及机体的反应性不同，临床证候可分为风寒、风热、气虚、阳虚、阴虚之别，因此，首先要辨清具体患者是风寒表证、风热表证，或是虚证感冒，才能确定是采用辛温解表、辛凉解表或是扶正解表的治疗法则，再根据治则选择适宜的制剂，确定疗程和用量。

3. 药材炮制后入药应用 中药材因其性能和作用相对复杂，不能完全适应临床治疗的广泛要求。通过炮制可以降低或消除药物的毒性或副作用，改变或缓和药物的性能，增强药物疗效，改变或增强药物的作用趋向，使药物洁净，利于调剂和服用。例如，生何首乌味苦、性平，具有解毒、润肠通便的功效，若需用其补肝肾、填精血，就应将其制成熟首乌。研究表明，生首乌炮制成为制首乌后，总蒽醌、结合蒽醌成分转化成为游离蒽醌，磷脂类成分和糖的含量增加，使补益作用更加突出。以炮制合格的饮片入药应用，才能适应中医辨证施治、灵活用药的要求，保证用药有效、安全。

三、中药制剂的基本理论

传统中药制剂的理论主要涉及剂型、制药、施药等三方面。

（一）剂型理论

传统中药制剂理论对剂型的特点和选择都有规律性的认识。如“汤者荡也，去大病用之……散者散也，去急病用之……丸者缓也，舒缓而治之也。”“欲速用汤，稍缓用散，甚缓用丸。”“水丸取其易化，蜜丸取其缓化，糊丸取其迟化，蜡丸取其难化。”这些论述分别对传统剂型的适用病证、释药速度、剂型原理进行了总结，逐步形成了传统剂型理论。

传统中药制剂对剂型选择的理论，可以总结为“方 — 剂”“证 — 剂”的对应思想，其核心内容符合现代药剂学理论，即根据临床治疗需求和药物性质选择给药途径和剂型。“方 — 剂”对应，是指根据处方中药物的性质选择相应的剂型，以达到保护或增强药物功效，减缓药物毒性和刺激性，矫正药物不良气味等目的。对于富含挥发性成分的处方，因浸提、浓缩、干燥等操作可导致有效成分的散失，故宜以药粉制成丸剂，利于保护药性，如安宫牛黄丸、冠心苏合丸等。“证 — 剂”对应是指根据病证特点选择相应的剂型，使剂型的定位、缓急、强弱等特点与病证部位（上下表里）、病势（缓急）、病情（轻重）等特征相对应。通常情况下，重症用汤剂，急症用散剂，病势缓、病情轻用丸剂，局部病症用外用膏剂。如抵当汤与抵当丸，处方基本相同，用汤剂主治下焦蓄血的重症，用丸剂主治下焦蓄血的轻症。不同剂型的作用趋势和定位不同，如丸剂偏于走里，多用于里证；汤剂通达内外，表里证都适用。又如“去下部之疾者，其丸极大而且圆……稠面糊取其迟化，直至下焦……水调生面和丸，可治上焦之疾患”（金元 · 李东垣）。即根据病位上、下之不同，分别采用稠面糊和水面糊制丸，使丸剂的释药性能符合临床要求，药物疗效得以充分发挥。

（二）制药理论

中药制药理论系指将药材加工制成适宜剂型的全过程中所总结的规律性认识，包括制药技术和辅料两方面。

1. 制药技术　主要论述了炮制、前处理及制剂成型的操作方法与要求。

（1）炮制　炮制是根据中医药理论，依照辨证施治用药的需要和药物自身性质，以及调剂、制剂的不同要求，所采取的一项制药技术。包括对原药材进行一般修治整理和部分药材的特殊处理。古代称为炮炙、修治、修事。中药炮制之后能使药材达到降低或消除毒性或副作用、改变或缓和药物的性能、增强疗效、便于制剂和保存药效等目的。炮制后用药是中药制剂的主要特点，不同的处方、不同的剂型有不同的炮制要求和方法。中药炮制方法通常分为修制、水制、火制、水火共制、其他制法五大类。

（2）前处理　前处理是指制剂成型前的药材加工过程，主要包括干燥、粉碎、筛分、混合等。传统制药理论认为干燥方法可影响中药药性，如熏干可制约药物的寒利之性，阴干则可使药物禀受阴凉之气。粉碎技术方面，传统的方法如"串油""串料""蒸罐""水飞"在实际生产应用广泛；"轻研冰片、重研麝香"等经验在细料药粉碎操作中具有理论指导价值。混合技术方面，采用"打底套色法"制备散剂时对混合后的药粉很注重"色气"，即散剂外观色泽。为了防止"咬色"（即色浅质松的药料将色深的药物极细粉吸附），很注重混合顺序，如益元散由朱砂、甘草、滑石三味药细粉混合均匀而制得，在混合时，正规操作是用很少量滑石粉饱和乳钵后，以朱砂极细粉"打底"，先与滑石粉套研，均匀后，再用甘草粉与上两味混合粉套研均匀。这样朱砂极细粉不会被甘草粉吸附于缝隙中而"咬色"。

在"凡丸散药，亦先切细暴躁（燥）乃捣之"，"丸散须青石碾、石磨、石臼，其砂石者不良"，"并忌铁器"等论述中则对粉碎工序、器具进行了明确规定。散剂、丸剂制备方面，"凡筛丸散，用重密绢，各筛毕，更合臼中，捣数百遍，色理和同，乃佳也"，对药材的粉碎、筛析、混合等做了详细规定。

（3）制剂成型　传统制药理论对不同剂型的制备要点有一定论述。如关于汤剂制备，《本草纲目》记载："凡服汤药，虽品物专精，修治如法，而煎者卤（鲁）莽造次，水火不良，火候失度，则药亦无功。"说明了煎药用水、火候的重要性。此外，传统理论对煎药器具、用水量、浸泡时间、煎煮次数等技术细节也有说明，针对药物性质的特殊性，还拟定了先煎、后下、包煎、另煎、烊化等技术要求。又如眼用散，强调了采用水飞法将药物碎成极细粉，以满足眼部用药的特殊要求。

2. 制剂辅料　现代制剂要求辅料为惰性材料，不能有药理作用。传统制剂则不同，选择辅料时，一般选用与主药起协同作用的物料，辅料具备了赋形和药效双重作用。具体选用时，一是根据制剂工艺要求，从处方药味中选择适宜性能的药料为辅料，如粉性强的白芷、葛根常作为填充剂使用；二是处方外添加的辅料，一般具有辅助该方功效的作用，如蜜丸所用蜂蜜，除作为黏合剂外，还具有滋补、解毒、润燥、止痛等功效。

（三）施药理论

施药理论是指根据临床需要，将药物施于人体过程中所总结的规律性认识，主要包含三个方面。

1. 给药途径　传统给药途径有口服、皮肤、孔窍、腔道及穴位给药等。根据疾病的治疗需求，应用制剂时应该选择适宜给药途径，如《千金方》载，阴囊阴冷肿痛，"以布裹蜀椒适量，热气大通，日再易之，以消为度"；耳卒聋闭，"以菖蒲根一寸，巴豆一粒去心，同捣作七丸，绵裹一丸，塞耳，日一换"；大便不通，以猪胆汁适量，自肛门纳入三寸灌之，立下。

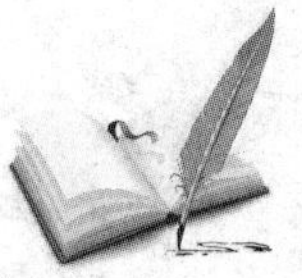

2. 服药时间 根据疾病特征和药物性质选择相应的服药时间。

（1）根据疾病病位选择适宜的服药时间 如“病在心上者，先食而后药；病在心下者，先药而后食；病在四肢血脉者宜空腹而在旦；病在骨髓者，宜饱满而在夜”。

（2）根据药物性质或用药目的选择服药时间 如驱虫、攻下等治疗肠道疾病的药，宜在清晨空腹时或饭前服药，利于提高疗效；对胃有刺激性的药宜饭后服用，可减缓刺激；缓下通便药宜睡前服用，以便翌日清晨排便。

3. 服药方法 包括服药剂量、频率、温度、药引等具体适用情况。

（1）根据病位上下、病情轻重、药物特点选择相应的服药剂量、服用频率 如“少服则滋荣于上，多服则峻补于下。凡云分再服、三服，要令药势相及，并视人强弱，病之轻重，以为进退增减，不必泥法”（张仲景）；“病在上不厌频而少，在下不厌顿而多”（李东垣）；“若用毒药疗病，先起如黍粟，病去即止，不去倍之，不去十之，取去为度”（《神农本草经·序例》）。另外，对病情急重者，应尽快服药或频服；呕吐患者服药宜小量频服，避免药入即吐，频服以保证药量；服用药力较强的发汗药、泻下药时，应适可而止，一般以得汗或得下为度，以免因汗、下太过，损伤正气。

（2）服药温度的选择 通常治疗热证用寒凉药宜冷服，治疗寒证用温热药宜热服，可辅助药力发挥作用，如祛风寒药用于外感风寒表实证，不仅药宜热服，服药后还要温覆取汗。当病情严重时，则应考虑采用反佐服法，即以寒药热服，热药冷服，以防邪药格拒。

（3）药引的应用 丸剂、散剂等传统制剂常以药引送服，以协助药效的发挥或降低药物的毒副作用，如香连丸以米汤送服，因米汤具有“暖脾胃，止虚寒、泄利”的功效，既可协助香连丸发挥清热燥湿止痢的功效，又能缓和方中黄连苦寒伤胃的不良反应。

四、传统中药制剂发展的回顾

在中医药发展的历史进程中，中药制剂的剂型理论、制药技术和临床应用等内容不断形成、发展和完善。历代主要本草著作中有关剂型及制药技术的记载，详见表22－1。

表22－1 历代主要本草著作中有关剂型及制药技术的记载

年代	本草著作	记载的剂型和制药技术
夏禹时代		酿酒技术形成，出现酒剂、曲剂
商汤时期	《汤液经》	记载了汤剂及其制备技术
战国时期	《黄帝内经》	提出了“君、臣、佐、使”的组方原则；汤、丸、散、膏、药酒等剂型及其制法；汤剂和酒剂的应用
秦、汉时代	《五十二病方》	外敷、内服、药浴、烟熏或蒸气熏、药物熨法等用药方法；酒制丸、油脂制丸、醋制丸等不同的丸剂制法及其用法
东汉时期	《神农本草经》	现存最早的本草专著，提出制药理论和制备法则，强调根据药物性质需要选择剂型
东汉末年	《伤寒论》 《金匮要略》	记载了汤剂、丸剂、散剂、膏剂、酒剂；创制了新剂型：坐剂、导剂、洗剂、搐鼻剂、粥剂、含化剂、滴耳剂、浸膏剂、糖浆剂及脏器制剂；发展了新辅料：用动物胶汁、炼蜜、枣肉和淀粉糊为丸剂的赋形剂
晋代	《肘后备急方》	创制铅硬膏、蜡丸、浓缩丸、锭、条、灸、尿道栓、饼等剂型；将成药、防疫药剂及兽用药剂列专章论述；首次提出成药的概念
梁代	《本草经集注》	提出以治病的需要来确定剂型和给药途径的理论；规定了汤、丸、散、膏、药酒的制作常规

续表

年代	本草著作	记载的剂型和制药技术
唐代	《新修本草》	第一部官修本草，具有药典的性质
	《备急千金要方》	收载成方5300首，有汤剂、丸剂、散剂、膏剂、丹剂、灸剂等剂型；设制药总论专章，叙述了制药理论、工艺和质量问题
宋、元时期	《太平惠民和剂局方》	对“处方”、“合药”、“服饵”、“服药食忌”和“药石炮制”等均作专章讨论；我国最早的一部制剂规范，中药制剂发展史上的第一个里程碑
明、清时期	《普济方》	对外用的膏药、丹药及药酒有专篇介绍
	《本草纲目》	收载了药物剂型近40种，除片剂、注射剂等新剂型外，几乎都有记载；对16世纪以前本草学全面总结
近代	《理瀹骈文》	系统论述了中药外用膏剂的制备与应用
	《中国制药学》	记载了制药学总论及丸、散、膏、丹、酒、露、胶、锭剂的制法和成药贮藏和生药制法等

五、现代中药制剂的发展概况

现代科学技术的不断进步，为中药制剂的发展创造了有利的条件，提升了中药制剂的科技水平。

（一）传统剂型的改进和新剂型的创制

1. 传统剂型的改进　主要从提高成品的安全性、有效性、稳定性和可控性方面进行改进。如对丸剂的改进，主要从选择赋形剂、研发制丸设备、提升质量控制标准及提高生物利用度等方面进行研究。

2. 新剂型的创制　颗粒剂、片剂（分散片、口腔贴片、泡腾片）、胶囊剂、滴丸、注射剂、气雾剂等现代剂型伴随着新技术、新材料的出现，被引入中药领域，推动了中药剂型的发展和应用。随着制剂技术的进一步发展，口服缓控释、靶向制剂，口服定位释药、经皮给药系统以及中药复方多元释药系统等在中药制剂中得到研究与应用，加快了中药制剂迈向现代化的步伐。

（二）中药制剂新技术、新设备、新辅料的研究与应用

1. 新技术　①粉碎技术：如超低温粉碎、超微粉碎等；②提取分离技术：如超临界流体萃取、微波提取、动态循环阶段连续逆流提取、超声提取、大孔树脂分离、膜分离等；③干燥技术：如冷冻干燥、喷雾干燥、沸腾干燥、微波干燥、真空干燥等；④制粒技术：如快速搅拌制粒、沸腾制粒、喷雾干燥制粒等；⑤制剂技术：如薄膜包衣、环糊精包合、固体分散、原位凝胶、纳米囊泡、微囊化、微球、微乳、脂质体。

2. 新设备　①针对提取、浓缩、纯化、干燥、灭菌、制剂成型等生产过程建立了组装式自动化流水线，推进了工艺参数在线检测和自动化控制系统及其装备的产业化开发与应用；②引进快速搅拌制粒机、沸腾制粒机、喷雾干燥机、一步制粒机、粉末直接压片机、高速压片机、中药防黏冲压片机等国内外先进成套装备，提升了我国中药装备水平，促进了中药制剂产业的技术升级。

3. 新辅料　辅料在制剂的研究中占有非常重要的地位，中药制剂辅料的选用具有“药辅合一”的特点。一些新辅料，如纤维素衍生物、淀粉衍生物、合成半合成油脂、磷脂、合成表面活性剂、乙烯聚合物、丙烯酸聚合物、可生物降解聚合物的出现，为中药缓释、

控释、靶向制剂等各种给药系统的研究提供了必备的物质基础。

（三）中药制剂质量控制体系的建立

中药制剂质量问题关系到中医临床用药的有效性和安全性。近年来，中成药质量控制体系获得了全面提升，控制技术与方法已经从单一技术发展到联用技术。原子吸收光谱、原子发射光谱、气相色谱、毛细管电泳、高效液相色谱、气相－质谱联用、液相－质谱联用、毛细管电泳－质谱联用等已广泛应用于中药制剂的质量控制。

中药制剂质量标准不断完善和提高，已从过去对制剂的一般性要求，发展到有定性、定量、检查及稳定性等控制项目。含量测定指标从主要检测单一成分到检测多种成分含量，《中国药典》（2020 年版）将指纹图谱引入到中药制剂的质量控制体系，强化了制剂质量的可控性。

第二节　中药制剂的单元操作

扫码“学一学”

一、粉碎、筛分和混合

1. 中药粉碎的操作要点

（1）单独粉碎　单独粉碎是指将一味药料单独粉碎，常用于以下性质的中药。① 贵重细料药：如朱砂、犀角、麝香；②含大量树胶、树脂的：如乳香、没药；③含毒剧成分的：如马钱子、雄黄、轻粉；④氧化性药物与还原性药物：如硫磺、火硝、雄黄。

（2）混合粉碎　混合粉碎是指两种以上的药料同时在一起粉碎。适用于处方中药味性质相似的群药粉碎，也可在一般药料中掺入一定比例的黏性、油性药料进行粉碎。混合粉碎的优点是将粉碎、混合结合进行，节省工时。传统混合粉碎方法中主要包括了“串料”“串油”“蒸罐”等制药技术。①串料是将处方中“黏性”大的药料留下，先将处方中其他药料混合粉碎成粗粉，然后用此混合药粉陆续掺入“黏性”药料，再粉碎一次。适用于大量含黏液质、糖分或树脂等成分的“黏性”药料，如麦冬、熟地、肉苁蓉、枸杞子、黄精等。②串油是将处方中“油性”大的药料留下，先将处方中其他药料混合粉碎成细粉，然后用此混合药粉陆续掺入“油性”药料，再粉碎一次。适用于处方中大量含油脂性药料，如桃仁、杏仁、牛蒡子、核桃仁等。③ 蒸罐是将处方中新鲜的动物药与植物药间隔排入铜罐或夹层不锈钢罐内，加黄酒或其他药汁，加盖密封，隔水或夹层蒸气加热 16 ~ 18 小时（或 96 小时），以液体辅料基本蒸干为度。目的是使药料由生变熟、增加温补功效，经蒸制的药料干燥后便于粉碎。适用于新鲜动物药、需蒸制的植物药，如乌鸡、鹿肉、地黄、何首乌等。

（3）湿法粉碎　湿法粉碎是指在药物中加入适量水或其他液体一起研磨粉碎的方法。湿法粉碎常用于冰片、樟脑、薄荷脑、朱砂、珍珠等药物，借液体分子的辅助作用，使药物易于粉碎及粉碎得更细腻，同时避免有较强刺激性或有毒性药物粉尘飞扬。中药湿法粉碎的代表方法是水飞法。水飞法具体操作是将药物与水共置研钵或球磨机中研磨，使细粉漂浮于水面或混悬于水中，然后将此混悬液倾出，余下粗料再加水反复操作，至全部药物研磨完毕。有些难溶于水的矿物药如朱砂、珍珠、滑石等要求特别细度时，常采用水飞法进行粉碎。

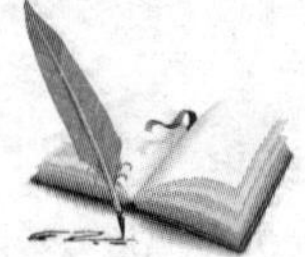

（4）低温粉碎　利用物料在低温性脆的特点，在粉碎之前或粉碎过程中将物料进行冷

却的粉碎方法。适于常温粉碎困难的物料，软化点低、熔点低及热可塑性物料，如树脂、树胶、干浸膏等；也可用于富含糖分，具一定黏性的物料。本法可获得更细的粉末，能保留挥发性成分。

2. 中药筛分的操作要点

（1）选择适宜的药筛　根据药材粉末的黏性、形状、带电性、水分含量及所需药粉细度，正确选用药筛的材质和筛号。

（2）采用适当的运动方式　过筛时需要不断地振动和旋动，但振动速度应适中，太快或太慢均会降低过筛效率。

（3）粉末应干燥　粉末的含水量过高，药粉黏性增强，易阻塞筛孔，影响过筛的效率。

（4）粉层厚度应适中　加到药筛中药粉不宜太多，应让药粉在筛网上有足够多的余地在较大范围内移动，有利于过筛，但也不宜太少，药粉层太薄，否则也影响过筛的效率。

3. 中药混合的操作要点　不同药物粉末混合的总原则为混合均匀一致。但是，对于不同剂量、不同质地、不同色泽的药物组分混合还应遵循如下原则。

（1）选择适宜混合比例　比例相差过大，难以混合均匀，可采取等量递增法和打底套色法混合。另外毒剧药物可制成倍散，也可加入少量食用色素，便于识别。

（2）注意各组分密度与粒度的影响　密度差异较大，一般应先装密度小者后装密度大者，并且混合时间应适当。

（3）考虑各组分的黏附性与带电性　一般将量比较大，黏附性小的组分先放入垫底，量少或易吸附的组分后放。

（4）含液体或易湿成分的混合　处方中含有液体成分，可用处方中其他固体成分吸收，或用一些吸收剂，如磷酸钙、白陶土等。

二、浸提

（一）浸提的目的

浸提（extraction）是指用适宜溶剂和方法从药材中提取有效成分的操作过程，又称浸出或提取。浸提是中药制剂中最重要、最基本的操作之一，主要目的是保留中药有效成分（部位）和辅助成分，去除无效成分和组织成分。中药浸提的意义是促进中药制剂有效成分吸收、提高疗效，提高有效成分稳定性，便于生产，缩小体积、减小用量，方便服用等。

（二）浸提溶剂

理想的浸提溶剂应对有效成分溶解度大、对无效成分溶解度小，安全无毒，价廉易得。常用浸提溶剂极性如图 22－1 所示。中药制剂浸提操作中实际应用的溶剂主要是极性溶剂水和乙醇，丙酮常用于新鲜动物药材的脱脂或脱水。氯仿、乙醚、石油醚等非极性溶剂很少应用，偶尔可用于挥发油、亲脂性物质的浸提，或浸提液脱脂。

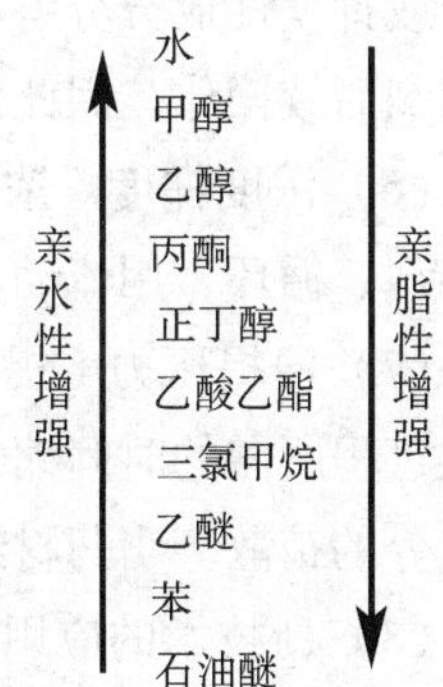

图 22－1　常用浸提溶剂极性示意图

1. 水　优点是经济易得，极性大，溶解范围广。药材中的苷类、有机酸盐、鞣质、蛋白质、色素、多糖类以及酶和少量的挥发油均能被水浸提。水作为浸提溶剂，缺点是针对性或选择性差，容易浸提出大量无效成分，给制剂的制备带来困难，而且还

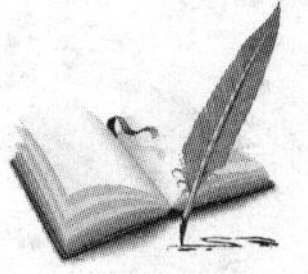

会引起一些有效成分的水解，或促使某些化学变化。

2. 乙醇　乙醇作为浸提溶剂的优点是可通过调节乙醇的浓度，选择性浸提某些有效成分或有效部位。乙醇含量大于 90% 时，适于浸提有机酸、树脂、挥发油、叶绿素等；在 50% ~70% 时，适于浸提生物碱、苷类等；在 50% 以下时，适于浸提苦味质、蒽醌苷类化合物等；在 40% 以上时，能延缓酯类、苷类等成分的水解，增加制剂稳定性；在 20% 以上时具有防腐作用。

（三）浸提过程及影响因素

矿物、植物、动物三类中药材浸提过程有所不同。矿物药材无细胞结构，其有效成分可直接溶解或分散悬浮于溶媒中。植物药材有效成分一般为小分子成分，浸出时可以透过细胞膜扩散至溶媒中；大分子的无效成分则多数保留在细胞组织中。动物药材有效成分多是蛋白质或多肽类，分子量大，难以透过细胞膜，细胞结构破坏愈碎，有效成分就愈易浸提出来。

植物性药材的浸提过程可以分为浸润、渗透、解吸、溶解、扩散、置换几个阶段。在已经确定浸提溶剂后，影响药材浸提效果的因素主要有以下几方面。

（1）药材及其成分的理化性质　一般情况下，药材细胞具有多孔的细胞壁结构，其成分易浸提；细胞壁木质化或木栓化则扩散过程慢，浸提效率低。被提取成分为可溶性化学成分，浸提效率高；药材中分子量小的化学成分一般先溶解，先扩散，容易浸提。

（2）药材的粉碎程度　通常情况下，药材粗，扩散面积小，浸提效率低；而药材细则扩散面积增大，浸提效率高。但在浸提实际应用操作中药材不能太细，因为药材太细会吸附有效成分，增加杂质浸出，同时给后续分离操作带来困难。浸提实际操作中，以水为溶剂时药材一般切薄片、小段或最粗粉；以乙醇为溶剂时药材一般粉碎成颗粒或最粗粉。

（3）药材的浸润　干药材润湿后能使组织细胞膨胀，利于溶剂的穿透浸提。一般采用水煎煮法时用冷水浸润 30 ~60 分钟，采用乙醇渗漉法时应浸润药材 0.5 ~6 小时，再装渗漉筒。

（4）浸提时间　通常浸提时间长，浸出成分的量增加，当达到扩散平衡时，时间太长却容易导致高分子杂质增多，小分子有效成分水解，因此要合理选择浸提时间。

（5）浸提温度　浸提温度升高，可使植物组织软化，促进膨胀，从而加速溶剂对药材的渗透及对药物成分的解吸、溶解，同时促进药物成分的扩散，提高浸提效果。温度适当升高，可杀死微生物，有利于提高制剂的稳定性。但浸提温度高，能使药材中某些不耐热成分或挥发性成分分解、变质或挥发散失。此外，高温浸提液中，往往无效杂质较多，影响制剂后续操作。因此浸提过程中，要适当控制温度。

（6）浓度梯度　浓度梯度越大，浸提速度越快，因此浸提操作时，经常采用搅拌、更换溶剂、循环、用流动溶剂渗漉等措施提高浸提效率。

（7）浸提压力　提高浸提压力可加速溶剂对药材的浸润与渗透过程，使开始发生溶质扩散过程所需的时间缩短。同时，在加压下的渗透，可能使部分细胞壁破裂，亦有利于浸出成分的扩散。当药材组织内已充满溶剂之后，再加大压力对扩散速度则没有显著影响。

（8）新技术的应用　应用一些新的浸提技术，可以提高浸提效率、提高制剂质量，大大缩短浸提时间，如采用超声波、微波辅助浸提。

（四）常用的浸提方法

1. **煎煮法（decoction）**　是指以水为溶剂，加热煮沸浸提药材中有效成分的方法。该法浸提范围广，可杀死微生物和酶。但浸出杂质较多，为后续工艺带来不便，水煎出液易霉败，应及时处理。适用于能溶于水，且对湿、热较稳定的有效成分的浸提。

（1）操作方法　药材置适宜煎煮器中，加水，浸泡适宜时间，加热至沸，保持一定时间，分离煎出液，药渣再煎煮，一般2～3次，合并各次提取液。

（2）常用设备　有敞口倾斜式夹层锅、圆柱形不锈钢罐、多能提取机组等。多能提取机组是目前中药厂应用最广的提取设备，如图22－2所示。其罐体由不锈钢制成，可进行常压提取、加压高温提取或减压低温提取。可用于水提、醇提，提取挥发油、回收药渣中溶剂等。

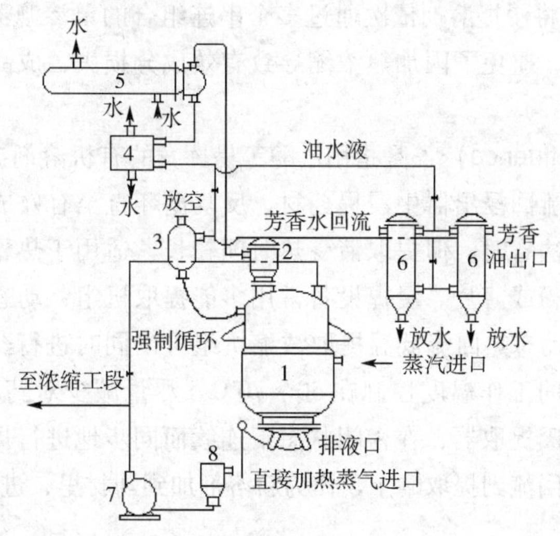

图22－2　多能提取机组示意图

1. 提取罐；2. 泡沫捕集器；3. 气液分离器；4. 冷却器；5. 冷凝器；6. 油水分离器；7. 水泵；8. 管道过滤器

2. 浸渍法（maceration）　系指在一定温度下，用适宜的溶剂浸渍药材，获得药材提取液的方法。一般用不同浓度的乙醇或白酒做溶剂，密闭浸渍。按浸提温度和次数可分为冷浸渍法、热浸渍法和重浸渍法。所用药材通常粉碎成粗粉，可用重浸渍、加强搅拌、促进溶剂循环等措施以提高浸出效果。适用于黏性药材、无组织结构的药材、新鲜及易于膨胀的药材、价格低廉的芳香性药材的浸提。不适用于贵重药材、毒性药材及高浓度的制剂。常用不锈钢罐、搪瓷罐等作为浸渍容器，使用时应装多孔假底，铺垫滤网及滤布。药渣用螺旋压榨机压榨或离心机分离浸出液。

（1）冷浸法　将药材置有盖容器中，加入定量的溶剂，密闭，室温下浸渍3～5日或至规定时间，经常振摇或搅拌，滤过，压榨药渣，压榨液与滤液合并，静置24小时后，滤过，即得浸渍液。本方法可直接制得酒剂和酊剂。将浸渍液浓缩后，可用于制备其他制剂。

（2）温浸法　将药材置有加热装置的浸渍容器中，加定量的溶剂，水浴或蒸汽加热至40～60℃，或煮沸后自然冷却进行浸渍，以缩短浸渍时间，其余与冷浸渍法操作相同。浸出液冷却后有沉淀析出，应分离除去。花、叶、全草类药材，多采用煮沸后保温80℃左右热浸提取。

（3）重浸渍法　将全部浸提溶剂分为几份，先用一份浸渍后，药渣再用另一份溶剂浸渍，如此重复2～3次，将各份浸渍液合并即得。此法可减少因药渣吸附浸出液所致药效成分的损失。

3. 渗漉法（percolation）　系指将适度粉碎的药材置渗漉器中，由上部连续加入溶

剂，溶剂流经药材浸出药效成分的方法。与浸渍法相比，渗漉法属于动态浸提，有效成分浸出完全，适用于贵重药材、毒性药材及高浓度制剂；也可用于有效成分含量较低药材的提取。不适用新鲜药材、易膨胀的药材、无组织结构的药材。渗漉法通常采用不同浓度的乙醇或白酒为溶剂。

（1）单渗漉法　取药材粗粉、最粗粉或薄片以浸提溶剂润湿；在渗漉器底部装假底并铺垫适宜滤材，将已润湿的药材分层均匀装入，松紧一致；从渗漉筒上部添加溶剂，同时打开下部渗漉液出口排除空气；添加溶剂后应浸渍放置一定时间，使溶剂充分渗透扩散后开始渗漉，渗漉速度应符合各品种项下的规定。

（2）重渗漉法　是将浸提溶剂依次通过多个串连组合的单渗漉器进行渗漉的方法。本法可以提高渗漉液浓度，避免了因加热浓缩导致有效成分损失，成品质量好，且溶剂用量少，提取效率高。

4. 回流法（circumfluence）　是指用乙醇等易挥发的有机溶剂提取药材成分，挥发性溶剂馏出后又被冷凝，流回浸出器中浸提药材，反复循环直至有效成分提取完全的浸提方法。回流法浸提较渗漉法省时，但提取液受热时间较长，适用于热稳定成分的浸出。所用药材通常为粗粉、最粗粉或薄片。浸提设备常用多能提取机组、动态热回流低温提取浓缩机组（图22－3）等。动态热回流低温提取浓缩机组可以同时进行药材的浸提、浓缩两道工序，并能将提取罐内的工作温度控制在50～70℃，尽量减少对药材中热敏成分的破坏。其主要工作原理类似索氏提取器，在密闭状态下连续而同步地进行提取与浓缩，浓缩时产生的溶剂蒸气经冷凝后回流到提取罐中，作为新溶剂加到药材里，进行动态提取。

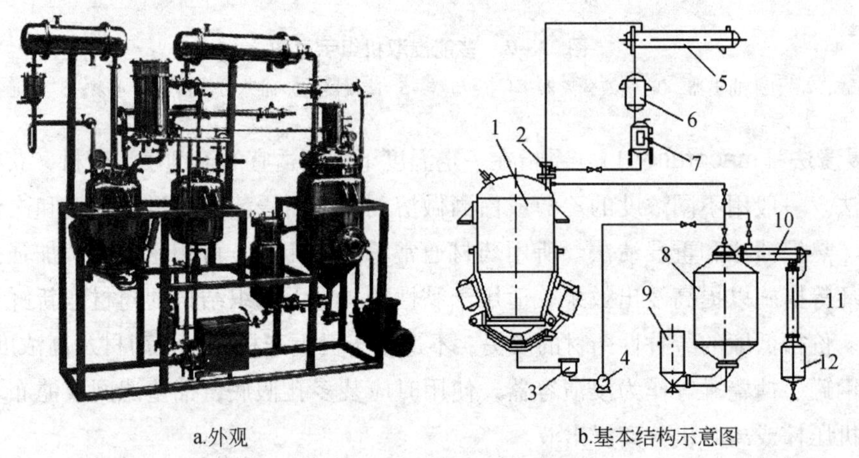

图22－3　动态热回流低温提取浓缩机组

1. 提取罐；2. 消泡器；3. 过滤器；4. 泵；5. 提取罐冷凝器；6. 提取罐冷却器；7. 油水分离器；8. 浓缩蒸发器；9. 浓缩加热器；10；浓缩冷却器；11. 浓缩冷凝器；12. 蒸发料液罐

5. 水蒸气蒸馏法（vapor distillation）　是指将含有挥发性成分的药材与水或水蒸气共同蒸馏，挥发性成分随水蒸气一并馏出，经冷凝分取挥发性成分的一种浸提方法。常用设备为多能提取机组、挥发油提取器。

（1）水中蒸馏（共水蒸馏）　是指将药材加水在提取器中共同加热蒸馏的提取方法。蒸馏分取挥发性成分时，还可以得到药材的煎煮液，习称“双提法”。

（2）水上蒸馏　是指水蒸气通过放置在有孔隔板上的药材进行蒸馏的提取方法。适于少量而不收集水煎液的药材中挥发性成分的蒸馏提取方法。

（3）通水蒸气蒸馏　是指高压蒸汽直接通入药材的蒸馏提取方法。

6. 超临界流体提取法（supercritical fluid extraction，SFE） 超临界流体系指处于临界温度与临界压力以上的流体。超临界流体既具有类似气体的低黏度、高扩散系数，又具有接近于液体的高密度和良好的溶解能力。这种溶解能力对系统压力与温度变化十分敏感，可以通过调节温度和压力来选择性地提取药材中的成分。CO_2的临界压力（P_C）为7.38MPa，临界温度（T_C）为31.05℃，是最常用的超临界流体，图22－4为CO_2压力温度（PT）相图。超临界流体提取法具有提取速度快、效率高，提取温度低、无氧，药材成分不易分解，可选择性地提取药材中的成分，溶剂可以循环利用等特点。

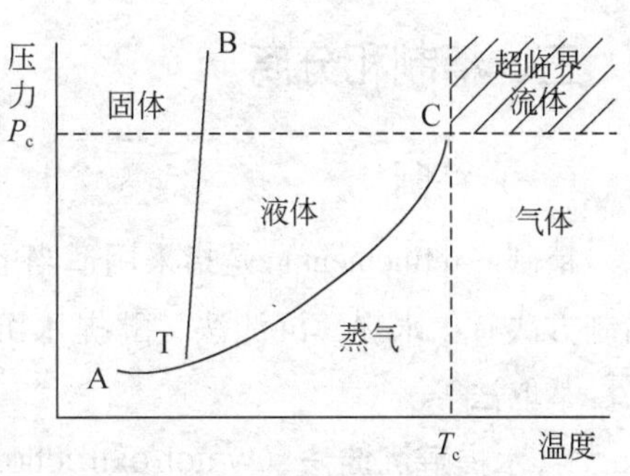

图22－4　CO_2压力温度相图

该法适于提取亲脂性、相对分子质量较低的物质，尤适于热敏性、易氧化的有效成分的提取。若用于提取极性较大、相对分子质量较大的物质则需加夹带剂或升高压力。

7. 超声波提取法（ultrasonic extraction，UE） 超声波提取法即超声波辅助萃取法（ultrasound－assisted extraction，UAE），是指在超声波作用下，提取药物有效成分的方法。超声波是指频率为20KHZ～50MHZ的电磁波，可通过超声波产生的机械效应（machinery effect）、空化效应（cavitation effect）及热效应（thermal effect）提高浸提效率。

（1）机械效应　超声波在介质中传播时使介质产生振动，强化了介质的扩散与传播，这种现象称为超声波的机械效应。机械效应使溶剂与中药之间产生速度梯度和摩擦力，使有效成分更快地溶解于溶剂中。

（2）空化效应　介质内部存在的一些微气泡在超声波的作用下产生振动，当声压达到一定值时，气泡增大，形成共振腔，然后突然闭合，这种现象称为超声波的空化效应。空化效应会在气泡周围产生几千个大气压的压力，造成植物细胞壁及整个生物体破裂，而且整个破裂过程在瞬间完成，有利于有效成分的溶出。

（3）热效应　超声波在介质中传播时，声波能量不断被介质的质点吸收，介质将所吸收的全部或大部分能量转变成热能，从而导致溶剂温度升高，增大了药物有效成分的溶出速度。

超声波提取法的特点是：①浸提温度低，适用于热敏性成分的提取；②提取效率高、浸提时间短，节约药材原料，提高生产效率；③溶剂用量少，提取能耗低，节约成本。

中药浸提方法的选择，应根据处方药味特性、溶剂性质、剂型要求等因素，结合生产实际情况综合考虑，常用浸提方法适用范围见表22－2。

表22－2　常用浸提方法适用范围

浸提方法	适用范围及特点
煎煮法	有效成分溶于水，对湿、热较稳定的药材
浸渍法	黏性药材、无结构组织；新鲜、易膨胀药材
渗漉法	贵重、毒性药材；高浓度制剂的制备
回流法	对湿、热稳定，有效成分溶于有机溶剂的药材
水蒸气蒸馏法	含挥发性成分的药材
超临界流体提取法	含脂溶性、热敏性、易氧化有效成分的药材
超声波提取法	适用于含热敏性成分药材

三、精制和分离

（一）精制

精制（refinement）是指采用适当的方法和设备除去中药提取液中杂质的操作。常用的精制方法有：水提醇沉淀法、醇提水沉淀法、超滤法、盐析法、酸碱法、澄清剂法、透析法、萃取法等。

1. 水提醇沉淀法（water extraction ethanol sedimentation） 简称水醇法，是以水为溶剂提取中药有效成分，再用不同浓度的乙醇沉淀提取液中杂质的方法。根据各种成分在水和乙醇中的溶解性不同，可保留生物碱盐类、苷类、氨基酸、有机酸等有效成分，去除蛋白质、糊化淀粉、黏液质、树胶、部分糖类、油脂、脂溶性色素、树脂等杂质。

水醇法操作要点：提取液浓缩至约每毫升相当于原中药1～2g，分次加入适量乙醇调节含醇量，静置冷藏适当时间，分离去除沉淀，回收乙醇，最后制成澄清的液体。

2. 醇提水沉淀法（ethanol extraction water sedimentation） 简称醇水法，是以适宜浓度的乙醇为溶剂提取中药成分，再用水沉淀提取液中杂质的方法。采用醇提可避免淀粉、蛋白质、黏液质的浸出，加水可除去醇提液中的树脂、油脂、脂溶性色素等杂质。醇水法适于含黏液质、蛋白质、糖类杂质较多而药效物质为醇溶性或在醇水中均有较好溶解性的药材的提取。如果中药有效成分在水中难溶或不溶，不能采用水沉处理。

3. 盐析法（salt fractionation） 是在含高分子物质的药液中加入大量的无机盐，使其溶解度降低沉淀析出，而与其他成分分离的方法。主要用于蛋白质分离纯化，且不使其变性。常用的盐有：硫酸铵、硫酸钠、氯化钠。

4. 酸碱法（acid-base method） 是在溶液中加入适量酸或碱，调节pH至一定范围，使单体成分溶解或析出，以达到分离目的的方法。如生物碱一般不溶于水，加酸后生成生物碱盐能溶于水，再调pH重新生成游离生物碱析出，从而与杂质分离。

5. 大孔树脂吸附法 是将中药浸提液通过大孔吸附树脂（macroporous adsorptive resins），利用其多孔结构和选择性吸附功能将药液中的有效成分或有效部位吸附，再经洗脱回收，以除去杂质的一种纯化方法。如药液通过大孔树脂后，使用70%乙醇可以洗脱皂苷，再用95%乙醇、水、强酸、强碱轮换冲洗掉其上吸附的其他物质而使树脂再生后重新应用。

6. 澄清剂法 是在药液中加入一定量的澄清剂，加速药液中悬浮粒子的沉降，经滤过除去沉淀物获得澄清药液的方法。其原理是：①利用澄清剂具有可降解某些高分子杂质的性质，降低药液黏度，使得悬浮粒子易于沉降；②某些澄清剂具有吸附、包合固体微粒的性质，能够加速药液中微细悬浮粒子的沉降。澄清剂法能较好地保留药液中的有效成分，除去杂质，操作简单，能耗低。常用澄清剂有壳聚糖、明胶、琼脂、蛋清、硫酸铝等。

（二）分离

将固-液非均相体系用适当方法分开的过程称为分离（separation）。常用的分离方法主要有沉降分离法、离心分离法和滤过分离法。

1. 沉降分离法（separation with sedimentation） 系指固体物与液体介质密度相差悬殊，固体物依靠重力自然下沉，用虹吸法吸取上层澄清液，使固体与液体分离的一种方法。中药浸出液经一定时间的静置冷藏后，固体与液体分层界限明显，可将上清液的虹吸。沉降分离法一般分离不够完全，还需进一步滤过或离心分离，但它已去除了大量杂质，利于

进一步分离操作，实际生产中常采用。通常料液中固体物含量少、粒子细而轻者及料液易腐败变质者不宜使用。

2. 离心分离法（separation with centrifuge）　是指利用物料密度差，借助于离心机的高速旋转产生的离心力进行分离的方法。离心分离适用于：①含不溶性微粒，且粒径很小或黏度很大的滤浆；②密度不同且不相混溶的液体混合物；③采用一般分离法较难分开的料液。

离心设备按分离因数（离心机转鼓内的悬浮液或乳浊液在离心力场中所受的离心力与其重力的比值，即离心加速度与重力加速度的比值，以 *Fr* 表示）的大小可分为三类：①常速离心机，*Fr* 小于 3000，适用于易分离的混悬滤浆的分离及物料的脱水；②高速离心机，*Fr* 为 3000～50000，主要用于细粒子、黏度大的滤浆及乳状液的分离；③超高速离心机，*Fr* 大于 50000，主要用于微生物及抗生素发酵液、动物生化制品等的固－液两相的分离，一般伴有冷冻装置，可使离心操作在低温下进行。

离心设备按离心操作性质分三类：①滤过式离心机，如三足式离心机（图 22－5）、上悬式离心机、卧式自动离心机，适用于混悬液中固体和液体的分离；②沉降式离心机：如实验室用沉淀离心机，使用时应注意管内装料重量对称，偏重则损坏设备；③分离式离心机：如管式超速离心机、蝶式离心机，能分离一般离心机难以分离的物料，特别适用于分离乳浊液、细粒子的悬浮液。

3. 滤过分离法　是将固－液混悬液通过多孔的介质，使固体粒子被介质截留，液体经介质孔道流出，从而实现固－液分离的方法。

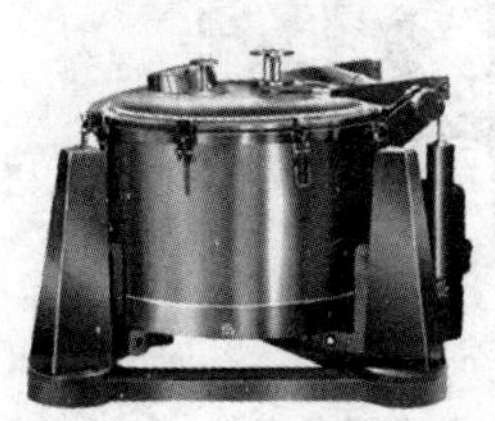
（a）外观

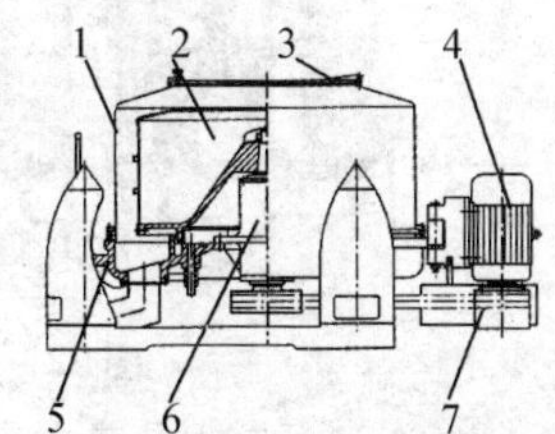

（b）基本结构示意图

图 22－5　三足式离心机

1. 机壳；2. 转鼓；3. 机盖；4. 电机；5. 底盘；6. 主轴；7. 离合器

四、浓缩与干燥

（一）浓缩

浓缩（concentration）是采用适当的方法除去提取液中的部分溶剂，以提高其浓度的过程。中药提取液一般需浓缩至适宜程度后进行精制处理，进而制成各种制剂。蒸发（evaporation）是中药提取液浓缩的主要方法。此外，还有反渗透、超滤等浓缩方法。中药提取液性质复杂，应根据其性质和浓缩程度的要求选择适宜的浓缩方法与设备。

1. 常压蒸发（atmospheric evaporation）　是在正常气压下的蒸发浓缩，耗时较长，易导致某些成分损失。适用于对热较稳定的药液的浓缩。常用的设备为敞口倾倒式夹层蒸气锅，浓缩过程中应加强搅拌，避免表面结膜。若提取液含有乙醇或其他有机溶剂，则可采用常压蒸馏装置回收，如图 22－6 所示。

2. 减压浓缩（decompression evaporation）　是指降低蒸发器内的压力，在低于常压

下进行的蒸发浓缩。减压浓缩能使溶液的沸点降低，传热温度差增大，提高了蒸发效率；能不断地排除溶剂蒸气，有利于蒸发顺利进行。适用于含热敏性成分药液的浓缩；也可用于回收溶剂，但应注意因真空度过大或冷凝不充分造成乙醇等有机溶剂的损失。常用设备有减压蒸馏器、真空浓缩罐、管式蒸发器、双效浓缩器（图22－7）等。

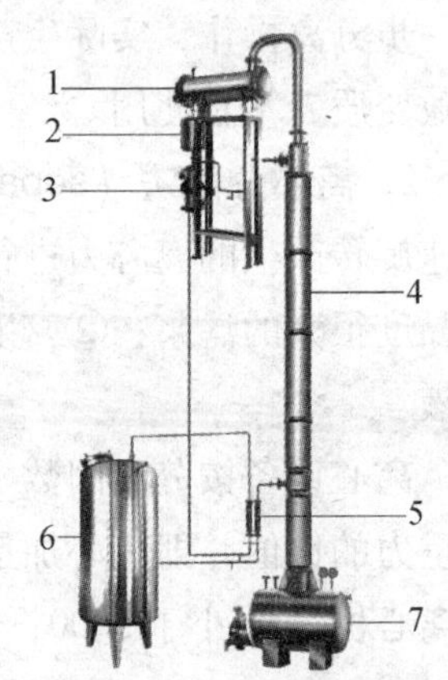

图22－6　乙醇蒸馏塔

1. 冷凝器；2. 稳压罐；3. 冷却器；4. 蒸馏塔；5. 流量计；6. 乙醇贮罐；7. 蒸馏釜

3. **薄膜浓缩**（thin－film evaporation）　系指药液在快速流经加热面时，形成薄膜并且因剧烈沸腾产生大量的泡沫，达到增加蒸发面积，显著提高蒸发效率的浓缩方法。其特点是：①浸提液的浓缩速度快，受热时间短；②不受液体静压和过热影响，成分不易被破坏；③可在常压或减压下进行连续操作；④溶剂可回收重复使用。常用设备有升膜式、降膜式、刮板式和离心式薄膜浓缩器（图22－8），均适用于热敏性药液的浓缩和溶剂的回收，但由于结构不同而具有不同的特点与适用性。

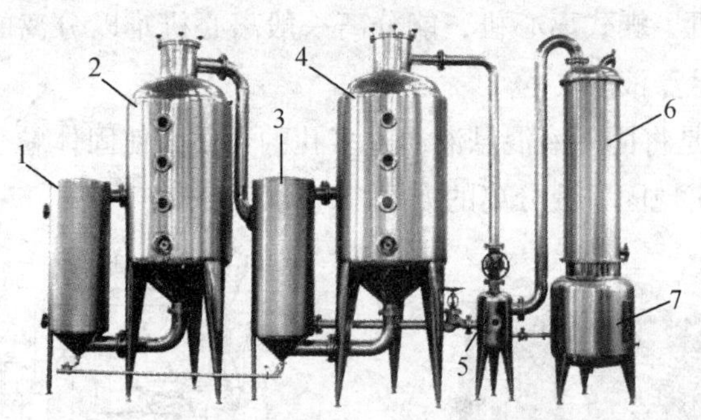

图22－7　双效浓缩器

1. 加热室；2. 蒸发室；3. 二效加热室；4. 二效蒸发室；5. 气液分离器；6. 冷凝器；7. 受液罐

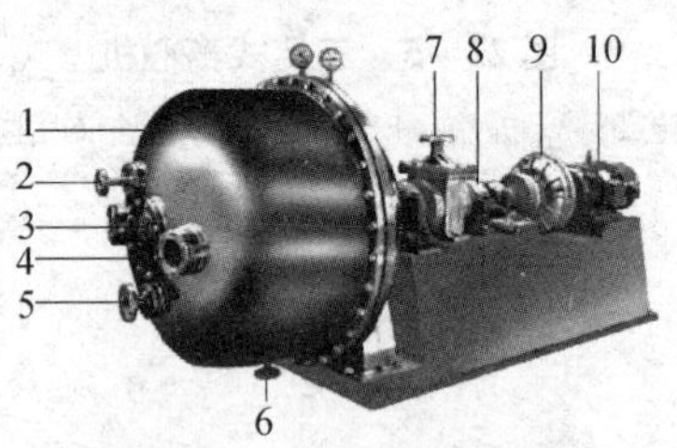

图22－8　离心式薄膜浓缩器

1. 真空筒体；2. 原料液进口；3. 检修口；4. 观察窗；5. 浓缩液出口；6. 排污口；7. 蒸气座；8. 出水座；9. 液体耦合器；10. 电动机

（二）干燥

干燥（drying）是指利用热能除去湿物料中的水分或其他溶剂，获得干燥物品的工艺操作。干燥按压力可分为常压及减压干燥；按操作方式可分为间歇式及连续式干燥；按温度可分为高温、低温及冷冻干燥；按供热方式可分为传导、对流及辐射干燥；按物料状态可分为动态及静态干燥。可根据药料性质、数量及产品要求选择适宜的干燥方法与设备。不同干燥方法在中药制剂中的适用范围见表22－3。

表 22－3　不同干燥方法的适用范围

干燥方法		适用范围
常压干燥	烘干干燥	有效成分对热稳定的药物；稠浸膏、糖粉、丸剂、颗粒剂等制剂与物料干燥
	鼓式干燥	中药浸膏的干燥和膜剂的制备
	带式干燥	中药饮片、颗粒剂、茶剂等物料干燥
减压干燥		适用于稠膏及热敏性物料的干燥
沸腾干燥		颗粒性物料的干燥，如片剂、颗粒剂湿颗粒和水丸的干燥
喷雾干燥		液体物料，特别是含热敏性成分的液体物料的直接干燥
冷冻干燥		热敏性药物的干燥
红外线干燥		热敏性物料；中药固体粉末、湿颗粒及水丸等薄料层、多孔性物料的干燥
微波干燥		饮片、散剂、水丸、蜜丸等制剂与物料的干燥

干燥操作注意事项：①应根据被干燥物料数量、含水量、耐热性、剂型制备等，选用适宜的干燥方法及干燥设备；②箱式干燥物料不可过厚过密，升温速度不宜过快；③减压干燥应控制好加热蒸气压力、真空度及装盘量，避免起泡溢盘；④喷雾干燥应控制好药液的相对密度、进液速度、进风温度、出风温度，以防粘壁。

第三节　常用中药制剂

扫码“学一学”

一、中药散剂

散剂（powders）系指原料药物或与适宜的辅料经粉碎、均匀混合制成的干燥粉末状制剂。中药散剂按医疗用途，可分为内服散剂、外用散剂和两用散剂；按药物组成，可分为单方散剂、复方散剂；按药物性质，可分为含毒性药散剂、含液体成分散剂、含共熔成分散剂；按剂量，可分为单剂量型散剂、多剂量型散剂。中药散剂的一般制备方法与西药散剂基本相同，如果制剂处方中含有毒性药、液体成分或共熔成分的特殊散剂，要注意以下制备要点。

1. 含毒性药物的散剂　一般采用等量递增法制成倍散（稀释散）备用，稀释倍数视药物剂量而定，剂量小于 0.01g 者应制成 100（1：99）或 1000（1：999）倍散，剂量在 0.01～0.1g 者可制成 10（1：9）倍散。稀释剂应为惰性物质，可加入着色剂用于区分并显示均匀性。某些含毒性成分的中药，配制前常先测定药物中毒性成分含量，并用辅料调整含量至规定标准制成调制粉后使用，如马钱子散等。

2. 含低共熔混合物的散剂　两种或更多药物按一定比例混合后，室温条件下，有时出现润湿或液化的现象，这种现象称为低共熔现象。出现低共熔现象后所形成的混合物，称为低共熔混合物。对于可形成低共熔混合物的散剂，是否采用低共熔法制备，应根据低共熔混合物对药物作用的影响，以及处方中所含其他固体成分的比例而定。如果形成低共熔混合物后药效增强则宜采用此法，并可适当减少用药剂量；若药效减弱应避免低共熔法；如药效不变可以从混合的方便性及均匀性考虑。如果处方中含挥发油或能溶解低共熔物的液体时，可先将低共溶组分溶解，采用喷雾法与其他组分混匀。

3. 含液体药物的散剂　当处方含有挥发油、液体药物、提取液、流浸膏等组分时，可根据液体组分的性质、用量及其他固体组分用量选择适当制法。如果液体组分少可直接利

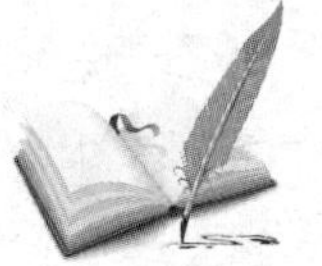

用固体组分吸收后研匀；液体组分多时，宜加入适当辅料吸收后混匀；液体组分过多且属非挥发性药物时，可先浓缩大部分水分，再加入固体药物或辅料后，低温干燥，粉碎，混匀即得。

二、中药丸剂

（一）丸剂的含义与分类

丸剂（pills）系指原料药物与适宜的辅料制成的球形或类球形固体制剂。中药丸剂包括蜜丸、水蜜丸、水丸、糊丸、蜡丸、浓缩丸和滴丸等。

1. **蜜丸** 系指饮片细粉以炼蜜为黏合剂制成的丸剂。其中每丸重量在0.5g（含0.5g）以上的称大蜜丸，每丸重量在0.5g以下的称小蜜丸。

2. **水蜜丸** 系指饮片细粉以炼蜜和水为黏合剂制成的丸剂。

3. **水丸** 系指饮片细粉以水（或根据制法用黄酒、醋、稀药汁、糖液、含5%以下炼蜜的水溶液等）为黏合剂制成的丸剂。

4. **糊丸** 系指饮片细粉以米糊或面糊等为黏合剂制成的丸剂。

5. **蜡丸** 系指饮片细粉以蜂蜡为黏合剂制成的丸剂。

6. **浓缩丸** 系指饮片或部分饮片提取浓缩后，与适宜的辅料或其余饮片细粉，以水、炼蜜或炼蜜和水为黏合剂制成的丸剂。根据所用黏合剂的不同，分为浓缩水丸、浓缩蜜丸和浓缩水蜜丸。

7. **滴丸剂** 系指原料药物与适宜的基质加热熔融混匀，滴入不相混溶、互不作用的冷凝介质中制成的球形或类球形制剂。

（二）丸剂的特点

1. **水丸** 体积小，表面致密光滑，便于吞服，不易吸潮，利于保管贮存；制备时可根据药物性质、气味等分层泛入，掩盖不良气味，防止其芳香成分挥发；服后较易溶散、吸收，显效较快；设备简单，但操作繁难。

2. **蜜丸** 蜂蜜营养丰富，具有滋补、提神、镇咳、缓下、润燥、解毒、矫味等作用；炼蜜黏性强，有较强可塑性，表面光滑；含有大量还原糖，能防止药物氧化变质；溶散慢，作用持久；用蜜量较大，易吸潮，霉变。

3. **水蜜丸** 丸粒小、光滑圆整、易于吞服，节省蜂蜜，降低成本，易于贮存。

4. **浓缩丸** 体积小、服用量小、携带和运输方便，节省大量的赋形剂；既符合中医用药特点又适于机械化生产。

5. **糊丸** 质较坚硬，在胃内崩解迟缓，药物缓慢释放，延长药效。适于含有毒性或刺激性较强的药物处方。

6. **蜡丸** 在体内释放药物极缓慢、延长药效；可调节用蜡量，使丸药在胃中不溶解而在肠中溶散；可防止药物中毒或对胃起强烈的刺激。

（三）丸剂的制法

1. **泛制法** 泛制法用于水丸、水蜜丸、糊丸、浓缩丸、微丸等制备，以泛制法制备的丸剂又称泛制丸。

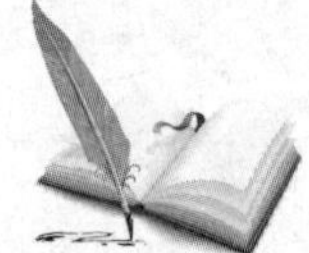

制法：原料准备→起模→成型→盖面→干燥→选丸。

2. **塑制法** 塑制法用于蜜丸、糊丸、浓缩丸、蜡丸等制备，以塑制法制备的丸剂又称塑制丸。

制法：药材细粉 + 适量黏合剂 → 混均 → 丸块（软硬适宜、可塑性大）→ 制丸条→分粒 → 搓圆 → 丸粒。

三、中药片剂

1. 中药片剂的含义与分类　片剂（tablets）系指原料药物或与适宜的辅料制成的圆形或异形的片状固体制剂。中药片剂的原料药物可以是饮片全粉、浸膏、半浸膏、有效部位、有效成分等。

2. 制备方法　中药片剂与化学药物片剂制备方法基本相同，不同之处是对中药材进行前处理之后，才能获得中间体。中药片剂所采用的制备工艺多数是湿法制粒压片法。

3. 中药片剂生产中易出现的问题及解决方法

（1）粘冲　①中药浸膏片含易引湿成分较多，易产生粘冲。可以通过控制环境湿度，或将浸膏干燥后用乙醇制粒，或选用抗湿性良好的辅料等方法解决。②冲模表面粗糙或刻字太深。可通过调换冲头，或打磨擦亮冲头，使之光滑。

（2）变色或表面斑点　①中药浸膏制成的颗粒过硬，或润滑剂的颜色与浸膏不同，易出现片面斑点。可采用浸膏粉制粒，润滑剂经细筛筛过后与颗粒混匀。②挥发油吸附不充分，渗透到片剂表面。可将挥发油制成包合物或微囊后使用。③机器带入，要充分清理机器，先压空白片后再正式压片。

（3）吸潮　中药片吸潮大多是由于浸膏中含糖类、树胶、淀粉、黏液质、鞣质、无机盐等易引湿性成分所致。解决的办法：①在干浸膏中加入适量辅料，如磷酸氢钙、氢氧化铝凝胶粉等；也可加入部分中药细粉，一般为原药总量的10% ~20%。②采用水提醇沉法除去部分引湿性杂质。③用5% ~15%的玉米朊乙醇溶液、聚乙烯醇溶液喷雾或混匀于浸膏颗粒中，隔绝空气，待干后进行压片。④制成包衣片剂，降低引湿性。⑤改进包装，在包装容器中放入干燥剂，以防吸潮。

四、中药酒剂与酊剂

（一）酒剂

酒剂（medicinal wines）又称药酒（古代称“醪醴”），系指饮片用蒸馏酒提取制成的澄清制剂。酒剂多供内服，少数外用，内服可加入蜂蜜、蔗糖矫味或加着色剂。

1. 酒剂的特点　酒性辛温，为百药之长，具有通血脉、祛寒气、润皮肤、行药势的作用和易于发散的特性。临床用于治疗风寒湿痹，具有祛风活血、散风止痛功效的方剂，制成酒剂应用效果更佳。酒为一种良好的溶剂，药材中多种成分皆可溶解其中。同时，酒具有防腐作用，还可以延缓多种药物的水解变质，增强药剂的稳定性。因此，酒剂容易长期存放，适合于年老体弱和慢性病患者的长期服用。

酒剂使用时应因人而异，掌握用量。患有胃及十二指肠溃疡、肝脏病、心脏病、高血压、癫痫、前列腺疾病、乙醇过敏者、孕妇、哺乳期妇女应慎用或忌用。

2. 酒剂的制法　酒剂的浸提方法可采用浸渍法、渗漉法、回流法等。

制法：饮片 + 蒸馏酒 → 浸提 → 配液 → 静置澄清 → 滤过 → 分装 → 成品。

（二）酊剂

酊剂（tinctures）系指将原料药物用规定浓度的乙醇提取或溶解而制成的澄清液体制

剂，也可用流浸膏稀释制成。酊剂多数可供内服，少数外用。除另有规定外，含毒剧药物酊剂每100ml相当于原饮片10g，其他酊剂每100ml相当于原饮片20g。

酊剂以乙醇为溶剂，含药量高、服用量小、易于保存，但由于乙醇有药理作用，应用受到一定限制。

酊剂的制备方法：①溶解法，适用于化学药物及中药有效部位或提纯品酊剂的制备。②渗漉法，适用于剧毒药料、贵重药料及不易引起渗漉障碍的药料制备酊剂。③浸渍法，适用于树脂类、新鲜及易于膨胀的、价格低廉的芳香性药料等制备酊剂。④稀释法，适用于中药流浸膏制备酊剂。

酒剂与酊剂均是含醇液体制剂，二者在浸提溶剂、附加剂、制备方法、质量控制等方面各有异同。酒剂与酊剂的比较见表22-4。

表22-4　酒剂与酊剂的比较

	酒剂	酊剂
浸提溶剂	不同浓度的蒸馏酒	规定浓度的乙醇
附加剂	加糖、蜂蜜等矫味剂	不加矫味剂
制备方法	冷浸法、渗漉法、热回流法	浸渍法、渗漉法、溶解法、稀释法
质量控制	贮存期间允许有少量摇之易散的沉淀	酊剂组分无显著变化的前提下，久置允许有少量摇之易散的沉淀

五、中药注射剂

（一）含义与特点

注射剂（injections）系指原料药物或与适宜的辅料制成的供注入体内的无菌制剂。注射剂可分为注射液、注射用无菌粉末与注射用浓溶液等。

中药注射剂在急、重症疾病领域具有一定优势，优于其他给药途径制剂，尤其适用于不宜口服给药的患者。在中药注射剂的多年研究、生产及应用过程中，也体现出了一些问题：①传统理论对注射剂处方配伍、临床应用指导作用有限。②总体上基础研究相对薄弱。③质量控制水平亟待提高。④临床使用欠规范，说明书应完善。

（二）制备工艺

中药注射剂的制备包括原料制备及注射剂成型两部分，制备工艺要重点关注原料的制备，即中药材预处理、浸提、浓缩、精制等过程都要做到全程监控，要采用先进技术，如超临界萃取、大孔树脂分离技术、分子蒸馏等，最大限度地保留有效成分，去除无效成分。

（三）存在的问题及解决办法

1. 中药注射剂存在的系统问题　①药材质量难以统一，中药材因产地、采收季节、贮存条件以及炮制等加工的差异难以获得统一和恒定的原药材，对最终产品的质量与疗效等产生重要影响。②有效物质不完全清楚，以致影响产品质量的控制与安全性。③中药注射剂的质量控制技术相对落后，无法客观、科学、全面评价其质量。④中药各成分在体内浓度过低，或体内过程复杂，无法对药物在体内的代谢、排泄、相互作用等进行全面了解，带来临床应用的安全性隐患。⑤临床应用不规范，如未经试验与其他药物配伍使用，容易造成临床的不良反应。

2. 系统问题的解决办法　①建立中药材规范化种植及加工规范，采用指纹图谱等更全

面的质量控制手段保障中药材质量。②加强中药注射剂的药效物质的基础研究，对其中的有效成分及含量进行全面控制，保障中药注射剂安全性与有效性。③提高制备工艺水平，加强工艺过程控制，建立药材、半成品与成品的制备工艺保障体系。④建立更全面的质量控制标准。⑤重视临床前及临床试验中安全性和毒理学试验研究，及早发现安全性隐患。⑥合理使用中药注射剂，说明书的内容要更详细，包括配伍用药、不良反应、药物动力学参数等。

3. 中药注射剂生产及使用中存在的具体问题及处理方法

（1）澄明度　除去鞣质；调节药液的最适 pH；热处理冷藏法；使用增溶剂；添加抗氧剂或充入惰性气体；严格控制灭菌温度和时间；严格控制贮存条件。

（2）刺激性　适当降低药液浓度或酌加止痛剂；除去鞣质；调节渗透压；调整 pH。

（3）有效成分溶解度低　制成可溶性盐；采用非水溶媒；加入增溶剂。

（4）复方配伍发生变化　选择适宜的提取纯化方法；调整处方。

（四）中药注射剂的合理应用

中药注射剂临床主要适用于急重症和不适合口服给药的患者。应用中药注射剂治疗疾病时，应密切观察不良反应，重视使用注意事项。

1. 使用中药注射剂出现不良反应的类型

（1）过敏反应　过敏反应即变态反应，是外来性抗原物质（致敏原）与体内抗体间所发生的一种非正常免疫反应。中药注射剂的致敏原主要有：有效成分和它的降解产物、蛋白质、不溶性微粒、鞣质和草酸盐、重金属及农药残留物。

（2）溶血反应　注射给药的血药浓度高，溶血性成分在局部高浓度情况下，可能会产生溶血现象。如含有皂苷类的注射剂和含有吐温 -80 等表面活性剂的注射剂。

（3）发热反应　中药注射剂中的热原属外源性热源，是原料中或制备过程中引入的微生物的代谢产物，这些物质能使体温明显升高，临床表现为发热、寒颤。

2. 使用注意事项

（1）使用前检查质量　应检查澄明度、有无杂质、溶液瓶有无裂痕、封盖有无松动、一次性输液用品包装有无破损以及有效期等。

（2）配液过程规范操作　①输液的复配过程应在规定的净化区内进行。②医护人员在静脉输液操作前进行手部的清洁与消毒。③配液时应注意药液配制顺序、加药方法，尤其是粉针剂，应注意先将药物充分溶解后，再加入输液中。④缩短药物配液后搁置的时间，选用合格的输液器。⑤选择适宜的输液稀释剂，如复方丹参、双黄连，一般采用 5% 或 10% 葡萄糖注射液稀释后静滴，而不选用生理盐水、林格注射液等含离子成分较多的输液作为稀释剂。

（3）控制输液速度　静脉给药的中药注射剂，输液的 10 分钟内滴速宜控制在每分钟 15 ~ 20 滴，并对患者进行密切观察；10 分钟后若无不良情况发生再将滴速调至每分钟 30 ~ 40 滴；老年人、体弱者、婴幼儿、颅脑及心肺疾病患者输液均宜以缓慢的速度滴入。

（4）掌握与其他中、西药联用的配伍禁忌　如清开灵注射液，不能与硫酸庆大霉素、青霉素 G 钾、肾上腺素、多巴胺、硫酸美芬丁胺等药物配伍使用。

（5）其他　疗程科学合理，避免超剂量使用，使用前应详细了解患者的过敏史。

六、其他中药制剂

1. 煎膏剂　煎膏剂（concentrated decoctions）系指饮片用水煎煮，取煎煮液浓缩，加

炼蜜或糖（或转化糖）制成的半流体制剂。煎膏剂也称膏滋，主要用于内服。膏滋味甜、可口，服用方便、易于贮存，膏滋以滋补为主，兼有缓慢的治疗作用。

2. 流浸膏剂与浸膏剂 流浸膏剂与浸膏剂（fluid extracts and extracts）系指饮片用适宜的溶剂提取，蒸去部分或全部溶剂，调整至规定浓度而成的制剂。除另有规定外，流浸膏剂每1ml相当于饮片1g；浸膏剂分为稠膏和干膏两种，每1g相当于饮片或天然药物2~5g。

流浸膏剂用渗漉法制备，也可用浸膏剂稀释制成；浸膏剂用煎煮法或渗漉法制备，全部煎煮液或渗漉液应低温浓缩至稠膏状，加稀释剂或继续浓缩至规定的量。

流浸膏剂至少应含20%以上的乙醇，若以水为溶剂提取的流浸膏，成品中也应加入20%~25%的乙醇作防腐剂，便于贮存。浸膏剂分为干浸膏与稠浸膏，干浸膏含水约为5%，稠浸膏含水约为15%~25%。

流浸膏剂除少数品种可供临床直接应用外，多数用作配制合剂、糖浆剂、酊剂制剂的原料。浸膏剂除少数品种直接用于临床外，多数用作配制散剂、颗粒剂、胶囊剂、片剂、丸剂等固体制剂的原料。

3. 贴膏剂 贴膏剂系指将原料药物与适宜的基质制成膏状物，涂布于背衬材料上供皮肤贴敷，可产生全身性或局部作用的一种薄片状制剂。贴膏剂包括凝胶贴膏（原巴布膏剂或凝胶膏剂）和橡胶贴膏（原橡胶膏剂）。

4. 膏药 膏药（plaster）系指饮片、食用植物油与红丹（铅丹）或宫粉（铅粉）炼制成膏料，摊涂于裱背材料上，供皮肤贴敷的外用制剂。前者称黑膏药，后者称白膏药。主要用于拔脓生肌等。

5. 胶剂 胶剂（glues）系指将动物皮、骨、甲或角用水煎取胶质，浓缩成稠胶状，经干燥后制成的固体块状内服制剂。其主要成分是动物水解蛋白类物质，并加入一定量的糖、油脂、及酒（黄酒）等辅料。一般切成小方块或长方块。胶剂多供内服，其功能为补血、止血、祛风以及妇科调经等，以治疗虚劳、吐血、崩漏、腰腿酸软等症。

6. 露剂 露剂（distillates）系指含挥发性成分的饮片用水蒸气蒸馏法制成的芳香水剂。

7. 茶剂 茶剂（medicinal teas）系指饮片或提取物（液）与茶叶或其他辅料混合制成的内服制剂，可分为块状茶剂、袋装茶剂和煎煮茶剂。

8. 锭剂 锭剂（lozenges）系指饮片细粉与适宜黏合剂（或利用饮片细粉本身的黏性）制成不同形状的固体制剂。

扫码“学一学”

第四节 中药制剂的质量控制

一、影响中药制剂质量的因素

影响中药制剂质量的因素很复杂，概括起来主要体现在中药材的质量和中药制剂的制备工艺方面。

1. 中药材质量 中药材是中药制剂所用的主要原料，中药材的品种基源、产地、采收加工方法、采收季节、炮制及贮藏等因素都影响其质量。

（1）产地差异 传统中医用药讲究“道地药材”，因中药材易受产地环境、气候、光照、土质等影响，不同产地的药材质量差异很大。

（2）采收时间 一般认为中药材的品质，取决于有效物质含量的多少。有效物质含量

的高低与采收季节、时间、采收方法有着密切的关系。如淫羊藿最佳采收期以9月中旬为佳，其所含淫羊藿苷含量显著高于其他月份。

（3）炮制加工　中药制剂的特点之一，就是不同的处方、不同的剂型对药材有不同的炮制要求和方法。通过炮制可以降低或消除药物的毒性或副作用、改变或缓和药物的性能、增强疗效、便于制剂和保存药效。以炮制合格后的饮片入药，才能适应中医辨证施治的要求，保证制剂有效安全。

（4）饮片贮藏保管　中药饮片在入药前需要经历较长时间的运输、储存过程，期间如果贮藏保管方法和条件不当，就会产生虫蛀、发霉、泛油、变色、气味散失等变异现象。如果使用出现变异现象的饮片制备中药制剂，轻者疗效下降，重者出现安全性问题。

2. 制备工艺　中药制剂的制备流程一般要经过浸提、精制分离、浓缩干燥、制剂成型、包装等工序。各工序的工艺参数对制剂质量会有不同程度的影响，确定工艺参数应有充分的理论和实践依据。

（1）浸提　药材的浸泡时间、浸提溶剂的种类、浸提方法和时间等因素均会影响中药成分的提取率，从而影响制剂质量。

（2）精制　精制方法不同，制剂所含成分差异显著，如吸附澄清法与水提醇沉法相比，保留了多糖等成分。同一精制方法工艺参数不同成分含量也有差别，如大孔吸附树脂洗脱溶剂的梯度选择对有效成分的保留和去除率有显著影响。

（3）干燥　物料的干燥温度和受热时间对所含热敏性成分有显著影响，应根据制剂主要成分的性质，结合生产实际需要综合考虑确定。

（4）成型　同一剂型采用不同的成型方法，制剂的一些质量指标会有显著变化。如颗粒剂采用挤出制粒、沸腾制粒和快速搅拌制粒法制备，其粒度分布、颗粒硬度、溶化性等具体数值一般有显著差异。同一成型方法的具体工艺参数不同，成品的一些质量指标也会有不同。如片剂成型中选择的压片机压力和片剂厚度不同，或者物料中所含细粉比例不同，成型后的片剂在硬度、崩解时间、脆碎度甚至溶出度等指标的具体数值上可能有显著差异。

（5）包装　包装材料、环境及操作人员的操作方式均对成品的稳定性产生影响。

二、中药制剂质量控制的特点和要点

中药制剂化学成分复杂，有效成分难以确定，目前的方法是首选君药、贵重药和毒剧药建立分析方法。分析时，考虑药材来源与炮制等方面的影响，同时针对不同工艺、剂型和辅料等选择适宜的分析方法和检测项目。此外中药制剂杂质来源多途径，应针对性地进行控制，可以采用多指标多成分分析方法。除了通过对主要成分的鉴别和含量测定控制质量外，不同剂型的制剂有不同的质量控制要点。

1. 中药材及饮片　中药材及饮片是中药制剂的生产原料，是中药生产过程中质量保证和首要环节。质量控制时应首先执行国家中药材标准和中药材炮制规范，目前尚未列入国家中药材标准的药材应执行省、自治区、直辖市药材标准，重点控制浸出物、含量测定、霉变等项目。

2. 液体制剂

（1）合剂（口服液）、糖浆剂容易出现酸败、异臭、产生气体或其他变质现象，应重点控制相对密度、pH、微生物限度等项目。

（2）酒剂和酊剂放置过程中易产生混浊沉淀，应重点控制乙醇含量。

（3）注射剂在生产、使用过程中易出现可见异物与不溶性微粒、刺激性和疗效不稳定问题，应重点加强澄明度、pH、无菌、热原、溶血、刺激性等项目控制。

3. 半固体制剂 煎膏剂在贮存期间可能出现析出糖的结晶现象，故应重点控制性状（反砂、分层）、相对密度及溶化性检查等项目。流浸膏剂要注意控制乙醇量。

4. 固体制剂

（1）丸剂 泛制法制备的丸剂容易出现外观色泽不匀、粒度不均、溶散超时限等问题，故水丸、水蜜丸、浓缩丸、糊丸、微粒丸应着重控制性状、重量差异、溶散时限等项目。塑制法制备的蜜丸、水蜜丸等容易出现表面粗糙、空心、丸粒过硬、皱皮、微生物限度超标等问题，应重点控制性状、水分、微生物限度检查等项目。

（2）散剂 散剂贮存过程中容易出现潮解、结块、流动性下降、变色、分解、微生物污染等现象，应重点控制性状、外观均匀度、装量差异、水分、微生物限度检查等项目。

（3）颗粒剂 含有浸膏或以糖为主要赋形剂的颗粒剂容易出现吸潮结块、潮解，从而发生微生物繁殖、药物降解等变化，故应重点控制性状、水分、粒度检查、微生物限度检查等项目。

（4）片剂 中药片剂容易出现松片、崩解迟缓、片重差异超限、变色或表面有斑点及微生物污染等问题，应重点控制性状、硬度、重量差异、崩解时限、微生物限度检查等项目。

三、中药制剂质量控制的具体过程

中药制剂进行质量控制的具体过程主要包括取样、鉴别、检查、含量测定、检验记录等步骤。

1. 取样 取样时多采取估计取样，即将整批中药抽出一部分具有代表性的供试样品进行分析、观察，得出规律性“估计”的一种方法。

2. 鉴别 中药制剂进行鉴别时，应根据中药材、中药制剂的性状、组织学特征以及所含化学成分的理化性质，采用一定的分析方法来判断该中药材及其制剂的真伪。鉴别内容包括性状鉴别、显微鉴别、理化鉴别。①性状鉴别多以外观、形状及感观性质等特征作为真伪鉴别的依据，性状鉴别往往需要鉴别人员具有丰富的实践经验。②显微鉴别是利用显微镜来观察药材及含药材粉末的中成药的组织构造、细胞形状以及化合物的特征，以鉴别中药的真伪。显微鉴别具体操作时，应选具有专属性的特征进行鉴别；多来源的药材应选择共有的特征进行鉴别。③理化鉴别是根据中药及其制剂中所含主要化学成分的理化性质，采用物理、化学或物理化学的方法进行鉴别，从而判断其真伪。

具体方法包括：显微化学反应、微量升华法、颜色反应与沉淀反应法、荧光法与分光光度法、色谱鉴别法。

3. 杂质检查 杂质检查的主要项目有水分、总灰分和酸不溶性灰分、重金属、砷盐、残留农药。不同杂质的来源及检查意义各有侧重。水分主要来源于动、植物药材组织和环境中，容易导致药材及制剂结块、霉变或有效成分水解。灰分检查主要是控制药物组织中及所附带的泥土、沙石等无机杂质。重金属主要来源于环境污染和使用农药引入。砷盐为剧毒成分，常由除草剂、杀虫剂或化肥引入。残留农药检查侧重针对有毒农药，如有机氯和有机磷农药。

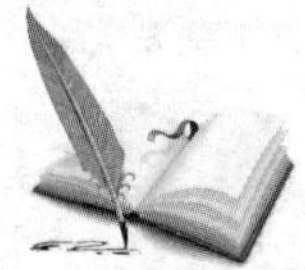

4. 含量测定 中药制剂含量测定项目的选定原则一般为，首选君药、贵重药及剧毒药

建立含量测定方法，其次考虑臣药及其他药味；有效成分明确的，可选有效成分；成分类别清楚的，可测某一类总成分的含量；检测的成分应归属某单一药味；检测成分应与中药制剂的功能主治相近；目前尚无法进行含量测定的，可测定浸出物含量。

目前中药制剂常用的含量测定方法有化学分析法、分光光度法、色谱法等。

思考题

1. 简述中药制剂的特点。
2. 简述浸提过程及影响因素。
3. 简述渗漉法的特点。
4. 简述 CO_2的超临界萃取原理及特点。
5. 简述影响蒸发的因素。
6. 简述水提醇沉淀法、醇提水沉淀法、超滤法、澄清剂法的原理。
7. 简述蜜丸、水蜜丸、水丸、糊丸、蜡丸、浓缩丸和滴丸的定义。
8. 简述中药片剂生产中易出现的粘冲、变色或表面斑点、吸潮等问题的解决方法。
9. 简述流浸膏剂、浸膏剂、胶剂、露剂、茶剂、锭剂和煎膏剂的定义。

（郭建鹏）

扫码“练一练”

参考文献

[1] 崔福德. 药剂学 [M]. 2 版. 北京：中国医药科技出版社，2011.
[2] 杨明. 中药药剂学 [M]. 北京：中国中医药出版社，2012.
[3] 李范珠，李永吉. 中药药剂学 [M]. 北京：人民卫生出版社，2012.

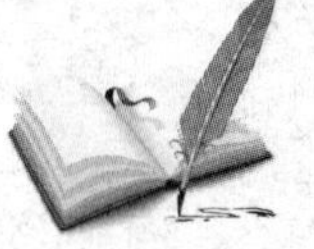

第二十三章　药物制剂的包装

学习目标

1. **掌握**　制剂包装分类；制剂包装技术。
2. **熟悉**　与药品直接接触的包装材料和容器。
3. **了解**　制剂包装设备；制剂包装相关法规。

第一节　概　述

扫码“学一学”

药物制剂的成品即药品是一种特殊的商品，需采用适当的材料或容器通过一定技术进行包装，使其在运输、保管、装卸、供应或销售的整个流通过程中起到保证药品质量的作用，同时也能方便贮运、促进销售。包装是药品生产的一个重要环节，是保证制剂安全有效的措施之一，它不是一般的装饰品，而是制剂的有机组成部分。药品经过生产及质量检验后，无论在贮存、运输还是分发使用等过程中，都必须有适当而完好的包装。

药品包装应具有安全、有效，兼顾保护药品及携带、使用便利等功能。随着科学技术的发展及新型包装材料的不断开发和应用，药品包装已不再是单纯地作为盛装药品的附属工序和辅助项目，而是通过包装使药品更加方便临床使用，如已出现了单剂量包装、疗程包装、按给药途径要求的一次性使用的包装，以及为提高药物疗效、降低毒副反应而设计的包装。

随着我国制药工业的发展和激烈的市场竞争，促使制药机械生产企业积极研制生产了多种先进的全自动药品包装设备，如PP泡罩包装机、片剂/胶囊装瓶机、全自动胶囊充填机、铝箔封口机、不干胶贴标机等，其中有些产品基本达到国际同类产品水平，对提高药品包装机械化、自动化水平，保护药品并减少在流通过程的损失起到重要作用。

一、制剂包装的概念

药品包装（drug packaging药品包装（drug packaging）系指选用适宜的材料和容器，利用一定技术对药物制剂的成品即药品进行分（灌）、封、装、贴签等加工过程的总称。对药品进行包装，就是为药品在运输、贮存、管理和使用过程中提供保护、分类和说明。可以把药品包装概括为两个方面：一是指包装药品所用的物料、容器及辅助物，即药品的包装；二是指包装药品时的操作过程，即包装药品，它包括包装方法和包装技术。

二、制剂包装的分类

药品包装按其在流通过程中的作用可分为两大类：内包装和外包装。

（一）内包装

内包装系指直接与药品接触的包装，是将药品装入包装材料（如安瓿、注射剂瓶、输

液瓶、铝箔等）的过程。内包装应该保证药品在生产、运输、贮存及使用过程中的质量，并便于临床使用，应根据药品的理化性质及所选用材料的性质，对药品内包装材料、容器（药品包装材料）进行稳定性试验，考察所选材料与药品的相容性。

（二）外包装

外包装系指内包装以外的包装，是将已完成内包装的药品装入箱中或其他袋、桶和罐等容器中的过程。按由里向外的顺序，外包装分为中包装和大包装。外包装应根据内包装的包装形式和材料特性，选用不易破损的包装，以保证药品在运输、贮存、使用过程中的安全。

本章所述的药品包装一般是指内包装，即直接接触药品的包装形式。

三、制剂包装的作用

药品包装是药品生产过程的最后一道工序。一种药品，从原料、中间体、成品、制剂、包装到使用，一般要经过生产和流通两个阶段。药品包装在这两个阶段中间起着重要的桥梁作用，有其特殊的功能。

（一）保证药品的有效性

国家药品监督管理局（National Medical Products Administration，NMPA）和美国 FDA 在评价一个药品时，要求该制剂的包装在整个使用期内能够保证其药效的稳定性。因此，药品在选择包装时，不管包装设计如何，都应当将包装材料的保护功能作为首要的因素来考虑。

包装应当使药品与外界隔离，一方面防止药物活性成分挥发、逸散及泄漏；另一方面防止外界的空气、光线、水分、异物、微生物与药品接触。空气中含有氧气、水分、大量的微生物和异物颗粒，这些成分进入到包装容器后会导致药品氧化、降解、污染和发酵。含有机活性成分的固体药品长时间暴露在空气中会逐渐氧化、降解，而液体制剂如糖浆剂、合剂会有部分液体成分挥发并可能发酵。有些药物见光分解，这类药物除了在制剂处方中加入遮光剂（如片剂包衣时加二氧化钛），还应当在包装材料中采取以下措施：用棕色瓶包装、用铝塑复合膜材包装、在包装材料中加遮光剂等。

此外，某些药品如栓剂、软膏剂、颗粒剂和脂质体，对温度较为敏感；所以，包装材料还应当具有隔热、防寒作用。此类制剂采用一般材料达不到要求，需在药物制剂处方筛选时考察包装材料对制剂稳定性的影响。

（二）防止药品损坏

药物在运输、贮存过程中，可能受到各种外力的振动、挤压和冲击，造成药品的破坏。药品在选择包装材料时，应当考虑到这些因素。片剂和胶囊剂等固体制剂包装时，常于内包装容器内多余空间部位填装消毒的棉花等；单剂量包装的外面多使用瓦楞纸或硬质塑料，将每个容器分隔且固定起来。目前采用的新材料还有发泡聚乙烯、泡沫聚丙烯等缓冲材料，效果较好。药品的外包装应当有一定的机械强度，起到防震、耐压和封闭作用。

（三）标示作用

在药品包装中，对药品起标示作用的分为以下两方面。

1. 标签与说明书　为了科学准确地介绍具体药物品种的基本内容，以便使用时识别，在每个单剂量包装上都应各有标签（label），内包装应有单独的药品说明书（drug instruc-

tion)。《中华人民共和国药品管理法》规定标签内容包括：注册商标（registered trade mark）、品名（generic name）、批准文号（approval number）、主要成分（main composition）及含量（content）、适应证（indications）、用法（administration）、剂量（dosage）、禁忌证（contraindications）、厂名（manufacturer）、生产批号（batch number）、有效期（shelf life）等。而说明书上除标签内容外，还应当更详细介绍药品的成分（ingredient）、药理作用（pharmaceutical actions）、使用范围（field of application）、使用方法（direction for use）及有特殊要求时的使用包装图示（packaging graphic）、注意事项（precautions）、贮存（storage）等。因此，标签与说明书是药品包装的重要组成部分。

2. **包装标志** 是为了在药品的分类、运输、贮存和临床使用时便于识别和防止用错。包装标志通常应含品名、装量等，包装材料上还应当加特殊标志，即一方面要加安全标志，如对剧毒、易燃、易爆等药品应加特殊且鲜明的标志，在外用药品标签上标示"外用（external use）"。另一方面要加防伪标志（anti－fake label），如包装容器的封口处贴有特殊而鲜明的标志，配合商标以防掺伪和造假。为防止药品在贮存和运输过程中质量受到影响，每件外包装即运输包装上应有特殊标志，如识别标志（包括图案、代用简字等特定记号、品名、规格、数量、批号、出厂日期、有效期、体积、重量、生产单位等）；运输与放置标志（包括对装卸、搬运操作的要求或存放保管条件，如"向上""防湿""小心轻放""防晒""冷藏"等）。

（四）便于携带和使用

在药品研究过程中，除了考察包装材料对药品稳定性的影响外，还应当精心设计包装结构，以方便携带和使用，从而实现包装的多样化和方便化。

1. **单剂量包装（unit package）** 从方便患者使用及药房发售考虑，可采用单剂量包装，这样也可以减少药品浪费。单剂量包装可采用一次性包装，适用于临时性、必要时或一次性给药的药品，如止痛药、抗晕动药、抗过敏药、催眠药；也可采用一个疗程一个包装，适用于各种疾病不同的药物疗程需要，如抗生素药物、抗癌药、驱虫药等。

2. **配套包装（set package）** 包括使用方便的配套包装和达到治疗目的的配套包装，如输液药物配带输液管和针头，为达治疗目的可将数种药物集中于一个包装盒内便于旅行和家用。

3. **小儿安全包装（child－resistant packaging）** 小儿安全包装是为配合儿童用药方便和安全而设计的包装，经过特殊处理的包装容器既方便给药，又使儿童打不开，可防止儿童误食。目前需要向下按压才能开启的塑料瓶盖作为小儿安全包装已获得广泛应用。

4. **老人易开包装（senior－friendly packaging）** 是适合老人容易开启和重新密封的包装。便于开启是老年人求方便的最基本的心理要求。包装设计时应从包装材料盒包装结构等方面入手，改进开启方式。如，可在包装的外形适当地增加撕启齿孔的数目；减少密封胶的用量以减轻开启时使用的力气；加大开启阀增加触摸面积以节省力气；使用质地优良的瓶盖和拉伸薄膜等。

四、制剂包装的注意事项

在进行药品包装时，除应保证药品有效性和保护药品外，还应注意以下几方面。

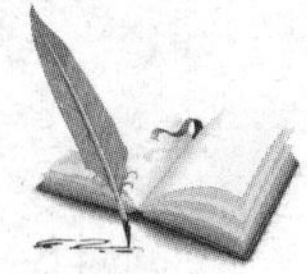

（1）药品包装要适应生产的机械化、专业化和自动化的需要，符合药品社会化生产的要求。

（2）药品包装要从贮运过程和使用过程的方便性出发，考虑药品包装的尺寸、规格、形态等。

（3）药品包装既要适应流通过程中的仓储、陈列的需要，也要便于临床应用中的摆设和保管等。

（4）便于回收利用及绿色环保等。

第二节　制剂包装相关法规

扫码“学一学”

一、制剂包装的相关法规

《中华人民共和国药品管理法》是为加强药品监督管理，保证药品质量，保障人体用药安全，维护人民身体健康和用药的合法权益制定的法律。1984 年 9 月第六届全国人大常委会审议通过《中华人民共和国药品管理法》，现行版本为 2019 年 8 月十三届全国人大常委会修改，于 2019 年 12 月实施。其第四章为“药品生产”。

第四十六条规定：“直接接触药品的包装材料和容器，应当符合药用要求，符合保障人体健康、安全的标准。对不合格的直接接触药品的包装材料和容器，由药品监督管理部门责令停止使用。”

第四十八条规定：“药品包装应当适合药品质量的要求，方便储存、运输和医疗使用。发运中药材应当有包装。在每件包装上，应当注明品名、产地、日期、供货单位，并附有质量合格的标志。”

第四十九条规定：“药品包装应当按照规定印有或者贴有标签并附有说明书。标签或者说明书应当注明药品的通用名称、成份、规格、上市许可持有人及其地址、生产企业及其地址、批准文号、产品批号、生产日期、有效期、适应症或者功能主治、用法、用量、禁忌、不良反应和注意事项。标签、说明书中的文字应当清晰，生产日期、有效期等事项应当显著标注，容易辨识。麻醉药品、精神药品、医疗用毒性药品、放射性药品、外用药品和非处方药的标签、说明书，应当印有规定的标志。”

2000 年 4 月，国家药品监督管理局局务会审议通过《药品包装用材料、容器管理办法》（暂行）。对药品包装用材料和容器的分类、标准、注册管理等进行规定。

2004 年 7 月，国家食品药品监督管理局发布《直接接触药品的包装材料和容器管理办法》。对直接接触药品的包装材料和容器［输液瓶（袋、膜及配件）、安瓿、药用（注射剂、口服或者外用剂型）瓶（管、盖）、药用胶塞、药用预灌封注射器、药用滴眼（鼻、耳）剂瓶（管）、药用硬片（膜）、药用铝箔、药用软膏管（盒）、药用喷（气）雾剂泵（阀门、罐、筒）、药用干燥剂］的标准、注册、再注册、补充申请、复审、监督与检查、法律责任等做出明确规定。2015 年 8 月，YBB 00032005－2015《钠钙玻璃输液瓶》等 130 项直接接触药品的包装材料和容器国家标准审定通过。其中包括产品标准 80 个、方法标准 47 个、通则 2 个及指导原则 1 个。方法标准是在进行相关产品检验时通用性的检验方法；2 个通则分别是复合膜、袋和共挤输液用膜、袋的通则；涉及的材料种类有塑料、橡胶、玻璃、金属等。

《中国药典》（2015 年版）四部首次收载“药包材通用要求指导原则”（通则 9621）和“药用玻璃材料和容器指导原则”（通则 9622）。

通则 9621 要求：药包材的生产条件应与所包装制剂的生产条件相适应；药包材生产环境和工艺流程应按照所要求的空气洁净度级别进行合理布局，生产不洗即用药包材，从产品成型及以后各工序其洁净度要求应与所包装的药品生产洁净度相同。根据不同的生产工艺及用途，药包材的微生物限度或无菌应符合要求；注射剂用药包材的热原或细菌内毒素、无菌等应符合所包装制剂的要求；眼用制剂用药包材的无菌等应符合所包装制剂的要求。药品生产企业生产的药品及医疗机构配制的制剂应使用国家批准的、符合生产质量规范的药包材，药包材的使用范围应与所包装的药品给药途径和制剂类型相适应。

2017 年 11 月，国家食品药品监督管理总局发布了《关于调整原料药、药用辅料和药包材审评审批事项的公告》。取消药用辅料与直接接触药品的包装材料和容器审批，原料药、药用辅料和药包材在审批药品制剂注册申请时一并审评审批。2019 年 7 月，国家药品监督管理局发布了《关于进一步完善药品关联审评审批和监管工作有关事宜的公告》，进一步明确了原料药、药用辅料、直接接触药品的包装材料和容器（以下简称原辅包）与药品制剂关联审评审批和监管有关事宜。

二、美国 FDA 对制剂包装的规定

美国 FDA 规定，在评价一种药物时，必须确定此药品使用的包装能在整个使用期内保持其药效、纯度、一致性、浓度和质量。在美国政府食品、药品及化妆品条例中，虽然对容器或容器塞子没有提出规格要求，但包装任何食品或药品前必须获得批准。

FDA 对容器所用材料不是仅对容器进行审批。FDA 公布“一般认为安全”（generally recognized as safe，GRAS）的材料名单，若采用 GRAS 中不包括的或以前批准的任何材料包装药品或食品时，必须由制造厂进行试验，并向 FDA 提供数据。美国联邦法规 21（Code of Federal Regulations Title 21）的 210 部分是“现行药品生产与质量管理规范．制备、加工、包装或药品贮存总则（current good manufacturing practice in manufacture，processing，packing，or holding of drugs，general）”。FDA 公布的规定（第 133 条）是食品、药品及化妆品条例第 501 条中“现行药品生产与质量管理规范（current good manufacturing practice，cGMP）”要求的具体要求。规定第 133.9 条中公布的包装容器标准，可用作生产、加工、包装或保存药品的指导原则。FDA 有关药品的这项规则是：“为了适合预期的用途，容器、塞子及其他包装的组成部分，不得与药品发生反应，对药物的均一性、浓度、质量和纯度不得产生影响或对药物有吸收作用。”在药品上市之前，药品所使用的任何容器必须与药品共同获得批准。制药厂应将容器及与药物接触的包装部分的数据，列举在新药申请书（new drug application，NDA）中，如 FDA 能确定药物是安全有效的，并且认定包装适宜，FDA 即可批准此药品和包装。一经批准，在再次取得 FDA 批准前，任何情况下均不得改变包装。

三、GMP 对制剂包装的要求

美国最早颁布了 GMP 法规，对于药品的包装均比较严格，其要求之一是防止污染与混淆。GMP 规定药品的包装应达到以下要求。

（1）与药品直接接触的包装材料和印刷包装材料的管理和控制要求与原辅料相同。

（2）中间产品和待包装产品应当有明确的标识。

（3）印刷包装材料应当由专人保管，并按照操作规程和需求量发放。

（4）有数条包装线同时进行包装时，应当采取隔离或其他有效防止污染、交叉污染或混淆的措施。

（5）待用分装容器在分装前应当保持清洁，避免容器中有玻璃碎屑、金属颗粒等污染物。

（6）产品分装、封口后应当及时贴签。未能及时贴签时，应当按照相关的操作规程操作，避免发生混淆或贴错标签等差错。

（7）在包装过程中，进行每项操作时应当及时记录，操作结束后，应当由包装操作人员确认并签注姓名和日期。

（8）包装结束时，已打印批号的剩余包装材料应当由专人负责全部计数销毁，并有记录。如将未打印批号的印刷包装材料退库，应当按照操作规程执行。

（9）包装成品放行前应进行检验。

GMP 法规的管理效果极好，已被许多国家采纳，且越来越普遍。日本对包装十分重视，《日本药事法》中明确规定了药品包装容器、包装材料、内袋、外部容器、外包装材料、附加说明书、封口等包装术语的含义。而日本《药局方》通则第 7 条也是有关包装事项的。

第三节　直接接触药品的包装材料和容器

扫码“学一学”

一、制剂包装材料的作用

药品包装离不开包装材料，药品包装材料对于药品的稳定性和使用安全性有十分重要的作用。

1. 药品包装的物质基础　没有药品包装材料也就无所谓药品包装。在药品包装中，包装材料决定着包装的整体质量。它是制约医药包装工业发展速度和水平的主要因素。

2. 实现药品保护功能的重要保证　药品包装材料对实现药品保护功能起着重要作用。如药品包装材料的强度、阻隔性、耐腐蚀性等。优质的药品包装材料可以有效地减少药品的破损、提高保护功能，保证药品的有效期。因此，对不同的药品，只有合理选择恰当的药品包装材料和恰当的包装形式，才能真正实现药品包装材料的保护功能。

3. 促进药品包装技术、包装设备和包装设计的发展　新型药品包装材料如收缩包装膜、真空充气包装腔、塑料安瓿、多层非 PVC 输液共挤膜（袋）、蒸煮袋、冷冲压成型材料等的出现，促进了药品包装新技术和新工艺的改进。同时，现代包装生产的机械化、自动化以及包装设计的造型、印刷要求，也极大地促进了药品包装技术、包装机械及包装设计的发展。

二、制剂包装材料和容器的分类

1. 按成分分类　常用的药品包装材料、容器按所使用的成分可划分为 5 类：玻璃、橡胶、塑料、金属及上述组分的组合材料。

2. 按形状分类　按所使用的形状也可划分为 5 类。

（1）容器（如口服固体药用高密度聚乙烯瓶）。

（2）片、膜、袋（如聚氯乙烯固体药用硬片，药品包装用复合膜、袋等）。

（3）塞（如药用氯化丁基橡胶塞）。

(4) 盖（如口服液瓶撕拉铝盖）。

(5) 辅助用途。

表23-1汇总了各种常用药用包装材料、容器适用的范围。

表23-1　药用包装材料、容器适用的范围

包装材料或容器名称	适用范围	备注
塑料输液瓶	注射剂≥50ml	材料有聚丙烯，低密度聚乙烯
输液膜、袋	注射剂≥50ml	材料有PVC，共挤膜、袋
玻璃输液瓶	注射剂≥50ml	
冻干注射剂瓶	注射剂	
模制、管制玻璃注射剂瓶	注射剂<50ml	
安瓿	注射剂<50ml	
口服固体药用塑料瓶	片剂、胶囊剂、丸剂	
玻璃药瓶	酊剂、搽剂、洗剂	
聚氯乙烯固体药用塑料硬片	片剂、胶囊剂	铝塑泡罩包装
聚氯乙烯/聚乙烯/聚偏二氯乙烯固体药用复合硬片	片剂、胶囊剂	铝塑泡罩包装
聚氯乙烯/聚偏二氯乙烯固体药用复合硬片	片剂、胶囊剂	铝塑泡罩包装
冷冲压成型固体药用复合硬片	片剂、胶囊剂、栓剂	
双铝包装	片剂、胶囊剂	
聚氯乙烯/低密度聚乙烯硬片	片剂、胶囊剂、栓剂	
玻璃滴眼剂瓶	滴眼剂	
药用滴眼剂塑料瓶	滴眼剂	
药用滴耳剂塑料瓶	滴耳剂	
药用滴鼻剂塑料瓶	滴鼻剂	
外用液体药用塑料瓶	酊剂、搽剂、洗剂	
口服液体药用塑料瓶	糖浆剂、口服溶液剂、混悬剂、乳剂	
玻璃管制口服液瓶	糖浆剂、口服溶液剂、混悬剂、乳剂	
药用包装用复合膜、袋	散剂、颗粒剂、片剂	
药品包装用铝箔	片剂、胶囊剂	
药用软膏铝管	软膏、眼膏剂、散剂	
药用硬型铝管	片剂（泡腾片）	
药用铝塑管	软膏、眼膏剂	
气雾（喷雾）罐、阀门	气雾剂、喷雾剂	材料有铝、塑料
药用丁基胶塞	注射剂<50ml，注射剂≥50ml	材料有溴化、氯化丁基橡胶
合成异戊二烯垫片	注射剂≥50ml	
药用铝盖、铝塑组合盖	口服液，注射剂<50ml，注射剂≥50ml	
预灌封注射器	注射剂<50ml	
药用干燥剂	片剂、胶囊剂、丸剂	或其他需控制水分或防潮制剂
药用铝瓶	原料药	
药瓶包装用聚乙烯膜（袋）	原料药	

三、制剂包装材料的性能要求

（一）力学性能

药品包装材料的力学性能主要包括弹性、强度、塑性、韧性和脆性等。

1. 弹性　药品包装材料的缓冲防震性能主要取决于弹性。变形量愈大，其弹性愈好，缓冲性能愈佳。

2. 强度　药品包装材料的强度分为抗压性、抗拉性、抗跌落性、抗撕裂性等，用于不同场合和范围的药品包装材料，其承受外力的形式不同。因此，强度指标对于不同的药品包装材料具有不同的重要意义。

3. 塑性　塑性是药品包装材料在外力的作用下发生形变，移去外力后不能恢复原来形状的性质，这种形变称为塑性变形或永久变形。药品包装材料受外力作用，拉长或变形的愈大，且没有破裂现象，说明该种药品包装材料的塑性良好。

（二）物理性能

药品包装材料的物理性能主要包括密度、吸湿性、阻隔性、导热性、耐热性和耐寒性等。

1. 密度　是表示和评价一些药品包装材料的重要参数，它不但有助于判断这些药品包装材料的紧密度和多孔性，而且对药品包装材料生产时的投料量、价格性能比很重要。现代医药生产需要的药品包装材料应具有价格性能比优、密度小、质轻、易流通的特点。

2. 吸湿性　是指药品包装材料在一定的温度和湿度条件下，从空气中吸收或放出水分的性能。具有吸湿性的药品包装材料，在潮湿的环境中能吸收空气中的水分而增大其含水量；在干燥的环境中，则会放出水分而减少其含水量。药品包装材料吸湿性的大小，对所包装的药物影响很大。吸湿率和含水量对控制水分，保障药物的质量，具有重要的意义。

3. 阻隔性　是指药品包装材料对气体如氧气、氮气、二氧化碳和水气的阻隔性能。它对于防湿、保香包装十分重要。阻隔性的反面是透气性和透水性，是指能被空气或水透过的性能。不同的药品包装材料对阻隔性能的要求不完全相同。阻隔性主要取决于药品包装材料结构的紧密程度。材料的紧密程度愈好，阻隔性能就好，反之亦然。

4. 导热性　是指药品包装材料对热量的传递性能。由于药品包装材料的配方或结构的差异，各种药品包装材料的导热性也千差万别。金属材料的导热性好，陶瓷的导热性较差。

5. 耐热性和耐寒性　是指药品包装材料耐温度变化的性能。耐热性的大小取决于药品包装材料的配比和结构的均匀性。一般来说，晶体结构的药品包装材料的耐热性大于非晶体结构的药品包装材料；无机材料的耐热性大于有机材料；金属材料的耐热性最高，玻璃材料次之，塑料最低。熔点愈高，耐热性愈好。药品包装材料有时又需在低温或冷冻条件下使用，因此要求其具有耐寒性，即在低温下保持韧性、脆化倾向小。

（三）化学稳定性

化学稳定性是指药品包装材料在外界环境的影响下，不易发生化学作用（如老化、锈蚀等）的性能。

1. 老化　是指高分子材料在可见光、空气及高温的作用下，分子结构受到破坏，物理机械性能急剧变化的现象。塑料的老化会造成材料变软、机械性能变差。为了加强药品包装材料的防老化性能，一般是在材料的制造过程中，添加防老剂。

2. **锈蚀**　是指金属表面受周围电介质腐蚀的现象。为提高金属药品包装材料的抗锈蚀性能，可采取使用金属合金、电镀、涂防锈油、采用气相防锈或表面涂保护剂等方法。抗锈蚀性主要要求药用金属包装材料能耐酸、耐碱、耐水、耐腐蚀性气体等，使药用金属包装材料不易与上述物质发生化学反应。

（四）加工成型性能

药品包装材料应能够适应工业生产的加工处理；对于某些药品来说还要求包装材料具有可印刷、着色的性质；应能根据使用对象的需要，加工成不同形状的容器。因此，药品包装材料加工、成型性能的好坏，对该产品的推广使用会产生较大的影响。对不同的药品包装材料和加工成型工艺有不同的加工性能的要求。

（五）生物安全性

生物安全性是指药品包装材料必须无毒（不含或不溶出有害物质、与药物接触不产生有害物质）、无菌（或微生物限度控制在合理的范围）、无放射性等。也就是说，药品包装材料对人体不产生伤害，对药品无污染和影响。

（六）绿色环保

药品包装工业的发展，一方面改善了药品的包装，促进了药品包装技术的发展和市场的繁荣；另一方面也给社会带来了严重的危害，如“白色污染”、“包装垃圾”等。这一问题已引起人们的足够重视。目前许多国家都已禁止或限制某些药品包装材料的使用。选择合适的药品包装材料及包装形式，特别是使用可降解的药品包装材料，研究药品包装材料再利用的可能性，是摆在制药行业面前的紧迫问题。

四、典型制剂包装材料

（一）玻璃

玻璃（glass）的主要成分是二氧化硅（silica）、碳酸钠（soda ash）、碳酸钙（limestone）等。玻璃常随不同的要求改变其主要成分的比例，并加入不同量的各种添加剂。添加剂将金属元素引入而使玻璃具有不同的性质。

按英美等国家药典规定，将药品包装用玻璃分为Ⅰ型高阻抗硼硅玻璃（highly resistant-boroslicate glass）、Ⅱ型表面经处理钠钙玻璃（treated soda - lime glass）、Ⅲ型钠钙玻璃（regular soda - lime glass）、Ⅳ型一般用途钠钙玻璃（general - purpose soda - lime glass）四类，其用途详见表 23 - 2。

表 23 - 2　美国药典收载的玻璃类型与一般用途

类别	说明	一般用途
Ⅰ	高阻抗硼硅玻璃	化学中性，耐腐蚀性好，可用于所有酸、碱药液瓶、安瓿
Ⅱ	表面经处理钠钙玻璃	碱性腐蚀耐受性差，用于 pH <7 的缓冲水溶液、干燥粉末、油性溶液
Ⅲ	钠钙玻璃	化学耐腐蚀性差，用于注射用干燥粉末，油性溶液
Ⅳ	一般用途钠钙玻璃	化学耐腐蚀性差，仅用于片剂、口服溶液剂、混悬剂、软膏和外用制剂，不适用于注射剂的包装

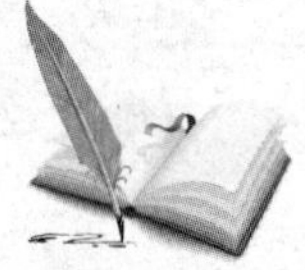

玻璃是药品包装应用最为普通的材料之一，如果经适当密封，可成为优良的包装容器。表 23 - 3 所示为玻璃包装容器所具有的一般特点。

表 23-3　玻璃包装容器的一般特点

项目	内容
优点	具有化学惰性成分，耐水性、耐溶剂性好；无透湿性、无透气性、无透香性；卫生，易洗涤、灭菌、干燥；透明有光泽；抗拉强度大，不变形；原料容易得到，且可再生；价格便宜；易成型；再密封性良好；耐热性、耐腐蚀性强
缺点	耐冲击性差；密度大；耐热冲击性低；有时会析出碱，并成片脱落；在易截断、黏度大等高精细加工方面比较困难

用玻璃容器作包装材料无论其保护作用还是信息功能皆较理想。所以，玻璃容器在相当长时间内几乎适用于所有药物剂型的包装。

药品包装选用玻璃容器，尤其是注射用安瓿（ampoule）、西林瓶（vial），其清洁度要求甚高，盛药前需充分洗涤干净，这就要求玻璃具有良好的耐水性。各类玻璃的耐水性能为：Ⅰ类玻璃 > Ⅱ类玻璃 > Ⅲ类玻璃（具有中等耐水性）。

虽然玻璃含有大量惰性成分，但也含有一定量的各种金属氧化物，这些金属氧化物遇水后会发生不同程度的水解作用而生成氢氧化物，出现脱片现象。溶出的碱与药液中某些物质作用生成的沉淀和脱下的细小鳞片状物，随注射液进入人体内将导致过敏或栓塞。

（二）橡胶

橡胶（rubber）属于高分子材料，可分为天然橡胶（natural rubber）和合成橡胶（synthetic rubber）。各种橡胶的性质比较见表 23-4。

表 23-4　各种橡胶的性质比较

性能		丁基橡胶	天然橡胶	氯丁基橡胶	聚丁二烯橡胶	丁苯橡胶	硅橡胶	含氟橡胶	三元乙丙橡胶
水蒸气渗透性		优	良	一般	一般	一般	差	良	良
气体渗透性		优	良	一般	良	良	差	良	优
碎片剥离性		一般	优	良	一般	差	差	一般	差
耐压缩性		差	优	良	良	一般	差	良	一般
杀菌性		优	良	良	良	良	优	优	良
耐磨损性		良	一般	一般	良	一般	一般	良	良
耐溶剂型	水	优	良	一般	良	一般	优	良	良
	动物油	优	差	良	优	差	良	优	一般
	植物油	优	差	良	优	差	优	优	一般
	矿物油	差	差	良	优	差	一般	优	差
	脂肪族溶剂	差	差	良	差	差	差	优	差
	芳香族溶剂	良	良	差	良	差	差	优	差
	氯化溶剂	差	差	差	差	差	差	优	差

橡胶在包装上多为塞子（stopper）与垫片（gaske），用于密封玻璃瓶口，这是橡胶包装材料的主要用途。橡胶的密封性来源于它的两大特性：遮光性和弹性。氯丁基橡胶（neoprene，polychloroprene）具有橡胶的所有优点，其抗溶剂与抗化学试剂的能力较高，且具有耐久性；所以目前药品包装上使用最多的是氯丁基橡胶。

由于橡胶配料中加有一定量的无机或有机的添加剂，当与某些液体接触时，添加剂就会溶入液体而污染药品。最突出的是锌和有机物。

橡胶能吸收制剂中的某些组分，而影响药品的稳定性。如防腐剂被橡胶吸收则制剂防腐能力降低。为了防止橡胶包装物影响制剂质量，尤其是注射用药品的稳定性，橡胶在使用前应使用稀酸、稀碱液煮、洗，以除去微粒；有的还用其他被吸收物做饱和处理。

（三）塑料

塑料（plastic）系由高分子聚合物为基本材料、再加各种添加剂［如增塑剂（plasticizers）、稳定剂（stabilizers）、抗氧剂（antioxidants）、抗静电剂（antistatic agen）、防腐剂（preservative）、阻燃剂（flame retardant）等］而组成，是一种人工合成的高分子化合物。塑料具有许多像纸、玻璃、金属等材料所不具备的优点，现已成为主要的包装材料之一。塑料可以做成形式多种多样、大小不同的瓶、罐、袋、管，亦可用作泡罩包装等，用途十分广泛，有逐步取代金属容器和玻璃容器的趋势。

1. 常用品种　目前世界上用于包装的塑料，仍采用六大通用塑料。国内的药品包装多用其中的聚乙烯、聚氯乙烯、聚丙烯。现在，聚酯材料也逐步得到了广泛应用。

（1）聚乙烯（polyethylene，PE）　由乙烯单体聚合而成，有低密度和高密度之分，是用得较多的药品包装材料。

（2）聚丙烯（polypropylene，PP）　由丙烯单体聚合而成，是最轻的塑料。目前多数液体制剂药用塑料瓶采用聚丙烯为主要原料。

（3）聚氯乙烯（polyvinyl chloride，PVC）　由氯乙烯单体聚合而成，可制成无色透明、不透气而坚硬的瓶子。但在成品过程中应特别注意可能致肝癌的基本单体（氯乙烯）的残存。

（4）聚苯乙烯（polystyrene，PS）　为坚硬，无色、透明的塑料，价格低廉，常用于包装固体制剂。

（5）聚酰胺（polyamide）　也称尼龙（nylon），由二元基酸与二元胺结合而成，种类很多，可以制成薄型容器，能经受热压灭菌。非常坚固不易损坏，而且能耐受很多无机和有机的化学药品，因而被广泛应用。

（6）聚酯（polyethylene terephthalate，PET）　为一种可回收利用的环保材料，制成的容器清澈透明，其无论在外观、光泽，还是理化性能等都有一个飞跃。

（7）聚碳酸酯（polycarbonate，PC）　可制成清澈透明的容器，且坚硬似玻璃，可以考虑代替玻璃小瓶或针筒，但价格较贵。目前美国 FDA 已准许应用，可以用作眼药水瓶，或制作特殊要求的塑料瓶。

2. 优点　塑料具有良好的柔韧性、弹性和抗撕裂性，抗冲击能力强，用作包装材料既便于成型，又不易破碎，体轻好携带。

3. 问题　尽管塑料具有许多优点，但塑料容器包装仍存在以下问题。

（1）穿透性　大多数塑料容器皆具明显透气、透光和透水汽的性能，包装的阻隔作用差，光线、氧气和水蒸气皆能进入内部而接触药品，药品的挥发性成分亦易通过包装而逸散出来，引起药品变质。

（2）溶出性　塑料中加有各种添加剂，且多混合于其中，包装后添加剂分子会溶出或迁移到制剂中而造成污染。

（3）吸附性　塑料包装容器有吸附药物的作用，引起药物主组分含量降低、防腐力降低，使药品稳定性发生变化。

（4）化学反应　塑料中成分并非完全为惰性物质，在一定条件下会与某些被包装药品成分发生化学反应，这对保证药品质量十分不利。所以，不是所有药品皆可用塑料包装的。

（5）变形性 塑料因光、热、药物成分的作用会引起化学反应，出现老化、变性等现象，甚至发生降解。

（四）金属

金属材料具有很好的延伸性和良好的强度刚性，其耐热耐寒，气密性良好，不透气、不透光、不透水。所以，其包装容器加工基础和机械保护作用良好。

金属用作药品包装的有锡、铝、铁，目前应用最多的是马口铁和铝。

1. 锡（tin） 锡的稳定性好而活泼性弱，具有良好的冷锻性，且可坚固地包附在很多金属的表面，但其价格昂贵。目前，除服用软膏用纯锡管外，一般药品包装多用镀锡管或镀铝管代之。

2. 马口铁（tinplate） 马口铁是涂纯锡的低碳钢皮。铁皮属活泼金属，表面镀锡后则具有强的抗腐蚀力，再加上它有很好的刚性，包装上多用作中包装的桶、盒、罐之类，保护作用好。在马口铁表面涂漆可改性，使之更能适应各种物品的包装要求。如内面衬蜡后可盛装水溶性基质制剂，涂酚树酯可装酸性制品；涂环氧树脂可装碱性制品。

3. 铝（aluminum） 铝质轻、硬度大，具有延展性、可锻性，还具有无味、无毒、无三透性，且加工性能良好，可制成刚性的、半刚性的、柔软的容器；同时经处理后改性效果好，铝中加入3%的锑可以增加硬度；表面镀锡或涂漆皆可克服其活泼性而防腐蚀；铝表面与空气中氧起作用能形成氧化铝薄层，该膜层坚硬、透明，保护着铝不再继续受氧化。故而目前铝是应用最多的金属包装材料，且使用形式多样。

（1）铝板（aluminum plate） 可用作桶、箱、盒、罐、瓶盖，现在还可作软膏管，代替部分锡管。铝管具有气密性好，可分割使用，可再密封，可作为内面涂饰，使用简便，携带方便等优点；但也有耐药性差，磨损率大，易破裂，污染环境等缺点。

（2）铝箔（aluminum foil） 铝箔在药品包装中使用愈来愈广泛，形式繁多，主要包装形式是泡罩包装、条形包装和分包。铝箔具有良好的包装性能、使用性能、信息功能和保护功能，铝箔的优点：①相对密度小；②不会发生硫化而变黑；③不生锈，氧化物为白色；④遮光、隔热性能好；⑤有热发射性；⑥防潮、密闭性好；⑦昆虫、细菌等不能通过；⑧加工性能好；⑨无毒、无害；⑩非磁性；⑪易开封；⑫导热性能强；⑬耐热、耐寒性能好；⑭有光泽。铝箔的缺点：①不能透视内装物；②如无高分子材料涂覆，则无热密封性；③物理性脆弱；④耐腐蚀性能低；⑤价格高；⑥存在气孔；⑦易出现皱褶。

当然，铝价格贵，厚的密封性好，但费材料多；薄的气孔多且铝箔热密封强度差；这些缺点十分不利于包装药品。现在使用的铝塑复合膜（aluminum - plastic laminates）综合了铝、塑二者优点，属较理想的包装材料。

（五）纸

纸系天然纤维制品，在包装上应用最广泛，几乎涉及各个行业产品的包装，药品亦不例外。无论什么剂型，在其小、中、大的包装上总是可见纸的存在。

包装纸的种类主要有：单层纸、厚纸板、瓦楞纸板及纸浆模塑品。

纸多用于固体的小包装和运输包装，这就要求它具有一定的防潮能力。纸本身不耐水，防潮性能极差，为此须对纸做些改选，使之防潮效果良好。如对普通纸采取浸蜡和填充沥青、涂敷、贴附等加工，对厚纸板进行表面贴附或涂敷塑料薄膜、于纸间夹铝箔等处理，

对瓦楞纸板进行浸蜡、涂沥青、夹层等处理，都可提高各种纸的防潮、防水性能，降低透湿度。

另外，纸无论作标签、说明书、标志和纸容器，皆需印刷。目前采用多种涂膜性能好的印刷涂料，再加上各种良好的附加剂，大大提高了纸容器的表面印刷效果，而且可用任何一种方法印刷，并可获得较高的印刷与制盒生产率，易于实现自动化。

（六）复合膜材

以上介绍的几大类常用包装材料都各有优、缺点，各种塑料薄膜和其他材料都具有各自的独特性能，并且每一种材料很难完全满足包装性能的要求，单独使用都不理想。为此，将各种材料综合使用、取长补短，就可以充分发挥各自的优点，克服其缺点，做到满足其包装性能的要求，又具有最好的经济性，从而制造出更理想的新型包装材料——复合材料。

1. 复合膜的基本组成 复合膜是指由各种塑料与纸、金属或其他材料通过一定工艺技术将基材结合在一起而形成的多层结构的膜。根据复合膜各层材料的作用，复合膜是由基材、印刷与保护层涂料、阻隔材料、热封材料、层合胶黏剂等组成。

2. 复合膜产品类型与特点 复合膜的种类繁多，若按照功能分类，可将药品包装用复合膜分为如下种类。

（1）普通复合膜 具有良好的印刷适性和良好的气体、水分阻隔性。

（2）药用条状易撕包装复合膜 其产品特点是方便取用，具有良好的易撕性和气体、水分阻隔性和良好的降解性，利于环保。

（3）纸铝塑复合膜 具有良好的印刷性、挺度和成型性，对气体或水的阻隔性和良好的降解性，有利于环保。

（4）高温蒸煮膜 能耐高温蒸汽，基本能杀死包装内所有细菌，有良好的水分、气体阻隔性，并具有良好的印刷性。

（5）镀铝薄膜 是用铝箔和收缩薄膜复合而成的，具有良好的印刷性能、高的强度和阻隔性能，是一种崭新的收缩包装材料。

（6）多层共挤复合膜 具有优异的阻隔性能及良好的防伪性能，同时结构多样，可以得到各种性能和成本的塑料薄膜。

复合成型材料解决了药品避光与吸潮分解的难题，且易于开启，所以适用范围广。

3. 复合膜的包装特性 由于复合膜是由多种性能不同的材料经恰当方法加工而成，其种类甚多、特性各异。复合膜具有诸多优点，基本上可以满足药品包装所需的各种要求，任何一种单一的材料都无法达到这些功能。复合膜以其综合保护性能好、费用低廉为最突出优点，但某些复合膜目前还存在难以回收、易造成污染的缺点。在药用复合膜领域中，最值得关注的发展方向是泡罩包装（press through packaging，PTP）及多层共挤复合膜，这是两种非常优秀的复合材料。

（七）其他材料

1. 陶瓷（ceramics） 是采用天然无机物作原料，混合成型经烧制固化而成，造型各异，能上釉色、上字画。因此，陶瓷作包装容器不但具有很好的耐热性、耐酸性、耐碱性、耐磨性和遮光性、绝缘性，而且其光泽好、美观、陈列价值高，所以名贵药品，尤其易吸潮变质的药品喜选用陶瓷容器作包装。但由于陶瓷容器体质沉重，受振动或冲击容易裂缝或破碎，属易碎品，贮存运输不利，所以有逐渐被复合材料取代的倾向。

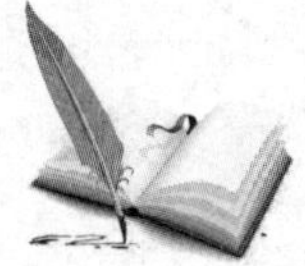

2. **木材（wood）**　多用作贵重物品的运输包装。木材力学强度高而又有一定韧性、不易碎、性质稳定、遮光、轻便，易于着色、写字、粘贴；但木材价格昂贵、较笨重，来源有限，是不能广泛应用的材料。

第四节　制剂包装技术

扫码“学一学”

一、防湿包装与隔气包装

在一定温度和相对湿度空气中，固体均有其特定的平衡含水量。平衡含水量随空气的相对湿度增大而增加，随温度的增加而减小。若空气相对湿度较高，可引起药品的氧化分解、配伍变化、滋生霉菌，甚至影响剂型的稳定。若平衡含水量较大的药品置于较干燥空气中，可引起收缩脱水或失去结晶水，引起质量下降。液态药剂表面空气相对湿度几乎近饱和，若容器密封不良，可导致液体的溶剂挥发，使内装药品受损或变质。

空气中的氧或二氧化碳也能与某些药物发生反应。氧可引起药物自身氧化变质，如鱼肝油变红、维生素 C 水溶液分解、乳剂变质等；二氧化碳可被一些药品吸收，如氨茶碱反应生成茶碱、氧化镁生成碳酸镁等。

为保证容器内药品不受外界湿气或气体影响而变质的包装方法，称为防湿包装或隔气包装。药品的防湿与隔气需从包装材料、容器的密封来考虑，采用真空或充气包装技术解决，也可以采用硅胶、分子筛等吸湿剂或一些脱氧剂来解决。高阻隔包装就是很典型的防湿或隔气包装，其在欧洲和日本应用已非常普遍；而我国是在20 世纪80 年代引入PVDC 等高阻隔包装。

防湿、隔气包装除要求包装材料有优良的性能外，还要求容器具有良好的密封性。

在实际应用中，通常用透湿度或透气度来衡量材料的透湿或透气性能。透湿度或透气度的值越大，说明材料的透湿或透气性能越大。瓶类容器的透湿与透气主要与瓶口的密封有关，如衬垫材料的透湿度、瓶口端面的平滑程度、瓶口周边长度、瓶盖的透湿度、瓶盖与瓶子间的压紧程度等，也与塑料瓶体厚度的均一性有关。对衬垫材料的要求是透湿度与透气度低、富有弹性、柔软、复原性能良好等。

近年来，复合铝箔的采用越来越广泛，它是利用电磁感应式封口机将铝箔粘着于塑料瓶或玻璃瓶的瓶口，使瓶口密封质量得到很大提高。也有采用纸塑复合材料封口，使防湿、隔气性能比已淘汰的软木塞提高很多。

带状包装与泡罩包装的防湿隔气与黏合剂有关，也与粘合剂涂敷的均匀性、粘结密封长度、粘结条件等有关。塑料的粘结方法有热熔封接法、脉冲法、超声波法、高频等。带状、双铝箔、泡罩包装多采用热封；塑料薄膜中聚乙烯（PE）、聚丙烯（PP）、聚氯乙烯（PVC）等均可采用热封，其中 PE 的热封性能良好，常用来组成复合薄膜。热封时粘结条件对封合质量影响较大，如封合温度、加热时间、封合压力等需根据薄膜种类决定。

防湿与隔气包装常见形式主要有真空包装和充气包装。

（一）真空包装

真空包装（vacuum packing）是将包装容器内的气体抽出后再密封的方法，它可避免内部的湿气、氧气对药品的影响，并可防止霉菌和细菌的繁殖。用于真空包装的薄膜多为复合膜，如聚酯/聚乙烯、尼龙/聚乙烯、聚酯/铝箔/聚乙烯、玻璃纸/铝箔/聚乙烯等。真空

包装多在腔室式真空包装机内进行。先将充填物料后的塑料袋置于包装机中，然后合盖、抽真空、封口。

（二）充气包装

充气包装是用惰性气体置换包装容器内部的空气然后进行密封的方法。容器中的氧气被惰性气体取代，可避免药品氧化变质和霉变。普遍用的气体有氮气、二氧化碳或它们的混合气体。如安瓿、输液等多充氮气，可防止药品氧化。气体的置换可采用腔室式真空充气包装和喷嘴式充气装置。前者多用于塑料袋，系分批操作，作业效率低，但气体置换效率高。喷嘴式是在容器灌装前后通入惰性气体将空气置换出来，然后进行容器的封口；其特点是作业效率高，但气体置换率差。

二、遮光包装

一些药品在受到光辐射后可引起光化学反应而产生分解或变质，如生物碱、维生素等可引起变色、含量下降；也可引起糖衣片的褪色。光是电磁波的一种，波长在400～700nm范围是可见光，波长小于400nm即为紫外线。波长越短，光的能量越大，对药品影响也越大。固体药物的光化分解通常是由于吸收了日光中的紫蓝、紫光和紫外线引起的。药品的破坏程度与光的照射剂量有关。照射剂量等于光强×照射时间。

为防止光敏药物受光分解，应采用遮光容器包装或在容器外再加避光外包装。遮光容器可采用遮光材料如金属或铝箔等，或采用在材料中加入紫外线吸收剂或光遮断剂等方法。可见光遮断剂有氧化铁、酞菁染料、蒽醌类等，紫外线吸收剂有水杨酸衍生物、苯并三唑类等。

琥珀色玻璃已大量应用于黄圆瓶及安瓿、口服液瓶等。经测定，琥珀色玻璃能屏蔽290～450nm的光线，而无色玻璃可透过300nm以上的光线；故前者能滤除有害的紫外线，较好地防止日光对容器内药品的破坏。琥珀色玻璃的制法是在玻璃原料中加入硫化物、氧化铁（着色剂）、碳（还原剂）熔制而成。有些药品对光极不稳定，采用琥珀色容器还不能确保其质量，如维生素 B_{12} 注射剂等，应在容器之外再加避光外包装，如黑色或红色遮光纸、带色玻璃纸、黑色片泡罩包装等。

白色高密度聚乙烯塑料瓶和琥珀色塑料瓶的遮光效果都比较好，故常用来包装片剂、胶囊剂等。

塑料薄膜中PVC、PT等对紫外线透过率非常高，可采用的遮光措施有：采用双铝箔复合膜包装，在制膜时或在黏合剂中加入紫外线吸收剂，通过印刷在膜外用适当色彩遮光等。

三、无菌包装

无菌包装（aseptic packaging）是在洁净环境中将无菌的药品充填并密封在事先灭过菌的容器中，以达到在有效期内保证药品质量的目的，多用复合材料通过不同形式的挤压、复合成型进行包装。药品受到微生物污染后可引起药品质量变化，甚至危及生命，如药品有效成分的破坏，药品外观和形态的改变，可产生毒素，引起继发感染，引发过敏反应等。污染药品的微生物主要来源于大气环境、厂房环境、原料、包装材料与容器、包装机械、操作人员和工具等。对包装材料的灭菌可采用物理和化学方法。制剂工业所用的安瓿、输液瓶等玻璃材料及铝管、铝箔等金属材料的抗菌性较优，可有效地阻止微生物生长繁殖和侵入。药品中包装和外包装常用的纸、纸板等包装材料的抗菌性不良，故对用纸、纸板等

材料做内包装时应有严格的防菌、灭菌要求。制剂生产所用的直接容器在灌装前大多需经洗涤灭菌，对不需清洗的直接容器在签购买合同时需明确包装材料的卫生要求。生产包装材料的企业的加工环境需满足GMP要求，所生产的包装材料产品需进行防菌包装。

四、安全包装

安全包装包括防偷换安全包装和儿童安全包装（child - resistant packaging）。

（一）防偷换安全包装

为保证药品贮运和使用的安全，药品包装必须加封口、封签、封条或使用防盗盖、瓶盖套等。防偷换包装是具有识别标志或保险装置的一种包装，如包装被启封过，即可从识别标志或保险装置的破损或脱落而识别。包装容器的封口、纸盒的封签和厚纸箱用压敏胶带的封条等都可起到防偷换目的。另外还可采取如下措施。

1. 防盗瓶盖　这种瓶盖与普通螺旋瓶盖的区别是在它的下部有较长的裙边。此裙边超过螺纹部分形成一个保险环，保险环内下部有数个棘齿被限定于瓶颈的固定位置，保险环内上列有数个联结条联结于盖的下部。当拧转瓶盖时，联结条断裂，由此从保险环是否脱落来判断瓶盖是否被开启，起到防偷换目的。此外，对金属盖可采用易开的拉攀开启盖，既方便了开启，又明示了容器是否被开启过。

2. 内部密封箔　在盛装固体制剂广口瓶的瓶口，采用电磁感应封口方式粘接一层铝箔或纸塑膜可起到密封和显示是否被启封的作用。

3. 单元包装　采用带状包装和泡罩包装可以方便使用，而且可起到防偷换目的。

（二）儿童安全包装

儿童安全包装是为了防止幼儿误服药物而带有保护功能的特殊包装形态。通过各种封口、封盖使容器的开启有一种复杂顺序，以有效地防止好奇的幼儿开启；但在成人使用时不会造成困难。儿童安全包装可采取如下措施。

1. 采用安全帽盖。对玻璃瓶或塑料瓶的封盖在没有示范情况下，儿童不能开封，在详细示范情况下，至少有一半不能开封。安全帽盖按其开启方式可分为：按压旋开盖、挤压旋开盖、锁舌式嵌合盖（结合盖）、制约环盖等。

2. 采用高韧性塑料薄膜的带状包装。

3. 采用撕开式的泡罩包装。PVC泡罩部分的膜较厚，材料韧性很强，如PVC/AL/PET复合材料等。取药时，需从打孔线撕开，然后从未热合的一角撕开背层材料取出药片。

4. 采用不透明或遮饰性包装材料。

五、缓冲包装

为防止药品在运输中因受振动、冲击、跌落而损坏，采用缓冲材料吸收冲击能，使势能转变成形变能，然后缓慢释放而达到保护药品的包装，称为药品缓冲包装（cushion packaging）。缓冲材料可分为天然缓冲材料与合成缓冲材料。前者有瓦楞纸板、皱纹纸、纸丝、植物纤维等，后者有泡沫塑料、气囊塑料薄膜等。泡沫塑料常用的有发泡聚苯乙烯、发泡聚乙烯、发泡聚氨酯等，可制成片状、板状、块状，也可现场发泡。

医药品的外包装主要采用开槽型瓦楞纸箱，即由一片瓦楞纸板通过黏合或钉合形成箱体，其上部及下部折片折合后形成上下箱盖。瓦楞纸箱内常加一些衬板或格挡等附件，寒

冷地区箱内常衬有防寒纸等。药品内包装的缓冲与剂型有关。如盛装片剂的瓶内可充填棉花、纸、聚乙烯弹性缓冲垫、泡沫塑料等，瓶外可衬泡沫塑料、气囊塑料薄膜、纸等。安瓿采用皱纹纸间隔盒、泡罩包装等。

六、辅助包装

在各种包装技术与方法中，有些工序具有通用性，而不是某种方法中特有的，如艺术包装、防伪包装、封口、贴标、捆扎、打印技术等，常被称为辅助包装技术。“辅助”在此的含义并不是不重要，相反这些工序在包装质量和功能方面还能起到重要的，甚至是关键的作用。辅助包装技术有很多种，在此主要简单介绍防伪包装、封合和贴标技术。

（一）防伪包装技术

防伪包装技术（counterfeit - proof packaging technology）就是借助包装，防止商品在流通和转移的过程中被人故意偷换或假冒的技术。它是以商品为对象，集防伪技术和包装技术于一身。

近几年，我国药品包装防伪技术得到了迅速的发展，已从采用单一防伪手段发展到综合防伪手段。就防伪技术而言，防伪包装可归纳为以下几种。

1. 印刷防伪 就是在包装印刷及造型、选材、工艺等方面增加难度，使包装印制复杂化，并达到一般印刷难以完成的效果，从而起到防伪作用。

2. 油墨防伪 就是将具有特殊性能的油墨印刷到包装上，从而达到防伪效果的技术。

3. 结构防伪 主要是通过包装开启部位与开启方式结构而进行防伪的。

4. 激光全息防伪 利用激光全息防伪技术制作防伪标志（激光全息图像）贴于商品包装上，或对包装材料进行处理，使之具有防伪和装潢两方面的功能。

5. 条码防伪 在设计与制作防伪包装时，根据条形码的有关标准、印刷位置、印刷油墨以及隐形等来达到防伪目的。

6. 电码防伪 是将包装信息网络化的一种防伪包装技术。当消费者对商品的真实性有怀疑时，只要揭开防伪密码进行咨询就能得到准确答案。电码防伪具有不可伪造性。

7. 综合防伪 综合防伪包装技术突破了纯科技防伪思想的局限，以具有极强防伪功能的包装材料为载体，有机地运用了各种防伪科学技术和管理技术。

（二）封合技术

封合技术是指包装容器装好产品后，为了确保内装物品在运输、贮存和销售过程中避免泄漏、受到污染而进行的各种封闭工艺。封合技术是密封包装的基础，设计得再好的包装，如果封合工艺不达标，就会使包装的密封性丧失。包装封合的方法很多，如钻封、盖封、热封和订封等，相应所使用的材料有：黏合剂、盖类、薄膜、钉类等。

密封包装是一项比较复杂的工艺技术，设计者在进行封口包装设计时，要考虑以下多方面的因素。

1. 方便开启与使用方便功能 是商品包装的三大功能之一。药品经封合包装之后，其销售包装要方便消费者开启与使用。

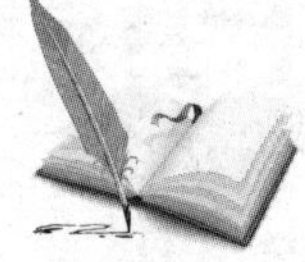

2. 拆封警示功能 拆封警示包装能让消费者在一定程度上，从商品的外观显示，辨别商品包装是否曾被人开启过。

3. 卫生及有效期　卫生作为包装的基本要求，不但是指药品在到达消费者之前保证不受外界因素的影响，而且要求包装能在用完时（非一次性），依然能保持其卫生性能。确保药品的有效期。

4. 儿童安全包装　药品的包装不能被儿童开启，但也不能妨碍成人的正常使用。

5. 封合包装材料的选用经济合理性　是选择封合包装材料的基本依据，不同品性和附加值的药品，应选用相应价格、性能的密封包装材料。另外，流通条件、气候条件及环境保护等也是必须考虑的重要因素。

（三）贴标技术

贴标也是药品包装生产中的一道关键工序，它的运行状态、稳定性对产品的包装起着决定性作用。贴标所用的标签近几年发展很快，其类型有：单张纸质标签、不干胶标签、（薄膜）收缩标签、模内标签、RFID（radio frequency identification）标签及数字标签。单张纸质标签在药品包装历史上发挥了很大作用，它是通过涂浆式贴标机完成贴标作业的。不干胶标签目前占据了标签市场的主导地位，在国内已形成一个完整的产业链，它是由不干胶贴标机进行贴标的。收缩标签市场正处于快速增长之中，其适应性很强，可用于药品的各种包装容器。模内标签的结构与常用的不干胶标签不同，它的背面有一层固态的胶黏剂，这种胶黏剂在一定的温度下会熔化，同被贴的容器表面成为一体，达到标签应用的目的。RFID 标签是在电子技术的基础上发展起来的，它存储的信息量巨大，非接触式读写快速灵活，且环境适应能力较强。数字标签是随着数字印刷技术（可变数据印刷）的应用而出现的，它将使印刷好的标签在仓库中成批积压的现象不再出现。

七、发展趋势

包装材料和包装工艺的发展是没有止境的。一些传统的包装材料和包装容器被新的材料和容器所替代，这是技术发展和市场竞争的必然。就药品包装而言，其趋势可归纳为如下几方面。

1. “绿色”包装　是指对生态环境和人体健康无害、包装材料能够循环和再生使用的包装。ISO14000 标准实施后，“绿色”包装的开发成为必需的工作。

2. 少计量包装　要求药品内包装具有准确计量的，包括使用具有计量功能的包装材料和一次性用量包装（药品出厂前按常规药方的剂量进行包装，并用原包装卖给消费者）。后一种是常见的少计量包装，在美国已于 1990 年全部普及了一次用量包装，我国也将继续发展少计量包装这种方便而准确的包装形式。

3. 环境调节包装　所谓“环境调节包装”是使包装内的气体状态发生变化，较长时间地保证被包装产品的质量，如封入干燥剂（吸氧剂）的包装、空气置换（充氮气等）包装。

4. 高阻隔包装　就是利用阻隔性优良的材料阻止气体、水汽、气味、光线等进入包装内，以保证药品的有效性等。

5. 纳米包装　纳米纸、纳米复合材料、纳米黏合剂及纳米抗菌包装的发展将为药品包装开辟新的领域。

扫码“学一学”

第五节　制剂包装设备

一、包装设备的定义

国家标准 GB/T 4122.2——1996《包装术语机械》中对包装机械所下定义是：“完成全部或部分包装过程的机器，包装过程包括充填、包裹、封口等主要包装工序，以及与其相关的前后工序，如清洗、堆码和拆卸等。此外，还包括盖印、计量等附属设备。”

二、制剂包装设备的特殊性和专业性

包装机械从功能上和原理上都类似于装配机械，但因药品包装机械（尤其是完成内包装工作的）工艺原理有一定的特殊性，而且必须符合 GMP，故其形成了一种独立的机械类型，包括包装材料与被包装物料的输送与供料、称量、包封、贴标签、计数、成品输送等，如灌装机、捆扎机等均属于此类。

三、制剂包装设备的分类

药品包装机械与其他包装机械一样，其分类方法很多，没有统一的规定。但它大体可以分为两大类：加工包装材料的机械和完成包装过程的机械。以下介绍的是从众多分类方法中选取的国内分类方法之一，即成型机、充填机、真空与充气包装机、裹包机、计量机、贴标机、灌装机、收缩包装机、装盒装箱机、捆扎机和堆垛机等。此外还有制袋－充填－封口机等多功能包装机械。

除了完成主要工作过程的包装机外，还有完成前期和后期工作过程的辅助设备，如清洗机、灭菌机、烘干机、选别与分类机和输送运输连接机等。将几台自动包装机与某些辅助设备联系起来，通过检测与控制装置进行协调就可以构成自动包装线；如包装机之间不是自动输送和连接起来的，而由工人完成某些辅助操作，则称之为包装流水线。

四、制剂包装设备的组成

药品包装机械是包装设备的一部分，因此它也具备包装机械的特点，包括以下 8 个组成要素。

（1）药品的计量与供送系统是将被包装药品进行计量、整理、排列，并输送至预定工位的装量系统。

（2）包装材料的整理与供送系统是将包装材料进行定长切断或整理排列，并逐个输送至规定工位的装量系统。有的在供送过程中还完成制袋或包装容器竖起、定型、定位等。

（3）主传送系统是将被包装药品和包装材料由一个包装工位顺利传送到下一个包装工位的装置系统。单工位包装机则没有主传送系统。

（4）包装执行机构是直接进行建包、充填、封口、贴标、捆扎和容器成型等包装操作的机构。

（5）成品输出机构是将包装成品从包装机上卸下、定向排列并输送的机构。有的机器是由主传送系统靠成品自重卸下。

（6）动力与传送系统是将动力源的动力与运动传递给执行机构和控制元件，使之实现

预定动作的装置系统。通常由机、电、光、液、气等多种形式的传动、操纵、控制以及辅助等装置组成。

（7）控制系统由各种自动和手动控制装置等组成，是现代药品包装设备的重要组成部分，包括包装过程及其参数的控制、包装质量、故障与安全的控制等。

（8）机身用于支撑和固定有关零部件，保持其工作时要求的相对位置，并起保护和美化外观的作用。

思考题

1. 简述制剂包装的作用。
2. 简述小儿安全包装可采取的措施。
3. 何谓老人易开包装？
4. 简述玻璃包装容器的一般特点。
5. 简述聚乙烯、聚氯乙烯和聚丙烯作为药物制剂包装材料的特点。
6. 简述防伪包装技术。

（吴传斌）

参考文献

［1］Roop K Khar，SP Vyas，Farhan J Ahmad，et al. Lachman/ Lieberman's. The Theory and Practice of Industrial Pharmacy［M］. 4th. New Delhi：CBS Publishers & Distributors Pvt Ltd.，2013.

［2］平其能，屠锡德，张钧寿，等．药剂学［M］. 4版．北京：人民卫生出版社，2013.

扫码“练一练”

附录 《中国药典》（2020 年版） 药物制剂质量控制常规试验方法与检测标准

一、崩解时限测定法

《中国药典》（2020 年版）四部（0921）收载崩解时限测定法。本法系用于检查口服固体制剂在规定条件下的崩解情况。

崩解系指口服固体制剂在规定条件下全部崩解溶散或成碎粒，除不溶性包衣材料或破碎的胶囊壳外，应全部通过筛网。如有少量不能通过筛网，但已软化或轻质上漂且无硬芯者，可作符合规定论。

除另有规定外，凡规定检查溶出度、释放度或分散均匀性的制剂，不再进行崩解时限检查。

（一）片剂

仪器装置　采用升降式崩解仪［附录图 1（a）］，主要结构为一能升降的金属支架与下端镶有筛网的吊篮，并附有挡板。

升降的金属支架上下移动距离为 55mm ±2mm，往返频率为每分钟 30 ~32 次。

吊篮　玻璃管 6 根，管长 77.5mm ±2.5mm，内径 21.5mm，壁厚 2mm；透明塑料板 2 块，直径 90mm，厚 6mm，板面有 6 个孔，孔径 26mm；不锈钢板 1 块（放在上面一块塑料板上），直径 90mm，厚 1mm，板面有 6 个孔，孔径 22mm；不锈钢丝筛网 1 张（放在下面一块塑料板下），直径 90mm，筛孔内径 2.0mm；以及不锈钢轴 1 根（固定在上面一块塑料板与不锈钢板上），长 80mm。将上述 6 根玻璃管垂直置于 2 块塑料板的孔中，并用 3 只螺丝将不锈钢板、塑料板和不锈钢丝筛网固定，即得［附录图 1（b）］。

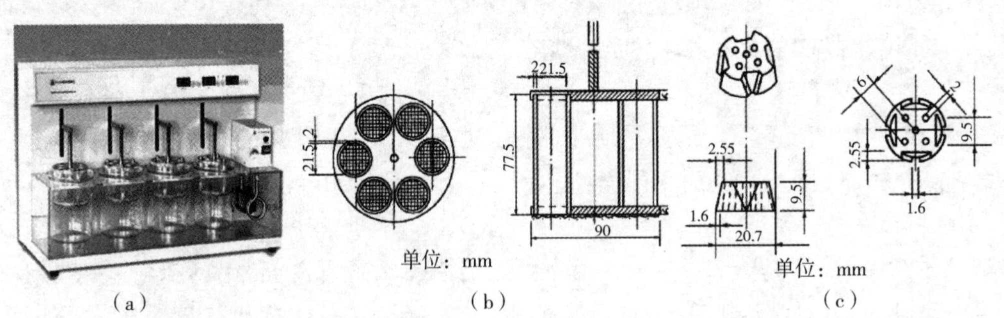

附录图 1　升降式崩解仪示意图

（a）实物图；（b）剖面图 1；（c）剖面图 2

挡板　为一平整光滑的透明塑料块，相对密度 1.18 ~1.20，直径 20.7mm ±0.15mm，厚 9.5mm ±0.15mm；挡板共有 5 个孔，孔径 2mm，中央 1 个孔，其余 4 个孔距中心 6mm，各孔间距相等；挡板侧边有 4 个等距离的 V 形槽，V 形槽上端宽 9.5mm，深 2.55mm，底部开口处的宽与深度均为 1.6mm［附录图 1（c）］。

检查法　将吊篮通过上端的不锈钢轴悬挂于金属支架上，浸入 1000ml 烧杯中，调节吊

篮位置使其下降至低点时筛网距烧杯底部 25mm，烧杯内盛有温度为 37℃ ±1℃的水，调节水位高度使吊篮上升至高点时筛网在水面下 15mm 处，吊篮顶部不可浸没于溶液中。

除另有规定外，取供试品 6 片，分别置上述吊篮的玻璃管中，启动崩解仪进行检查，各片均应在 15 分钟内全部崩解。如有 1 片不能完全崩解，应另取 6 片复试，均应符合规定。

药材原粉片与浸膏（半浸膏）片，按上述装置，每管加挡板 1 块，启动崩解仪进行检查，药材原粉片各片均应在 30 分钟内全部崩解；浸膏（半浸膏）片各片均应在 1 小时内全部崩解。如果供试品黏附挡板，应另取 6 片，不加挡板按上述方法检查，应符合规定。如有 1 片不能完全崩解，应另取 6 片复试，均应符合规定。

薄膜衣片，按上述装置与方法检查，并可改在盐酸溶液（9→1000）中进行检查，化药片应在 30 分钟内全部崩解。中药片，则每管加挡板 1 块，各片均应在 1 小时内全部崩解，如果供试品黏附挡板，应另取 6 片，不加挡板按上述方法检查，应符合规定。如有 1 片不能完全崩解，应另取 6 片复试，均应符合规定。

糖衣片，按上述装置与方法检查，化药片应在 1 小时内全部崩解。中药片，则每管加挡板 1 块，各片均应在 1 小时内全部崩解，如果供试品黏附挡板，应另取 6 片，不加挡板按上述方法检查，应符合规定。如有 1 片不能完全崩解，应另取 6 片复试，均应符合规定。

肠溶片，按上述装置与方法，先在盐酸溶液（9→1000）中检查 2 小时，每片均不得有裂缝、崩解或软化现象；继将吊篮取出，用少量水洗涤后，每管加入挡板 1 块，再按上述方法在磷酸盐缓冲液（pH6.8）中进行检查，1 小时内应全部崩解。如果高射炮黏附挡板，应另取 6 片，不加挡板按上述方法检查，应符合规定。如有 1 片不能完全崩解，应另取 6 片复试，均应符合规定。

结肠定位肠溶片，除另有规定外，按上述装置照各品种项下规定检查，各片在盐酸溶液（9→1000）及 pH6.8 以下的磷酸盐缓冲液中均应不得有裂缝、崩解或软化现象，而在 pH 7.5 ~ 8.0 的磷酸盐缓冲液中 1 小时内应全部崩解。如有 1 片不能完全崩解，应另取 6 片复试，均应符合规定。

含片，除另有规定外，按上述装置和方法检查，各片均不应在 10 分钟内全部崩解或溶化。如有 1 片不符合规定，应另取 6 片复试，均应符合规定。

舌下片，除另有规定外，按上述装置和方法检查，各片均应在 5 分钟内全部崩解并溶化。如有 1 片不能完全崩解，应另取 6 片复试，均应符合规定。

可溶片，除另有规定外，水温为 20℃ ±5℃，按上述装置和方法检查，各片均应在 3 分钟内全部崩解并溶化。如有 1 片不能完全崩解，应另取 6 片复试，均应符合规定。

泡腾片，取 1 片，置 250ml 烧杯中，烧杯内盛有 200ml 水，水温为 20℃ ±5℃，有许多气泡放出，当片剂或碎片周围的气体停止逸出时，片剂应溶解或分散在水中，无聚集的颗粒剩留。除另有规定外，同法检查 6 片，各片均应在 5 分钟内崩解。如有 1 片不能完全崩解，应另取 6 片复试，均应符合规定。

口崩片，除另有规定外，照下述方法检查。

仪器装置　主要结构为一能升降的金属支架与下端镶有筛网的不锈钢管。升降的金属支架上下移动距离为 10mm ±1mm，往返频率为每分钟 30 次。

崩解篮　不锈钢管，管长 30mm，内径 13.0mm，不锈钢筛网（镶在不锈钢管底部）筛孔内径 710μm。

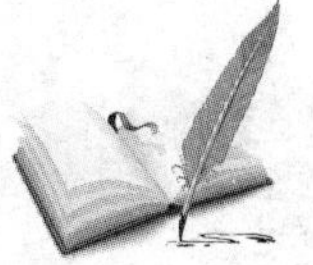

检查法　将不锈钢管固定于金属支架上，浸入1000ml杯中，杯内盛有水约900ml，温度为37℃±1℃的，调节水位高度使不锈钢管下降位时筛网在水面下15mm±1mm。启动仪器，取本品1片，置上述不锈钢管中进行检查，应在60秒内全部崩解并通过筛网，如有少量轻质上漂或黏附于不锈钢管内壁或筛网，但无硬芯者，可作符合规定论。同法检查6片，均应符合规定。如有1片不符合规定，应另取6片复试，均应符合规定。

（二）胶囊剂

硬胶囊或软胶囊，除另有规定外，取供试品6粒，按片剂的装置与方法（化药：如胶囊漂浮于液面，可加挡板；中药：加挡板）进行检查。硬胶囊应在30分钟内全部崩解；软胶囊应在1小时内全部崩解，以明胶为基质的软胶囊可改在人工胃液中进行检查。如有1粒不能完全崩解，应另取6粒复试，均应符合规定。

肠溶胶囊，除另有规定外，取供试品6粒，按上述装置与方法，先在盐酸溶液（9→1000）中不加挡板检查2小时，每粒的囊壳均不得有裂缝或崩解现象；继将吊篮取出，用少量水洗涤后，每管加入挡板，再按上述方法，改在人工肠液中进行检查，1小时内应全部崩解。如有1粒不能完全崩解，应另取6粒复试，均应符合规定。

结肠肠溶胶囊，除另有规定外，取供试品6粒，按上述装置与方法，先在盐酸溶液（9→1000）中不加挡板检查2小时，每粒的囊壳均不得有裂缝或崩解现象；将吊篮取出，用少量水洗涤后，再按上述方法，在磷酸盐缓冲液（pH6.8）中不加挡板检查3小时，每粒的囊壳均不得有裂缝或崩解现象；续将吊篮取出，用少量水洗涤后，每管加入挡板，再按上述方法，改在磷酸盐缓冲液（pH7.8）中检查，1小时内应全部崩解。如有1粒不能完全崩解，应另取6粒复试，均应符合规定。

（三）滴丸剂

按片剂的装置，但不锈钢丝网的筛孔内径应为0.42mm；除另有规定外，取供试品6粒，按上述方法检查，应在30分钟内全部溶散，包衣滴丸应在1小时内全部溶散。如有1粒不能完全溶散，应另取6粒复试，均应符合规定。

二、脆碎度检查法

《中国药典》（2020年版）四部（0923）收载片剂脆碎度测定法。本法用于检查非包衣片的脆碎情况及其他物理强度，如压碎强度等。

仪器装置　使用脆碎度仪进行测定［附录图2（a）］，其主要结构为一内壁抛光，一边可打开的透明耐磨塑料圆筒，内径约为286mm，深度为39mm，筒内有一自中心轴套向外壁延伸的弧形隔片［内径为80mm±1mm，内弧表面与轴套外壁相切，附录图2（b）］，使圆筒转动时，片剂产生滚动。圆筒固定于同轴的水平转轴上，转轴与电动机相连，当圆筒转动时，每转动一圈，片剂滚动或滑动至筒壁或其他片剂上，转速为每分钟25转±1转。

检查法　片重为0.65g或以下者取若干片，使其总重约为6.5g；片重大于0.65g者取10片。用吹风机吹去脱落的粉末，精密称重，置圆筒中，转动100次。取出，同法除去粉末，精密称重，减失重量不得过1%，且不得检出断裂、龟裂及粉碎的片。本试验一般仅作1次。如减失重量超过1%时，可复检2次，3次的平均减失重量不得过1%，并不得检出断裂、龟裂及粉碎的片。

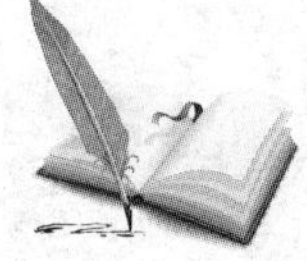

如供试品的形状或大小使片剂在圆筒中形成不规则滚动时，可调节圆筒的底座，使与

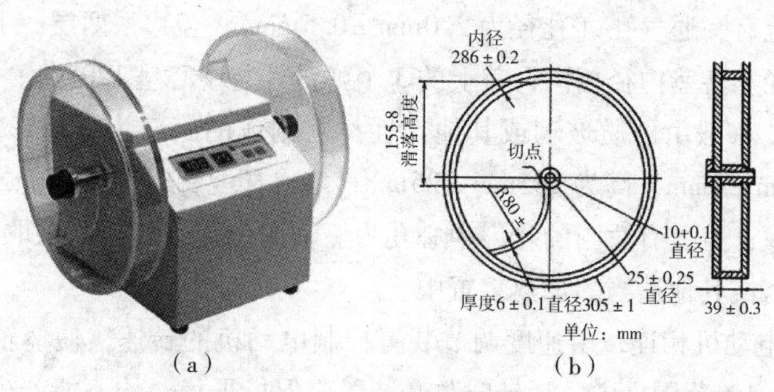

(a) (b)

附录图 2 片剂脆碎度检查仪

(a) 实物图；(b) 剖面图

桌面成约 10°的角，试验时片剂不再聚集，能顺利下落。

对于形状或大小在圆筒中形成严重不规则滚动或特殊工艺生产的片剂，不适于本法检查，可不进行脆碎度检查。

对于泡腾片及口嚼片等易吸水的制剂，操作时应注意防止吸湿（通常控制相对湿度小于40%）。

三、溶出度测定法

《中国药典》(2020 年版) 四部 (0931) 收载溶出度测定法。溶出度系指活性药物从片剂、胶囊剂或颗粒剂等常规制剂在规定条件下溶出的速率和程度。凡检查溶出度的制剂，不再进行崩解时限的检查。

第一法（篮法）

仪器装置 采用溶出度测定仪［附录图3 (a)］，主要部件如下。

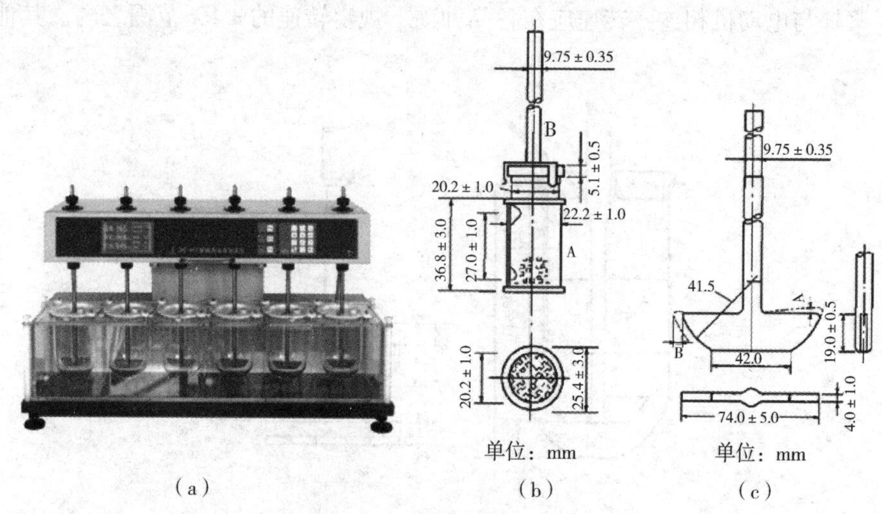

(a) (b) (c)

附录图 3 溶出度测定仪示意图

(a) 实物图；(b) 转篮；(c) 搅拌桨

(1) 转篮 分篮体与篮轴两部分，均为不锈钢或其他惰性材料（所用材料应不影响被测物质的测定）制成，其形状尺寸如附录图 3 (b) 所示。篮体 A 由方孔筛网（丝径为 0.28mm ± 0.03mm，网孔为 0.40mm ± 0.04mm）制成，呈圆柱形，转篮内径为 20.2mm ± 1.0mm，上下两端都有封边。篮轴 B 的直径为 9.75mm ± 0.35mm，轴的末端连一圆盘，作

为转篮的盖；盖上有一通气孔（孔径为2.0mm±0.5mm）；盖边系两层，上层直径与转篮外径相同，下层直径与转篮内径相同；盖上的3个弹簧片与中心呈120°角。

（2）溶出杯　一般由硬质玻璃或其他惰性材料制成的底部为半球形的1000ml杯状容器，内径为102mm±4mm，高为185mm±25mm；溶出杯配有适宜的盖子，防止在试验过程中溶出介质的蒸发；盖上有适当的孔，中心孔为篮轴的位置，其他孔供取样或测量温度用。溶出杯置恒温水浴或其他适当的加热装置中。

（3）篮轴与电动机相连，由速度调节装置控制电动机的转速，使篮轴的转速在各品种项下规定转速的±4%范围之内。运转时整套装置应保持平稳，均不能产生明显的晃动或振动（包括装置所处的环境）。转篮旋转时，篮轴与溶出杯的垂直轴在任一点的偏离均不得大于2mm，转篮下缘的摆动幅度不得偏离轴心1mm。

（4）仪器一般配有6套以上测定装置。

第二法（桨法）

除将转篮换成搅拌桨外，其他装置和要求与篮法相同。搅拌桨的下端及桨叶部分可使用涂有适当的惰性材料（如聚四氟乙烯），其形状尺寸如附录图3（c）所示。桨杆旋转时，桨轴与溶出杯的垂直轴在任一点的偏差均不得大于2.0mm；搅拌桨旋转时A、B两点的摆动幅度不得超过0.5mm。

第三法（小杯法）

（1）溶出杯。一般由硬质玻璃或其他惰性材料制成的底部为半球形的250ml杯状容器[附录图4（a）]，内径为62mm±3mm，高为126mm±6mm，其他要求同篮法仪器装置。

（2）搅拌桨。形状尺寸如附录图4（b）所示。桨杆上部直径为9.75mm±0.35mm，桨杆下部直径为6.0mm±0.2mm；桨杆旋转时，桨轴与溶出杯的垂直轴在任一点的偏差均不得大于2.0mm；搅拌桨旋转时，A、B两点的摆动幅度不得超过0.5mm。

（3）桨杆与电动机相连，转速应在各品种项下规定转速的±4%范围之内。其他要求同桨法。

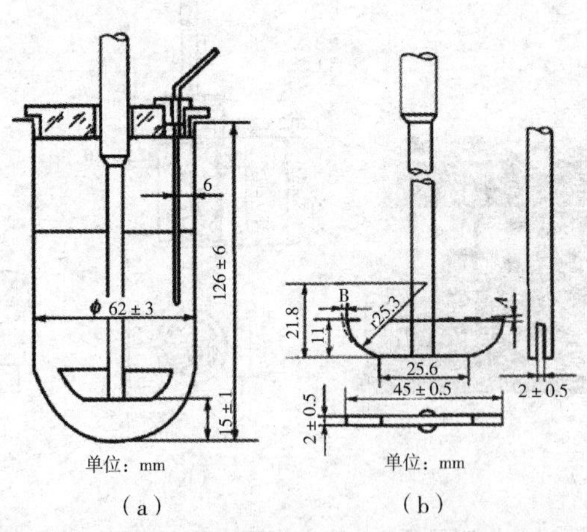

附录图4　小杯法溶出杯结构（a）小杯法搅拌桨结构（b）

以上三种测定法中，当采用原位光纤实时测定时，辅料的干扰应可以忽略，或可以通过设定参比波长等方法消除；原位光纤实时测定主要适用于溶出曲线和缓释制剂释放度的测定。

第四法（桨碟法）[原释放度测定法中的第三法（用于透皮贴剂）]

搅拌桨、溶出杯按桨法，但另用将透皮贴剂固定于溶出杯底部的不锈钢网碟组成其桨碟装置（附录图5）。亦可使用其他装置，但应不影响被测物质的测定。

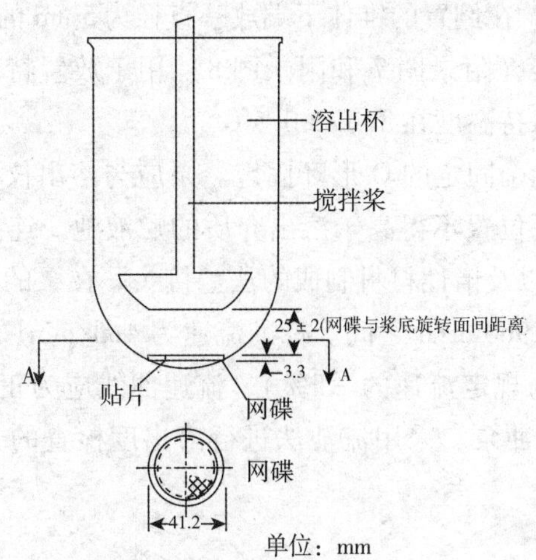

附录图5　桨碟装置

第五法（转筒法）

溶出杯按桨法，但搅拌桨另用不锈钢转筒装置替代。组成搅拌装置的杆和转筒均由不锈钢焊接而成，应不影响被测物质的测定，其规格尺寸如附录图6所示。

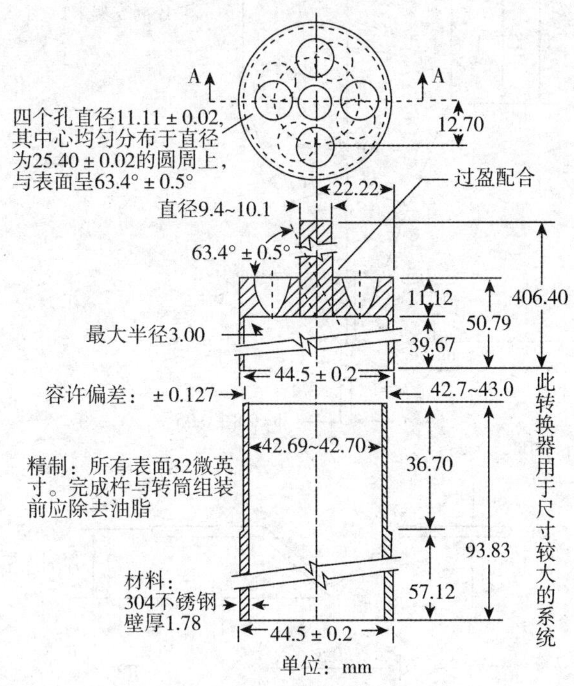

附录图6　转筒法搅拌装置

第六法（流池法）

装置由溶出介质的贮液池、用于输送溶出介质的泵、流通池和保持溶出介质温度的恒温水浴组成，接触介质与样品的部分均为不锈钢或其他惰性材料制成。应使用品种正文项下规定尺寸的流通池。

（1）流通池　常用流通池的形状尺寸如附录图7和附录图8所示，由透明惰性材料制成，垂直安装在一个带过滤系统装置上（参见各品种项下的具体规定），以防止未溶解的颗

粒从流通池顶部溶出；标准流通池的内径一般为12mm和22.6mm；流通池的锥形部分通常充填直径为1mm的玻璃珠，在倒置的锥体下端放一直径为5mm的玻璃珠以防止样品池中的介质倒流入管路；样品支架（附录图7和附录图8）用于放置特殊制剂，如植入片。样品池浸没在恒温水浴中，并保持温度在37℃ ±0.5℃。

流通池用一个夹子和两个固定的O形环固定。泵应与溶出仪分开，以防止仪器受到崩产生的振动影响。泵的水平位置不得高于溶出介质的贮液池。连接管应尽量短，可采用内径为1.6mm的聚四氟乙烯以及惰性材料制成的法兰接头。在泵的作用下溶出介质向上流过流通池，流速通常在240～960ml/h之间。标准流速为4ml/min、8ml/min和16ml/min。泵应能提供恒流（变化范围为规定流速的±5%），流速曲线应为正弦曲线，脉动频率为120±10冲/分，也可使用无脉冲泵。采用流池法进行溶出度检查的方法，应规定流速与脉冲频率。

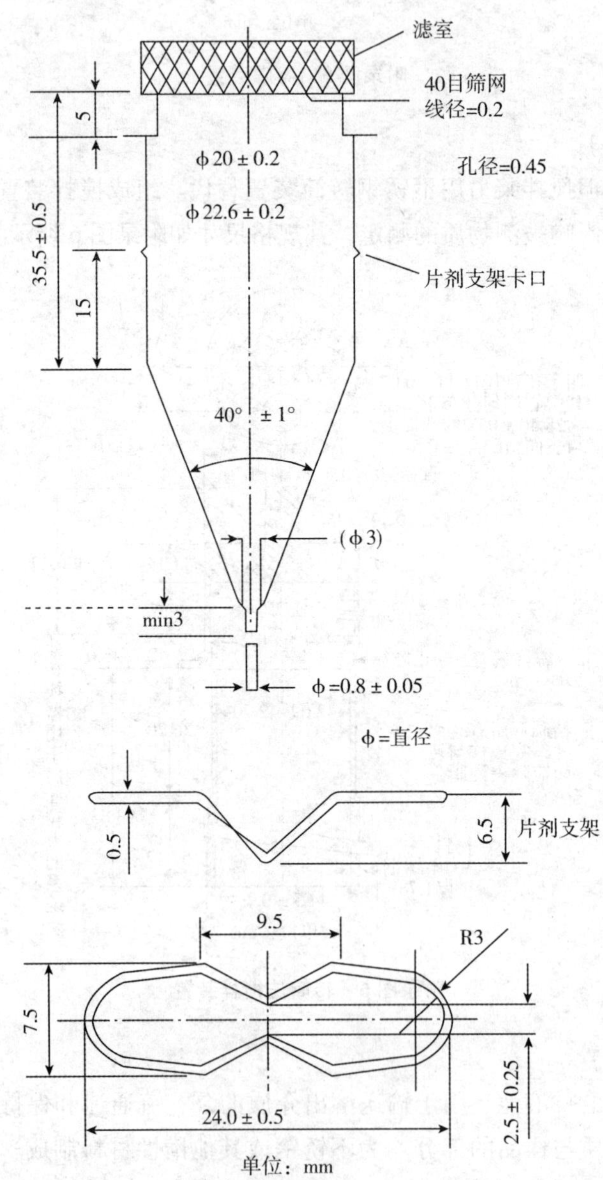

附录图7　流池法用于片剂和胶囊的大池（图示的上部分）和大池的支架（图示的下部分）

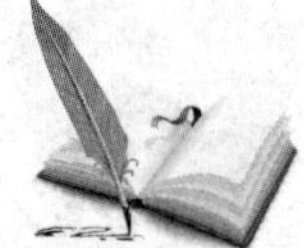

（2）溶出仪适用性的考察应包括仪器的规格尺寸是否与上述规定一致或在其允许的范

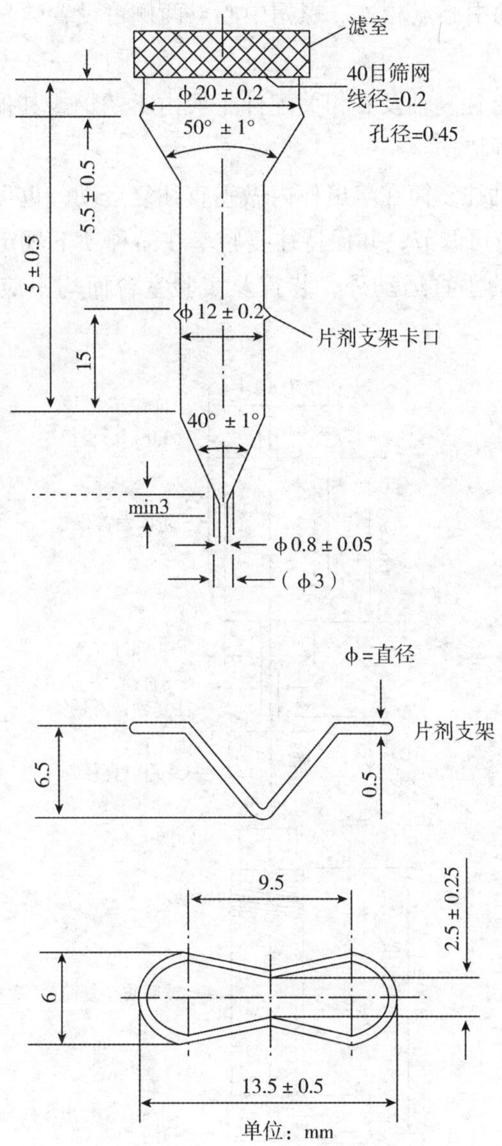

附录图 8 流池法用于片剂和胶囊的小池（图示的上部分）和大池的支架（图示的下部分）

围内，此外在使用过程中应周期性的监控关键的试验参数，如溶出介质的体积与温度和溶出介质的流速。

（3）仪器一般配有 6 套以上测定装置。

第七法（往复筒法）

装置由溶出杯、往复筒、水浴以及电动机等组成。除另有规定外，溶出杯和往复筒的形状尺寸如附录图 9 所示。

（1）溶出杯 平底筒状溶出杯由硬质玻璃或者其他适宜的惰性材料制成。溶出杯内径为 47 ± 1. 4mm，高为 180 ± 1mm。溶出杯上配有防挥发盖，盖子上的中心孔供往复轴（直径 6 ~ 8mm）穿过。中心孔两侧可设置数量不等的排气孔。防挥发盖高度为 66. 8 ± 1mm，上端外径为 50. 8 ± 1mm，下端可与溶出杯匹配，内径为 38. 1 ± 1mm，排气孔的直径为3. 9 ± 0. 1mm。溶出杯置恒温水浴或其他适当的加热装置中。

（2）往复筒 由硬质玻璃或者其他适宜的惰性材料制成。往复筒内径为 23 ~ 26mm，高为 100 ± 1mm，底部放置筛网的圆筒状螺帽高为 18 ± 1mm，顶部螺帽高为 23 ± 1mm。往

复轴与顶部螺帽于螺帽的中心点相连。螺帽中心点两侧可设置数量不等的排气孔。往复筒置于溶出杯中。

（3）往复轴和筛网　往复轴及其相关配件一般由不锈钢或其他适宜材料制成，筛网由不锈钢或其他惰性的材料制成。

（4）电动机　可驱动往复筒在溶出杯内做垂直往复运动，也可引导往复筒在水平方向移动。仪器的往复频率应可调节，并保持往复频率在品种项下规定的 ±5% 的范围内变化。运行时，除往复筒平稳的垂直运动外，装置及实验室台面均不应出现明显移动、振荡及震动。

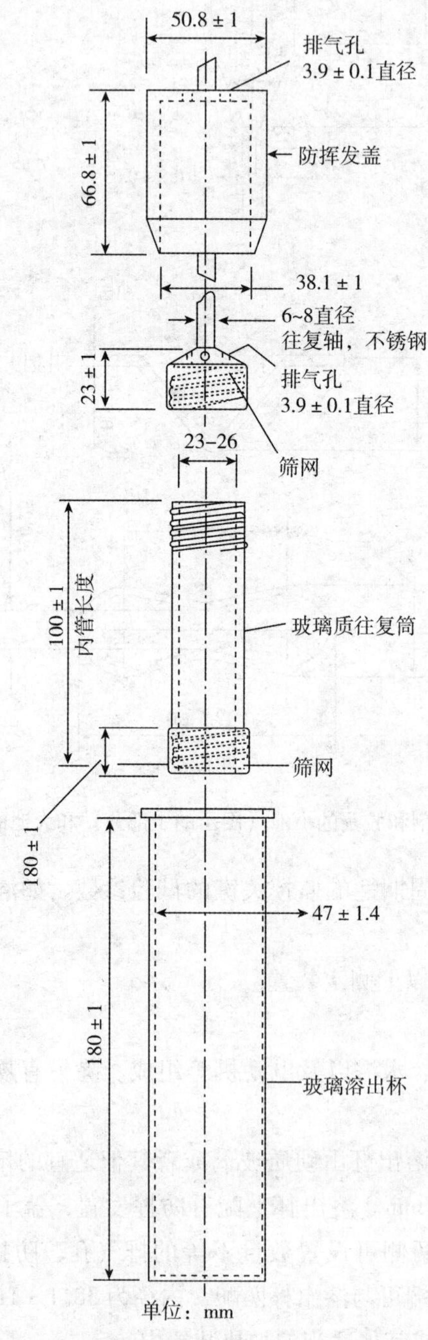

附录图9　往复筒法中的溶出杯（图示的下部分）和往复筒（图示的中间部分）

测定法

1. 第一法和第二法

普通制剂　测定前，应对仪器装置进行必要的调试，使转篮或桨叶底部距溶出杯的内底部25mm±2mm。分别量取溶出介质置各溶出杯内，实际量取的体积与规定体积的偏差应在±1%范围之内，待溶出介质温度恒定在37℃±0.5℃后，取供试品6片（粒、袋），如为篮法，分别投入6个干燥的转篮内，将转篮降入溶出杯中；如为桨法，分别投入6个溶出杯内（当品种项下规定需要使用沉降篮或其他沉降装置时，可将片剂或胶囊剂先装入规定的沉降篮内。沉降篮的形状尺寸如附录图10所示），注意供试品表面上不要有气泡，投入后立即按各品种项下规定的转速启动仪器，计时；至规定的取样时间（实际取样时间与规定时间的差异不得过±2%），吸取溶出液适量（取样位置应在转篮或桨叶顶端至液面的中点，距溶出杯内壁10mm处；需多次取样时，所量取溶出介质的体积之和应在溶出介质的1%之内，如超过总体积的1%时，应及时补充相同体积的温度为37℃±0.5℃的溶出介质，或在计算时加以校正），立即用适当的微孔滤膜滤过，自取样至滤过应在30秒钟内完成。取澄清滤液，照该品种项下规定的方法测定，计算每片（粒、袋）的溶出量。

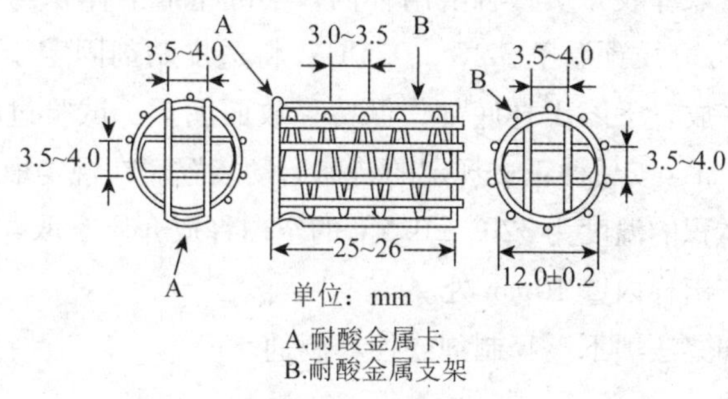

附录图10　沉降篮结构

缓释制剂或控释制剂　照常规制剂方法操作，但至少采用三个时间取样，在规定取样时间点，吸取溶液适量，及时补充相同体积的温度为37℃±0.5℃的溶出介质，滤过，自取样至滤过应在30秒钟内完成。照各品种项下规定的方法测定，计算每片（粒）的释放量。

肠溶制剂　按方法A或方法B操作。

方法1　酸中释放量　除另有规定外，分别量取0.1mol/L盐酸溶液750ml置各溶出杯内，实际量取的体积与规定体积的偏差应在±1%范围之内，待溶出介质温度恒定在37℃±0.5℃，取供试品6片（粒）分别投入转篮或溶出杯中（当品种项下规定需要使用沉降装置时，可将片剂或胶囊剂先装入规定的沉降装置内），注意供试品表面不要有气泡，投入后立即按各品种项下规定的转速启动仪器，2小时后在规定取样点吸取溶液适量，滤过，自取样至滤过应在30秒钟内完成。按各品种项下规定的方法测定，计算每片（粒）的酸中释放量。

缓冲液中释放量　上述酸液中加入温度为37℃±0.5℃的0.2mol/L磷酸钠溶液250ml（必要时用2mol/L盐酸溶液或2mol/L氢氧化钠溶液调节pH至6.8），继续运转45分钟，或按各品种项下规定的时间，在规定取样点吸取溶液适量，滤过，自取样至滤过应在30秒钟内完成。按各品种项下规定的方法测定，计算每片（粒）的缓冲液中释放量。

方法2　酸中释放量　除另有规定外，量取0.1mol/L盐酸溶液900ml，注入每个溶出杯中，照方法A酸中释放量项下进行测定。

缓冲液中释放量　弃去上述各溶出杯中酸液，立即加入温度为37℃ ±0.5℃的磷酸盐缓冲液（pH 6.8）（取0.1mol/L盐酸溶液和0.2mol/L磷酸钠溶液，按3∶1混合均匀，必要时用2mol/L盐酸溶液或2mol/L氢氧化钠溶液调节pH至6.8）900ml，或将每片（粒）转移入另一盛有温度为37℃ ±0.5℃的磷酸盐缓冲液（pH 6.8）900ml的溶出杯中，照方法A缓冲液中释放量项下进行测定。

2. 第三法

普通制剂　测定前，应对仪器装置进行必要的调试，使桨叶底部距溶出杯的内底部15mm ±2mm。分别量取溶出介质置各溶出杯内，介质的体积为150～250ml，实际量取的体积与规定体积的偏差应在±1%范围之内（当品种项下规定需要使用沉降装置时，可将片剂或胶囊剂先装入规定的沉降装置内）。以下操作同桨法。取样位置应在桨叶顶端至液面的中点，距溶出杯内壁6mm处。

肠溶制剂　操作照小杯法项下常规制剂，溶出介质的要求同篮法和桨法项下缓释制剂或控释制剂。

3. 第四法

透皮贴剂　分别量取释放介质置各溶出杯内，实际量取的体积与规定体积的偏差应在±1%范围之内，待释放介质预温至32℃ ±0.5℃；将透皮贴剂固定于网碟上，尽可能使其保持平整。将网碟水平放置于溶出杯底部，保持释放面朝上。试验过程中保持桨叶下端距离网碟表面25mm ±2mm，按品种正文规定的转速启动装置。在规定取样时间点，吸取溶液适量，及时补充相同体积的温度为32℃ ±0.5℃的空白释放介质。取样位置在介质液面与桨叶上端之间正中，距溶出杯内壁10mm处。

取样方法同篮法和桨法项下缓释制剂或控释制剂。

4. 第五法

透皮贴剂　分别量取释放介质置各溶出杯内，实际量取的体积与规定体积的偏差应在±1%范围之内，待释放介质预温至32℃ ±0.5℃；除另有规定外，按下述进行准备，除去贴剂的保护套，将有黏性的一面置于一片铜纺上，铜纺的边比贴剂的边至少大1cm。将贴剂的铜纺覆盖面朝下放置于干净的表面，涂布适宜的黏合剂于多余的铜纺边，干燥1分钟，仔细将贴剂涂有黏合剂的面安装于转筒外部，使贴剂的长轴通过转筒的圆心。挤压铜纺面除去引入的气泡。将转筒安装在仪器中，试验过程中保持转筒底部距溶出杯内底部25mm ±2mm，立即按品种正文规定的转速启动仪器。在规定取样时间点，吸取溶液适量，及时补充相同体积的温度为32℃ ±0.5℃的溶出介质。同法测定其他透皮贴剂。

其他操作同第一法和第二法项下缓释制剂或控释制剂。

5. 第六法

普通制剂与缓、控释制剂　取玻璃珠置品种正文项下规定的流通池中。按品种正文项下规定，取1片（粒）样品放在玻璃珠上，或置于支架上。装好滤头并将所有部件用夹子固定好。加热使溶出介质温度升至37℃ ±0.5℃或正文规定的温度，并以品种正文项下规定的溶出介质与流速经流通池底部连续泵入池内，流速的测定应准确至5%。至规定的每一次取样时间，合并洗脱液。按各品种正文项下规定的方法测定，计算溶出量。重复试验其他样品。

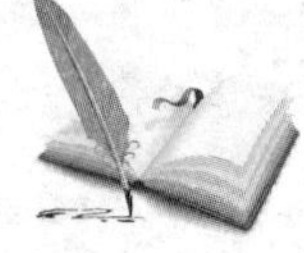

肠溶制剂　使用各品种正文项下规定的溶出介质；除另有规定外，同第一法项下的肠溶制剂。

6. **第七法**

普通制剂量取规定体积的溶出介质置于各溶出杯中，待溶出介质温度恒定在37±0.5℃，取供试品6片（粒）置于6个往复筒中，注意避免供试品表面产生气泡，立即按品种正文项下规定的筛网孔径、往复筒进入溶出杯之后开始往复运动前的停留时间、往复筒由一列溶出杯出来进入下一列溶出杯之前的停留时间、单排管或多排管等试验条件进行试验，计时；在向上和向下的运动过程中，往复筒移动的距离为9.9～10.1cm；至规定的取样时间和取样位置，吸取规定体积的溶出液，立即用适当的微孔滤膜过滤，自取样至滤过应在30秒内完成。照该品种项下规定的方法测定，计算每片（粒）的溶出量。

缓释制剂或控释制剂　照普通制剂的方法操作，但至少采用三个取样点，在规定取样时间点和取样位置，吸取规定体积的溶出液，滤过，自取样至滤过应在30秒内完成。照各品种项下规定的方法测定，计算每片（粒）的溶出量。肠溶制剂除另有规定外，按第一法与第二法中肠溶制剂的要求进行，采用正文中规定的体积，一列用作酸中溶出量的试验，另一列用作缓冲液中溶出量的试验。

以上七种测定法中，除第七法往复筒法外，当采用原位光纤实时测定时，辅料的干扰应可以忽略，或可以通过设定参比波长等方法消除；原位光纤实时测定主要适用于溶出曲线和缓释制剂溶出度的测定。

结果判定

常规制剂　符合下述条件之一者，可判为符合规定。

（1）6片（粒、袋）中，每片（粒、袋）的溶出量按标示量计算，均不低于规定限度（Q）。

（2）6片（粒、袋）中，如有1～2片（粒、袋）低于Q，但不低于Q－10%，且其平均溶出量不低于Q。

（3）6片（粒、袋）中，有1～2片（粒、袋）低于Q，其中仅有1片（粒、袋）低于Q－10%，但不低于Q－20%，且其平均溶出量不低于Q时，应另取6片（粒、袋）复试；初、复试的12片（粒、袋）中有1～3片（粒、袋）低于Q，其中仅有1片（粒、袋）低于Q－10%，但不低于Q－20%，且其平均溶出量不低于Q。

以上结果判断中所示的10%、20%是指相对于标示量的百分率（%）。

缓释制剂或控释制剂　除另有规定外，符合下述条件之一者，可判为符合规定。

（1）6片（粒）中，每片（粒）在每个时间点测得的释放量按标示量计算，均未超出规定范围。

（2）6片（粒）中，在每个时间点测得的释放量，如有1～2片（粒）超出规定范围，但未超出规定范围的10%，且每个时间点测得的平均释放量未超出规定范围。

（3）6片（粒）中，在每个时间点测得的释放量，如有1～2片（粒）超出规定范围，其中仅有1片（粒）超出规定范围的10%，但未超出规定范围的20%，且其平均释放量未超出规定范围，应另取6片（粒）复试；初、复试的12片（粒）中，在每个时间点测得的释放量，如有1～3片（粒）超出规定范围，其中仅有1片（粒）超出规定范围的10%，但未超出规定范围的20%，且其平均释放量未超出规定范围。

以上结果判断中所示超出规定范围的10%、20%是指相对于标示量的百分率（%），其中超出规定范围10%是指：每个时间点测得的释放量不低于低限的－10%，或不超过高限的＋10%；每个时间点测得的释放量应包括最终时间测得的释放量。

肠溶制剂　除另有规定外，符合下述条件之一者，可判为符合规定。

酸中释放量

（1）6 片（粒）中，每片（粒）的释放量均不大于标示量的 10%。

（2）6 片（粒）中，有 1～2 片（粒）大于 10%，但其平均释放量不大于 10%。

缓冲液中释放量

（1）6 片（粒）中，每片（粒）的释放量按标示量计算均不低于规定限度（Q）；除另有规定外，Q 应为标示量的 70%。

（2）6 片（粒）中仅有 1～2 片（粒）低于 Q，但不低于 Q－10%，且其平均释放量不低于 Q。

（3）6 片（粒）中如有 1～2 片（粒）低于 Q，其中仅有 1 片（粒）低于 Q－10%，但不低于 Q－20%，且其平均释放量不低于 Q 时，应另取 6 片（粒）复试；初、复试的 12 片（粒）中有 1～3 片（粒）低于 Q，其中仅有 1 片（粒）低于 Q－10%，但不低于 Q－20%，且其平均释放量不低于 Q。

以上结果判断中所示的 10%、20% 是指相对于标示量的百分率（%）。

透皮贴剂　结果判定同缓释制剂或控释制剂。

【溶出条件和注意事项】

（1）溶出度仪的适用性及性能确认试验　除仪器的各项机械性能应符合上述规定外，还应用溶出度标准片对仪器进行性能确认试验，按照标准片的说明书操作，试验结果应符合标准片的规定。

（2）溶出介质　应使用各品种项下规定的溶出介质，除另有规定外，体积为 900ml，并应新鲜配制和经脱气处理；如果溶出介质为缓冲液，当需要调节 pH 时，一般调节 pH 至规定 pH ±0.05 之内。

（3）取样时间　应按照品种各论中规定的取样时间取样，自 6 杯中完成取样的时间应在 1 分钟内完成。

（4）除另有规定外，颗粒剂或干混悬剂的投样应在溶出介质表面分散投样，避免集中投样。

（5）如胶囊壳对分析有干扰，应取不少于 6 粒胶囊，除尽内容物后，置同一溶出杯内，按该品种项下规定的分析方法测定每个空胶囊的空白值，作必要的校正。如校正值大于标示量的 25%，试验无效。如校正值不大于标示量的 2%，可忽略不计。

四、释放度测定法

释放度系指药物从缓释制剂、控释制剂，肠溶制剂及透皮贴剂等在规定条件下释放的速度和程度。检查释放度的制剂，不再进行崩解时限的检查。

缓释、控释、肠溶制剂的分类照缓释、控释制剂指导原则［《中国药典》（2020 年版）四部通则 9013］的规定。

仪器装置　除另有规定外，照溶出度测定法［《中国药典》（2020 年版）四部通则 0931］项下所示。

第一法（用于缓释制剂或控释制剂）

测定法　照溶出度测定法项下进行，但至少采用三个时间点取样，在规定取样时间点，吸取溶液适量，及时补充相同体积的温度为 37℃ ±0.5℃的溶出介质，滤过，自取样至滤过应在 30 秒钟内完成。取滤液，照各药品项下规定的方法测定，算出每片（粒）的释放量。

结果判断 除另有规定外，符合下述条件之一者，可判为符合规定。

（1）6 片（粒）中，每片（粒）每个时间点测得的释放量按标示量计算，均未超出规定范围。

（2）6 片（粒）中，每片（粒）每个时间点测得的释放量，如有 1～2 片（粒）超出规定范围，但未超出规定范围的 10%，且在每个时间点测得的平均释放量未超出规定范围；

（3）6 片（粒）中，每片（粒）每个时间点测得的释放量，如有 1～2 片（粒）超出规定范围，其中仅有 1 片（粒）超出规定范围的 10%，但未超出规定范围的 20%，且其平均释放量未超出规定范围，应另取 6 片（粒）复试；初、复试的 12 片（粒）中，在每个时间点测得的释放量，如有 1～3 片（粒）超出规定范围，其中仅有 1 片（粒）超出规定范围的 10%，但未超出规定范围的 20%，且其平均释放量未超出规定范围。

以上结果判断中所示超出规定范围的 10%、20% 是指相对于标示量的百分率（%），其中超出规定范围 10% 是指：每个时间点测得的释放量不低于底限的 -10%，或不超过高限的 +10%；每个时间点测得的释放量应包括最终时间测得的释放量。

第二法（用于肠溶制剂）

方法 1

酸中释放量 除另有规定外，量取 0.1mol/L 盐酸溶液 750ml，注入每个溶出杯，加热，待溶出介质温度恒定在 37℃ ±0.5℃，取 6 片（粒）分别投入转篮或溶出杯中（当品种项下规定需要使用沉降装置时，可将片剂或胶囊剂先装入规定的沉降装置内），注意供试品表面不要有气泡，按各品种项下规定的转速启动仪器，2 小时后在规定取样点吸取溶液适量，滤过，自取样至滤过应在 30 秒内完成。滤液按各品种项下规定的方法测定，计算每片（粒）在酸中释放量。

缓冲液中释放量 上述酸液中加入温度为 37℃ ±0.5℃ 的 0.2mol/L 磷酸钠溶液 250ml（必要时用 2mol/L 盐酸溶液或 2mol/L 氢氧化钠溶液调节 pH 至 6.8），继续运转 45 分钟，或按各品种项下规定的时间，在规定取样点吸取溶液适量，滤过，自取样至滤过应在 30 秒钟内完成，滤液按各品种项下规定的方法测定，计算每片（粒）在缓冲液中释放量。

方法 2

酸中释放量 除另有规定外，量取 0.1mol/L 盐酸溶液 900ml，注入每个溶出杯中，照方法 1 法酸中释放量项下进行测定。

缓冲液中释放量 弃去上述各溶出杯中酸液，立即加入温度为 37℃ ±0.5℃ 的磷酸盐缓冲液（pH 6.8）（取 0.1mol/L 盐酸溶液和 0.2mol/L 磷酸钠溶液，按 3∶1 混合均匀，必要时用 2mol/L 盐酸溶液或 2mol/L 氢氧化钠溶液调节 pH 至 6.8）900ml，或将每片（粒）转移入另一盛有温度为 37℃ ±0.5℃ 的磷酸盐缓冲液（pH 6.8）900ml 的溶出杯中，照方法 1 法缓冲液中释放量项下进行测定。

结果判断 除另有规定外，应符下述条件之一者，可判为符合规定。

酸中释放量

（1）6 片（粒）中的每片（粒）释放量均应不大于标示量的 10%。

（2）6 片（粒）中，有 1～2 片（粒）大于 10%，但其平均释放量不大于 10%。

缓冲液中释放量

（1）6 片（粒）中的每片（粒）的释放量按标示量计算应不低于规定限度（Q），除另有规定外，限度（Q）应为标示量的 70%。

(2) 6 片（粒）中有 1 ~2 片（粒）低于限度 Q，但不低于 Q－10%，且其平均释放量不低于 Q。

(3) 6 片（粒）中有 1 ~2 片（粒）低于 Q，且其中仅有 1 片（粒）低于 Q－10%，但不低于 Q－20%，且其平均释放量不低于 Q 时，应另取 6 片（粒）复试；初、复试的 12 片（粒）中有 1 ~3 片（粒）低于 Q，其中仅有 1 片（粒）低于 Q－10%，但不低于 Q－20%，且其平均释放量不低于 Q。

以上结果判断中所示超出规定范围的 10%、20% 是指相对于标示量的百分率（%）。

第三法（用于透皮贴剂）

仪器装置　搅拌桨、溶出杯按溶出度测定法［《中国药典》（2020 年版）四部通则 0931 第二法］，但另用网碟组成其桨碟装置，放置贴片的不锈钢网碟的结构如附录图 11 所示。

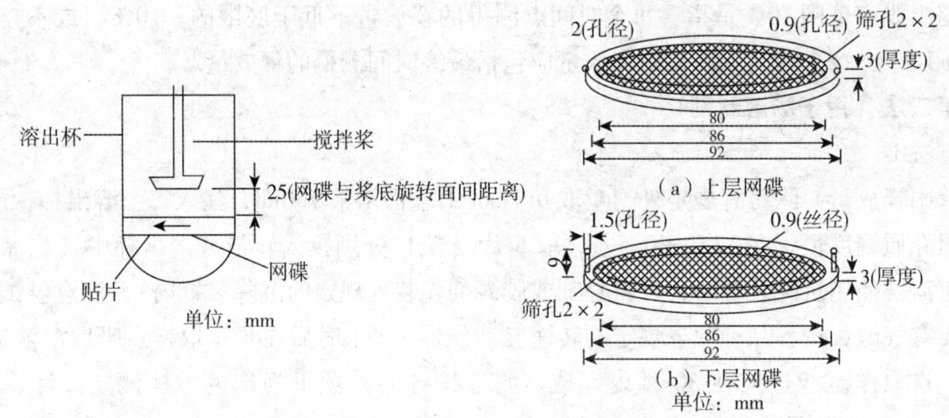

附录图 11　透皮贴剂释放度测定用的桨碟装置

测定方法　将释放介质加入溶出杯内，预温至 32℃ ±0.5℃；将透皮贴剂固定于两层碟片之间，释放面朝上，再将网碟置于烧杯下部，并使贴剂与桨底旋转面平行，两者相距 25mm ±2mm，开始搅拌并定时取样。取样位置在介质液面与桨叶上端之间正中，离杯壁不得少于 1cm。取样后应补充等体积同温度的空白释放介质。

取样方法及判断标准同第一法。

五、融变时限测定法

本法系用于检测栓剂、阴道片等固体制剂在规定条件下的融化、软化或溶散情况。

（一）栓剂

仪器装置　采用融变时限测定装置，其由透明的套筒与金属架组成，如附录图 12 所示。

透明套筒为玻璃或适宜的塑料材料制成。金属架由两片不锈钢的金属圆板及 3 个金属挂钩焊接而成。每个圆板直径为 50mm，具 39 个孔径为 4mm 的圆孔［附录图 9（b）］，两板相距 30mm，通过 3 个等距的挂钩焊接在一起。

检查法　取供试品 3 粒，在室温放置 1 小时后，分别放在 3 个金属架的下层圆板上，装入各自的套筒内，并用挂钩固定。除另有规定外，将上述装置分别垂直浸入盛有不少于 4L 的 37.0 ±0.5℃水的容器中，其上端位置应在水面下 90mm 处。容器中装一转动器，每

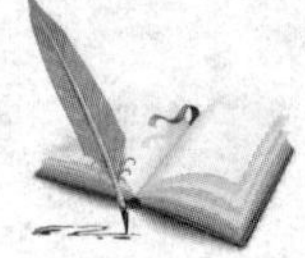

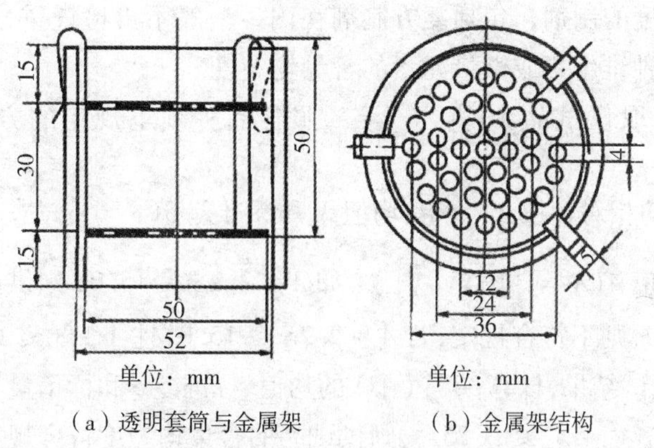

（a）透明套筒与金属架　（b）金属架结构

附录图 12　融变时限检查装置（栓剂用）

隔 10 分钟在溶液中翻转该装置一次。

结果判断　除另有规定外，脂肪性基质的栓剂 3 粒均应在 30 分钟内全部融化、软化或触压时无硬芯；水溶性基质的栓剂 3 粒均应在 60 分钟内全部溶解。如 1 粒不合格，应另取 3 粒复试，均应符合规定。

（二）阴道片

仪器装置　同上述栓剂的检查装置，但应将金属架挂钩的钩端向下，倒置于容器内，如附录图 13 所示。

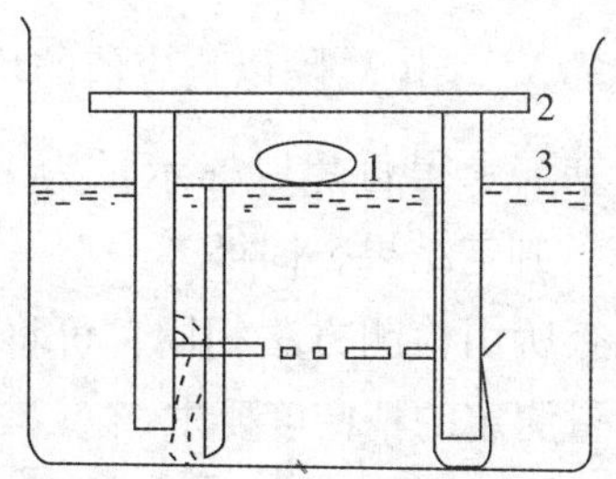

附录图 13　融变时限检查装置（阴道片）

1. 阴道片；**2.** 玻璃板；**3.** 水面

检查法　调节水液面至上层金属圆盘的孔恰为均匀的一层水覆盖。取供试品 3 片，分别置于上面的金属圆盘上，装置上盖一玻璃板，以保证空气潮湿。

结果判断　除另有规定外，阴道片 3 片，均应在 30 分钟内全部融化或崩解成碎粒并通过开孔金属圆盘或仅残留少量无固体硬芯的软性团块。如有 1 片不合格，应另取 3 片复试，均应符合规定。

六、含量均匀度测定法

含量均匀度系指小剂量或者单剂量的固体、半固体和非均相液体制剂的每片（个）含量符合标示量的程度。

除另有规定外，片剂、硬胶囊剂或注射用无菌粉末，每片（个）标示量不大于 25mg 或主药含量不大于每片（个）重量 25% 者；内容物非均相溶液的软胶囊、单剂量包装的口服混悬液、透皮贴剂、吸入剂和栓剂，均应检查含量均匀度。复方制剂仅检查符合上述条件的组分。

凡检查含量均匀度的制剂，包括复方制剂在内，一般不再检查重（装）量差异。除另有规定外，不检查多种维生素或微量元素的含量均匀度。

除另有规定外，取供试品 10 片（个），照各品种项下规定的方法，分别测定每片（个）标示量为 100 的相对含量 X，求其均值 $\overline{X}$ 和标准差 $S(S = \sqrt{\frac{\sum (X - \overline{X})^2}{n - 1}})$ 以及标示量与均值之差的绝对值 $A(A = |100 - \overline{X}|)$：如 $A + 2.2S \leqslant 15.0$，则供试品的含量均匀度符合规定；$A + S > 15.0$，则不符合规定；若 $A + 2.2S > 15.0$，且 $A + S \leqslant 15.0$，则应另取 20 片（个）复试。根据初、复试结果，计算 30 片（个）的均值、标准差 S 和标示量与均值之差的绝对值 A；当 $A \leqslant 0.25L$ 时，若 $A^2 + S^2 \leqslant 0.25L^2$，则供试品的含量均匀度符合规定；当 $A > 0.25L$ 时，若 $A + 1.7S \leqslant L$，则供试品的含量均匀度符合规定，式中，$L = 15.0$。

含量均匀度的限度应符合各品种项下的规定。除另有规定外，单剂量包装的口服混悬剂、内充混悬物的软胶囊剂、胶囊型或泡囊性粉雾剂、单剂量包装的眼用、耳用、鼻用混悬剂、固体或半固体制剂，其限度均应为 ±20%；透皮贴剂、栓剂的限度应为 ±25%。

如该品种项下规定含量均匀度的限度为 ±20% 或其他数值时，应将上述各判断式中的 15.0 改为 20.0 或其他相应的数值，但各判断式中的系数不变。

在含量测定与含量均匀度检查所用检测方法不同时，而且含量均匀度未能从响应值求出每片（个）含量情况下，可取供试品 10 片（个），照该品种含量均匀度项下规定的方法，分别测定，得仪器测得的响应值 Y（可为吸光度、峰面积等），求其均值 $\overline{Y}$。另由含量测定法测得以标示量为 100 的含量 X_A，由 X_A 除以响应值的均值 $\overline{Y}$，得比例系数 $K(K = X_A/\overline{Y})$。将上述诸响应值 Y 与 K 相乘，求得每片以标示量为 100 的相对含量（%）X（$X = KY$），同上法求 S 以及 X_A，计算，判定结果，即得。

若含量测定与含量均匀度检查所用检测方法相同，可将含量均匀度中的均值 X 作为含量测定结果。试验过程应满足含量测定的精密度要求。

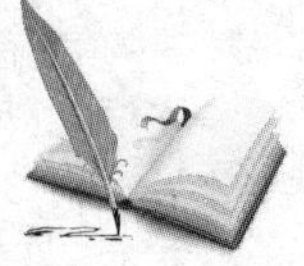